Langman

Embriologia Médica

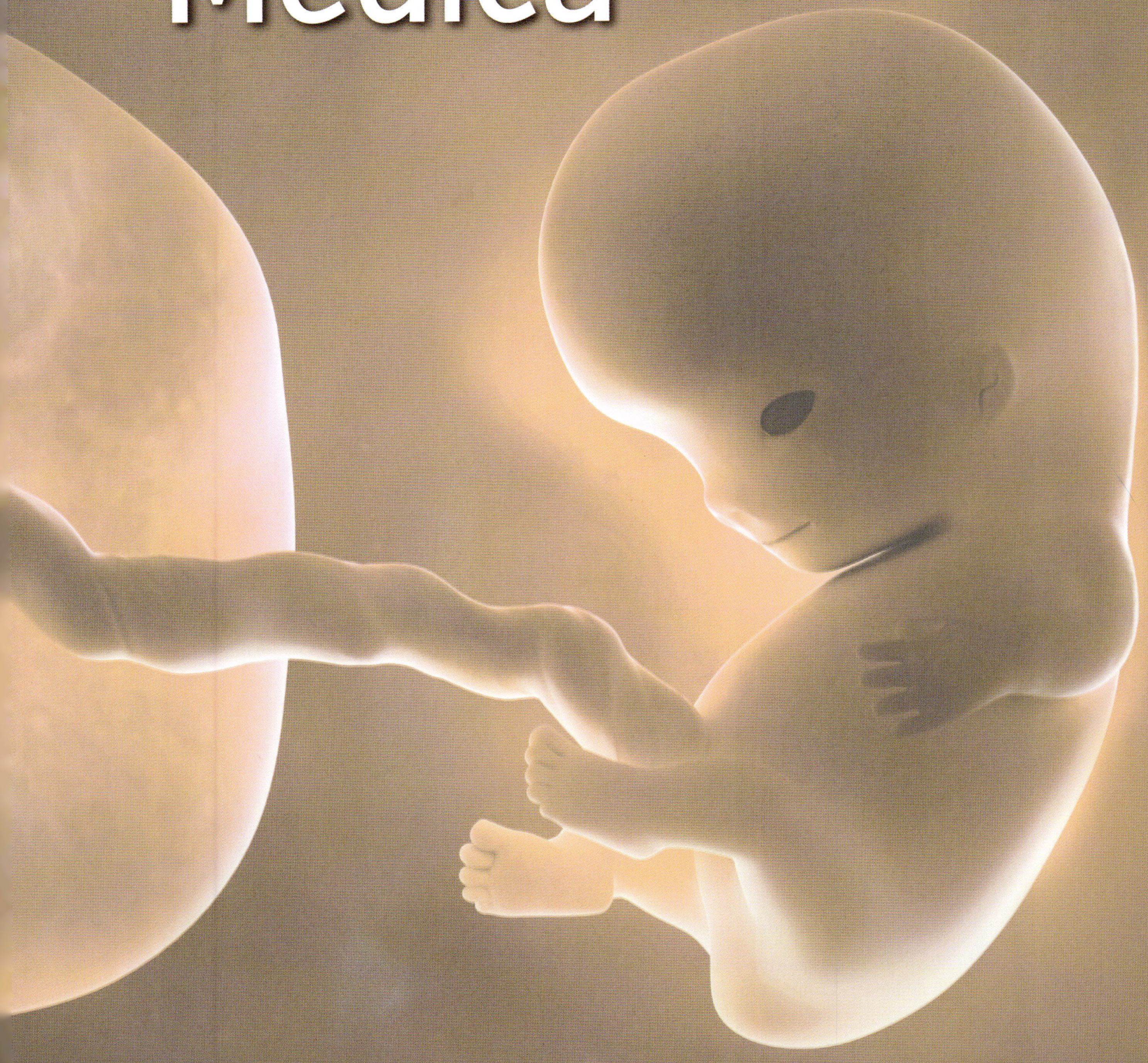

O GEN | Grupo Editorial Nacional – maior plataforma editorial brasileira no segmento científico, técnico e profissional – publica conteúdos nas áreas de ciências da saúde, exatas, humanas, jurídicas e sociais aplicadas, além de prover serviços direcionados à educação continuada e à preparação para concursos.

As editoras que integram o GEN, das mais respeitadas no mercado editorial, construíram catálogos inigualáveis, com obras decisivas para a formação acadêmica e o aperfeiçoamento de várias gerações de profissionais e estudantes, tendo se tornado sinônimo de qualidade e seriedade.

A missão do GEN e dos núcleos de conteúdo que o compõem é prover a melhor informação científica e distribuí-la de maneira flexível e conveniente, a preços justos, gerando benefícios e servindo a autores, docentes, livreiros, funcionários, colaboradores e acionistas.

Nosso comportamento ético incondicional e nossa responsabilidade social e ambiental são reforçados pela natureza educacional de nossa atividade e dão sustentabilidade ao crescimento contínuo e à rentabilidade do grupo.

Langman

Embriologia Médica

T. W. Sadler, PhD

Consultant, Birth Defects Prevention
Sheridan, Madison County, Montana
Adjunct Professor of Pediatrics
University of Utah
Visiting Professor of Embryology
East Tennessee State University
Quillen School of Medicine
Senior Scholar
Greenwood Genetics Center
Greenwood, South Carolina

Ilustrações computadorizadas por

Susan L. Sadler-Redmond

Eletromicrografias de varredura por

Kathy Tosney

Imagens ultrassonográficas por

Jan Byrne e
Hytham Imseis

Revisão Técnica

Estela Bevilacqua

Professora Titular do Departamento de Biologia Celular e do Desenvolvimento do Instituto de Ciências Biomédicas da Universidade de São Paulo (USP).

Décima quarta edição

gen | GUANABARA KOOGAN

■ Data do fechamento do livro: 30/01/2020

■ **Atendimento ao cliente: (11) 5080-0751 | faleconosco@grupogen.com.br**

■ Editoração eletrônica: R.O. Moura

■ Ficha catalográfica

S13L
14. ed.

Sadler, T. W.
Langman, embriologia médica / T. W. Sadler ; revisão técnica Estela Bevilacqua. 14. ed. - [Reimpr.] - Rio de Janeiro : Guanabara Koogan, 2022.

Tradução de: Langman's medical embryology
ISBN 9788527736022

1. Embriologia médica. 2. Anomalias humanas. I. Bevilacqua, Estela. II. Título.

19-59997 CDD: 612.64
CDU: 612.64

Vanessa Mafra Xavier Salgado - Bibliotecária - CRB-7/6644

Dedicatória

A todas as crianças.

Agradeço especialmente ao Professor J. Calvin Coffey – Foundation Chair of Surgery, University of Limerick, Ireland –, por me ensinar a anatomia atualizada dos mesentérios e suas origens embriológicas. A incorporação desses conceitos nesta edição representa outro exemplo da importância e da relevância clínica de se compreender a embriologia e a anatomia.

Prefácio

Todos serão influenciados alguma vez na vida por uma gravidez, seja a da própria mãe, seja a de outra mulher. Como profissionais de saúde, vocês frequentemente encontrarão mulheres em idade fértil que podem estar grávidas, ou vocês podem ter seus próprios filhos ou ter amigas gestantes. Em qualquer um dos casos, a gravidez e o parto são relevantes para todos nós, mas, infelizmente, muitas vezes, seu desfecho pode ser negativo. Por exemplo, 50% de todos os embriões são abortados espontaneamente. Prematuridade e defeitos congênitos são as maiores causas de mortalidade infantil e os principais fatores que contribuem para deficiências. Por meio de novas estratégias, felizmente, foi possível melhorar os desfechos das gestações, e os profissionais de saúde têm participação importante na implantação dessas iniciativas. Todavia, noções básicas de embriologia são essenciais para o sucesso dessas estratégias, e todos os profissionais de saúde precisam desse conhecimento para que nasçam crianças cada vez mais saudáveis.

Com o objetivo de oferecer informações básicas sobre embriologia e sua relevância clínica, *Langman | Embriologia Médica* conserva sua abordagem singular, com texto enxuto e excelentes figuras e imagens clínicas. Além disso, a obra enfatiza a importância clínica dos assuntos abordados e apresenta diversos exemplos clínicos decorrentes de eventos embriológicos anormais. Alguns dos aspectos pedagógicos e das atualizações nesta 14ª edição que auxiliam o aprendizado são:

- *Organização do material*: esta obra é estruturada em duas grandes partes. Na primeira, é apresentada uma visão geral do desenvolvimento inicial, desde a gametogênese até o período embrionário, e capítulos sobre o desenvolvimento placentário e fetal, além de diagnóstico pré-natal e defeitos congênitos. Na segunda parte, encontram-se descrições dos processos fundamentais de embriogênese de cada sistema de órgãos
- *Correlações clínicas*: além da descrição dos eventos normais, cada capítulo contém boxes com correlações clínicas, que têm como objetivo realçar a relevância clínica da embriologia e a importância de se conhecer eventos cruciais do desenvolvimento. Essa é a primeira etapa no processo de melhora dos desfechos fetais e na promoção de recém-nascidos mais sadios. Quadros clínicos e descrição de casos são utilizados para fornecer essas informações, que foram expandidas e atualizadas nesta edição
- *Genética*: tendo em vista a importância cada vez maior da genética e da biologia molecular para a embriologia e o estudo de defeitos congênitos, são apresentados e comentados princípios básicos de genética e de biologia molecular. O primeiro capítulo fornece uma introdução aos processos moleculares, define termos comumente usados na genética e na biologia molecular e descreve os caminhos principais usados no desenvolvimento embrionário. Desse modo, ao longo do texto, os genes e as vias de sinalização importantes que regulam o desenvolvimento embriológico são identificados e discutidos
- *Projeto gráfico*: as ilustrações foram criadas com o propósito de aumentar a compreensão do texto e incluem representações esquemáticas coloridas, micrografias eletrônicas e imagens clínicas. Mais uma vez novas figuras foram acrescentadas, principalmente no Capítulo 18, para elucidar novos conceitos no desenvolvimento do sistema nervoso central, diafragma, orelha e outras estruturas
- *Resumo*: encontrado ao fim de cada capítulo, é uma revisão concisa dos elementos essenciais descritos com detalhes no texto. Os termos mais importantes são realçados e definidos
- *Questões*: ajudam os estudantes a avaliarem sua compreensão do material, ao término de cada capítulo. Suas respectivas respostas são fornecidas no fim do livro
- *Glossário*: um glossário de termos-chave foi expandido e encontra-se no apêndice do livro.

Espero que vocês apreciem esta edição de *Langman | Embriologia Médica*, pois se trata de um excelente recurso e uma abordagem inovadora para facilitar o aprendizado e a compreensão da embriologia e de sua importância clínica.

T. W. Sadler
Sheridan, MT

Material Suplementar

Este livro conta com o seguinte material suplementar:

- Testes interativos.

O acesso ao material suplementar é gratuito. Basta que o leitor se cadastre e faça seu *login* em nosso *site* (www.grupogen.com.br), clicando em GEN-IO, no *menu* superior do lado direito.

O acesso ao material suplementar online fica disponível até seis meses após a edição do livro ser retirada do mercado.

Caso haja alguma mudança no sistema ou dificuldade de acesso, entre em contato conosco pelo e-mail gendigital@grupogen.com.br.

genio
GEN | Informação Online

GEN-IO (GEN | Informação Online) é o ambiente virtual de aprendizagem do GEN | Grupo Editorial Nacional

Sumário

Períodos de Suscetibilidade à Teratogênese

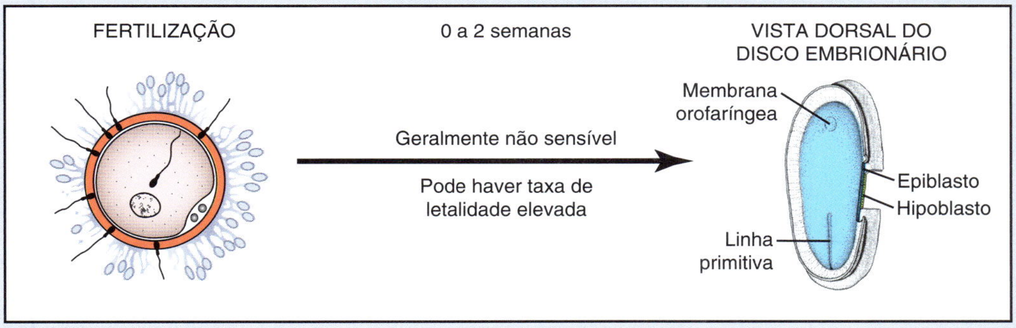

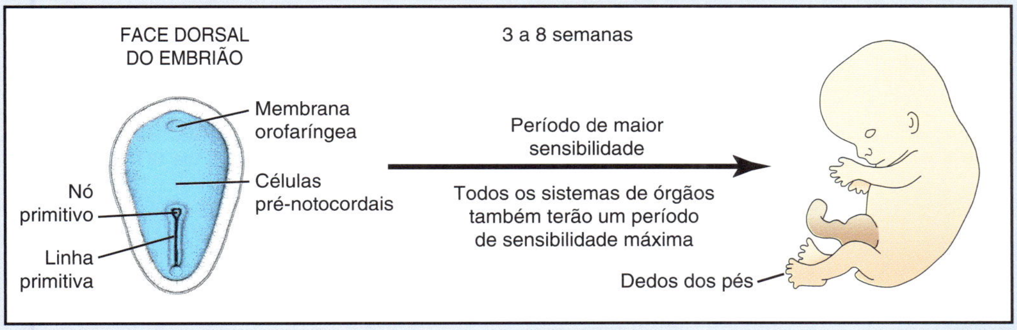

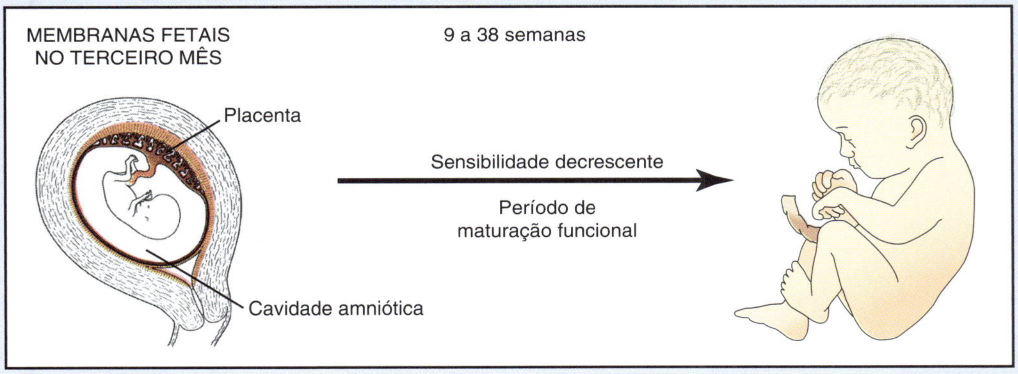

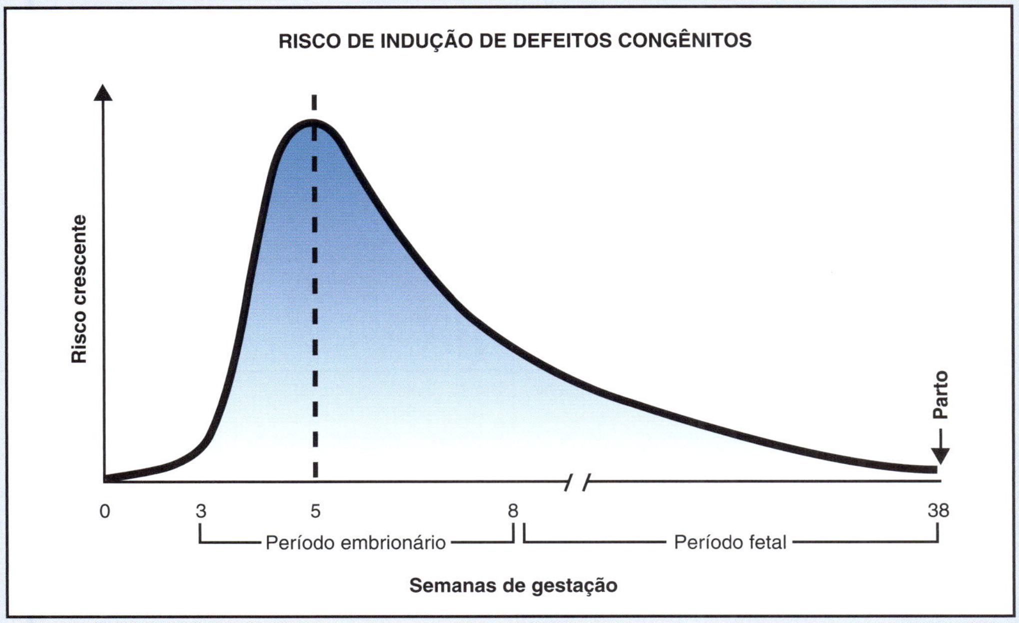

Desenvolvimento Embrionário em Dias

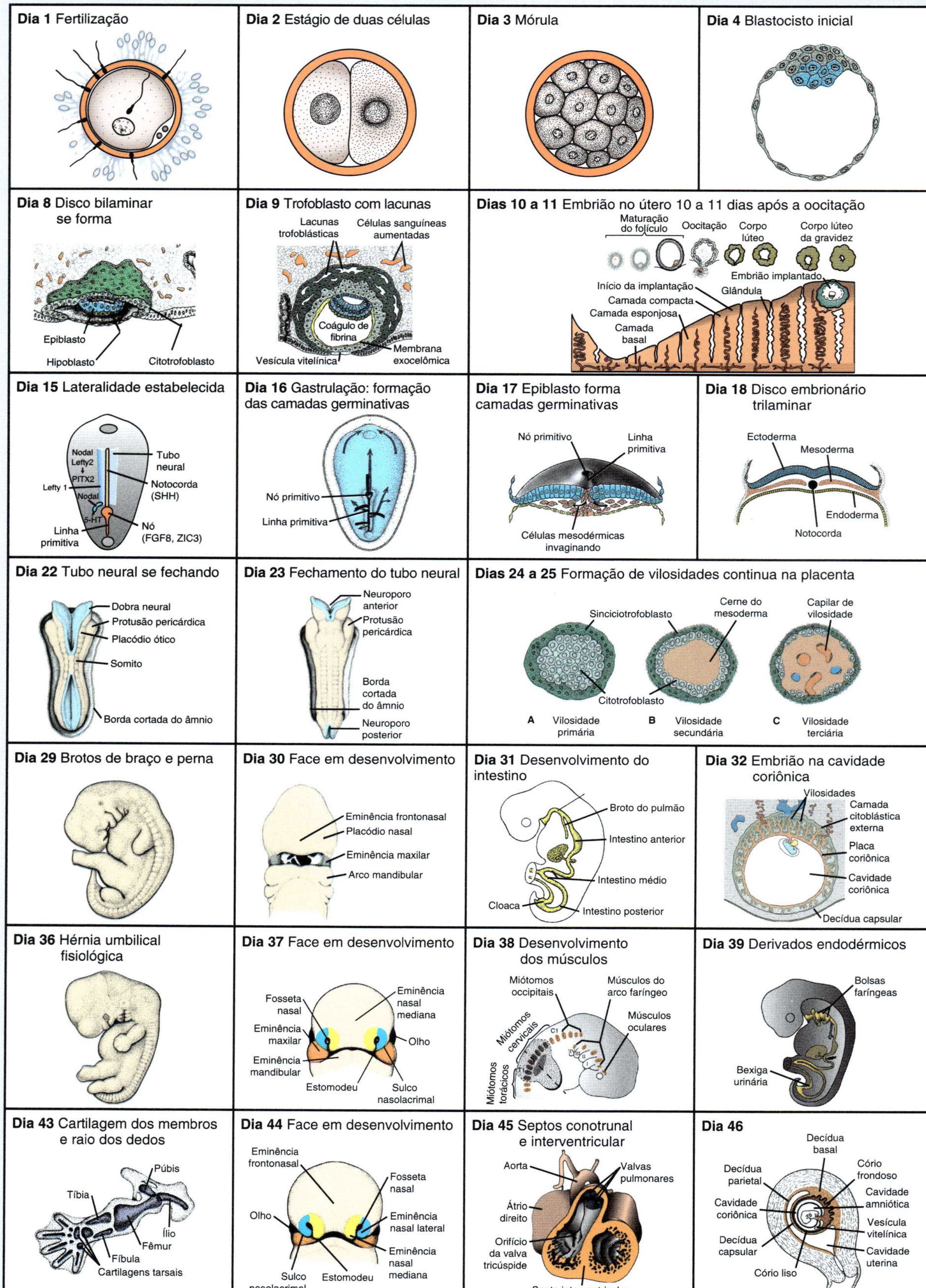

Desenvolvimento Embrionário em Dias

Dia 5 Blastocisto tardio

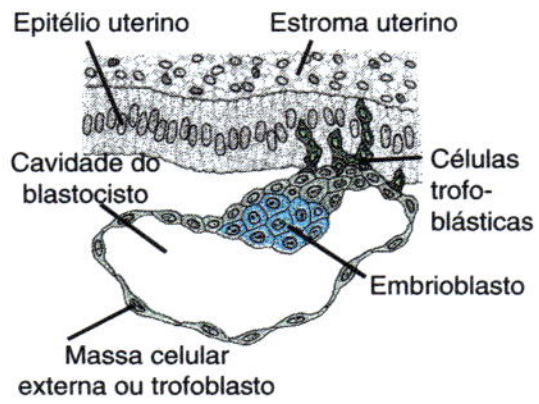

Dias 6 a 7 Eventos durante a primeira semana: da fertilização à implantação

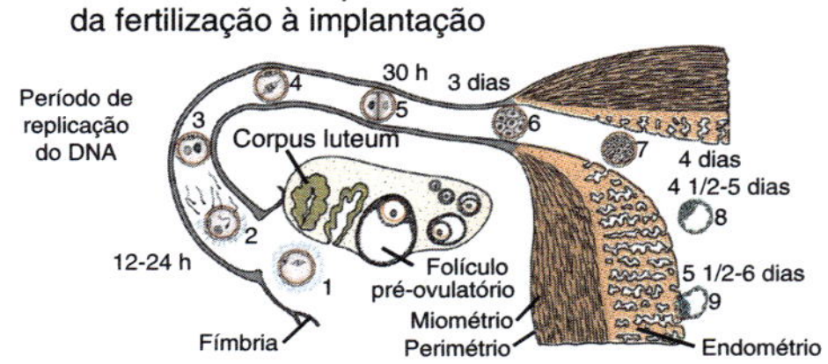

1ª semana do desenvolvimento

Dia 12 Mesoderma extraembriônico desenvolve-se

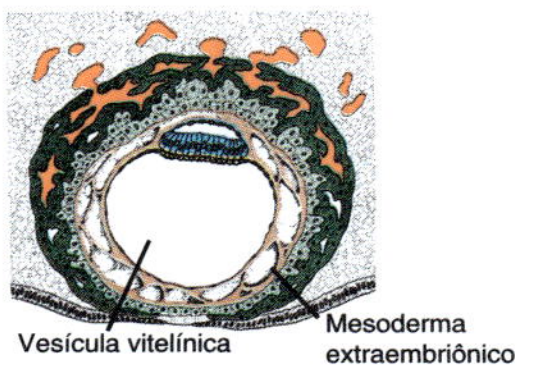

Dia 13 Início da circulação uteroplacentária

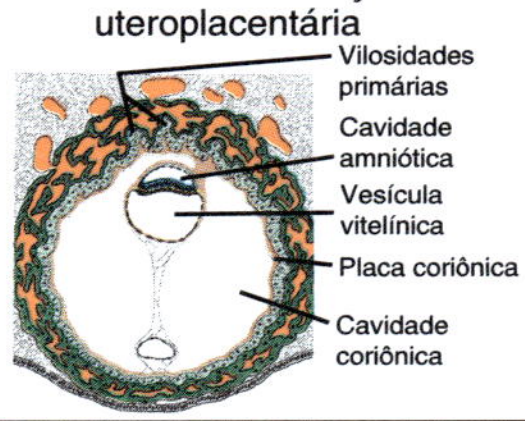

Dia 14 Vista dorsal do disco embrionário

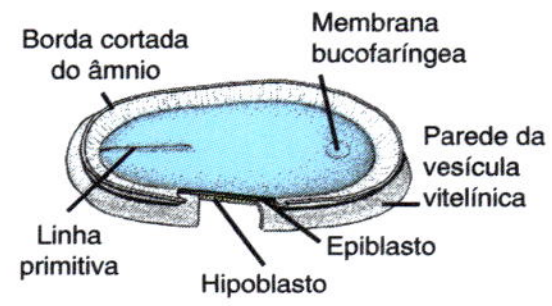

2ª semana do desenvolvimento

Dia 19 Indução do SNC

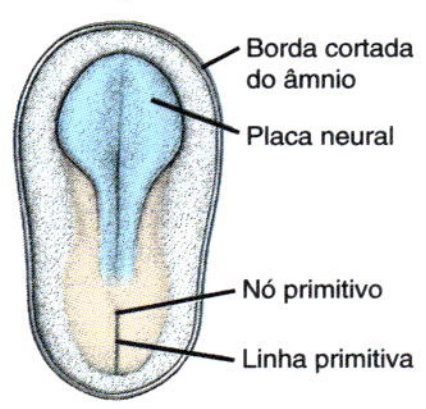

Dia 20 Neurulação: elevação das pregas neurais

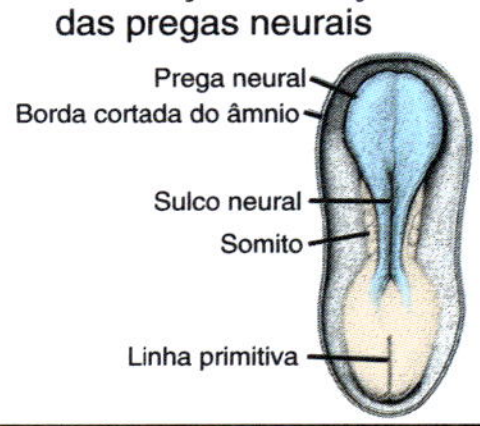

Dia 21 Corte transversal através da região dos somitos

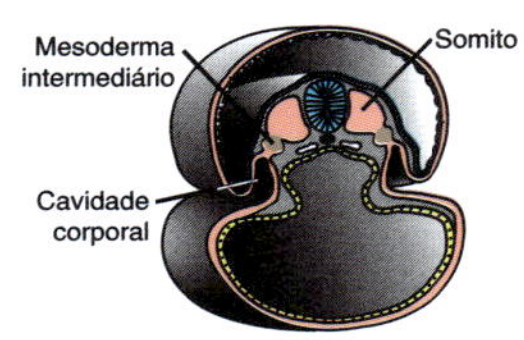

3ª semana do desenvolvimento

Dia 26 Arcos faríngeos presentes

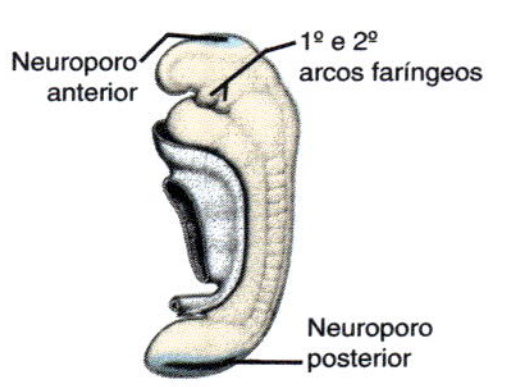

Dia 27

Idade aproximada (dias)	Nº de somitos
20	1-4
21	4-7
22	7-10
23	10-13
24	13-17
25	17-20
26	20-23
27	23-26
28	26-29
30	34-35

Dia 28 Neurulação completa

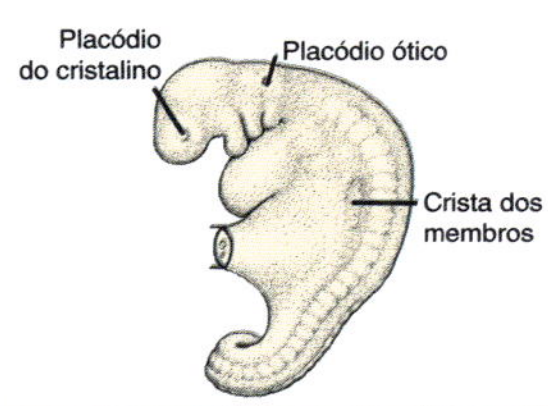

4ª semana do desenvolvimento

Dia 33 Anel umbilical

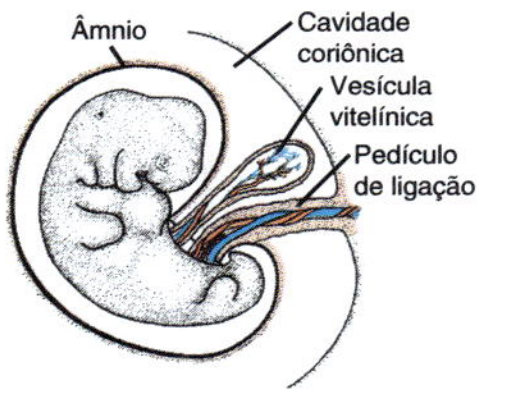

Dia 34 Escavação óptica e placódio do cristalino

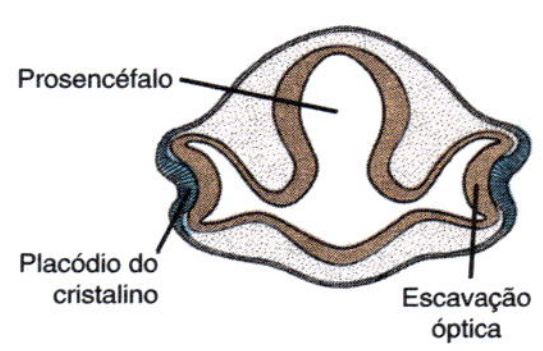

Dia 35 Fendas e arcos faríngeos

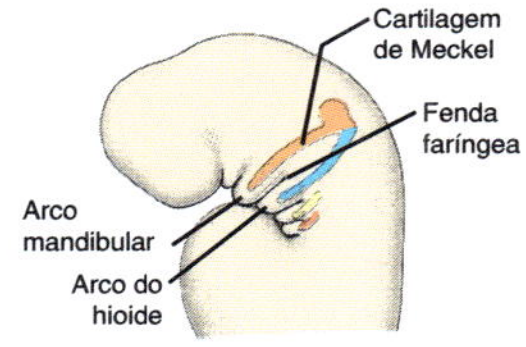

5ª semana do desenvolvimento

Dia 40 Proeminências auriculares

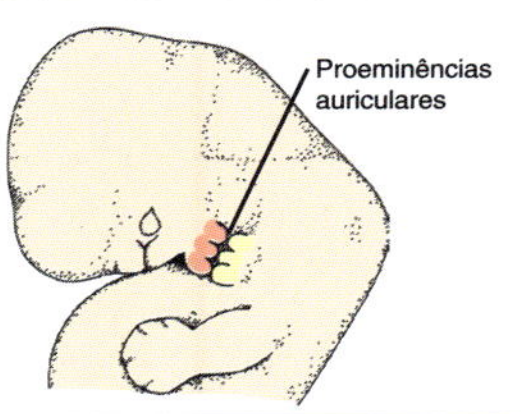

Dia 41 Septo interatrial formado

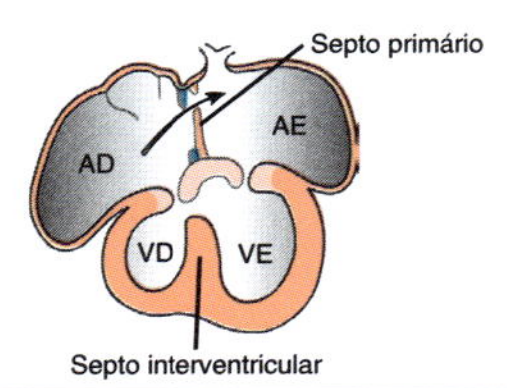

Dia 42 Formação dos dedos

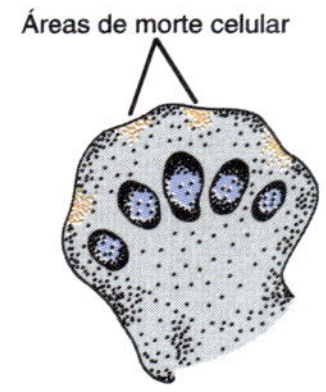

6ª semana de desenvolvimento

Dia 47 Genitália externa

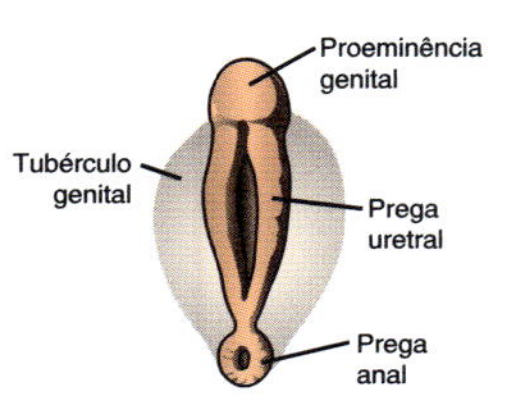

Dia 48 Proeminências faciais fundidas

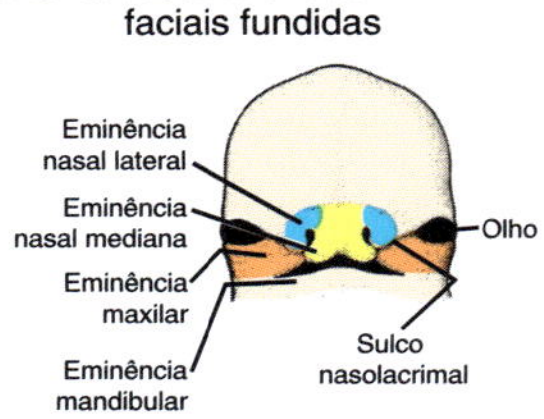

Dia 49 Dedos formados, pálpebras em formação

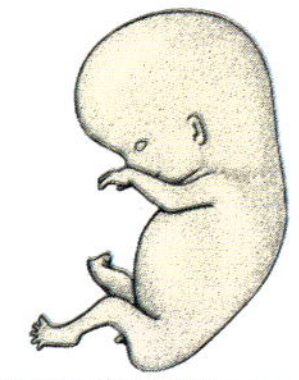

7ª semana do desenvolvimento

INTRODUÇÃO

Embriologia | Relevância Clínica e Perspectiva Histórica

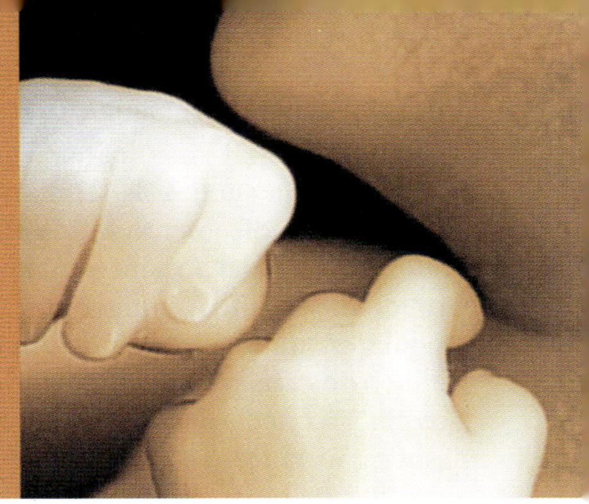

RELEVÂNCIA CLÍNICA

De uma simples célula até um feto de 9 meses: um processo de desenvolvimento que representa uma fantástica integração de fenômenos complexos. O estudo desses fenômenos é denominado **embriologia** e engloba investigação dos fatores moleculares, celulares e estruturais que contribuem para a formação de um organismo. Esses estudos são fundamentais porque resultam em dados essenciais para a criação de estratégias de assistência à saúde e melhores desfechos reprodutivos. Desse modo, nossa compreensão cada vez maior acerca da embriologia incitou novas técnicas de diagnóstico e tratamento pré-natal, procedimentos terapêuticos para infertilidade e mecanismos para prevenir defeitos congênitos (a principal causa de morte neonatal). Esses avanços na assistência à saúde pré-natal e reprodutiva são importantes não apenas por melhorar os desfechos do parto, mas também por seus efeitos pós-natais a longo prazo. Por exemplo, tanto a capacidade cognitiva quanto as características comportamentais são influenciadas pelas experiências pré-natais, e fatores maternos, como tabagismo, nutrição, diabetes melito, entre outros, participam diretamente da saúde pós-natal. Além disso, essas experiências da fase pré-natal, em combinação com fatores moleculares e celulares, determinam o potencial de desenvolvimento de determinadas doenças na vida adulta, como câncer e doença cardiovascular. O desenvolvimento pré-natal tem, portanto, muitas ramificações que influenciam a saúde a curto e a longo prazo, tornando o estudo da embriologia e do desenvolvimento fetal um tópico importante para todos os profissionais de saúde. Com exceção de algumas especialidades, a maioria dos médicos e dos profissionais de saúde interage com mulheres em idade fértil, possibilitando um impacto importante no desfecho dos processos de desenvolvimento e em suas sequelas.

BREVE HISTÓRIA DA EMBRIOLOGIA

O processo de evolução a partir de uma única célula até o surgimento dos primórdios dos órgãos (as primeiras oito semanas do desenvolvimento humano) é denominado período de **embriogênese** (às vezes chamado de período de **organogênese**). A fase a partir desse ponto até o nascimento é denominada **período fetal**, quando a diferenciação continua a ocorrer e o feto cresce e ganha peso. As abordagens científicas do estudo da embriologia evoluíram ao longo de centenas de anos. Não é surpreendente que as abordagens anatômicas tenham sido predominantes nos estudos mais antigos. As observações tornaram-se mais elaboradas com o avanço dos equipamentos ópticos e das técnicas de dissecção. Estudos comparativos e evolucionários fizeram parte dessa equação, e os cientistas fizeram comparações entre as espécies e, assim, começaram a compreender a progressão dos fenômenos de desenvolvimento. Também foram investigados portadores de defeitos congênitos, e esses exemplos foram comparados a organismos com padrões normais de desenvolvimento. O estudo das origens e causas embriológicas desses defeitos congênitos foi chamado de **teratologia**.

No século XX, a embriologia experimental floresceu. Numerosas experiências foram realizadas com o objetivo de acompanhar as células em seu desenvolvimento e, assim, determinar suas linhagens celulares. As abordagens incluíram observações de embriões transparentes de tunicados (subfilo Tunicata), contendo células pigmentadas que podiam ser visualizadas ao microscópio. Posteriormente, corantes vitais foram empregados em células vivas para acompanhar seus destinos. Na década de 1960, passaram a ser utilizados marcadores radioativos e técnicas de autorradiografia. Um dos primeiros marcadores genéticos também surgiu nessa época com a criação de quimeras de codorna e galinha. Nessa abordagem, células de codorna, que apresentam um padrão singular de distribuição de heterocromatina em torno do nucléolo, foram enxertadas em embriões de pinto nos estágios iniciais de desenvolvimento. Em seguida, embriões hospedeiros foram analisados (exame histológico), e o destino das células de codorna foi determinado. Variantes dessa abordagem incluíram o desenvolvimento de anticorpos específicos contra antígenos das células de codorna, que foram muito úteis na identificação delas. O monitoramento do destino dessas células por essas e outras técnicas proporcionou informações valiosas sobre as origens de diferentes órgãos e tecidos.

Os primeiros dados sobre sinalização entre os tecidos foram decorrentes de experiências de enxerto, como transplantar o nodo primitivo de sua posição normal no eixo do corpo para outro local e demonstrar que essa estrutura poderia induzir um segundo disco germinativo. Em outra experiência, empregando-se brotos em desenvolvimento dos membros, foi evidenciado que, se um fragmento de tecido oriundo da borda axial posterior de um membro fosse enxertado na borda anterior de um segundo membro, os dedos no membro do hospedeiro seriam duplicados como imagens em espelho uns dos outros. Essa região de sinalização posterior foi denominada **zona de atividade polarizadora** (**ZAP**), e, atualmente, já se sabe que a molécula sinalizadora é ***sonic hedgehog*** (**SHH**).

Em 1961, a ciência da teratologia se tornou relevante em virtude do medicamento **talidomida**, que foi prescrito como antiemético e sedativo para gestantes. Infelizmente, a talidomida provocou defeitos congênitos, inclusive anormalidades singulares, como ausência de um ou mais membros (amelia) ou de ossos longos, de tal maneira que uma das mãos ou um dos pés se conectava diretamente com o tronco (focomelia). A associação entre a talidomida e os defeitos congênitos foi reconhecida independentemente por dois médicos, W. Lenz e W. McBride, que demonstraram que o concepto é vulnerável a fatores maternos que atravessam a placenta. Logo depois, diversos modelos animais demonstrando associação entre fatores ambientais, medicamentos e genes possibilitaram maior compreensão da correlação entre eventos durante o desenvolvimento e a origem dos defeitos congênitos.

Atualmente, as abordagens moleculares foram acrescidas à lista de paradigmas experimentais empregados no estudo do desenvolvimento normal e anormal. Vários métodos de identificação de células que usam genes repórteres, sondas fluorescentes e outras técnicas de marcação aprimoraram nossa capacidade de mapear o destino das células. A utilização de outras técnicas para modificar a expressão gênica, como tecnologias de *knockout*, *knock-in* e *antisense*, resultou em novas maneiras de induzir desenvolvimento anormal e possibilitou o estudo funcional de um único gene em tecidos específicos. Assim, o advento da biologia molecular levou a embriologia ao nível seguinte, e a descoberta da função de genes individuais e de sua inter-relação com fatores ambientais expandiu nossos conhecimentos sobre desenvolvimento normal e anormal.

Langman

Embriologia Médica

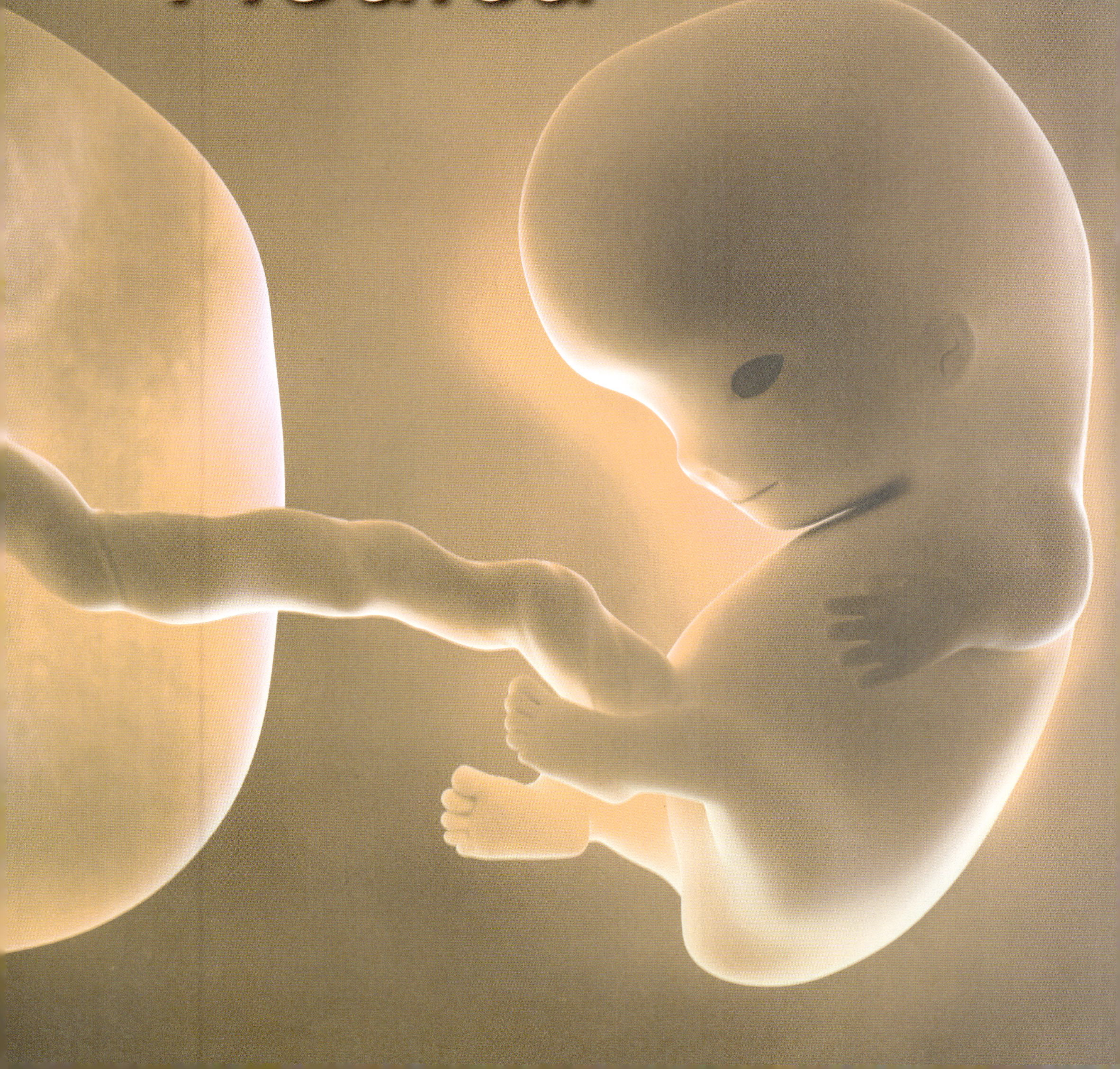

Parte 1

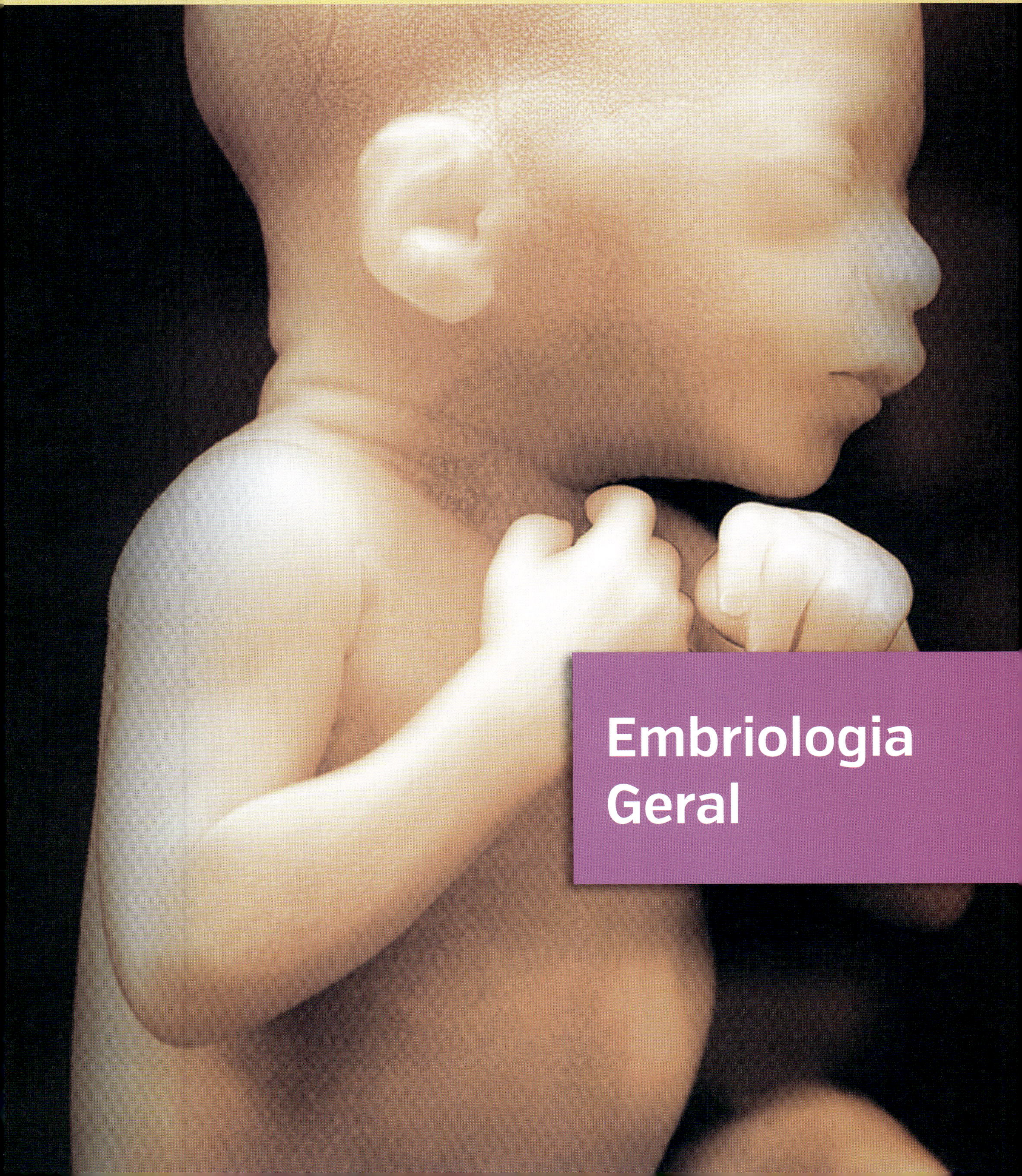

Embriologia Geral

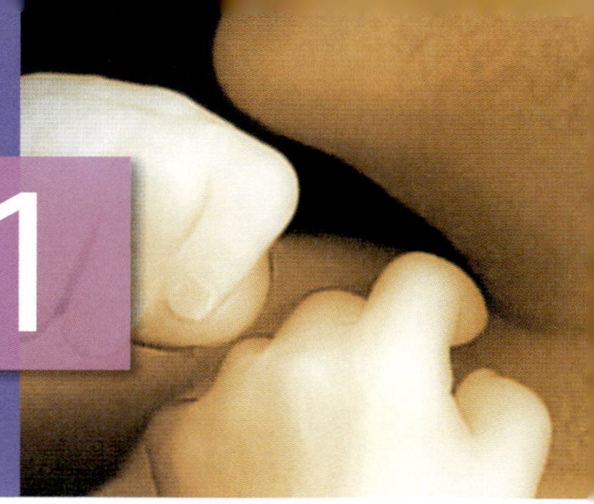

Introdução à Regulação e à Sinalização Molecular

1

A biologia molecular possibilitou novas maneiras de estudar a embriologia e aumentar nosso entendimento sobre o desenvolvimento normal e anômalo. O sequenciamento do genoma humano e o surgimento de técnicas para investigar a regulação gênica em seus muitos níveis de complexidade levaram a embriologia a um novo patamar. Assim, do nível anatômico, passando pelo bioquímico e chegando ao molecular, a história da embriologia progrediu e, a cada capítulo, nosso conhecimento foi enriquecido.

O desenvolvimento embrionário é orientado pelo **genoma**, que contém todas as informações necessárias para formar um indivíduo. As informações são codificadas no **DNA** em sequências denominadas **genes**, que codificam as proteínas. Por sua vez, as proteínas regulam a expressão de outros genes e agem como moléculas sinalizadoras para orquestrar o desenvolvimento.

No genoma humano há aproximadamente 23 mil genes, o que representa apenas um quinto do número (100.000) previsto antes da conclusão do Human Genome Project (Projeto Genoma Humano). Entretanto, por causa dos vários níveis de regulação, a quantidade de proteínas derivadas desses genes se aproxima do número de genes previsto originalmente. Isso refuta a hipótese de um gene–uma proteína. Na verdade, por meio de vários mecanismos, um único gene dá origem a muitas proteínas.

A expressão gênica pode ser regulada em vários níveis: (1) diferentes genes são transcritos; (2) DNA transcrito de um gene pode ser processado seletivamente para regular quais RNAs chegam até o citoplasma para se tornarem RNAs mensageiros (mRNAs); (3) os mRNAs podem ser traduzidos seletivamente; e (4) as proteínas formadas a partir dos mRNAs são modificadas de modo diferenciado.

TRANSCRIÇÃO GÊNICA

Os genes estão contidos em um complexo de DNA e proteínas (sobretudo histonas) chamado de **cromatina**, e sua estrutura básica é o **nucleossomo** (Figura 1.1). Cada nucleossomo é composto por um octâmero de **proteínas histona** e aproximadamente 140 pares de bases de DNA. Os nucleossomos, por sua vez, são unidos em grupos pela ligação do DNA existente entre os nucleossomos (**DNA de ligação**) com outras proteínas histona (histonas H1; Figura 1.1). Os nucleossomos mantêm o DNA bem compactado, de modo que ele não consegue ser transcrito. Nesse estado inativo, a cromatina se assemelha a pérolas de nucleossomos em uma linha de DNA e é conhecida como **heterocromatina**. Para que a transcrição aconteça, esse DNA tem de ser separado das pérolas. Nesse estado "desenrolado", a cromatina é chamada de **eucromatina**.

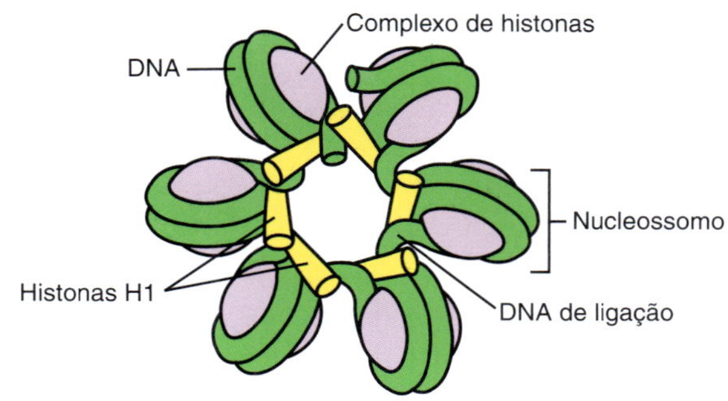

Figura 1.1 A ilustração apresenta os nucleossomos que compõem a estrutura básica da cromatina. Cada nucleossomo consiste em um octâmero de proteínas histona e aproximadamente 140 pares de bases de DNA. Os nucleossomos são agrupados pelo DNA de ligação e por outras proteínas histona.

Os genes estão localizados na fita de DNA e têm regiões intituladas **éxons**, que podem ser transcritas em proteínas, e **íntrons**, que estão distribuídos entre os éxons e não são transcritos em proteínas (Figura 1.2). Além de éxons e íntrons, um gene típico inclui: uma **região promotora** que liga a **RNA polimerase** para o início da **transcrição**; um **local de início da transcrição**; um **local de início da tradução** para designar o primeiro aminoácido da proteína; um **códon de término da tradução**; uma região **3′** não traduzida, que inclui uma sequência (o sítio de adição de poli-A) que ajuda a estabilizar o mRNA e possibilita que ele saia do núcleo e seja traduzido em proteína (ver Figura 1.2). Por convenção, as regiões 5′ e 3′ de um gene são especificadas em relação ao RNA transcrito de um gene. Assim, o DNA é transcrito da porção 5′ para a 3′, e a região promotora está acima do sítio de início da transcrição (ver Figura 1.2). A região promotora, na qual a RNA polimerase se liga, em geral contém a sequência TATA, e esse sítio é chamado de **TATA *box*** (ver Figura 1.2). Entretanto, para que a polimerase se ligue a esse sítio, são necessárias proteínas adicionais chamadas de **fatores de transcrição** (Figura 1.3). Esses fatores também têm um **domínio de ligação ao DNA específico**, além de um **domínio transativador**, que ativa ou inibe a transcrição do gene em cujo promotor ou acentuador (*enhancer*) eles se ligaram. Os fatores de transcrição, em combinação com outras proteínas, ativam a expressão gênica, fazendo com que o complexo de nucleossomos de DNA se desenrole, liberando a polimerase para que ela transcreva o molde de DNA e, ainda, evitando a formação de novos nucleossomos.

Os **acentuadores** (*enhancers*) são elementos regulatórios do DNA que ativam a utilização de promotores para controlar a eficiência e a taxa de transcrição pelo promotor. Eles se encontram em qualquer ponto ao longo da fita de DNA, nem sempre

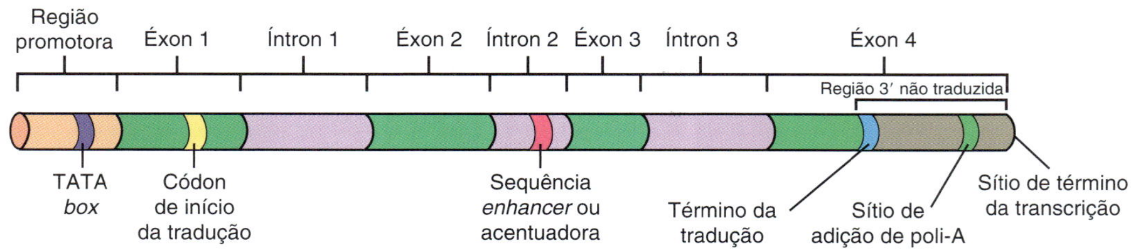

Figura 1.2 A ilustração de um gene "típico" mostra a região promotora que contém o TATA *box*; os éxons que contêm as sequências que são traduzidas em proteínas; os íntrons; o sítio de início da transcrição; o sítio de início da tradução que designa o código para o primeiro aminoácido de uma proteína; e a região 3′ não traduzida que inclui o sítio de adição de poli-A, que participa na estabilização do mRNA, viabiliza sua saída do núcleo e sua tradução em proteína.

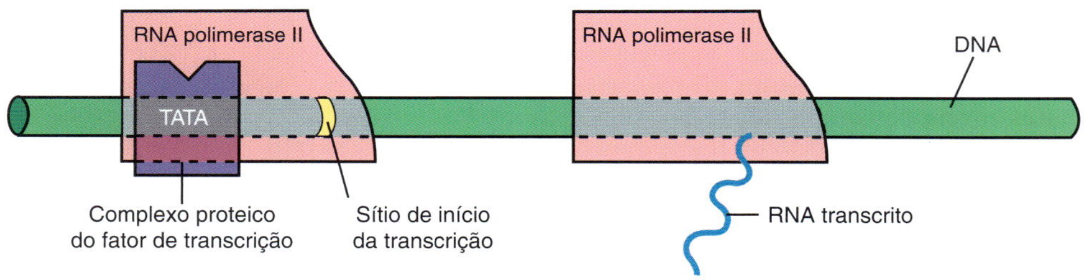

Figura 1.3 A ilustração mostra a ligação da RNA polimerase II ao sítio TATA *box* da região promotora de um gene. Essa ligação requer um complexo de proteínas, além de uma proteína adicional chamada de *fator de transcrição*. Os fatores de transcrição têm seu próprio domínio específico de ligação ao DNA e funcionam regulando a expressão gênica.

próximos a um promotor. Da mesma maneira que os promotores, os acentuadores se ligam a fatores de transcrição (por meio do domínio de transativação do fator de transcrição) e são utilizados para regular a cronologia da expressão de um gene e sua localização celular específica. Por exemplo, acentuadores separados em um gene podem ser utilizados para fazer com que o mesmo gene seja expresso em diferentes tecidos. O fator de transcrição *PAX6*, que participa do desenvolvimento do pâncreas, dos olhos e do tubo neural, contém três acentuadores distintos, de modo que cada tecido tem seu acentuador para regular a expressão deste gene. Os acentuadores modificam a cromatina para que ela exponha o promotor ou facilitam a ligação da RNA polimerase. Algumas vezes, os acentuadores inibem a transcrição e são chamados de **silenciadores**. Esse fenômeno possibilita que um fator de transcrição ative um gene enquanto silencia outro, na medida em que se liga a diferentes acentuadores. Assim, os próprios fatores de transcrição têm um sítio de ligação ao DNA específico para uma região do DNA, mais um domínio transativador que se liga a um promotor ou a um acentuador, o qual ativa ou inibe o gene regulado por esses elementos.

Transcrição reprimida pela metilação do DNA

A metilação de bases citosina nas regiões promotoras dos genes reprime a transcrição desses genes. Dessa maneira, alguns genes são silenciados por esse mecanismo. Por exemplo, um dos cromossomos X em cada célula de uma fêmea é inativado (**inativação do cromossomo X**) por esse mecanismo de metilação. De modo semelhante, genes em diferentes tipos de células são reprimidos pela metilação, de maneira que as células musculares produzem apenas proteínas musculares (seu DNA promotor é predominantemente não metilado) e não proteínas sanguíneas (seu DNA é extremamente metilado). Dessa maneira, cada célula consegue manter seu estado diferenciado característico. A metilação de DNA também é responsável pela **impressão** (*imprinting*) genômica, na qual é expresso apenas um gene, herdado do pai ou da mãe, enquanto o outro gene é silenciado. Aproximadamente 40 e 60 genes humanos são "impressos", e seus padrões de metilação são estabilizados durante a espermatogênese e a oogênese. A metilação silencia o DNA por inibir a ligação de fatores de transcrição ou por alterar a ligação das histonas, resultando em estabilização dos nucleossomos e em um DNA bem compactado que não consegue ser transcrito.

■ OUTROS REGULADORES DA EXPRESSÃO GÊNICA

O transcrito inicial de um gene é chamado de **RNA nuclear (nRNA)** ou, algumas vezes, de **RNA pré-mensageiro**. O nRNA é mais longo do que o mRNA por conter íntrons que são **removidos** à medida que o nRNA se move do núcleo para o citoplasma. Esse processo denominado *splicing* possibilita que as células produzam proteínas diferentes a partir de um único gene. Por exemplo, por meio da remoção de íntrons diferentes, os éxons são "retirados" em padrões diferentes, um processo chamado de ***splicing* alternativo** (Figura 1.4). O processo é realizado pelos **spliceossomos**, que são complexos de **pequenos RNA nucleares (snRNA)** e proteínas que reconhecem sítios específicos de *splicing* nas extremidades 5′ e 3′ do nRNA. As proteínas derivadas de um mesmo gene são conhecidas como **isoformas de *splicing*** (ou, ainda, **variantes de *splicing*** ou **formas alternativas de *splicing***) e oferecem a oportunidade para que diferentes células utilizem o mesmo gene para produzir proteínas específicas para aquele tipo celular. Por exemplo, as isoformas do gene *WT1* têm funções diferentes no desenvolvimento gonadal em relação ao desenvolvimento do rim.

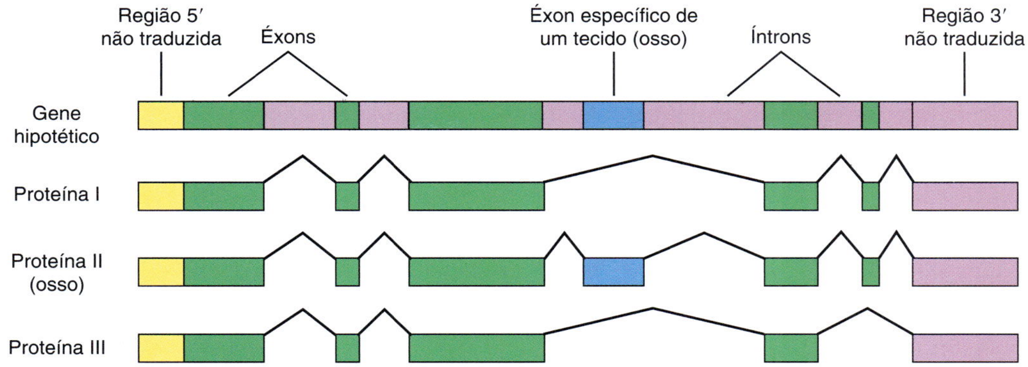

Figura 1.4 A ilustração de um gene hipotético mostra o processo de *splicing* alternativo para formar proteínas diferentes a partir do mesmo gene. Os spliceossomos reconhecem sítios específicos do transcrito inicial de nRNA de um gene. Com base nesses sítios, diferentes íntrons são "retirados" para produzir mais de uma proteína a partir de um gene. As proteínas derivadas do mesmo gene são chamadas de *isoformas de splicing*.

Mesmo após uma proteína ter sido produzida (traduzida), podem ocorrer **modificações pós-traducionais** que afetam sua função. Por exemplo, algumas proteínas têm de ser clivadas para que se tornem ativas, ou precisariam ser fosforiladas. Outras precisam se combinar a outras proteínas, ou ser liberadas de sítios segregados, ou ainda ser direcionadas para regiões específicas da célula. Assim, há muitos níveis regulatórios para a síntese e a ativação de proteínas, de maneira que, embora existam apenas 23 mil genes, o número potencial de proteínas que podem ser sintetizadas provavelmente é mais próximo a 5 vezes o número de genes.

■ INDUÇÃO E FORMAÇÃO DOS ÓRGÃOS

Os órgãos são formados por interações das células com os tecidos. Frequentemente, um grupo de células ou de tecidos faz com que outro grupo de células ou tecidos altere seu destino, um processo chamado de **indução**. Nessas interações, um tipo celular ou um tecido é o **indutor**, que produz um sinal, e outro é o **respondedor** ao sinal. A capacidade de responder a essa sinalização é chamada de **competência**, a qual requer a ativação do tecido que responde por um **fator de competência**. Muitas interações indutoras ocorrem entre as células epiteliais e mesenquimais e são chamadas de **interações epiteliomesenquimais** (Figura 1.5). As células epiteliais mantêm-se unidas entre si formando tubos ou lâminas, enquanto as células mesenquimais têm aparência fibroblastoide e estão dispersas na matriz extracelular (ver Figura 1.5). Exemplos de interações epiteliomesenquimais incluem o endoderma intestinal e o mesênquima circunjacente, os quais produzem órgãos derivados do intestino, tais como o fígado e o pâncreas; o mesênquima dos membros com ectoderma sobrejacente (epitélio), que leva ao crescimento e à diferenciação dos membros; e o endoderma do broto ureteral e o mesênquima do blastema metanéfrico, que forma os néfrons dos rins. As interações indutivas também ocorrem entre dois tecidos epiteliais, como a indução do cristalino pelo epitélio da cúpula óptica. Embora um sinal inicial do indutor para o respondedor inicie o **evento indutivo**, é essencial a intercomunicação dos dois tecidos ou tipos celulares para que a diferenciação continue (ver Figura 1.5, *setas*).

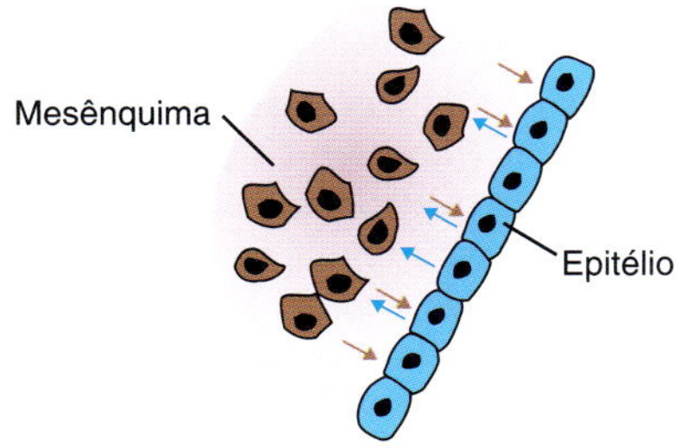

Figura 1.5 A ilustração representa uma interação epiteliomesenquimal. Após um sinal inicial de um tecido, um segundo tecido é induzido a se diferenciar em uma estrutura específica. O primeiro tecido constitui o indutor e o segundo é o respondedor. Uma vez que o processo de indução é iniciado, são transmitidos sinais (*setas*) nos dois sentidos para completar o processo de diferenciação.

■ SINALIZAÇÃO CELULAR

A sinalização intercelular é essencial para a indução, para a transmissão da competência de resposta e para a comunicação cruzada entre as células indutoras e respondedoras. Essas linhas de comunicação são estabelecidas por **interações parácrinas**, por meio das quais as proteínas sintetizadas por uma célula se difundem por distâncias curtas para interagir com outras células, ou por **interações justácrinas**, que não envolvem proteínas difusíveis. As proteínas difusíveis responsáveis pela sinalização parácrina são chamadas de **fatores parácrinos** ou **fatores de crescimento e de diferenciação** (**GDFs**; do inglês, *growth and differentiation factors*).

Vias de transdução de sinal

Sinalização parácrina

Os fatores parácrinos agem por meio de **vias de transdução de sinal**, tanto por ativar uma via diretamente como por bloquear a atividade de um inibidor de uma via (inibição de um inibidor, como no caso da sinalização de *hedgehog*). As vias de transdução de sinal incluem uma **molécula sinalizadora** (**ligante**) e um **receptor** (Figura 1.6). O receptor é transmembrana e tem um **domínio extracelular** (**região de ligação ao ligante**), um **domínio transmembrana** e um **domínio citoplasmático**. Quando um ligante se liga a seu receptor, ele induz uma mudança conformacional no receptor, que ativa seu domínio citoplasmático. Em geral, o resultado dessa ativação é conferir atividade enzimática ao receptor, e, mais frequentemente, essa

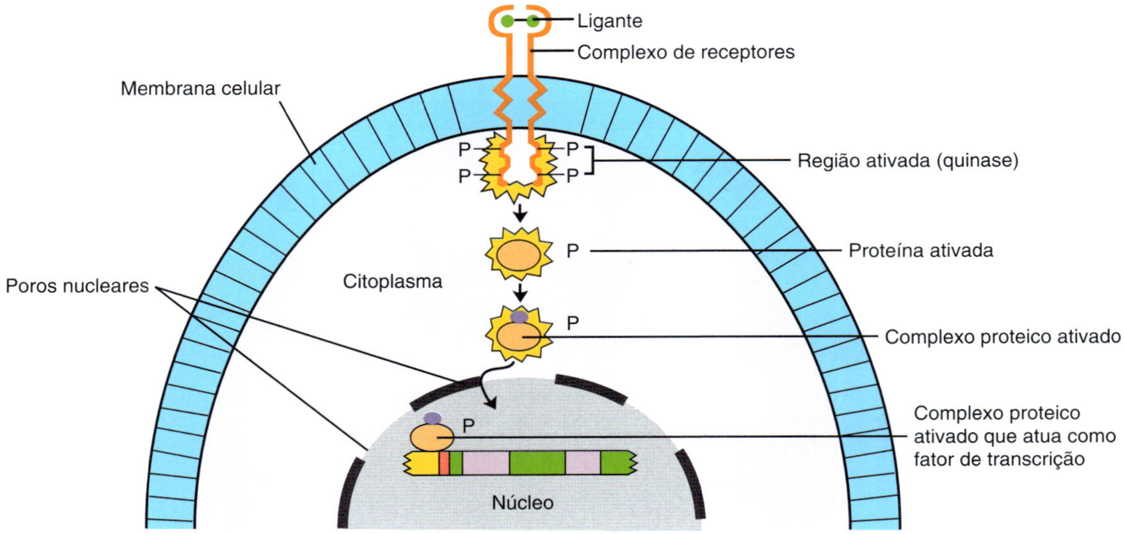

Figura 1.6 Ilustração de uma via de transdução de sinal típica envolvendo um ligante e seu receptor. A ativação do receptor é conferida pela ligação ao ligante. Em geral, a ativação é enzimática, envolvendo uma tirosinoquinase, embora possam ser empregadas outras enzimas. Finalmente, a atividade da quinase resulta em uma cascata de fosforilação de várias proteínas, que ativa um fator de transcrição para a regulação da expressão gênica.

atividade é uma **quinase** que pode **fosforilar** outras proteínas utilizando como substrato o trifosfato de adenosina (ATP). Por sua vez, a fosforilação ativa essas proteínas, que fosforilam proteínas adicionais; dessa maneira, é estabelecida uma cascata de interações proteicas, que, em última análise, ativa um **fator de transcrição**, o qual, então, ativa ou inibe a expressão gênica. As vias são numerosas e complexas e, em alguns casos, são caracterizadas por uma proteína inibindo outra, que, por sua vez, ativa outra proteína (muito semelhante à sinalização de *hedgehog*).

Sinalização justácrina

A **sinalização justácrina** também é mediada por vias de transdução de sinal, mas não envolve fatores difusíveis. Em vez disso, a sinalização justácrina pode ocorrer dos três modos a seguir: (1) uma proteína em uma superfície celular interage com um receptor em uma célula adjacente em um processo análogo à sinalização parácrina (ver Figura 1.6). A **via *Notch*** representa um exemplo desse tipo de sinalização (ver "Principais vias de sinalização para o desenvolvimento", a seguir). (2) Os ligantes na matriz extracelular secretados por uma célula interagem com seus receptores nas células vizinhas. A matriz extracelular é o meio onde estão as células. Esse meio consiste em moléculas grandes secretadas por células, que incluem **colágeno**, **proteoglicanas** (**sulfatos de condroitina**, **ácido hialurônico** etc.) e **glicoproteínas**, como a **fibronectina** e a **laminina**. Essas moléculas fornecem um substrato para as células sobre o qual elas podem se ancorar ou migrar. A laminina e o colágeno de tipo IV, por exemplo, são componentes da **lâmina basal** para a ligação das células epiteliais, e as moléculas de fibronectina formam arcabouços para a migração celular. Os receptores que ligam moléculas extracelulares, como a fibronectina e a laminina, às células são chamados de **integrinas**. Esses receptores "integram" as moléculas da matriz com a **maquinaria citoesquelética** da célula (p. ex., **microfilamentos de actina**), criando, assim, a habilidade de migrar ao longo de arcabouços de matriz, utilizando proteínas contráteis como a **actina**. Além disso, as integrinas podem induzir a expressão gênica e regular a diferenciação, como no caso dos condrócitos, que precisam estar ligados à matriz para formar a cartilagem. (3) Existe transmissão direta de sinais de uma célula para outra por **junções comunicantes**. Essas junções ocorrem como canais entre as células, através dos quais pequenas moléculas e íons conseguem passar. Esse tipo de comunicação é importante em células fortemente conectadas, como o epitélio intestinal e o tubo neural, porque possibilita que essas células ajam em harmonia. Essas junções são formadas por **proteínas conexinas**, que formam um canal, e esses canais são "conectados" entre células adjacentes.

É importante destacar a imensa redundância existente no processo de transdução de sinal. As moléculas de sinalização parácrina, por exemplo, frequentemente têm muitos membros, de modo que outros genes na família compensam a perda de um dos congêneres. Dessa maneira, a perda de função de uma proteína sinalizadora em decorrência de mutação não resulta necessariamente em desenvolvimento anômalo ou morte. Além disso, há comunicação cruzada (*crosstalk*) entre as vias, de modo que elas se mantêm intimamente conectadas. Essas conexões fornecem vários sítios adicionais para a regulação da sinalização.

Fatores parácrinos de sinalização

Há um grande número de **fatores parácrinos de sinalização** que agem como ligantes (também chamados de **GDFs**). A maioria está agrupada em quatro famílias cujos membros são utilizados repetidamente para regular o desenvolvimento e a diferenciação dos sistemas de órgãos. Além disso, os mesmos GDFs regulam o desenvolvimento de órgãos em todo o reino animal, desde a *Drosophila* até os seres humanos. Os quatro grupos de GDF incluem as famílias de **fator de crescimento de fibroblastos** (**FGF**), de **WNT**, de ***hedgehog*** e do **fator transformador do crescimento β** (**TGF-β**). Cada família de GDF interage com sua própria família de receptores, os quais são tão importantes quanto as próprias moléculas de sinalização na determinação do desfecho de um sinal.

Fatores de crescimento de fibroblastos

Originalmente assim nomeados por estimularem o crescimento de fibroblastos em cultura, até o momento atual foram identificados cerca de 24 genes de **FGF**. Eles conseguem produzir centenas de isoformas proteicas por meio de *splicing* de seus RNAs ou de seus códons de iniciação. As proteínas FGF produzidas por esses genes ativam uma série de **receptores tirosinoquinase**, chamados de **receptores de fatores de crescimento de fibroblastos (FGFR)**. Por sua vez, esses receptores ativam várias vias de sinalização. Os FGFs são particularmente importantes para a angiogênese, o crescimento axônico e a diferenciação do mesoderma. Embora haja redundância na família, de maneira que os FGFs consigam substituir uns aos outros algumas vezes, os FGFs individuais podem ser responsáveis por eventos específicos do desenvolvimento. O FGF8, por exemplo, é importante para o desenvolvimento dos membros e de partes do cérebro.

Proteínas hedgehog

O gene ***hedgehog*** (que significa ouriço em inglês) foi assim nomeado por codificar um padrão de cerdas na perna da *Drosophila* que lembra o formato de um ouriço. Em mamíferos, há três genes *hedgehog*: ***desert***, ***indian*** e ***sonic hedgehog***. O *sonic hedgehog* (*SHH*) está envolvido em numerosos eventos do desenvolvimento (ver "Principais vias de sinalização para o desenvolvimento", adiante).

Proteínas WNT

Há pelo menos 15 genes diferentes de **WNT** relacionados com o gene de polaridade dos segmentos, *wingless*, na *Drosophila*. Seus receptores são membros da **família de proteínas** *frizzled*. As proteínas WNT estão envolvidas na regulação da formação dos membros, no desenvolvimento do mesencéfalo e em alguns aspectos da diferenciação de somitos e urogenital, entre outras ações.

Superfamília TGF-β

A superfamília **TGF-β** tem mais de 30 membros e inclui os **TGF-βs**, as **proteínas morfogenéticas ósseas (BMPs)**, a **família da activina**, o **fator inibitório mülleriano (MIF, hormônio antimülleriano)**, além de outros. O primeiro membro da família, TGF-β1, foi isolado de células transformadas por vírus. Os membros TGF-β são importantes para a formação da matriz extracelular e para a ramificação epitelial que ocorre no desenvolvimento de pulmões, rins e glândulas salivares. A família BMP induz a formação óssea e está envolvida na regulação da divisão celular, na morte celular (apoptose) e na migração celular, entre outras funções.

Outras moléculas de sinalização parácrina

Outro importante grupo de moléculas de sinalização parácrina durante o desenvolvimento é o dos neurotransmissores, incluindo **serotonina**, **ácido gama-aminobutírico (GABA)**, **epinefrina** e **norepinefrina**, que agem como ligantes e se ligam a receptores do mesmo modo que as proteínas fazem. Essas moléculas não são apenas neurotransmissores; elas fornecem sinais importantes para o desenvolvimento embriológico. A serotonina (5-HT), por exemplo, age como ligante para numerosos receptores, sendo a maioria receptores acoplados à proteína G. Agindo por meio desses receptores, a 5-HT regula uma variedade de funções celulares, incluindo a proliferação e a migração celulares, e é importante para estabelecer a lateralidade, a gastrulação, o desenvolvimento cardíaco e outros processos durante os estágios iniciais da diferenciação embrionária. A norepinefrina também age por meio de receptores e parece ter participação importante na **apoptose (morte celular programada)** dos espaços interdigitais e em outros tipos celulares.

■ PRINCIPAIS VIAS DE SINALIZAÇÃO PARA O DESENVOLVIMENTO

Sonic hedgehog | Gene principal para embriogênese

Antes do surgimento da biologia molecular, os embriologistas estavam convencidos da existência de um sinal principal que orientava todo o desenvolvimento embriológico. Esse sinal funcionaria como um **morfógeno**, uma molécula secretada que estabeleceria gradientes de concentração e instruiria as células a se diferenciarem em tecidos e órgãos. Embora hoje saibamos que há numerosas moléculas de sinalização que regulam o desenvolvimento de maneira coordenada, a proteína **SHH** poderia ser considerada como o morfógeno principal entre todas. Essa proteína está envolvida no desenvolvimento da vasculatura, formação do eixo esquerda-direita, linha mediana, cerebelo, padrão neural, membros, padrão da musculatura lisa, coração, intestino, faringe, pulmões, pâncreas, rins, bexiga, folículos capilares, dentes, timócitos, orelha interna, olhos e papilas gustativas – um grande número de eventos do desenvolvimento. A sinalização *sonic* ocorre por meio da via mostrada na Figura 1.7. A proteína liga-se ao seu receptor ***Patched*** **(Ptc)**, uma proteína que normalmente inibe a proteína semelhante ao receptor ***Smoothened*** **(Smo)**. Após a ligação da SHH à Ptc, a atividade de Ptc é eliminada, a inibição de Smo é removida e Smo é ativada para, finalmente, suprarregular a atividade da família ***GLI*** (1 a 3) dos fatores de transcrição que controlam a expressão dos genes-alvo. A especificidade da expressão de *SHH* em diferentes tipos de célula é regulada por múltiplos elementos acentuadores que agem independentemente para controlar a transcrição de *SHH* em diferentes células e tecidos.

A proteína SHH possui algumas características singulares, incluindo o fato de que, após a tradução, ela sofre clivagem e **colesterol** é adicionado ao terminal C de seu domínio do N-terminal. É a adição do colesterol que liga a SHH à membrana plasmática. A seguir, ácido palmítico é adicionado à região N-terminal para tornar SHH completamente funcional. Sua liberação da membrana plasmática ocorre pela proteína transmembrana ***Dispatched***, de modo que a SHH possa definir os gradientes de concentração característicos de sua ação como um morfógeno.

Polaridade celular planar | Via de extensão convergente

A **via de polaridade celular planar (PCP)** regula o processo de **extensão convergente** por meio do qual um tecido se torna mais longo e mais estreito (Figura 1.8A). Por exemplo, durante a formação do tubo neural (neurulação), a placa neural estreita-se e alonga-se para formar o sulco neural entre as pregas neurais. De maneira semelhante, durante a gastrulação, as células movem-se medialmente, e o eixo embrionário alonga-se. Outros exemplos de extensão convergente incluem

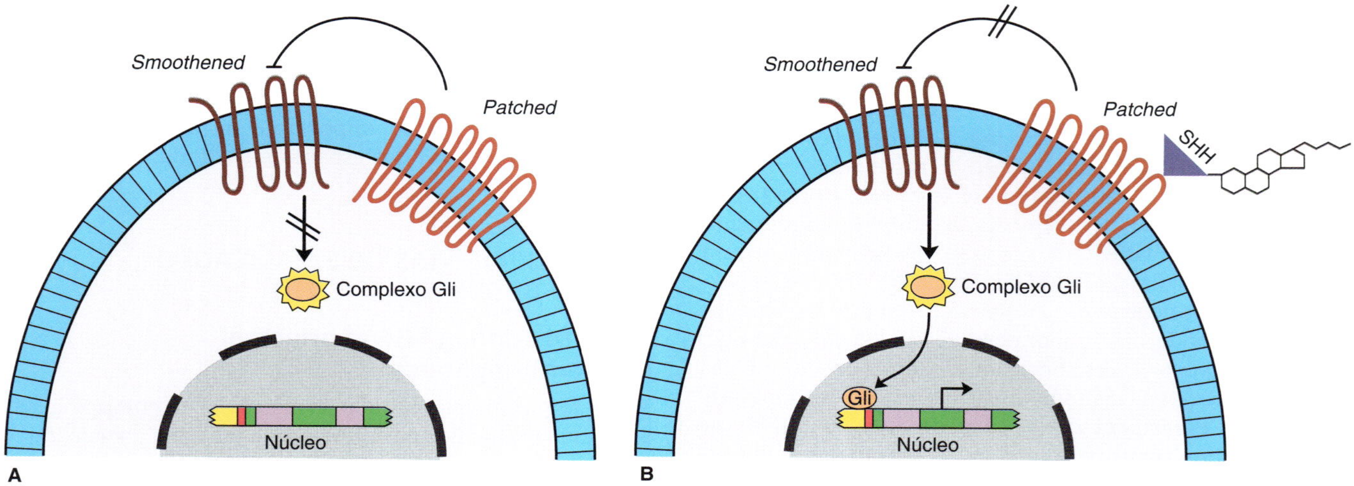

Figura 1.7 Os desenhos ilustram a via de sinalização *sonic hedgehog* (SHH). **A.** Desenho de uma célula mostrando a inibição de *Smoothened* por *Patched*, que bloqueia a ativação das proteínas GLI, as quais normalmente transduzem o sinal de SHH. **B.** Desenho mostrando a ligação SHH ao seu receptor *Patched*, que remove a inibição de *Patched* sobre *Smoothened*. A ativação de *Smoothened*, então, suprarregula os fatores de transcrição de GLI que se ligam ao DNA e controlam os genes efetores *downstream* da via de SHH.

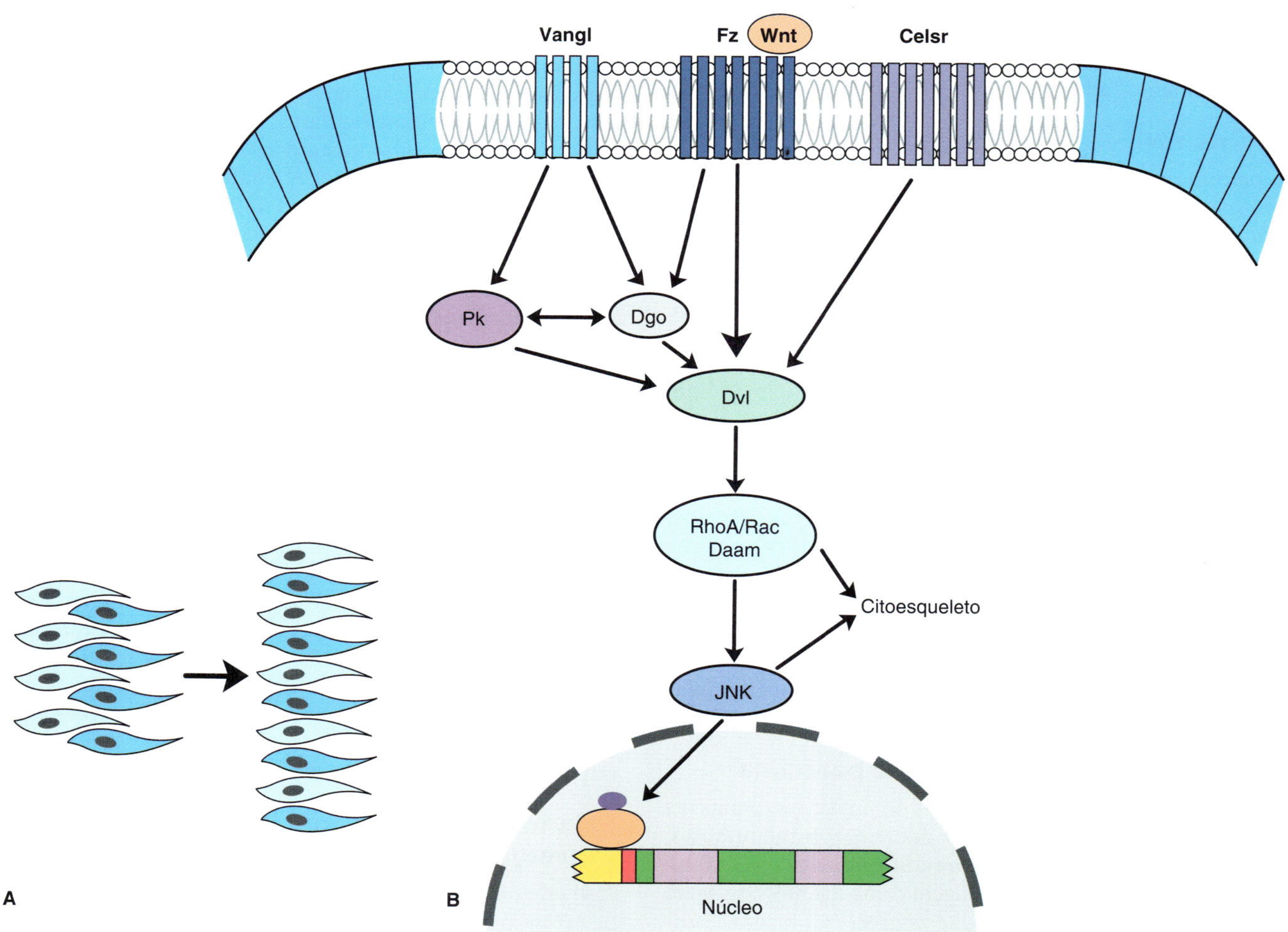

Figura 1.8 **A.** Desenho que ilustra o processo de extensão convergente por meio do qual as células intercalam-se com suas vizinhas para aumentar o eixo longitudinal de um tecido, como ocorre durante o alongamento do tubo neural na neurulação. A extensão convergente é dependente da via PCP (a reorganização das células e das lâminas de células no plano de um tecido), que é regulada pela via não canônica de sinalização *WNT* (**B**). WNT liga-se ao seu receptor *Frizzled*, que, junto com duas outras proteínas transmembrana *Celsr* e *Vangl*, ativa *DISHEVELLED*. Este, então, age por meio das quinases *Rho* e *Rac* para suprarregular as quinases c-Jun (*JNK*) da região N-terminal, que controlam as alterações citoesqueléticas e os efetores *downstream*, incluindo os fatores de transcrição.

alongamento da via de saída cardíaca e o movimento de dobramento da parede lateral do corpo em direção à linha mediana. A extensão convergente demanda alterações no formato da célula junto com o movimento da célula e a intercalação com outras células (ver Figura 1.8A).

A PCP refere-se à reorganização das células e das lâminas de células no plano de um tecido, como ocorre durante a extensão convergente. A via de sinalização principal da PCP é a não canônica **WNT**, a qual inclui o receptor Wnt ***Frizzled* (Fz)** e duas outras proteínas transmembrana chamadas **Celsr** e **Vangl** (ver Figura 1.8B). Essas proteínas transmembrana têm como foco principalmente a ativição de *DISHEVELLED (DVL)*, tanto diretamente como por meio de efetores *downstream*, como *Prickle* (Pk) e Diego (Dgo). Por sua vez, o Dvl regula a sinalização por meio das quinases Rho e Rac para suprarregular as quinases c-Jun (JNK) da região N-terminal que controlam as alterações citoesqueléticas e outros efetores *downstream*, incluindo os fatores de transcrição. Constatou-se que mutações em muitos desses genes, incluindo *FZ*, *CELSR*, *VANGL* e *DVL*, provocam **defeitos no tubo neural** em camundongos, e mutações em genes *VANGL* foram associadas a esses tipos de defeitos em seres humanos.

Via *Notch*

Os receptores transmembrana ***Notch*** ligam-se aos ligantes transmembrana da família **DSL (Delta/Serrate/LAG-2)**, que exige contato célula com célula (sinalização justácrina) para que a sinalização ocorra. Nos mamíferos, há quatro membros da família *Notch* e cinco ligantes transmembrana (*Jagged* 1 e 2 e Delta 1 a 3). A ligação de uma dessas proteínas ao receptor *Notch* gera uma alteração conformacional na proteína *Notch*, de maneira que parte dela no lado citoplasmático da membrana é clivada. Esta via é muito direta, não havendo mensageiros secundários envolvidos. Assim, a porção clivada da proteína penetra diretamente no núcleo e se liga à proteína de ligação do DNA, que, normalmente, reprime a transcrição dos genes-alvo de *Notch*. A ligação de *Notch* remove a atividade inibitória do repressor e permite a ativação dos genes a jusante (Figura 1.9).

A via de sinalização *Notch* está envolvida na proliferação celular, na apoptose e nas transições epiteliomesenquimais. É importante, principalmente, na diferenciação neural, na formação e especificação dos vasos sanguíneos (angiogênese), na segmentação dos somitos, no desenvolvimento das células pancreáticas, na diferenciação dos linfócitos B e T no sistema imunológico, no desenvolvimento das células ciliadas da orelha interna e na septação da via de saída cardíaca. As mutações em *JAG1* ou *NOTCH2* causam a **síndrome de Alagille**, caracterizada por defeitos na via de saída cardíaca, bem como anormalidades hepáticas, renais, oculares e esqueléticas. As mutações de *JAG1* também foram associadas a casos de tetralogia de Fallot (um defeito na via de saída cardíaca).

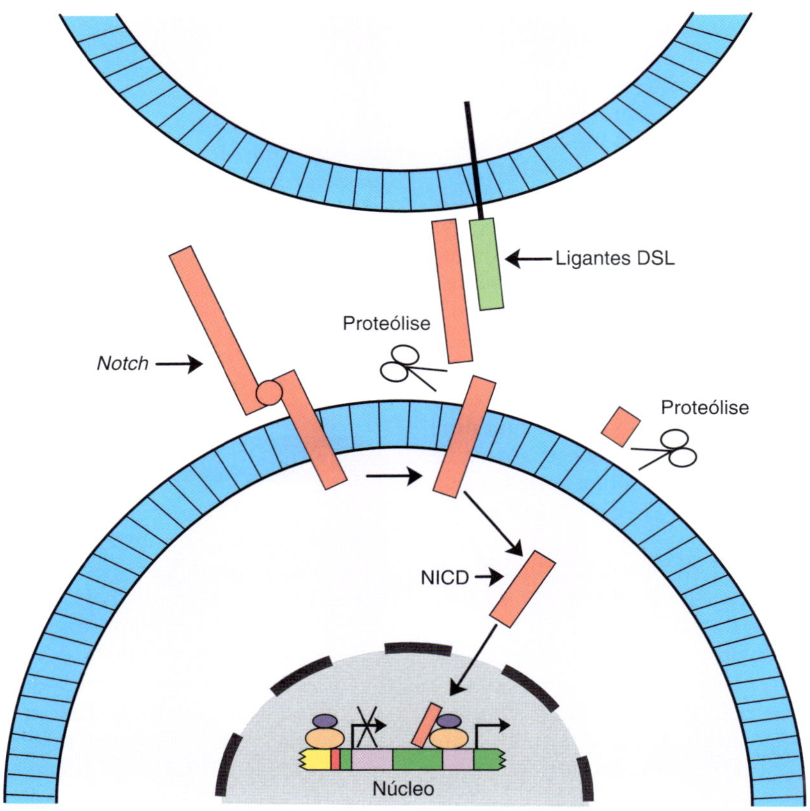

Figura 1.9 Desenho ilustrando a sinalização por meio da via *Notch*. Os receptores *Notch* localizados em uma célula ligam-se a um ligante da família *DSL* (*Jagged* ou *Serrate*) que está localizado em uma célula adjacente (sinalização justácrina), e essa interação receptor-ligante ativa a enzima proteolítica que cliva a proteína *Notch* para produzir a ativação da dissociação extracelular da *Notch* ancorada à membrana (NEXT). NEXT é, então, clivada por uma enzima secretase intracelular, o que resulta na liberação do domínio intracelular de *Notch* (NICD), que representa a parte de sinalização ativa do receptor *Notch* original. O NICD transloca-se diretamente para o núcleo, onde se liga aos repressores de transcrição, removendo sua atividade inibitória sobre os genes-alvo *downstream* da via *Notch*.

RESUMO

No último século, a embriologia progrediu de uma ciência observacional para uma ciência que envolve avanços tecnológicos e moleculares sofisticados. Juntas, observação e técnicas modernas fornecem um entendimento mais claro sobre as origens do desenvolvimento normal e anormal e, por sua vez, sugerem maneiras de prevenir e de tratar defeitos congênitos. O conhecimento da função dos genes criou novas abordagens dessas condições.

No genoma humano há aproximadamente 23 mil genes, mas eles codificam aproximadamente 100 mil proteínas. Os genes estão contidos em um complexo de DNA e de proteínas chamado de **cromatina**, e sua unidade estrutural básica é o nucleossomo. A cromatina é observada como uma estrutura bem compactada, como contas de nucleossomos em uma fita, e é chamada de **heterocromatina**. Para que a transcrição ocorra, o DNA tem de ser descompactado das contas, como **eucromatina**. Os genes estão localizados nas fitas de DNA e contêm regiões que podem ser traduzidas em proteínas, chamadas de **éxons**, e regiões que não são traduzidas, chamadas de **íntrons**. Um gene típico também contém uma **região promotora** que liga a **RNA polimerase** para o início da transcrição; um **local de início da transcrição**, para designar o primeiro aminoácido na proteína; um **códon de término da tradução**; uma região não traduzida **3′** que inclui uma sequência (sítio de adição de poli-A), a qual ajuda na estabilização do mRNA. A RNA polimerase se liga à região promotora, que contém, em geral, a sequência TATA, o **TATA *box***. A ligação requer proteínas adicionais conhecidas como **fatores de transcrição**. A metilação de bases de citosina na região promotora silencia os genes e evita a transcrição. Esse processo é responsável pela **inativação do cromossomo X**, por meio da qual a expressão dos genes de um dos cromossomos X em fêmeas é silenciada, e também pela **impressão** genômica, em que a expressão de um gene materno ou paterno é reprimida.

Diferentes proteínas podem ser produzidas a partir de um único gene por um **processo de *splicing*** alternativo, que remove íntrons diferentes utilizando o **spliceossomo**. As proteínas derivadas, dessa maneira, são chamadas de **isoformas de *splicing*** ou **variantes de *splicing***. Além disso, as proteínas podem também ser alteradas por **modificações pós-tradução**, como fosforilação ou clivagem.

A **indução** é o processo pelo qual um grupo de células ou tecidos (**indutor**) faz com que outro grupo (**respondedor**) altere seu destino. A capacidade de responder é chamada de **competência** e tem de ser conferida por um **fator de competência**. Muitos fenômenos indutivos envolvem **interações epiteliomesenquimais**.

As **vias de transdução de sinal** incluem uma molécula de sinalização (**ligante**) e um **receptor**. Em geral, o receptor é uma proteína transmembrana, a qual é ativada pela ligação com seu ligante específico. A ativação envolve, comumente, a capacidade de fosforilar outras proteínas, na maior parte das vezes como uma **quinase**. Essa ativação estabelece uma cascata de atividade enzimática entre proteínas que ativa, em última análise, um fator de transcrição para a iniciação da expressão gênica.

A sinalização célula a célula pode ser **parácrina**, envolvendo **fatores difusíveis**, ou **justácrina**, envolvendo vários **fatores não difusíveis**. As proteínas responsáveis pela sinalização parácrina são chamadas de **fatores parácrinos** ou **GDFs**. São quatro as grandes famílias de GDF, a saber: **FGF**, **WNT**, ***hedgehog*** e **TGF-βs**. Além das proteínas, os **neurotransmissores**, como a **serotonina (5-HT)** e a **norepinefrina**, também agem por meio de sinalização parácrina, funcionando como ligantes e se ligando a receptores para produzir respostas celulares específicas. Os fatores justácrinos podem incluir produtos da matriz extracelular, ligantes acoplados à superfície de uma célula e comunicações intercelulares diretas.

Há muitas vias de sinalização importantes para o desenvolvimento, mas as duas vias principais envolvem a proteína **SHH** e a **via não canônica de *WNT***, mais conhecida como a **via PCP** que regula a **extensão convergente**. ***SHH*** é quase um **gene principal** e, quando o produto proteico do gene se liga ao seu receptor ***patched***, ocorre a remoção da inibição de *patched* sobre ***smoothened***. Uma vez ativada, *smoothened* causa a regulação positiva da família ***GLI*** dos fatores de transcrição que controlam a sinalização subsequente por meio do SHH. O SHH é um fator difusível com uma molécula de colesterol vinculada e ele e funciona como um **morfógeno**, estabelecendo gradientes de concentração que regulam as respostas celulares. A sinalização SHH está envolvida em muitos eventos do desenvolvimento, incluindo o estabelecimento da linha mediana, a assimetria esquerda-direita e a padronização de muitos órgãos.

A **PCP** regula os movimentos das células e das lâminas de células no plano de um tecido, de maneira que as células intercalem-se com outras células a fim de alongar o tecido, um processo chamado **extensão convergente**. Esses tipos de movimentos celulares são responsáveis pelo alongamento do embrião e do tubo neural durante a gastrulação e a neurulação, respectivamente. Vários genes estão envolvidos na regulação desse processo, incluindo **WNT** e seu receptor **FRIZZLED**; ***CELSR*** e ***VANGL***, que codifica as proteínas transmembrana; e ***DISHEVELLED***, que codifica a proteína que age por meio das quinases Rho e Rac para afetar o citoesqueleto e outros genes que regulam os movimentos da célula. Mutações nesses genes causam defeitos no tubo neural em camundongos, e aquelas que envolvem VANGL foram associadas a defeitos em seres humanos.

Questões

1. O que significa "competência para responder" como parte do processo de indução? Quais tecidos estão envolvidos mais frequentemente na indução? Cite dois exemplos.
2. Em condições normais, os FGFs e seus receptores (FGFRs) são responsáveis pelo crescimento do crânio e pelo desenvolvimento das suturas cranianas. Como essas vias de sinalização poderiam ser interrompidas? Essas vias envolvem sinalização parácrina ou justácrina? Você consegue imaginar como a perda de expressão de um FGF poderia ser evitada?

Gametogênese | Conversão de Células Germinativas em Gametas Masculinos e Femininos

2

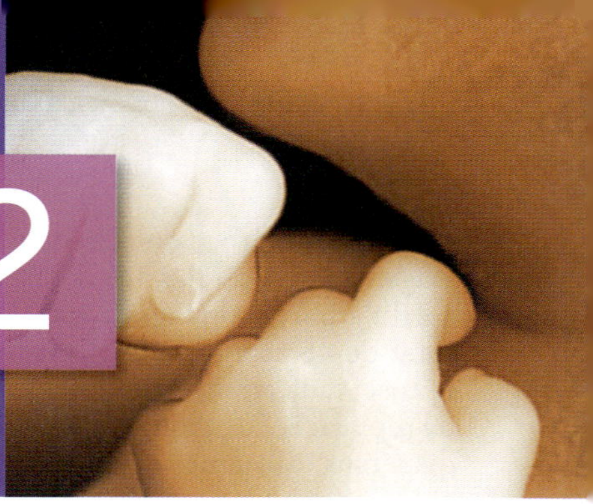

■ CÉLULAS GERMINATIVAS PRIMORDIAIS

O desenvolvimento começa com a fertilização, processo pelo qual o gameta masculino, o **espermatozoide**, e o gameta feminino, o **oócito**, se unem, dando origem ao **zigoto**. Os gametas são derivados das **células germinativas primordiais (CGPs)**, formadas durante a segunda semana, movem-se pela estria primitiva durante a gastrulação e migram para a parede da vesícula vitelínica (Figura 2.1). Na quarta semana, essas células começam a migrar da vesícula vitelínica em direção às gônadas em desenvolvimento, aonde chegam até o fim da quinta semana. As divisões mitóticas aumentam em número no decorrer da migração e também quando alcançam a região da futura gônada. Em uma preparação para a fertilização, as células germinativas sofrem **gametogênese**, que inclui a meiose, para reduzir seu número de cromossomos, e **citodiferenciação**, para completar sua maturação.

■ TEORIA CROMOSSÔMICA DA HERANÇA

Os traços de um novo indivíduo são determinados por genes específicos herdados do pai e da mãe. Os seres humanos têm aproximadamente 23 mil genes em 46 cromossomos. Os genes no mesmo cromossomo tendem a ser herdados juntos e são chamados de **genes ligados**. Nas células somáticas, os cromossomos aparecem como 23 pares **homólogos**, formando o número **diploide** de 46. São 22 pares de cromossomos pareados, os **autossomos**, e um par de **cromossomos sexuais**. Se o par sexual for XX, o indivíduo é, geneticamente, do sexo feminino; se o par for XY, o indivíduo é, geneticamente, do sexo masculino. Um cromossomo de cada par é derivado do gameta materno, o **oócito**, e um do gameta paterno, o **espermatozoide**. Assim, cada gameta tem um número **haploide** de 23 cromossomos, e a união dos gametas na **fertilização** restabelece o número diploide de 46.

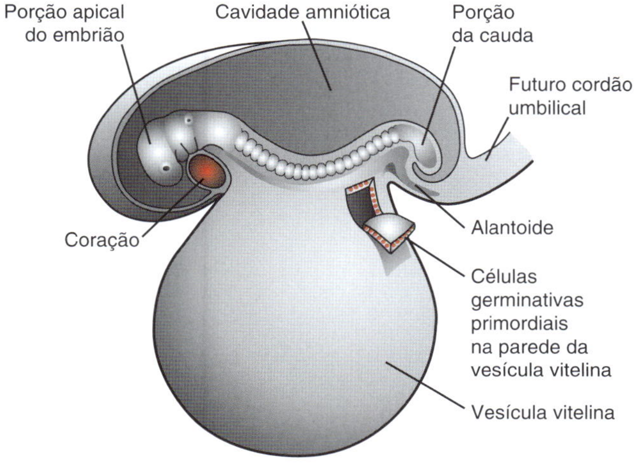

Figura 2.1 Embrião no fim da terceira semana, mostrando a posição das células germinativas primordiais (CGPs) na parede da vesícula vitelínica, próximo à ligação do futuro cordão umbilical. Desse local, essas células migram para a gônada em desenvolvimento.

Correlações clínicas

Células germinativas primordiais e teratomas

Os **teratomas** são tumores de origem controversa que frequentemente contêm vários tipos de tecidos, como osso, cabelo, músculo, epitélios intestinais, entre outros. Acredita-se que esses tumores se originem de células-tronco pluripotentes, que podem se diferenciar em qualquer uma das três camadas germinativas (folhetos embrionários) ou seus derivados. Algumas evidências sugerem que as CGPs desviadas de suas vias migratórias normais poderiam ser responsáveis por alguns desses tumores (Figura 2.2). Outra fonte seriam as células epiblásticas que dão origem às três camadas germinativas durante a gastrulação (ver Capítulo 5 e Figura 5.9).

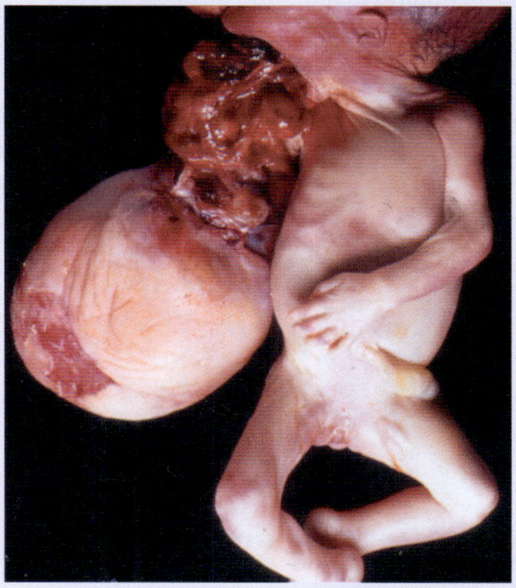

Figura 2.2 Teratoma orofaríngeo. Esses tumores se originam a partir de CGPs ou de células epiblásticas (ver Capítulo 5), ambas pluripotentes. Os tecidos dos tumores incluem derivados das três camadas germinativas embrionárias, além de intestino, osso, pele, dentes, entre outros.

Mitose

A **mitose** é o processo pelo qual uma célula se divide, dando origem a duas células-filhas que são geneticamente idênticas à célula parental (Figura 2.3). Cada célula-filha recebe um total de 46 cromossomos. Antes que uma célula entre em mitose, cada cromossomo replica seu **DNA**. Durante essa fase de replicação, os cromossomos, extremamente longos, estão dispersos difusamente no núcleo e não podem ser reconhecidos na microscopia de luz convencional. Com o início da mitose, eles se enrolam, contraem e condensam, eventos que marcam o início da **prófase**. Cada cromossomo consiste, então, em duas subunidades paralelas, as **cromátides**, unidas por uma região estreita comum aos dois, chamada de **centrômero**. Ao longo da prófase, os cromossomos continuam a se condensar, a se encolher e a ficar espessos (ver Figura 2.3A), mas apenas na prometáfase as cromátides se tornam distinguíveis (ver Figura 2.3B). Durante a metáfase, os cromossomos se alinham no plano equatorial, e sua estrutura dupla se torna claramente visível (ver Figura 2.3C). Cada uma está ligada a **microtúbulos**, que se estendem do centrômero ao centríolo, formando o **fuso mitótico**. Em breve, o centrômero de cada cromossomo se divide, marcando o início da anáfase, seguida pela migração das cromátides para polos opostos do fuso. Finalmente, durante a telófase, os cromossomos se desenrolam e se alongam, o envelope nuclear se forma novamente e o citoplasma se divide (ver Figura 2.3D-F). Cada célula-filha recebe metade do material cromossômico duplicado e, dessa maneira, elas mantêm o mesmo número de cromossomos da célula-mãe.

Meiose

A **meiose** é a divisão celular que ocorre nas **células germinativas** para produzir os gametas masculino e feminino, espermatozoide e oócito, respectivamente. A meiose requer duas divisões celulares, a **meiose I** e a **meiose II**, para reduzir o número de cromossomos até o número haploide de 23 (Figura 2.4). Do mesmo modo que na mitose, as células germinativas masculina e feminina (**espermatócitos** e **oócitos primários**) replicam seu DNA no início da meiose I, de maneira que cada um dos 46 cromossomos esteja duplicado em cromátides-irmãs. Entretanto, ao contrário da mitose, os **cromossomos homólogos** se alinham em **pares**, um processo chamado de **sinapse**. O pareamento é exato e pontual, exceto para a combinação XY. Os pares homólogos, em seguida, separam-se em duas células-filhas, reduzindo, assim, o número de cromossomos de diploide para haploide. Logo depois, a meiose II separa as cromátides-irmãs. Cada gameta tem, então, 23 cromossomos.

Crossover

Os ***crossovers***, eventos críticos na meiose I, consistem na **troca de segmentos das cromátides** entre cromossomos homólogos pareados (ver Figura 2.4C). Segmentos das cromátides se partem e são trocados conforme os cromossomos homólogos se separam. À medida que a separação acontece, os pontos de troca são unidos temporariamente e criam uma estrutura em forma de X, um **quiasma** (ver Figura 2.4C). Cerca de 30 a 40 *crossovers* (um ou dois por cromossomo) que ocorrem a cada divisão da meiose I são mais frequentes entre genes afastados no cromossomo.

Como resultado das divisões meióticas:

- A **variabilidade genética** aumenta por intermédio de:
  - *Crossovers*, que redistribuem o material genético
  - Distribuição aleatória dos cromossomos homólogos para as células-filhas
- Cada célula germinativa contém um número haploide de cromossomos, de modo que o número diploide de 46 é restabelecido na fertilização.

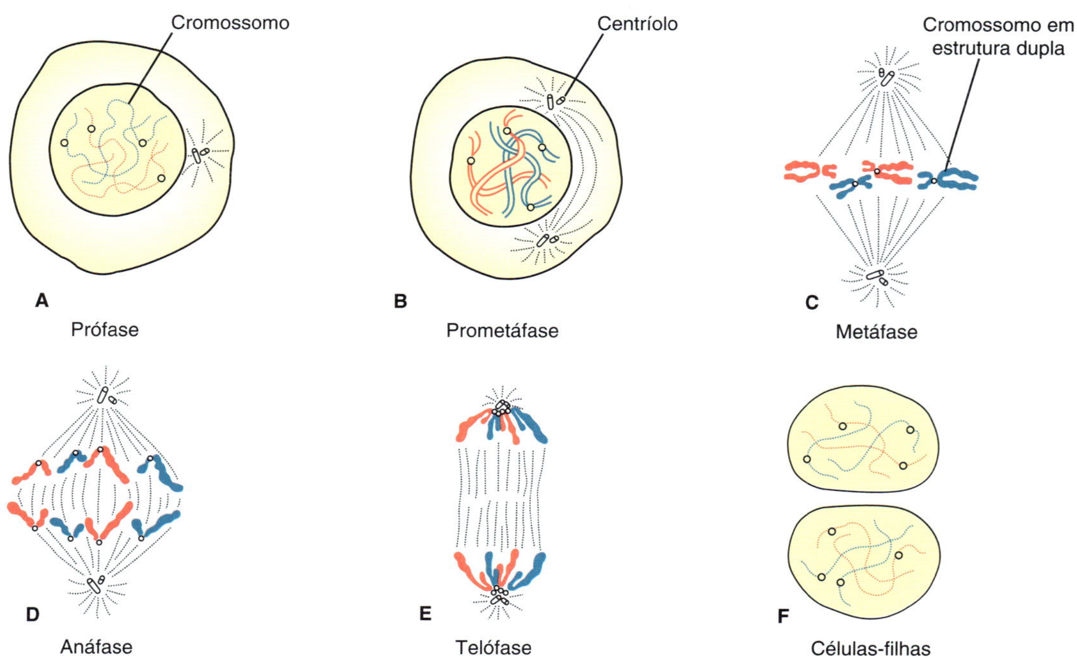

Figura 2.3 Diversos estágios da mitose. Na prófase, os cromossomos são visíveis como fios delgados. As cromátides duplicadas se tornam claramente visíveis como unidades individuais durante a metáfase. Em nenhum momento da divisão os membros de um par de cromossomos se unem. Em *azul*, cromossomos paternos; em *vermelho*, cromossomos maternos.

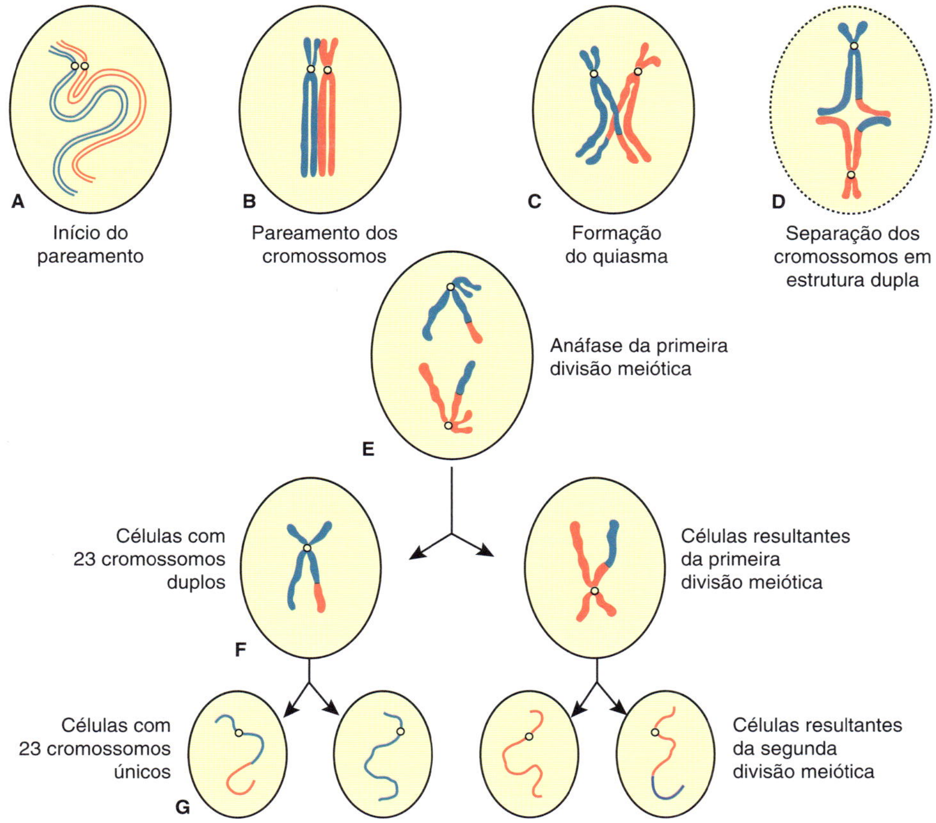

Figura 2.4 Primeira e segunda divisões meióticas. **A.** Os cromossomos homólogos se aproximam. **B.** Os cromossomos homólogos se pareiam, e cada membro do par consiste em duas cromátides. **C.** Os cromossomos homólogos pareados intimamente trocam fragmentos de cromátides (*crossover*). Repare no quiasma. **D.** Os cromossomos em estrutura dupla se separam. **E.** Anáfase da primeira divisão meiótica. **F** e **G.** Durante a segunda divisão meiótica, os cromossomos em estrutura dupla se separam no centrômero. Ao término da divisão, os cromossomos em cada uma das quatro células-filhas são diferentes entre si.

Corpos polares

Durante a meiose, um oócito primário origina quatro células-filhas, cada uma com 22 cromossomos mais um cromossomo X (Figura 2.5A). Entretanto, apenas uma delas se desenvolve em um gameta maduro, o oócito; as outras três, os **corpos polares**, recebem pouco citoplasma e degeneram durante o desenvolvimento subsequente. Semelhantemente, um espermatócito primário origina quatro células-filhas, duas com 22 cromossomos mais um X e duas com 22 cromossomos mais um Y (Figura 2.5B). Entretanto, ao contrário dos oócitos, as quatro se desenvolvem em gametas maduros.

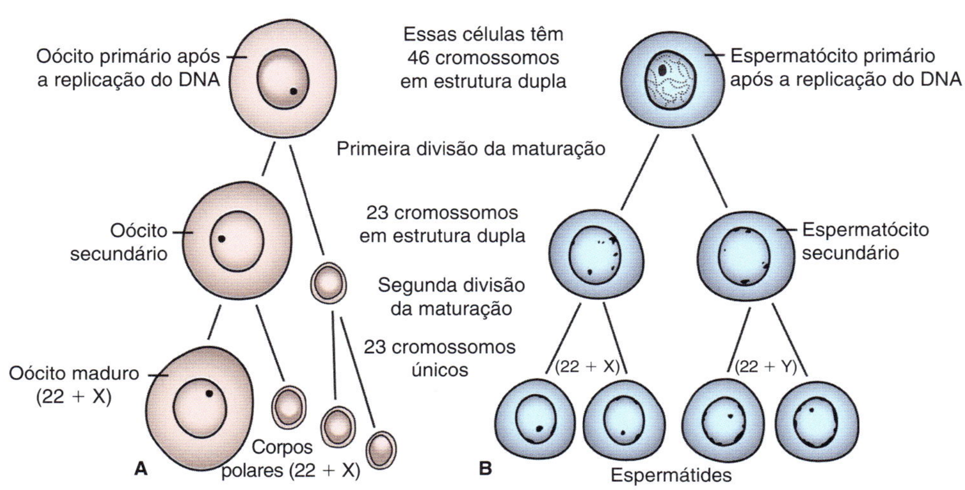

Figura 2.5 Eventos que ocorrem durante a primeira e a segunda divisões de maturação. **A.** A célula germinativa primitiva feminina (oócito primário) produz apenas um gameta maduro, o oócito maduro. **B.** A célula germinativa primitiva masculina (espermatócito primário) produz quatro espermátides, e todas se tornam espermatozoides.

Correlações clínicas

Defeitos congênitos e abortos espontâneos | Fatores cromossômicos e genéticos

As **anomalias cromossômicas**, que podem ser **numéricas** ou **estruturais**, são causas importantes de defeitos congênitos e abortos espontâneos. Estima-se que 50% das concepções terminem em abortos espontâneos e que em metade desses haja anomalias cromossômicas revelantes. Assim, cerca de 25% dos conceptos têm um defeito cromossômico importante. As anomalias cromossômicas mais comuns em abortos são: 45, X (síndrome de Turner), triploidia e trissomia do 16. As anomalias cromossômicas representam 10% dos defeitos congênitos importantes, e as **mutações gênicas** representam mais 8%.

Anomalias numéricas

A célula somática humana normal tem 46 cromossomos; o gameta normal tem 23. As células somáticas normais são **diploides**, ou ***2n***; os gametas normais são **haploides**, ou ***n***. **Euploide** diz respeito a qualquer múltiplo exato de *n* (p. ex., diploide ou triploide). O termo **aneuploide** se refere a qualquer número cromossômico que não é euploide; geralmente é aplicado quando há um cromossomo extra (**trissomia**), ou quando falta um (**monossomia**). As anomalias de número de cromossomos se originam durante as divisões meióticas ou mitóticas. Na **meiose**, dois membros de um par de cromossomos homólogos normalmente se separam durante a primeira divisão, de modo que cada célula-filha recebe um membro de cada par (Figura 2.6A). Entretanto, algumas vezes, a separação não ocorre (**não disjunção**), e os membros de um par se movem para uma célula (Figura 2.6B e C). Como resultado da não disjunção dos cromossomos, uma célula recebe 24 cromossomos e outra recebe 22 em vez dos 23 normais. Quando, na fertilização, um gameta que tem 23 cromossomos se funde com um que tem 24 ou 22, o resultado é um indivíduo com 47 cromossomos (trissomia) ou 45 cromossomos (monossomia). A não disjunção, que ocorre durante a primeira ou a segunda divisão meiótica das células germinativas, pode envolver cromossomos autossômicos ou sexuais. Nas mulheres, a incidência de anomalias cromossômicas, incluindo a não disjunção, aumenta com a idade, especialmente acima dos 35 anos.

Algumas vezes os cromossomos se fragmentam, e segmentos de um cromossomo se ligam a outro. Nessas **translocações**, que podem ser **balanceadas**, ocorrem fragmentação e reunião entre dois cromossomos; porém, nenhum material genético crítico é perdido, e os indivíduos são normais. Elas também podem ser **não balanceadas**, em que parte de um cromossomo é perdida e um fenótipo alterado é produzido. As translocações não balanceadas entre os braços longos dos cromossomos 14 e 21 durante a meiose I ou a II, por exemplo, produzem gametas com uma cópia extra do cromossomo 21, uma das causas da síndrome de Down (Figura 2.7). As translocações são particularmente comuns entre os cromossomos 13, 14, 15, 21 e 22 porque eles se agrupam durante a meiose.

Trissomia do 21 | Síndrome de Down

A **síndrome de Down** é causada por uma cópia extra do **cromossomo 21 (trissomia do 21)** (Figura 2.8). As características das crianças com síndrome de Down incluem retardo do crescimento; graus variáveis de retardo mental; anomalias craniofaciais, que incluem olhos amendoados, dobras epicânticas (dobra extra de pele nos cantos medianos dos olhos), fácies achatada e orelhas pequenas; defeitos cardíacos e hipotonia (Figura 2.9). Esses indivíduos também têm uma chance aumentada de desenvolverem leucemia, infecções, disfunção tireoidiana e envelhecimento prematuro. Além disso, são observados frequência maior e início mais precoce de doença de Alzheimer. Em 95% dos casos, a síndrome é causada por trissomia do 21 resultante de não disjunção meiótica, e, em 75% desses casos, a não disjunção ocorre durante a **formação do oócito**. A incidência da síndrome de Down é de aproximadamente 1 a cada 2 mil conceptos para mulheres com idade inferior a 25 anos. Esse risco aumenta com a idade materna para 1 em 300 aos 35 anos e 1 para 100 aos 40 anos.

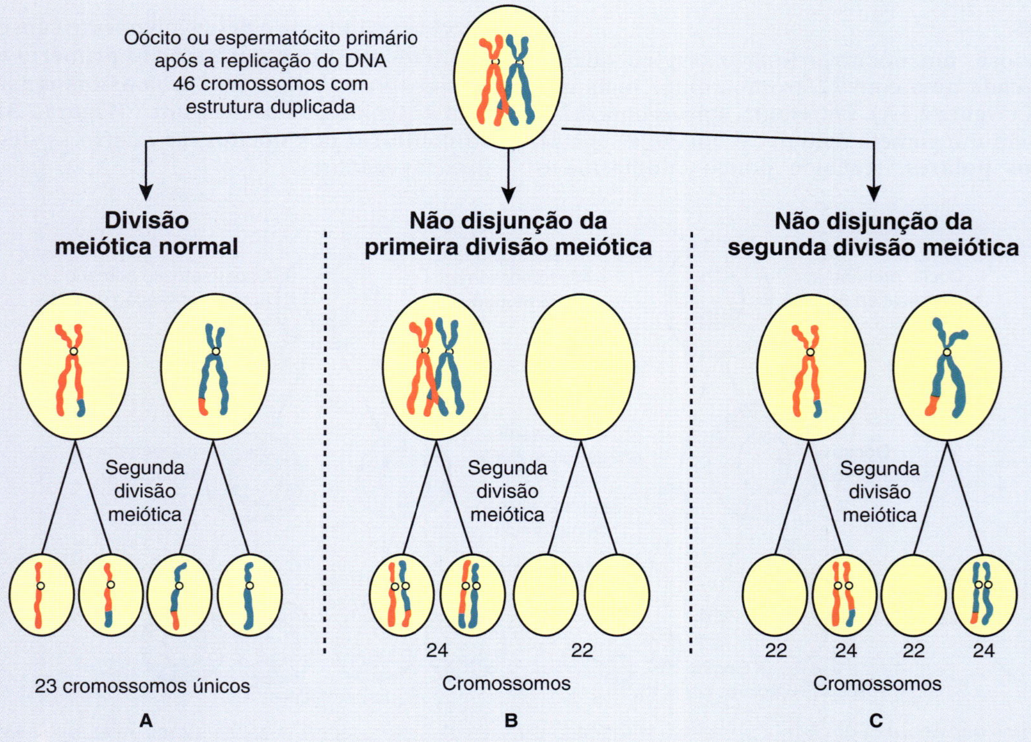

Figura 2.6 **A.** Divisões da maturação normal. **B.** Não disjunção na primeira divisão meiótica. **C.** Não disjunção na segunda divisão meiótica.

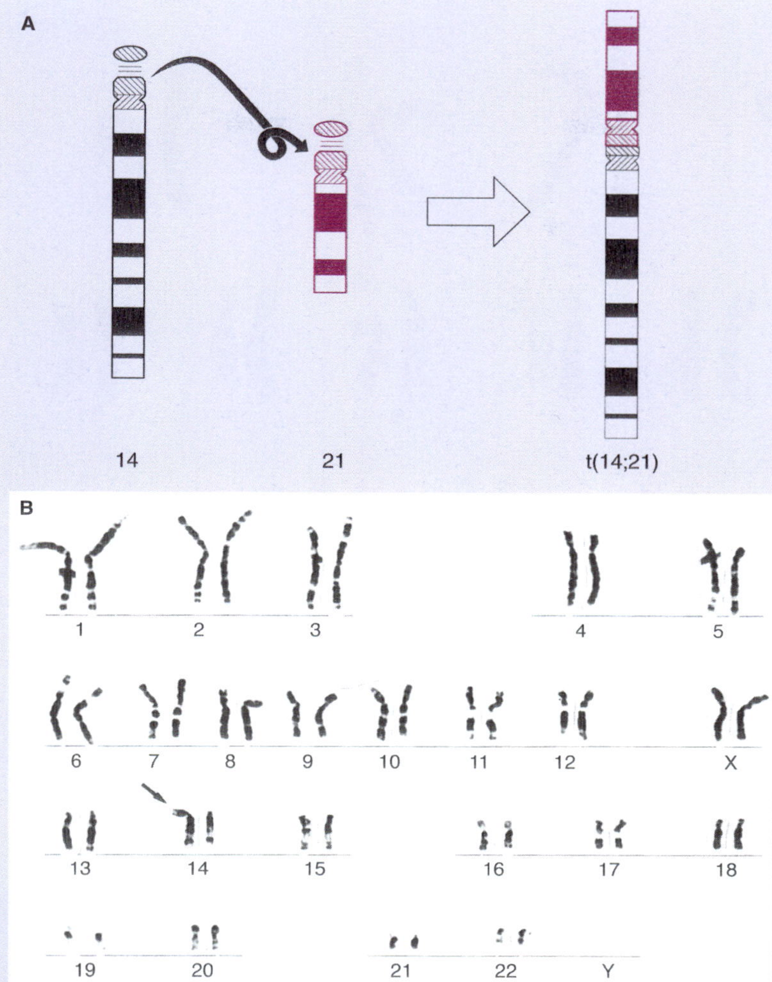

Figura 2.7 **A.** Translocação dos braços longos dos cromossomos 14 e 21 no centrômero. Do ponto de vista clínico, a ausência de braços curtos não é relevante, e esses indivíduos são clinicamente normais, embora corram risco de progênie com translocações não balanceadas. **B.** Cariótipo da translocação do cromossomo 21 para o 14, resultando em síndrome de Down.

Em aproximadamente 4% dos casos de síndrome de Down, há uma translocação não balanceada entre o cromossomo 21 e os cromossomos 13, 14, 15 ou 21 (ver Figura 2.7). O 1% restante é causado por mosaicismo resultante de concepção trissômica seguida pela perda do cromossomo extra em algumas células durante a mitose. Esses indivíduos têm **mosaicismo**, com algumas células apresentando número de cromossomos normal e algumas trissomia. Eles apresentam poucas ou muitas das características da síndrome de Down.

Trissomia do 18

Pacientes com a **trissomia do 18** apresentam retardo mental, defeitos cardíacos congênitos, orelhas de implantação baixa e flexão dos quirodácticos e das mãos (Figura 2.10). Além disso, os pacientes frequentemente apresentam micrognatismo, anomalias renais, sindactilia e malformações do sistema esquelético. A incidência desse quadro é de aproximadamente 1 em 5 mil recém-nascidos. Oitenta e cinco por cento são perdidos (aborto espontâneo) da décima semana de gestação até o termo, enquanto os que nascem vivos morrem, em geral, até o segundo mês de vida. Aproximadamente 5% sobrevivem além de 1 ano de idade.

Trissomia do 13

As principais anomalias da **trissomia do 13** são: retardo mental, holoprosencefalia, defeitos cardíacos congênitos, surdez, fendas labial e palatina e defeitos nos olhos, como microftalmia, anoftalmia e coloboma (Figura 2.11). A incidência dessa anomalia é de cerca de 1 em cada 20 mil nascimentos, e mais de 90% morrem no primeiro mês após o nascimento. Aproximadamente 5% sobrevivem além de 1 ano de idade.

Síndrome de Klinefelter

As características clínicas da **síndrome de Klinefelter**, encontrada apenas em homens e em geral detectada por amniocentese, incluem: esterilidade, atrofia testicular, hialinização dos túbulos seminíferos e ginecomastia. As células têm 47 cromossomos com um conjunto de cromossomos sexuais do tipo XXY, e uma **cromatina sexual (corpúsculo de Barr)** é encontrada em 80% dos casos. (**Corpúsculo de Barr**: formado pela condensação de um cromossomo X inativado; um corpúsculo de Barr também é encontrado em mulheres normais porque um dos cromossomos X é normalmente inativado.) A incidência da síndrome de Klinefelter é de aproximadamente 1 a cada 500 homens. A não disjunção dos homólogos XX é o evento causal mais comum. Ocasionalmente, os pacientes com a síndrome têm 48 cromossomos: 44 autossomos e 4 sexuais (48, XXXY). Embora o retardo mental geralmente não seja parte da síndrome, quanto mais cromossomos X houver, mais provável haver algum grau de comprometimento cognitivo.

Síndrome de Turner

A **síndrome de Turner**, com um cariótipo 45, X, é a única monossomia compatível com a vida. Mesmo assim, 98% de todos os fetos com a síndrome são abortados espontaneamente. Os poucos que

(continua)

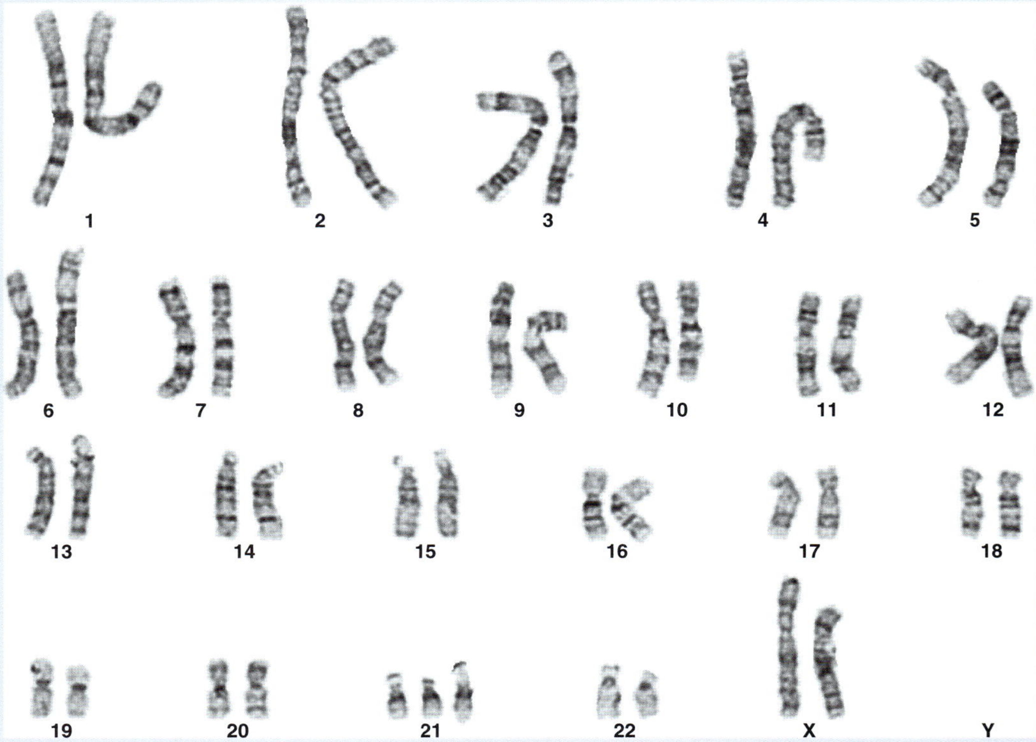

Figura 2.8 Cariótipo da trissomia do 21, a síndrome de Down.

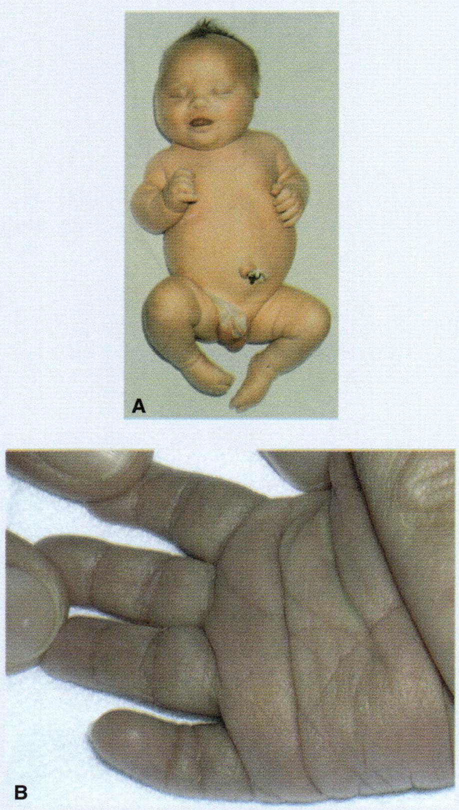

Figura 2.9 **A.** Criança com síndrome de Down. Repare a face larga e chata, as fissuras palpebrais oblíquas e a língua protrusa. As crianças com síndrome de Down em geral têm algum grau de retardo mental e muitas têm defeitos cardíacos. **B.** Outra característica dessas crianças é a mão larga com uma única prega transversal (simiesca).

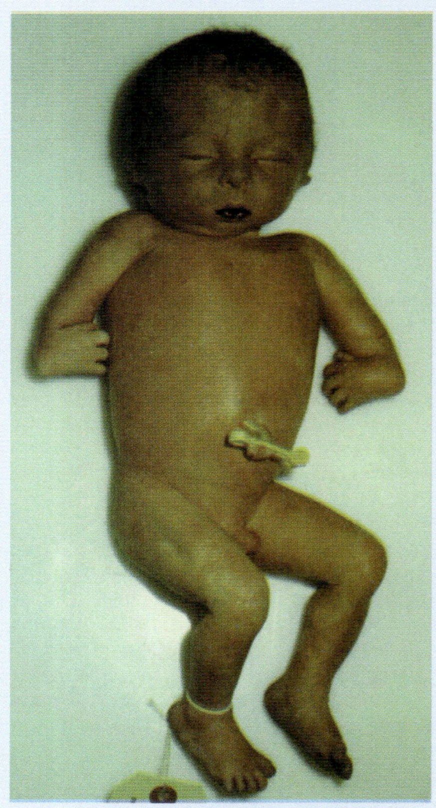

Figura 2.10 Criança com trissomia do 18. Repare as orelhas de implantação baixa, a boca pequena, a mandíbula reduzida (micrognatismo), a flexão das mãos e a ausência e/ou hipoplasia do rádio e da ulna.

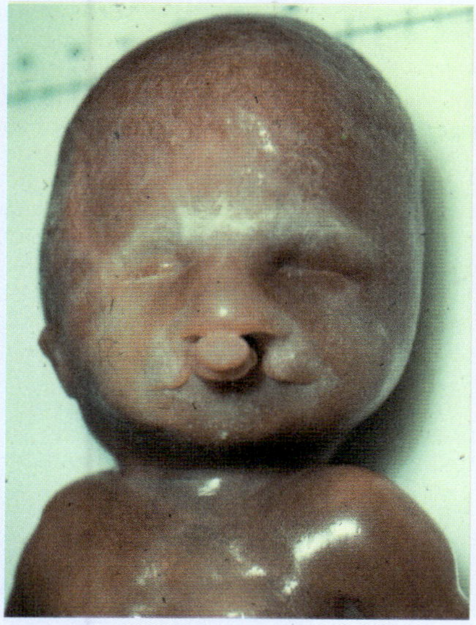

Figura 2.11 Criança com trissomia do 13. Repare a fenda labial bilateral, a inclinação da testa e a anoftalmia.

sobrevivem são, sem dúvida, femininos na aparência (Figura 2.12) e caracterizados pela ausência de ovários (**disgenesia gonadal**) e pela baixa estatura. Outras anomalias comumente associadas são pescoço alado, linfedema dos membros, deformidades esqueléticas e tórax largo com mamilos bem afastados. Aproximadamente 55% das mulheres afetadas são monossômicas para o X e negativas para o corpúsculo de cromatina por causa da não disjunção. Em 80% dessas mulheres, a causa é a não disjunção do **gameta masculino**. No restante, as causas incluem anomalias estruturais do cromossomo X ou não disjunção mitótica resultando em mosaicismo.

Síndrome do triplo X

As pacientes com a **síndrome do triplo X (47, XXX)** frequentemente não são diagnosticadas porque as manifestações básicas são discretas. Entretanto, essas meninas frequentemente têm problemas de fala e de autoestima. Elas têm dois corpúsculos de cromatina em suas células.

Anomalias estruturais

As **anomalias cromossômicas estruturais**, que envolvem um ou mais cromossomos, em geral resultam da fragmentação cromossômica. Foi sugerido que as rupturas sejam causadas por fatores ambientais, como vírus, radiação e fármacos, mas as evidências são inconclusivas. O resultado da fragmentação depende do que

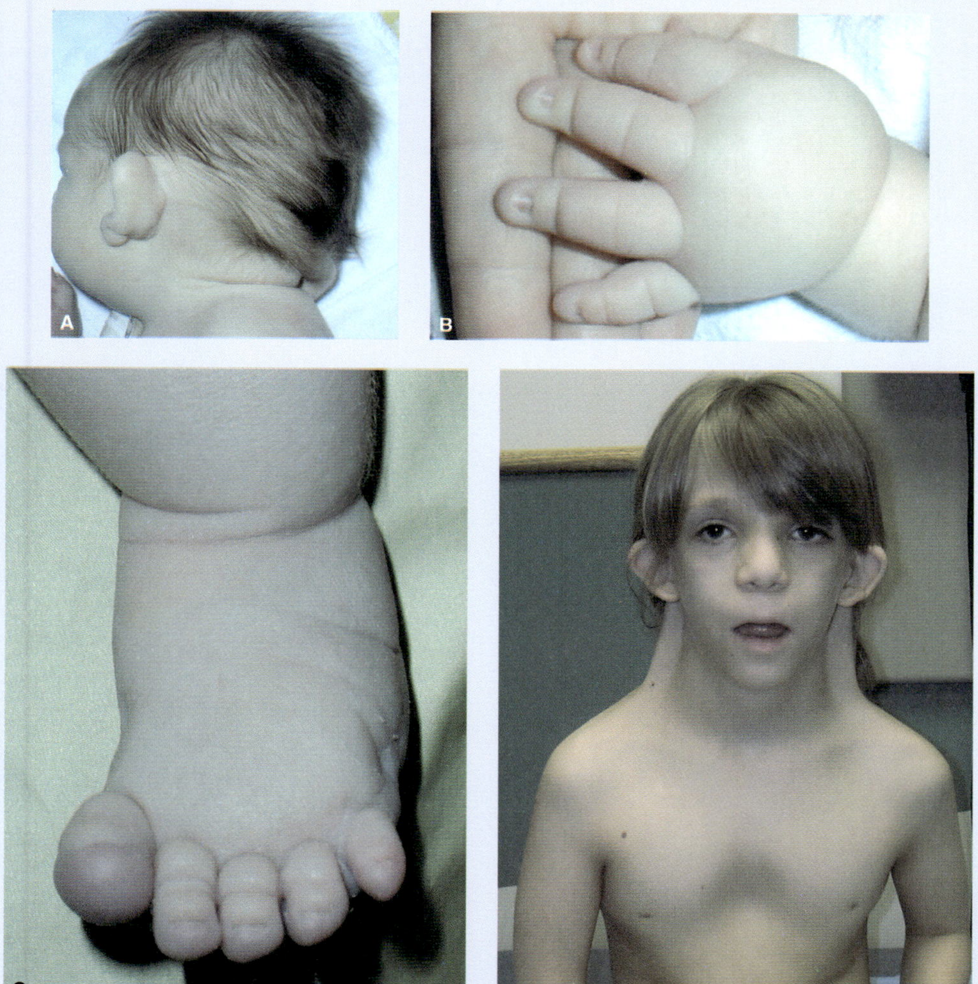

Figura 2.12 Paciente com síndrome de Turner. **A.** Ao nascimento. Repare a frouxidão da pele na porção posterior do pescoço, causada pelo remanescente de um higroma cístico (cisto preenchido por líquido). Observe também o pescoço curto, as orelhas malformadas e tumefações da mão (**B**) e do pé (**C**), causadas por linfedema. **D.** Aos 6 anos de idade, o pescoço alado é proeminente e o tórax é largo, com os mamilos bem separados.

(continua)

acontece com os fragmentos. Em alguns casos, o fragmento de um cromossomo é perdido, e a criança com uma **deleção** parcial de um cromossomo é anormal. Uma síndrome bem conhecida, causada pela deleção parcial do braço curto do cromossomo 5, é a **síndrome do miado do gato (*cri-du-chat*)**. As crianças com essa síndrome têm choro semelhante ao miado do gato, microcefalia (cabeça pequena), retardo mental e doença cardíaca congênita. Muitas outras síndromes relativamente raras comprovadamente resultam na deleção parcial de um cromossomo.

As **microdeleções**, que perpassam apenas alguns **genes contíguos**, podem resultar em **síndrome de microdeleção** ou **síndrome genética contígua**. Os locais onde essas microdeleções ocorrem, chamados de **complexos de genes contíguos**, são identificados em geral por **hibridização *in situ* por fluorescência** (**FISH**; do inglês, *fluorescence in situ hibridization*). Um exemplo de microdeleção ocorre no braço longo do cromossomo 15 (15q11-15q13. (Nota: os cromossomos têm um braço longo, chamado de "q", e um braço curto, chamado de "p", com base em sua posição no centrômero). Quando a microdeleção ocorre no cromossomo materno, o resultado é a **síndrome de Angelman**, em que a criança tem retardo mental, não consegue falar, exibe desenvolvimento motor ruim e está propensa a períodos prolongados e espontâneos de risadas (Figura 2.13). Se a microdeleção ocorrer no cromossomo paterno, o resultado é a **síndrome de Prader-Willi**. Os indivíduos afetados são caracterizados por hipotonia, obesidade, retardo mental, hipogonadismo e criptorquidia (Figura 2.14). As características que são expressas diferencialmente dependendo de o material genético ter sido herdado do pai ou da mãe são exemplos de **impressões (*imprinting*) genômicas**. Outras síndromes de genes contíguos são herdadas do pai ou da mãe, incluindo a **síndrome de Miller-Dieker** (lissencefalia, retardo do desenvolvimento, convulsões e anomalias cardíacas e faciais resultantes da deleção em 17p13) e a maioria dos casos de **síndrome de 22q11** (defeitos de palato, defeitos cardíacos conotruncais, atraso da fala, transtornos do aprendizado e transtorno semelhante à esquizofrenia resultante da deleção em 22q11).

Sítios frágeis são regiões cromossômicas que apresentam propensão a se separar ou a se fragmentar durante certas manipulações celulares. Eles podem, por exemplo, ser revelados por cultivo dos linfócitos de um paciente em meio pobre em folato. Embora numerosos sítios frágeis tenham sido definidos e consistam em **repetições CGG**, apenas os presentes no gene **FMRI** no braço longo do cromossomo X (Xq27) foram correlacionados com um fenótipo alterado, que é chamado de **síndrome do X frágil**. Mais de 200 repetições ocorrem na região promotora do gene em indivíduos afetados em comparação com 6 a 54 repetições em pessoas normais. A síndrome do X frágil é caracterizada por retardo mental, orelhas grandes, mandíbula proeminente e testículos grandes. Ela ocorre em 1 a cada 5 mil indivíduos e, como é uma condição ligada ao X, os homens são afetados quase exclusivamente, o que pode contribuir para a preponderância do sexo masculino entre os pacientes com déficits cognitivos. A síndrome do X frágil perde apenas para a síndrome de Down como causa de retardo mental decorrente de anomalias genéticas.

Mutações gênicas

Muitas malformações congênitas em seres humanos são herdadas, e algumas apresentam um padrão de herança mendeliano bem definido. Muitos defeitos congênitos são atribuídos diretamente a uma mudança na estrutura ou na função de um único gene, daí o nome **mutação gênica única**. Estima-se que esse tipo de defeito represente aproximadamente 8% de todas as malformações humanas.

Com exceção dos cromossomos X e Y nos homens, os genes existem em pares, ou **alelos**, de modo que há duas doses de cada determinante genético: uma da mãe e outra do pai. Se um gene mutante produz uma anomalia em apenas uma dose, apesar da presença de um alelo normal, trata-se de **mutação dominante**. Se ambos os alelos são anormais (dose dupla) ou se a mutação é ligada

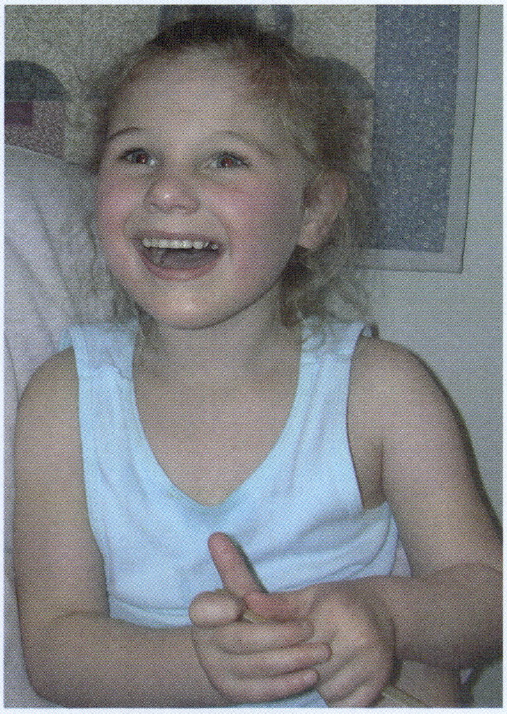

Figura 2.13 Paciente com síndrome de Angelman resultante de microdeleção no cromossomo 15 materno. Se o defeito fosse herdado do cromossomo paterno, ocorreria a síndrome de Prader-Willi (ver Figura 2.14).

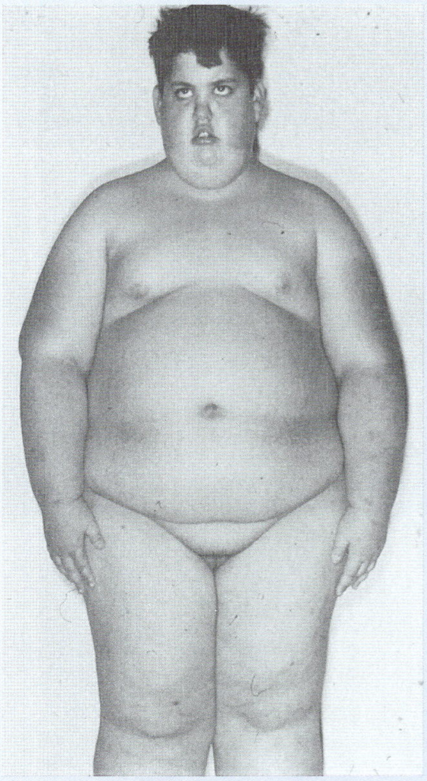

Figura 2.14 Paciente com síndrome de Prader-Willi resultante de microdeleção do cromossomo 15 paterno. Se o defeito fosse herdado do cromossomo materno, ocorreria a síndrome de Angelman (ver Figura 2.13).

ao X (ocorre no cromossomo X) no homem, trata-se de **mutação recessiva**. Variações nos efeitos de genes mutantes podem ser resultantes de **fatores modificantes**.

Em alguns casos, as mutações ocorrem em uma célula enquanto um embrião se desenvolve. Se uma mutação ocorrer em uma célula somática, o indivíduo terá **mosaicismo** (com mais de uma linhagem celular geneticamente distinta) com algumas células apresentando a mutação e outras não. Se a mutação ocorrer em uma célula da linhagem germinativa (oócito ou espermatozoide), ocorre mosaicismo da linhagem germinativa. Nesse caso, o genitor não expressa uma anormalidade ou doença porque suas células somáticas são normais. No entanto, ele consegue transmitir o defeito para vários filhos.

A aplicação de técnicas de biologia molecular aumentou o conhecimento sobre os genes responsáveis pelo desenvolvimento normal. Por sua vez, a análise genética das síndromes humanas revelou que mutações em muitos desses mesmos genes são responsáveis por algumas das anomalias congênitas e doenças da infância. Assim, a ligação entre genes-chave no desenvolvimento e seu papel nas síndromes clínicas tem se tornado cada vez mais clara.

Além de causar malformações congênitas, as mutações podem resultar em **erros inatos do metabolismo**. Essas doenças, entre as quais **fenilcetonúria**, **homocistinúria** e **galactosemia** são as mais conhecidas, podem ser acompanhadas de ou causar vários graus de retardo mental se não forem instituídos dietas e cuidados médicos adequados.

Técnicas diagnósticas para a identificação de anomalias genéticas

A **análise citogenética** é utilizada para avaliar o número e a integridade dos cromossomos. A técnica requer células em divisão, o que, em geral, significa estabelecer culturas celulares que são interrompidas na metáfase por um tratamento químico. Os cromossomos são corados pelo **método de Giemsa** para revelar padrões de bandeamento claros e escuros (bandas G; ver Figura 2.7) únicos para cada cromossomo. Cada banda representa 5 a 10×10^6 pares de bases de DNA, que podem incluir desde algumas a várias centenas de genes. Recentemente, **técnicas de bandeamento de metáfase de alta resolução** foram desenvolvidas e, por demonstrarem maior número de bandas representando menores áreas de DNA, facilitam o diagnóstico de pequenas deleções.

As técnicas **moleculares**, como **FISH**, utilizam sondas específicas de DNA a fim de identificar a ploidia para alguns cromossomos selecionados e para a detecção de microdeleções. Sondas fluorescentes são hibridizadas a cromossomos ou a *loci* gênicos utilizando células sobre uma lâmina, e os resultados são visualizados com um microscópio de fluorescência (Figura 2.15).

Os **microarranjos** de DNA, por sua vez, utilizam sequências de DNA específicas (sondas) ligadas a uma superfície sólida, em geral, vidro ou silicone (*chips* Affymetrix®). Essas sondas contêm uma sequência curta de um gene ou outro elemento de DNA utilizado para hibridizar uma amostra de DNAc ou de RNAc (amostra-alvo). A hibridização de sequências de sonda com o alvo é detectada e quantificada utilizando fluorescência ou outras técnicas repórteres. Os resultados conseguem detectar polimorfismos de nucleotídio único, mutações e alterações nos níveis de expressão. Atualmente, algumas empresas oferecem essas técnicas comercialmente para qualquer pessoa que deseje testar ou sequenciar seu genoma.

O **sequenciamento do exoma** representa uma nova abordagem para encontrar **mutações** e **polimorfismos** (alterações únicas do nucleotídio [SNP] em uma sequência de DNA), responsáveis por defeitos e doenças congênitas. Por meio dessa técnica, somente as regiões de codificação (éxons) no genoma são sequenciadas. Juntas, essas regiões de codificação constituem o **exoma** e representam apenas 1% de todo o genoma humano, tornando mais fácil, portanto, sequenciá-las do que tentar sequenciar todo o genoma. Visto que a maioria das variantes genéticas encontra-se nas regiões de codificação para as proteínas, a técnica é uma maneira eficiente de descobrir todas essas diferenças. Ela também é superior a abordagens antigas que estavam embasadas em estudos de ligação seguidos da clonagem posicional (pesquisa de genes candidatos em regiões específicas de cromossomos) porque essas técnicas necessitavam de um grande número de indivíduos afetados em uma família, não sendo aplicável o estudo de indivíduos afetados de famílias diferentes. Em contrapartida, o sequenciamento de exoma pode encontrar uma mutação causativa em um único indivíduo afetado se os exomas de ambos os pais puderem ser sequenciados. Até mesmo o sequenciamento de indivíduos afetados de famílias diferentes, independentemente do parentesco, pode ser bem-sucedido. Deve-se lembrar que, no entanto, o sequenciamento do exoma só consegue identificar as variantes nas regiões de codificação dos genes que alteram as proteínas. Outras causas genéticas dos defeitos congênitos que estão fora da região de codificação terão de ser identificadas pelo sequenciamento de todo o genoma, mas, por agora, o custo e o tempo necessários para conduzir esses estudos são proibitivos.

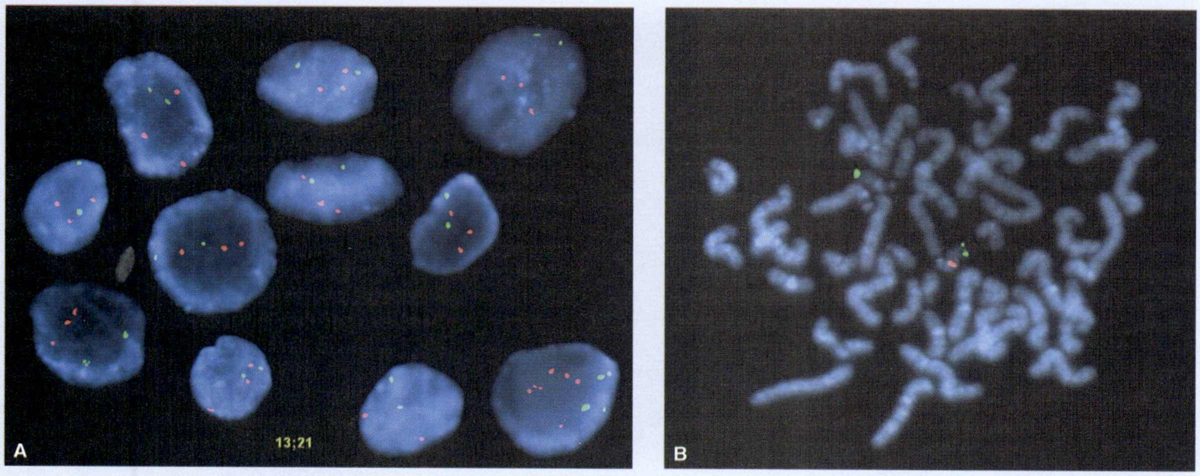

Figura 2.15 **A.** FISH, utilizando uma sonda para o cromossomo 21 (*pontos vermelhos*). Repare que há três pontos vermelhos em cada célula, indicando trissomia do 21 (síndrome de Down). Os *pontos verdes* representam uma sonda-controle para o cromossomo 13. Duas células estão sobrepostas na porção inferior direita, dando a impressão de múltiplas sondas. **B.** Análise com FISH da síndrome de deleção do 22q11. Os sinais verdes identificam o cromossomo 22; o sinal vermelho representa a sonda FISH N25, na região q11. É observada em apenas um dos pares de cromossomos 22, indicando que no outro há deleção do 22q11.

MUDANÇAS MORFOLÓGICAS DURANTE A MATURAÇÃO DOS GAMETAS

Oogênese

A oogênese é o processo pelo qual a oogônia se diferencia em oócitos maduros.

A maturação dos oócitos começa antes do nascimento

Uma vez que as **CGPs** cheguem à gônada de um embrião geneticamente feminino, elas se diferenciam em **oogônias** (Figura 2.16A e B). Essas células sofrem inúmeras divisões mitóticas e, ao fim do terceiro mês, estão dispostas em grupos cercados por uma camada de células epiteliais achatadas (Figuras 2.17 e 2.18). Enquanto todas as oogônias de cada grupo são provavelmente derivadas de uma única célula, as células epiteliais achatadas, conhecidas como **células foliculares**, originam-se do epitélio superficial que recobre o ovário.

A maioria das oogônias continua a se dividir por mitose, mas algumas param suas divisões mitóticas na prófase da meiose I e formam **oócitos primários** (Figuras 2.16C e 2.17A). Nos meses seguintes, as oogônias aumentam rapidamente em número e, ao fim do quinto mês de desenvolvimento pré-natal, o número total de células germinativas no ovário alcança seu máximo, estimado em 7 milhões. Nesse momento, a morte celular começa e muitas oogônias, assim como oócitos primários, degeneram e tornam-se **atrésicos**. Até o sétimo mês, a maioria das oogônias já degenerou, exceto por algumas próximas à superfície da gônada. Todos os oócitos primários sobreviventes já entraram na prófase da meiose I, sendo a maioria deles circundados por uma camada de células epiteliais foliculares achatadas (Figura 2.17B). Um oócito primário, junto com suas células epiteliais achatadas circunjacentes, é conhecido como **folículo primordial** (Figura 2.18A).

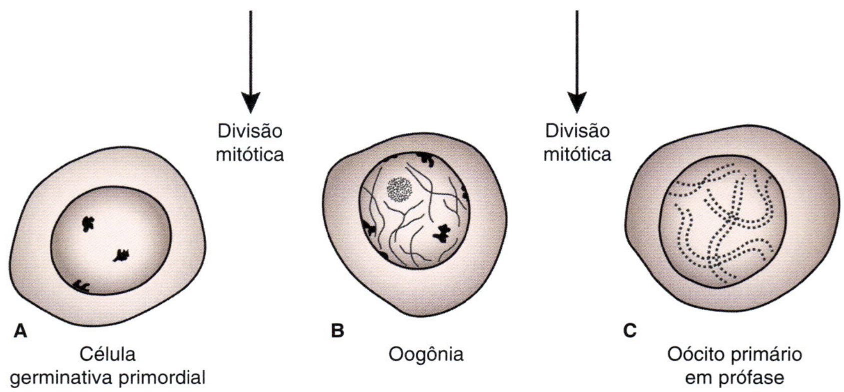

Figura 2.16 A diferenciação das CGP em oogônia começa logo após sua chegada ao ovário. Por volta do terceiro mês de desenvolvimento, parte das oogônias origina oócitos primários que entram na prófase da primeira divisão meiótica. Essa prófase pode durar 40 anos ou mais e termina apenas quando a célula começa sua maturação final. Durante esse período, carrega 46 cromossomos com estrutura duplicada.

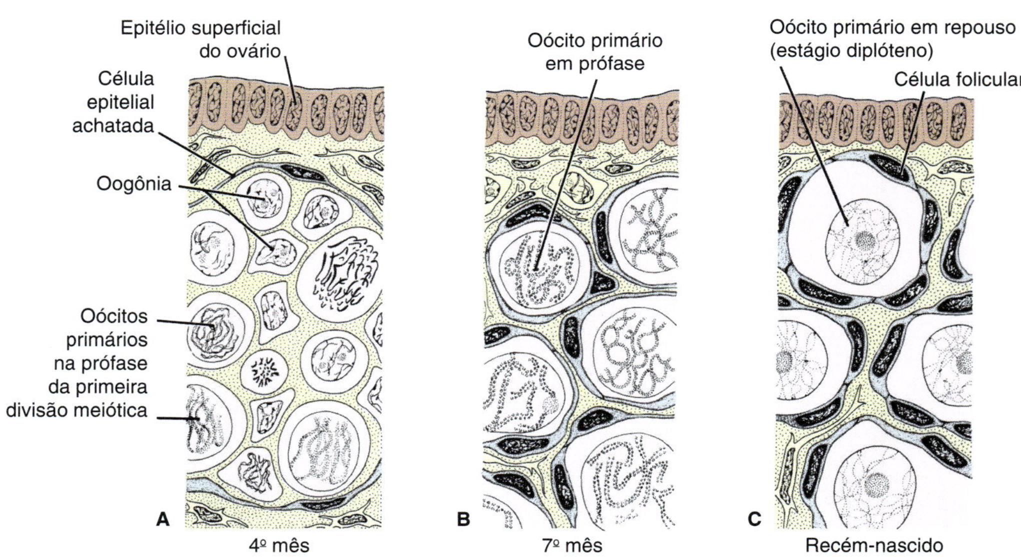

Figura 2.17 Segmento do ovário em diferentes estágios do desenvolvimento. **A.** As oogônias são agrupadas em conjuntos na região cortical do ovário. Algumas estão se dividindo por mitose; outras se diferenciaram em oócitos primários e entraram na prófase da primeira divisão meiótica. **B.** Quase todas as oogônias se tornaram oócitos primários na prófase da primeira divisão meiótica. **C.** Não há oogônias. Cada oócito primário é cercado por uma camada única de células foliculares, formando o folículo primordial. Os oócitos entram na fase de diplóteno da prófase, na qual permanecem até pouco antes da ovulação. Apenas aí entram na metáfase da primeira divisão meiótica.

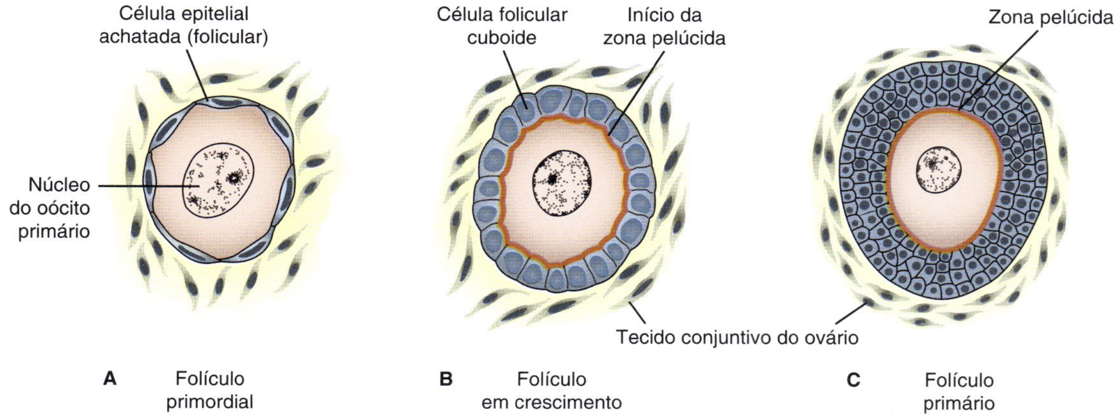

Figura 2.18 **A.** O folículo primordial consiste em um oócito primário cercado por uma camada de células epiteliais achatadas. **B.** O folículo no estágio pré-antral ou primário inicial é recrutado de um conjunto de folículos primordiais. À medida que o folículo cresce, as células foliculares se tornam cuboides e começam a secretar a zona pelúcida, visível como manchas irregulares na superfície do oócito. **C.** Folículo primário maduro (pré-antral) com as células foliculares formando uma camada estratificada de células granulosas ao redor do oócito e presença de uma zona pelúcida bem definida.

A maturação dos oócitos continua na puberdade

Próximo ao nascimento, todos os oócitos primários iniciaram a prófase da meiose I; porém, em vez de prosseguirem até a metáfase, eles entram no **estágio diplóteno**, um estágio de repouso durante a prófase caracterizado por uma estrutura reticulada de cromatina (ver Figura 2.17C). Os oócitos primários permanecem parados na prófase e não terminam sua primeira divisão meiótica antes de a puberdade ser alcançada. Esse estado é produzido pelo inibidor de **maturação do oócito (IMO)**, um pequeno peptídio secretado pelas células foliculares. Estima-se que a quantidade total de oócitos primários no nascimento varie entre 600 e 800 mil. Durante a infância, a maioria dos oócitos se torna atrésica; apenas cerca de 40 mil estão presentes no início da puberdade e menos de 500 serão ovulados. Alguns oócitos que alcançam a maturidade mais tarde durante a vida estiveram dormentes no estágio diplóteno da primeira divisão meiótica por 40 anos ou mais antes da ovulação. Não se sabe se o estágio diplóteno é a fase mais adequada para proteger o oócito contra as influências ambientais. O fato de que o risco de ter crianças com anomalias cromossômicas aumenta de acordo com a idade materna sugere que os oócitos primários são vulneráveis à lesão conforme envelhecem.

Na puberdade, um conjunto de folículos em crescimento se estabelece e é mantido continuamente a partir da reserva. A cada mês, de 15 a 20 folículos dessa reserva começam a maturar. Alguns morrem, enquanto outros começam a acumular líquido em um espaço chamado de **antro**, entrando, assim, no **estágio antral** ou **vesicular** (Figura 2.19A). O líquido começa a se acumular de maneira que, imediatamente antes da ovulação, os folículos estão bem inchados e são chamados de **folículos vesiculares maduros** ou **folículos de De Graaf** (Figura 2.19B). O estágio antral é o mais longo, enquanto o estágio vesicular maduro dura aproximadamente 37 horas antes da ovulação.

À medida que os folículos primordiais começam a crescer, as células foliculares circunjacentes passam de achatadas a cuboides e proliferam para produzir um epitélio estratificado de **células granulosas**; a unidade é chamada de **folículo primário** (ver Figura 2.18B e C). As células granulosas estão localizadas sobre uma membrana basal que as separa do tecido conjuntivo ovariano circunjacente (as células estromais) e formam a **teca folicular**. Além disso, as células granulosas e o oócito secretam uma camada de glicoproteínas na superfície do oócito, formando a **zona pelúcida** (ver Figura 2.18C). Conforme o folículo continua a crescer, as células da teca folicular se organizam em uma camada interna de células secretórias, a **teca interna**, e em uma cápsula fibrosa externa, a **teca externa**. Pequenos prolongamentos digitiformes das células foliculares se estendem pela zona pelúcida e se interdigitam com as microvilosidades da membrana plasmática do oócito. Esses prolongamentos são importantes para o transporte de materiais das células foliculares para o oócito.

Conforme o desenvolvimento continua, aparecem espaços repletos de líquido entre as células granulosas. A coalescência desses espaços forma o **antro**, e o folículo é chamado de **folículo antral ou vesicular**. Inicialmente, o antro tem o formato de um crescente, mas, com o tempo, ele aumenta (ver Figura 2.19). As células granulosas que circundam o oócito permanecem intactas e formam o **cúmulo oóforo**. Na maturidade, o **folículo vesicular maduro (de De Graaf)** pode ter 25 mm de diâmetro ou mais. Ele é cercado pela teca interna, que é composta por células com características de secreção de esteroides, ricas em vasos sanguíneos; e pela teca externa, que se funde gradualmente com o tecido conjuntivo ovariano (ver Figura 2.19).

A cada ciclo ovariano, vários folículos começam a se desenvolver, mas, em geral, apenas um alcança a maturidade completa. Os demais degeneram e tornam-se atrésicos. Quando o folículo secundário está maduro, um pulso de **hormônio luteinizante (LH**; do inglês, *luteinizing hormone*) induz a fase de crescimento pré-ovulatória. A meiose I se completa, resultando na formação de duas células-filhas de tamanho desigual, cada uma com 23 cromossomos de estrutura dupla (Figura 2.20A e B). Uma célula, o **oócito secundário**, recebe a maior parte do citoplasma; a outra, o **primeiro corpo polar**, recebe praticamente nada. O primeiro corpo polar fica entre a zona pelúcida e a membrana plasmática do oócito secundário no espaço pré-vitelínico (Figura 2.20B). A célula entra, então, na meiose II, mas fica parada na metáfase aproximadamente 3 horas antes da ovulação. A meiose II se completa apenas se o oócito for fertilizado; caso contrário, a célula degenera aproximadamente 24 horas após a ovulação. O primeiro corpo polar pode sofrer uma segunda divisão (Figura 2.20C).

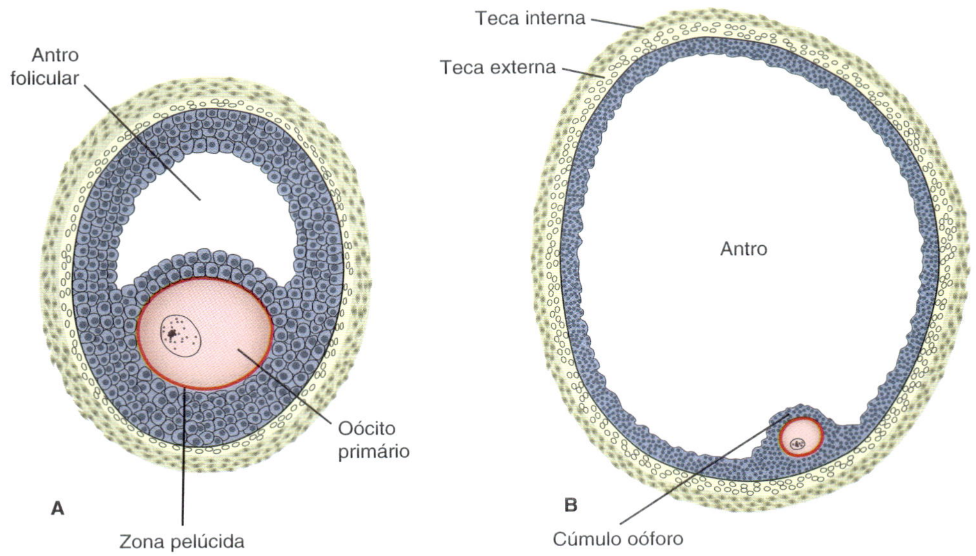

Figura 2.19 **A.** Estágio folicular vesicular (antral). O oócito, circundado pela zona pelúcida, está descentralizado; o antro se desenvolve pelo acúmulo de líquido entre os espaços intercelulares. Repare o arranjo das células da teca interna e da teca externa. **B.** Folículo vesicular maduro (de De Graaf). O antro aumentou consideravelmente, está repleto de líquido folicular e cercado por uma camada estratificada de células granulosas. O oócito está incrustado em um agrupamento de células granulosas, o cúmulo oóforo.

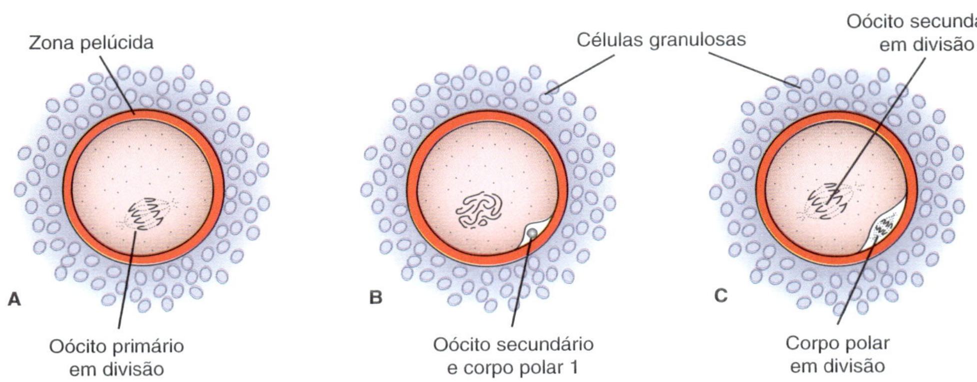

Figura 2.20 Maturação do oócito. **A.** Oócito primário apresentando o fuso da primeira divisão meiótica. **B.** Oócito secundário e primeiro corpo polar. A membrana nuclear está ausente. **C.** Oócito secundário mostrando o fuso da segunda divisão meiótica. O primeiro corpo polar também está em divisão.

Espermatogênese

A maturação do espermatozoide começa na puberdade

A **espermatogênese**, que começa na puberdade, inclui todos os eventos que envolvem a transformação de **espermatogônias** em **espermatozoides**. No nascimento, as células germinativas no menino podem ser reconhecidas nos cordões seminíferos dos testículos como células grandes, esbranquiçadas, cercadas por células de suporte (Figura 2.21A). Estas, que são derivadas do epitélio superficial dos testículos do mesmo modo que as células foliculares, tornam-se **células de sustentação** ou **células de Sertoli** (Figura 2.21B).

Pouco antes da puberdade, os cordões seminíferos adquirem um lúmen e se tornam **túbulos seminíferos**. Por volta do mesmo período, as CGPs originam as células-tronco espermatogoniais. Em intervalos regulares, células emergem dessa população de células-tronco para formarem **espermatogônias do tipo A**, o que marca o início da espermatogênese. As células do tipo A sofrem um número limitado de divisões mitóticas para formar clones de células. A última divisão celular produz **espermatogônias do tipo B**, que, em seguida, dividem-se para formar **espermatócitos primários** (Figura 2.22; ver Figura 2.21B). Os espermatócitos primários entram, então, em uma prófase prolongada (22 dias), seguida pelo término rápido da meiose I e pela formação de **espermatócitos secundários**. Durante a segunda divisão meiótica, essas células começam imediatamente a formar **espermátides** haploides (Figura 2.23; ver Figura 2.21B). Ao longo dessa série de eventos, do momento em que as células do tipo A deixam a população de células-tronco até a formação das espermátides, a citocinese é incompleta, de modo que gerações sucessivas de células são unidas por pontes citoplasmáticas. Assim, a progênie de uma única espermatogônia do tipo A forma um clone de células germinativas que mantêm contato ao longo da diferenciação (ver Figura 2.22). Além disso, as espermatogônias e as espermátides permanecem nos profundos recessos das células de Sertoli ao longo de seu desenvolvimento (ver Figura 2.21B). Dessa maneira, as células de Sertoli sustentam e protegem as células germinativas, participam de sua nutrição e ajudam na liberação de espermatozoides maduros.

A espermatogênese é regulada pela produção de LH pela glândula hipófise. O LH se liga a receptores nas células de Leydig e estimula a produção de testosterona, que, por sua vez, se liga às células de Sertoli para promover a espermatogênese. O **hormônio foliculoestimulante** (**FSH**; do inglês, *follicle-stimulating hormone*) também é essencial, porque sua ligação às células de Sertoli estimula a produção de líquido testicular e a síntese de proteínas intracelulares receptoras de andrógenos.

Espermiogênese

A série de alterações que resulta na transformação de espermátides em espermatozoides é chamada de **espermiogênese**. Essas mudanças incluem: (1) a formação do **acrossomo**, que cobre metade de toda a superfície nuclear e contém as enzimas que auxiliam na penetração do ovócito e suas camadas circunjacentes durante a fertilização (Figura 2.24); (2) a condensação do núcleo; (3) a formação do colo, da porção média e da cauda; e (4) a perda da maior parte do citoplasma e dos corpúsculos residuais que são fagocitados pelas células de Sertoli. Em seres humanos, o tempo necessário para a espermatogônia se desenvolver em um espermatozoide maduro é de aproximadamente 74 dias, e cerca de 300 milhões de espermatozoides são produzidos diariamente.

Quando estão completamente formados, os espermatozoides entram no lúmen do túbulo seminífero. A partir daí, são empurrados em direção ao epidídimo pela contração da parede dos túbulos seminíferos. Embora inicialmente sejam apenas levemente móveis, no epidídimo, já exibem a mobilidade plena.

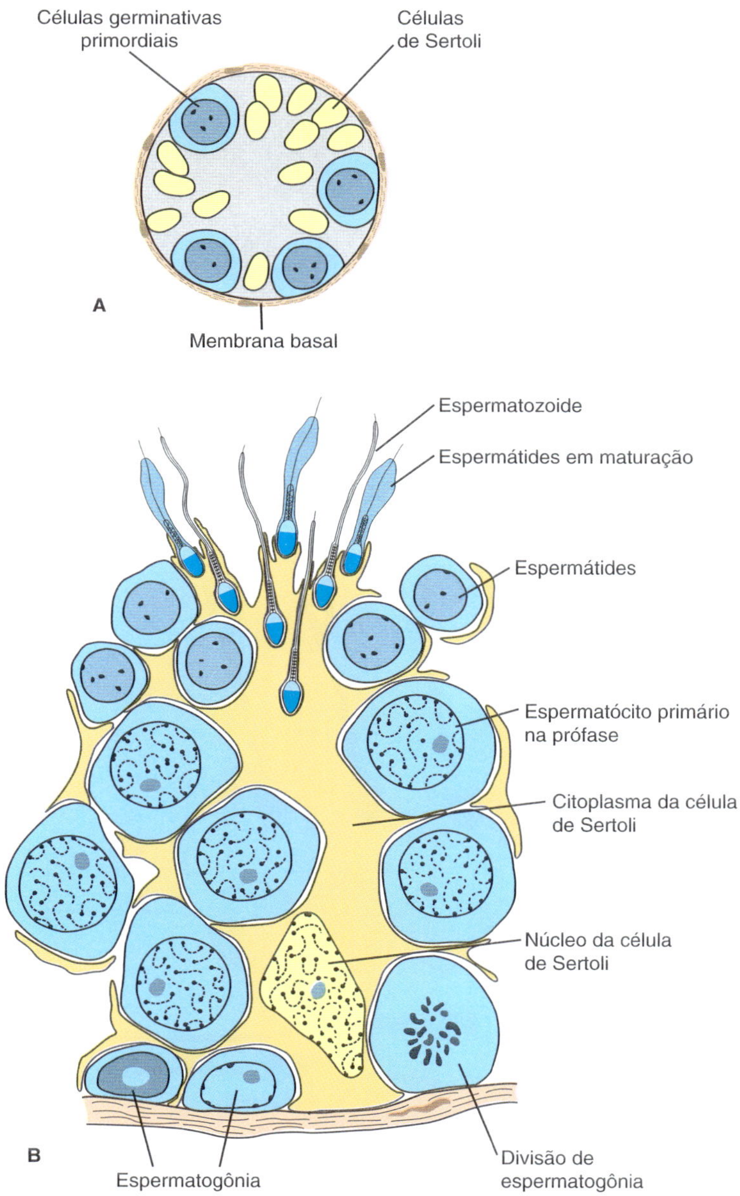

Figura 2.21 **A.** Corte transversal de cordões seminíferos de um recém-nascido mostrando as CGP e as células de suporte. **B.** Corte transversal de um túbulo seminífero na puberdade. Repare os diferentes estágios da espermatogênese e que as células espermáticas em desenvolvimento são mantidas nos processos citoplasmáticos de uma célula de Sertoli, ou de sustentação.

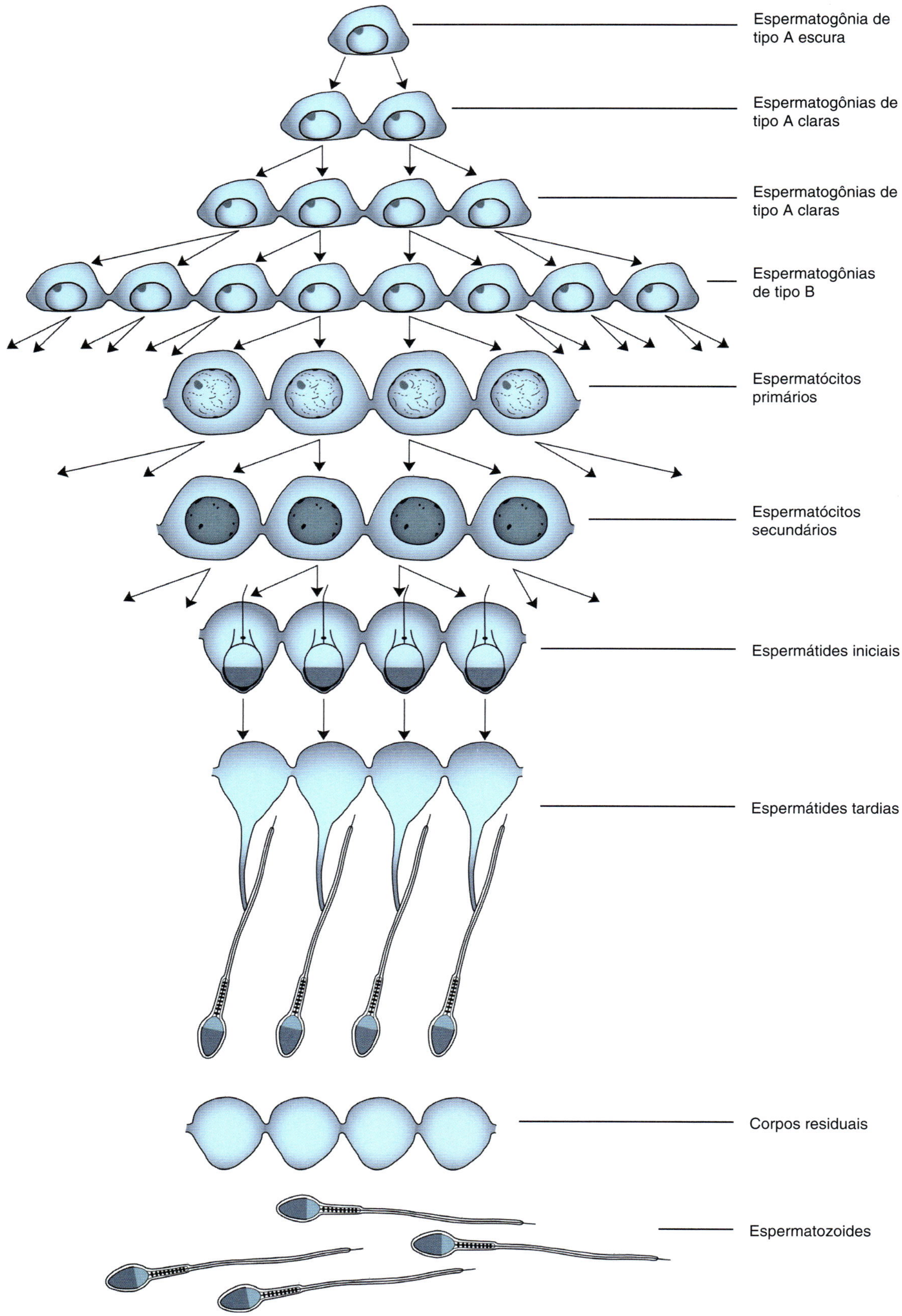

Figura 2.22 Espermatogônias do tipo A derivadas da população de células-tronco espermatogoniais, que representam as primeiras células no processo de espermatogênese. Os clones de células se estabelecem, e pontes citoplasmáticas unem as células em cada divisão subsequente, até que espermatozoides individuais sejam separados por corpúsculos residuais. Na realidade, o número de células individuais interconectadas é consideravelmente maior que o mostrado nesta figura.

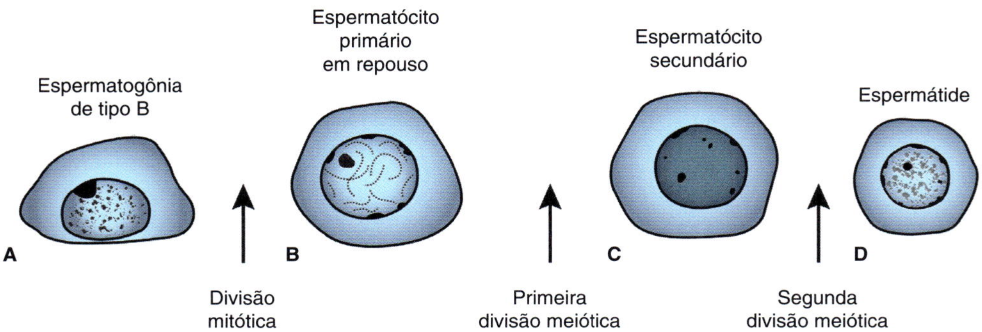

Figura 2.23 Produtos da meiose durante a espermatogênese em seres humanos.

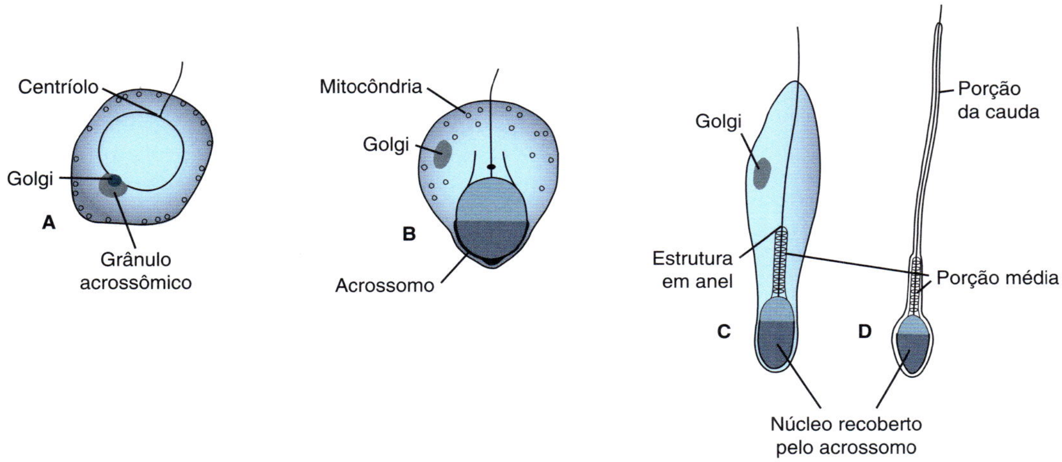

Figura 2.24 Estágios importantes na transformação da espermátide humana em espermatozoides.

Correlações clínicas

Gametas anômalos

Em seres humanos e na maioria dos mamíferos, um folículo ovariano ocasionalmente contém dois ou três oócitos primários facilmente distinguíveis (Figura 2.25A). Embora esses oócitos possam originar gêmeos ou trigêmeos, em geral, degeneram antes de alcançar a maturidade. Em casos raros, um oócito primário contém dois ou três núcleos (Figura 2.25B). Esses oócitos binucleados ou trinucleados morrem antes de alcançarem a maturidade.

Ao contrário dos oócitos atípicos, os espermatozoides anômalos são vistos frequentemente, e até 10% de todos os espermatozoides têm defeitos observáveis. A cabeça ou a cauda pode ser anômala, o espermatozoide pode ser gigante ou anão, e, algumas vezes, eles estão unidos (Figura 2.25C). Os espermatozoides com anomalias morfológicas não têm motilidade normal e provavelmente não fertilizam oócitos.

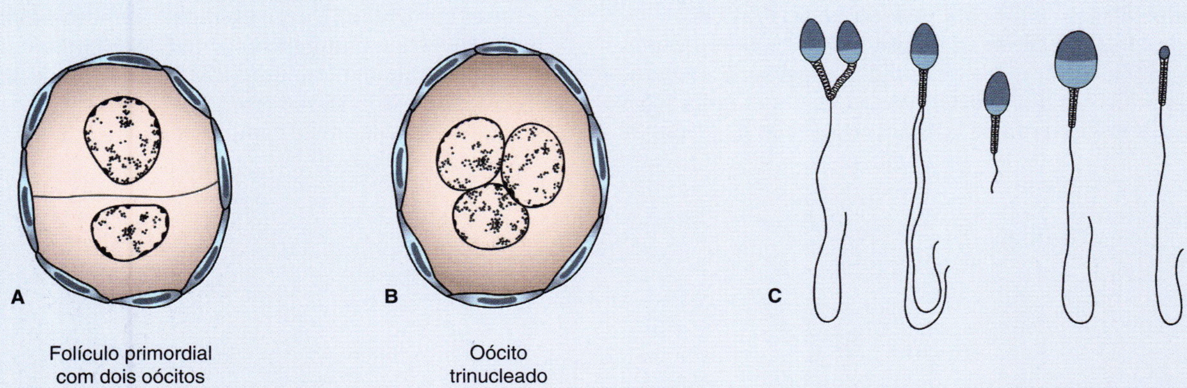

Figura 2.25 Células germinativas anômalas. **A.** Folículo primordial com dois oócitos. **B.** Oócito trinucleado. **C.** Vários tipos de espermatozoides anômalos.

RESUMO

As **células germinativas primordiais (CGPs)** são derivadas do epiblasto durante a gastrulação e migram para a parede da vesícula vitelínica na quarta semana e, a seguir, para a gônada indiferenciada (Figura 2.1), aonde elas chegam ao fim da quinta semana. Na preparação para a fertilização, as células germinativas masculina e feminina sofrem **gametogênese**, que inclui **meiose** e **citodiferenciação**. Durante a meiose I, os **cromossomos homólogos se pareiam** e **trocam material genético**; na meiose II, as células não conseguem replicar o DNA, e cada célula acaba com um número **haploide** de cromossomos e metade da quantidade de DNA de uma célula somática normal (ver Figura 2.4). Assim, os gametas femininos e masculinos maduros têm 22 cromossomos mais um X ou 22 mais Y, respectivamente.

Os defeitos congênitos se originam de anomalias no **número** ou na **estrutura dos cromossomos** e de **mutações em genes únicos**. Aproximadamente 10% dos principais defeitos ao nascimento resultam de anomalias cromossômicas, e 8%, de mutações gênicas. As **trissomias** (um cromossomo extra) e as **monossomias** (perda de um cromossomo) surgem durante a mitose ou a meiose. Durante a meiose, os cromossomos homólogos normalmente se pareiam e, em seguida, separam-se. Entretanto, se não ocorrer separação (**não disjunção**), uma célula recebe muitos cromossomos e outra recebe poucos (ver Figura 2.6). A incidência das anomalias numéricas cromossômica aumenta com a idade da mãe, particularmente em mulheres acima de 35 anos de idade. As anomalias estruturais dos cromossomos incluem grandes **deleções** (**síndrome do miado do gato**) e **microdeleções**. Estas envolvem **genes contíguos** e podem resultar em defeitos como a **síndrome de Angelman** (deleção materna, cromossomo 15q11-15q13) ou a **síndrome de Prader-Willi** (deleção paterna, cromossomo 15q11-15q13). Como essas síndromes dependem de o material genético afetado ter sido herdado da mãe ou do pai, também são um exemplo de **impressão (*imprinting*) genômica**. As mutações gênicas podem ser **dominantes** (apenas um gene do par alélico tem de ser afetado para produzir uma alteração) ou **recessivas** (ambos os pares alélicos gênicos devem sofrer mutação). As mutações responsáveis por muitos defeitos congênitos afetam os genes envolvidos com o desenvolvimento embriológico normal.

Entre as técnicas de diagnóstico para identificar anormalidades genéticas, estão a **citogenética** para pôr à prova os números de cromossomo (**ploidia**) e técnicas de **bandeamento de metáfase de alta resolução** para pôr à prova pequenas deleções. A **hibridização *in situ* por fluorescência (FISH**, do inglês *fluorescence in situ hibridization*) usa as sondas fluorescentes de DNA para identificar cromossomos ou regiões de cromossomos específicos, a fim de determinar deleções, translocações e ploidia. Os **microarranjos** utilizam sequências pequenas de DNA em *chips* como sondas para detectar mutações e alterações em níveis de expressão de genes específicos. O **sequenciamento de exomas** sequencia a região de codificação da proteína de DNA (1% do DNA total; o **exoma**) para identificar mutações e polimorfismos responsáveis por defeitos e doenças congênitas. A técnica é precisa, oportuna e econômica em comparação com o sequenciamento de todo o gene.

Na mulher, a maturação a partir de uma célula germinativa primitiva até o gameta maduro, chamada de **oogênese**, **começa antes do nascimento**; no homem, chama-se **espermatogênese** e **começa na puberdade**. Nas mulheres, as CGPs formam **oogônias**. Após repetidas divisões mitóticas, algumas delas entram em meiose e param na prófase da meiose I para formar os **oócitos primários**. Por volta do sétimo mês, muitas oogônias remanescentes sofrem atresia, e apenas os oócitos primários permanecem cercados por uma camada de **células foliculares** derivadas do epitélio superficial do ovário (ver Figura 2.17). Juntos, formam o **folículo primordial**. Na puberdade, um conjunto de folículos em crescimento é recrutado e mantido a partir de uma reserva finita de folículos primordiais. Assim, a cada mês, de 15 a 20 folículos começam a crescer e, conforme amadurecem, passam por três estágios: (1) **primário** ou **pré-antral**; (2) **vesicular** ou **antral**; e (3) **folículo vesicular maduro** ou **folículo de De Graaf**. O oócito primário permanece na prófase da primeira divisão meiótica até que o folículo secundário esteja maduro. Nesse estágio, um pulso do **hormônio luteinizante (LH)** estimula o crescimento pré-ovulatório: a meiose I se completa, e um oócito secundário e um corpo polar são formados. O oócito secundário para na metáfase da meiose II aproximadamente 3 horas antes da ovulação e não completa essa divisão celular até a fertilização.

No homem, as células primordiais permanecem dormentes até a puberdade e apenas então se diferenciam em espermatogônias. Essas células-tronco dão origem aos **espermatócitos primários,** que passam por duas divisões meióticas sucessivas para produzir quatro **espermátides** (ver Figura 2.5). As espermátides passam por uma série de mudanças (**espermiogênese**) (ver Figura 2.24), incluindo: (1) a formação do acrossomo; (2) a condensação do núcleo; (3) a formação do colo, da porção média e da cauda; e (4) a perda da maior parte do citoplasma. O tempo necessário para que uma espermatogônia se torne um espermatozoide maduro é de aproximadamente 74 dias.

Questões

1. Qual é a causa mais comum de anomalias cromossômicas numéricas? Dê um exemplo de síndrome clínica que envolva um número anormal de cromossomos.
2. Além das anomalias numéricas, quais tipos de alterações cromossômicas ocorrem?
3. O que é mosaicismo e como ele ocorre?

Primeira Semana do Desenvolvimento | Da Oocitação à Implantação

3

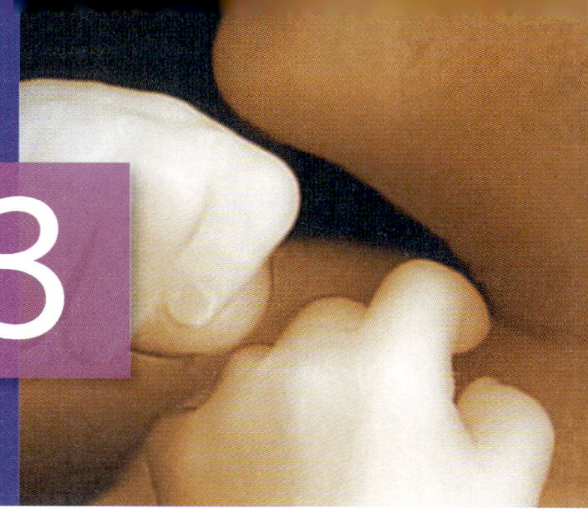

■ CICLO OVARIANO

Na puberdade, a mulher começa a ter ciclos mensais regulares. Esses **ciclos sexuais** são controlados pelo hipotálamo. O **hormônio liberador de gonadotrofinas** (**GnRH**; do inglês, *gonadotropin-releasing hormone*), produzido pelo hipotálamo, age nas células do lobo anterior da adeno-hipófise, que, por sua vez, secreta **gonadotrofinas**. Esses hormônios, o **hormônio foliculoestimulante** (**FSH**; do inglês, *follicule-stimulating hormone*) e o **hormônio luteinizante** (**LH**; do inglês, *luteinizing hormone*), estimulam as alterações cíclicas dos ovários.

No início de cada ciclo ovariano, o crescimento de 15 a 20 folículos no estágio primário (pré-antral) é estimulado pelo FSH. (Este hormônio não é necessário para promover o desenvolvimento dos folículos primordiais até o estágio de folículo primário, mas sem ele esses folículos primários morrem e se tornam atrésicos.) Assim, o FSH resgata de 15 a 20 dessas células a partir de um reservatório de folículos primários continuamente em formação (Figuras 3.1 e 3.2). Sob condições normais, apenas um desses folículos alcança a maturidade plena e apenas um oócito é liberado; os outros degeneram e entram em atresia. No próximo ciclo, outro grupo de folículos primários é recrutado e, novamente, apenas um alcança a maturidade. Consequentemente, a maior parte dos folículos degenera sem jamais alcançar a maturidade completa. Quando um folículo se torna atrésico, o oócito e as células foliculares circunjacentes degeneram e são substituídos por tecido conjuntivo, formando um **corpo atrésico**. O FSH também estimula a maturação das células **foliculares (granulosas)** ao redor do oócito.

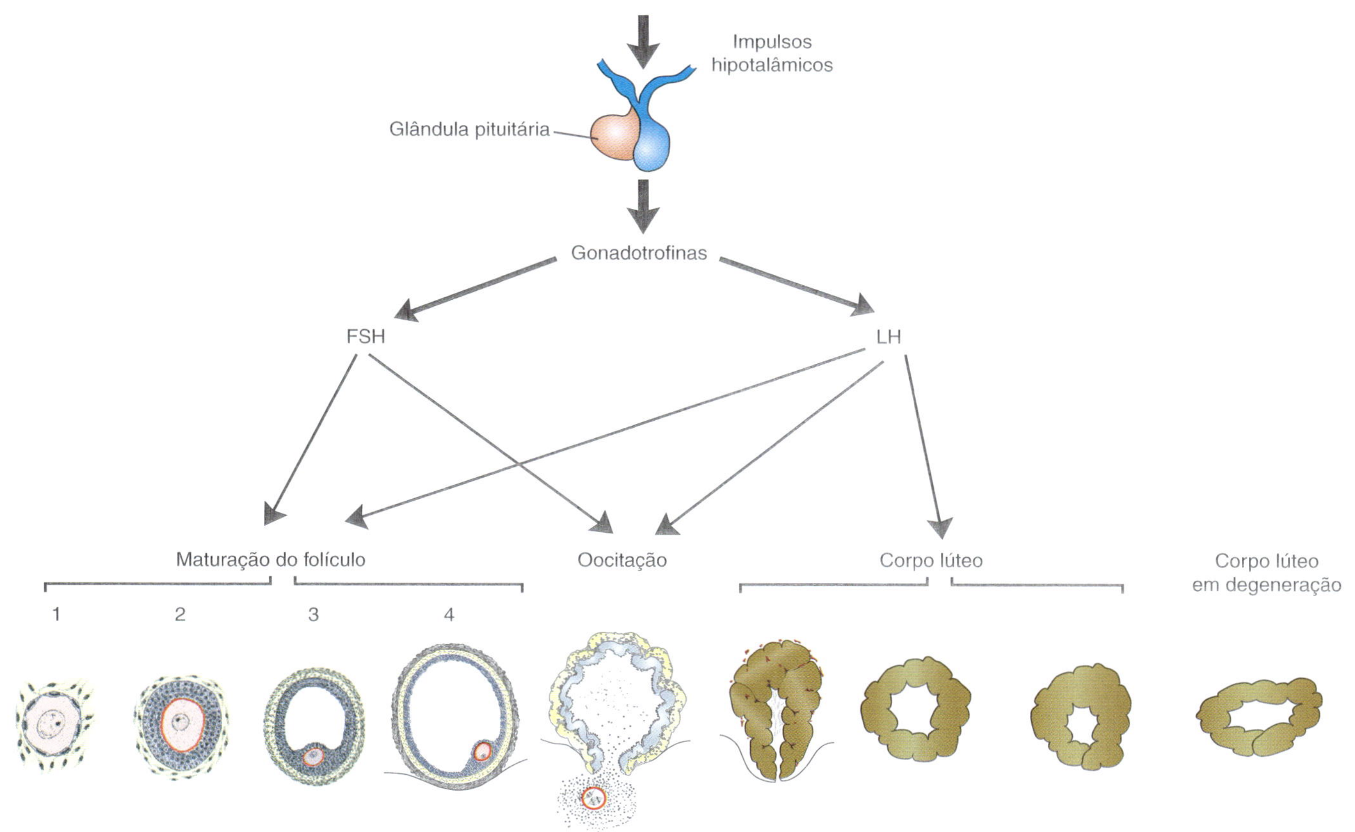

Figura 3.1 Ilustração mostrando o papel do hipotálamo e da hipófise na regulação do ciclo ovariano. Sob a influência do GnRH do hipotálamo, a hipófise libera as gonadotrofinas, FSH e LH. Os folículos são estimulados pelo FSH a crescer e pelo FSH e pelo LH a maturar. A oocitação ocorre quando as concentrações de LH aumentam até altos níveis. O LH também promove o desenvolvimento do corpo lúteo. *1.* folículo primordial; *2.* folículo em crescimento; *3.* folículo vesicular; *4.* folículo vesicular maduro (de De Graaf).

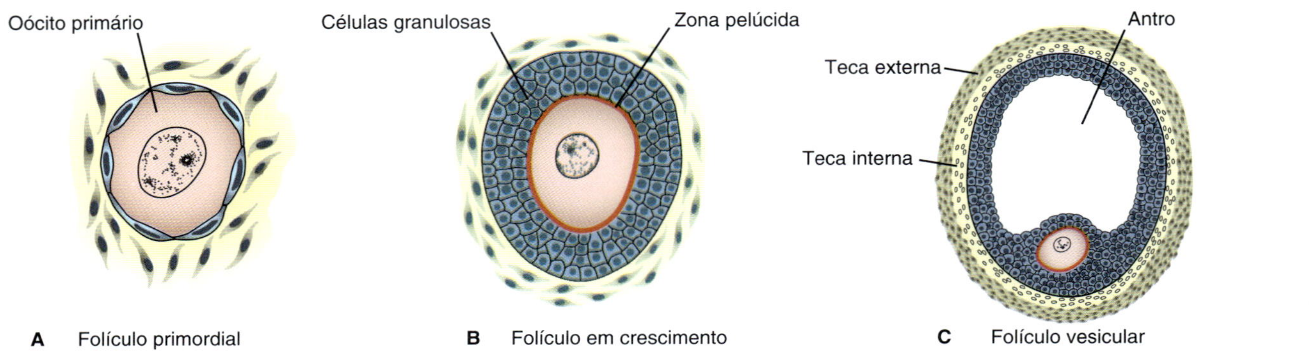

Figura 3.2 **A.** Folículo primordial. **B.** Folículo em crescimento. **C.** Folículo vesicular. Todos os dias alguns folículos primordiais (**A**) de um conjunto começam a se desenvolver em folículos em crescimento (**B**), e esse crescimento é independente de FSH. Então, conforme o ciclo progride, a secreção de FSH recruta os folículos em crescimento a começarem a se desenvolver em folículos vesiculares (antrais) (**C**). Durante os últimos dias de maturação dos folículos vesiculares, os estrógenos produzidos pelas células foliculares e da teca estimulam o aumento da produção de LH pela hipófise (Figura 3.1), e esse hormônio faz com que o folículo entre no estágio vesicular maduro (de De Graaf) para completar a meiose I e, aproximadamente 3 horas antes da oocitação, entre na meiose II, ficando parado na metáfase.

Por sua vez, a proliferação dessas células é mediada pelo fator de diferenciação de crescimento 9, um membro da família do fator transformador do crescimento β (TGF-β). Em cooperação, a teca interna e as células da camada granulosa produzem estrógenos: as células da teca interna produzem androstenediona e testosterona, e as células granulosas convertem esses hormônios em estrona e 17β-estradiol. Como resultado dessa produção de estrógenos:

- O endométrio uterino entra na fase folicular ou proliferativa
- O muco cervical torna-se menos espesso para viabilizar a passagem dos espermatozoides
- A adeno-hipófise é estimulada a secretar LH.

Na metade do ciclo, ocorre um pulso de LH, que:

- Eleva as concentrações do fator promotor da maturação, fazendo com que os oócitos completem a meiose I e iniciem a meiose II
- Estimula a produção de progesterona pelas células foliculares estromais (luteinização)
- Causa a ruptura folicular e a oocitação.

Oocitação

Nos dias que precedem imediatamente a oocitação (ovocitação ou, de modo errôneo, ovulação), sob a influência do FSH e do LH, o folículo antral cresce rapidamente até um diâmetro de 25 mm, para se tornar um folículo maduro (folículo de De Graaf). Concomitantemente com o desenvolvimento final do folículo antral, ocorre elevação abrupta do LH, que faz com que o oócito primário complete a meiose I e o folículo entre no estágio maduro pré-ovulatório. Aproximadamente 3 horas antes da oocitação, a meiose II se inicia, mas o oócito fica parado na metáfase. Nesse período, a superfície do ovário começa a apresentar uma protrusão localizada e, no ápice, aparece um ponto avascularizado, o **estigma**. A alta concentração de LH aumenta a atividade da colagenase no ovário, resultando na digestão das fibras colágenas que cercam o folículo. Os níveis de prostaglandina também aumentam em resposta à onda de LH e causam contrações musculares locais na parede ovariana. Essas concentrações extruem o oócito, que, junto com suas células granulosas circunjacentes da região do cúmulo oóforo, se solta (**oocitação**) e flutua para fora do ovário (Figura 3.3). Algumas das células do cúmulo oóforo se rearranjam ao redor da zona pelúcida para formar a **coroa radiada** (Figuras 3.3B a 3.6).

Corpo lúteo

Após a oocitação, as células granulosas que permanecem na parede do folículo roto junto com as células da teca interna são vascularizadas pelos vasos circunjacentes. Sob a influência do LH, essas células desenvolvem um pigmento amarelado e se tornam as **células luteínicas**, que formam o **corpo lúteo** e secretam estrógenos e **progesterona** (ver Figura 3.3C).

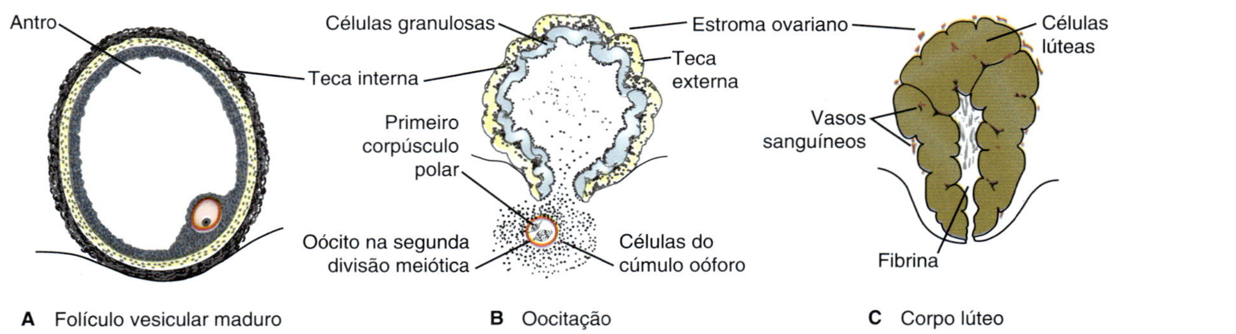

Figura 3.3 **A.** Folículo vesicular maduro destacando-se da superfície ovariana. **B.** Oocitação. O oócito, na metáfase da meiose II, é liberado do ovário junto com um grande número de células do cúmulo oóforo. As células foliculares que permanecem dentro do folículo colapsado se diferenciam em células lúteas. **C.** Corpo lúteo. Repare no tamanho grande do corpo lúteo, causado pela hipertrofia e pelo acúmulo de lipídios nas células granulosas e da teca interna. O restante da cavidade do folículo está preenchido com fibrina.

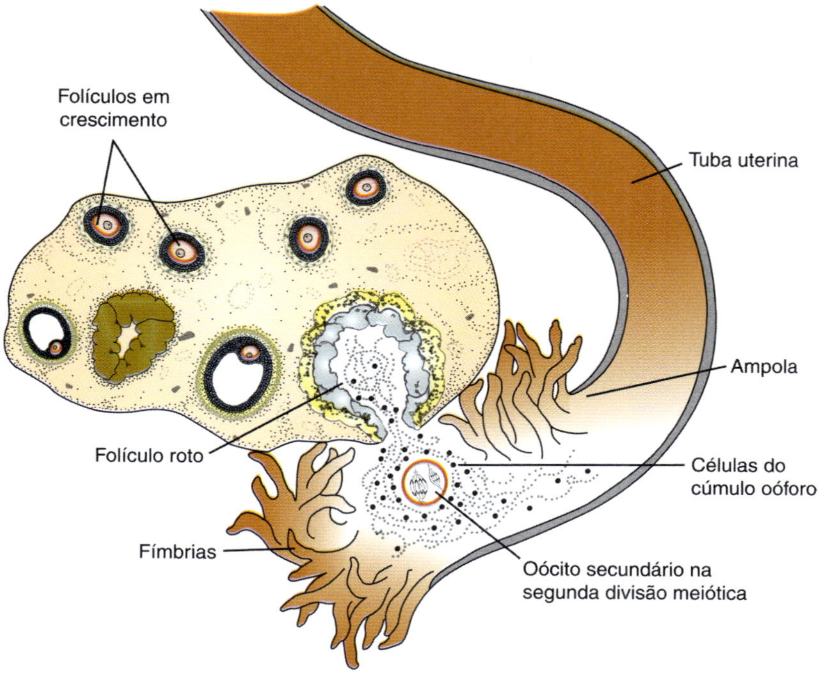

Figura 3.4 Relação entre as fímbrias e o ovário. As fímbrias coletam os oócitos e os encaminham para a tuba uterina.

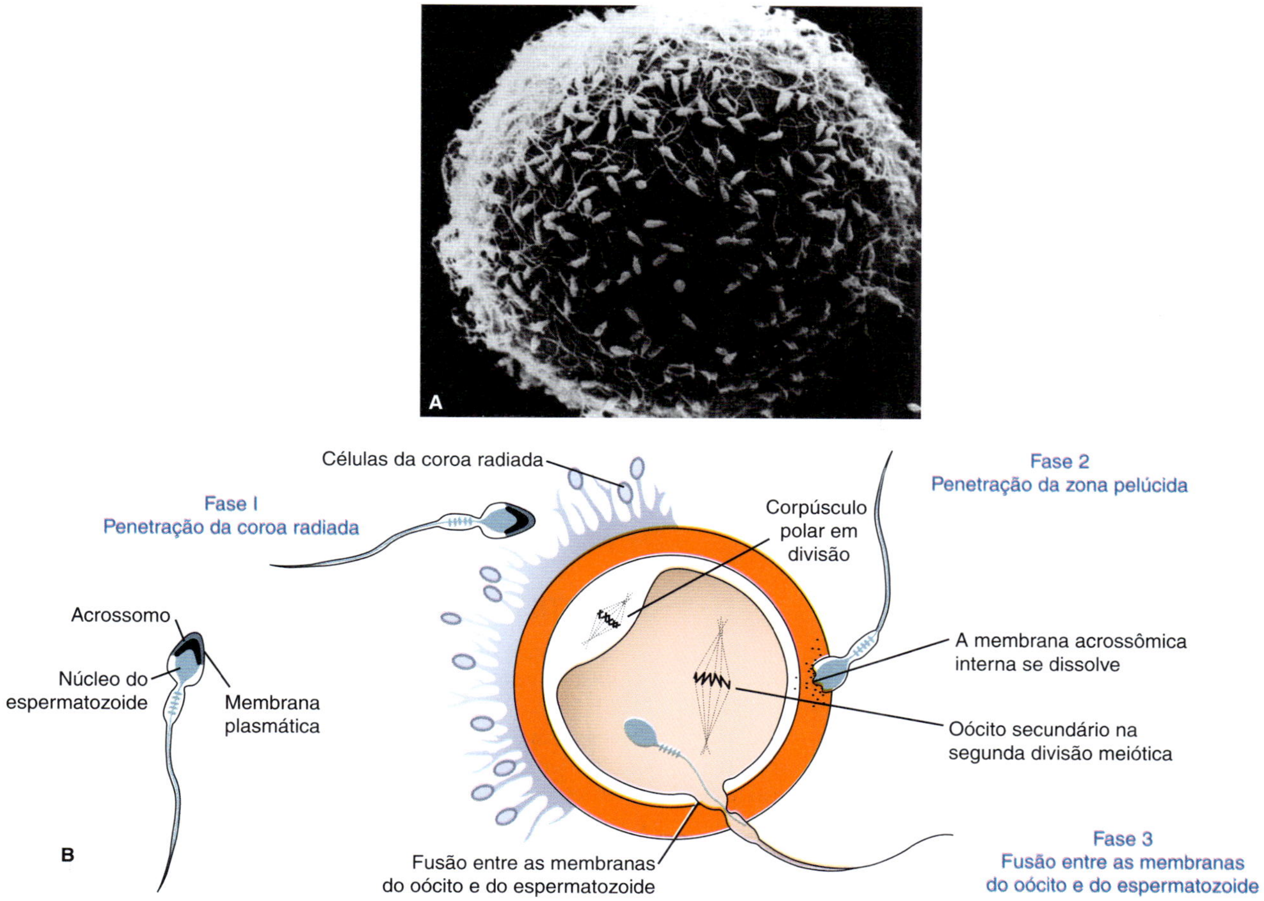

Figura 3.5 **A.** Micrografia eletrônica de varredura dos espermatozoides ligados à zona pelúcida. **B.** As três fases da penetração no oócito. Na fase 1, os espermatozoides atravessam a barreira da coroa radiada; na fase 2, um ou mais espermatozoides penetram a zona pelúcida; e na fase 3, um espermatozoide penetra a membrana do oócito enquanto perde a própria membrana plasmática. O *detalhe* em B mostra um espermatozoide normal com o capuz acrossômico.

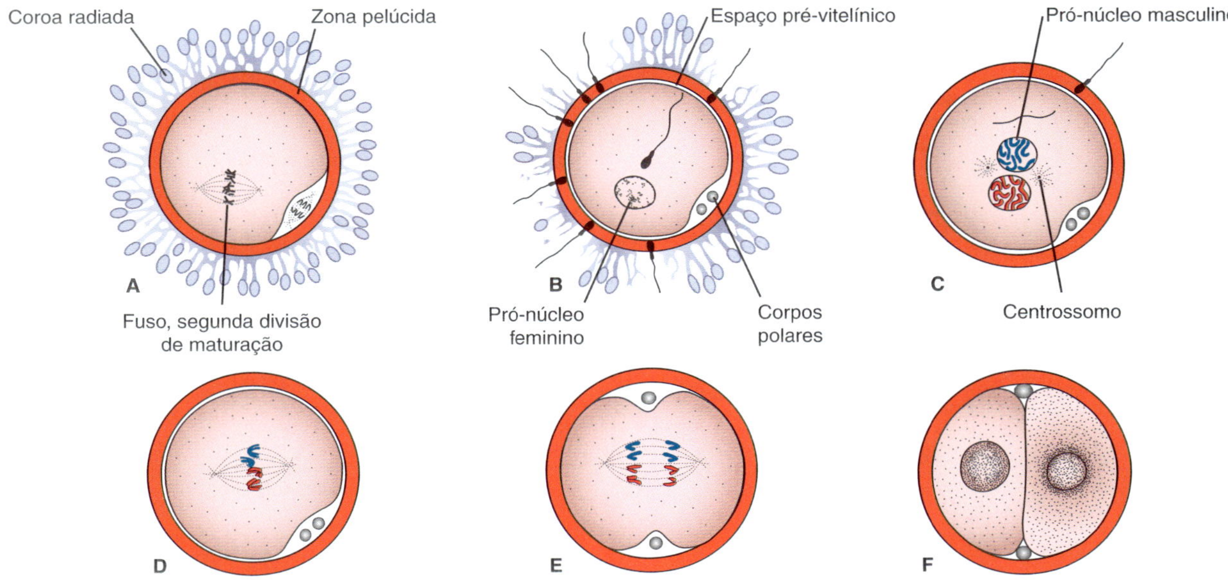

Figura 3.6 **A.** Oócito imediatamente antes da oocitação, mostrando o fuso da segunda divisão meiótica. **B.** Um espermatozoide penetrou o oócito, que terminou a segunda divisão meiótica. Os cromossomos do oócito estão dispostos no pró-núcleo feminino. As cabeças de vários espermatozoides estão presas na zona pelúcida. **C.** Pró-núcleos masculino e feminino. **D** e **E.** Os cromossomos ficam dispostos no fuso, separam-se longitudinalmente e se movem para polos opostos. **F.** Estágio de duas células.

Correlações clínicas

Oocitação

Durante a oocitação, algumas mulheres sentem uma leve dor, chamada de *mittelschmerz* (do alemão, "dor no meio") porque ocorre normalmente na metade do ciclo menstrual. A oocitação também é acompanhada geralmente por elevação da temperatura basal, que pode ser monitorada para ajudar os casais a engravidarem ou a evitarem gravidez. Algumas mulheres não ovulam por causa da baixa concentração de gonadotrofinas. Nesses casos, pode ser administrado um agente para estimular a liberação de gonadotrofinas e, assim, a oocitação. Embora tais fármacos sejam efetivos, frequentemente produzem oocitações múltiplas, de modo que a probabilidade de gravidezes múltiplas é 10 vezes maior nessas mulheres que na população geral.

A progesterona, junto com alguns estrógenos, faz com que a mucosa uterina entre no **estágio progestacional** ou **secretor**, preparando-se para a implantação do embrião.

Transporte do oócito

Pouco após a oocitação, as fímbrias da tuba uterina varrem a superfície do ovário e a própria tuba começa a contrair-se ritmicamente. Acredita-se que o oócito, circundado por algumas células granulosas (ver Figuras 3.3B e 3.4), seja carregado para a tuba por esses movimentos de varredura das fímbrias e pelo movimento dos cílios na superfície epitelial. Uma vez na tuba, as células do cúmulo retiram seus processos citoplasmáticos da zona pelúcida e perdem o contato com o oócito.

Uma vez que o oócito esteja na tuba uterina, é propelido por contrações musculares peristálticas da tuba e por cílios na mucosa tubária; a taxa de transporte é regulada pelo perfil endócrino durante e após a oocitação. Em seres humanos, o oócito fertilizado – o óvulo – alcança o lúmen uterino em aproximadamente 3 a 4 dias.

Corpo *albicans*

Se a fertilização não ocorrer, o corpo lúteo alcança o máximo de desenvolvimento aproximadamente 9 dias após a oocitação. Ele pode ser facilmente reconhecido como uma projeção amarelada na superfície do ovário. Subsequentemente, o corpo lúteo encolhe por causa da degeneração das células lúteas (**luteólise**) e forma uma massa de tecido cicatricial fibrótico, o **corpo *albicans***. Simultaneamente, a produção de progesterona diminui, causando o sangramento menstrual. Se o oócito for fertilizado, a degeneração do corpo lúteo é evitada pela **gonadotrofina coriônica humana**, um hormônio secretado pelo sinciciotrofoblasto do embrião em desenvolvimento. O corpo lúteo continua a crescer e forma o **corpo lúteo gravídico** (***corpus luteum graviditatis***). Por volta do fim do terceiro mês, essa estrutura pode ter de um terço até metade do tamanho total do ovário. As células lúteas amareladas continuam a secretar progesterona até o fim do quarto mês; desse ponto em diante, elas regridem lentamente, conforme a secreção de progesterona pelo componente trofoblástico da placenta se torna adequada para a manutenção da gravidez. A remoção do corpo lúteo gravídico antes do quarto mês em geral leva ao aborto.

FERTILIZAÇÃO

A fertilização, processo pelo qual os gametas masculino e feminino se fundem, ocorre na **região ampular da tuba uterina** – porção mais larga da tuba e próxima ao ovário (ver Figura 3.4). Os espermatozoides podem permanecer viáveis no sistema genital feminino por vários dias.

Apenas 1% do esperma depositado na vagina penetra o colo do útero, onde os espermatozoides podem sobreviver por muitas horas. O movimento deles do colo do útero para a tuba uterina ocorre pelas contrações musculares do útero e da tuba uterina, e muito pouco por sua própria propulsão. A viagem desde o colo do útero até o oviduto pode ocorrer rapidamente, em 30 min ou até 6 dias. Após alcançarem o istmo, os espermatozoides se tornam menos móveis e param sua migração. Na oocitação, eles se tornam móveis novamente, talvez por causa das substâncias quimiotáticas produzidas pelas células do cúmulo que cercam o oócito e nadam pela ampola, onde a fertilização normalmente ocorre. Os espermatozoides não são capazes de fertilizar o oócito imediatamente após a chegada ao sistema genital feminino; em vez disso, eles devem sofrer **capacitação** e **reação acrossômica** para adquirirem essa capacidade.

A **capacitação** é um período de condicionamento no sistema genital feminino que, nos seres humanos, dura aproximadamente 7 horas. Assim, chegar logo à ampola não é uma vantagem, uma vez que a capacitação ainda não ocorreu e esses espermatozoides não conseguem fertilizar o oócito. A maior parte desse condicionamento durante a capacitação acontece na tuba uterina e envolve as interações epiteliais entre os espermatozoides e a superfície mucosa da tuba. Durante esse período, uma camada de glicoproteínas e proteínas plasmáticas seminais é removida da membrana plasmática que recobre a região acrossômica do espermatozoide. Apenas os espermatozoides capacitados podem passar pelas células da coroa radiada e sofrer a reação acrossômica.

A **reação acrossômica**, que ocorre após a ligação à zona pelúcida, é induzida por proteínas da mesma. Essa reação culmina na liberação das enzimas necessárias para a penetração da zona pelúcida, incluindo substâncias semelhantes à acrosina e à tripsina (ver Figura 3.5).

As fases da fertilização incluem:

- Fase 1: penetração da coroa radiada
- Fase 2: penetração da zona pelúcida
- Fase 3: fusão entre as membranas do oócito e do espermatozoide.

Fase 1 | Penetração da coroa radiada

Dos 200 a 300 milhões de espermatozoides normalmente depositados no sistema genital feminino, apenas 300 a 500 alcançam o local de fertilização. Somente um deles fertiliza o oócito. Acredita-se que os outros espermatozoides ajudem o fertilizador a penetrar as barreiras que protegem o gameta feminino. Os espermatozoides capacitados atravessam livremente as células da coroa (ver Figura 3.5).

Fase 2 | Penetração da zona pelúcida

A zona pelúcida é uma camada de glicoproteínas que cerca o oócito, facilita e mantém a ligação do espermatozoide e induz a reação acrossômica. Tanto a ligação quanto a reação acrossômica são mediadas pelo ligante ZP3, uma proteína da zona. A liberação das enzimas acrossômicas (acrosina) possibilita que os espermatozoides penetrem a zona, entrando em contato com a membrana plasmática do oócito (ver Figura 3.5). A permeabilidade da zona pelúcida se altera quando a cabeça do espermatozoide contata a superfície do oócito. Esse contato resulta na liberação das enzimas lisossomais dos **grânulos corticais** que estão alinhados na membrana plasmática do oócito. Por sua vez, essas enzimas alteram as propriedades da zona pelúcida (**reação da zona**), para evitar a penetração do espermatozoide e inativar os locais de receptores específicos de espécies para o espermatozoide na superfície da zona. Outros espermatozoides são encontrados imersos na zona pelúcida, mas parece que apenas um é capaz de penetrar o oócito (ver Figura 3.6).

Fase 3 | Fusão entre as membranas do oócito e do espermatozoide

A adesão inicial do espermatozoide ao oócito é mediada parcialmente pela interação de integrinas do oócito com seus ligantes, desintegrinas, no espermatozoide. Após a adesão, as membranas plasmáticas do espermatozoide e do oócito se fundem (ver Figura 3.5). Como a membrana plasmática que cobre a cabeça acrossômica desaparece durante a reação acrossômica, a fusão de fato é alcançada entre a membrana do oócito e a membrana que recobre a região posterior da cabeça do espermatozoide (ver Figura 3.5). Nos seres humanos, tanto a cabeça quanto a cauda do espermatozoide entram no citoplasma do oócito, mas a membrana plasmática é deixada para trás, na superfície do oócito. Tão logo o espermatozoide entre no oócito, este responde de três maneiras:

1. **Reações cortical e de zona**. Como resultado da liberação dos grânulos corticais dos oócitos, que contêm enzimas lisossomais, a membrana do oócito se torna impenetrável a outros espermatozoides, e a zona pelúcida altera sua estrutura e sua composição para evitar a ligação e a penetração do espermatozoide. Essas reações evitam a **poliespermia** (penetração de um ou mais espermatozoides no oócito)
2. **Continuação da segunda divisão meiótica**. O oócito termina sua segunda divisão meiótica imediatamente após a entrada do espermatozoide. Uma das células-filhas, que recebe pouco ou nenhum citoplasma, é conhecida como **segundo corpúsculo polar**; a outra é o **oócito definitivo ou óvulo**. Seus cromossomos (22 mais X) se dispõem em um núcleo vesicular conhecido como **pró-núcleo feminino** (Figura 3.7; ver Figura 3.6)

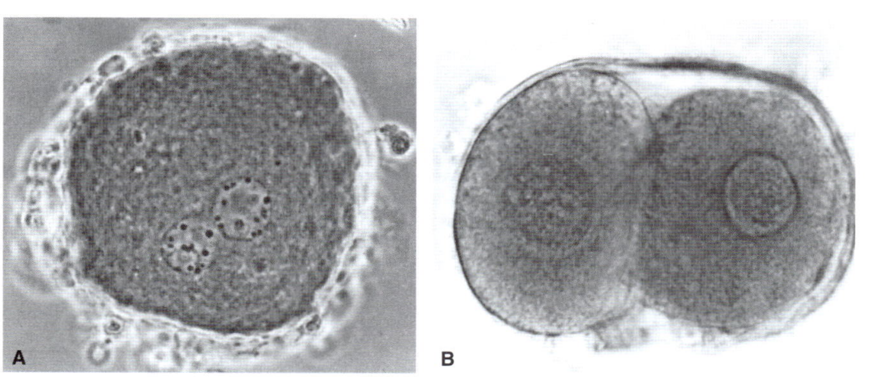

Figura 3.7 **A.** Visão em contraste de fase do estágio pró-nuclear de um oócito humano fertilizado com pró-núcleos masculino e feminino. **B.** Estágio de duas células do zigoto humano.

3. **Ativação metabólica do óvulo**. O fator de ativação provavelmente é carregado pelo espermatozoide. A ativação inclui eventos moleculares e celulares associados ao início da embriogênese.

Enquanto isso, o espermatozoide se move para frente até que fique próximo do pró-núcleo feminino. Seu núcleo se torna aumentado e forma o **pró-núcleo masculino** (ver Figura 3.6); a cauda se desprende e degenera. Morfologicamente, os pró-núcleos masculino e feminino não são distinguíveis e, por fim, ficam em contato íntimo e perdem seus envelopes nucleares (ver Figura 3.7A). Durante o crescimento dos pró-núcleos masculino e feminino (ambos haploides), cada pró-núcleo deve replicar seu DNA. Se isso não ocorrer, cada célula do zigoto no estágio de duas células terá apenas metade da quantidade normal de DNA. Imediatamente após a síntese de DNA, os cromossomos se organizam no fuso em preparo para a divisão mitótica normal. Os 23 cromossomos maternos e os 23 paternos (duplicados) separam-se longitudinalmente no centrômero, e as cromátides-irmãs se movem para polos opostos, fornecendo às duas primeiras células do zigoto a quantidade diploide de cromossomos e de DNA (ver Figura 3.6D e E). Conforme as cromátides-irmãs se movem para polos opostos, aparece um sulco profundo na superfície da célula, dividindo o citoplasma gradualmente em duas partes (ver Figuras 3.6F e 3.7B).

Os principais resultados da fertilização são:

- **Restauração da quantidade diploide de cromossomos**, metade do pai e metade da mãe. Assim, o zigoto contém uma nova combinação cromossômica diferente da mãe e do pai
- **Determinação do sexo do novo indivíduo**. Um espermatozoide carregando um X produz um embrião feminino (XX), e um espermatozoide carregando um Y produz um embrião masculino (XY). Assim, o sexo cromossômico do embrião é determinado na fertilização
- **Início da clivagem**. Sem a fertilização, geralmente o oócito degenera 24 h após a oocitação.

Correlações clínicas

Métodos contraceptivos

Os **métodos contraceptivos de barreira** incluem o preservativo masculino de látex, que frequentemente contém espermicidas e reveste o pênis, e o preservativo feminino, feito de poliuretano, que reveste a vagina. Outras barreiras colocadas na vagina são o diafragma, o capuz cervical e a esponja contraceptiva.

Os **métodos hormonais** são outra maneira de contracepção comum. Consistem na administração dos hormônios femininos estrogênio e/ou progesterona. Esses hormônios produzem seus efeitos por meio da inibição da oocitação (por evitarem a liberação de FSH e de LH pela hipófise), alterando a mucosa uterina e espessando o muco cervical, o que faz com que seja mais difícil para o espermatozoide entrar no útero. A contracepção hormonal pode ser oferecida por meio de anticoncepcionais orais, adesivos na pele, anel vaginal ou injeção ou implante. São dois os tipos de anticoncepcionais orais: o primeiro é uma combinação de estrogênio e progestina, um análogo da progesterona; e o segundo é composto apenas por progestina. Ambos os tipos são efetivos, mas um pode ser mais adequado para algumas mulheres por várias questões relacionadas com a saúde.

Um **contraceptivo oral masculino** foi desenvolvido e testado em ensaios clínicos. Contém um andrógeno sintético que previne a secreção de LH e FSH, e para a produção de espermatozoides (70 a 90% dos homens), reduzindo-os até os níveis da infertilidade.

O **dispositivo intrauterino (DIU)** é uma pequena unidade em formato de "T" e pode ser de dois tipos: hormonal ou de cobre. O dispositivo hormonal libera progestina, que causa o espessamento do muco cervical para evitar que os espermatozoides penetrem o útero. Além disso, torna os espermatozoides menos ativos e tanto eles quanto o oócito menos viáveis. O de cobre libera cobre no útero, evitando a fertilização ou inibindo a ligação do embrião à parede uterina. Também ajuda a impedir que os espermatozoides entrem nas tubas uterinas.

Os **contraceptivos de emergência (CE)**, conhecidos como pílulas do dia seguinte, são utilizados como controle de natalidade e podem impedir a gravidez se ingeridos até 120 h após a relação sexual. Eles contêm altas doses apenas de progestina ou dela em combinação com estrógenos (Pozato®; Dia D®). Outros tipos de CE (mifespritona [RU-486] e acetato de ulipristal) agem como agentes anti-hormonais. Além disso, a mifespritona é efetiva como agente abortivo se ingerida após a implantação.

A **esterilização** é outro tipo de controle de natalidade. O método masculino é a vasectomia, que previne a liberação de espermatozoides pelo bloqueio do ducto deferente, o qual os transporta dos testículos para o pênis. Para as mulheres, o método é a esterilização tubária, na qual as tubas uterinas são bloqueadas ou ligadas. Em alguns casos, ambos os procedimentos podem ser revertidos.

Infertilidade

A **infertilidade** ocorre em 14 a 15% dos casais. A infertilidade masculina pode ser resultado de número e/ou mobilidade insuficiente de espermatozoides. Normalmente, o volume ejaculado varia de 2 a 6 mℓ, com até 100 milhões de espermatozoides por mililitro. Os homens com 20 milhões de espermatozoides por mililitro ou com 50 milhões de espermatozoides por ejaculação habitualmente são inférteis. A infertilidade feminina pode ter várias causas, incluindo oclusão das tubas uterinas (comumente causada por doença inflamatória pélvica), muco cervical hostil, imunidade aos espermatozoides, ausência de oocitação, entre outras.

O **citrato de clomifeno** é um medicamento usado para aumentar as concentrações de FSH a fim de estimular a oocitação. É administrado no início do ciclo menstrual para fazer com que a mulher que não ovula ou não o faz regularmente ovule. É empregado ainda a fim de estimular o desenvolvimento do óvulo para uso em procedimentos de fertilização *in vitro*.

De 1 a 2% de todas as gestações nos EUA ocorrem graças à **tecnologia de reprodução assistida (TRA)**. A prole dessas concepções apresenta aumento de prematuridade (< 37 semanas de gestação), baixo peso ao nascer (< 2.500 g), muito baixo peso ao nascer (< 1.500 g) e alguns tipos de defeitos congênitos. A maioria desses desfechos adversos é causada pela taxa aumentada de gestações múltiplas (gêmeos, trigêmeos etc.), que ocorrem mais comumente entre as gestações de TRA. Entretanto, estudos recentes indicam que, mesmo entre nascimentos únicos após a TRA, há aumento de nascimentos pré-termo e de recém-nascidos com malformações. Algumas das abordagens de TRA incluem **fertilização *in vitro* (FIV)** e **injeção intracitoplasmática de espermatozoides (ICSI)**.

A **fertilização *in vitro*** dos oócitos humanos com transferência do embrião é o procedimento padrão utilizado em todo o planeta. O crescimento folicular no ovário é estimulado pela administração de gonadotrofinas. Os oócitos são coletados dos folículos ovarianos por laparoscopia com um aspirador imediatamente antes da oocitação, quando estão na fase tardia da primeira divisão meiótica. O oócito é colocado em um meio de cultura simples, e o espermatozoide é adicionado imediatamente. De maneira alternativa, um único espermatozoide pode ser injetado no citoplasma de um óvulo para produzir a fertilização. Essa técnica é chamada de **injeção intracitoplasmática de espermatozoides** (**ICSI**; *do inglês, intracytoplasmic sperm injection*) e pode ser usada para driblar a infertilidade masculina (ver a discussão a seguir). Em ambas as abordagens, os óvulos fertilizados são monitorados até o estágio de oito células e são, então, colocados no útero para se desenvolverem até o termo.

A taxa de sucesso da FIV depende da idade materna. Aproximadamente 30% dos casais concebem após uma tentativa se a mulher tiver menos de 35 anos de idade. A taxa cai para 25% em mulheres entre 35 e 37 anos, 17% para as de 38 a 40 anos e menos de 5% para as com mais de 40 anos. Além dessas taxas de sucesso relativamente baixas, a técnica também está associada à elevação da taxa dos defeitos congênitos. Para aumentar a chance de uma gravidez bem-sucedida, quatro ou cinco oócitos são coletados, fertilizados e colocados no útero. Essa abordagem leva algumas vezes a nascimentos múltiplos.

A frequência de nascimentos múltiplos depende da idade materna (com incidência maior em mulheres mais jovens) e do número de embriões transferidos. Para uma mulher entre 20 e 29 anos de idade e com três embriões transferidos, o risco é de 46%. Os nascimentos múltiplos são desvantajosos porque têm taxas elevadas de morbidade e de mortalidade.

A **infertilidade masculina** grave, na qual o esperma contém poucos espermatozoides vivos (**oligozoospermia**) ou nenhum espermatozoide vivo (**azoospermia**), pode ser superada por **ICSI**. Com essa técnica, um único espermatozoide, que pode ser obtido de qualquer ponto do sistema genital masculino, é injetado no citoplasma do oócito para resultar na fertilização. Essa abordagem oferece aos casais uma alternativa ao uso de um doador de espermatozoides para a FIV. A técnica, no entanto, implica risco aumentado de fetos com deleções no cromossomo Y e parece estar associada a maior incidência de defeitos congênitos do que as técnicas FIV padrão.

■ CLIVAGEM

Uma vez que o zigoto tenha alcançado o estágio de duas células, ele passa por uma série de divisões mitóticas, aumentando o número de células. Essas células, que se tornam menores a cada divisão de clivagem, são conhecidas como **blastômeros** (Figura 3.8). Até o estágio de oito células, elas formam um grupo sem associações entre si (Figura 3.9A). Entretanto, após a terceira clivagem, os blastômeros maximizam seus contatos uns com os outros, formando uma bola compacta de células mantidas unidas por junções de oclusão (Figura 3.9B). Esse processo, a **compactação**, segrega as células internas, que se comunicam intensamente por junções comunicantes, das células externas. Aproximadamente 3 dias após a fertilização, as células do embrião compactado se dividem novamente, formando uma **mórula** de 16 células (que lembra uma amora). As células internas da mórula constituem a **massa celular interna**, e as células circunjacentes compõem a **massa celular externa**. A massa celular interna origina os tecidos do **embrião em si** e a massa celular externa forma o **trofoblasto**, que mais tarde contribui para a formação da **placenta**.

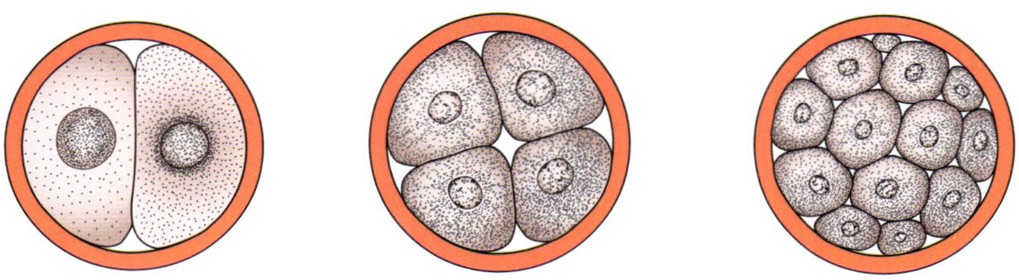

Figura 3.8 Desenvolvimento do zigoto do estágio de duas células até o estágio de mórula tardia. O estágio de duas células é alcançado aproximadamente 30 horas após a fertilização; o estágio de quatro células é alcançado aproximadamente em 40 horas; o estágio de 12 a 16 células é alcançado aproximadamente em 3 dias; e o estágio de mórula tardia, em aproximadamente 4 dias. Durante esse período, os blastômeros estão cercados pela zona pelúcida, que desaparece no fim do quarto dia.

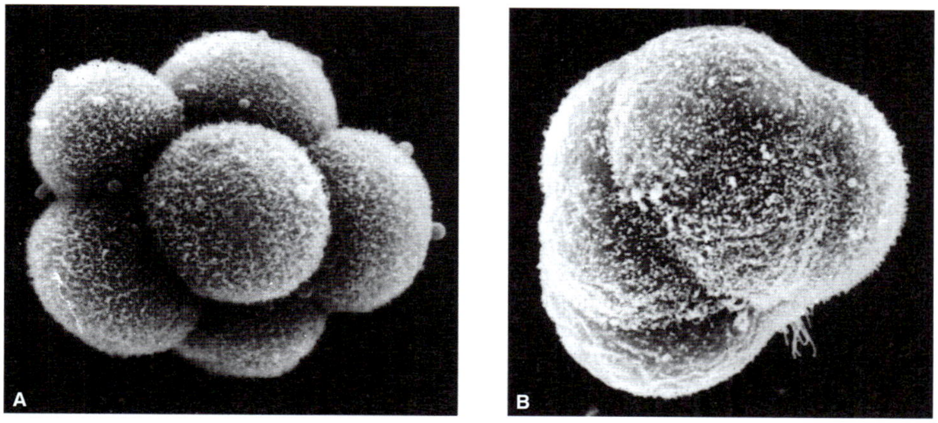

Figura 3.9 Micrografias de microscopia eletrônica de varredura de embriões de camundongo não compactados (**A**) e com oito células compactadas (**B**). No estado não compactado, os contornos de cada blastômero são distintos, enquanto, após a compactação, os contatos célula-célula são maximizados, e os contornos celulares são indistintos.

■ FORMAÇÃO DO BLASTOCISTO

Por volta do período em que a mórula entra na cavidade uterina, um fluido começa a penetrar os espaços intercelulares da massa celular interna através da zona pelúcida. Gradualmente, esses espaços intercelulares se tornam confluentes e, finalmente, é formada uma única cavidade, a **blastocele** (Figura 3.10A e B). Nesse período, o embrião é denominado **blastocisto**. As células da massa celular interna, chamada agora de **embrioblasto**, estão em um polo, e as da massa celular externa, ou **trofoblasto**, achatam-se e formam a parede epitelial do blastocisto (ver Figura 3.10A e B). A zona pelúcida desaparece, possibilitando que a implantação comece. Nos seres humanos, as células trofoblásticas sobre o polo do embrioblasto começam a penetrar entre as células epiteliais da mucosa uterina por volta do sexto dia (Figura 3.10C). Estudos recentes sugerem que a **selectina L** nas células trofoblásticas e seus **receptores de carboidratos** no epitélio uterino medeiem a ligação inicial do blastocisto ao útero. As selectinas são proteínas que se ligam a carboidratos, envolvidas nas interações de leucócitos com células endoteliais, e que viabilizam a "captura" dos leucócitos do sangue circulante. Um mecanismo semelhante é proposto, então, para a "captura" do blastocisto da cavidade uterina pelo epitélio uterino. Após a captura pelas selectinas, a ligação adicional e a invasão pelo trofoblasto envolvem as integrinas expressas pelo trofoblasto e as moléculas de matriz extracelular laminina e fibronectina. Os receptores de integrina para a laminina promovem a ligação, enquanto os para a fibronectina estimulam a migração. Essas moléculas também interagem com vias de transdução de sinal para regular a diferenciação do trofoblasto, de modo que a implantação é o resultado da ação mútua entre o trofoblasto e o endométrio. Assim, até o fim da primeira semana do desenvolvimento, o zigoto humano já passou pelos estágios de mórula e de blastocisto, e teve início a implantação na mucosa uterina.

■ FORMAÇÃO DO EPIBLASTO, DO HIPOBLASTO E DOS EIXOS CORPORAIS

Sob a influência dos fatores de crescimento de fibroblastos (FGFs) no estágio inicial do blastocisto, as células no embrioblasto se diferenciam em células do **epiblasto** e **hipoblasto** (Figura 3.11A). Inicialmente, essas células estão dispersas no embrioblasto, mas próximo ao momento de implantação, elas são segregadas de acordo com sua

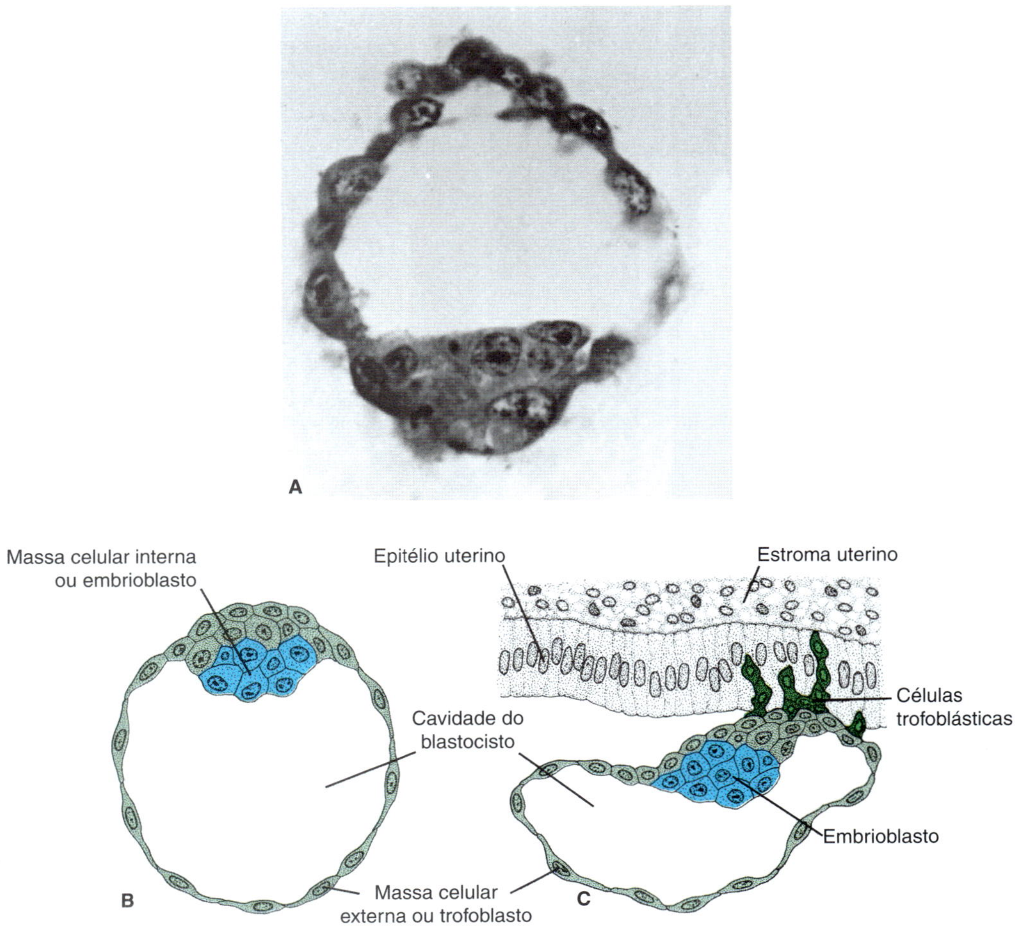

Figura 3.10 **A.** Corte de um blastocisto humano de 107 células, mostrando as da massa celular interna e do trofoblasto. **B.** Representação esquemática de um blastocisto humano recuperado da cavidade uterina em aproximadamente 4,5 dias. Em *azul*, a massa celular interna ou embrioblasto; em *verde*, o trofoblasto. **C.** Representação esquemática de um blastocisto no sexto dia do desenvolvimento, mostrando as células trofoblásticas no polo embrionário do blastocisto penetrando a mucosa uterina. O blastocisto humano começa a adentrar a mucosa uterina por volta do sexto dia do desenvolvimento.

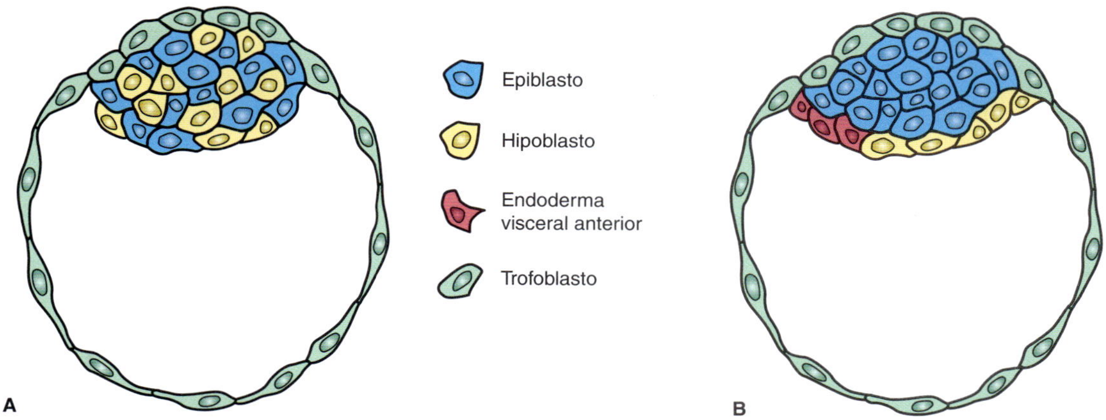

Figura 3.11 **A.** No estágio inicial do blastocisto, as células são especificadas para formar células do epiblasto e do hipoblasto, que estão espalhadas no embrioblasto. **B.** Próximo ao momento de implantação (dias 5,5 a 6), as células do hipoblasto se movem para formar uma camada ventral ao epiblasto e adjacente à cavidade do blastocisto. Além disso, algumas das células no hipoblasto formam o endoderma visceral anterior (EVA), e essas células migram para o que se tornará a extremidade do crânio do embrião. Aqui, elas sinalizarão as células do epiblasto próximas para formar estruturas cranianas. Observe que a formação e o posicionamento do hipoblasto e do EVA estabelecem os eixos embrionários dorso ventral e craniocaudal, respectivamente.

especificação para se tornar uma camada de células de epiblasto dorsalmente e células de hipoblasto ventralmente, adjacentes à cavidade do blastocisto (blastocele; Figura 3.11B). Assim, uma polaridade dorsal-ventral é estabelecida no embrião. Além disso, algumas das células do hipoblasto são especificadas para formar o **endoderma visceral anterior (EVA)**, e essas células migram para o que se tornará a extremidade cranial do embrião (Figura 3.11B). As células do EVA são classificadas como endoderma (como ocorre com todo o hipoblasto) e são responsáveis pela secreção de antagonistas nodais, incluindo cerberus e lefty1, que atuam nas células do epiblasto adjacentes para especificar a extremidade cranial do embrião. Na ausência desses inibidores, o nodal estabelece a linha primitiva na extremidade caudal do embrião. Dessa forma, o eixo embrionário craniocaudal é estabelecido próximo ao momento de implantação (5,5 a 6 dias).

Correlações clínicas

Células-tronco embrionárias

As **células-tronco embrionárias (CTEs)** são derivadas da massa celular interna do embrião. Como elas são **pluripotentes** e conseguem formar praticamente qualquer tipo celular ou tecidual, têm o potencial de curar inúmeras doenças, incluindo diabetes, doenças de Alzheimer e Parkinson, anemias, lesões da medula espinal e muitas outras. A utilização de pesquisa animal com células-tronco tem sido encorajante. Por exemplo, as CTEs de camundongo em cultura foram induzidas a formar células secretoras de insulina, células-tronco musculares e nervosas e células da glia. Em animais, as CTEs foram utilizadas para aliviar as manifestações da doença de Parkinson e melhorar a capacidade motora de ratos com lesões de medula óssea.

As CTEs podem ser obtidas de embriões após a **FIV**, um processo chamado de **clonagem reprodutiva**. Essa abordagem tem a desvantagem de as células poderem causar rejeição imunológica, porque não seriam imunologicamente idênticas a seus hospedeiros. Entretanto, essas células poderiam ser modificadas para driblar esse problema. Outra questão sobre essa abordagem se baseia em considerações éticas, já que as células são derivadas de embriões viáveis.

Conforme o campo de pesquisa sobre as células-tronco progridir, os avanços científicos fornecerão células geneticamente mais compatíveis, e as abordagens serão menos controversas. Mais recentemente, foram criadas técnicas para retirar o núcleo de células adultas (p. ex., da pele) e introduzi-lo em oócitos enucleados. Essa abordagem é chamada de **clonagem terapêutica** ou **transferência nuclear somática**. Os oócitos são estimulados a diferenciar-se em blastocistos, e CTEs são coletadas. Como as células são derivadas do hospedeiro, são geneticamente compatíveis, e, como não há fertilização, a técnica é menos controversa.

Células-tronco adultas

Os tecidos adultos têm células-tronco que também podem se mostrar valiosas no tratamento de doenças. Essas células são restritas em sua capacidade de formar tipos celulares variados e, portanto, são **multipotentes**, e não pluripotentes, embora os pesquisadores estejam procurando meios de superar essa desvantagem. As células-tronco adultas isoladas de cérebros de ratos já foram utilizadas para curar mal de Parkinson em ratos, sugerindo que essa abordagem seja promissora. As desvantagens incluem as baixas taxas de divisão celular, características dessas células, e sua escassez, o que faz com que sejam difíceis de isolar em quantidade suficiente para os experimentos.

Zigotos anômalos

O número exato de **zigotos anômalos** é desconhecido porque eles, em geral, são perdidos dentro de 2 ou 3 semanas após a fertilização, antes que a mulher perceba que está grávida e, portanto, não são detectados. Estima-se que até **50% das gestações acabem em abortos espontâneos** e que metade deles seja resultado de anomalias cromossômicas. Esses abortos são um modo natural de seleção de embriões sem defeitos, reduzindo as incidências de malformações congênitas. Sem esse fenômeno, aproximadamente 12% dos recém-nascidos teriam defeitos congênitos, em vez de 2 a 3% deles.

Com uma combinação entre FIV e **reação em cadeia da polimerase**, a triagem molecular dos embriões à procura de defeitos genéticos pode ser realizada. Blastômeros individuais de embriões em estágios iniciais podem ser removidos, e seu DNA pode ser amplificado para análise. À medida que o Projeto Genoma Humano fornecer mais informações sobre sequenciamento e como genes específicos estão ligados a várias síndromes, esses procedimentos se tornarão cada vez mais comuns.

O ÚTERO NO MOMENTO DA IMPLANTAÇÃO

A parede uterina consiste em três camadas:

1. **Endométrio** ou mucosa que reveste a parede interna
2. **Miométrio**, camada espessa de músculo liso
3. **Perimétrio**, o peritônio que reveste a parede externa (Figura 3.12).

Da puberdade (11 a 13 anos de idade) até a menopausa (45 a 50 anos de idade), o endométrio sofre variações em um ciclo de aproximadamente 28 dias sob o controle hormonal dos ovários. Durante o ciclo menstrual, o endométrio uterino passa por três estágios:

1. **Fase folicular** ou **proliferativa**
2. **Fase secretória** ou **progestacional**
3. **Fase menstrual** (Figuras 3.13 e 3.14).

A fase proliferativa começa no fim da fase menstrual, está sob a influência do estrogênio e acompanha o crescimento dos folículos ovarianos. A fase secretória começa aproximadamente 2 ou 3 dias após a oocitação, em resposta à progesterona produzida pelo corpo lúteo. Se a fertilização não ocorrer, o sangramento do

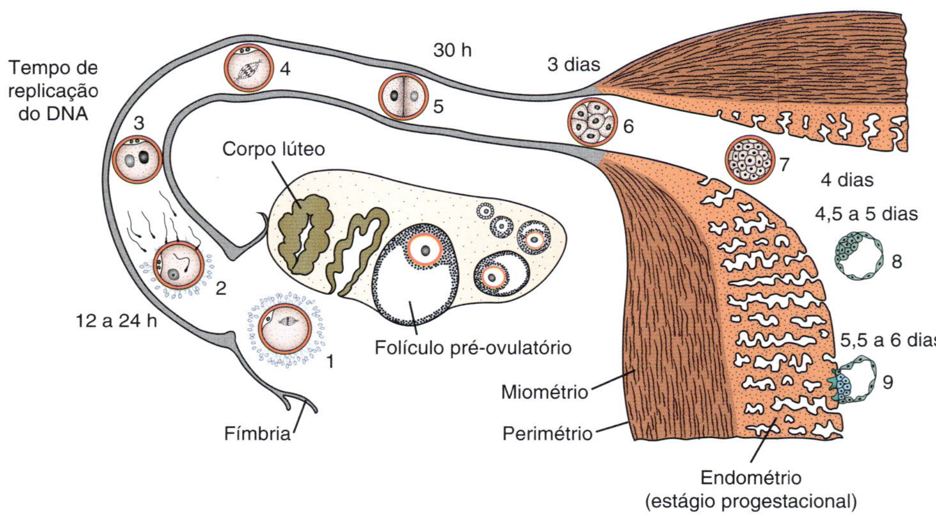

Figura 3.12 Eventos da primeira semana do desenvolvimento humano. *1.* oócito imediatamente após a oocitação; *2.* fertilização, aproximadamente 12 a 24 h após a oocitação; *3.* estágios de pró-núcleos masculino e feminino; *4.* fusão dos pró-núcleos e primeira divisão mitótica; *5.* estágio de duas células (aproximadamente com 30 h de idade); *6.* mórula contendo 12 a 16 blastômeros (aproximadamente 3 dias de idade); *7.* estágio de mórula avançada alcançando o lúmen uterino (aproximadamente 4 dias de idade); *8.* estágio inicial de blastocisto (aproximadamente 4,5 dias de idade; a zona pelúcida desapareceu); *9.* fase inicial da implantação (blastocisto com aproximadamente 6 dias de idade). O ovário apresenta estágios de transformação entre um folículo primário e um folículo pré-ovulatório, bem como um corpo lúteo. O endométrio uterino é mostrado na fase progestacional.

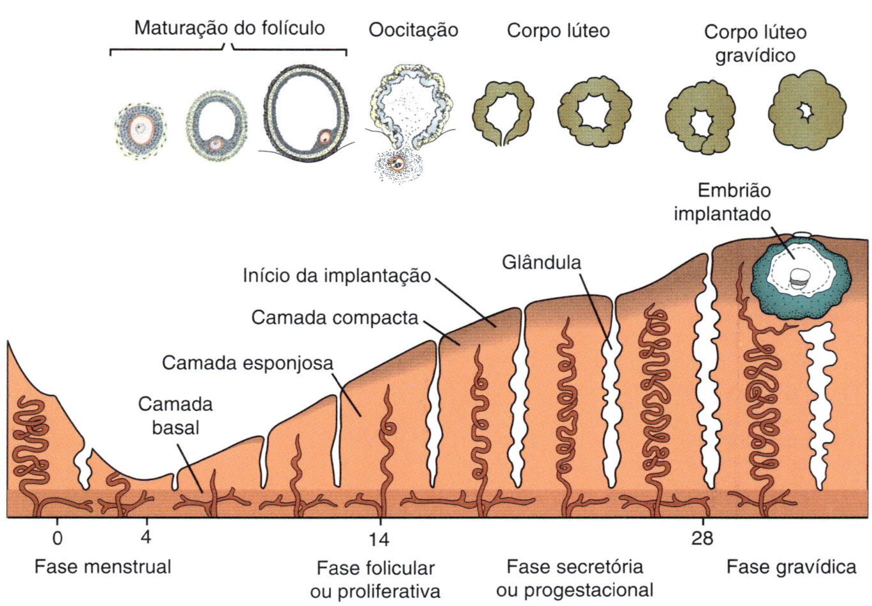

Figura 3.13 Alterações na mucosa uterina relacionadas com aquelas no ovário. A implantação do blastocisto causa o desenvolvimento de um grande corpo lúteo gravídico. A atividade secretória do endométrio aumenta gradualmente como resultado de grandes quantidades de progesterona produzida pelo corpo lúteo gravídico.

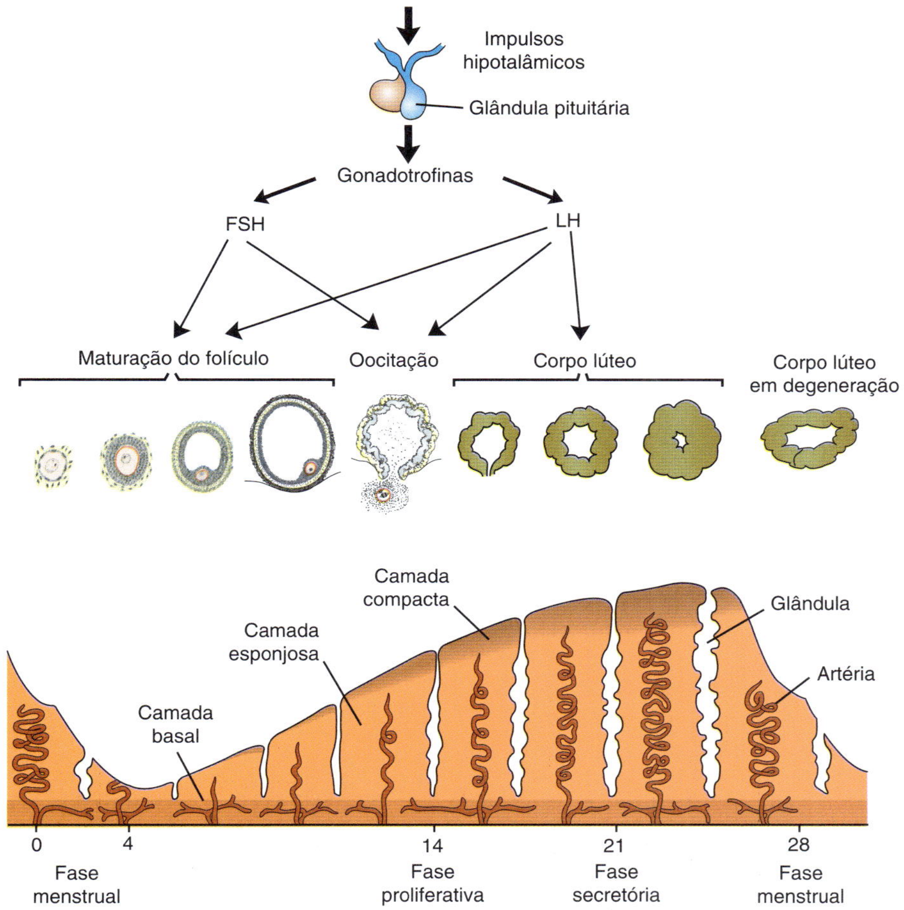

Figura 3.14 Alterações na mucosa uterina (endométrio) e as correspondentes no ovário durante um ciclo menstrual regular sem fertilização.

endométrio (camadas esponjosa e compacta) marca o início da fase menstrual. Se a fertilização ocorrer, o endométrio ajuda na implantação e contribui para a formação da placenta. Mais tarde, na gestação, a placenta assume o papel de produção hormonal, e o corpo lúteo degenera.

Durante a implantação, a mucosa uterina está na fase secretória (Figura 3.13), período no qual as glândulas e artérias uterinas se tornam espiraladas e o tecido fica espessado. Como resultado, podem ser reconhecidas no endométrio três camadas distintas: uma **camada compacta** superficial, uma **camada esponjosa** intermediária e uma **camada basal** fina (ver Figura 3.13). Normalmente, o blastocisto humano se implanta no endométrio ao longo da parede anterior ou posterior do corpo uterino, onde ele fica encaixado entre as aberturas das glândulas (ver Figura 3.13).

Se o oócito não for fertilizado, as vênulas e os espaços sinusoides gradualmente se tornam repletos de células sanguíneas, e é observada significativa diapedese de leucócitos do sangue para o tecido uterino. Quando começa a **fase menstrual**, o sangue escapa das artérias superficiais, e o estroma e as glândulas uterinas se fragmentam. Durante os 3 ou 4 dias seguintes, as camadas compacta e esponjosa são expelidas do útero e a camada basal é a única parte do endométrio que fica retida (Figura 3.14). Essa camada, que tem suas próprias artérias, as **artérias basais**, funciona como uma camada regenerativa para a reconstrução das glândulas e das artérias na **fase proliferativa** (ver Figura 3.14).

RESUMO

A cada ciclo ovariano, alguns folículos primários começam a crescer, mas, em geral, somente um alcança a maturidade plena e apenas um oócito é liberado na **oocitação**. Na oocitação, o oócito está em **metáfase** na **segunda divisão meiótica** e está cercado pela zona pelúcida e por algumas células granulosas (ver Figura 3.4). O movimento das fímbrias tubais carrega o oócito para a tuba uterina.

Antes que os espermatozoides possam fertilizar o oócito, têm de passar por:

1. **Capacitação**, período no qual uma capa de glicoproteínas e de proteínas plasmáticas seminais é removida da cabeça do espermatozoide
2. **Reação acromossômica**, durante a qual são liberadas substâncias semelhantes à acrosina e à tripsina, para penetrar a zona pelúcida.

Durante a fertilização, o espermatozoide precisa penetrar na:

1. **Coroa radiada**
2. **Zona pelúcida**
3. **Membrana celular do oócito** (ver Figura 3.5).

Tão logo o espermatozoide penetre no oócito:

1. O oócito termina sua segunda divisão meiótica e forma o **pró-núcleo feminino**

2. A zona pelúcida se torna impenetrável a outros espermatozoides
3. A cabeça do espermatozoide se separa da cauda, incha e forma o **pró-núcleo masculino** (ver Figuras 3.6 e 3.7).

Após os pró-núcleos replicarem seus DNAs, os cromossomos paterno e materno se misturam, dividem-se longitudinalmente e passam por uma divisão mitótica, dando origem ao estágio de duas células. Os **resultados da fertilização** são:

1. **Restauração do número diploide de cromossomos**
2. **Determinação do sexo cromossômico**
3. **Início da clivagem.**

A **infertilidade** é um problema para 15 a 30% dos casais e pode ser superada usando a **tecnologia de reprodução assistida (TRA)**. A **fertilização *in vitro* (FIV)** envolve fertilizar os óvulos em um meio de cultura e colocá-los no útero no estágio de oito células. Em alguns casos, os óvulos são fertilizados pela **injeção intracitoplasmática dos espermatozoides (ICSI)**, por meio da qual um único espermatozoide é injetado em um citoplasma do óvulo. Essas técnicas *in vitro* estão associadas a maior risco de defeitos congênitos, nascimentos prematuros, baixo peso ao nascer e nascimento múltiplo. Aproximadamente 1 a 2% de todos os nascimentos nos EUA ocorrem por TRA.

A **clivagem** é uma série de divisões mitóticas que resultam no aumento da quantidade de células, os **blastômeros**, os quais se tornam menores a cada divisão. Após três divisões, eles sofrem **compactação**, para se tornarem uma bola celular altamente agrupada com camadas interna e externa. Os blastômeros compactados se dividem para formar uma **mórula** de 16 células. Conforme a mórula entra no útero no terceiro ou no quarto dia após a fertilização, começa a aparecer uma cavidade, e se forma o **blastocisto**. A **massa celular interna**, que se forma por volta do período da compactação e que se desenvolverá no embrião em si, aloja-se em um dos polos do blastocisto. A **massa celular externa**, que envolve as células internas e a cavidade blastocística, formará o trofoblasto.

O útero está na fase secretória no período da implantação, e o blastocisto se implanta no endométrio ao longo da parede anterior ou posterior (ver Figura 3.13). Se a fertilização não ocorrer, então começa a fase menstrual, e as camadas endometriais esponjosa e compacta são liberadas. A camada basal permanece para regenerar as outras durante o ciclo seguinte (ver Figura 3.14).

Questões

1. Qual é o papel do corpo lúteo e qual é a sua origem?
2. Quais são as três fases da fertilização e quais reações ocorrem uma vez que a fusão entre as membranas do espermatozoide e o oócito tenha ocorrido?
3. Quais são as principais causas de infertilidade em homens e em mulheres?
4. Uma mulher teve vários episódios de doença inflamatória pélvica e agora deseja ter um filho; entretanto, ela está tendo dificuldades para engravidar. Qual é o problema provável e o que você sugeriria?

Segunda Semana do Desenvolvimento | Disco Germinativo Bilaminar

4

Este capítulo aborda os principais eventos da segunda semana do desenvolvimento; entretanto, os embriões com o mesmo tempo de fertilização não se desenvolvem necessariamente com a mesma taxa de crescimento. Na realidade, foram encontradas diferenças consideráveis, mesmo nos estágios iniciais do desenvolvimento.

OITAVO DIA

No oitavo dia do desenvolvimento, o blastocisto está parcialmente encaixado no estroma endometrial. Na área sobre o embrioblasto, o trofoblasto se diferenciou em duas camadas: uma interna, de células mononucleares, o **citotrofoblasto**; e uma externa multinucleada sem limites celulares distintos, o **sinciciotrofoblasto** (Figuras 4.1 e 4.2). As células mitóticas são encontradas no citotrofoblasto, mas não no sinciciotrofoblasto. Assim, as células do citotrofoblasto se dividem e migram para o sinciciotrofoblasto, no qual se fusionam e perdem suas membranas celulares individuais.

As células da massa celular interna (ou embrioblasto) também se diferenciam em duas camadas: uma de pequenas células cuboides adjacentes à cavidade blastocística, conhecida como camada **hipoblástica**; e uma de células colunares altas adjacentes à cavidade amniótica, a **camada epiblástica** (ver Figuras 4.1 e 4.2).

Juntas, essas camadas formam um disco achatado. Ao mesmo tempo, aparece uma pequena cavidade no epiblasto, que aumenta para se tornar a **cavidade amniótica**. As células epiblásticas adjacentes ao citotrofoblasto são chamadas de **amnioblastos**; junto com o resto do epiblasto, eles se alinham na cavidade amniótica (Figura 4.3; ver Figura 4.1). O estroma endometrial adjacente ao sítio de implantação é edematoso e bastante vascularizado. As glândulas grandes e tortuosas secretam glicogênio e muco abundantes.

NONO DIA

O blastocisto está alojado mais profundamente no endométrio, e o orifício deixado por sua penetração na superfície do epitélio é fechado por um coágulo de fibrina (ver Figura 4.3). O trofoblasto apresenta um progresso considerável no desenvolvimento, particularmente no polo embrionário, onde aparecem vacúolos no sincício. Ao se fusionarem, esses vacúolos formam grandes lacunas em uma fase do desenvolvimento do trofoblasto conhecida como **estágio lacunar** (ver Figura 4.3).

Enquanto isso, no polo embrionário, as células achatadas, originadas provavelmente do hipoblasto, formam uma membrana fina, a membrana exocelômica (de Heuser), que está alinhada na superfície interna do citotrofoblasto (ver Figura 4.3). Essa membrana com o hipoblasto forma o revestimento da **cavidade exocelômica**, ou **vesícula vitelínica primitiva**.

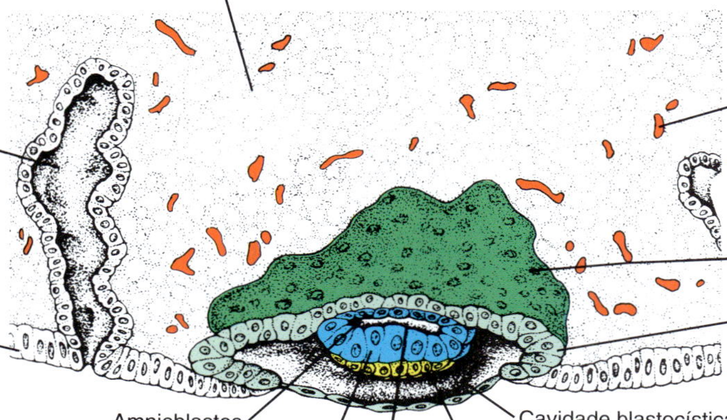

Figura 4.1 Blastocisto humano com 7,5 dias, parcialmente alojado no estroma endometrial. O trofoblasto consiste em uma camada interna com células mononucleares, o citotrofoblasto, e uma camada externa sem limites celulares distintos, o sinciciotrofoblasto. O embrioblasto é formado pelas camadas epiblásticas e hipoblásticas. A cavidade amniótica aparece como uma pequena fenda.

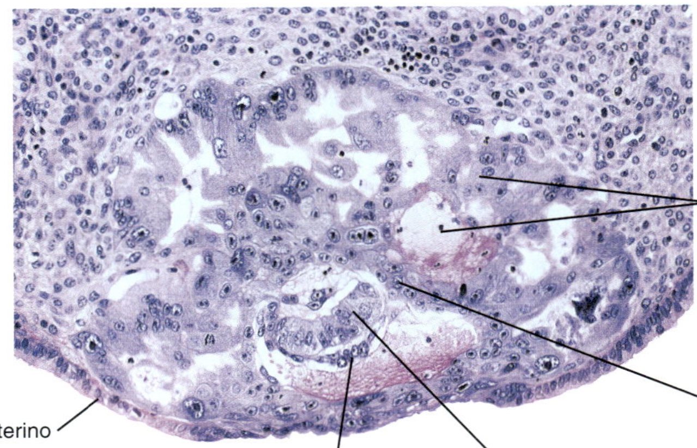

Figura 4.2 Corte de um blastocisto humano de 7,5 dias (×100). Repare no aspecto multinucleado do sinciciotrofoblasto, nas células grandes do citotrofoblasto e na cavidade amniótica semelhante a uma fenda.

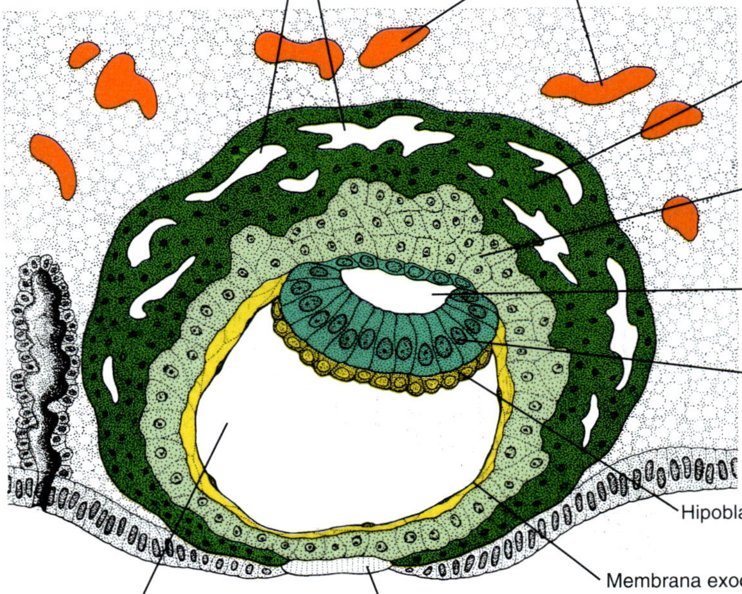

Figura 4.3 Blastocisto humano com 9 dias. O sinciciotrofoblasto mostra numerosas lacunas. As células achatadas formam a membrana exocelômica. O disco bilaminar consiste em uma camada de células epiblásticas colunares e uma camada de células hipoblásticas cuboides. O orifício superficial de acesso do blastocisto ao endométrio é fechado por um coágulo de fibrina.

DO DÉCIMO PRIMEIRO AO DÉCIMO SEGUNDO DIA

Do décimo primeiro ao décimo segundo dia do desenvolvimento, o blastocisto está completamente inserido no estroma endometrial, e o epitélio superficial cobre quase completamente o orifício de entrada na parede uterina (Figuras 4.4 e 4.5). O blastocisto produz, então, uma pequena protrusão no lúmen uterino. O trofoblasto é caracterizado por espaços lacunares no sincício, que formam uma rede intercomunicante. Essa rede é particularmente evidente no polo embrionário; no polo abembrionário, o trofoblasto ainda é constituído principalmente por células citotrofoblásticas (ver Figuras 4.4 e 4.5).

Simultaneamente, as células do sinciciotrofoblasto penetram mais fundo no estroma, alcançando e abrindo a parede de revestimento endotelial dos capilares maternos. Esses capilares, congestionados e dilatados, são conhecidos como **sinusoides**. As lacunas sinciciais se tornam contínuas com os sinusoides, e o sangue materno entra no sistema lacunar (ver Figura 4.4). Conforme o trofoblasto continua a abrir cada vez mais sinusoides, o sangue materno começa a fluir pelo sistema trofoblástico, estabelecendo a **circulação uteroplacentária**.

Nesse ínterim, uma nova população de células aparece entre a superfície interna do citotrofoblasto e a superfície externa da cavidade exocelômica. Essas células, derivadas do saco vitelínico, formam um tecido conjuntivo frouxo e delicado, o

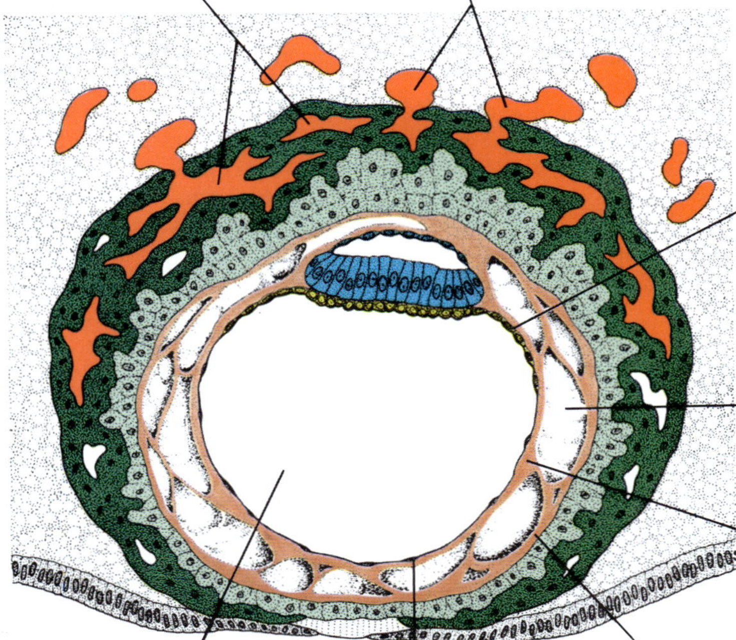

Figura 4.4 Blastocisto humano de aproximadamente 12 dias. As lacunas trofoblásticas no polo embrionário estão em conexão com os sinusoides maternos no estroma endometrial. O mesoderma extraembrionário prolifera e preenche o espaço entre a membrana exocelômica e a camada interna de citotrofoblasto.

mesoderma extraembrionário, que acaba preenchendo todo o espaço entre o trofoblasto externamente e o âmnio e a membrana exocelômica internamente (ver Figuras 4.4 e 4.5). Logo depois, grandes cavidades se formam no mesoderma extraembrionário e, quando convergem, dão origem a um novo espaço denominado **cavidade extraembrionária** ou **cavidade coriônica** (ver Figura 4.4). Esse espaço circunda o saco vitelínico primitivo e a cavidade amniótica, exceto no local onde o disco germinativo se conecta ao trofoblasto pelo pedúnculo embrionário (Figura 4.6). O mesoderma extraembrionário que reveste o citotrofoblasto e o âmnio é denominado **mesoderma extraembrionário somático**, e o revestimento do saco vitelínico é conhecido como **mesoderma extraembrionário esplâncnico** (ver Figura 4.4).

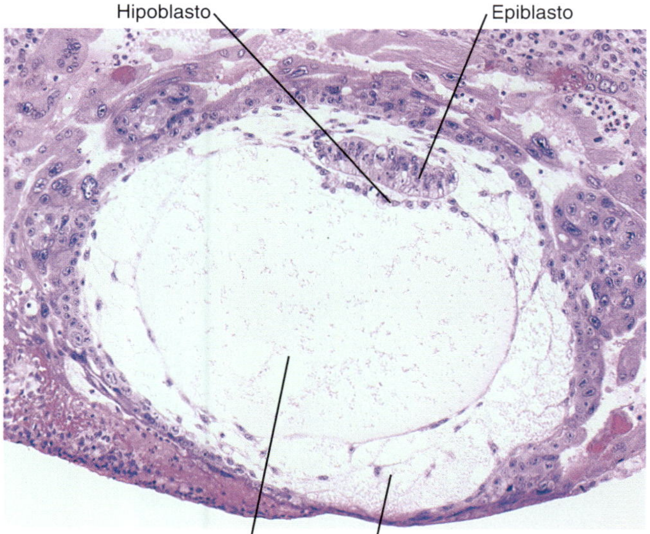

Figura 4.5 Blastocisto humano de 12 dias completamente implantado (×100). Observe as células sanguíneas maternas nas lacunas, a membrana exocelômica que reveste a vesícula vitelínica primitiva, o hipoblasto e o epiblasto.

O crescimento do disco bilaminar é relativamente lento em comparação ao do trofoblasto; portanto, o disco permanece muito pequeno (0,1 a 0,2 mm). As células do endométrio se tornam poliédricas e preenchidas por glicogênio e lipídios. Os espaços intercelulares são preenchidos por material extravasado, e o tecido se torna edematoso. Essas alterações, conhecidas como **reação decidual**, estão inicialmente limitadas à área imediatamente adjacente ao sítio de implantação, mas se disseminam pelo endométrio com rapidez.

DÉCIMO TERCEIRO DIA

Até o décimo terceiro dia do desenvolvimento, o defeito na superfície do endométrio já se regenerou. Algumas vezes, entretanto, ocorre sangramento no local da implantação, como resultado de aumento do fluxo sanguíneo para os espaços lacunares. Como esse sangramento ocorre próximo ao vigésimo oitavo dia do ciclo menstrual, pode ser confundido com sangramento menstrual normal e, desse modo, causar inexatidão na determinação da data provável do parto.

O trofoblasto é caracterizado pelas estruturas vilosas. Células do citotrofoblasto proliferam localmente e penetram no sinciciotrofoblasto, formando colunas de células circundadas por sincício. As colunas de células com o revestimento sincicial são conhecidas como **vilosidades primárias** (Figura 4.7; ver Figura 4.6) (ver Capítulo 5).

Enquanto isso, o hipoblasto produz células adicionais que migram ao longo do interior da membrana exocelômica (ver Figura 4.4). Elas proliferam e formam gradualmente uma nova cavidade dentro da cavidade exocelômica. Essa nova cavidade é conhecida como **vesícula vitelínica secundária** ou **vesícula vitelínica definitiva** (ver Figuras 4.6 e 4.7). A cavidade vitelínica é muito menor que a cavidade exocelômica original ou a cavidade vitelínica primitiva. Durante sua formação, grandes porções da cavidade exocelômica são pinçadas para fora. Essas porções são representadas pelos **cistos exocelômicos**, que são encontrados frequentemente no celoma extraembrionário, ou **cavidade coriônica** (ver Figura 4.6).

Nesse período, o celoma extraembrionário se expande e forma uma grande cavidade, a **cavidade coriônica**. O mesoderma extraembrionário que reveste o interior do citotrofoblasto e sua camada é conhecido como **placa coriônica**. O único local onde o mesoderma extraembrionário atravessa a cavidade coriônica é no **pedúnculo embrionário** (ver Figura 4.6). Com o desenvolvimento dos vasos sanguíneos, o pedúnculo se transforma no **cordão umbilical**.

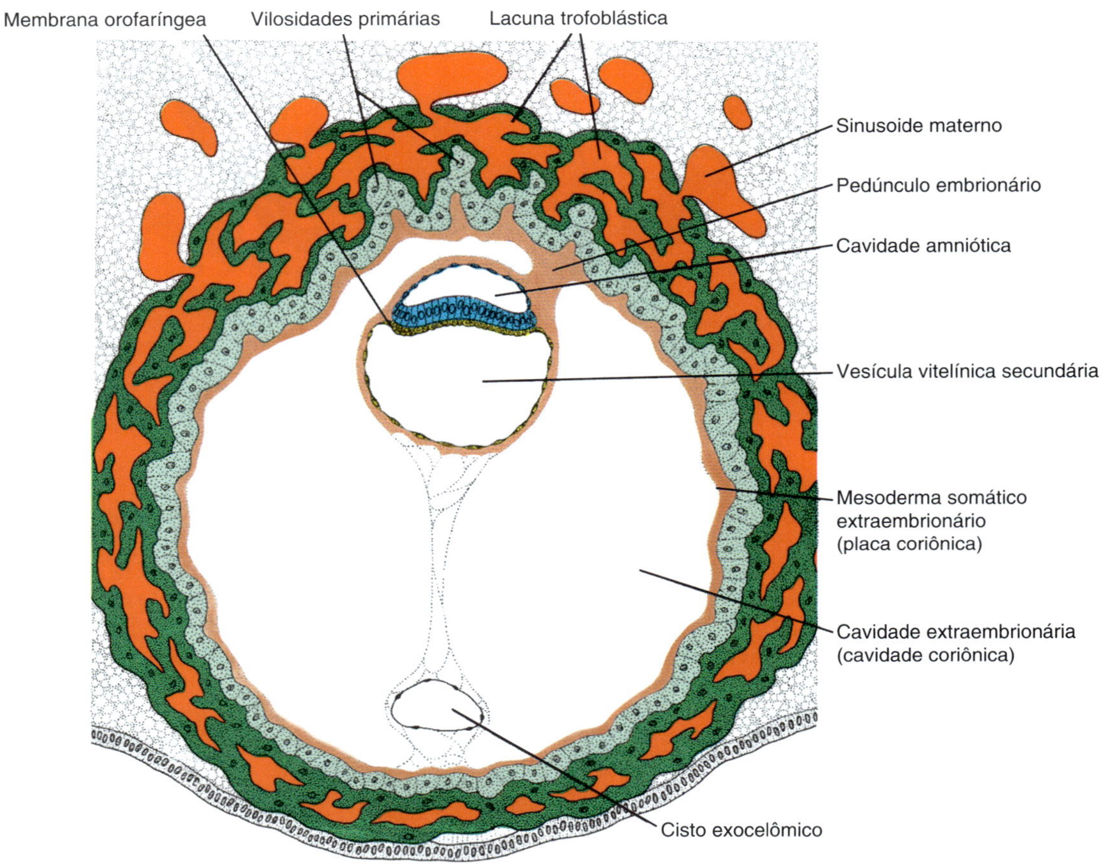

Figura 4.6 Blastocisto humano com 13 dias. Existem lacunas trofoblásticas nos polos abembrionário e embrionário, e a circulação uteroplacentária já se iniciou. Observe as vilosidades primárias e o celoma extraembrionário, ou cavidade coriônica. A vesícula vitelínica secundária está inteiramente revestida por endoderma.

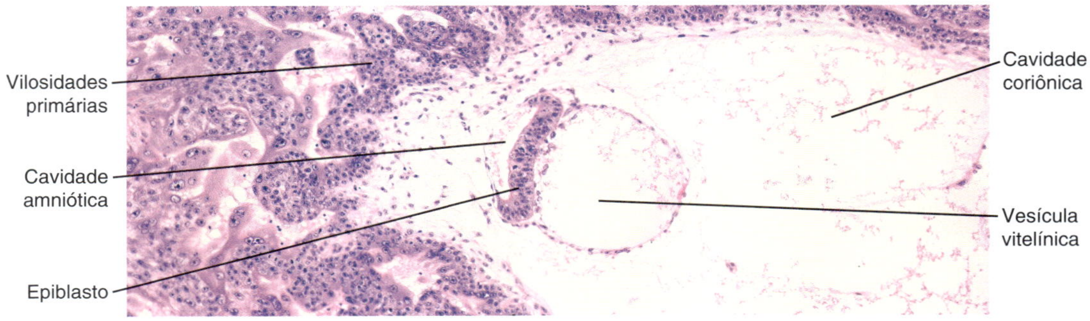

Figura 4.7 Corte do sítio de implantação de um embrião de 13 dias. Repare a cavidade amniótica, a vesícula vitelínica e a cavidade coriônica. A maior parte das lacunas está preenchida por sangue.

Correlações clínicas

Implantação anômala

O sinciciotrofoblasto é responsável pela produção hormonal (ver Capítulo 8), inclusive da **gonadotrofina coriônica humana** (**hCG**, do inglês *human chorionic gonadotropin*). Ao fim da segunda semana, a concentração desse hormônio é suficiente para ser detectada por radioimunoensaio, que serve como base para testes de gravidez.

Como 50% do genoma do embrião em implantação são derivados do pai, ele é um **corpo estranho** que deve ser rejeitado potencialmente pelo sistema materno, de modo semelhante à rejeição de um órgão transplantado. O sistema imunológico de uma mulher grávida tem de se modificar para que ela tolere a gravidez. Não é bem compreendido como isso acontece, mas parece que há uma transição da imunidade celular para a imunidade humoral (mediada por anticorpos), o que protege o embrião da rejeição. Entretanto, as alterações do sistema imunológico predispõem as mulheres grávidas a risco elevado para certos tipos de infecções, como a gripe, o que explica o aumento do risco de morte de gestantes por essas infecções. Além disso, as manifestações de doenças autoimunes se alteram durante a gravidez. Por exemplo, a esclerose múltipla e a artrite reumatoide, mediadas principalmente por células, apresentam melhora durante a gravidez, enquanto mulheres com lúpus eritematoso sistêmico (doença autoimune mediada predominantemente por anticorpos) apresentam agravamento quando estão grávidas.

A implantação anômala ocorre algumas vezes até mesmo dentro do útero. Normalmente, o blastocisto humano se implanta ao longo da parede anterior ou posterior do corpo uterino. Porém, ocasionalmente, o blastocisto se implanta próximo ao óstio interno do útero, de modo que, mais adiante no desenvolvimento, a placenta se liga ao canal cervical (**placenta prévia**) e causa intenso sangramento, até mesmo com risco de morte, na segunda parte da gravidez e durante o parto.

Às vezes, a implantação acontece fora do útero, a chamada **gravidez extrauterina** ou **gravidez ectópica**. Pode ocorrer em qualquer lugar da cavidade abdominal, no ovário ou na tuba uterina (Figura 4.8). Entretanto, 95% das gravidezes ectópicas ocorrem na tuba uterina, e a maioria delas está na ampola (80%, Figura 4.9). Na cavidade abdominal, mais frequentemente o blastocisto se liga ao revestimento peritoneal da **escavação retouterina**, ou **fundo de saco de Douglas** (Figura 4.10). O blastocisto também pode se ligar ao revestimento peritoneal do tubo intestinal ou ao omento. Algumas vezes, o blastocisto se desenvolve no próprio ovário, causando uma **gravidez ovariana primária**. A gravidez ectópica ocorre em 2% de todas as gestações e contribui para 9% das mortes maternas relacionadas com a gravidez. Na maioria das gestações ectópicas, o embrião morre por volta do segundo mês e pode resultar em hemorragia intensa para a mãe.

Os blastocistos anômalos são comuns. Por exemplo, em uma série de 26 blastocistos implantados, com idades variando entre 7,5 e 17 dias, coletados de pacientes com fertilidade normal, nove (34,6%) eram anômalos. Alguns consistiam apenas em sinciciotrofoblasto, outros apresentavam graus variáveis de hipoplasia trofoblástica. Em dois, não havia embrioblasto e, em alguns, o disco germinativo apresentava orientação anômala.

É provável que a maioria dos blastocistos anormais não provoque nenhum sinal de gravidez porque seu trofoblasto é tão insatisfatório que o corpo lúteo não consegue se manter. Esses embriões provavelmente são abortados no fluxo menstrual seguinte, e a gravidez não é detectada. Entretanto, em alguns casos, o trofoblasto se desenvolve e forma membranas placentárias, embora pouco ou nenhum tecido embrionário esteja presente. Essa condição é conhecida como **mola hidatiforme**. As molas secretam altos níveis de hCG e podem dar origem a tumores benignos ou malignos (**mola invasiva, coriocarcinoma**).

A análise genética das molas hidatiformes indica que, embora os pró-núcleos masculino e feminino sejam equivalentes geneticamente, são funcionalmente diferentes. Essa evidência vem do fato de que, embora as células das molas sejam diploides, seu genoma inteiro é paterno. Assim, a maioria das molas surge da fertilização de um oócito sem núcleo, seguida pela duplicação dos cromossomos masculinos para restabelecer o número diploide. Esses resultados também sugerem que os genes paternos regulam

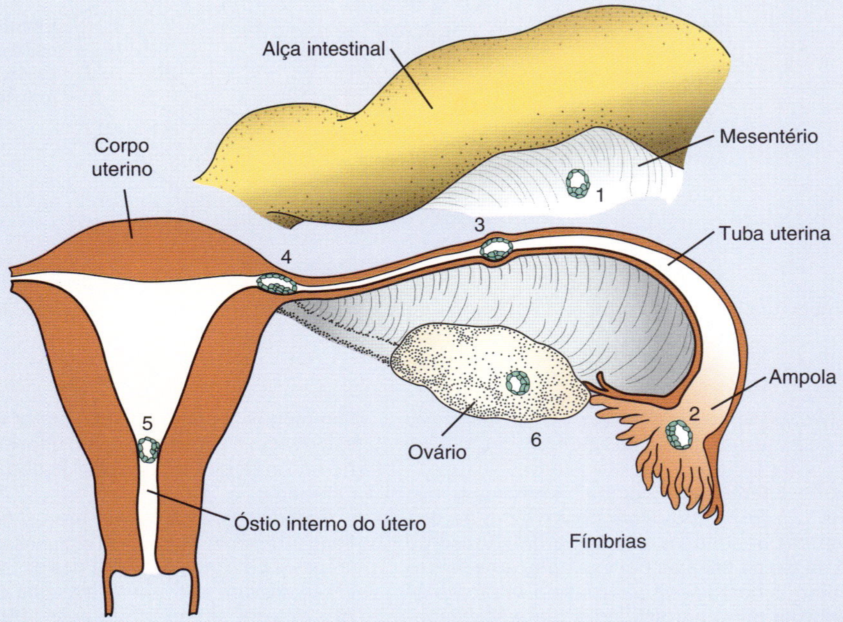

Figura 4.8 Sítios de implantação anômala do blastocisto. *1.* Implantação na cavidade abdominal (1,4%; o embrião se implanta mais frequentemente na escavação retouterina [fundo de saco de Douglas, Figura 4.10], mas pode se implantar em qualquer lugar recoberto pelo peritônio); *2.* implantação na região da ampola da tuba (80%); *3.* implantação tubária (12%); *4.* implantação intersticial (0,2%; por exemplo, na porção estreita da tuba uterina); *5.* implantação na região da abertura interna, resultando frequentemente em placenta prévia (0,2%); *6.* implantação ovariana (0,2%).

(continua)

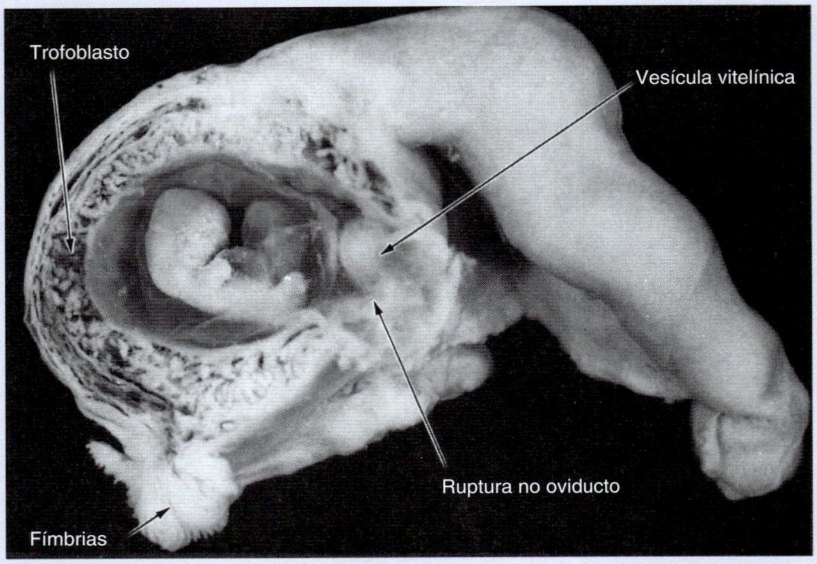

Figura 4.9 Gravidez tubária. O embrião tem aproximadamente 2 meses de idade e está prestes a escapar por uma ruptura na parede tubária.

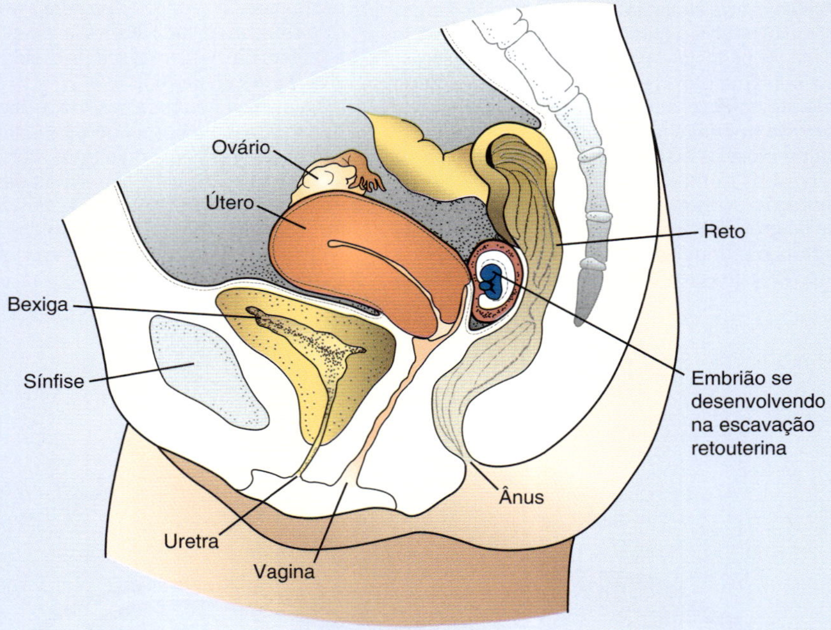

Figura 4.10 Seção média da bexiga, do útero e do reto mostrando uma gravidez abdominal na escavação retouterina (fundo de saco de Douglas).

a maior parte do desenvolvimento do trofoblasto, porque nas molas esse tecido se diferencia mesmo na ausência de um pró-núcleo feminino.

Outros exemplos de diferenças funcionais entre os genes maternos e paternos são fornecidos pela observação de que certas doenças genéticas dependem de o gene defeituoso ou ausente ser herdado do pai ou da mãe. Por exemplo, uma microdeleção no cromossomo 15 herdada do pai causa a síndrome de Prader-Willi (caracterizada por hipotonia, retardo mental, hipogonadismo e obesidade), enquanto a herança da mesma deleção da mãe causa a síndrome de Angelman (caracterizada por convulsões, pouca ou nenhuma fala, paroxismo do riso e retardo mental profundo). Esse fenômeno, no qual ocorrem modificação e/ou expressão diferencial de alelos ou regiões cromossômicas homólogas dependendo do genitor de quem o material genético é derivado, é conhecido como **impressão (*imprinting*) genômica**. Acredita-se que menos de 1% dos genes sofra *imprinting* (ver Capítulo 2).

Falhas reprodutivas na pré ou na pós-implantação ocorrem frequentemente. Mesmo em algumas mulheres férteis sob condições ótimas para a gravidez, 15% dos oócitos não são fertilizados e 10 a 15% começam a clivagem, mas não conseguem se implantar. Dos 70 a 75% que se implantam, apenas 58% sobrevivem até a segunda semana e 16% desses são anômalos. Dessa maneira, quando a primeira menstruação esperada não ocorre, apenas 42% dos oócitos expostos aos espermatozoides sobrevivem. Dessa porcentagem, parte é abortada durante as semanas subsequentes e parte apresenta defeitos congênitos.

RESUMO

No início da segunda semana, o blastocisto está alojado parcialmente no estroma endometrial. O **trofoblasto** se diferencia em uma camada interna, que prolifera ativamente, o **citotrofoblasto**; e em uma camada externa, o **sinciciotrofoblasto**, que invade os tecidos maternos (ver Figura 4.1). No nono dia, desenvolvem-se lacunas no sinciciotrofoblasto. Subsequentemente, os sinusoides maternos são erodidos pelo sinciciotrofoblasto, o sangue materno entra na rede lacunar e, por volta da segunda semana, começa uma **circulação uteroplacentária** primitiva (ver Figura 4.6). Enquanto isso, o citotrofoblasto forma colunas celulares que penetram e são cercadas pelo sincício, as **vilosidades primárias**. No fim da segunda semana, o blastocisto está completamente alojado e seu orifício de entrada na mucosa está fechado (ver Figura 4.6).

Enquanto isso, a **massa celular interna** ou **embrioblasto** se diferencia em **epiblasto** e **hipoblasto**, formando, juntos, um **disco bilaminar** (ver Figura 4.6). As células epiblásticas originam os **amnioblastos** que recobrem a **cavidade amniótica**, superior à camada epiblástica. As células hipoblásticas são contínuas com a **membrana exocelômica**, e, juntas, elas recobrem a **vesícula vitelínica primitiva** (ver Figura 4.4). No fim da segunda semana, o mesoderma extraembrionário preenche internamente o espaço entre o trofoblasto e o âmnio, bem como a membrana exocelômica. Quando se desenvolvem vacúolos nesse tecido, forma-se o **celoma extraembrionário** ou **cavidade coriônica** (ver Figura 4.6). O **mesoderma extraembrionário** que recobre o citotrofoblasto e o âmnio é o **mesoderma extraembrionário somático**; a cobertura que cerca a vesícula vitelínica é o **mesoderma extraembrionário esplâncnico** (ver Figura 4.6).

A segunda semana do desenvolvimento é conhecida como a **"semana do dois"**:

1. O trofoblasto se diferencia em duas camadas: o citotrofoblasto e o sinciciotrofoblasto
2. O embrioblasto forma duas camadas: o epiblasto e o hipoblasto
3. O mesoderma extraembrionário se divide em duas camadas: as camadas somática e esplâncnica
4. Formam-se duas cavidades: a amniótica e a da vesícula vitelínica.

A **implantação** ocorre no fim da primeira semana. As células trofoblásticas invadem o epitélio e o estroma do epitélio subjacente com a ajuda de enzimas proteolíticas. A implantação também pode ocorrer fora do útero, como na cavidade retouterina, no mesentério, na tuba uterina ou no ovário (**gravidez ectópica**).

Questões

1. A segunda semana do desenvolvimento é conhecida como a "semana do dois". A formação de quais estruturas apoia essa declaração?
2. Durante a implantação, o trofoblasto está invadindo os tecidos maternos e, como ele contém aproximadamente 50% de genes paternos, é um corpo estranho. Por que o concepto não é rejeitado por uma resposta imunológica do sistema materno?
3. Uma mulher que acredita estar grávida reclama de edema e sangramento vaginal. O exame revela alta concentração plasmática de hCG e tecido placentário, mas não há evidência de embrião. Como você explicaria essa situação?
4. Uma mulher jovem que não apresentou as duas últimas menstruações reclama de dor abdominal intensa. Qual pode ser o diagnóstico e como você o confirmaria?

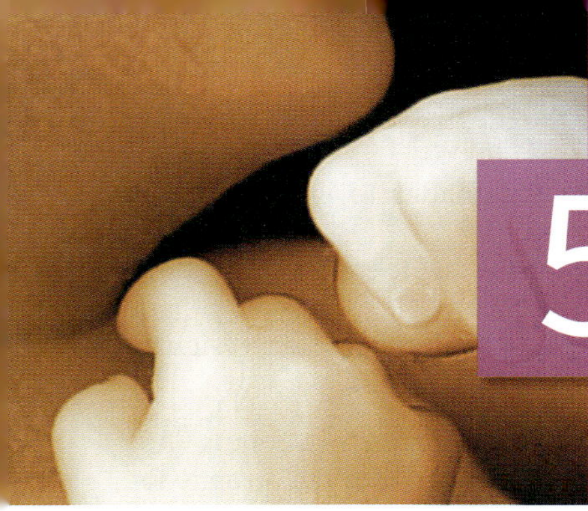

5 Terceira Semana do Desenvolvimento | Disco Germinativo Trilaminar

■ GASTRULAÇÃO | FORMAÇÃO DO MESODERMA E DO ENDODERMA EMBRIONÁRIOS

O evento mais característico durante a terceira semana de gestação é a **gastrulação**, o processo que estabelece as três **camadas germinativas** (**ectoderma**, **mesoderma** e **endoderma**) no embrião. A gastrulação começa com a formação da **linha primitiva** na superfície do epiblasto (Figuras 5.1 e 5.2). Inicialmente, a linha é sutil (ver Figura 5.1), mas, no embrião de 15 a 16 dias, ela é bem visualizada como um sulco estreito entre regiões levemente protrusas. A parte cefálica da linha, o **nó primitivo**, consiste em uma área levemente elevada que cerca a **fosseta primitiva** (ver Figura 5.2). As células do epiblasto migram para a linha primitiva (ver Figura 5.2). Quando chegam à região da linha, elas adotam um formato de frasco, desprendem-se do epiblasto e deslizam para baixo dele (ver Figura 5.2B e C). Esse movimento para dentro é conhecido como **invaginação**. A migração e a especificação

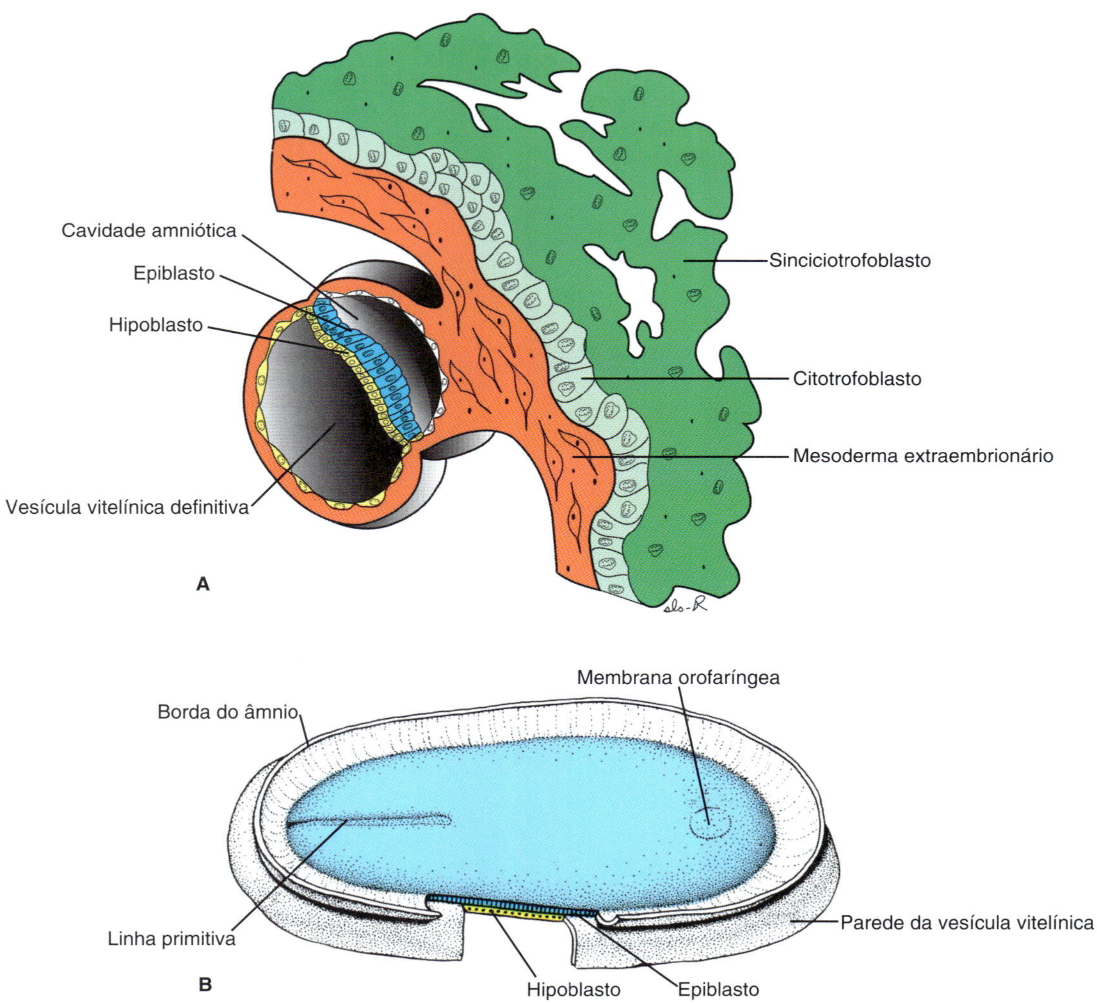

Figura 5.1 **A.** Sítios de implantação ao fim da segunda semana. **B.** Figura representativa do disco germinativo ao fim da segunda semana do desenvolvimento. A cavidade amniótica foi aberta para permitir a vista da parte dorsal do epiblasto. O hipoblasto e o epiblasto estão em contato, e a linha primitiva forma um sulco na região caudal do embrião.

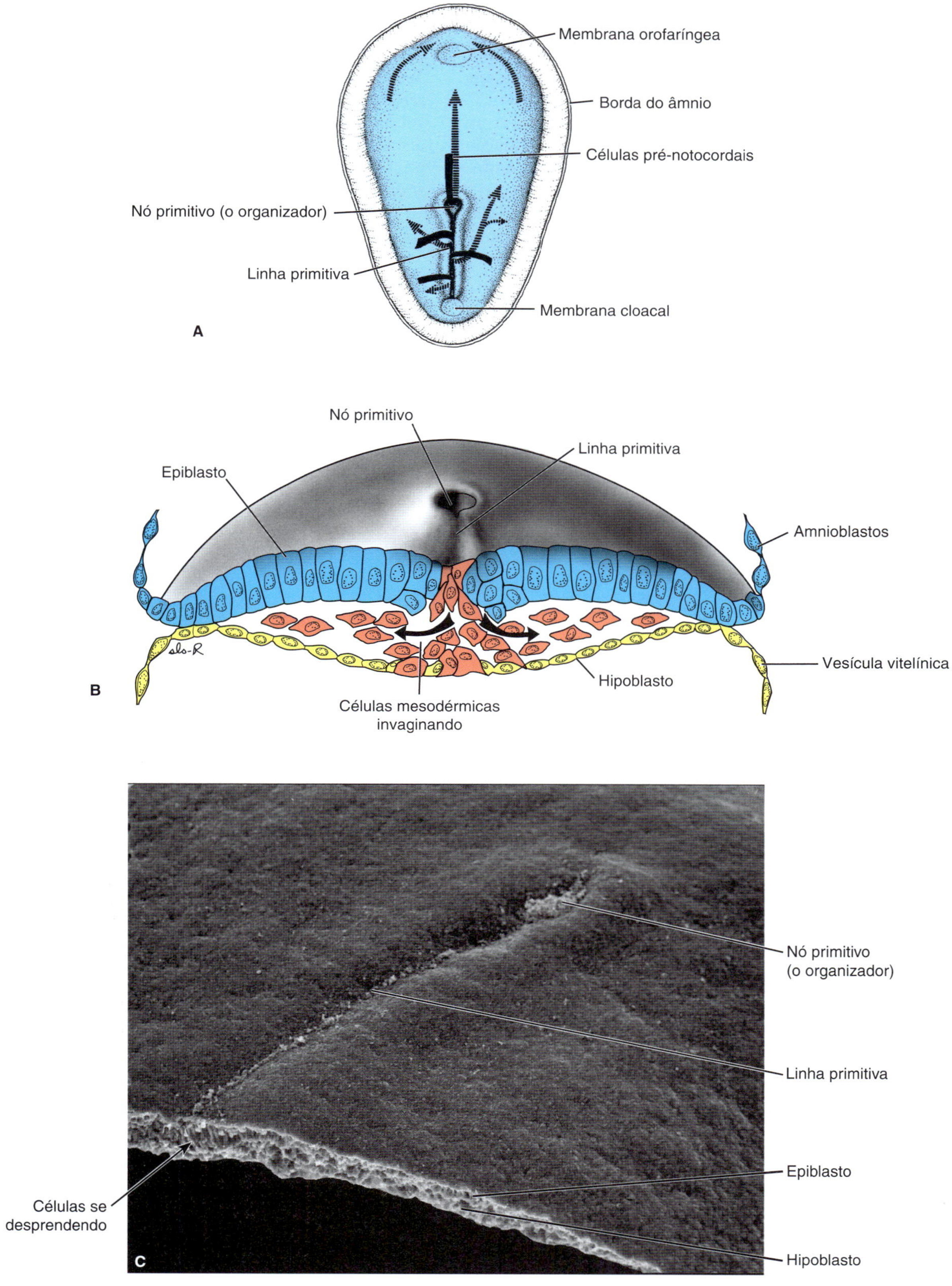

Figura 5.2 **A.** Região dorsal do disco germinativo de um embrião de 16 dias indicando o movimento das células epiblásticas superficiais (*setas pretas sólidas*) através da linha e do nó primitivos e migração subsequente dessas células entre o hipoblasto e o epiblasto (*setas hachuradas*). **B.** Corte transversal através da região cranial da linha primitiva aos 15 dias, mostrando a invaginação das células epiblásticas. As primeiras células a se moverem para dentro deslocam o hipoblasto para criar o endoderma definitivo. Depois que o endoderma definitivo tiver sido estabelecido, o epiblasto se moverá para dentro para formar o mesoderma. **C.** Vista dorsal de um embrião mostrando o nó e a linha primitivos e um corte transversal através da linha primitiva. Essa vista é semelhante à ilustração **B**; a *seta* indica células epiblásticas se soltando na linha primitiva.

celulares são controladas pelo **fator de crescimento de fibroblastos 8 (FGF8)**, que é sintetizado pelas próprias células da linha primitiva. Esse fator de crescimento controla o movimento celular por infrarregulação da caderina E, uma proteína que normalmente mantém as células epiblásticas unidas. O FGF8 controla a especificação celular no mesoderma ao regular a expressão de *BRACHYURY (T)*. Após a invaginação das células, algumas deslocam o hipoblasto, criando o **endoderma** embrionário, e outras ficam entre o epiblasto e o endoderma recém-criado, formando o **mesoderma**. As células que permanecem no epiblasto formam, então, o **ectoderma**. Assim, o epiblasto, por meio do processo de gastrulação, é a fonte de todas as camadas germinativas (ver Figura 5.2B); células dessas camadas darão origem a todos os tecidos e órgãos do embrião.

Conforme mais e mais células se movem entre as camadas epiblásticas e hipoblásticas, elas começam a se espalhar lateral e cranialmente (ver Figura 5.2). Gradualmente, elas migram para além da margem do disco e estabelecem contato com o mesoderma extraembrionário que cobre a vesícula vitelínica (ou saco vitelínico) e o âmnio. No sentido cefálico, elas passam para cada lado da **placa precordal**. A própria placa precordal se forma entre a ponta da notocorda e a **membrana orofaríngea** e é derivada de algumas das primeiras células que migram através do nó primitivo na linha média e se deslocam no sentido cefálico. Mais tarde, a placa precordal será importante para a indução do prosencéfalo (Figura 5.3; ver Figura 5.2). A membrana orofaríngea na parte cranial do disco consiste em uma pequena região de células ectodérmicas e endodérmicas bem aderidas que representa a futura abertura da cavidade oral.

FORMAÇÃO DA NOTOCORDA

As **células pré-notocordais** que se invaginam pelo nó primitivo movem-se cranialmente na linha média até alcançar a **placa precordal** (ver Figura 5.3). Essas células pré-notocordais ficam intercaladas no hipoblasto de modo que, por um curto período, a linha média do embrião consiste em duas camadas de células que formam a **placa notocordal** (ver Figura 5.3B). À medida que o hipoblasto é substituído por células endodérmicas que se deslocam para a linha primitiva, as células da placa notocordal proliferam e se soltam do endoderma. Elas formam, então, um cordão sólido de células, a

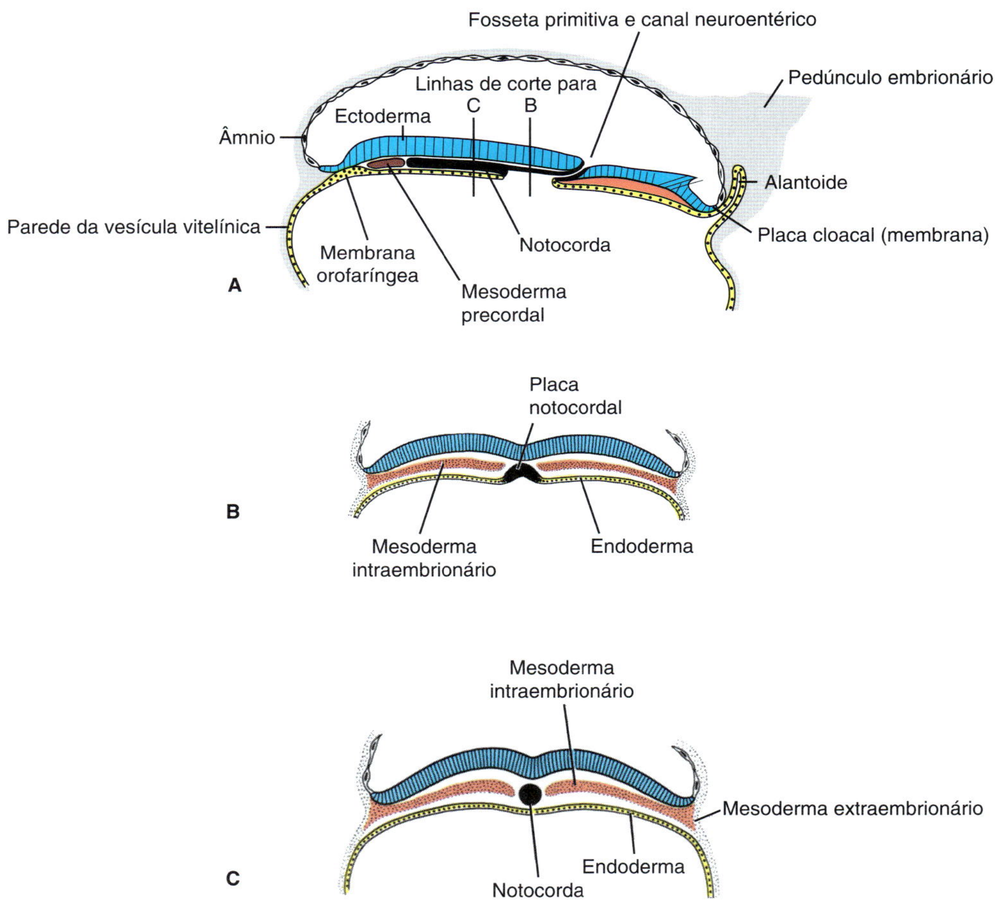

Figura 5.3 Ilustrações esquemáticas da formação da notocorda, por meio da qual as células pré-notocordais migram pela linha primitiva, tornam-se intercaladas no endoderma para formar a placa notocordal e, finalmente, desprendem-se do endoderma para constituir a notocorda definitiva. Como esses eventos ocorrem em uma sequência craniocaudal, as porções da notocorda definitiva são estabelecidas primeiro na região cranial. **A.** Ilustração de um corte sagital através de um embrião de 17 dias. A parte mais cranial da notocorda definitiva está formada, enquanto as células pré-notocordais caudais a essa região estão intercaladas no endoderma como a placa notocordal. *Observe que algumas células migram à frente da notocorda. Essas células mesodérmicas formam a placa precordal que participará na indução da formação do prosencéfalo.* **B.** Corte transversal através da região da placa notocordal. Em breve, a placa notocordal se soltará do endoderma para formar a notocorda definitiva. **C.** Desenho esquemático mostrando a notocorda definitiva.

notocorda definitiva (ver Figura 5.3C), que se posiciona sob o tubo neural e é um centro de sinalização para a indução do esqueleto axial. Como o alongamento da notocorda é um processo dinâmico, a parte cranial se forma primeiro e as regiões caudais são adicionadas conforme a linha primitiva adota uma posição mais caudal. A notocorda e as células pré-notocordais se estendem cranialmente até a placa precordal (uma área imediatamente caudal à membrana orofaríngea) e caudalmente à fosseta primitiva. No ponto onde a fosseta forma uma endentação no epiblasto, o **canal neuroentérico** conecta temporariamente as cavidades amniótica e vitelínica (ver Figura 5.3A).

A **membrana cloacal** é formada na parte caudal do disco embrionário (ver Figura 5.2A). Essa membrana, que tem estrutura semelhante à da membrana orofaríngea, consiste em células ectodérmicas e endodérmicas bem aderidas sem mesoderma entre elas. Quando a membrana cloacal aparece, a parede posterior da vesícula vitelínica forma um pequeno divertículo que se estende até o pedúnculo embrionário. Esse divertículo, o **divertículo alantoentérico**, ou **alantoide**, aparece por volta do décimo sexto dia do desenvolvimento (ver Figura 5.3A). Embora em alguns vertebrados inferiores o alantoide funcione como um reservatório para os produtos de excreção do sistema renal, nos seres humanos, ele permanece rudimentar, mas pode estar envolvido em anomalias do desenvolvimento da bexiga urinária (ver Capítulo 16).

ESTABELECIMENTO DOS EIXOS CORPORAIS

O estabelecimento dos **eixos corporais anteroposterior (A-P; craniocaudal)**, **dorsoventral (D-V)** e **esquerdo-direito (E-D)** ocorre no início da embriogênese e provavelmente é iniciado no estágio de mórula do desenvolvimento com os eixos A-P e D-V especificados antes de E-D (ver Capítulo 3). No estágio de blastocisto, o eixo A-P é determinado, e as células que são destinadas para formar o **endoderma visceral anterior (EVA)** na extremidade cranial da camada endodérmica do disco bilaminar (Figura 5.4) migram em direção ao que se tornará a região da cabeça. Nesse estágio do disco bilaminar, as células no *EVA* expressam os genes essenciais para a formação da cabeça, incluindo os fatores de transcrição *OTX2*, *LIM1* e *HESX1*, bem como os fatores solúveis **cerberus** e **lefty1** (membros da família TGF-β), que inibem a atividade de **nodal** (um membro da família TGF-β), estabelecendo, assim, a parte cranial do embrião. A ausência de cerberus e lefty1 na parte caudal do embrião permite que a expressão de nodal continue, e este sinal estabelece e mantém a linha primitiva (ver Figura 5.4). Uma vez que a linha primitiva esteja formada, o *NODAL* aumenta a expressão de vários genes responsáveis pela formação dos mesodermas dorsal e ventral, assim como das estruturas da cabeça e da cauda.

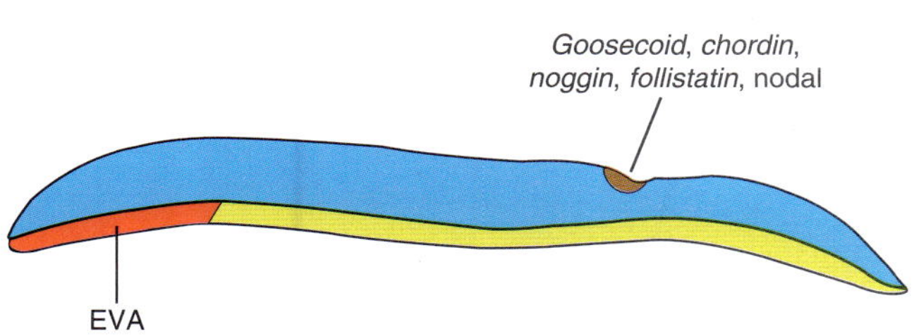

Figura 5.4 Corte sagital através do nó e da linha primitivos mostrando o padrão de expressão de genes que regulam os eixos craniocaudal e dorsoventral. As células na região cranial prospectiva do embrião no *EVA* expressam os fatores de transcrição *OTX2*, *LIM1* e *HESX1* e o fator solúvel cerberus, que contribuem para o desenvolvimento da cabeça e estabelecem a região cefálica. Uma vez que a linha esteja formada e a gastrulação esteja progredindo, a BMP4 é secretada por todo o disco bilaminar e age com o FGF para ventralizar o mesoderma em mesoderma intermediário e da placa lateral. O *GOOSECOID*, expresso no nó, regula a expressão de *CHORDIN*, e esse produto gênico, junto com *noggin* e *follistatin*, antagoniza a atividade de BMP4, dorsalizando o mesoderma em notocorda e mesoderma paraxial para a região da cabeça. Mais tarde, a expressão do gene *BRACHYURY (T)* antagoniza BMP4 para dorsalizar o mesoderma em notocorda e mesoderma paraxial na região caudal do embrião.

Outro membro da família do TGF-β, **a proteína morfogenética óssea 4 (BMP4)**, é secretado por todo o disco embrionário (ver Figura 5.4). Na presença dessa proteína e de **FGF**, o mesoderma será ventralizado para contribuir na formação dos rins (mesoderma intermediário), sangue e mesoderma da parede corporal (mesoderma da placa lateral). Na verdade, todo o mesoderma seria ventralizado se a atividade da BMP4 não fosse bloqueada por outros genes expressos no nó. Por esse motivo, o nó é o **organizador**. Essa designação foi dada por Hans Spemann, que descreveu esta atividade pela primeira vez no lábio dorsal do blastóporo, uma estrutura análoga ao nó primitivo em embriões de *Xenopus*. ***CHORDIN*** (ativado pelo fator de transcrição ***GOOSECOID***), ***noggin*** e ***follistatin*** antagonizam a atividade da BMP4. Como resultado, o mesoderma cranial é dorsalizado na notocorda, nos somitos e nos somitômeros (ver Figura 5.4). Mais tarde, esses três genes são expressos na notocorda e são importantes para a indução neural na região cranial.

Como mencionado, **Nodal** está envolvido na iniciação e na manutenção da linha primitiva. Da mesma maneira, ***HNF-3β*** mantém o nó primitivo e, mais tarde, induz a especificação regional das estruturas do prosencéfalo e do mesencéfalo. Sem *HNF-3β*, os embriões não conseguem gastrular adequadamente e não desenvolvem prosencéfalo e mesencéfalo. Como mencionado, *GOOSECOID* ativa os inibidores da BMP4 e contribui para a regulação do desenvolvimento da cabeça. A sub ou a superexpressão desse gene em animais de laboratório resulta em malformações graves da região da cabeça, incluindo duplicações, semelhantes a alguns tipos de gêmeos xifópagos (Figura 5.5).

A regulação da formação do mesoderma dorsal nas partes medial e caudal do embrião é controlada pelo **gene *BRACHYURY (T)*** expresso no nó primitivo, nas células precursoras da notocorda e na notocorda. Esse gene é essencial para a migração celular pela linha primitiva. ***BRACHYURY*** codifica uma proteína de ligação a uma sequência específica de DNA que funciona como um fator de transcrição. O sítio de ligação ao DNA é chamado de ***T-box***, e há mais de 20 genes na família *T-box*. Dessa maneira, a formação do mesoderma nessas regiões depende desse produto gênico, e sua ausência resulta no encurtamento do eixo embrionário (disgenesia caudal). O grau de encurtamento depende do momento em que a proteína se torna deficiente.

A **lateralidade (esquerda-direita)** também é estabelecida no início do desenvolvimento. Normalmente, muitos órgãos apresentam assimetrias, incluindo o coração, os pulmões, o intestino, o baço, o estômago, o fígado e outros. O posicionamento desses órgãos e a definição de suas assimetrias são orquestrados por uma cascata de moléculas e genes sinalizadores. Quando a linha primitiva aparece, o **FGF8** é secretado

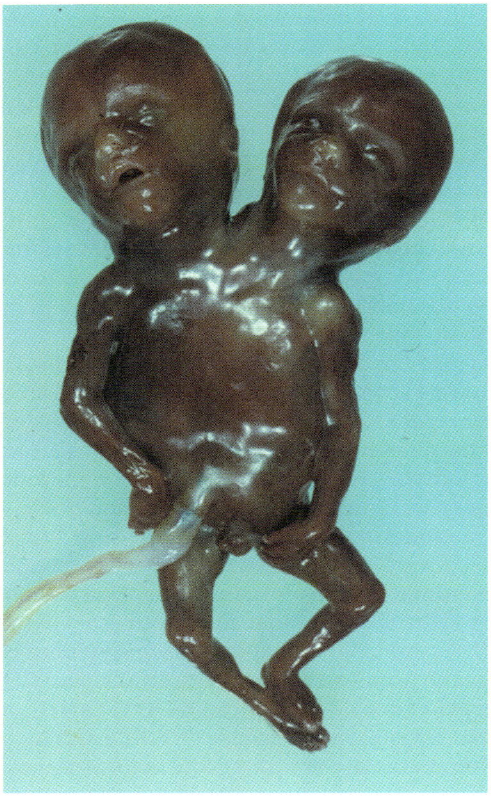

Figura 5.5 Gêmeos xifópagos. Se o gene *GOOSECOID* for superexpresso em embriões de sapo, o resultado é um girino com duas cabeças. Talvez a superexpressão desse gene explique a origem desse tipo de gêmeos xifópagos.

por células no nó e na linha primitivos, e esse fator de crescimento induz a expressão de ***NODAL*** (Figura 5.6A). A expressão de *NODAL* é então restrita ao lado esquerdo do embrião pelo acúmulo de **serotonina (5-HT)** no lado esquerdo. Essas altas concentrações de 5-HT no lado esquerdo ativam a expressão do fator de transcrição *MAD3*, que restringe a expressão de *NODAL* ao lado esquerdo do nó primitivo (Figura 5.6B). Os genes de linha média, como *SONIC HEDGEHOG* (*SHH*), *LEFTY1* e *ZIC3* (um gene no cromossomo X que cria códigos para um fator de transcrição dedo de zinco), estão envolvidos não somente na definição da linha média, mas também impedem que a expressão *NODAL* atravesse para o lado direito. Por fim, a proteína Nodal no mesoderma da placa lateral esquerda inicia uma cascata de sinalização que inclui *LEFTY2* para suprarregular ***PITX2*** (ver Figura 5.6B). *PITX2* é um fator de transcrição que contém *homeobox*, que é um "gene mestre" responsável pelo estabelecimento da lateralidade esquerda, e sua expressão é repetida no lado esquerdo do coração, no estômago e no intestino primitivo conforme esses órgãos adotam suas posições corporais assimétricas. Se o gene for expresso ectopicamente (p. ex., no lado direito), essa expressão anormal resulta em **defeitos de lateralidade**, inclusive *situs inversus* e dextrocardia (posicionamento do coração no lado direito; ver Correlações clínicas).

Observe que o neurotransmissor **5-HT** também tem participação essencial nessa cascata de sinalização que estabelece a lateralidade. A 5-HT está concentrada no lado esquerdo, que ativa *MAD3* e restringe a sinalização de Nodal no lado esquerdo (ver Figura 5.6B). Os estudos com animais mostram que alterar a sinalização de 5-HT pode resultar em *situs inversus*, dextrocardia, cardiopatia e vários tipos de defeitos congênitos

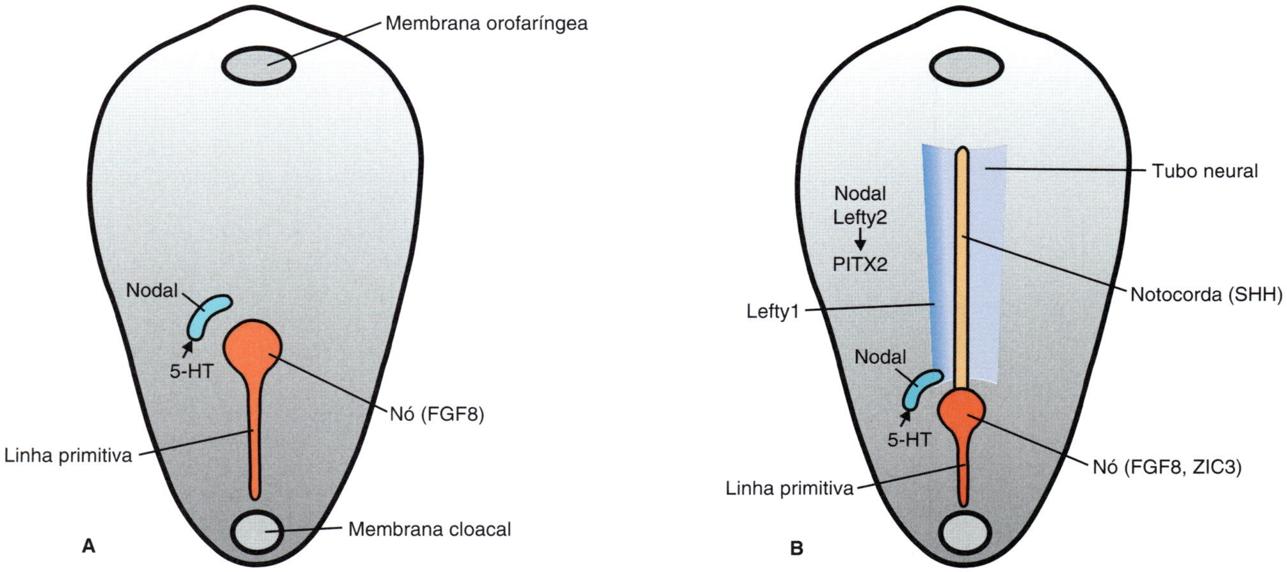

Figura 5.6 Vistas dorsais do disco germinativo mostrando os padrões de expressão gênica responsáveis pelo estabelecimento do eixo corporal esquerdo-direito. **A.** FGF8, secretado no nó e na linha primitivos, estabelece a expressão de *Nodal*, um membro da superfamília de TGF-β. **B.** A concentração do neurotransmissor serotonina (5-HT) aumenta no lado esquerdo e sinaliza, por meio do fator de transcrição *MAD3*, a restrição da expressão de *Nodal* no lado esquerdo do nó. A enzima de degradação da 5-HT, a monoamina oxidase (MOA), é expressa no lado direito do nó primitivo e ajuda a manter as concentrações de 5-HT mais baixas nesse lado. *Nodal* então inicia uma cascata de sinalização que termina na expressão do gene mestre para a lateralidade esquerda, um fator de transcrição chamado *PITX2*. *LEFTY1* e *SONIC HEDGEHOG* são expressos mais em direção à linha média no mesoderma da placa lateral e na notocorda, respectivamente, e atuam como barreiras na linha média, além de reprimirem a expressão dos genes do lado esquerdo, no lado direito. Os genes envolvidos na definição do lado direito são desconhecidos em sua maioria, mas o fator de transcrição *SNAIL* regula genes *downstream* importantes para esse processo.

relacionados com a lateralidade, chamados heterotaxia; enquanto estudos epidemiológicos indicam que malformações semelhantes ocorrem em humanos quando a sinalização por 5-HT é interrompida por agentes farmacêuticos (ver Correlações clínicas).

Os genes que regulam o desenvolvimento do lado direito não são tão bem definidos, embora a expressão do fator de transcrição ***SNAIL*** seja restrita ao mesoderma da placa lateral direita e provavelmente regule os genes efetores responsáveis pelo estabelecimento do lado direito. Por que a cascata é iniciada no lado esquerdo é um mistério, mas o mecanismo pode envolver **cílios** nas células do nó primitivo, que batem para gerar um gradiente de Nodal para a esquerda ou um gradiente de sinalização estabelecido por **junções comunicantes** e transporte de pequenos íons.

■ MAPA DE DESTINO CELULAR ESTABELECIDO DURANTE A GASTRULAÇÃO

As regiões do epiblasto que migram e ingressam pela linha primitiva foram mapeadas (Figura 5.7), e seus destinos, determinados. As células que migram pela região cranial do nó, por exemplo, tornam-se a placa precordal e a notocorda; as que migram nas extremidades laterais do nó e a partir da parte cranial da linha se tornam o **mesoderma paraxial**; as células que migram pela região média da linha se tornam o **mesoderma intermediário**; as que migram pela parte caudal da linha formam o **mesoderma da placa lateral**; e as células que migram na parte mais caudal da linha contribuem para o mesoderma extraembrionário (a outra fonte desse tecido é a vesícula vitelínica primitiva [hipoblasto]).

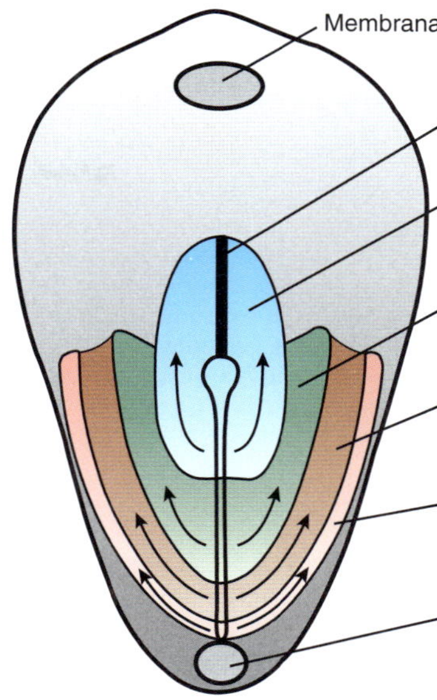

Figura 5.7 Vista dorsal do disco germinativo mostrando a linha primitiva e mapa de destino das células epiblásticas. As células do epiblasto migram através de partes específicas do nó e da linha, e sua trajetória de migração determina que tipo de mesoderma formarão. Assim, as células que migram pela parte mais cranial do nó primitivo formam a notocorda; as que migram mais posteriormente pelo nó primitivo e pela região mais cranial da linha primitiva formam o mesoderma paraxial (somitos e somitômeros); as que migram pela região mais central da linha primitiva formam o mesoderma intermediário (sistema urogenital); as que migram pela região caudal da linha formam o mesoderma da placa lateral (parede corporal); e as que migram pela extremidade mais caudal contribuem para a formação do mesoderma extraembrionário (cório).

Correlações clínicas

Teratogênese associada à gastrulação

O começo da terceira semana do desenvolvimento, quando a gastrulação começa, é um estágio extremamente sensível a agravos teratogênicos. Nesse período, mapas de destino podem ser feitos para vários sistemas orgânicos, como os olhos e o primórdio do cérebro, e essas populações celulares podem ser danificadas por teratógenos. Estudos em animais, por exemplo, indicam que altas doses de etanol nesse estágio matam células na linha média anterior do disco germinativo, provocando deficiência na linha média das estruturas craniofaciais, e o resultado é a **holoprosencefalia** (ver Capítulo 17). Nessas crianças, o prosencéfalo é pequeno, os dois ventrículos laterais frequentemente se fusionam em um ventrículo, e os olhos são próximos (hipotelorismo). Como esse estágio é alcançado 2 semanas após a fertilização, ele ocorre aproximadamente 4 semanas após a última menstruação. Assim, a mulher pode não perceber a gravidez, presumindo que a menstruação esteja atrasada e que começará em breve. Consequentemente, não toma as precauções que tomaria normalmente se soubesse da gravidez.

A própria gastrulação pode ser comprometida por anomalias genéticas e por agravos tóxicos. Na **disgenesia caudal (sirenomelia)**, o mesoderma que se forma na região mais caudal do embrião é insuficiente. Como esse mesoderma contribui para a formação dos membros inferiores, do sistema urogenital (mesoderma intermediário) e das vértebras lombossacrais, ocorrem anomalias nessas estruturas.

Os indivíduos afetados exibem uma gama variável de defeitos, incluindo hipoplasia e fusão dos membros inferiores, anomalias vertebrais, agenesia renal, ânus imperfurado e anomalias nos órgãos genitais (Figura 5.8A e B). Em seres humanos, essa condição está

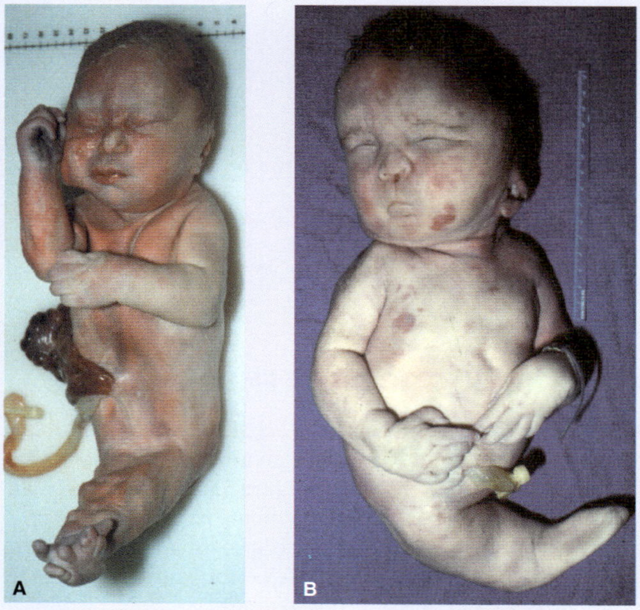

Figura 5.8 A e **B.** Dois exemplos de sirenomelia (disgenesia caudal). A perda do mesoderma na região lombossacral resultou na fusão dos brotos dos membros, além de outros defeitos.

(continua)

associada a diabetes materno e a outras causas. Em camundongos, anomalias nos genes *BRACHYURY* (*T*), *WNT* e *ENGRAILED* produzem um fenótipo semelhante.

Tumores associados à gastrulação

Algumas vezes, remanescentes da linha primitiva persistem na região sacrococcígea. Esses grupos de células pluripotentes proliferam e formam tumores conhecidos como **teratomas sacrococcígeos**, que comumente têm tecidos derivados das três camadas germinativas (Figura 5.9). Esse é o tumor mais comum em recém-nascidos, ocorrendo com uma frequência de 1 em 37 mil. Os teratomas também surgem de **células germinativas primordiais** que não conseguem migrar para a crista gonadal (ver Capítulo 2). Esses tumores podem se tornar malignos e são mais comuns em fetos femininos.

Defeitos congênitos associados à lateralidade

O ***situs solitus*** refere-se ao posicionamento normal dos órgãos internos. ***Situs inversus*** refere-se a uma condição na qual o posicionamento de todos os órgãos está invertido (imagem em espelho). O posicionamento dos órgãos discordante em relação à assimetria, em que um ou mais órgãos estão anormalmente invertidos na posição ou há isomerismos (ambos os átrios no coração são parecidos) ou inversões (os dois ventrículos no coração estão invertidos), é chamado de ***situs ambiguous*** ou **heterotaxia**. Considera-se que esses indivíduos apresentem **defeitos de lateralidade**, que ocorreram devido à incapacidade de estabelecer o eixo E-D. Os pacientes com essas condições não têm *situs inversus* completo, mas parecem ser bilateralmente destros ou sinistros. O baço reflete as diferenças. Os indivíduos com bilateralidade do lado esquerdo têm poliesplenia, e os com bilateralidade do lado direito têm asplenia ou baço hipoplástico.

Os indivíduos com *situs inversus* não correm risco elevado de apresentar outras anormalidades congênitas (embora corram um risco um pouco maior de apresentar um defeito cardíaco), mas sua progênie corre maior risco de defeitos de lateralidade e um risco ainda maior de apresentar uma cardiopatia grave. Ainda, aproximadamente 20% dos pacientes com *situs inversus* apresentam bronquiectasia e sinusite crônica devido aos cílios anormais (**síndrome de Kartagener** ou síndrome dos cílios imóveis). É interessante mencionar que os cílios normalmente são encontrados na superfície ventral do nó primitivo e estão envolvidos no padrão E-D.

Em contrapartida, os pacientes com ***situs ambiguous* (heterotaxia)** correm risco elevado de apresentar uma ampla variedade de outros defeitos congênitos, incluindo malformações da linha média, como defeitos no tubo neural, fenda palatina, ânus imperfurado etc. Além disso, 90% desses indivíduos apresentarão cardiopatias congênitas complexas. O coração exibe mais lateralidade que os outros órgãos e, talvez, isso explique sua maior suscetibilidade quando a via de sinalização E-D é comprometida. As mutações no fator de transcrição dedo de zinco ***ZIC3***, um gene localizado no cromossomo X, causam **heterotaxia associada ao X**. Esses indivíduos apresentam vários tipos de defeitos congênitos, incluindo defeitos no tubo neural, anomalia dos membros e onfalocele; a maioria também apresenta cardiopatias graves. A associação entre lateralidade e defeitos da linha média (defeitos no tubo neural, fenda palatina etc.) sugere que as vias de sinalização que estabelecem os eixos A-P e E-D precisam interagir para especificar o posicionamento correto dos órgãos do corpo e de outras estruturas. Como os eixos corporais começam a ser especificados no fim da primeira semana do desenvolvimento, a possibilidade de que os defeitos congênitos sejam causados pela interrupção desses eventos padrão significa que as malformações congênitas podem ser induzidas ainda mais cedo na gestação do que se pensava anteriormente (ver Capítulo 9).

O **neurotransmissor 5-HT** é uma molécula sinalizadora importante para o estabelecimento da lateralidade, e estudos em animais mostram que distúrbios na sinalização de 5-HT resultam em casos de *situs inversus*, heterotaxia, dextrocardia e uma ampla variedade de defeitos cardíacos (ver Capítulo 13). Estudos epidemiológicos mostram que filhos de usuários de antidepressivos **inibidores seletivos da recaptação de serotonina (ISRS; fluoxetina, paroxetina, sertralina, escitalopram, citalopram** etc.) correm risco elevado de apresentar muitos tipos diferentes de malformações cardíacas, além de muitos outros defeitos congênitos, fornecendo, assim, evidências adicionais da importância da 5-HT para o estabelecimento da lateralidade.

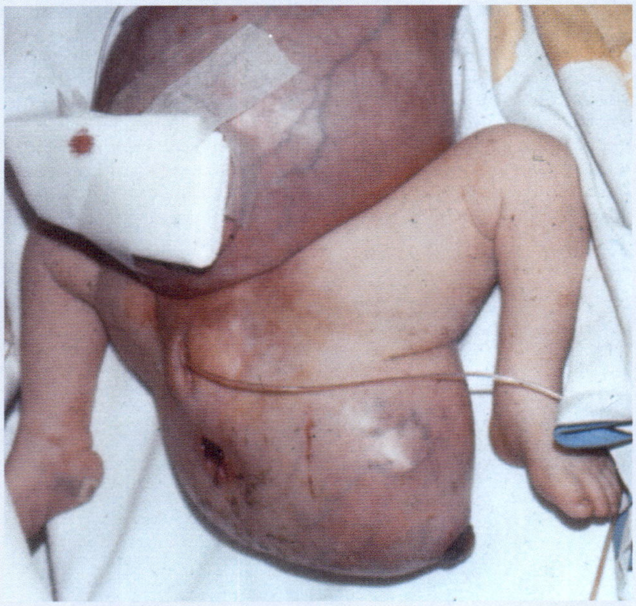

Figura 5.9 Teratoma sacrococcígeo resultante provavelmente de remanescentes da linha primitiva. Esses tumores podem se tornar malignos e são mais comuns em fetos femininos.

CRESCIMENTO DO DISCO EMBRIONÁRIO

O disco embrionário, inicialmente achatado e quase redondo, torna-se alongado gradualmente, com uma parte cefálica larga e uma região caudal estreita (ver Figura 5.2A). A expansão do disco embrionário ocorre principalmente na região cefálica; a região da linha primitiva permanece aproximadamente com o mesmo tamanho. O crescimento e o alongamento da parte cefálica do disco são causados por migração contínua de células da região da linha primitiva no sentido cefálico. A invaginação das células superficiais na linha primitiva e sua migração subsequente para a frente e lateralmente continua até o fim da quarta semana. Nesse estágio, a linha primitiva mostra alterações regressivas, diminui rapidamente e logo desaparece.

O fato de que a linha primitiva na parte caudal do disco continua a fornecer novas células até o fim da quarta semana tem um impacto importante para o desenvolvimento do embrião. Na parte cefálica, as camadas germinativas começam sua diferenciação específica por volta da metade da terceira semana, enquanto, na parte caudal, a diferenciação começa até o fim da quarta semana. Assim, a gastrulação, ou a formação das camadas germinativas, continua nos segmentos caudais ao mesmo tempo que as estruturas craniais estão se diferenciando, fazendo com que o embrião se desenvolva no sentido cefalocaudal.

■ DESENVOLVIMENTO POSTERIOR DO TROFOBLASTO

No início da terceira semana, o trofoblasto é caracterizado por **vilosidades primárias**, que consistem em um cerne citotrofoblástico recoberto por uma camada sincicial (Figuras 5.10 e 5.11). Com a continuação do desenvolvimento, as células mesodérmicas penetram o cerne de vilosidades primárias e crescem na direção da decídua. A estrutura recém-formada é chamada de **vilosidade secundária** (ver Figura 5.11).

Ao fim da terceira semana, as células mesodérmicas no centro da vilosidade começam a se diferenciar em células sanguíneas e em pequenos vasos sanguíneos, formando o sistema capilar da vilosidade (ver Figura 5.11). A vilosidade é chamada, então, de **vilosidade terciária** ou **vilosidade placentária definitiva**. Os capilares da vilosidade terciária fazem contato com os capilares que se desenvolvem no mesoderma da placa coriônica e do pedúnculo embrionário (Figuras 5.12 e 5.13). Esses vasos, por sua vez, estabelecem contato com o sistema circulatório embrionário, conectando a placenta e o embrião. Então, quando o coração começa a se contrair na quarta semana do desenvolvimento, o sistema viloso está pronto para nutrir o embrião com nutrientes essenciais apropriados e oxigênio.

Enquanto isso, as células citotrofoblásticas nas vilosidades penetram progressivamente no sincício sobrejacente, até que alcançam o endométrio. Ali, elas estabelecem contato com extensões semelhantes dos troncos vilosos vizinhos, formando uma fina **capa citotrofoblástica externa** (ver Figuras 5.12 e 5.13). Essa capa cerca gradualmente o trofoblasto e liga o saco coriônico ao tecido endometrial materno (ver Figura 5.12).

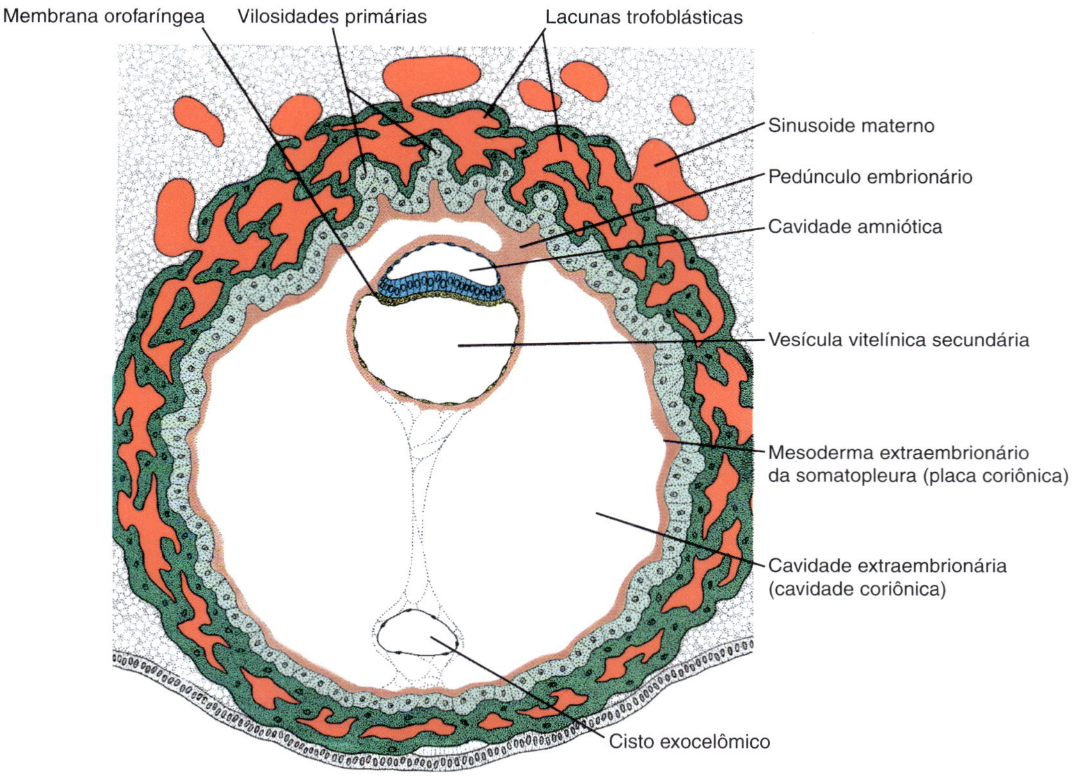

Figura 5.10 Local de implantação de 13 dias que mostra as vilosidades primárias do envelope trofoblástico começando a ser invadidas pelo mesoderma da placa coriônica.

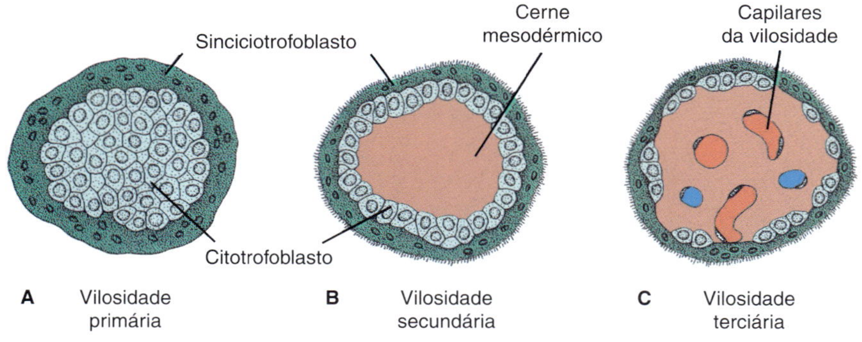

Figura 5.11 Desenvolvimento da vilosidade. **A.** Corte transversal de uma vilosidade primária mostrando um cerne de células citotrofoblásticas recobertas por uma camada de sincício. **B.** Corte transversal de uma vilosidade secundária com um cerne de mesoderma recoberto por uma camada única de células citotrofoblásticas, que, por sua vez, está recoberta por sincício. **C.** Mesoderma da vilosidade mostrando capilares e vênulas.

As vilosidades que se estendem da **placa coriônica** até a **decídua basal** (**placa decidual**: a parte do endométrio onde a placenta se formará; ver Capítulo 8) são chamadas de **vilosidades de ancoragem** ou **troncos vilosos**. As que se ramificam das laterais dos troncos vilosos são **vilosidades livres (terminais)**, por intermédio das quais ocorrerá a troca de nutrientes e de outros fatores.

Nesse ínterim, a cavidade coriônica aumenta e, até o décimo nono ou o vigésimo dia, o embrião está ligado a sua capa trofoblástica por um **pedúnculo embrionário** estreito (ver Figura 5.12). O pedúnculo embrionário se desenvolverá mais tarde no **cordão umbilical**, que estabelece a conexão entre a placenta e o embrião.

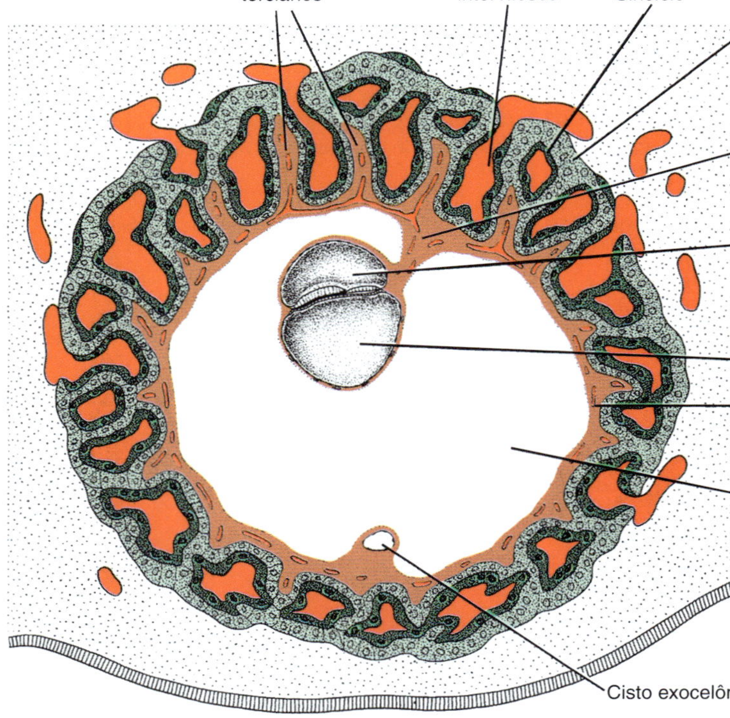

Figura 5.12 Embrião pré-somítico e trofoblasto ao fim da terceira semana. Os troncos vilosos secundários e terciários conferem ao trofoblasto um aspecto radial característico. Os espaços entre as vilosidades, que são encontrados por todo o trofoblasto, estão revestidos pelo sincício. As células citotrofoblásticas cercam completamente o trofoblasto e estão em contato direto com o endométrio. O embrião está suspenso na cavidade coriônica pelo pedúnculo embrionário.

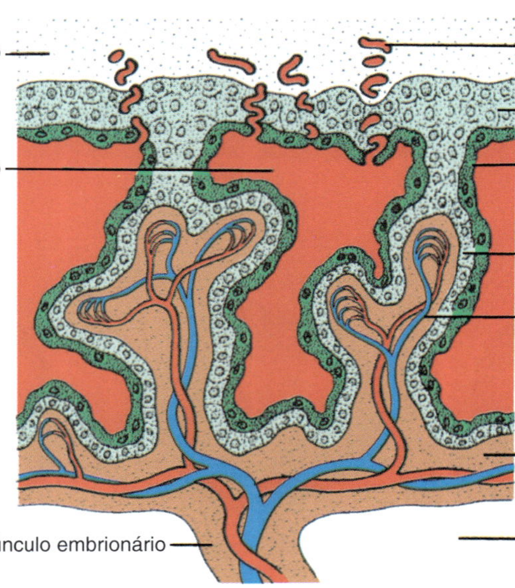

Figura 5.13 Corte longitudinal através da uma vilosidade no fim da quarta semana do desenvolvimento. Os vasos maternos penetram a capa citotrofoblástica para entrar nos espaços intervilosos, que cercam as vilosidades. Os capilares nas vilosidades estão em contato com os vasos da placa coriônica e do pedúnculo embrionário, que, por sua vez, estão em contato com os vasos intraembrionários.

RESUMO

O evento mais característico durante a terceira semana é a **gastrulação**. Ela começa com o surgimento da **linha primitiva**, que tem em sua parte cefálica o **nó primitivo**. Na região do nó e da linha, as células **epiblásticas** se movem para dentro (**invaginam**) para formar novas camadas, o **endoderma** e o **mesoderma**. As células que não migram através da linha primitiva, mas permanecem no epiblasto, formam o **ectoderma**. Assim, o epiblasto dá origem às três **camadas germinativas**, **ectoderma**, **mesoderma** e **endoderma**, e essas camadas formam todos os tecidos e órgãos (ver Figuras 5.2 e 5.3).

As **células pré-notocordais** que invaginam na região da fosseta primitiva se deslocam para a região cefálica até alcançarem a **placa precordal**. Elas se intercalam no endoderma como a **placa notocordal** (ver Figura 5.3). Com a continuação do desenvolvimento, a placa se desprende do endoderma e forma um tubo sólido, a **notocorda**. Essa estrutura determina um eixo na linha média, que funcionará como a base do esqueleto axial (ver Figura 5.3). As partes cefálica e caudal do embrião são estabelecidas antes que a linha primitiva tenha se formado. Assim, as células do hipoblasto (endoderma) na margem cefálica do disco formarão o *EVA*, que expressa genes de formação da cabeça, incluindo ***OTX2***, ***LIM1*** e ***HESX1***, bem como o fator solúvel **cerberus**. *NODAL*, um membro da família de genes *TGF*-β é, então, ativado e inicia e mantém a integridade do nó e da linha primitivos. Na presença de **FGF**, o **BMP4** ventraliza o mesoderma durante a gastrulação de modo que ele forme o mesoderma intermediário e o mesoderma da placa lateral. ***Chordin***, ***noggin*** e ***follistatin*** antagonizam a atividade de BMP4 e dorsalizam o mesoderma para originar a notocorda e os somitômeros na região da cabeça. A formação dessas estruturas em regiões mais caudais é regulada pelo **gene *BRACHYURY (T)*** (ver Figura 5.4A). A lateralidade (assimetria esquerda-direita) é regulada por uma cascata de moléculas e de genes sinalizadores. **FGF8**, secretado por células no nó e na linha primitivos, induz a expressão de *NODAL* e de ***LEFTY2*** do lado esquerdo, e esses genes aumentam a expressão de ***PITX2***, um fator de transcrição e gene-chave para a lateralidade esquerda (ver Figura 5.6). O **neurotransmissor serotonina (5-HT)** também atua na definição da lateralidade por meio da restrição da expressão de ***NODAL*** ao lado esquerdo. O posicionamento normal dos órgãos (à esquerda e à direita) é chamado de ***situs solitus***, enquanto sua inversão completa é chamada de ***situs inversus***. Quando um ou mais órgãos estiverem em posição anormal, essa condição será chamada de ***situs ambiguous*** ou **heterotaxia**. Indivíduos com ***situs inversus*** correm baixo risco de apresentar outros defeitos congênitos, mas seus filhos correm risco mais elevado, principalmente para cardiopatia. Em contrapartida, os pacientes com heterotaxia correm risco elevado de ter muitos tipos de malformações congênitas e quase todos apresentam algum tipo de anormalidade cardíaca. Erros nos níveis de 5-HT ou a expressão incorreta de genes da via de sinalização da lateralidade, como ***PITX2***, resultam em defeitos de lateralidade, como dextrocardia, *situs inversus* e anomalias cardíacas. As mutações no fator de transcrição dedo de zinco ***ZIC3*** causam **heterotaxia associada ao X** com cardiopatias graves e outros defeitos.

As células epiblásticas que se movem pelo nó e pela linha primitivos são predeterminadas por suas posições a se tornarem tipos específicos de mesoderma e de endoderma. Assim, é possível elaborar um mapa de destino do epiblasto mostrando seu padrão (ver Figura 5.7).

No fim da terceira semana, são estabelecidas **três camadas** germinativas na região da cabeça, consistindo em **ectoderma**, **mesoderma** e **endoderma**, e esse processo continua a produzir essas camadas para as áreas mais caudais do embrião até o fim da quarta semana. A diferenciação tecidual e orgânica já começou e ocorre no sentido cefalocaudal à medida que a gastrulação continua.

Enquanto isso, o trofoblasto progride rapidamente. As **vilosidades primárias** adquirem um centro mesenquimatoso, no qual surgem pequenos capilares (ver Figura 5.12). Quando esses capilares vilosos fazem contato com os capilares da placa coriônica e do pedúnculo embrionário, o sistema viloso está pronto para fornecer nutrientes e oxigênio ao embrião (ver Figura 5.13).

Questões

1. Uma mulher de 22 anos de idade consome muito álcool em uma festa e perde a consciência; 3 semanas mais tarde, ela não apresenta a segunda menstruação consecutiva. Um teste de gravidez dá positivo. Ela deve se preocupar com os efeitos do episódio de bebedeira na gravidez?
2. Em uma ultrassonografia, é detectada uma grande massa próxima ao sacro de um feto feminino de 28 semanas. Qual poderia ser a origem dessa massa e que tipo de tecido ela pode conter?
3. Pela ultrassonografia, foi determinado que um feto tem regiões facial e torácica bem desenvolvidas, mas as estruturas caudais são anormais. Os rins estão ausentes, faltam vértebras lombares e sacrais e seus membros posteriores estão fusionados. Qual processo pode ter sido prejudicado para causar esses defeitos?
4. Uma criança tem poliesplenia e posicionamento cardíaco anormal. Como essas duas anomalias poderiam estar ligadas no desenvolvimento e quando elas teriam se originado? Você se preocuparia com a existência de outros defeitos? Quais genes podem ter causado esse evento e quando, na embriogênese, ele teria se iniciado?
5. Uma jovem chega ao consultório de sua obstetra e relata que está deprimida, que as coisas não estão indo bem, inclusive suas tentativas de começar uma família. Ela conta que sua amiga está tomando um novo antidepressivo inibidor seletivo da recaptação de serotonina e ela gostaria de saber se também poderia tomar. O que você responderia a ela?

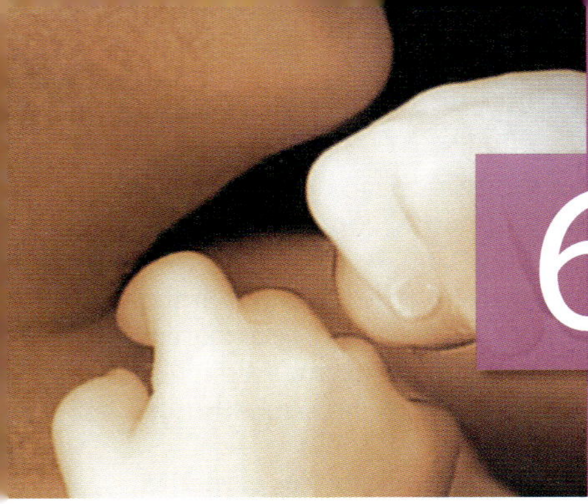

6 Da Terceira à Oitava Semana | Período Embrionário

O **período embrionário** ou de **organogênese** estende-se da **terceira à oitava semana** do desenvolvimento e é quando cada um dos três folhetos embrionários, o **ectoderma**, o **mesoderma** e o **endoderma**, dá origem a vários tecidos e órgãos específicos. Ao término do período embrionário, por volta do fim do segundo mês, a maioria dos sistemas orgânicos se estabeleceu, tornando reconhecíveis as principais características externas do corpo.

O período entre a terceira e a oitava semana também é mencionado como o período em que a maioria dos defeitos congênitos é induzida; antes disso, qualquer agravo ao embrião resulta em sua morte e aborto espontâneo. Embora este princípio seja válido para muitos agravos ao desenvolvimento normal, é importante notar que a **formação do eixo corporal** começa no fim da **primeira semana** no estágio de blastocisto (ver Capítulo 3) e que uma grande variedade de defeitos congênitos pode ser atribuída a interferências na sinalização celular durante a especificação dos eixos craniocaudal e esquerdo-direito. Além disso, nem todos os embriões são perdidos caso ocorra um agravo ambiental ou genético durante este período crítico.

■ DERIVADOS DO FOLHETO EMBRIONÁRIO ECTODÉRMICO

No início da terceira semana do desenvolvimento, o folheto embrionário ectodérmico assume a forma de disco, mais largo na região cefálica que na região caudal (Figura 6.1). O aparecimento da notocorda e do mesoderma precordal induz o espessamento do ectoderma sobrejacente e a formação da **placa neural** (Figura 6.2A e B). As células da placa formam o **neuroectoderma**, e sua indução representa o evento inicial do processo de **neurulação**.

Regulação molecular da indução neural

A regulação positiva da sinalização do **fator de crescimento do fibroblasto** (**FGF**; do inglês, *fibroblast growth factor*) associada à inibição da atividade da **proteína morfogenética óssea 4** (**BMP4**; do inglês, *bone morphogenetic protein 4*), um membro da família do **fator de transformação do crescimento-β** (TGF-β) responsável pela ventralização do ectoderma e do mesoderma, promovem a indução da placa neural. A sinalização de FGF parece levar à ativação de genes que promovem o desenvolvimento

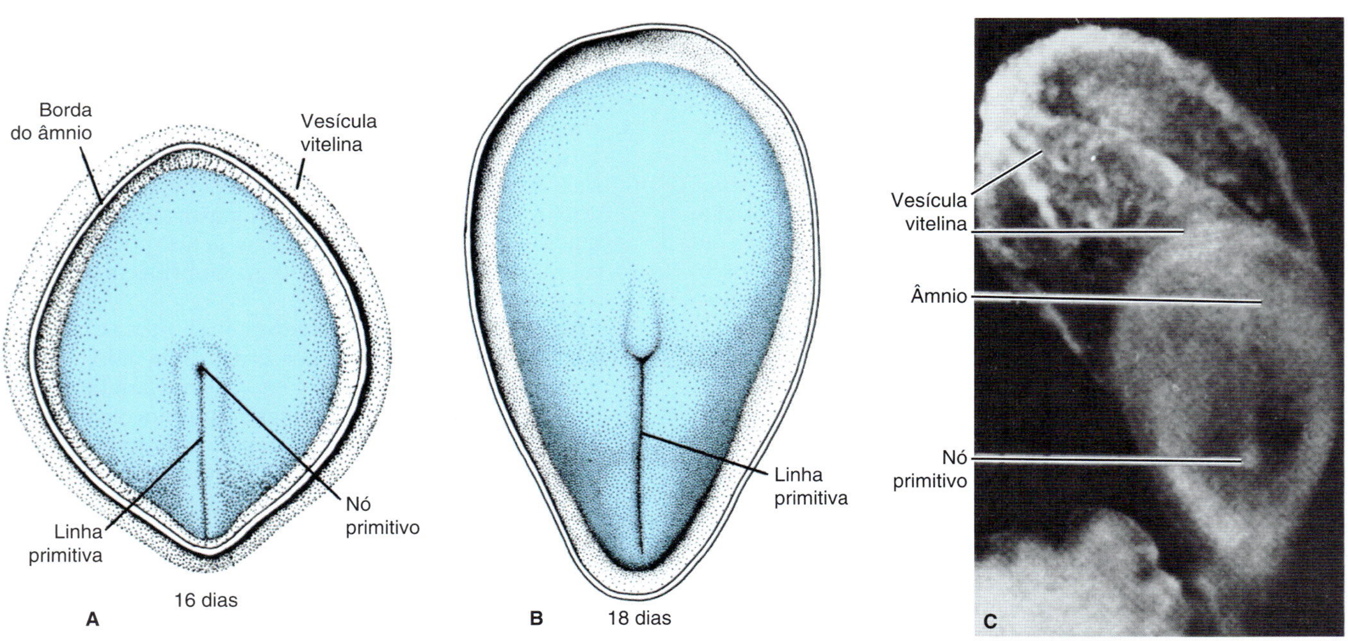

Figura 6.1 **A.** Vista dorsal de um embrião pré-somítico de 16 dias. A linha primitiva e o nó primitivo estão visíveis. **B.** Vista dorsal de um embrião pré-somítico de 18 dias. O embrião é periforme, com sua região cefálica mais larga do que sua extremidade caudal. **C.** Vista dorsal de um embrião humano de 18 dias. Observe o nó primitivo e, estendendo-se a partir dele, a notocorda. A vesícula vitelínica tem aspecto mosqueado. O comprimento do embrião é de 1,25 mm, e sua maior largura é de 0,68 mm.

neural por mecanismos ainda não completamente elucidados, enquanto reprime a transcrição de *BMP* e aumenta a expressão de ***CHORDIN*** e ***NOGGIN***, inibidores da atividade de BMP. Na presença de BMP4, que permeia o mesoderma e o ectoderma do embrião na fase da gastrulação, o ectoderma é induzido a formar a epiderme enquanto o mesoderma forma os mesodermas intermediário e lateral. Se o ectoderma for protegido da exposição à BMP, irá diferenciar-se em tecido neural. A secreção das moléculas ***noggin***, ***chordin*** e ***follistatin*** inativa a BMP. Essas proteínas estão presentes no organizador (nó primitivo), na notocorda e no mesoderma precordal. Elas induzem a diferenciação do ectoderma neural por intermédio da inibição de BMP e fazem com que o mesoderma se transforme em notocorda e mesoderma paraxial (dorsalização do mesoderma); entretanto, esses indutores neurais induzem apenas os tecidos neurais do prosencéfalo e do mesencéfalo. A indução das estruturas caudais da placa neural (rombencéfalo e medula espinal) depende de duas proteínas solúveis, **WNT3a** e **FGF**. Além disso, parece que

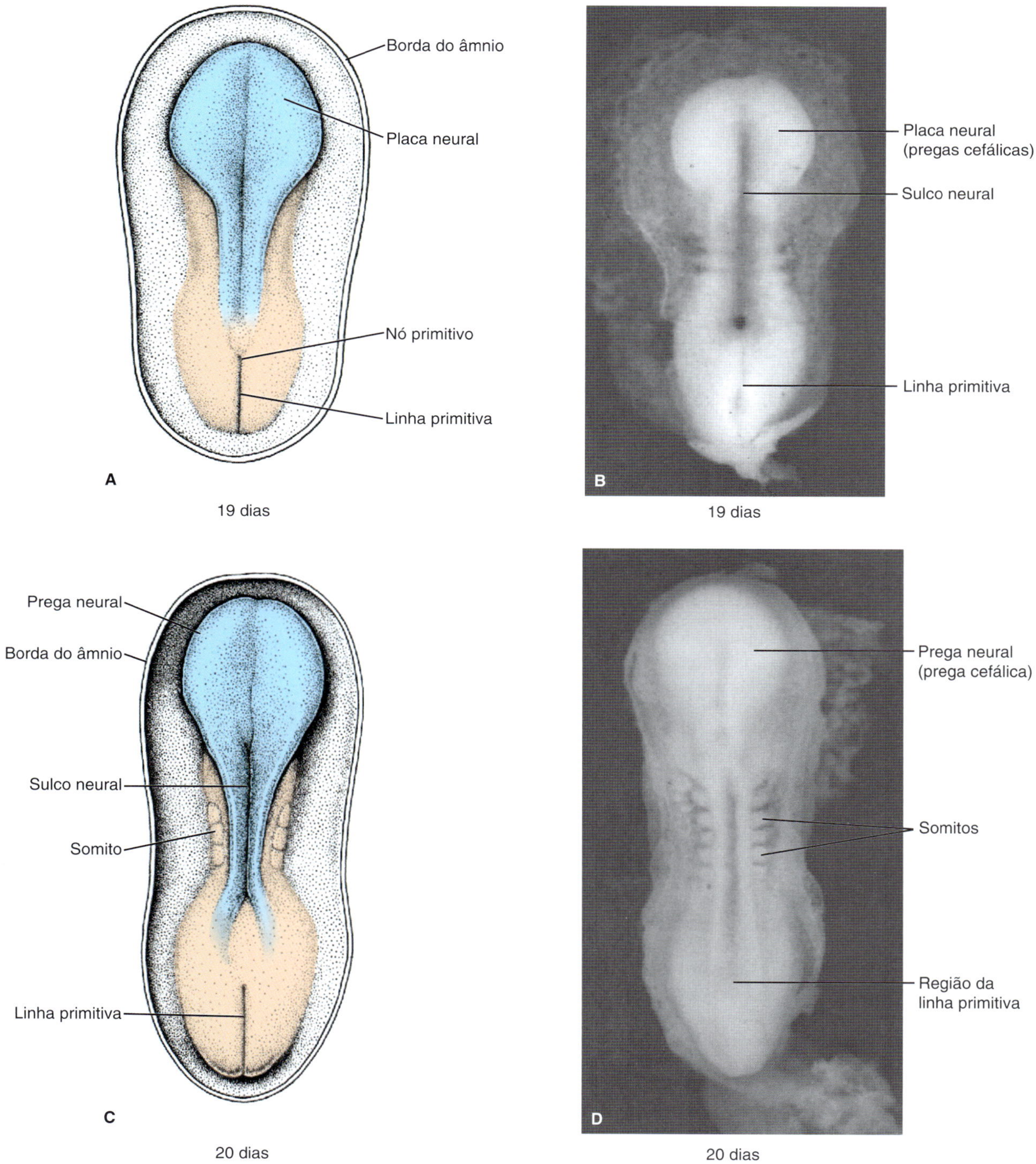

Figura 6.2 **A.** Vista dorsal do embrião pré-somítico tardio (aproximadamente 19 dias). O âmnio foi removido, e a placa neural é claramente visível. **B.** Vista dorsal de um embrião humano com 19 dias. **C.** Vista dorsal de um embrião com aproximadamente 20 dias apresentando somitos e formação do sulco neural com as pregas neurais. **D.** Vista dorsal de um embrião humano com 20 dias.

o **ácido retinoico (AR)** atua na organização do eixo craniocaudal, induzindo a reespecificação dos segmentos craniais em segmentos mais caudais pela regulação da expressão de **genes *homeobox*** (ver adiante).

Neurulação

A neurulação é o processo pelo qual a placa neural forma o tubo neural. Um dos eventos principais desse processo é o alongamento da placa neural e do eixo do corpo pelo fenômeno da extensão convergente, por meio do qual há um movimento lateral a medial das células no plano do ectoderma e do mesoderma. O processo é regulado pela sinalização através do caminho da polaridade celular planar (ver Capítulo 1) e é essencial para o desenvolvimento do tubo neural. Conforme a placa neural é alongada, suas extremidades laterais elevam-se para formar as **pregas neurais**, enquanto a região média deprimida forma o **sulco neural** (ver Figura 6.2). Gradualmente, as pregas neurais se aproximam uma da outra na linha média, onde se fundem (Figura 6.3A e B). A fusão começa na região cervical (quinto somito) e continua cranial e caudalmente (Figura 6.3C e D). Como resultado, forma-se o **tubo neural**. Até que a fusão esteja completa, as extremidades cefálica e caudal do tubo neural se comunicam com a cavidade amniótica pelos **neuróporos anterior (cranial)** e **posterior (caudal)**, respectivamente (Figura 6.4A; ver Figura 6.3C e D). O fechamento do neuróporo cranial ocorre aproximadamente no vigésimo quinto dia (estágio de 18 a 20 somitos), enquanto o neuróporo posterior se fecha no vigésimo oitavo dia (estágio de 25 somitos) (Figura 6.4B). A neurulação então, se completa, e o sistema nervoso central passa a ser representado por uma estrutura tubular fechada com uma porção caudal estreita, a **medula espinal**, e uma porção cefálica muito mais larga, caracterizada por várias dilatações, as **vesículas cefálicas** (ver Capítulo 18).

Células da crista neural

Conforme as pregas neurais se elevam e se fundem, as células na borda lateral da crista do neuroectoderma começam a se dissociar de suas vizinhas. Essa população celular, a **crista neural** (Figuras 6.5 e 6.6), sofrerá uma **transição epiteliomesenquimal** à medida que deixar o neuroectoderma por meio de migração e deslocamento ativo e penetrar o mesoderma subjacente. (**Mesoderma** se refere às células derivadas do epiblasto e dos tecidos extraembrionários. **Mesênquima** se refere ao tecido conjuntivo organizado frouxamente independentemente de sua origem.) As células da crista neural da região do tronco deixam o neuroectoderma **após o fechamento** do tubo neural e migram ao longo de duas vias: (1) uma via dorsal através da derme, de onde adentram o ectoderma para dar origem aos **melanócitos** da pele e dos folículos pilosos; e (2) uma via ventral através da metade anterior de cada somito para se tornarem **gânglios sensoriais**, **neurônios simpáticos** e **entéricos**, **células de Schwann** e **células da medula suprarrenal** (ver Figura 6.5). Na região cranial, as células da crista neural também se formam e migram das pregas da crista neural, deixando o tubo neural **antes de seu fechamento** (Figura 6.6). Essas células contribuem para a formação do **esqueleto craniofacial**, dos **neurônios dos gânglios craniais**, das **células gliais**, de **melanócitos** e de outros tipos celulares (Quadro 6.1). As células da crista neural também são fundamentais, contribuem para a formação de muitos órgãos e tecidos, e são, muitas vezes, também chamadas de **quarto folheto embrionário**. Elas também estão envolvidas em pelo menos **um terço** de todos os defeitos congênitos e muitos cânceres, como melanomas, neuroblastomas e outros. Em termos evolutivos, essas células apareceram nos primórdios do desenvolvimento dos vertebrados e formaram a base para as características dos vertebrados, incluindo gânglios sensoriais e estruturas craniofaciais que expandiram o sucesso dos vertebrados, aperfeiçoando um estilo de vida predatório.

Regulação molecular da indução da crista neural

A indução das células da crista neural requer interação da placa neural e do ectoderma superficial (epiderme) na borda juncional (ver Figura 6.5A). Concentrações intermediárias de BMP são

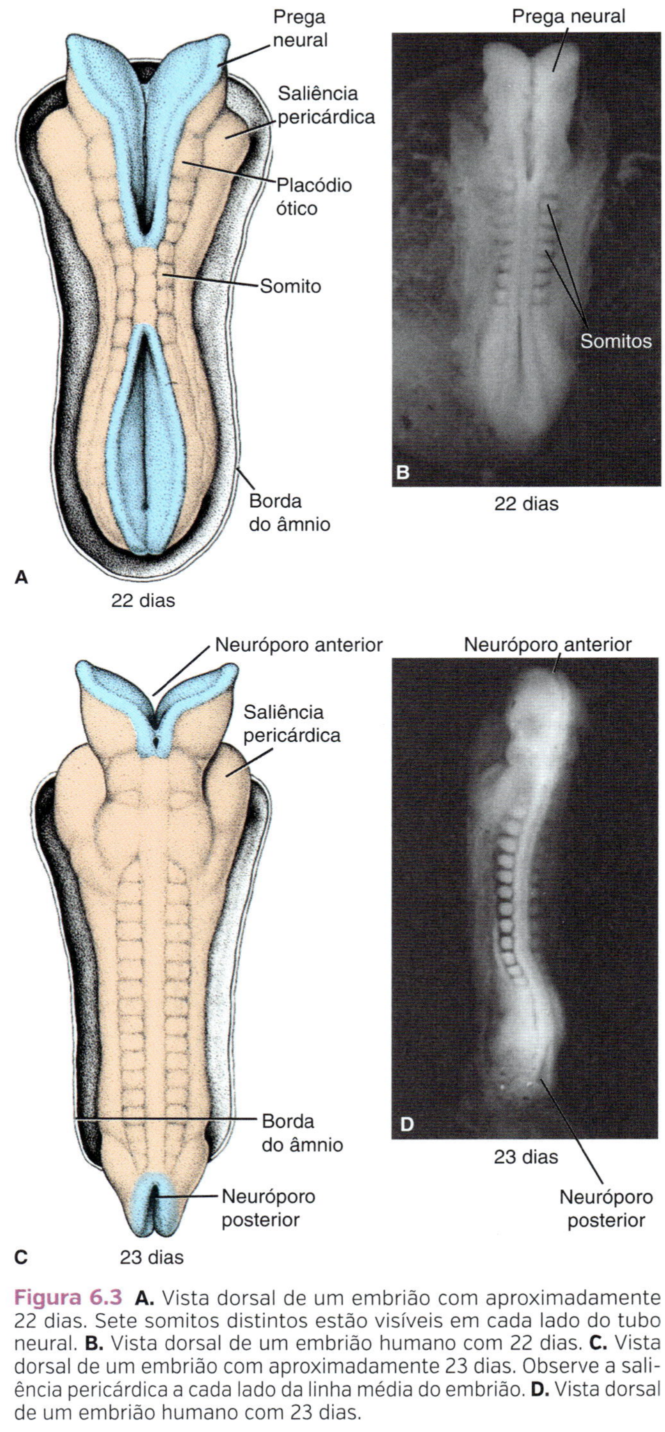

Figura 6.3 **A.** Vista dorsal de um embrião com aproximadamente 22 dias. Sete somitos distintos estão visíveis em cada lado do tubo neural. **B.** Vista dorsal de um embrião humano com 22 dias. **C.** Vista dorsal de um embrião com aproximadamente 23 dias. Observe a saliência pericárdica a cada lado da linha média do embrião. **D.** Vista dorsal de um embrião humano com 23 dias.

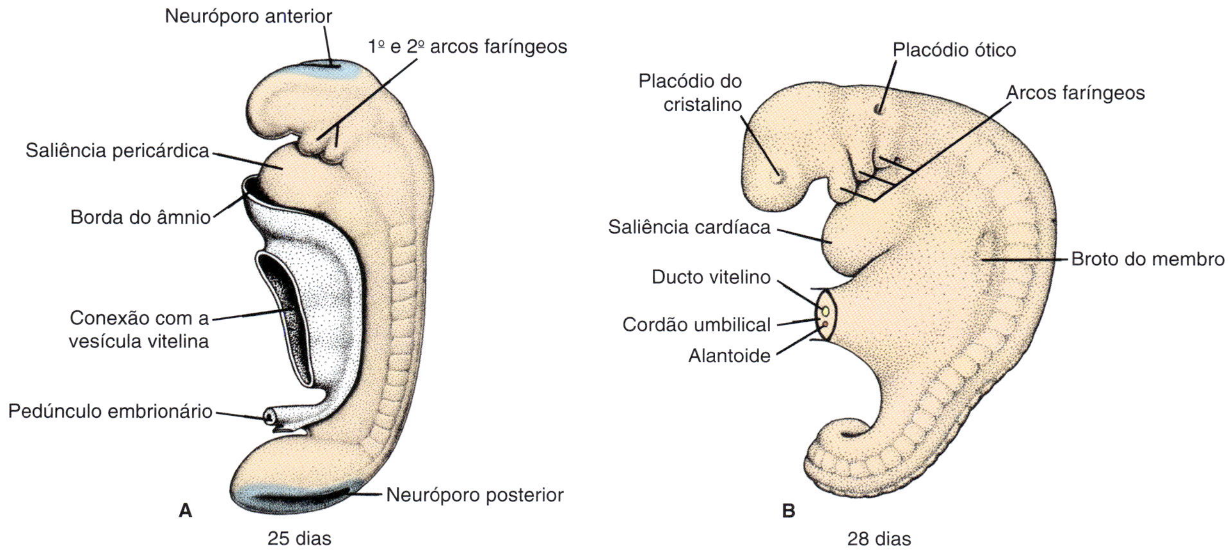

Figura 6.4 **A.** Vista lateral de um embrião com 14 somitos (aproximadamente 25 dias). Observe a área pericárdica proeminente e o primeiro e o segundo arcos faríngeos. **B.** Lado esquerdo de um embrião de 25 somitos de aproximadamente 28 dias de idade. Os primeiros três arcos faríngeos, os placódios ótico e do cristalino são visíveis.

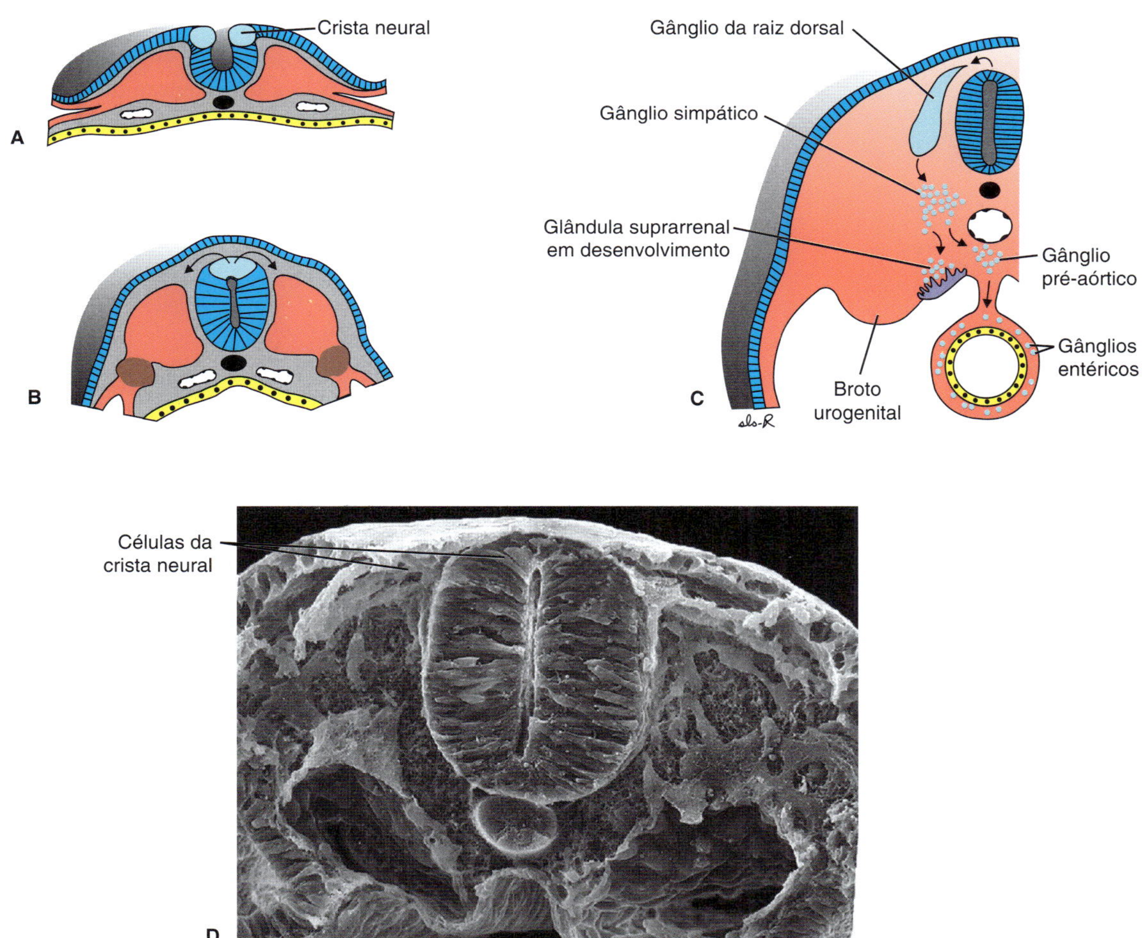

Figura 6.5 Formação e migração das células da crista neural na medula espinal. **A** e **B.** As células da crista se formam nas extremidades das pregas neurais e não migram para fora dessa região até que o fechamento do tubo neural se complete. **C.** Após a migração, as células da crista contribuem para a organização de inúmeras estruturas, incluindo os gânglios da raiz dorsal, os gânglios da cadeia simpática, a medula suprarrenal e outras estruturas (Quadro 6.1). **D.** Na micrografia de microscopia eletrônica de varredura, observam-se as células da crista do tubo neural fechado migrando para longe dessa área.

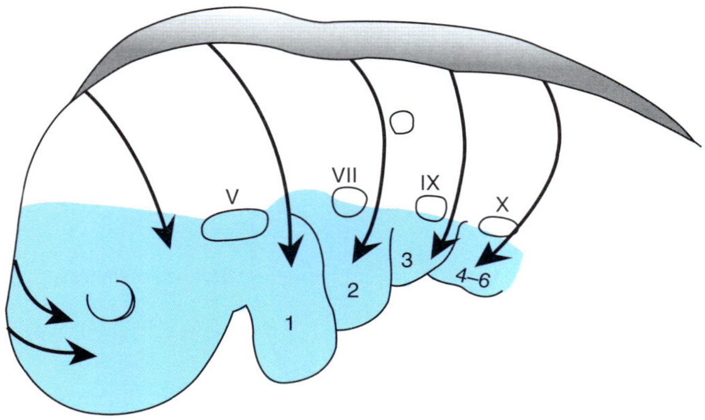

Figura 6.6 Ilustração mostrando os percursos migratórios das células da crista neural na região da cabeça. Essas células deixam as cristas das pregas neurais antes do fechamento do tubo neural e migram para formar estruturas da face e do pescoço (*área em azul*). *1 a 6*, arcos faríngeos; *V*, *VII*, *IX* e *X*, placódios epifaríngeos.

Quadro 6.1 Derivados da crista neural.

Tecido conjuntivo e ossos da face e do crânio
Gânglios dos nervos cranianos (ver Quadro 18.3)
Células C da glândula tireoide
Septo conotruncal do coração
Odontoblastos
Derme da face e do pescoço
Gânglios espinais (da raiz dorsal)
Gânglios da cadeia simpática e pré-aórticos
Gânglios parassimpáticos do sistema digestório
Medula suprarrenal
Células de Schwann
Células gliais
Meninges (prosencéfalo)
Melanócitos
Células musculares lisas dos vasos sanguíneos da face e do prosencéfalo

encontradas nessa região limítrofe em comparação com a região da placa neural, cujas células estão expostas a níveis muito baixos de BMP, e com as células do ectoderma superficial, expostas a níveis muito mais altos. As proteínas *noggin* e *chordin* regulam essas concentrações agindo como inibidores de BMP. As concentrações intermediárias de BMP, junto com as proteínas FGF e WNT, induzem *PAX3* e outros fatores de transcrição que "especificam" a borda da placa neural (ver Figura 6.5A). Por sua vez, esses fatores de transcrição induzem uma segunda onda de fatores de transcrição, incluindo *SNAIL* e *FOXD3*, que especificam células como sendo da crista neural, e *SLUG*, que promove a migração da crista neural a partir do neuroectoderma. Assim, o destino de todo o folheto ectodérmico depende das concentrações de BMP: altos níveis induzem a formação da epiderme; níveis intermediários no limite da placa neural e no ectoderma superficial induzem a crista neural; e concentrações muito baixas promovem a formação do ectoderma neural. BMP, outros membros da família TGF-β e FGF regulam a migração celular da crista neural, sua proliferação e diferenciação. Concentrações anormais de BMP são associadas a defeitos da região craniofacial (ver Capítulo 17).

Por volta do período em que o tubo neural se fecha, dois **espessamentos ectodérmicos** bilaterais, os **placódios óticos** e os **placódios dos cristalinos**, tornam-se visíveis na região cefálica do embrião (ver Figura 6.4B). Com a continuação do desenvolvimento, os placódios óticos invaginam e formam as **vesículas óticas**, que se desenvolvem nas estruturas necessárias para a audição e para a manutenção do equilíbrio (ver Capítulo 19). Aproximadamente ao mesmo tempo, os **placódios dos cristalinos** aparecem. Esses placódios também invaginam e, durante a quinta semana, formam os **cristalinos** dos olhos (ver Capítulo 20).

Em termos gerais, o folheto embrionário ectodérmico dá origem a órgãos e estruturas que mantêm contato com o mundo externo:

- Sistema nervoso central
- Sistema nervoso periférico
- Epitélio sensorial do ouvido, do nariz e do olho
- Epiderme, incluindo o cabelo e as unhas.

Além disso, ele dá origem:

- Às glândulas subcutâneas
- Às glândulas mamárias
- À glândula hipófise
- Ao esmalte dos dentes.

Correlações clínicas

Defeitos do tubo neural

Os defeitos do tubo neural (DTNs) ocorrem quando não há fechamento do tubo neural. Assim, se ele não consegue se fechar na região cranial, a maior parte do cérebro deixa de se formar; o defeito é chamado de **anencefalia** (Figura 6.7A). Se o fechamento não ocorrer em algum ponto, caudalmente a partir da região cervical, o defeito é denominado **espinha bífida** (Figura 6.7B e C). O local mais comum de ocorrência da espinha bífida é na região lombossacral (Figura 6.7C), sugerindo que o processo de fechamento nessa área é mais suscetível a fatores genéticos e/ou ambientais. A anencefalia é um defeito letal, e a maioria desses casos é diagnosticada durante o exame pré-natal; em geral, tais gestações são interrompidas. Crianças com espinha bífida perdem funções neurológicas dependendo do nível e da gravidade da lesão na medula espinal.

A ocorrência desses defeitos é comum e varia nas diferentes regiões do mundo. Antes da complementação da farinha de trigo com ácido fólico nos EUA, por exemplo, a taxa geral desses defeitos era de 1 para cada 1.000 nascimentos, enquanto na Carolina do Norte e na Carolina do Sul era de 1 em 500 nascimentos. Em algumas regiões da China, as taxas são muito mais altas, chegando a 1 em 200 nascimentos. Vários fatores genéticos e ambientais são aparentemente responsáveis pela variabilidade. As causas genéticas dos DTNs permanecem vagas, embora, recentemente, tenham sido identificadas mutações nos genes *VANGL* associadas a casos familiares com esses defeitos. Os genes *VANGL* fazem parte do caminho de polaridade celular planar (ver Capítulo 1) que regula a extensão convergente, um processo que alonga o tubo neural e é necessário para que o fechamento normal ocorra.

Independentemente da região ou do país onde ocorrem os DTNs, as taxas foram reduzidas significativamente após a inclusão de **ácido fólico** na dieta. Por exemplo, as taxas gerais dos EUA agora são de aproximadamente 1 em 1.500 nascimentos. Estima-se que 50 a 70% dos DTNs possam ser evitados se as mulheres ingerirem **400 μg** de ácido fólico diariamente (a dose encontrada na maioria dos polivitamínicos) 3 meses antes da concepção e durante toda a gravidez. Como 50% das gestações não são planejadas, é recomendado que todas as mulheres em idade fértil ingiram diariamente um multivitamínico contendo 400 μg de ácido fólico. Se uma mulher já teve uma criança com DTN ou se há um histórico desses defeitos na família, recomenda-se que ela tome 400 μg de ácido fólico diariamente e, então, **4.000 μg**/dia 1 mês antes da tentativa de gravidez, continuando, assim, ao longo dos primeiros 3 meses de gravidez.

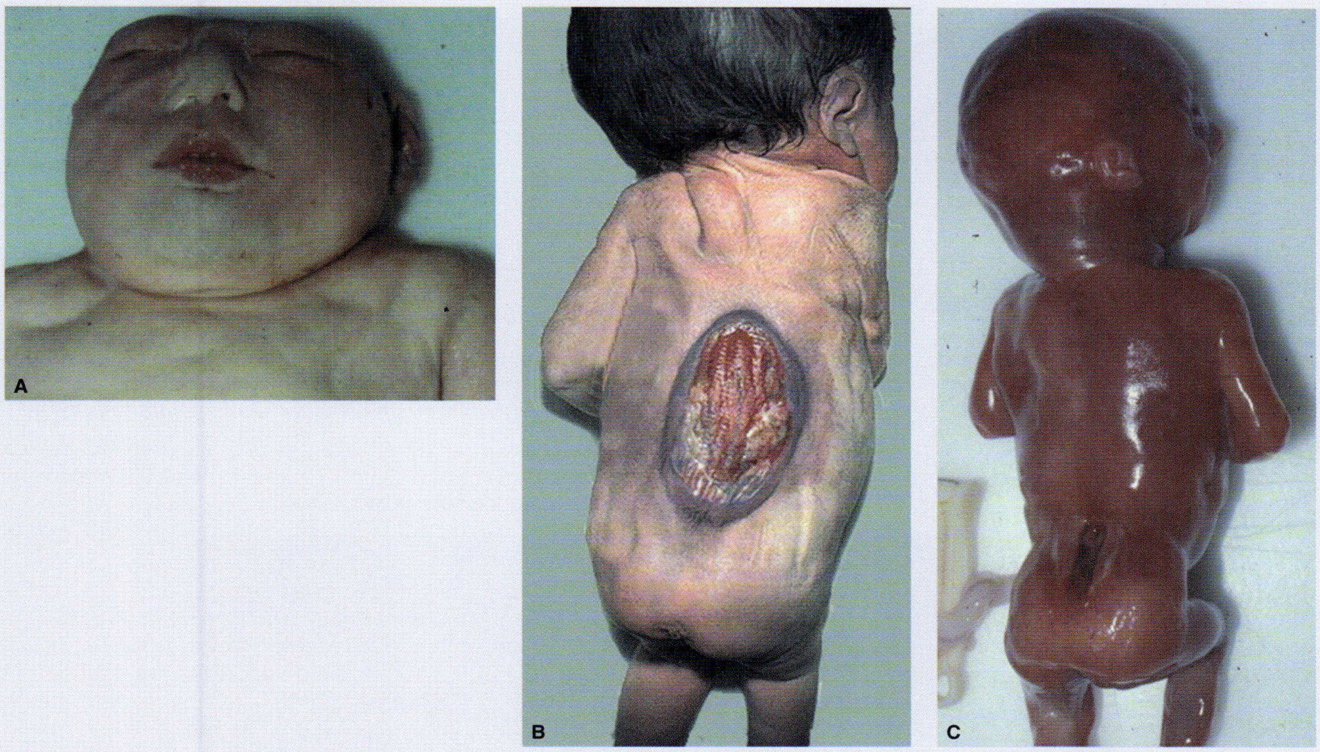

Figura 6.7 Exemplos de defeitos do tubo neural (DTNs) que ocorrem quando o fechamento do tubo neural falha. **A.** Anencefalia. **B** e **C.** Recém-nascidos com espinha bífida. A maioria dos casos ocorre na região lombossacral. De 50 a 70% de todos os DTNs podem ser evitados com a ingestão de ácido fólico.

DERIVADOS DO FOLHETO EMBRIONÁRIO MESODÉRMICO

Inicialmente, as células do folheto mesodérmico formam uma lâmina fina de tecido ligado frouxamente de cada lado da linha média (Figura 6.8). Entretanto, por volta do décimo sétimo dia, as células próximas da linha média formam uma placa espessa de tecido, conhecida como **mesoderma paraxial** (Figura 6.8). Mais lateralmente, a camada mesodérmica permanece fina e é conhecida como **placa lateral**. Com o aparecimento e a coalescência das cavidades intercelulares na placa lateral, esse tecido se divide em duas camadas (Figura 6.8B e C):

- Uma camada contínua com o mesoderma cobrindo o âmnio, conhecida como **camada mesodérmica somática** ou **parietal**
- Uma camada contínua com o mesoderma cobrindo a vesícula vitelínica, conhecida como **camada mesodérmica visceral** ou **esplâncnica** (Figuras 6.8C,D e 6.9).

Juntas, essas camadas revestem uma cavidade recentemente formada, a **cavidade intraembrionária**, que é contínua com a cavidade extraembrionária em cada lado do embrião. O **mesoderma intermediário** conecta o mesoderma paraxial ao da placa lateral (ver Figuras 6.8B,D e 6.9).

Mesoderma paraxial

No início da terceira semana, o mesoderma paraxial começa a se organizar em segmentos conhecidos como **somitômeros**, que aparecem primeiramente na região cefálica do embrião. Sua formação ocorre no sentido cefalocaudal. Cada somitômero consiste em células mesodérmicas organizadas em espirais concêntricas ao redor do centro da unidade. Na região da cabeça, os somitômeros se formam em associação à segmentação da placa neural em **neurômeros** e contribuem para a formação do mesênquima na cabeça (ver Capítulo 17). A partir da região occipital, os somitômeros se organizam em somitos, caudalmente. O primeiro par de somitos surge na região occipital do embrião aproximadamente no vigésimo dia do desenvolvimento

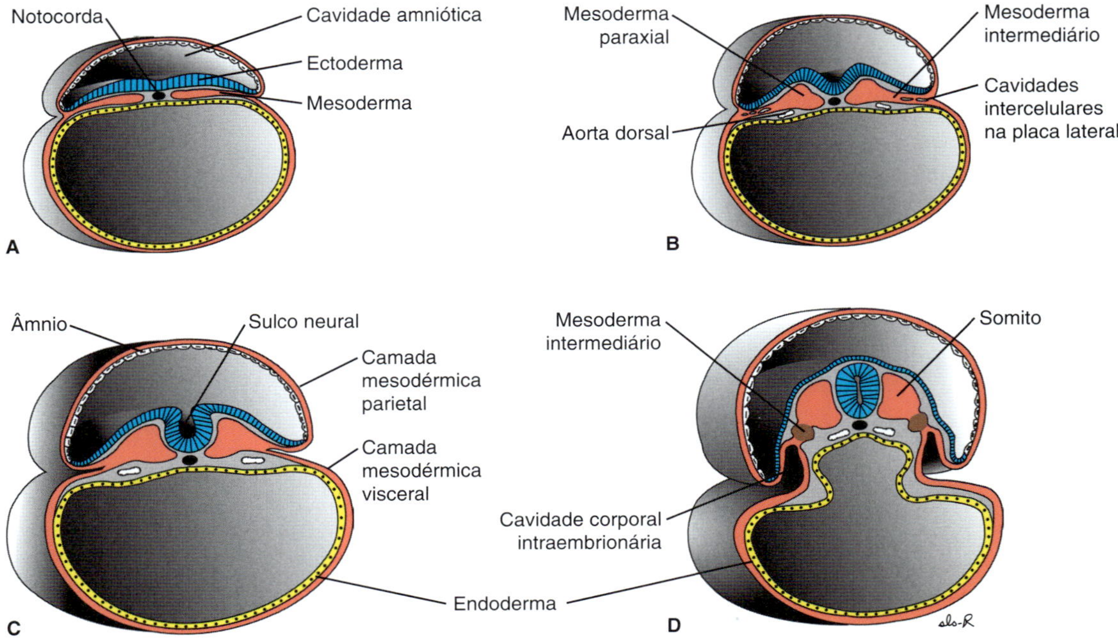

Figura 6.8 Cortes transversais mostrando o desenvolvimento do folheto embrionário mesodérmico. **A.** Décimo sétimo dia. **B.** Décimo nono dia. **C.** Vigésimo dia. **D.** Vigésimo primeiro dia. A lâmina mesodérmica dá origem ao mesoderma paraxial (futuros somitos), ao mesoderma intermediário (futuras unidades excretórias) e à placa ou ao mesoderma lateral, que se divide nas camadas mesodérmicas parietal e visceral, recobrindo a cavidade intraembrionária.

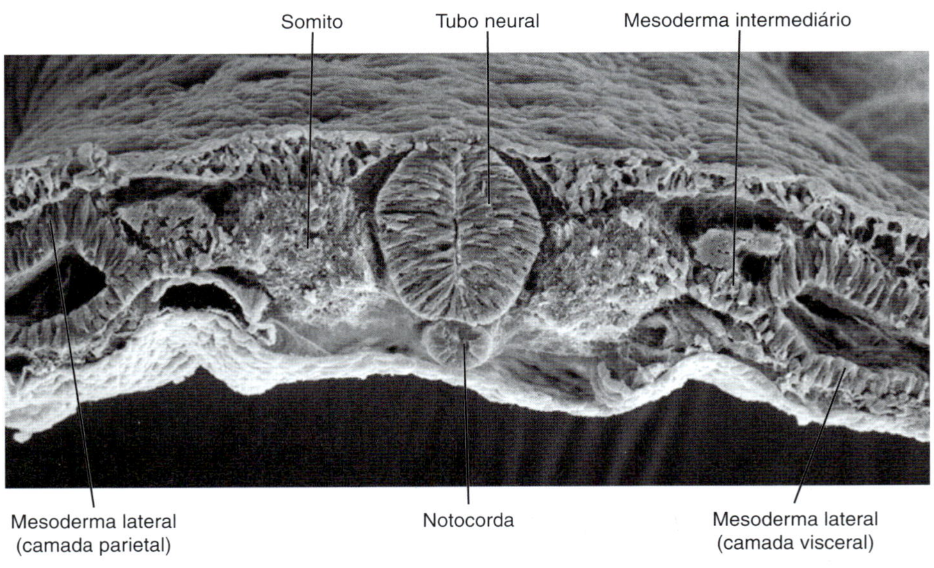

Figura 6.9 Corte transversal através dos somitos e do tubo neural mostrando a organização do mesoderma paraxial em somitos e nos mesodermas intermediário e lateral.

(ver Figura 6.2C e D). Daí em diante, aparecem novos somitos na sequência craniocaudal (Figura 6.10) a uma taxa de aproximadamente três pares por dia, até que, no fim da quinta semana, existem 42 a 44 pares (ver Figuras 6.4B e 6.10). Há 4 pares occipitais, 8 cervicais, 12 torácicos, 5 lombares, 5 sacrais e 8 a 10 coccígeos. O primeiro somito occipital e os últimos cinco a sete coccígeos desaparecem mais tarde, enquanto os somitos remanescentes formam o esqueleto axial (ver Capítulo 10). Como os somitos são especificados com periodicidade, a idade do embrião pode ser determinada com precisão durante esse período embrionário pela contagem deles (Quadro 6.2).

Regulação molecular da formação dos somitos

A formação dos somitos segmentados a partir do mesoderma pré-somítico (paraxial) (ver Figura 6.10) depende do **relógio de segmentação** estabelecido pela expressão cíclica de genes específicos. Os genes cíclicos incluem membros das vias de sinalização ***NOTCH*** e ***WNT*** que são expressos em um padrão oscilatório no mesoderma pré-somítico. Nesse mecanismo, a proteína Notch se acumula no mesoderma pré-somítico destinado a formar o próximo somito e, então, diminui conforme o somito se define. O aumento da proteína Notch ativa outros genes de padronização da segmentação que criam o somito.

Os limites de cada somito são regulados pelo **ácido retinoico (AR)** e por uma combinação de **FGF8** e **WNT3a**. O AR é expresso cranialmente em altas concentrações, e sua concentração diminui caudalmente; por sua vez, a combinação das proteínas **FGF8** e de **WNT3a** é expressa em concentrações maiores caudalmente e mais baixas cranialmente. Esses gradientes de expressão sobrepostos controlam o relógio de segmentação e a atividade da via NOTCH.

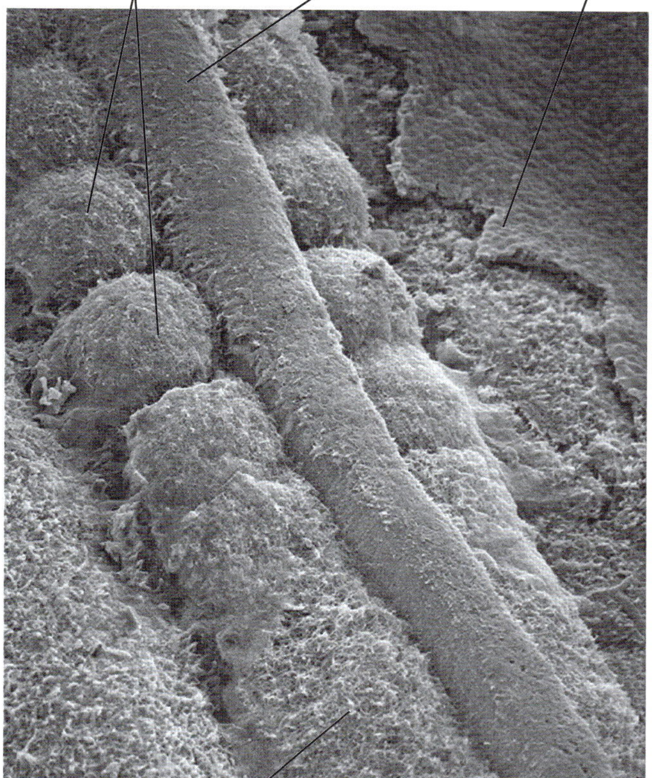

Figura 6.10 Vista dorsal dos somitos se formando ao longo do tubo neural (o ectoderma foi removido parcialmente). Os somitos se formam caudalmente a partir do mesoderma paraxial pré-somítico não segmentado e se tornam segmentados em regiões posicionadas mais cranialmente.

Quadro 6.2 Número de somitos relacionados com a idade aproximada em dias do embrião.

Idade aproximada (dias)	Número de somitos
20	1 a 4
21	4 a 7
22	7 a 10
23	10 a 13
24	13 a 17
25	17 a 20
26	20 a 23
27	23 a 26
28	26 a 29
30	34 a 35

Diferenciação dos somitos

Quando os somitos se formam primeiramente a partir do mesoderma pré-somítico, eles existem como uma esfera de células mesodérmicas (semelhantes a fibroblastos). Essas células sofrem um processo de **epitelização** e se dispõem em um formato de rosca ao redor de um pequeno lúmen (Figura 6.11). Por volta do início da quarta semana, as células nas paredes ventral e medial do somito perdem suas características epiteliais, tornam-se mesenquimais novamente (com formato de fibroblasto) e mudam de posição, cercando o tubo neural e a notocorda. Coletivamente, essas células formam o **esclerótomo**, que se diferenciará nas vértebras e nas costelas (ver Capítulo 10). As células nas bordas dorsomedial e ventrolateral da região do somito formam os precursores das células musculares, enquanto as células entre esses dois grupos formam o dermátomo (Figura 6.11B). As células de ambos os grupos musculares precursores tornam-se mesenquimais novamente e migram abaixo do dermátomo para criar o dermomiótomo (Figura 6.11C e D). Além disso, as células na borda ventrolateral migram para a camada parietal do mesoderma lateral a fim de formarem a maior parte da musculatura da parede corporal (músculos transversos e oblíquos externos e internos do abdome) e a maioria dos músculos dos membros (ver Figura 6.11B; ver Capítulo 11). As células no dermomiótomo formam, em última análise, a derme para a pele do dorso, os músculos do dorso, a parede corporal (músculos intercostais) e alguns músculos dos membros (ver Capítulo 11).

Cada miótomo e cada dermátomo retêm sua inervação a partir de seu segmento original, não importando para onde as células migrem. Assim, cada somito forma seu próprio **esclerótomo** (a cartilagem tendínea e o componente ósseo), seu próprio **miótomo** (fornecendo o componente segmentar muscular) e seu próprio **dermátomo**, que forma a derme das costas. Cada miótomo e cada dermátomo também têm seu próprio componente nervoso segmentar.

Regulação molecular da diferenciação dos somitos

Os sinais para a diferenciação do somito surgem das estruturas circunjacentes, incluindo a notocorda, o tubo neural, a epiderme e o mesoderma lateral (Figura 6.12). Os produtos proteicos solúveis dos genes ***NOGGIN*** e ***sonic hedgehog*** **(SHH)**, produzidos pela notocorda e pelo assoalho do tubo neural, induzem a porção ventromedial do somito a se tornar esclerótomo. Uma vez induzidas, as células do esclerótomo expressam o fator de transcrição ***PAX1***, que ativa a cascata de genes indutores de cartilagem e de osso para a formação vertebral. A expressão de ***PAX3***, regulada pelas proteínas **WNT** do tubo neural dorsal, marca a região do dermomiótomo do somito. As proteínas WNT do tubo neural dorsal têm como alvo a porção dorsomedial do somito, fazendo com que ele inicie a expressão do gene específico dos músculos ***MYF5*** e forme os precursores musculares primaxiais. A interação da proteína inibitória **BMP4** (e provavelmente **FGF**) do mesoderma lateral com os produtos de WNT ativadores da epiderme direciona a porção dorsolateral do somito a expressar outro gene muscular específico, ***MYOD***, e a formar os precursores musculares primaxiais e abaxiais. A porção média do epitélio dorsal do somito é direcionada pela **neurotrofina 3 (NT-3)**, secretada pela região dorsal do tubo neural, para formar a derme.

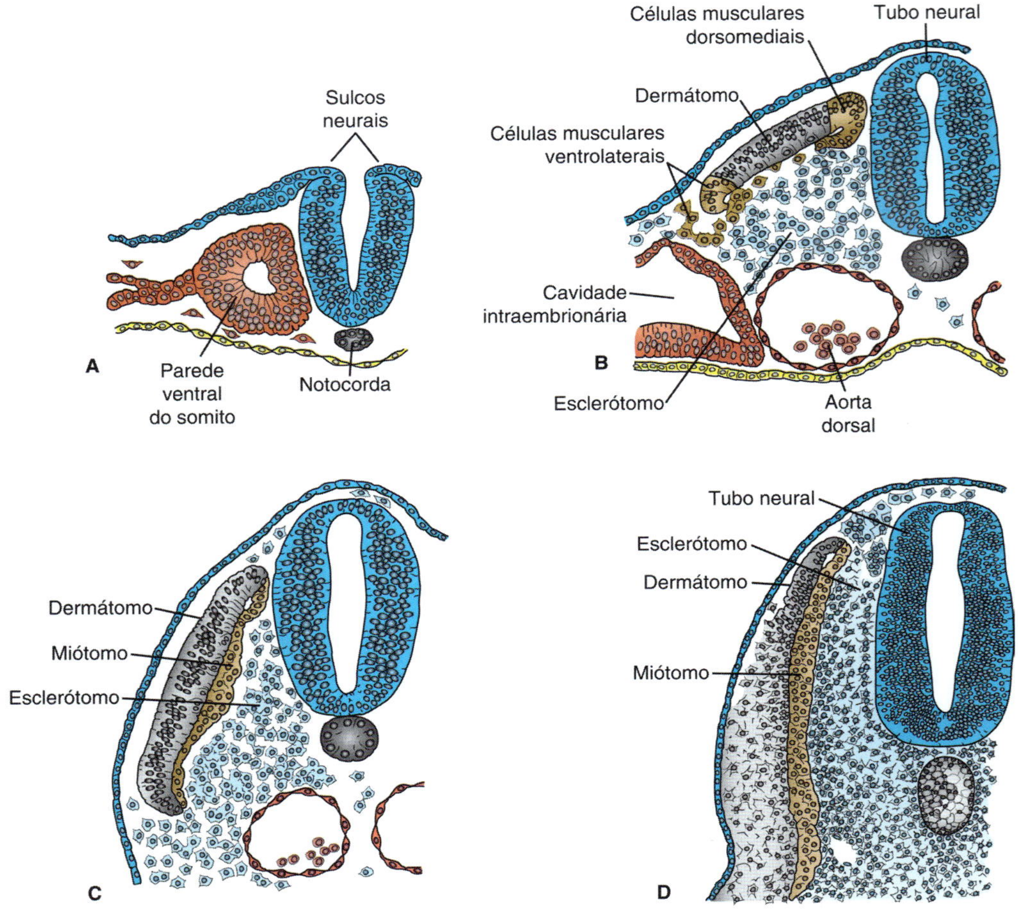

Figura 6.11 Estágios do desenvolvimento de um somito. **A.** Células mesodérmicas que sofreram epitelização se arranjam ao redor de uma pequena cavidade. **B.** Células das paredes ventral e medial do somito perdem seu arranjo epitelial e migram ao redor do tubo neural e da notocorda. Coletivamente, essas células constituem o esclerótomo, que formará as vértebras e as costelas. Enquanto isso, as células nas regiões dorsomedial e ventrolateral se diferenciam em células precursoras musculares, enquanto as células que permanecem entre essas localizações formam o dermátomo. **C.** Ambos os grupos de células precursoras musculares tornam-se mesenquimais e migram abaixo do dermátomo para formar o dermomiótomo (**B** e **C**), enquanto algumas células do grupo ventrolateral também migram na camada parietal do mesoderma lateral. **D.** Por fim, as células do dermátomo também retornam ao padrão mesenquimal e migram abaixo do ectoderma para formar a derme do dorso (**D**).

Mesoderma intermediário

O mesoderma intermediário, que conecta temporariamente o mesoderma paraxial à placa lateral (ver Figuras 6.8D e 6.9), diferencia-se em estruturas urogenitais. Nas regiões cervical e torácica superior, ele dá origem a grupos celulares segmentares (futuros **nefrótomos**), enquanto, mais caudalmente, forma massa tecidual não segmentada, o **cordão nefrogênico**. As unidades excretórias do sistema urinário e as gônadas se desenvolvem a partir desse mesoderma intermediário parcialmente segmentado e parcialmente não segmentado (ver Capítulo 16).

Mesoderma lateral

O **mesoderma lateral** divide-se nas camadas **parietal** (**somática**) e **visceral** (**esplâncnica**), que revestem a cavidade intraembrionária e recobrem os órgãos, respectivamente (Figura 6.13A; ver Figuras 6.8C e D, e 6.9). O mesoderma da camada parietal, junto com o ectoderma sobrejacente, forma as pregas da parede corporal lateral (ver Figura 6.13A). Junto com as dobraduras da cabeça (cefálica) e da cauda (caudal), essas pregas fecham a parede corporal ventral. A camada parietal do mesoderma lateral dá origem, então, à derme da pele na parede corporal e nos membros, aos ossos e ao tecido conjuntivo dos membros e ao esterno. Além disso, o esclerótomo e as células precursoras musculares que migram para a camada parietal do mesoderma lateral formam as cartilagens costais, os músculos dos membros e a maior parte dos músculos da parede muscular (ver Capítulo 11). A camada visceral do mesoderma lateral, junto com o endoderma embrionário, forma a parede do tubo intestinal (Figura 6.13B). As células mesodérmicas da camada parietal que circundam a cavidade intraembrionária formam as **membranas mesoteliais** ou **membranas serosas**, que revestem as cavidades peritoneal, pleural e pericárdica e secretam fluidos serosos (ver Figura 6.13B). As células mesodérmicas da camada visceral formam uma membrana serosa fina ao redor de cada órgão (ver Capítulo 7).

Sangue e vasos sanguíneos

As células sanguíneas e os vasos sanguíneos também surgem do mesoderma. Os vasos sanguíneos se formam de duas maneiras: por **vasculogênese**, por meio da qual os vasos

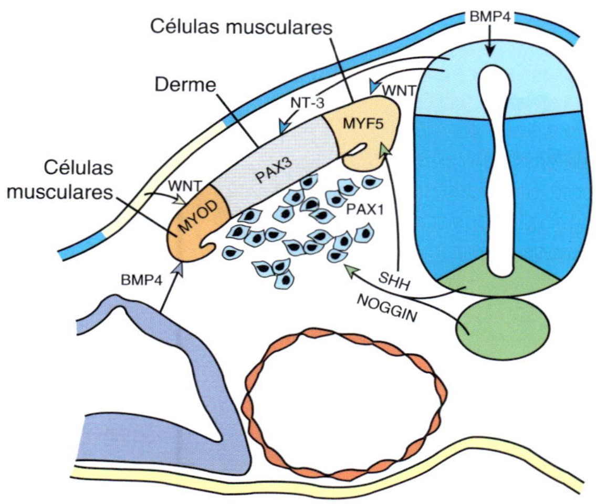

Figura 6.12 Padrões de expressão dos genes que regulam a diferenciação somítica. *Sonic hedgehog* (*SHH*) e *noggin*, secretados pela notocorda e pelo assoalho do tubo neural, fazem com que a parte ventral do somito forme o esclerótomo e expresse *PAX1*, que, por sua vez, controla a condrogênese e a formação das vértebras. As proteínas WNT do tubo neural dorsal ativam *PAX3*, que demarca o dermomiótomo. As proteínas WNT também direcionam a porção dorsomedial do somito a diferenciar-se em células precursoras musculares e a expressar o gene muscular específico *MYF5*. A porção mediodorsal do somito é direcionada a se tornar derme pela neurotrofina 3 (*NT-3*), expressa pelo tubo neural dorsal. Células precursoras musculares adicionais são formadas a partir da porção dorsolateral do somito, sob a influência combinada das proteínas ativadoras de WNT, e pela proteína morfogenética óssea 4 inibitória (*BMP4*), que, juntas, ativam a expressão de MyoD.

surgem de ilhotas sanguíneas (Figura 6.14), e por **angiogênese**, que envolve a ramificação a partir de vasos já existentes. As primeiras ilhotas sanguíneas aparecem no mesoderma que cerca a parede da vesícula vitelínica na terceira semana do desenvolvimento e, um pouco depois, no mesoderma lateral e em outras regiões (Figura 6.15). Essas ilhotas surgem das células mesodérmicas que são induzidas a originar **hemangioblastos**, um precursor comum para a formação dos vasos e das células sanguíneas.

Embora as primeiras células sanguíneas surjam nas ilhotas sanguíneas, na parede da vesícula vitelínica, essa população é transitória. As **células-tronco hematopoéticas** definitivas são derivadas do mesoderma que circunda a aorta em um local próximo ao rim metanéfrico em desenvolvimento, chamado de **região AGM – aorta-gônada-mesonefros**. Essas células colonizam o fígado, que se torna o principal órgão hematopoético do embrião e do feto entre o segundo e o sétimo mês do desenvolvimento. As células-tronco do fígado colonizam a medula óssea, o tecido definitivo de formação de sangue, no sétimo mês da gestação; dali em diante, o fígado perde sua função formadora de sangue.

Regulação molecular da formação de vasos sanguíneos

FGF2 induz o desenvolvimento de ilhotas sanguíneas a partir de células mesodérmicas competentes que formarão hemangioblastos. Estes são direcionados a formar células e vasos sanguíneos pelo **fator de crescimento endotelial vascular** (**VEGF**; do inglês, *vascular endothelial growth factor*), que é secretado pelas células mesodérmicas circunjacentes. O sinal para expressar VEGF pode envolver *HOXB5*, que regula positivamente o receptor de VEGF **FLK1** (ver Figura 6.14). Os hemangioblastos no centro das ilhotas sanguíneas formam as **células-tronco hematopoéticas**, as precursoras de todas as células sanguíneas; enquanto os hemangioblastos periféricos se diferenciam em **angioblastos**, os precursores dos vasos sanguíneos. Esses angioblastos proliferam e são eventualmente induzidos a formar células endoteliais por VEGF secretado pelas células mesodérmicas circunjacentes (ver Figura 6.14). Esse mesmo fator regula a coalescência dessas células endoteliais nos primeiros vasos sanguíneos primitivos.

Uma vez estabelecido um leito capilar primário pelo processo de vasculogênese, que inclui a formação da aorta dorsal e das veias cardinais, a angiogênese adiciona vasculatura a esses vasos e ramifica os novos (ver Figura 6.14). O processo também é mediado por VEGF, que estimula a proliferação de células endoteliais nas regiões em que novos vasos serão formados. A maturação e o modelamento da vasculatura são regulados por outros fatores de crescimento, incluindo o **fator de crescimento derivado de plaquetas** (**PDGF**; do inglês, *platelet-derived growth factor*) e o **TGF-β**, até que o padrão adulto seja estabelecido. A especificação das artérias, das veias e dos vasos do sistema linfático ocorre logo após a indução dos angioblastos. SHH, secretado pela notocorda, induz o mesênquima circunjacente a expressar *VEGF*. Por sua vez, a expressão de *VEGF* induz a **via NOTCH** (uma via de receptor transmembrana), que especifica o desenvolvimento arterial pela expressão

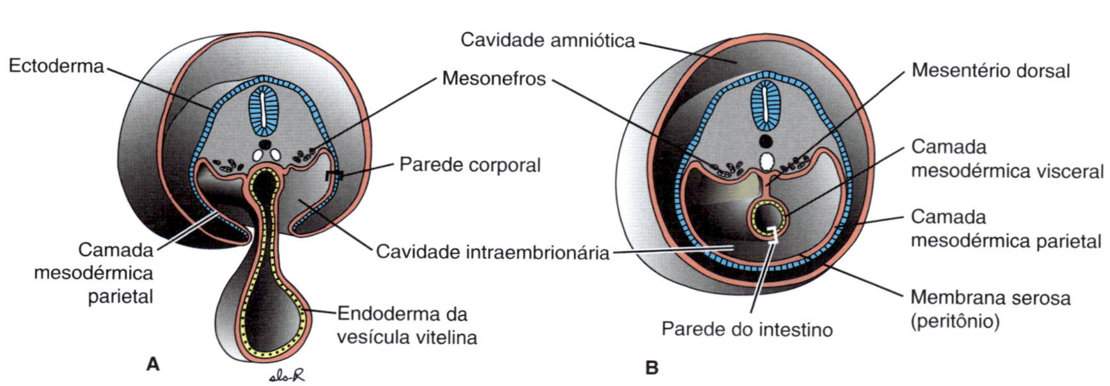

Figura 6.13 **A.** Corte transversal através de um embrião de 21 dias na região dos mesonefros, mostrando as camadas mesodérmicas visceral e parietal. As cavidades intraembrionárias se comunicam com a cavidade extraembrionária (cavidade coriônica). **B.** Corte no fim da quarta semana. O mesoderma parietal e o ectoderma sobrejacente formam as paredes corporais ventral e lateral. Observe a membrana peritoneal (serosa).

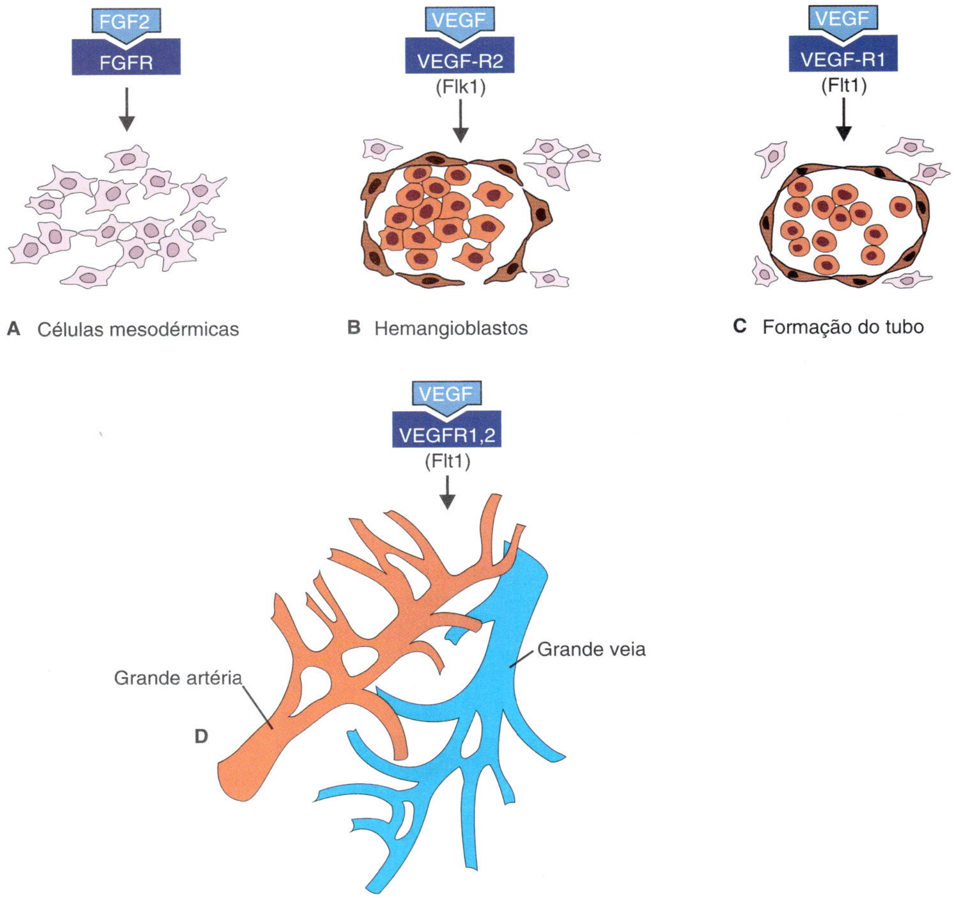

Figura 6.14 Os vasos sanguíneos se formam de duas maneiras: por vasculogênese (**A** a **C**), na qual os vasos surgem a partir de ilhotas sanguíneas; e por angiogênese (**D**), na qual os novos vasos se ramificam de vasos preexistentes. Durante a vasculogênese, o fator de crescimento do fibroblasto 2 (FGF2) se liga a seu receptor em subpopulações das células mesodérmicas e as induz a se tornarem hemangioblastos. Então, sob a influência do fator de crescimento endotelial vascular (VEGF) agindo por intermédio de dois diferentes receptores, essas células se tornam endoteliais e coalescem, formando os vasos. A angiogênese também é regulada por VEGF, que estimula a proliferação das células endoteliais nos pontos em que novos vasos brotarão de vasos preexistentes. O modelamento final e a estabilização da vasculatura são alcançados por PDGF e TGF-β.

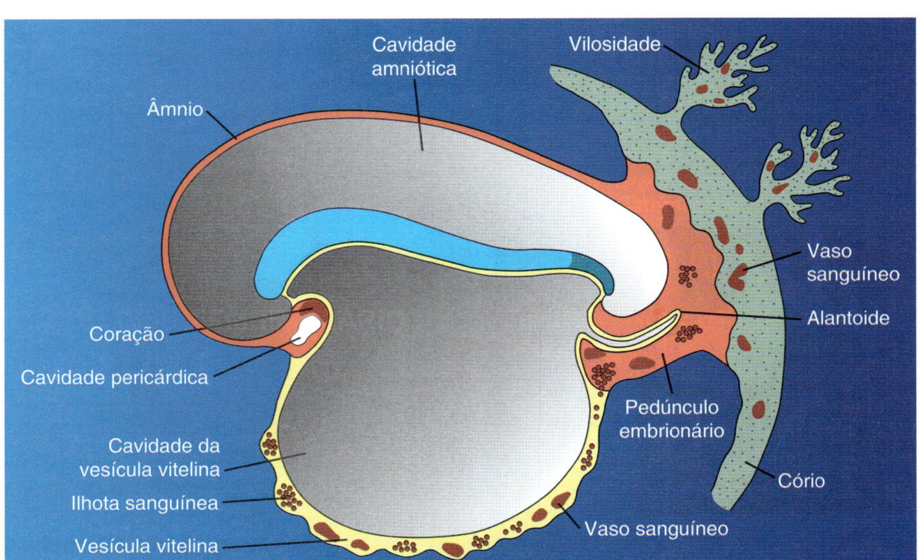

Figura 6.15 Formação de vasos sanguíneos extraembrionários nas vilosidades coriônicas, no cório, no pedúnculo embrionário e na parede da vesícula vitelínica em um embrião pré-somítico de aproximadamente 19 dias.

de ***EPHRINB2*** (efrinas são ligantes que se conectam a **receptores Eph** em uma via que envolve a **sinalização por tirosinoquinase**). Além de especificar as artérias, a expressão de *EPHRINB2* suprime o destino celular venoso. A sinalização NOTCH também aumenta a expressão de ***EPHB4***, um gene específico de veias, embora não esteja claro como esse e outros genes especificam o desenvolvimento venoso. Por outro lado, ***PROX1***, um fator de transcrição contendo homeodomínio, parece ser o gene mestre para a diferenciação de vasos linfáticos. O crescimento de vasos é padronizado, não aleatório e parece envolver a orientação de fatores semelhantes aos empregados pelo sistema nervoso.

Correlações clínicas

Hemangiomas capilares

Os **hemangiomas capilares** são coleções anormalmente densas de vasos sanguíneos capilares que formam os tumores mais comuns dos recém-nascidos (aproximadamente 10% de todos os nascimentos). Podem ocorrer em qualquer lugar, mas estão frequentemente associados às estruturas craniofaciais (Figura 6.16A). As lesões faciais podem ser locais ou difusas, estas últimas causando mais complicações secundárias, que incluem ulcerações, fibrose e obstrução das vias respiratórias (hemangiomas mandibulares; Figura 6.16B). O fator de crescimento semelhante à insulina 2 é altamente expresso nas lesões e pode ser um fator promotor do crescimento anormal dos vasos. Ainda não foi determinado se VEGF participa ou não desse processo.

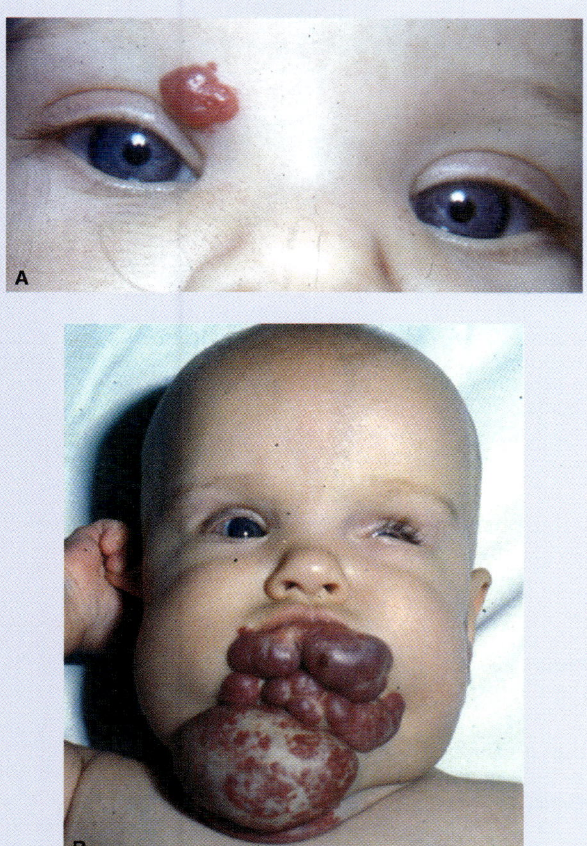

Figura 6.16 **A.** Hemangioma capilar focal. **B.** Hemangioma capilar difuso envolvendo a cavidade oral.

DERIVADOS DO FOLHETO EMBRIONÁRIO ENDODÉRMICO

O sistema digestório é o principal sistema orgânico derivado do folheto embrionário endodérmico, o qual recobre a superfície ventral do embrião e forma o teto da vesícula vitelínica (Figura 6.17A). Entretanto, com o desenvolvimento e o crescimento das vesículas cefálicas, o disco embrionário começa a ficar saliente na cavidade amniótica. O alongamento do tubo neural faz com que o embrião se curve na posição fetal à medida que as regiões apical e caudal (dobraduras) se movimentam ventralmente (Figura 6.17). Ao mesmo tempo, formam-se duas dobraduras na parede corporal lateral, que também se movem ventralmente para fechar a parede corporal ventral (Figura 6.18). Conforme a cabeça, a cauda e as duas dobraduras laterais se movem ventralmente, elas puxam o âmnio para baixo com elas, de modo que o embrião fique dentro da cavidade amniótica (ver Figuras 6.17 e 6.18). A parede corporal ventral se fecha completamente, exceto pela região umbilical, em que a conexão do bulbo com a vesícula vitelínica se mantém (Figura 6.19; ver Figura 6.17). Quando essas dobraduras não conseguem fechar a parede corporal, o resultado são os **defeitos da parede corporal ventral** (ver Capítulo 7).

Como resultado do crescimento cefalocaudal e do fechamento das dobraduras da parede corporal lateral, uma porção maior do folheto embrionário endodérmico é incorporada continuamente no corpo do embrião para formar o tubo intestinal. O tubo é dividido em três regiões: **intestino anterior**, **intestino médio** e **intestino posterior** (ver Figura 6.17C). O intestino médio se comunica com a vesícula vitelínica por intermédio de um pedúnculo largo, o **ducto vitelino** (vesícula vitelínica) (ver Figura 6.17D). Esse ducto é largo inicialmente; porém, com o crescimento adicional do embrião, torna-se estreito e muito mais longo (ver Figuras 6.17D e 6.18B).

Em sua extremidade cefálica, o intestino anterior é delimitado temporariamente por uma membrana ectoendodérmica chamada de **membrana orofaríngea** (Figura 6.17A e C), que separa o **estomodeu** (cavidade oral primitiva derivada do ectoderma) da faringe (parte do intestino anterior derivada do endoderma). Na quarta semana, a membrana orofaríngea se rompe, estabelecendo uma conexão aberta entre a cavidade oral e o intestino primitivo (ver Figura 6.17D). O intestino posterior também termina temporariamente em uma membrana ectoendodérmica, a **membrana cloacal** (ver Figura 6.17C), que separa a porção superior do canal anal (derivada do endoderma) da porção inferior, chamada de **proctodeu**, formada por uma depressão invaginada alinhada com o ectoderma. A membrana se rompe na sétima semana para criar uma abertura para o ânus.

Outro resultado importante do crescimento cefalocaudal e do dobramento lateral é a incorporação parcial do alantoide dentro do corpo do embrião, onde ele forma a **cloaca** (ver Figura 6.19A). A porção distal do alantoide permanece no pedúnculo embrionário. Por volta da quinta semana, o ducto da vesícula vitelínica, o alantoide e os vasos umbilicais estão restritos à região umbilical (ver Figura 6.19).

O papel da vesícula vitelínica não está claro. Ela pode funcionar como um órgão nutritivo durante os estágios iniciais do desenvolvimento antes do estabelecimento dos vasos sanguíneos e contribui para algumas das primeiras células sanguíneas, embora esse papel seja muito transitório. Uma das suas principais funções é abrigar as células germinativas que residem em sua parede posterior e que mais tarde migram para as gônadas a fim de produzir os oócitos e os espermatozoides (ver Capítulo 16).

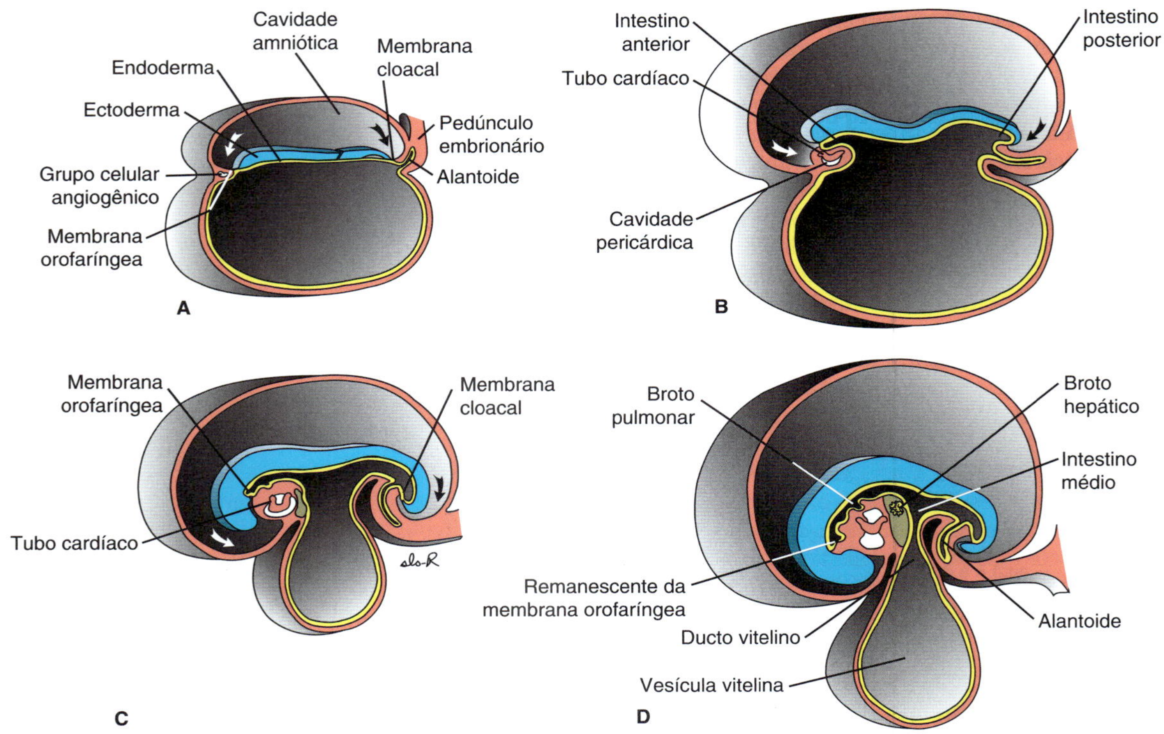

Figura 6.17 Cortes sagitais na linha média de embriões em vários estágios do desenvolvimento para demonstrar a dobradura cefalocaudal e seu efeito na posição da cavidade revestida pelo endoderma. **A.** 17 dias. **B.** 22 dias. **C.** 24 dias. **D.** 28 dias. *Setas*, dobraduras apical e caudal.

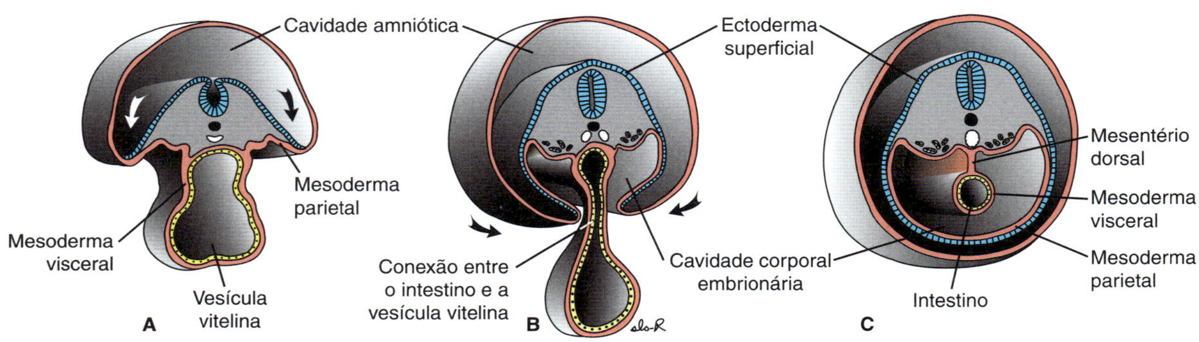

Figura 6.18 Cortes transversais através de embriões em vários estágios do desenvolvimento para demonstrar o efeito da dobradura lateral na cavidade alinhada pelo endoderma. **A.** A dobradura se inicia. **B.** Corte transversal através do intestino médio para exibir a conexão entre o intestino e a vesícula vitelínica. **C.** Corte transversal logo abaixo do intestino médio para mostrar a parede abdominal ventral fechada e o intestino suspenso a partir da parede abdominal dorsal por seu mesentério. *Setas*, dobraduras laterais.

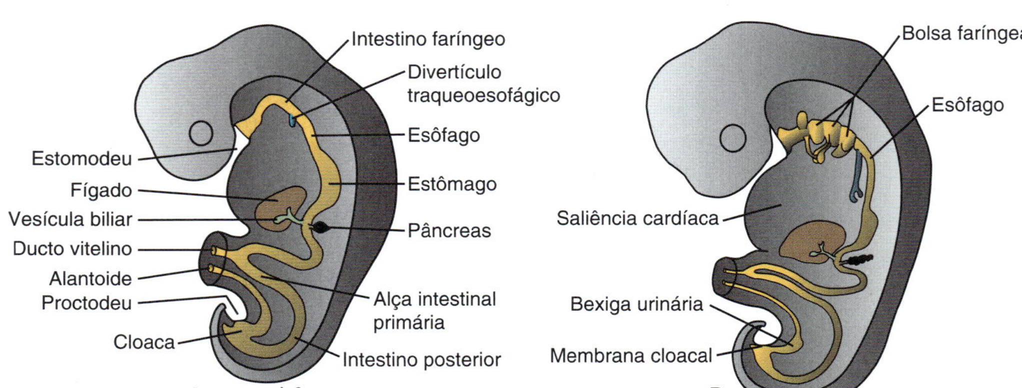

Figura 6.19 Cortes sagitais através de embriões mostrando os derivados do folheto embrionário endodérmico. **A.** Bolsas faríngeas, revestimento epitelial dos brotos pulmonares e da traqueia, do fígado, da vesícula biliar e do pâncreas. **B.** A bexiga urinária deriva da cloaca e, nesse estágio do desenvolvimento, está em conexão aberta com o alantoide.

Assim, o folheto embrionário endodérmico forma inicialmente o revestimento epitelial do intestino primitivo e as porções intraembrionárias do alantoide e do ducto vitelino (ver Figura 6.19A). Com a continuação do desenvolvimento, o endoderma dá origem:

- Ao revestimento epitelial do sistema respiratório
- Ao **parênquima** da tireoide, das paratireoides, do fígado e do pâncreas (ver Capítulos 15 e 17)
- Ao estroma reticular das tonsilas e ao timo
- Ao revestimento epitelial da bexiga urinária e da uretra (ver Capítulo 16)
- Ao revestimento epitelial da cavidade do tímpano e à tuba auditiva (ver Capítulo 19).

PADRONIZAÇÃO DO EIXO ANTEROPOSTERIOR | REGULAÇÃO POR GENES *HOMEOBOX*

Os genes ***homeobox*** são conhecidos por seu **homeodomínio**, um segmento característico de ligação ao DNA, o ***homeobox***. Eles codificam fatores de transcrição que ativam cascatas de genes capazes de regular fenômenos como a segmentação e a formação do eixo. Muitos genes *homeobox* são agrupados em ***clusters* homeóticos**, embora outros genes também tenham o homeodomínio. Um *cluster* de genes importante para a especificação do eixo craniocaudal é o complexo gênico homeótico ***Hom-C*** na *Drosophila*. Esses genes, que englobam as classes de genes homeóticos ***Antennapedia*** e ***Bithorax***, estão organizados em um único cromossomo como uma unidade funcional. Assim, os genes que especificam as estruturas mais craniais ficam na extremidade 3′ do DNA e são expressos primeiro; os genes que controlam o desenvolvimento posterior são expressos sequencialmente e são encontrados de modo crescente na extremidade 5′ (Figura 6.20). Esses genes são **conservados** em seres humanos, e há quatro cópias: ***HOXA***, ***HOXB***, ***HOXC*** e ***HOXD***, que são dispostos e expressos como na *Drosophila*. Dessa maneira, cada *cluster* fica em um cromossomo distinto, e os genes em cada grupo são numerados de 1 a 13 (ver Figura 6.20). Os genes com o mesmo número, mas pertencentes a *clusters* diferentes, formam um grupo **parálogo**, como *HOXA4*, *HOXB4*, *HOXC4* e *HOXD4*. O padrão de expressão desses genes e a evidência em experimentos de **nocaute**, nos

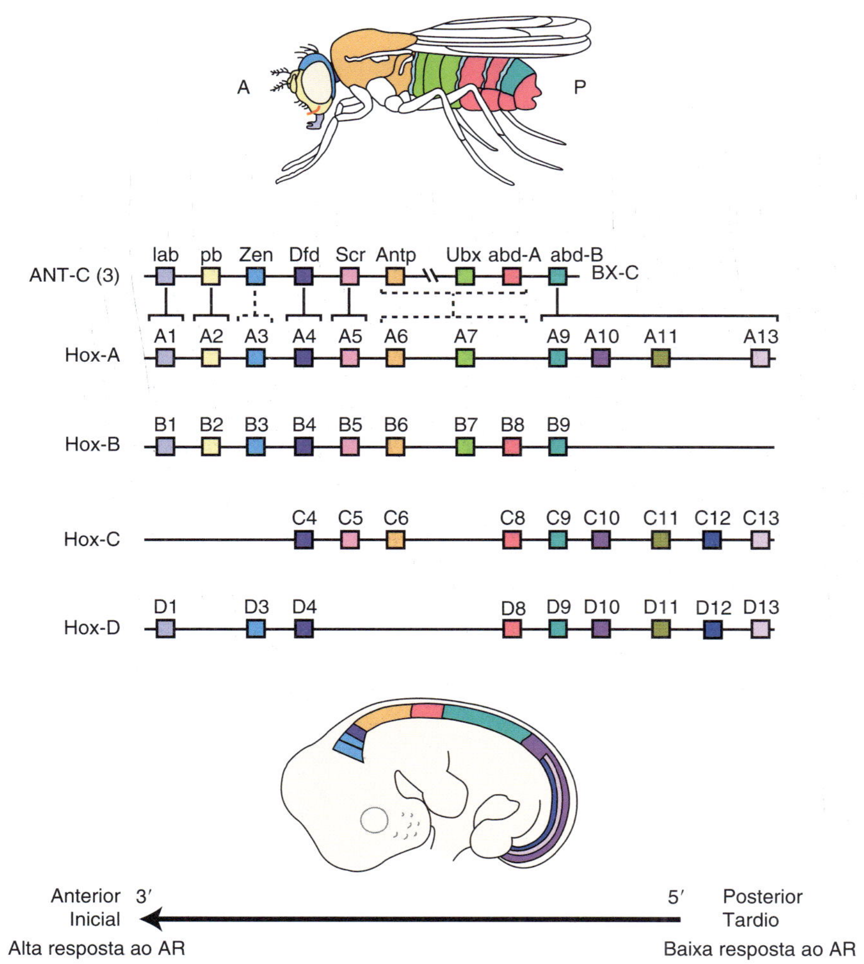

Figura 6.20 Ilustração mostrando a disposição dos genes *homeobox* das classes *Antennapedia* (*ANT-C*) e *Bithorax* (*BX-C*) de *Drosophila* e dos genes homólogos conservados das mesmas classes em seres humanos. Durante a evolução, esses genes foram duplicados, de modo que os seres humanos têm quatro cópias dispostas em quatro cromossomos diferentes. A homologia entre os genes de *Drosophila* e os existentes em cada grupo de genes humanos é indicada pela cor. Os genes com o mesmo número, mas posicionados em cromossomos diferentes, formam um grupo parálogo. A expressão dos genes ocorre no sentido craniocaudal a partir da extremidade 3′ (expressos inicialmente) para a 5′ (expressos mais tardiamente), como indicado nos diagramas da mosca e do embrião de camundongo. O ácido retinoico (*AR*) modula a expressão desses genes com os na extremidade 3′ mais responsivos ao composto.

quais são gerados camundongos sem um ou mais desses genes, sustentam a hipótese de que desempenhem um papel na padronização craniocaudal dos derivados dos três folhetos embrionários. Há, por exemplo, um padrão sobreposto de expressão de *HOX* nos somitos e nas vértebras, com os genes localizados na extremidade 3′ de cada *cluster* sendo expressos e regulando o desenvolvimento de segmentos mais craniais (ver Figura 6.20).

APARÊNCIA EXTERNA DURANTE O SEGUNDO MÊS

No fim da quarta semana, quando o embrião tem aproximadamente 28 somitos, as principais características externas são os somitos e os arcos faríngeos (Figura 6.21). A idade do embrião, portanto, em geral é expressa em somitos (ver Quadro 6.2). Como a contagem dos somitos fica difícil durante o segundo mês do desenvolvimento, a idade do embrião é indicada pelo **comprimento craniocaudal (CCC)**, expresso em milímetros (Quadro 6.3). O CCC é medido do vértice do crânio até o ponto médio entre os ápices das nádegas.

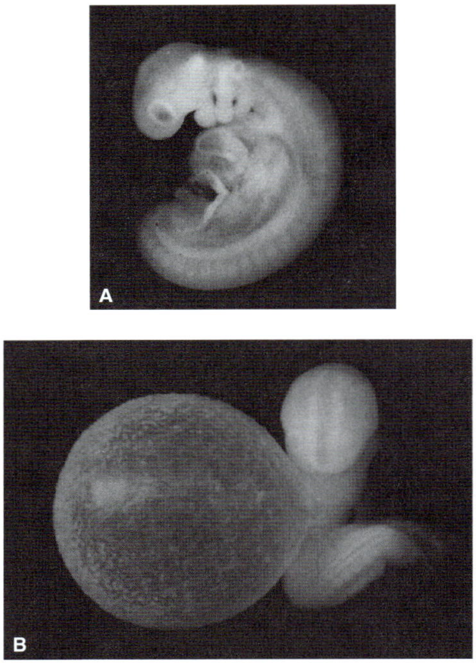

Figura 6.21 A. Vista lateral de um embrião humano de 28 somitos. As principais características externas são os arcos faríngeos e os somitos. Observe o broto hepático pericárdico. **B.** O mesmo embrião visto de um ângulo diferente para demonstrar o tamanho da vesícula vitelínica.

Quadro 6.3 Correlação entre comprimento craniocaudal e idade semanal aproximada.

Comprimento craniocaudal (mm)	Idade aproximada (semanas)
5 a 8	5
10 a 14	6
17 a 22	7
28 a 30	8

Durante o segundo mês, a aparência externa do embrião se altera por aumento do tamanho da cabeça e pela formação dos membros, face, orelhas, nariz e olhos. No início da quinta semana, os membros anteriores e posteriores aparecem como brotos em formato de remo (Figura 6.22). Os primeiros estão localizados dorsalmente à tumefação pericárdica no nível do quarto somito cervical até o primeiro torácico, o que explica sua inervação pelo **plexo braquial**. Pouco depois, os brotos dos membros inferiores aparecem caudalmente à ligação do pedúnculo umbilical no nível dos somitos lombar e sacral superior. Com a continuação do crescimento, as porções terminais dos botões se achatam, e uma constrição as separa do segmento proximal, mais cilíndrico (Figura 6.23). Logo aparecem quatro sulcos radiais que separam cinco áreas levemente mais espessas na porção distal dos brotos, prenunciando a formação dos dedos (ver Figura 6.23).

Esses sulcos, conhecidos como **raios**, aparecem primeiramente na região da mão e um pouco depois no pé, já que os membros superiores têm o desenvolvimento um pouco mais adiantado do que o dos membros inferiores. Enquanto os dedos das mãos e dos pés estão se formando (Figura 6.24), uma segunda constrição divide a porção proximal dos brotos em dois segmentos e podem ser reconhecidas as três partes características das extremidades adultas (Figura 6.25).

Correlações clínicas

Defeitos congênitos

A maioria dos sistemas orgânicos se forma entre a **terceira e a oitava semanas**. Esse período, crítico para o desenvolvimento normal, é chamado de **organogênese** ou **embriogênese**. As populações de células-tronco estão estabelecendo os primórdios dos sistemas de órgãos, e essas interações são sensíveis a influências genéticas e ambientais. Assim, o **período entre a terceira e a oitava semanas é quando muitos dos defeitos congênitos estruturais mais evidentes são induzidos**. Infelizmente, a mãe pode não perceber que está grávida durante esse período crítico, especialmente na terceira e na quarta semanas, que são particularmente vulneráveis. Consequentemente, ela pode não evitar influências danosas, como tabagismo e etilismo. O entendimento sobre os principais eventos da organogênese é importante para a identificação do momento em que determinado defeito foi induzido e para a definição das possíveis causas de malformação (ver Capítulo 9).

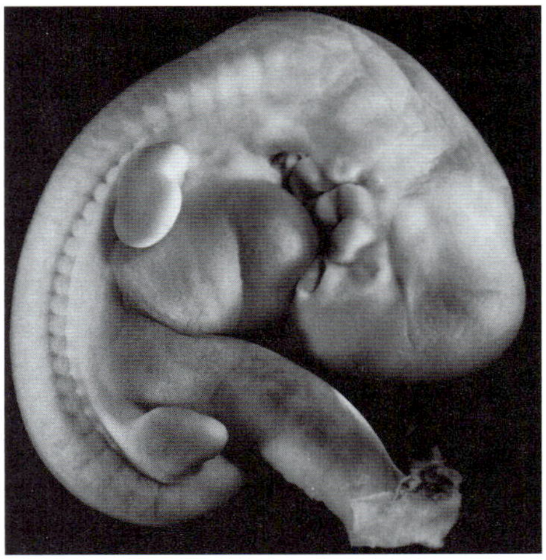

Figura 6.22 Embrião humano (CCC de 9,8 mm, quinta semana) (×29,9). Os membros anteriores têm formato de remo.

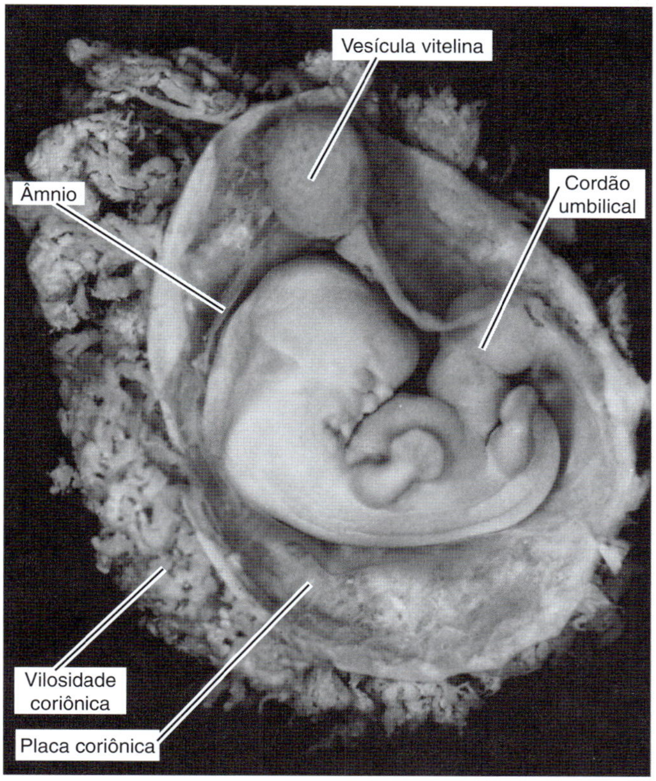

Figura 6.23 Embrião humano (CCC de 13 mm, sexta semana), mostrando a vesícula vitelínica na cavidade coriônica.

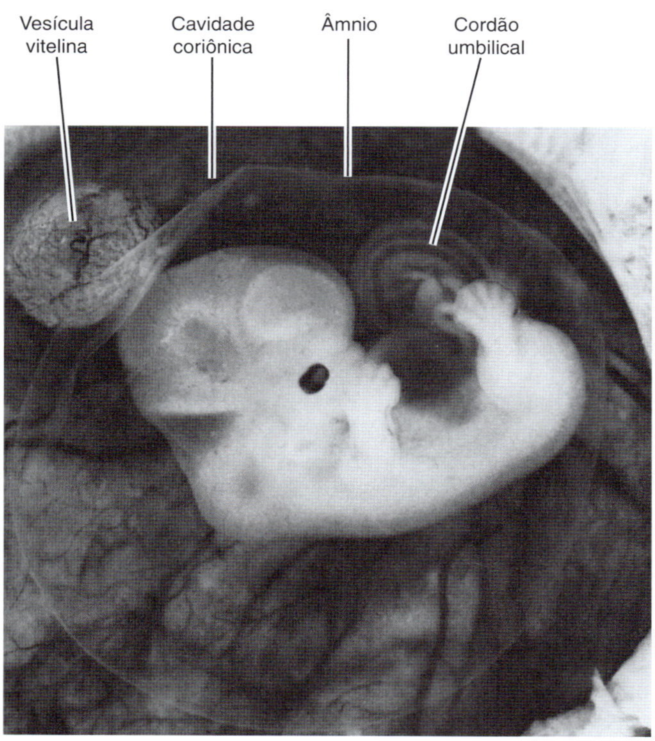

Figura 6.24 Embrião humano (CCC de 21 mm, sétima semana) (×4). O saco coriônico está aberto para mostrar o embrião em seu saco amniótico. A vesícula vitelínica, o cordão umbilical e os vasos na placa coriônica da placenta estão claramente visíveis. Observe o tamanho da cabeça em comparação com o restante do corpo.

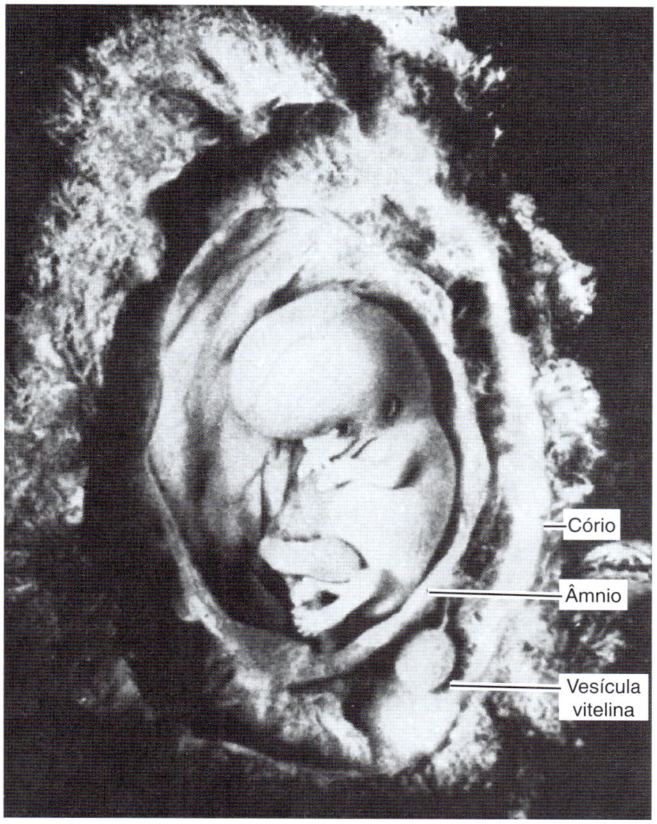

Figura 6.25 Embrião humano (CCC de 25 mm, sétima à oitava semana). O cório e o âmnio foram abertos. Observe o tamanho da cabeça, o olho, a aurícula da orelha, os dedos dos pés bem formados, a tumefação no cordão umbilical causada pelas alças intestinais e a vesícula vitelínica na cavidade coriônica.

RESUMO

Durante o **período embrionário**, que se estende da **terceira à oitava semana** do desenvolvimento, cada um dos três folhetos embrionários – **ectoderma**, **mesoderma** e **endoderma** – dá origem a seus próprios tecidos e sistemas orgânicos. Como resultado da formação orgânica, estabelecem-se as principais características do formato corporal (Quadro 6.4).

O **folheto embrionário ectodérmico** dá origem aos órgãos e às estruturas que mantêm contato com o mundo externo:

- Sistema nervoso central
- Sistema nervoso periférico
- Epitélio sensorial da orelha, do nariz e dos olhos
- Pele, incluindo pelos, cabelo, unhas
- Glândulas hipófise, mamárias e sudoríparas, bem como o esmalte dos dentes.

A indução da **placa neural** é regulada pela inativação do fator de crescimento BMP4. Na região cranial, a inativação é causada por *noggin*, *chordin* e *follistatin* secretados pelo nó, pela notocorda e pelo mesoderma precordal. A inativação de BMP4 nas regiões do rombencéfalo e da medula espinal é efetuada por WNT3a e FGF. Na ausência de inativação, BMP4 faz com que o ectoderma se transforme em epiderme e que o mesoderma ventralize para formar o mesoderma intermediário e da placa lateral.

Quadro 6.4 Resumo dos principais eventos do período embrionário.

Dias	Somitos	Comprimento (mm)	Figura	Traços característicos
14 a 15	0	0,2	6.1A	A linha primitiva aparece
16 a 18	0	0,4	6.1B	O processo notocordal surge; células hematopoéticas na vesícula vitelínica
19 a 20	0	1 a 2	6.2A	O mesoderma intraembrionário se espalha sob o ectoderma cranial; a linha primitiva continua; os vasos umbilicais e as cristas neurais craniais começam a se formar
20 a 21	1 a 4	2 a 3	6.2B e C	As cristas neurais craniais se elevam e o sulco neural profundo se estabelece; o embrião começa a se curvar
22 a 23	5 a 12	3 a 3,5	6.3B e C	A fusão das pregas neurais inicia-se na região cervical; os neuróporos cranial e caudal estão bem abertos; os arcos viscerais 1 e 2 já existem; o tubo cardíaco começa a se dobrar
24 a 25	13 a 20	3 a 4,5	6.4	Dobradura cefalocaudal em andamento; o neuróporo cranial está se fechando ou está fechado; as vesículas ópticas estão formadas; os placódios óticos aparecem
26 a 27	21 a 29	3 a 5	6.4B	O neuróporo caudal está se fechando ou está fechado; os brotos dos membros superiores surgem; três pares de arcos viscerais aparecem
28 a 30	30 a 35	4 a 6	6.21A	O quarto arco visceral está formado; os brotos dos membros inferiores aparecem; vesícula ótica e placódio do cristalino
31 a 35		7 a 10	6.22	Os membros superiores têm formato de remo; as fossetas nasais são formadas; o embrião tem um formato semelhante a um "C"
36 a 42		9 a 14	6.23	Raios digitais nas placas das mãos e dos pés; vesículas cefálicas proeminentes; aurícula externa se formando das saliências auriculares; a herniação umbilical começou
43 a 49		13 a 22	6.24	A pigmentação da retina é visível; raios digitais separados; mamilos e pálpebras formados; as proeminências maxilares se fundem com proeminências nasais médias conforme o lábio superior se forma; hérnia umbilical presente
50 a 56		21 a 31	6.25	Membros longos, dobrados nos cotovelos e nos joelhos; dedos das mãos e dos pés livres; face com formato mais humano; a cauda desaparece; hérnia umbilical persiste até o fim do terceiro mês

Os componentes importantes do folheto embrionário mesodérmico são os mesodermas **paraxial**, **intermediário** e da **placa lateral**. O mesoderma paraxial forma os **somitômeros**, que dão origem ao mesênquima da cabeça e se organizam em **somitos** nos segmentos occipital e caudal. Os somitos originam o **miótomo** (tecido muscular), o **esclerótomo** (cartilagem e osso) e o **dermátomo** (derme da pele), e todos eles são **tecidos de sustentação do corpo**. Os sinais para a diferenciação dos somitos são derivados das estruturas circunjacentes, que incluem a notocorda, o tubo neural e a epiderme. A notocorda e o assoalho do tubo neural secretam **SHH**, que induz o esclerótomo.

Duas regiões formadoras de músculo se diferenciam. Uma é induzida na região dorsomedial do somito pelas **proteínas WNT** secretadas pela porção dorsal do tubo neural. Outra é induzida na região ventrolateral do somito por uma combinação de **BMP4** e **FGF**, secretados pelo mesoderma lateral, e pelas **proteínas WNT**, secretadas pelo mesoderma sobrejacente.

A porção média dorsal do somito se torna a derme sob a influência de **NT-3**, secretada pelo tubo neural dorsal (ver Figura 6.12). O mesoderma também dá origem ao **sistema vascular** (*i. e.*, coração, artérias, veias, vasos linfoides e todas as células do sangue). Além disso, origina o **sistema urogenital**: rins, gônadas e seus ductos (mas não a bexiga). Por fim, o **baço** e o **córtex suprarrenal** são derivados do mesoderma.

O **folheto embrionário endodérmico** forma o revestimento epitelial do **sistema digestório**, do **sistema respiratório** e da **bexiga urinária**. Também forma o **parênquima** da **tireoide**, as **paratireoides**, o **fígado** e o **pâncreas**. Finalmente, o revestimento epitelial da **cavidade do tímpano** e da **tuba auditiva** se origina da camada endodérmica.

A padronização craniocaudal do eixo embrionário é controlada por **genes *homeobox***. Esses genes, que são conservados desde a *Drosophila*, estão dispostos em quatro *clusters*, ***HOXA***, ***HOXB***, ***HOXC*** e ***HOXD***, em quatro cromossomos diferentes. Os genes na extremidade 3′ do cromossomo controlam o desenvolvimento de estruturas mais craniais; aqueles na extremidade 5′ regulam a diferenciação de estruturas mais posteriores. Juntos, eles regulam a padronização do rombencéfalo e do eixo do embrião (ver Figura 6.20).

Como resultado da formação dos sistemas orgânicos e do crescimento rápido do sistema nervoso central, o disco embrionário inicialmente plano começa a se alongar e a formar regiões caudal e cranial (dobraduras) que fazem com que o embrião se curve na posição fetal. O embrião também forma duas dobraduras nas **paredes corporais laterais** que crescem ventralmente e fecham a parede corporal ventral. Como resultado do crescimento e da dobradura, o âmnio é tracionado ventralmente, e o embrião se localiza na cavidade amniótica (ver Figura 6.17). A conexão com a vesícula vitelínica e a placenta é mantida por intermédio do ducto **vitelino** e do **cordão umbilical**, respectivamente.

Questões

1. Descreva o processo de neurulação e inclua definições para os termos *pregas neurais*, *tubo neural* e *fechamento do tubo neural*. Onde começa o fechamento do tubo neural e como ele ocorre? Em qual semana de gestação o processo se completa? O que acontece se o fechamento do tubo neural falha cranialmente? E caudalmente? O que é DTN e como pode ser evitado em grande parte dos casos?
2. Qual é a origem embriológica das células da crista neural? Elas têm origem ectodérmica, mesodérmica ou endodérmica? Para quais estruturas elas contribuem? Qual proteína é a principal responsável por sua indução?
3. A partir de qual folheto embrionário os somitos se formam? Como eles são organizados e quais tecidos eles constituem?
4. Quais são os dois modos pelos quais os vasos sanguíneos podem se formar? Qual fator de crescimento é crucial na formação inicial das células sanguíneas e dos vasos? Qual tipo de tumor é causado por proliferações anormais de vasos sanguíneos capilares?
5. Quais são as principais subdivisões do tubo intestinal e qual folheto embrionário dá origem a essas porções? Qual estrutura forma uma conexão entre o intestino médio e a vesícula vitelínica? Quais membranas fecham o tubo intestinal cranial e caudalmente?
6. Por que da terceira à oitava semana de embriogênese é um período tão importante para o desenvolvimento normal e para a indução de defeitos estruturais?

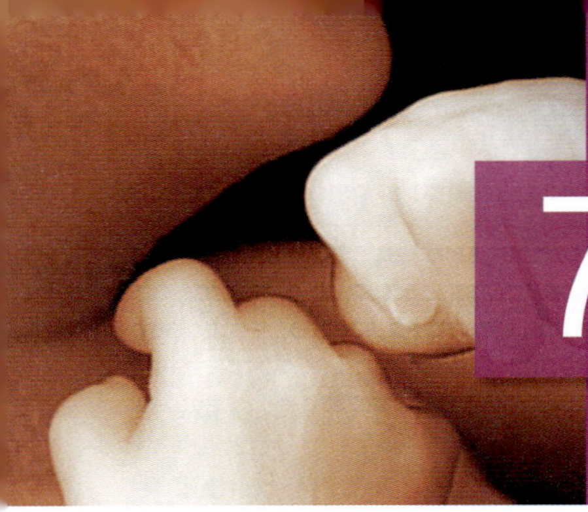

7 Tubo Intestinal e Cavidades Corporais

■ UM TUBO SOBRE OUTRO

Durante a terceira e a quarta semanas, a camada superior do disco embrionário trilaminar (ectoderma) origina a placa neural, que se enrola em um tubo para formar o cérebro e a medula espinal pelo processo chamado do **neurulação** (ver Capítulo 6). Quase simultaneamente, a camada ventral (endoderma) se enrola para baixo a fim de formar o tubo intestinal, de modo que o embrião consiste em um tubo sobre outro – o tubo neural dorsalmente e o tubo intestinal ventralmente (Figura 7.1). A camada intermediária (mesoderma) mantém os dois tubos unidos; a placa lateral dessa camada mesodérmica também se divide em camadas visceral (esplâncnica) e parietal (somática). A camada visceral se enrola ventralmente e está intimamente associada ao tubo intestinal; a camada parietal, junto com o ectoderma sobrejacente, forma as **dobraduras da parede corporal lateral** (uma de cada lado do embrião), que se movem ventralmente e se encontram na linha média, fechando a **parede corporal ventral** (ver Figura 7.1). O espaço entre as camadas visceral e parietal do mesoderma da placa lateral é a **cavidade corporal primitiva**, que, nesse estágio, é uma cavidade contínua, uma vez que ainda não foi subdividida nas regiões pericárdica, pleural e peritoneal.

■ FORMAÇÃO DA CAVIDADE CORPORAL

Ao fim da terceira semana, o **mesoderma intraembrionário** se diferencia em: **mesoderma paraxial**, que forma somitômeros e somitos, desempenhando um papel importante na formação do crânio e das vértebras; **mesoderma intermediário**, que contribui para o sistema urogenital; e **mesoderma lateral**, envolvido com a formação da cavidade corporal (ver Figura 7.1). Logo após o mesoderma intraembrionário se formar como uma camada mesodérmica sólida, aparecem fendas no mesoderma lateral, que coalescem para dividir a camada sólida em duas (ver Figura 7.1B),

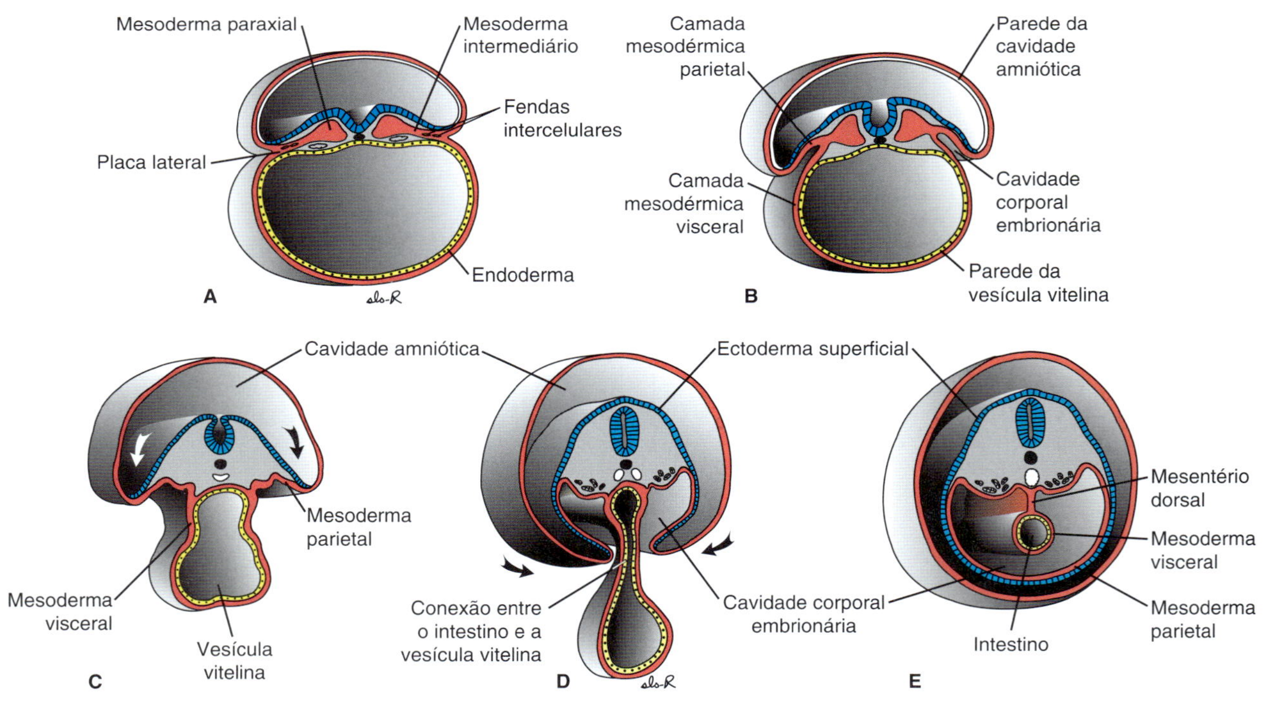

Figura 7.1 Cortes transversais através de embriões em vários estágios de fechamento do tubo intestinal e da parede corporal ventral. **A.** Em torno dos 19 dias do desenvolvimento, são visíveis fendas intercelulares no mesoderma da placa lateral. **B.** Aos 20 dias, a placa lateral está dividida em camadas mesodérmicas parietal e visceral, revestindo a cavidade corporal primitiva (cavidade intraembrionária). **C.** Aos 21 dias, a cavidade corporal primitiva (cavidade intraembrionária) ainda mantém comunicação aberta com a cavidade extraembrionária. **D.** Aos 24 dias, as dobraduras da parede corporal lateral, que consistem na camada parietal do mesoderma da placa lateral e do ectoderma sobrejacente, aproximam-se uma da outra na linha média. **E.** Ao fim da quarta semana, as camadas mesodérmicas viscerais são contínuas com as camadas parietais como uma membrana dupla, o mesentério dorsal. Este se estende do limite caudal desde o intestino anterior até a extremidade do intestino posterior.

como descrito a seguir: (1) a **camada parietal (somática)** adjacente ao ectoderma superficial e contínua com a camada mesodérmica parietal extraembrionária. Juntos, a camada parietal (somática) do mesoderma lateral e o ectoderma sobrejacente são chamados de **somatopleura**; (2) a **camada visceral (esplâncnica)** adjacente ao endoderma, formando o tubo intestinal, contínua com a camada visceral do mesoderma extraembrionário que recobre a vesícula vitelínica (ver Figura 7.1B). Juntos, a camada visceral (esplâncnica) do mesoderma da placa lateral e o endoderma subjacente são denominados **esplancnopleura**. O espaço criado entre as duas camadas do mesoderma da placa lateral constitui a **cavidade corporal primitiva**. Durante a quarta semana, as laterais do embrião começam a crescer ventralmente, criando duas **pregas laterais da parede corporal** (ver Figura 7.1B e C). Essas pregas consistem na camada parietal do mesoderma da placa lateral, no ectoderma sobrejacente e nas células dos somitos adjacentes que migram para a camada mesodérmica através da fronteira somítica lateral (ver Capítulo 11). Conforme as pregas progridem, a camada endodérmica se dobra ventralmente e se fecha para formar o tubo intestinal (ver Figura 7.1D e E). No fim da quarta semana, as dobraduras laterais da parede corporal se encontram na linha média e se fusionam para fechar a parede corporal ventral (ver Figura 7.1C-E). Esse fechamento é auxiliado pelo crescimento das regiões da cabeça e da cauda, que faz com que o embrião se curve na **posição fetal** (Figura 7.2). O fechamento da parede corporal ventral é completo, exceto na região do pedúnculo embrionário (futuro cordão umbilical). De modo semelhante, o fechamento do tubo intestinal é completo, exceto por uma conexão da região do intestino médio com a vesícula vitelínica, chamada de **ducto vitelino (da vesícula vitelínica)** (ver Figura 7.2D). Esse ducto é incorporado ao cordão umbilical, torna-se bastante estreito (ver Figura 8.16, Capítulo 8) e se degenera com a vesícula vitelínica entre o segundo e o terceiro mês de gestação. (Observe que, ao longo de todo o processo de desenvolvimento da cavidade corporal e do tubo intestinal, as camadas visceral e parietal do mesoderma da placa lateral são contínuas uma com a outra na junção do tubo intestinal com a parede corporal posterior [ver Figura 7.1D e E].)

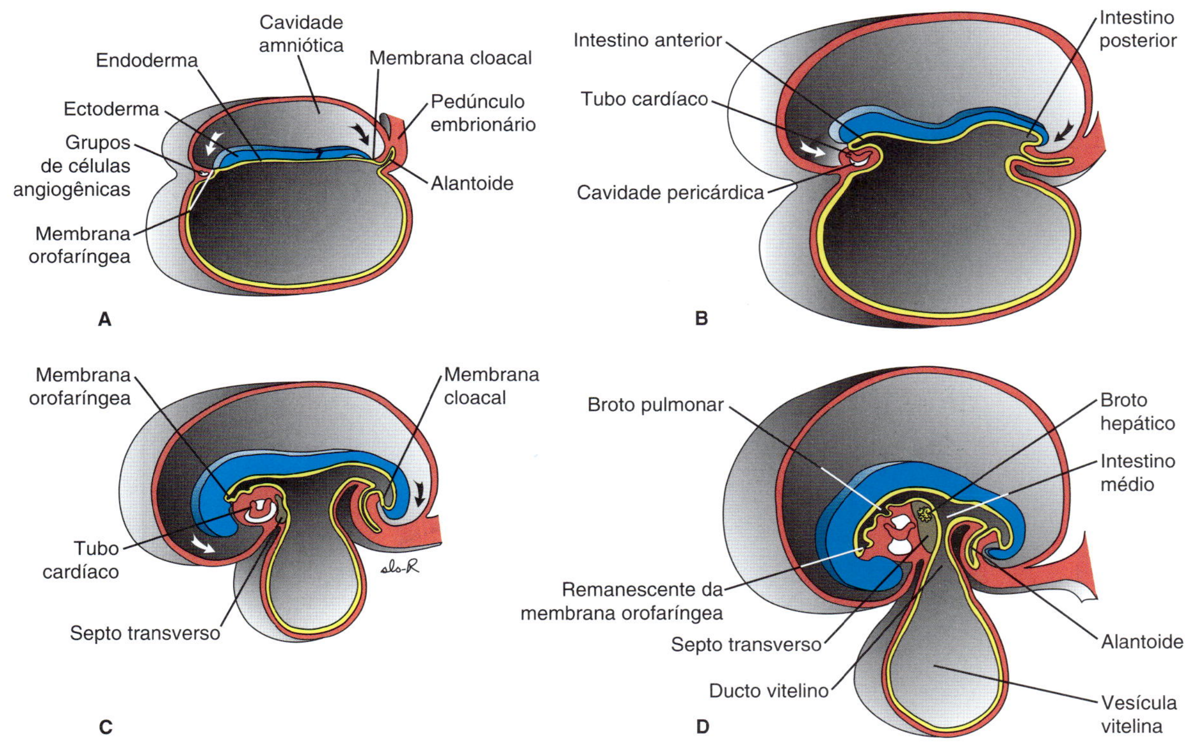

Figura 7.2 Secções sagitais médias de embriões em vários estágios de desenvolvimento mostrando a dobradura cefalocaudal e seus efeitos sobre a posição do coração, do septo transverso, da vesícula vitelínica e do âmnio. Observe que, conforme o dobramento progride, a abertura do tubo intestinal na vesícula vitelínica se estreita até formar uma conexão fina, o ducto vitelino (da vesícula vitelínica), entre o intestino médio e a vesícula vitelínica (**D**). Ao mesmo tempo, o âmnio é puxado ventralmente até que a cavidade amniótica circunde completamente o embrião. **A.** 17 dias. **B.** 22 dias. **C.** 24 dias. **D.** 28 dias. *Setas*, dobraduras apical e caudal.

Correlações clínicas

Defeitos da parede corporal ventral

Os **defeitos da parede corporal ventral** ocorrem no tórax, no abdome e na pelve e podem envolver coração (**ectopia *cordis***), vísceras abdominais (**gastrósquise**) e/ou órgãos urogenitais (**extrofia da bexiga ou cloacal**), dependendo da localização e do tamanho da anomalia. As malformações ocorrem devido à ausência de fechamento da parede corporal ventral e provavelmente são mais comuns nas dobraduras da parede lateral corporal que nas dobraduras da cabeça e da cauda. Assim, uma ou ambas as dobraduras da parede lateral corporal não conseguem progredir ventralmente, ou há anomalias no processo de fissão quando elas se encontram na linha média. A onfalocele também representa um defeito da parede corporal ventral; entretanto, sua principal causa não é a inibição do fechamento da parede corporal. Em vez disso, essa

(continua)

anomalia ocorre quando uma porção do tubo intestinal não consegue retornar para a cavidade abdominal após sua herniação normal para o cordão umbilical (ver Capítulo 15).

A **ectopia *cordis*** ocorre quando a dobradura da parede corporal lateral não consegue fechar a linha média na região torácica, fazendo com que o coração permaneça fora da cavidade corporal (Figura 7.3A). Algumas vezes, o defeito de fechamento começa na porção caudal do esterno e se estende para o abdome superior, resultando em um espectro de anomalias chamado de **pentalogia de Cantrell**. Esse espectro inclui ectopia *cordis*, defeitos na região anterior do diafragma, ausência de pericárdio e defeitos no esterno e na parede abdominal, como onfalocele e gastrósquise. (Observação: as onfaloceles que ocorrem na pentalogia de Cantrell são secundárias ao defeito de fechamento da parede corporal, não primárias. O defeito de fechamento reduz o tamanho da cavidade abdominal e impede o retorno das alças intestinais do cordão umbilical; ver Capítulo 15.)

A **gastrósquise** ocorre quando não há fechamento da parede corporal na região abdominal (ver Figura 7.3B). Como resultado, as alças intestinais formam uma hérnia na cavidade amniótica através do defeito, que geralmente se encontra à direita do umbigo. A incidência de gastrósquise está aumentando (3,5/10.000) e é mais comum em recém-nascidos de mulheres brancas magras e idade inferior a 20 anos. O defeito pode ser detectado por ultrassonografia fetal e por concentrações elevadas de alfafetoproteína (AFP) no soro materno e no líquido amniótico. A malformação não está associada a anomalias cromossômicas, mas ocorrem outros defeitos em 15% dos casos, incluindo defeitos cardíacos em 5%. As alças afetadas do intestino podem ser lesadas pela exposição ao líquido amniótico, que tem um efeito corrosivo, ou pela rotação de uma sobre a outra (vólvulo), comprometendo o suprimento sanguíneo.

A **extrofia vesical** ou **cloacal** resulta do fechamento anormal da parede corporal na região pélvica. A extrofia da bexiga representa um defeito de fechamento menos grave nessa região, e apenas a

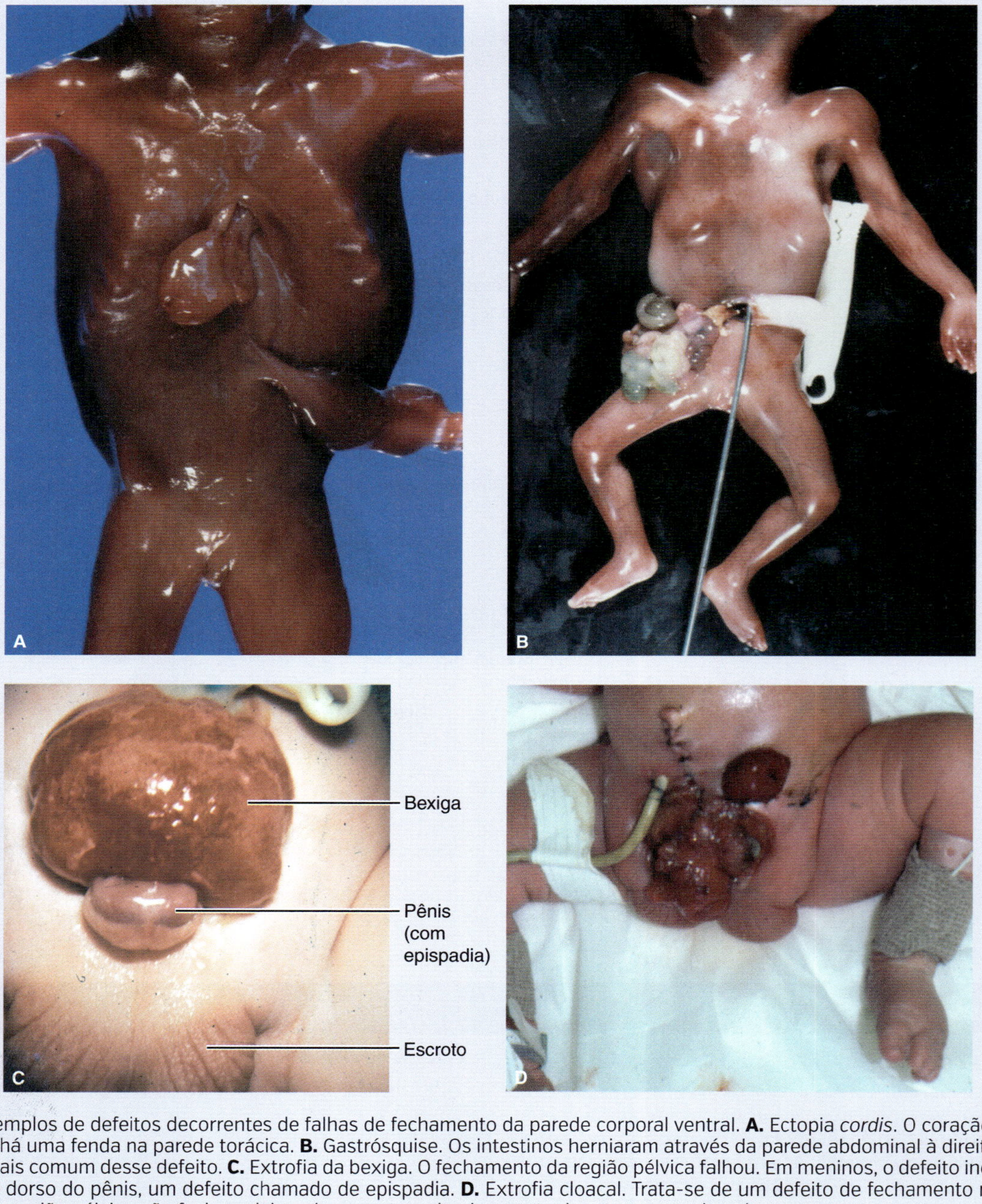

Figura 7.3 Exemplos de defeitos decorrentes de falhas de fechamento da parede corporal ventral. **A.** Ectopia *cordis*. O coração se encontra fora do tórax e há uma fenda na parede torácica. **B.** Gastrósquise. Os intestinos herniaram através da parede abdominal à direita do umbigo, a localização mais comum desse defeito. **C.** Extrofia da bexiga. O fechamento da região pélvica falhou. Em meninos, o defeito inclui, em geral, uma divisão no dorso do pênis, um defeito chamado de epispadia. **D.** Extrofia cloacal. Trata-se de um defeito de fechamento maior no qual grande parte da região pélvica não fechou, deixando expostos a bexiga, parte do reto e o canal anal.

bexiga fica exposta (ver Figura 7.3C; em homens, o pênis pode estar envolvido, e um achado comum é a epispadia [uma divisão no dorso do pênis; ver Capítulo 16]). A extrofia cloacal resulta de comprometimento mais significativo do fechamento da parede corporal na pelve, de modo que a bexiga e o reto, que são derivados da cloaca (ver Capítulo 16), ficam expostos (ver Figura 7.3D).

A **onfalocele** representa outro defeito da parece corporal ventral (Figura 7.4), mas não surge de uma falha no fechamento da parede corporal. Em vez disso, ela ocorre quando porções do tubo intestinal (o intestino médio), que normalmente herniam para o cordão umbilical entre a sexta e a décima semanas (**herniação umbilical fisiológica**), não conseguem retornar para a cavidade corporal (ver Capítulo 15). Subsequentemente, as alças do intestino e outras vísceras, como o fígado, podem herniar para o cordão umbilical. Uma vez que este é recoberto por uma reflexão do âmnio, o defeito é recoberto por essa camada epitelial. (Em contrapartida, as alças intestinais na gastrósquise não são cobertas por âmnio porque herniam através da parede abdominal diretamente para a cavidade amniótica). A onfalocele, que ocorre em 2,5/10.000 nascimentos, está associada a altas taxas de mortalidade e a malformações graves, incluindo anomalias cardíacas e defeitos do tubo neural. Além disso, em 15% dos casos existem anomalias cromossômicas. Do mesmo modo que a gastrósquise, a onfalocele está associada a concentrações elevadas de AFP.

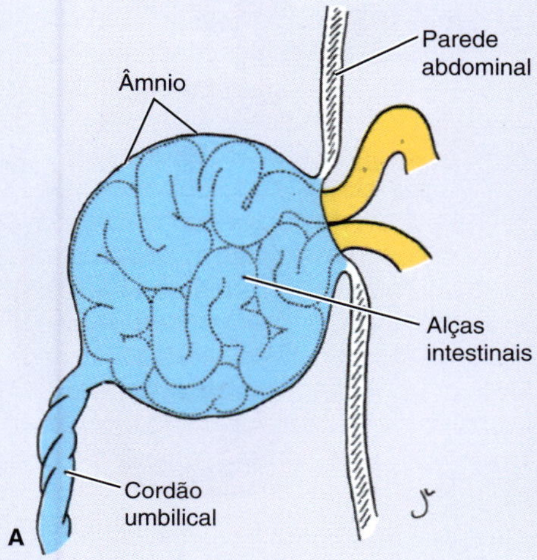

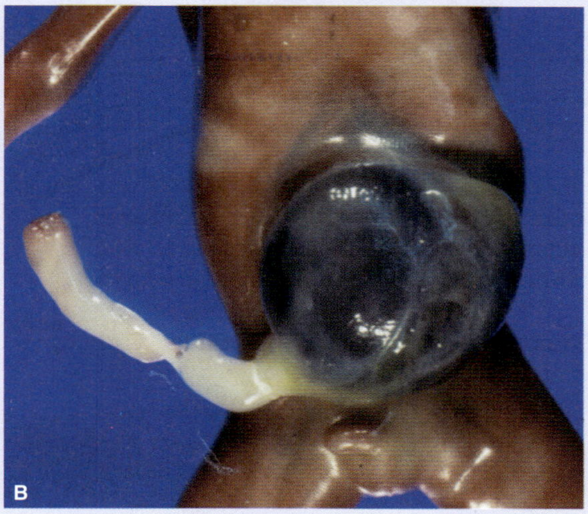

Figura 7.4 Exemplos de onfalocele, um defeito que ocorre quando as alças intestinais, que normalmente herniam para o cordão umbilical entre a sexta e a décima semanas de gestação (herniação umbilical fisiológica), não retornam à cavidade corporal. **A.** Ilustração mostrando alças intestinais herniadas no cordão umbilical que não conseguiram retornar para a cavidade corporal. O intestino é recoberto por âmnio porque essa membrana normalmente recobre o cordão umbilical. **B.** Recém-nascido com onfalocele. O defeito está associado a outras grandes malformações importantes e anomalias cromossômicas.

MEMBRANAS SEROSAS

Algumas células da camada parietal do mesoderma da placa lateral que reveste a parede corporal da cavidade embrionária primitiva se tornam mesoteliais e formam a **camada parietal das membranas serosas**, as quais revestem o exterior das **cavidades peritoneal**, **pleural** e **pericárdica**. De modo semelhante, algumas células da camada visceral do mesoderma da placa lateral formam a **camada visceral das membranas serosas**, que recobrem os órgãos abdominais, os pulmões e o coração (ver Figura 7.1E). As camadas visceral e parietal são contínuas uma com a outra na região do **mesentério dorsal** (ver Figura 7.1E), que suspende o tubo intestinal a partir da parede corporal posterior na cavidade peritoneal. O mesentério dorsal se estende continuamente do limite caudal do intestino anterior até a extremidade do intestino posterior. O **mesentério ventral** existe apenas a partir do intestino anterior caudal até a porção superior do duodeno e é resultado do adelgaçamento do mesoderma do **septo transverso**, um bloco de mesoderma que forma o tecido conjuntivo do fígado e serve como arcabouço para a formação do diafragma (Figura 7.5B; ver Figura 7.2D). Esses mesentérios são **camadas duplas** de peritônio e constituem a via de acesso de vasos sanguíneos, nervos e vasos linfáticos para os órgãos.

DIAFRAGMA E CAVIDADE TORÁCICA

O **septo transverso** é uma lâmina espessa de tecido mesodérmico que ocupa o espaço entre a cavidade torácica e o pedúnculo da vesícula vitelínica (ver Figura 7.5A e B). O septo é derivado do mesoderma visceral (esplâncnico) que envolve o coração e adota sua posição entre as cavidades primitivas torácica e abdominal quando a extremidade cranial do embrião cresce e se curva na posição fetal (ver Figura 7.2B-D). Esse septo não separa completamente as cavidades torácica e abdominal, mas deixa aberturas largas, os **canais pericardioperitoneais**, de cada lado do intestino médio (ver Figura 7.5B).

Quando os brotos intestinais começam a crescer, eles se expandem caudolateralmente dentro dos canais pericardioperitoneais (ver Figura 7.5C). Como resultado do crescimento rápido dos pulmões, os canais pericardioperitoneais ficam muito pequenos, e os pulmões começam a se expandir dorsal, ventral e lateralmente para o mesênquima da parede corporal (ver Figura 7.5C). A expansão ventral e lateral é posterior às **pregas pleuropericárdicas**, que primeiramente aparecem como pequenos sulcos que se projetam para dentro da cavidade torácica primitiva não dividida (ver Figura 7.5C). Com a expansão dos pulmões, o mesoderma da parede corporal forma

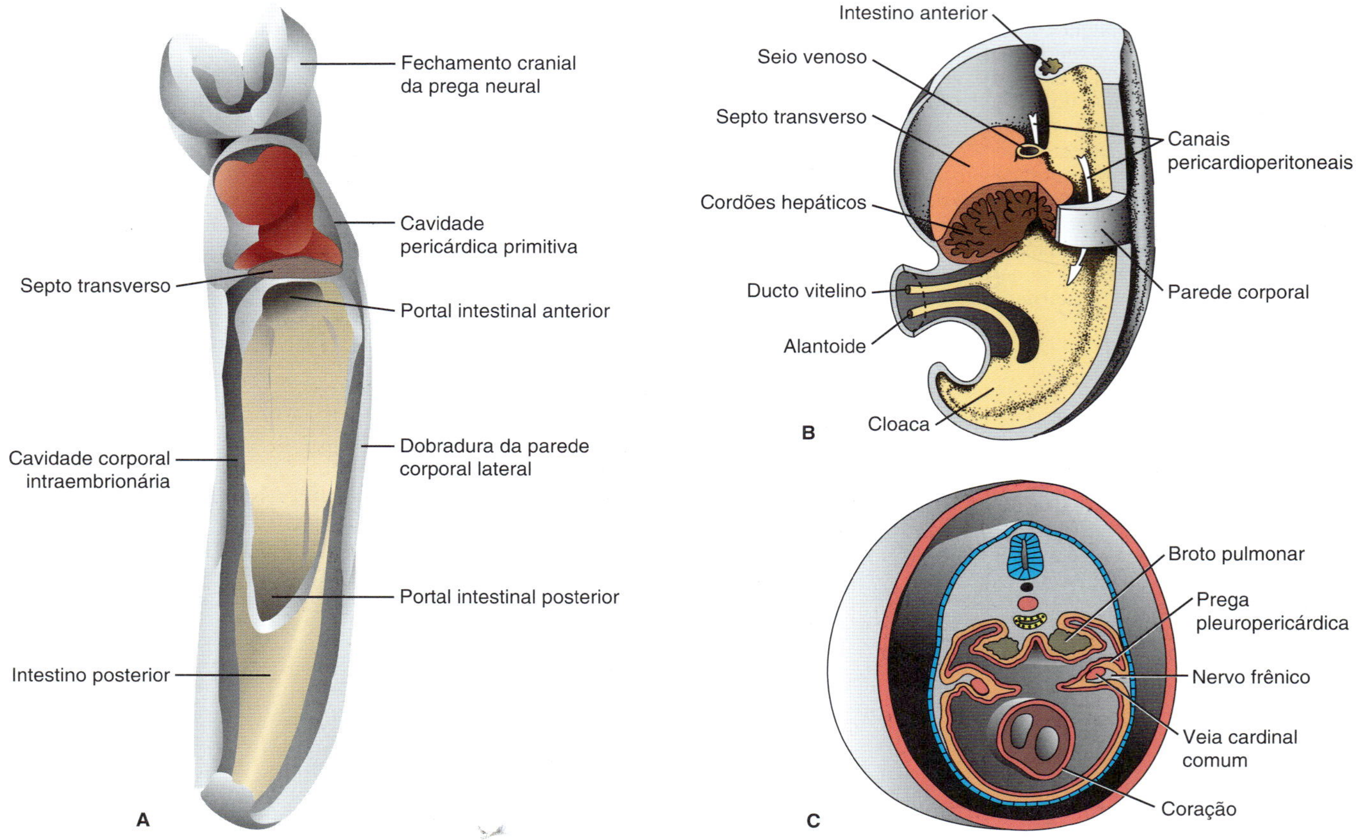

Figura 7.5 **A.** Vista ventral de um embrião com 24 dias de gestação. O tubo intestinal está se fechando, os portais intestinais anterior e posterior são visíveis e o coração está dentro da cavidade pleuropericárdica primitiva, que está separada parcialmente da cavidade abdominal pelo septo transverso. **B.** Porção de um embrião de aproximadamente 5 semanas com partes da parede corporal e do septo transverso removidas para mostrar os canais pericardioperitoneais. Observe o tamanho e a espessura do septo transverso e dos cordões hepáticos penetrando o septo. **C.** Crescimento dos brotos pulmonares nos canais pericardioperitoneais. Note as pregas pleuropericárdicas.

dois componentes (Figura 7.6): (1) a parede definitiva do tórax e (2) as **membranas pleuropericárdicas**, que são extensões das pregas pleuropericárdicas e contêm as **veias cardinais comuns** e os **nervos frênicos**. Subsequentemente, a descida do coração e as mudanças posicionais do seio venoso deslocam as veias cardinais comuns na direção da linha média, e as membranas pleuropericárdicas são expandidas de modo semelhante ao mesentério (ver Figura 7.6A). Por fim, elas fusionam entre si e com a raiz dos pulmões, e a cavidade torácica se divide na **cavidade pericárdica** definitiva e em duas **cavidades pleurais** (ver Figura 7.6B). No adulto, as membranas pleuropericárdicas formam o **pericárdio fibroso**.

FORMAÇÃO DO DIAFRAGMA

Embora as cavidades pleurais sejam separadas da cavidade pericárdica, elas permanecem em comunicação aberta com a cavidade abdominal (peritoneal) pelos **canais pericardioperitoneais**

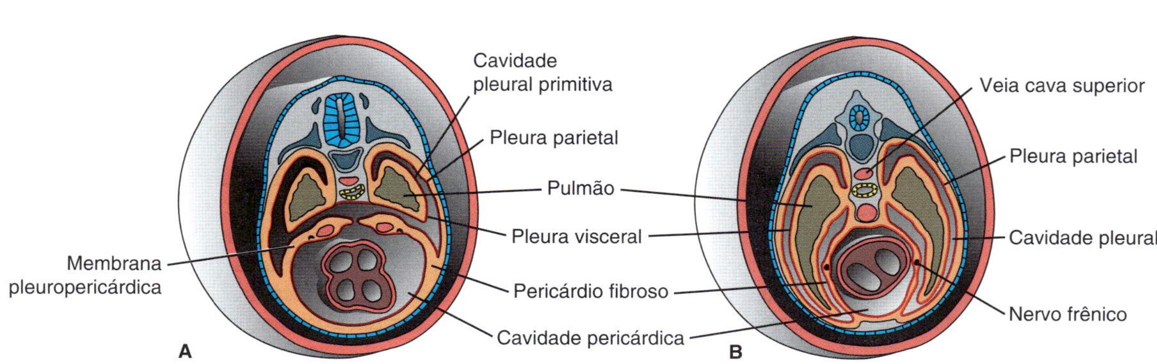

Figura 7.6 **A.** Transformação dos canais pericardioperitoneais nas cavidades pleurais e formação das membranas pleuropericárdicas. Observe as pregas pleuropericárdicas que contêm as veias cardinais comuns e o nervo frênico. O mesênquima da parede corporal forma membranas pleuropericárdicas e a parede corporal definitiva. **B.** Tórax após a fusão das pregas pleuropericárdicas entre si e com a raiz dos pulmões. Repare na posição do nervo frênico, agora no pericárdio fibroso. A veia cardinal comum direita se desenvolveu na veia cava superior.

(ver Figura 7.5B). Com a progressão do desenvolvimento, a abertura entre as cavidades prospectivas pleural e peritoneal se fecha parcialmente pelas pregas com formato de crescente, as **pregas pleuroperitoneais**, que se projetam para dentro da extremidade caudal dos canais pericardioperitoneais (Figura 7.7A). Na sétima semana, as pregas tornam-se mais finas para formar as **membranas pleuroperitoneais** que crescem medialmente para se fundirem com o mesentério do esôfago, formando os **pilares do diafragma** ao redor da aorta (ver Figura 7.7A e B). As membranas pleuroperitoneais continuam a crescer até se fundirem umas com as outras e cobrirem completamente o septo transverso (Figura 7.7B e C). A região central dessas membranas fundidas forma o **centro tendíneo do diafragma**, enquanto sua periferia forma o tecido conjuntivo que serve como suporte e guia para a migração de mioblastos (ver Figura 7.7C). Essas células musculares se originam dos **segmentos cervicais três a cinco (C3 a C5)** para formar a musculatura do diafragma. A inervação do diafragma ocorre via **nervos frênicos** que são derivados de ramos primários ventrais de nervos espinais com fibras motoras e sensoriais que também se originam de C3 a C5. O motivo de as células musculares e as fibras nervosas dos segmentos cervicais povoarem e inervarem o diafragma é o fato de o diafragma se originar (na quarta semana) da região cervical. Mais tarde, na sexta semana, o crescimento diferencial, por meio do qual o crescimento da parte dorsal do embrião (cérebro e coluna vertebral) é maior do que o da parte ventral, faz com que o diafragma se desloque ventral e caudalmente para sua localização final, fazendo com que os nervos frênicos sigam por um longo trajeto até chegar ao seu destino.

Em resumo, o diafragma deriva das seguintes estruturas:

- Das duas membranas pleuroperitoneais que formam o centro tendíneo do diafragma e fornecem uma estrutura de tecido conjuntivo para as células musculares que migram na periferia
- Dos componentes musculares de somitos nos segmentos cervicais três a cinco (C3-5)
- Do mesentério do esôfago, no qual se desenvolvem os **pilares** do diafragma.

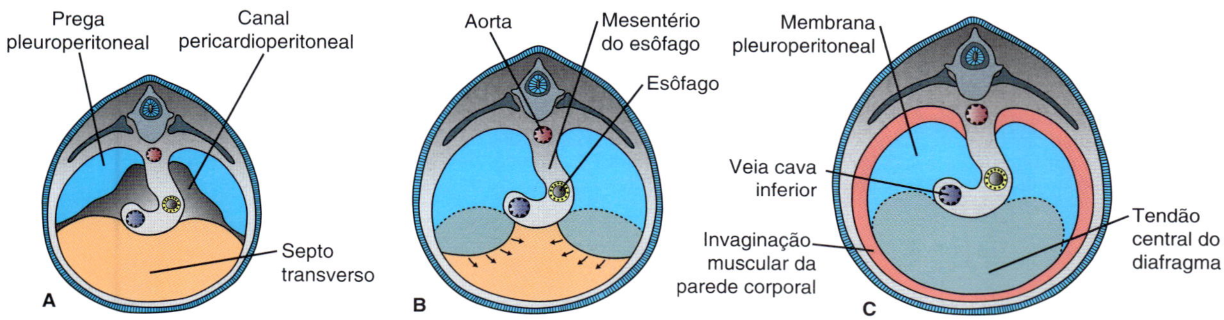

Figura 7.7 Desenvolvimento do diafragma. **A.** As pregas pleuroperitoneais aparecem no início da quinta semana. **B.** Na sétima semana, as membranas pleuroperitoneais crescem sobre o septo transverso, fundem-se com o mesentério do esôfago e continuam a crescer entre si. **C.** Corte transversal no quarto mês do desenvolvimento. As membranas pleuroperitoneais se fundiram e formaram o tendão central do diafragma. Na periferia, elas fornecem estrutura de tecido conjuntivo para as células musculares que migram dos segmentos cervicais três a cinco (C3 a C5).

Correlações clínicas

Hérnias diafragmáticas

A **hérnia diafragmática congênita**, uma das malformações mais comuns em recém-nascidos (1/2.000), pode ser causada pelo encurtamento do intestino anterior que mantém o estômago na região torácica. Inicialmente, o tubo intestinal está bem aderido à parede corporal dorsal (ver Figura 7.1D), mas o adelgaçamento da inserção mesodérmica nessa região causa a formação do mesentério dorsal. Esse mesentério suspende o tubo intestinal na cavidade corporal (ver Figura 7.1E) e possibilita que o intestino cresça por mais tempo. A incapacidade de formar o mesentério faz com que o intestino permaneça ligado à parede corporal e evita seu crescimento normal, resultando na protrusão do estômago através do diafragma para dentro da cavidade torácica.

Um mecanismo mais comum para a origem das hérnias diafragmáticas ocorre quando as células musculares não conseguem povoar uma região das membranas pleuroperitoneais, resultando em uma área enfraquecida e subsequente herniação dos órgãos abdominais na cavidade torácica (Figura 7.8). A causa primária da deficiência muscular parece residir nos fibroblastos das membranas pleuroperitoneais que não fornecem os elementos adequados de suporte e/ou orientações para a migração de mioblastos.

Independentemente da origem dos defeitos, os mais graves possibilitam que órgãos abdominais, como estômago, intestino, fígado e/ou baço, penetrem na cavidade torácica. De 85 a 90% dos defeitos graves ocorrem no lado esquerdo devido à incapacidade de as células musculares invadirem e preencherem adequadamente essa região (ver Figura 7.8A). A presença de órgãos abdominais na cavidade torácica inibe o crescimento dos mesmos causando hipoplasia dos pulmões e, muitas vezes, resulta em morte do concepto.

Ocasionalmente, o tecido muscular não se desenvolve em outras regiões menores do diafragma, proporcionando locais adicionais para a ocorrência de hérnias. Muitas vezes, essas pequenas hérnias surgem na **região paraesternal** e um pequeno saco peritoneal contendo as alças intestinais penetra no tórax entre as partes esternal e costal do diafragma (ver Figura 7.8A). Às vezes, essas anormalidades menores passam despercebidas até mais adiante na vida.

Acredita-se que outro tipo de hérnia diafragmática menor, a **hérnia esofágica**, seja consequência do encurtamento congênito do tubo intestinal na região do esôfago inferior. Esse defeito representa uma forma mais branda de encurtamento do intestino mencionado anteriormente.

(continua)

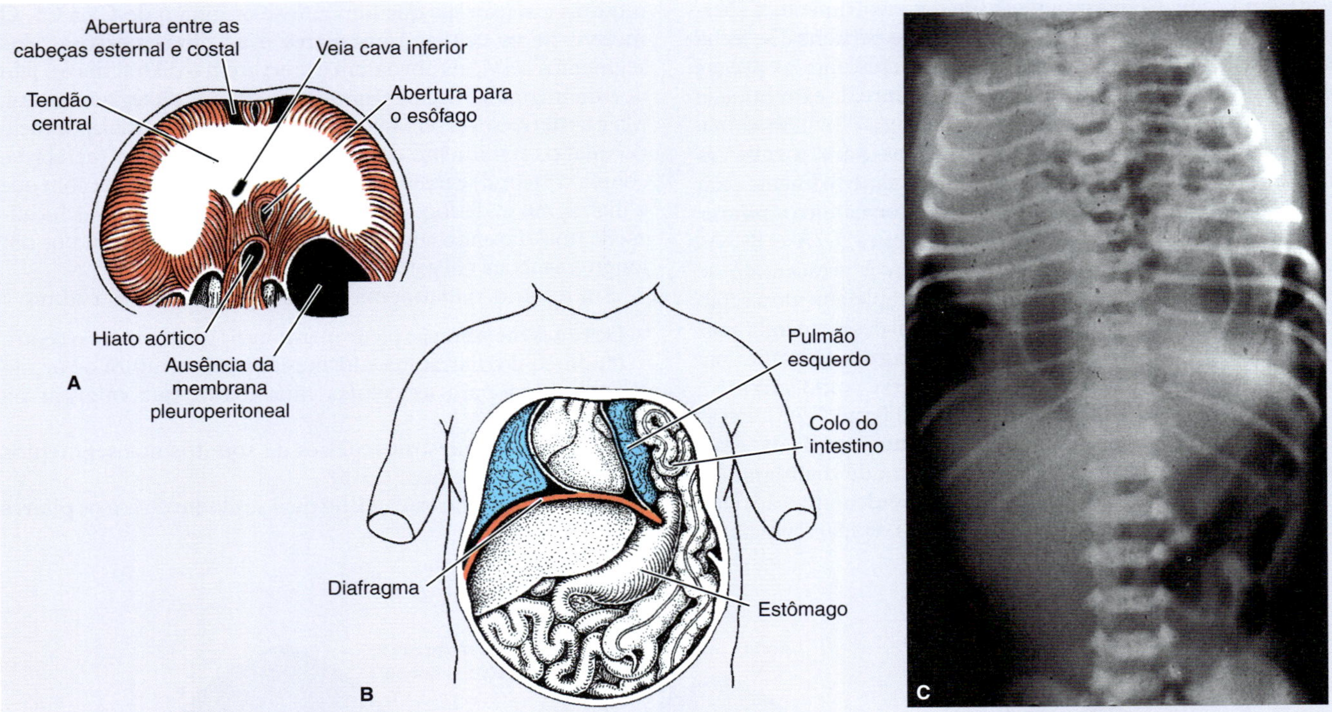

Figura 7.8 Hérnia diafragmática congênita. **A.** Superfície abdominal do diafragma mostrando um grande defeito na membrana pleuroperitoneal. **B.** Herniação das alças intestinais e parte do estômago para a cavidade pleural esquerda. O coração e o mediastino frequentemente são empurrados para a direita, e o pulmão esquerdo é comprimido. **C.** Radiografia de um recém-nascido com um grande defeito no lado esquerdo do diafragma. As vísceras abdominais penetraram no tórax através do defeito.

RESUMO

No fim da terceira semana, o tubo neural está se elevando e se fechando dorsalmente, enquanto o tubo intestinal se enrola e se fecha ventralmente para criar um "tubo sobre um tubo". O mesoderma mantém os tubos unidos, e o **mesoderma da placa lateral** se divide para formar uma **camada visceral (esplâncnica)** associada ao intestino e uma **camada parietal (somática)** que, junto com o ectoderma sobrejacente, forma as **pregas da parede corporal lateral**. O espaço entre as camadas visceral e parietal do mesoderma da placa lateral é a **cavidade corporal primitiva** (ver Figura 7.1). Quando as pregas da parede corporal lateral se movem ventralmente e se fundem na linha média, a cavidade corporal se fecha, exceto na região do pedúnculo embrionário (ver Figuras 7.1 e 7.2). Aqui, o tubo intestinal mantém uma ligação com a vesícula vitelínica designada **ducto vitelino (da vesícula vitelínica)**. As pregas da parede corporal lateral puxam o âmnio com elas de modo que ele passe a revestir o embrião e se estenda sobre o **pedúnculo embrionário**, que se torna o **cordão umbilical** (ver Figuras 7.1D e 7.2D). 7.1D e 7.2D). Quando a parede corporal ventral não consegue se fechar, ocorrem os **defeitos da parede corporal ventral**, como **ectopia *cordis***, **gastrósquise** e **extrofia da bexiga e da cloaca** (ver Figura 7.3).

O mesoderma parietal formará a **camada parietal das membranas serosas** que revestem o exterior (as paredes) das **cavidades peritoneal**, **pleural** e **pericárdica**. A **camada visceral** formará a **camada visceral das membranas serosas** que recobrem os pulmões, o coração e os órgãos abdominais. Essas camadas são contínuas na raiz de cada órgão quando os órgãos permanecem em suas respectivas cavidades. (Essa relação é semelhante à imagem criada quando se enfia um dedo [órgão] em um balão; a camada do balão que recobre o dedo [órgão] é a camada visceral, e o restante do balão é a camada somática ou parietal. O espaço entre elas é a "cavidade corporal primitiva". As duas camadas do balão são contínuas na base [raiz] do dedo.) No intestino, as camadas formam o **peritônio** e, em alguns lugares, suspendem o intestino da parede corporal como camadas duplas de peritônio chamadas de **mesentérios** (ver Figura 7.1E). Os mesentérios fornecem uma via de acesso para os vasos, nervos e vasos linfáticos penetrarem nos órgãos. Inicialmente, o tubo intestinal desde a extremidade caudal do intestino anterior até a extremidade do intestino posterior é suspenso da parede corporal dorsal pelo **mesentério dorsal** (ver Figura 7.1E). O **mesentério ventral**, que é derivado do septo transverso, existe apenas na região da parte terminal do esôfago, no estômago e na porção superior do duodeno (ver Capítulo 15).

O **diafragma** divide a cavidade corporal em **cavidades torácica** e **peritoneal**. Ele se desenvolve de três componentes: (1) **membranas pleuroperitoneais que formam o centro tendíneo do diafragma, bem como o tecido conjuntivo em sua periferia para fornecer dicas de orientação e arcabouços para migração de células musculares**, (2) **mesentério dorsal do esôfago que forma os pilares** e (3) **componentes musculares de somitos nos níveis cervicais três a cinco (C3 a C5)** (ver Figura 7.7). Uma vez que o diafragma inicia seu desenvolvimento na face oposta aos segmentos cervicais três a cinco e na medida em que as células musculares do diafragma se originam de somitos nesses segmentos, o **nervo frênico**, que inerva o diafragma, também surge desses segmentos da medula espinal (**C3, C4 e C5 mantêm o diafragma vivo**). Hérnias diafragmáticas congênitas envolvendo defeitos na membrana pleuroperitoneal são frequentes no lado esquerdo.

A **cavidade torácica** é dividida em **cavidade pericárdica** e em duas **cavidades pleurais** para os pulmões pelas **membranas pleuropericárdicas** (ver Figura 7.6).

Questões

1. Um recém-nascido não consegue respirar e logo morre. Uma necropsia revela um grande defeito diafragmático do lado esquerdo, com o estômago e os intestinos ocupando o lado esquerdo do tórax. Ambos os pulmões são extremamente hipoplásicos. Qual é a base embriológica desse defeito?
2. Uma criança nasce com um grande defeito lateral ao umbigo. A maior parte dos intestinos grosso e delgado está protrusa através do defeito e não está coberta por âmnio. Qual é a base embriológica para essa anomalia? Você se preocuparia com a possibilidade de existirem outras malformações?
3. Explique por que o nervo frênico, que fornece as fibras motoras e sensoriais para o diafragma, origina-se de segmentos cervicais quando a porção maior do diafragma está no tórax. De quais segmentos cervicais o nervo se origina?

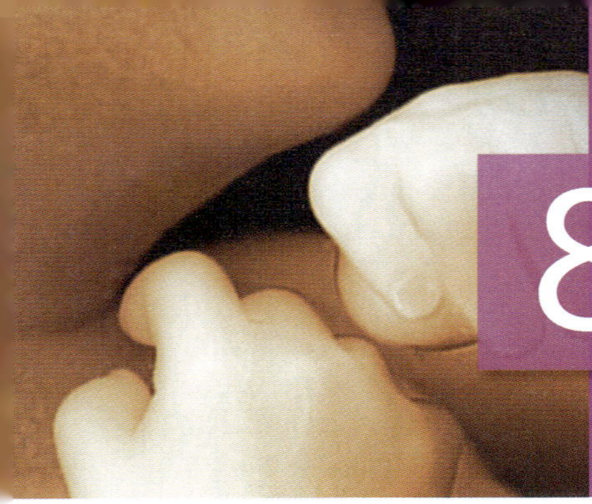

8 Da Nona Semana ao Nascimento | Feto e Placenta

DESENVOLVIMENTO DO FETO

O intervalo do início da nona semana até o nascimento é chamado de **período fetal** e caracteriza-se pela maturação dos tecidos e dos órgãos e pelo crescimento corporal rápido. O comprimento do feto em geral é indicado como **comprimento craniocaudal (CCC)** (altura sentado) ou como **comprimento crânio-tornozelo (CCT)**, que é a medida do vértice do crânio até o tornozelo (altura em pé). Essas medidas, expressas em centímetros, estão relacionadas com a idade do feto em semanas ou meses (Quadro 8.1). O crescimento em comprimento é particularmente marcante durante o terceiro, o quarto e o quinto meses, enquanto o aumento de peso é mais notável nos últimos 2 meses de gestação. Em geral, **considera-se que a duração da gravidez é de 280 dias, ou 40 semanas após a data da última menstruação normal (DUM), ou, mais acuradamente, 266 dias ou 38 semanas após a fertilização.** Para a próxima discussão, a idade será calculada a partir do momento da fertilização e expressa em semanas ou meses.

Modificações mensais

Uma das alterações mais significativas que ocorre durante a vida fetal é a desaceleração relativa do crescimento da cabeça em comparação com o restante do corpo. No início do terceiro mês, a cabeça constitui cerca de metade do CCC (Figuras 8.1 e 8.2). No início do quinto mês, tem cerca de um terço do CCT, e, no nascimento, aproximadamente um quarto do CCT (ver Figura 8.2). Assim, com o tempo, o crescimento do corpo acelera, mas o da cabeça desacelera.

Quadro 8.1 Crescimento em comprimento e peso durante o período fetal.

Idade (semanas)	CCC (cm)	Peso (g)
9 a 12	5 a 8	10 a 45
13 a 16	9 a 14	60 a 200
17 a 20	15 a 19	250 a 450
21 a 24	20 a 23	500 a 820
25 a 28	24 a 27	900 a 1.300
29 a 32	28 a 30	1.400 a 2.100
33 a 36	31 a 34	2.200 a 2.900
37 a 38	35 a 36	3.000 a 3.400

CCC, comprimento craniocaudal.

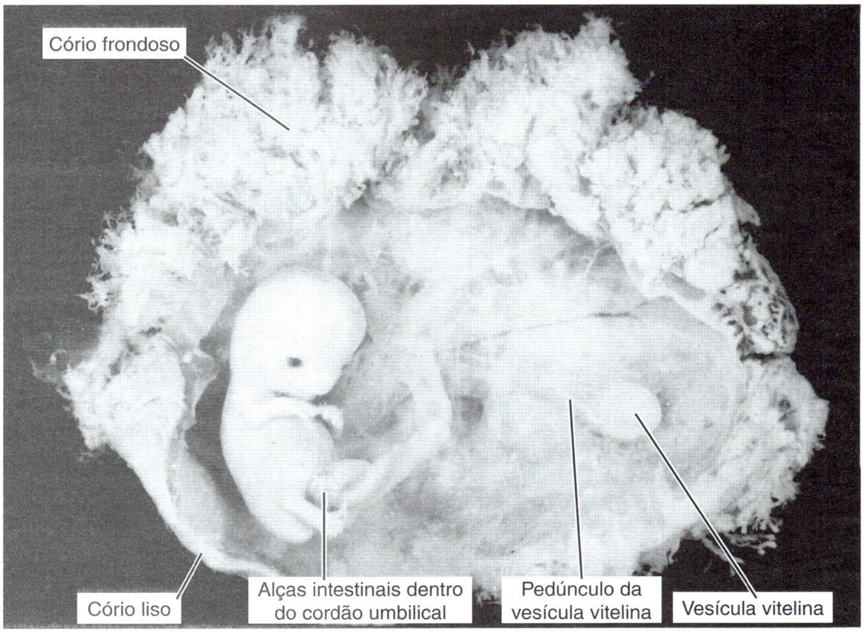

Figura 8.1 Feto de 9 semanas. Observe o tamanho grande da cabeça em relação ao restante do corpo. A vesícula vitelínica e o longo ducto vitelino estão visíveis na cavidade coriônica. Repare no cordão umbilical e na hérnia das alças intestinais. Um lado do cório tem muitas vilosidades (cório frondoso), enquanto o outro lado é quase liso (cório liso).

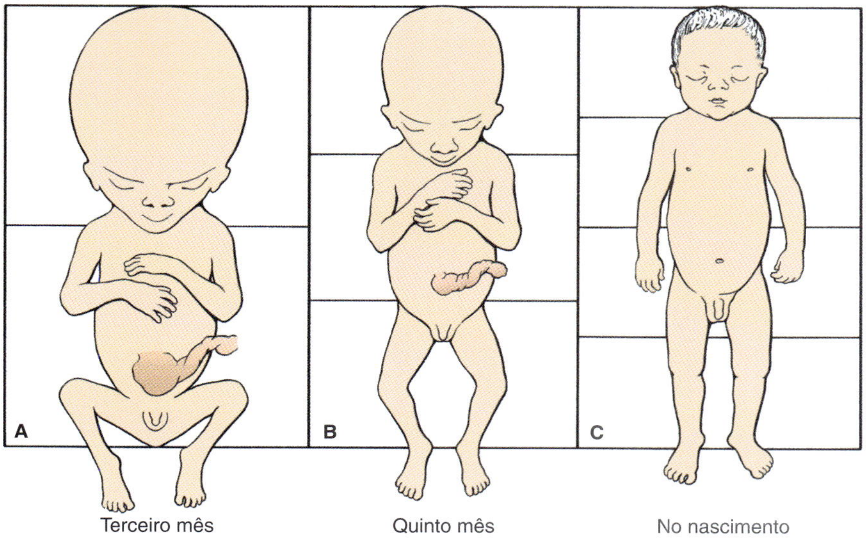

Figura 8.2 Tamanho da cabeça em relação ao restante do corpo em três estágios do desenvolvimento.

Durante o **terceiro mês**, a face se torna mais humana (Figuras 8.3 e 8.4). Os olhos, inicialmente direcionados lateralmente, movem-se para a parte ventral da face, e as orelhas se aproximam de sua posição definitiva, nas laterais da cabeça (ver Figura 8.3). Os membros alcançam seus comprimentos relativos em comparação com o resto do corpo, embora os inferiores ainda sejam um pouco mais curtos e menos desenvolvidos que os superiores. Os **centros primários de ossificação** estão presentes nos ossos longos e no crânio por volta da décima segunda semana, quando também a genitália externa se desenvolve até um grau no qual o sexo do feto possa ser determinado por um exame externo (ultrassonografia). Durante a sexta semana, as **alças intestinais causam uma grande tumefação (hérnia) no cordão umbilical**, mas, na décima segunda semana, as alças retornam para a cavidade abdominal. No fim do terceiro mês, pode ser evocada atividade reflexa em fetos abortados, indicando atividade muscular.

Durante o **quarto** e o **quinto meses**, o feto cresce em comprimento rapidamente (Figura 8.5; ver Quadro 8.1), e, no fim da primeira metade da vida intrauterina, seu CCC é de aproximadamente 15 cm, cerca de metade do comprimento

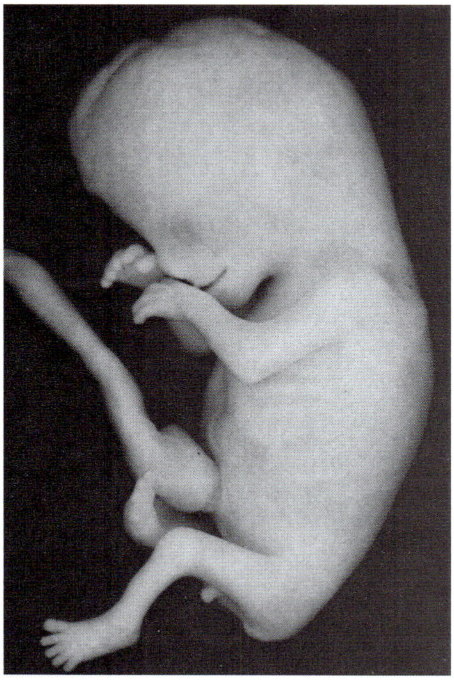

Figura 8.3 Feto de 11 semanas. O cordão umbilical ainda apresenta tumefação em sua base, causada pela herniação das alças intestinais. O crânio desse feto não tem o contorno liso normal. Os dedos das mãos e dos pés estão bem desenvolvidos.

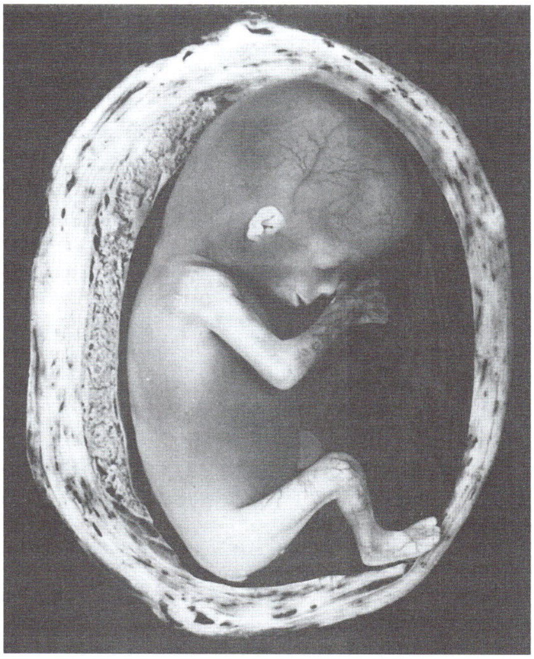

Figura 8.4 Feto de 12 semanas no útero. Observe a pele extremamente fina e os vasos sanguíneos subjacentes. A face já tem todas as características humanas, mas as orelhas ainda são primitivas. Os movimentos começam nesse período, mas geralmente não são sentidos pela mãe.

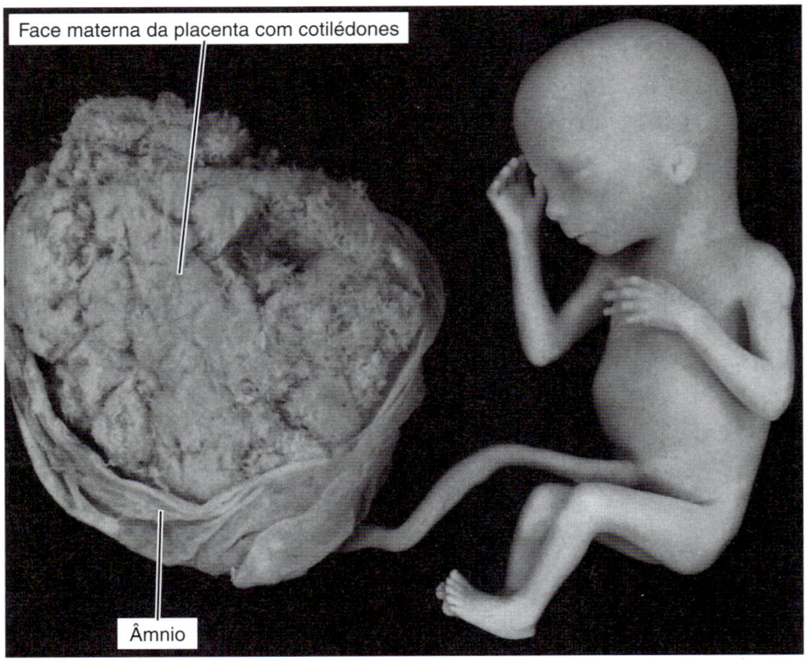

Figura 8.5 Feto de 18 semanas conectado à placenta por seu cordão umbilical. A pele do feto é fina por causa da falta de gordura subcutânea. Repare na placenta com seus cotilédones e no âmnio.

total de um recém-nascido. O peso do feto aumenta pouco durante esse período e, no fim do quinto mês, ainda é inferior a 500 g. O feto é coberto por uma pelugem fina, chamada de **lanugem**; também são visíveis sobrancelhas e cabelo. **No quinto mês, a mãe consegue sentir os movimentos do feto.**

Durante a **segunda metade da vida intrauterina**, o peso aumenta consideravelmente, particularmente durante os últimos 2 meses e meio, quando são adicionados 50% do peso a termo (aproximadamente 3.200 g). Ao **sexto mês**, a pele do feto é avermelhada e enrugada por causa da ausência de tecido conjuntivo subjacente. Um feto nascido no sexto mês tem grande dificuldade para sobreviver. Embora vários sistemas orgânicos sejam capazes de funcionar, os sistemas respiratório e nervoso central não se diferenciaram suficientemente, e a coordenação entre esses dois sistemas não está bem estabelecida. Entre 6,5 e 7 meses, o feto tem um CCC de cerca de 25 cm e pesa aproximadamente 1.100 g. Caso nasça nesse momento, terá 90% de chance de sobrevivência. Alguns eventos do desenvolvimento que ocorrem durante os primeiros 7 meses estão indicados no Quadro 8.2.

Quadro 8.2 Eventos do desenvolvimento durante as primeiras 28 semanas da vida fetal.

	Idade (semanas)
Aparecimento das papilas gustativas	7
Deglutição	10
Movimentos respiratórios	14 a 16
Movimentos de sucção	24
Audição de alguns sons	24 a 26
Olhos sensíveis à luz[a]	28

[a]O reconhecimento de forma e de cor ocorre após o nascimento.

Durante os últimos 2 meses, o feto adquire contornos bem arredondados como resultado da deposição de gordura subcutânea (Figura 8.6). No fim da vida intrauterina, a pele é recoberta por uma substância gordurosa e esbranquiçada (**vérnix caseoso**) composta pelos produtos de secreção das glândulas sebáceas.

No fim do **nono mês**, a circunferência do crânio é maior do que a de todas as partes do corpo – fato importante em relação à sua passagem através do canal vaginal. No momento

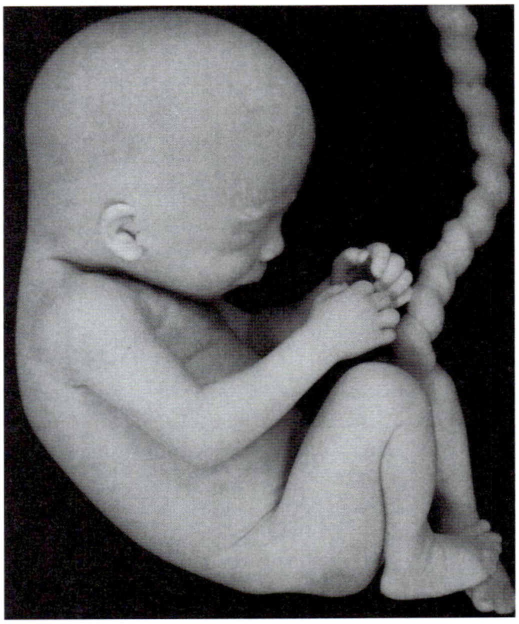

Figura 8.6 Feto de 7 meses, o qual seria capaz de sobreviver. Ele tem contornos bem arredondados resultantes da deposição de gordura subcutânea. Observe os giros do cordão umbilical.

do nascimento, o peso de um feto normal é de 3.000 a 3.400 g, seu CCC é de aproximadamente 36 cm, e seu CCT é de cerca de 50 cm. As características sexuais são pronunciadas, e os testículos devem estar no escroto.

Momento do nascimento

A data do nascimento é indicada com mais acurácia como 266 dias, ou 38 semanas, após a fertilização. Em geral, oócito é fertilizado no período de 12 horas depois da oocitação; entretanto, espermatozoides depositados no sistema genital feminino até 6 dias antes da oocitação conseguem sobreviver e fertilizar o oócito. Assim, a maioria das gestações se dá quando a relação sexual acontece dentro de um intervalo de 6 dias, que termina no dia da oocitação. Uma mulher geralmente consultará o obstetra após 2 meses de amenorreia. Nesse momento, sua lembrança do dia exato da relação sexual habitualmente é vaga; logo, é compreensível que seja difícil determinar o dia da fertilização.

O obstetra calcula a data de nascimento como sendo 280 dias, ou 40 semanas, a contar do primeiro dia da DUM. Em mulheres com ciclos menstruais de 28 dias, o método é razoavelmente acurado, mas, quando os ciclos são irregulares, os cálculos podem ser muito defasados. Outra complicação é quando a mulher tem algum sangramento cerca de 14 dias após a fertilização como resultado da atividade erosiva do blastocisto implantado (ver Capítulo 4, seção "Décimo terceiro dia"). Assim, o dia do parto nem sempre é fácil de determinar. A maioria dos fetos nasce entre 10 e 14 dias da data prevista para o nascimento. Se nascem muito antes, são classificados como **prematuros**; se nascem depois, são considerados **pós-maduros**.

Ocasionalmente, a idade de um embrião ou de um feto pequeno precisa ser determinada. Com a combinação entre dados sobre a data da última menstruação e o comprimento, o peso e outras características morfológicas fetais para dado mês do desenvolvimento, pode ser feita uma estimativa razoável da idade fetal. Uma ferramenta valiosa para ajudar nessa determinação é a **ultrassonografia**, que pode fornecer uma medida acurada (entre 1 e 2 dias) do CCC entre a sétima e a décima quarta semanas. As medidas utilizadas mais comumente entre a décima sexta e a trigésima semanas são o **diâmetro biparietal (DBP)**, a **circunferência da cabeça** e do **abdome** e o **comprimento do fêmur**. Uma determinação acurada do tamanho e da idade fetal é importante para o acompanhamento da gestação, especialmente se a mãe tem pelve pequena ou se o feto tem um defeito congênito.

Correlações clínicas

Baixo peso ao nascer

Há uma variação considerável no comprimento e no peso fetais, e, algumas vezes, esses valores não correspondem à idade calculada do feto em meses ou em semanas. A maioria dos fatores que influencia o comprimento e o peso é determinada geneticamente, mas os fatores ambientais também são importantes.

O tamanho médio de um recém-nascido é de 2.500 a 4.000 g com um comprimento de 51 cm. O termo **baixo peso ao nascer (BPN)** refere-se a um peso inferior a 2.500 g, independentemente da idade gestacional. Muitos recém-nascidos pesam menos de 2.500 g por serem **pré-termos** (nascidos antes de 37 semanas de gestação). Por outro lado, os termos **restrição do crescimento intrauterino (RCIU)** e **pequeno para a idade gestacional (PIG)** levam em consideração a idade gestacional.

RCIU é um termo aplicado a recém-nascidos que não alcançam seu crescimento intrauterino ótimo, sendo patologicamente pequenos e com risco de desfechos ruins. Os recém-nascidos que são **PIGs** têm peso abaixo do 10º percentil para sua idade gestacional e podem ser patologicamente pequenos (RCIU) ou constitutivamente pequenos (saudáveis, mas pequenos). O desafio é diferenciar as duas situações, de modo que os recém-nascidos pequenos, porém saudáveis, não sejam submetidos a protocolos de alto risco utilizados para recém-nascidos com RCIU.

Aproximadamente 1 em cada 10 recém-nascidos sofre RCIU e, portanto, corre risco elevado de problemas neurológicos, malformações congênitas, aspiração de mecônio, hipoglicemia, hipocalcemia e síndrome de angústia respiratória. Também há efeitos a longo prazo para esses recém-nascidos, ou o que acontece no útero não fica no útero, e exposição fetal pode predispor os indivíduos a problemas de saúde conforme crescem. Foi mostrado, por exemplo, que os recém-nascidos com RCIU têm chance maior de desenvolver distúrbios metabólicos como obesidade, hipertensão, hipercolesterolemia, doença cardiovascular e diabetes do tipo 2 (chamada de **hipótese de Barker**) anos depois.

A incidência de RCIU é maior em negros que em brancos. Os fatores causais incluem anomalias cromossômicas; teratógenos, infecções congênitas (rubéola, citomegalovírus, toxoplasmose e sífilis); doenças maternas (hipertensão e doenças cardíacas e renais); estado nutricional e nível socioeconômico da mãe; tabagismo (cigarros), consumo de álcool e drogas pela mãe; insuficiência placentária e nascimentos múltiplos (p. ex., gêmeos, trigêmeos).

O principal fator de promoção do crescimento durante o desenvolvimento antes e depois do nascimento é o **fator semelhante à insulina-1 (IGF-1**; do inglês, *insulin-like growth factor-1*), que tem efeitos **mitogênicos e anabólicos**. Os tecidos fetais expressam IGF-1 e os níveis séricos estão relacionados com o crescimento fetal. Mutações no gene de IGF-1 resultam em RCIU, e esse retardo de crescimento continua após o nascimento. Em contraste com o período pré-natal, o crescimento pós-natal depende do **hormônio do crescimento** (GH; do inglês, *growth hormone*). Ele se liga a seu receptor (GHR; do inglês, *growth hormone receptor*), ativando uma via de transdução de sinal e resultando na síntese e na secreção de IGF-1. Mutações no GHR resultam no **nanismo de Laron**, que é caracterizado por estatura notavelmente baixa e, algumas vezes, escleróticas azuladas. Esses indivíduos apresentam RCIU mínima (ou não apresentam) porque a produção de IGF-1 não depende de GH durante o desenvolvimento fetal.

■ MEMBRANAS FETAIS E PLACENTA

A placenta é o órgão que realiza a troca de nutrientes e gases entre os compartimentos materno e fetal. Ao iniciar a nona semana de desenvolvimento, a demanda do feto por fatores nutricionais aumenta, fazendo com que ocorram grandes mudanças na placenta. A primeira delas é uma elevação na área superficial entre os componentes materno e fetal para facilitar a troca. A disposição das membranas fetais também se altera conforme aumenta a produção de líquido amniótico.

Modificações no trofoblasto

O componente fetal da placenta deriva do trofoblasto e do mesoderma extraembrionário (a placa coriônica); o componente materno, do endométrio. No começo do segundo mês, o trofoblasto se caracteriza por um grande número de vilosidades secundárias e terciárias, que dão à placenta uma aparência radial (Figura 8.7). Os troncos vilosos (ou vilosidades de ancoragem) se estendem do mesoderma da placa coriônica até a concha trofoblástica. A superfície da vilosidade é formada pelo sinciciotrofoblasto, situado sobre uma camada de células citotrofoblásticas que, por sua vez, recobrem um eixo de mesoderma vascularizado (Figura 8.8A e C). O sistema capilar que está se desenvolvendo no centro dos troncos vilosos logo entra em contato com os capilares da placa coriônica e com o pedúnculo embrionário, dando origem ao sistema vascular extraembrionário.

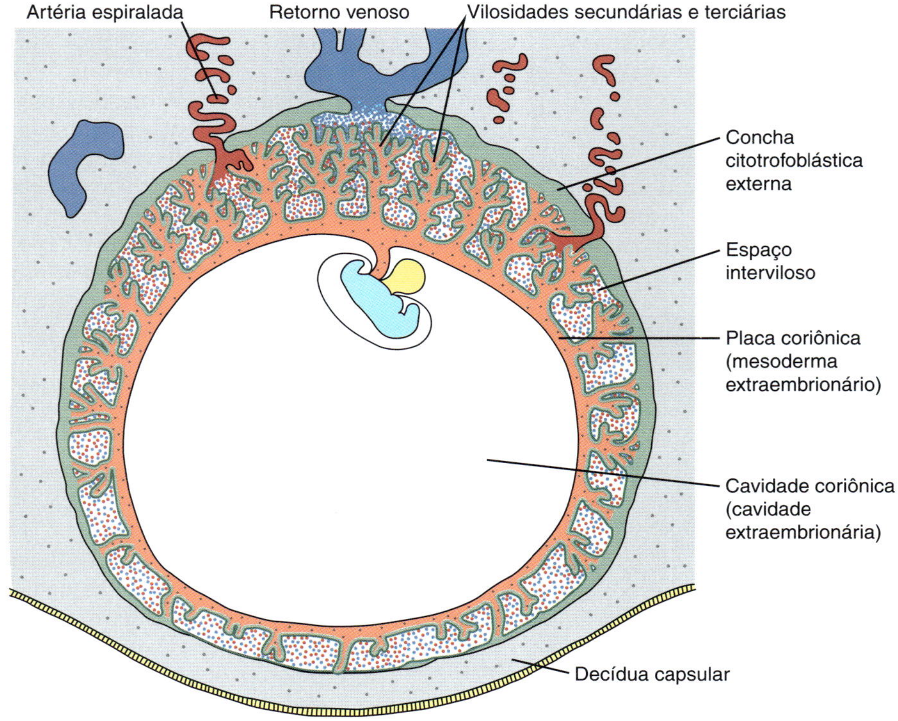

Figura 8.7 Embrião humano no início do segundo mês do desenvolvimento. No polo embrionário, as vilosidades são numerosas e bem formadas; no polo abembrionário, há poucas vilosidades e são pouco desenvolvidas.

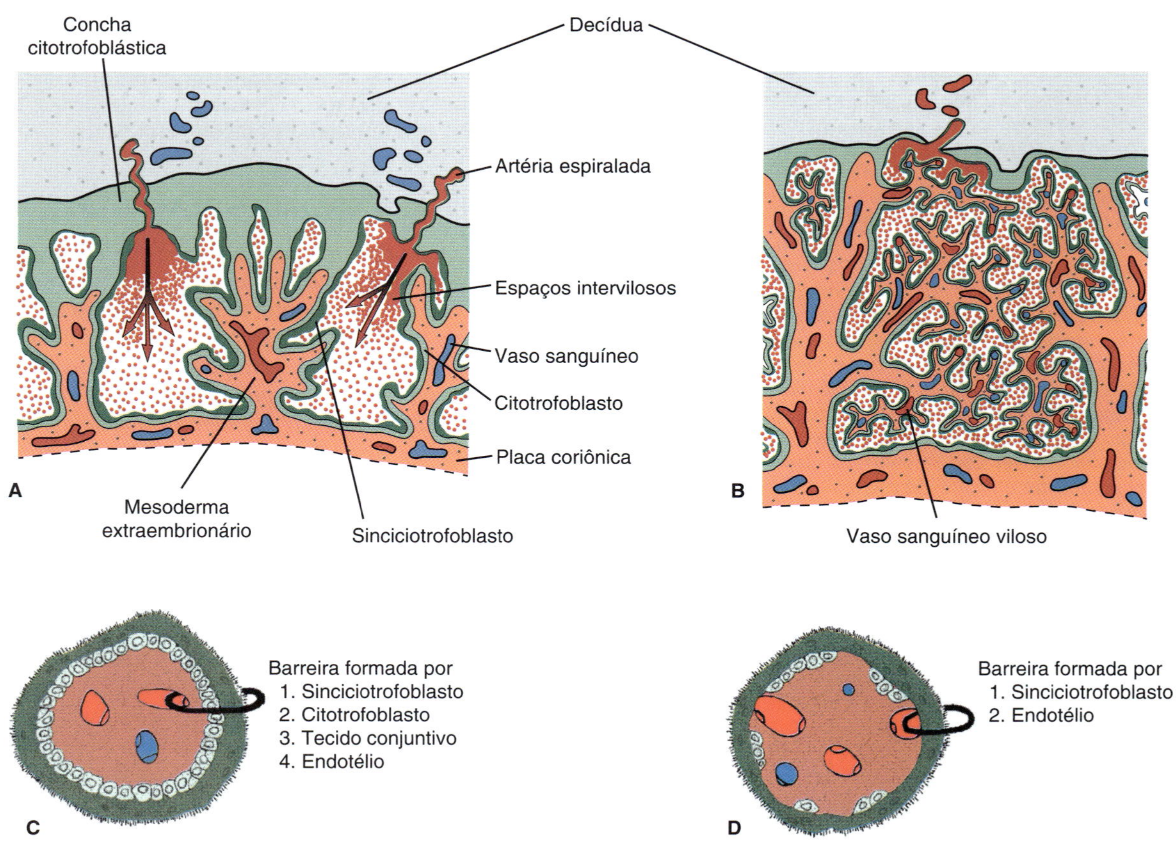

Figura 8.8 Estrutura das vilosidades em vários estágios do desenvolvimento. **A.** Durante a quarta semana. O mesoderma extraembrionário penetra nas vilosidades de ancoragem na direção da placa decidual. **B.** Durante o quarto mês. Em muitas vilosidades pequenas, a parede dos capilares está em contato direto com o sinciciotrofoblasto. **C** e **D.** Crescimento das vilosidades como mostrado em **A** e **B**.

O sangue materno é fornecido à placenta por artérias espiraladas no útero. A abertura desses vasos para liberar sangue nos espaços intervilosos (ver Figuras 8.7 e 8.8) é alcançada pela **invasão endovascular**, realizada pelas células citotrofoblásticas. Estas, liberadas das extremidades das vilosidades de ancoragem (ver Figuras 8.7 e 8.8), invadem as porções terminais das artérias espiraladas, onde substituem as células endoteliais maternas nas paredes dos vasos, criando vasos híbridos que contêm células maternas e fetais. Para completar esse processo, as células citotrofoblásticas sofrem uma transição epitelioendotelial. A invasão das artérias espiraladas por células citotrofoblásticas transforma esses vasos de diâmetro pequeno e de alta resistência em vasos de grande diâmetro e de baixa resistência, que podem fornecer quantidade maior de sangue materno para os espaços intervilosos (ver Figuras 8.7 e 8.8).

Durante os meses que se seguem, várias pequenas extensões crescem dos troncos vilosos existentes, as quais se estendem como **vilosidades livres** para os **espaços lacunares** ou **intervilosos** circunjacentes. Inicialmente, essas novas vilosidades livres recém-formadas são primitivas (ver Figura 8.8C); porém, no início do quarto mês, as células citotrofoblásticas e algumas células do tecido conjuntivo desaparecem. O sinciciotrofoblasto e a parede endotelial dos vasos sanguíneos são, assim, as únicas camadas que separam as circulações materna e fetal (ver Figura 8.8B e D). Frequentemente, o sincício se torna muito fino, e fragmentos grandes contendo vários núcleos podem separar-se e cair nos espaços intervilosos de sangue. Esses fragmentos, conhecidos como **nós sinciciais**, entram na circulação materna e normalmente degeneram sem causar problemas. O desaparecimento das células citotrofoblásticas progride das vilosidades menores para as maiores, e, embora sempre persistam nas vilosidades grandes, elas não participam das trocas entre as circulações materna e fetal.

Correlações clínicas

Pré-eclâmpsia

A **pré-eclâmpsia** é uma condição caracterizada pela hipertensão arterial e por proteinúria decorrente de diminuição da perfusão orgânica e ocorre em aproximadamente 5% das gestações. Pode progredir para eclâmpsia, que é caracterizada por convulsões. A pré-eclâmpsia começa subitamente a qualquer momento a partir da vigésima semana da gestação até o termo e pode resultar em retardo do crescimento fetal, morte do feto ou da mãe. De fato, a pré-eclâmpsia é uma causa importante de mortalidade materna nos EUA e é completamente reversível com o parto. Entretanto, o parto muito precoce expõe o feto ao risco de complicações relacionadas com o parto pré-termo. Apesar de muitos anos de pesquisa, a causa da pré-eclâmpsia não é conhecida. A condição parece ser um distúrbio trofoblástico relacionado com a diferenciação incompleta ou ausente das células citotrofoblásticas, muitas das quais não sofrem sua transformação epitelioendotelial normal. Como resultado, a invasão dos vasos sanguíneos maternos por essas células é rudimentar. Não está claro como essas anomalias celulares levam à hipertensão e a outros problemas. Entre os fatores de risco para pré-eclâmpsia, estão: pré-eclâmpsia em gravidez anterior, nuliparidade (primeira gravidez), obesidade, história familiar de pré-eclâmpsia, gestação múltipla (gêmeos ou mais) e condições clínicas como hipertensão e diabetes. A pré-eclâmpsia também é frequente em mulheres com mola hidatiforme (ver Capítulo 4) e, nesse caso, ocorre no início da gravidez.

CÓRIO FRONDOSO E DECÍDUA BASAL

Nas semanas iniciais do desenvolvimento, as vilosidades cobrem a superfície inteira do cório (ver Figura 8.7). Conforme a gravidez progride, as vilosidades no polo embrionário continuam crescendo e expandindo-se, dando origem ao **cório frondoso**. As vilosidades no polo abembrionário degeneram, e, por volta do terceiro mês, esse lado do cório é liso, sendo, então, conhecido como **cório liso** (Figuras 8.9 e 8.10A).

A diferença entre os polos embrionário e abembrionário do cório também se reflete na estrutura da **decídua**, a camada funcional do endométrio, que é eliminada durante o parto. A decídua sobre o cório frondoso, a **decídua basal**, consiste em uma camada compacta de células grandes, as **células deciduais**, com quantidades abundantes de lipídios e de glicogênio. Essa camada, a **placa decidual**, faz contato direto com o cório. A camada decidual sobre o polo abembrionário é a **decídua capsular** (ver Figura 8.10A). Com o crescimento da vesícula coriônica, ela se alonga e degenera. Subsequentemente, o cório liso fica em contato com a parede uterina (**decídua parietal**) no lado oposto do útero, com a qual se fusiona (Figuras 8.11 e 8.12; ver Figura 8.10), obliterando o lúmen uterino. Assim, a única porção do cório que participa do processo de trocas é o cório frondoso, que, junto com a decídua basal, forma a **placenta**. De modo semelhante, a fusão do âmnio e do cório forma a **membrana amniocoriônica**, que oblitera a cavidade coriônica (ver Figura 8.10A e B). É essa membrana que se rompe durante o trabalho de parto, liberando líquido.

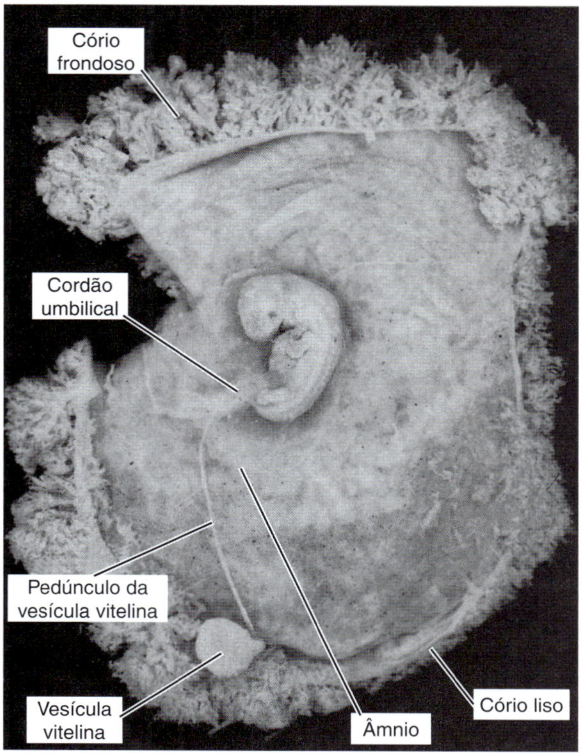

Figura 8.9 Embrião de 6 semanas. O saco amniótico e a cavidade coriônica foram abertos para expor o embrião, mostrando a aparência frondosa do trofoblasto no polo embrionário em contraste com as pequenas vilosidades no polo abembrionário. Observe o pedúnculo embrionário e a vesícula vitelínica com seu ducto vitelino extremamente longo.

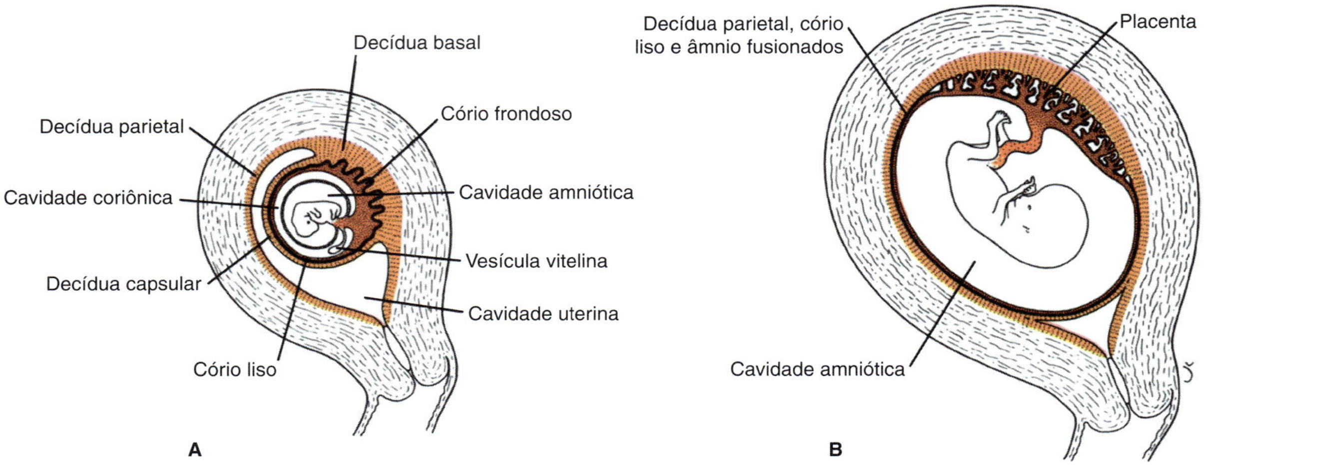

Figura 8.10 Relação das membranas fetais com a parede do útero. **A.** Fim do segundo mês. Observe a vesícula vitelínica na cavidade coriônica entre o âmnio e o cório. No polo abembrionário, as vilosidades desapareceram (cório liso). **B.** Fim do terceiro mês. O âmnio e o cório se fusionaram, e a cavidade uterina está obliterada pela fusão do cório liso com a decídua parietal.

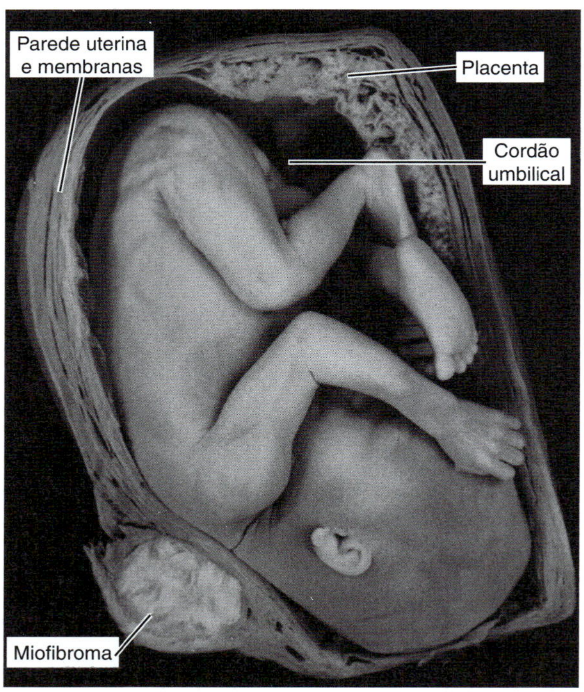

Figura 8.11 Feto de 19 semanas em sua posição natural no útero, mostrando o cordão umbilical e a placenta. O lúmen do útero está obliterado. Na parede do útero, observa-se um miofibroma.

ESTRUTURA DA PLACENTA

No início do quarto mês, a placenta tem dois componentes: uma **porção fetal**, formada pelo cório frondoso, e uma **porção materna**, constituída pela decídua basal (ver Figura 8.10B). Do lado fetal, a placenta é limitada pela **placa coriônica** (Figura 8.13); em seu lado materno, tem como limite a decídua basal, da qual a **placa decidual** é incorporada mais intimamente à placenta. Na **zona juncional**, o trofoblasto e as células deciduais se misturam. Essa região, caracterizada pelas células gigantes deciduais e sinciciais, é rica em material extracelular amorfo. Nessa fase da gestação, a maioria das células citotrofoblásticas vilosas já degenerou. Entre as placas coriônica e decidual se encontram os espaços intervilosos, que são repletos de sangue materno. Eles derivam das lacunas no sinciciotrofoblasto e estão revestidos por ele. As árvores vilosas crescem para dentro dos espaços intervilosos de sangue (ver Figuras 8.8 e 8.13).

Durante o quarto e o quinto meses, a decídua forma numerosos **septos deciduais**, que se projetam para os espaços intervilosos, mas não alcançam a placa coriônica (ver Figura 8.13). Esses septos têm um eixo de tecido materno, mas sua superfície está coberta por uma camada de sinciciotrofoblasto, de modo que a camada sincicial sempre separará o sangue materno presente nos espaços intervilosos do tecido fetal da vilosidade. Como resultado dessa formação septal, a placenta se divide em vários compartimentos, ou **cotilédones** (Figura 8.14). Como os septos deciduais não alcançam a placa coriônica, o contato entre os vários cotilédones se mantém.

Como resultado do crescimento contínuo do feto e da expansão do útero, a placenta também cresce. Seu aumento em área superficial acompanha aproximadamente o do útero em expansão e, ao longo de toda a gravidez, ela cobre aproximadamente 15 a 30% da superfície interna do útero. O aumento da placenta em espessura é resultado da arborização das vilosidades existentes e não é causado por penetração adicional nos tecidos maternos.

Placenta a termo

A placenta a termo é discoide, com um diâmetro entre 15 e 25 cm, aproximadamente 3 cm de espessura e 500 a 600 g de peso. No nascimento, ela se desprende da parede uterina e, cerca de 30 minutos após o nascimento da criança, é expelida da cavidade uterina. Quando é vista do **lado materno**, são claramente reconhecíveis de 15 a 20 áreas levemente salientes, os **cotilédones**, recobertas por uma camada fina de decídua basal (ver Figura 8.14B). As fossas entre os cotilédones são formadas pelos septos deciduais.

A **superfície fetal** da placenta é completamente recoberta pela placa coriônica. Várias grandes artérias e veias, os **vasos coriônicos**, convergem para o cordão umbilical (ver Figura 8.14A). O cório, por sua vez, é recoberto pelo âmnio. A ligação do cordão umbilical em geral é excêntrica e,

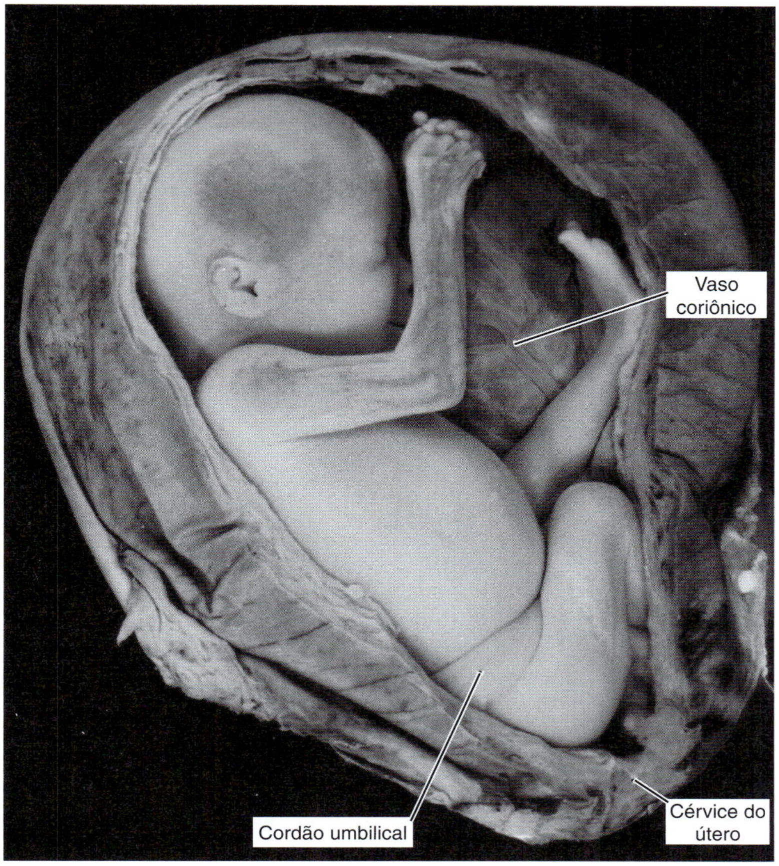

Figura 8.12 Feto de 23 semanas no útero. Porções da parede do útero e do âmnio foram removidas para mostrar o feto. No fundo estão vasos placentários convergindo na direção do cordão umbilical. Este está firmemente enrolado ao redor do abdome, possivelmente causando a posição fetal anormal no útero (apresentação pélvica).

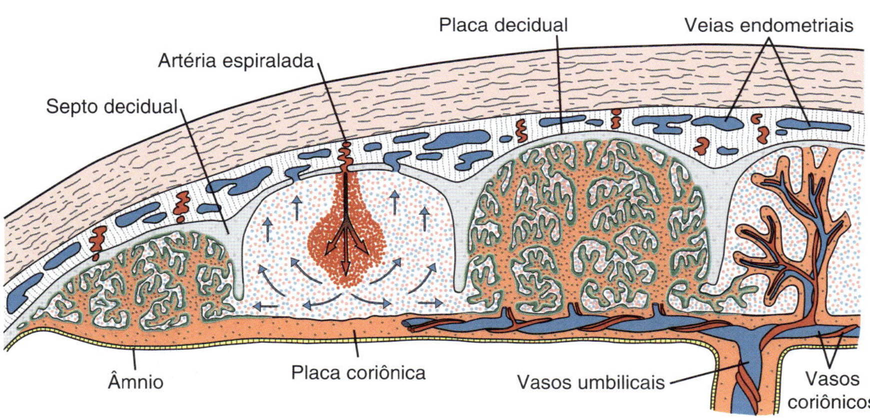

Figura 8.13 Placenta na segunda metade da gravidez. Os cotilédones são separados parcialmente pelos septos deciduais (maternos). A maior parte do sangue interviloso retorna à circulação materna pelas veias endometriais. Uma pequena porção entra nos cotilédones vizinhos. Os espaços intervilosos são recobertos pelo sinciciotrofoblasto.

ocasionalmente, é até mesmo marginal. Entretanto, raramente ele se insere nas membranas coriônicas fora da placenta (**inserção velamentosa**).

Circulação da placenta

Os cotilédones recebem seu sangue por meio de 80 a 100 artérias espiraladas que penetram a placa decidual e entram nos espaços intervilosos em intervalos mais ou menos regulares (ver Figura 8.13). A pressão nessas artérias força o sangue para dentro dos espaços intervilosos e banha as pequenas vilosidades da árvore vilosa com sangue oxigenado. Conforme a pressão diminui, o sangue flui de volta da placa coriônica para a decídua, entrando nas veias endometriais (ver Figura 8.13). Assim, o sangue dos espaços intervilosos retorna para a circulação materna pelas veias endometriais.

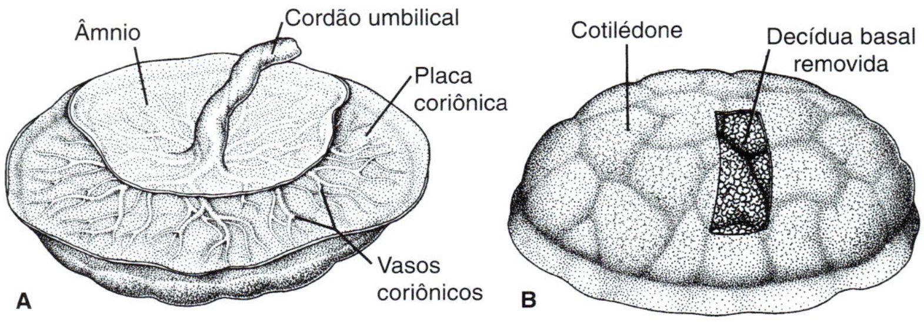

Figura 8.14 Placenta a termo. **A.** Face fetal. A placa coriônica e o cordão umbilical estão recobertos pelo âmnio. **B.** Face materna mostrando os cotilédones. Em uma área, a decídua foi removida. A face materna da placenta é sempre cuidadosamente inspecionada ao nascimento; frequentemente existem um ou mais cotilédones com aparência esbranquiçada por causa da excessiva formação de fibrinoide e de infarto de um grupo de espaços intervilosos.

Coletivamente, os espaços intervilosos de uma placenta madura contêm aproximadamente 150 mℓ de sangue, que são abastecidos cerca de 3 a 4 vezes por minuto. Esse sangue se move ao longo das vilosidades coriônicas, que têm uma área superficial entre 4 e 14 m^2. Entretanto, a troca placentária não ocorre em todas as vilosidades, apenas nas que têm vasos fetais em contato íntimo com a cobertura de membrana sincicial. Nessas vilosidades, o sinciciotrofoblasto frequentemente tem uma borda em escova que consiste em numerosas microvilosidades, as quais aumentam muito a área superficial e, consequentemente, a taxa de troca entre as circulações materna e fetal (ver Figura 8.8D). A **membrana placentária**, que separa o sangue materno do fetal, inicialmente é composta por quatro camadas: (1) a camada endotelial de vasos fetais; (2) o tecido conjuntivo no eixo da vilosidade; (3) a camada citotrofoblástica; e (4) o sinciciotrofoblasto (ver Figura 8.8C). Do quarto mês em diante, a membrana placentária torna-se mais fina porque a cobertura endotelial dos vasos fica em contato íntimo com a membrana sincicial, aumentando enormemente a taxa de troca (ver Figura 8.8D). Algumas vezes chamada de **barreira placentária**, a membrana placentária não

Correlações clínicas

Eritroblastose fetal e hidropisia fetal

Como algumas células sanguíneas fetais escapam através da barreira placentária, existe um potencial para que induzam uma resposta de formação de anticorpos pelo sistema imunológico da mãe. A base dessa resposta se encontra no fato de que já foram identificados mais de 400 antígenos eritrocitários, e, embora a maioria não cause problemas durante a gravidez, alguns podem estimular uma resposta imunológica materna contra as células sanguíneas fetais. Esse processo é um exemplo de **isoimunização**; se a resposta materna for suficiente, os anticorpos atacarão, levando à lise dos eritrócitos fetais, o que resulta na **doença hemolítica do feto e do recém-nascido**. Anteriormente, a doença era chamada de **eritroblastose fetal** porque, em algumas situações, a hemólise grave estimula o aumento da produção de células sanguíneas fetais denominadas **eritroblastos**. Entretanto, essa anemia grave ocorre apenas em alguns casos, de modo que doença hemolítica do feto e do recém-nascido é uma terminologia mais adequada. Em casos raros, a anemia é tão grave que ocorre **hidropisia fetal** (edema e efusões nas cavidades corporais), levando à morte do feto (Figura 8.15). Os casos mais graves são causados por antígenos do sistema sanguíneo **CDE (*rhesus*)**. O **antígeno** D ou **Rh** é o mais perigoso, porque a imunização pode resultar de uma única exposição e tornar-se mais intensa a cada gravidez sucessiva. A resposta imunológica materna ocorre em casos em que o feto é D (Rh) positivo e a mãe é D (Rh) negativa, e é provocada quando os eritrócitos do feto entram em contato com o sistema materno por causa de pequenas áreas de sangramento na superfície das vilosidades placentárias ou durante o nascimento. Esse quadro pode ser evitado pela tipagem sanguínea materna do fator Rh em sua primeira visita pré-natal e pela pesquisa de anticorpos anti-D para determinar se ela já foi sensibilizada previamente. Em mulheres Rh-negativas sem anticorpos anti-D, as recomendações incluem tratamento com imunoglobulina Rh na vigésima oitava semana de gestação, após eventos em que possa ter ocorrido mistura entre o sangue fetal e o materno (p. ex., após a amniocentese ou um aborto) e após o nascimento, se o recém-nascido for Rh-positivo. Desde a introdução da imunoglobulina Rh, em 1968, a doença hemolítica em fetos e recém-nascidos nos EUA foi praticamente eliminada.

Os antígenos do grupo sanguíneo ABO também podem provocar resposta de formação de anticorpos, mas os efeitos são muito mais moderados que os produzidos pelo grupo CDE. Cerca de 20% de todos os recém-nascidos têm incompatibilidade materna ABO, mas apenas 5% são afetados clinicamente. Eles podem ser tratados de modo efetivo no período pós-natal.

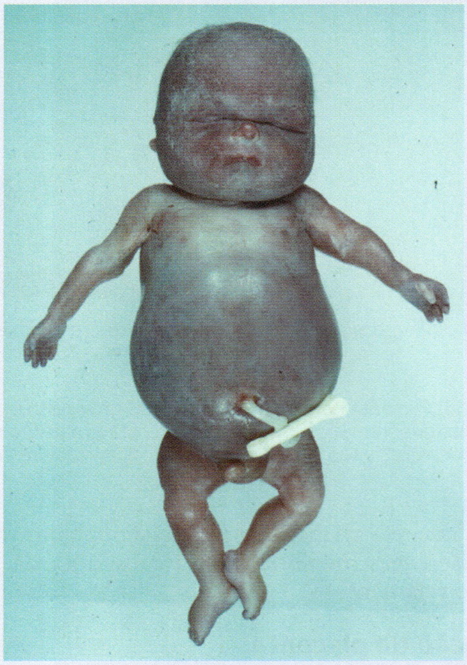

Figura 8.15 Hidropisia fetal causada pelo acúmulo de líquido nos tecidos fetais.

é uma barreira verdadeira, já que muitas substâncias passam por ela livremente. Como o sangue materno nos espaços intervilosos é separado do sangue fetal por um derivado coriônico, a placenta humana é considerada do tipo **hemocorial**. Normalmente, não há mistura entre os sangues materno e fetal; entretanto, uma pequena quantidade de células sanguíneas fetais ocasionalmente escapa por intermédio de defeitos microscópicos na membrana placentária.

Função da placenta

As principais funções da placenta são: (1) **troca de produtos metabólicos e gasosos** entre as correntes sanguíneas materna e fetal; e (2) **produção de hormônios**.

Troca de gases

A troca de gases – como oxigênio, dióxido de carbono e monóxido de carbono – é realizada por difusão simples. A termo, o feto extrai entre 20 e 30 mℓ de oxigênio por minuto da circulação materna, e mesmo uma interrupção breve do suprimento de oxigênio é fatal para o feto. O fluxo sanguíneo placentário é crítico para o fornecimento de oxigênio, já que a quantidade que chega ao feto depende principalmente da distribuição, e não da difusão.

Troca de nutrientes e eletrólitos

A troca de nutrientes e eletrólitos, como aminoácidos, ácidos graxos livres, carboidratos e vitaminas, é rápida e aumenta conforme a gravidez avança.

Transmissão de anticorpos maternos

A competência imunológica começa a se desenvolver no fim do primeiro trimestre, momento no qual o feto sintetiza todos os componentes do **complemento**. As imunoglobulinas consistem quase completamente em **imunoglobulina G materna (IgG)**, que começa a ser transportada da mãe para o feto aproximadamente na décima quarta semana. Desse modo, o feto adquire imunidade passiva contra várias doenças infecciosas. Os recém-nascidos começam a produzir sua própria IgG, mas níveis adultos não são alcançados antes dos 3 anos de idade.

> ## Correlações clínicas
>
> ### Barreira placentária
>
> Os hormônios esteroides maternos prontamente atravessam a placenta, mas outros hormônios, como a tiroxina, atravessam-na lentamente. Algumas progestinas sintéticas atravessam prontamente a placenta e podem masculinizar fetos femininos. Ainda mais perigoso era o uso do estrógeno sintético **dietilestilbestrol (DES)**, que atravessava a placenta facilmente. Esse composto produzia carcinoma de células claras da vagina e anomalias no colo do útero e no útero de fetos do sexo feminino e nos testículos de fetos masculinos em indivíduos expostos durante sua vida intrauterina (ver Capítulo 9).
>
> Embora se considere que a barreira placentária atue como mecanismo protetor contra fatores prejudiciais, muitos vírus – como o da rubéola, o citomegalovírus, o Coxsackie, o da varíola, o da varicela, o do sarampo e o da poliomielite – atravessam a placenta sem dificuldade. Uma vez no feto, alguns causam infecções, que podem resultar em morte celular e defeitos congênitos (ver Capítulo 9).
>
> Infelizmente, a maioria dos fármacos e de seus metabólitos atravessa a placenta sem dificuldade e muitos causam danos sérios ao embrião (ver Capítulo 9). Além disso, o uso de heroína e cocaína pela mãe pode causar dependência química no feto.

Produção hormonal

No fim do quarto mês, a placenta produz **progesterona** suficiente para manter a gravidez se o corpo lúteo for removido ou não conseguir funcionar adequadamente. Todos os hormônios são sintetizados no trofoblasto sincicial. Além da progesterona, a placenta produz quantidades crescentes de **hormônios estrogênicos**, predominantemente o **estriol**, até um pouco antes do fim da gravidez, quando se alcança o nível máximo. Esses altos níveis de estrógenos estimulam o crescimento uterino e o desenvolvimento das glândulas mamárias.

Durante os primeiros 2 meses de gravidez, o sinciciotrofoblasto também produz **gonadotrofina coriônica humana (hCG)**, que mantém o corpo lúteo. Esse hormônio é excretado pela urina da mãe e, nos estágios iniciais da gestação, sua presença é utilizada como um indicador de gravidez. Outro hormônio produzido pela placenta é a **somatomamotrofina** (anteriormente chamado de **lactogênio placentário**). Trata-se de uma substância semelhante ao hormônio do crescimento que dá ao feto prioridade sobre a glicose sanguínea materna e torna a mãe diabetogênica até certo grau. Ele também promove o desenvolvimento mamário para a produção de leite.

■ ÂMNIO E CORDÃO UMBILICAL

A linha oval de reflexão entre o âmnio e o ectoderma embrionário (**junção amnioectodérmica**) é o **anel umbilical primitivo**. Na quinta semana do desenvolvimento, as seguintes estruturas passam pelo anel (Figura 8.16A e C): (1) o **pedúnculo embrionário**, contendo o alantoide e os vasos umbilicais, que consistem em duas artérias e uma veia; (2) o **pedúnculo vitelino (ducto vitelino)**, acompanhado dos vasos vitelinos; e (3) o **canal que conecta as cavidades intraembrionária e extraembrionária** (ver Figura 8.16C). A própria vesícula vitelínica ocupa um espaço na **cavidade coriônica**, ou seja, o espaço entre o âmnio e a placa coriônica (Figura 8.16B).

Com a progressão do desenvolvimento, a cavidade amniótica aumenta rapidamente à custa da cavidade coriônica e o âmnio começa a envolver os pedúnculos embrionários e da vesícula vitelínica, comprimindo-os e dando origem ao **cordão umbilical primitivo** (ver Figura 8.16B). Distalmente, o cordão contém o pedúnculo da vesícula vitelínica e os vasos umbilicais; mais proximalmente, ele contém algumas alças intestinais e o remanescente do alantoide (ver Figura 8.16B e D). A vesícula vitelínica, encontrada na cavidade coriônica, está conectada ao cordão umbilical por seu pedúnculo. No fim do terceiro mês, o âmnio se expande de tal modo que entra em contato com o cório, obliterando a cavidade coriônica (ver Figura 8.10B). A vesícula vitelínica geralmente regride e é gradualmente obliterada.

A cavidade abdominal fetal é temporariamente muito pequena para as alças intestinais, que se desenvolvem rapidamente, e algumas delas são empurradas para o espaço extraembrionário no cordão umbilical. Essas alças intestinais expulsas formam a **hérnia umbilical fisiológica** (ver Capítulo 15). Ao fim do terceiro mês, as alças são de novo incorporadas ao corpo do embrião, e a cavidade do cordão é obliterada. Quando o alantoide e o ducto vitelino com seus vasos também são obliterados, tudo o que permanece no cordão são os vasos umbilicais cercados pela **geleia de Wharton**. Esse tecido, que

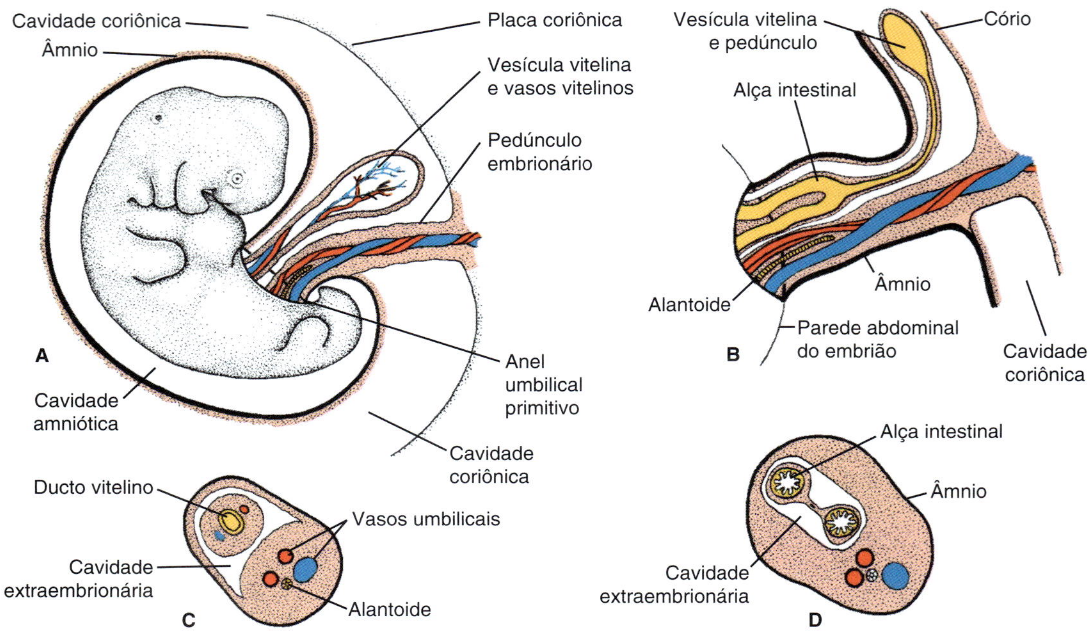

Figura 8.16 **A.** Embrião de 5 semanas apresentando estruturas que passam pelo anel umbilical primitivo. **B.** Cordão umbilical primitivo de um embrião de 10 semanas. **C.** Corte transversal apresentando estruturas em nível do cordão umbilical. **D.** Corte transversal através do cordão umbilical primitivo mostrando as alças intestinais, que estão protrusas no cordão.

é rico em proteoglicanos, funciona como uma camada protetora para os vasos sanguíneos. A parede das artérias é muscular e contém muitas fibras elásticas, as quais contribuem para que a constrição e a contração dos vasos umbilicais sejam rápidas após uma dobra no cordão.

MODIFICAÇÕES PLACENTÁRIAS NO FIM DA GESTAÇÃO

No fim da gravidez, várias alterações placentárias indicam redução nas trocas entre a circulação materna e a fetal, dentre as quais: (1) aumento de tecido fibroso no eixo da vilosidade; (2) espessamento das membranas basais nos capilares fetais; (3) alterações que obliteram os pequenos capilares das vilosidades; e (4) deposição de fibrinoide na superfície da vilosidade na zona juncional e na placa coriônica. A formação excessiva de fibrinoide frequentemente causa infarto nos espaços intervilosos ou, algumas vezes, em um cotilédone inteiro que, então, adota uma aparência esbranquiçada.

LÍQUIDO AMNIÓTICO

A cavidade amniótica é preenchida por um líquido claro e aquoso que é produzido em parte pelas células amnióticas, mas é derivado principalmente do sangue materno. O volume líquido aumenta de aproximadamente 30 mℓ em 10 semanas de gestação para 450 mℓ em 20 semanas, e de 800 para 1.000 mℓ em 37 semanas. Durante os meses iniciais da gravidez, o embrião fica suspenso pelo cordão umbilical no líquido, que funciona como amortecedor protetor. O líquido absorve solavancos, evita a adesão do embrião ao âmnio e possibilita os movimentos fetais. O volume de líquido amniótico é reposto a cada 3 horas. A partir do início do quinto mês, o feto engole seu próprio líquido amniótico e estima-se que ingira cerca de 400 mℓ/dia, quase metade do volume total. A urina fetal soma-se diariamente ao líquido amniótico no quinto mês, mas ela é composta principalmente por água, já que a placenta funciona como meio de troca para as escórias metabólicas. Durante o parto, a membrana amniocoriônica forma uma cunha hidrostática que ajuda a dilatar o canal cervical.

Correlações clínicas

Anomalias do cordão umbilical

No nascimento, o cordão umbilical tem aproximadamente entre 1 e 2 cm de diâmetro e de 50 a 60 cm de comprimento. Ele é tortuoso, criando os **nós falsos**. O comprimento de um cordão reflete o movimento intrauterino do feto; cordões encurtados são observados em casos de distúrbios do movimento fetal e com restrição intrauterina. Um cordão muito longo pode se enrolar no pescoço do feto, em geral sem risco aumentado, enquanto um cordão curto pode causar dificuldades durante o parto ao tracionar a placenta de sua ligação com o útero.

Normalmente, também há duas artérias e uma veia no cordão umbilical. Entretanto, em 1 a cada 200 recém-nascidos, apenas uma **única artéria umbilical** é encontrada; esses recém-nascidos têm cerca de 20% de chance de apresentarem defeitos cardíacos e vasculares. A artéria que falta pode não ter conseguido se formar (agenesia) ou pode ter degenerado no início do desenvolvimento.

Bandas amnióticas

Ocasionalmente, rupturas no âmnio resultam em **bandas amnióticas** que podem envolver uma parte do corpo do feto, particularmente os membros e os dedos. Isso pode resultar em amputações, **constrições anulares** e outras anomalias, incluindo deformações craniofaciais (Figura 8.17). A origem das bandas é desconhecida.

Líquido amniótico

Hidrâmnio e **polidrâmnio** são os termos utilizados para descrever excesso de líquido amniótico (1.500 a 2.000 mℓ), enquanto **oligodrâmnio** se refere à diminuição do volume (< 400 mℓ). Ambas as condições estão associadas ao aumento da incidência de defeitos congênitos. As causas primárias de hidrâmnio incluem causas idiopáticas (35%); diabetes materno (25%); malformações congênitas, entre elas, distúrbios do sistema nervoso central (p. ex., anencefalia); e defeitos gastrintestinais, como atresias (p. ex., do esôfago), que impedem que o feto engula o líquido. Oligodrâmnio é uma ocorrência rara que pode ser resultado de agenesia renal. A falta de líquido na cavidade amniótica pode constringir o feto, ou pode haver tão pouco líquido para o feto "respirar" que resulta em hipoplasia pulmonar.

A **ruptura prematura de membranas (RPM)** refere-se à ruptura das membranas antes que as contrações uterinas comecem e ocorre em 10% das gestações. A RPM **pré-termo** ocorre antes de 37 semanas completas de gestação e afeta 3% das gestações, sendo uma causa comum de trabalho de parto pré-termo. As causas de RPM pré-termo são desconhecidas, mas fatores de risco incluem gestação anterior afetada por prematuridade ou RPM, gestante negra, tabagismo, infecções e polidrâmnio grave.

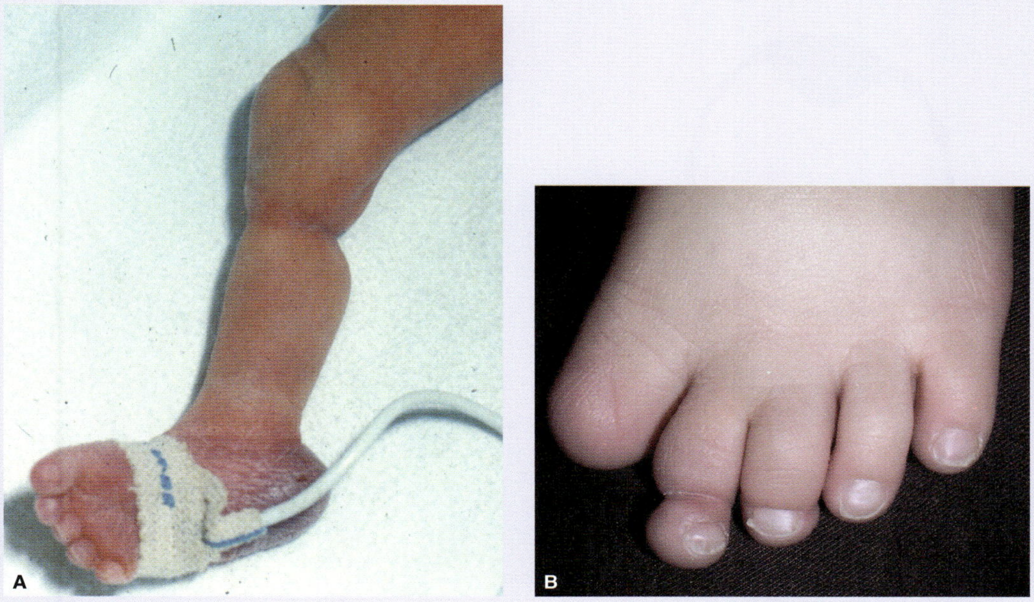

Figura 8.17 Anomalias nos membros causadas por bandas amnióticas. **A.** Anel de constrição de membro. **B.** Amputação de dedo (hálux) e anel de constrição (segundo dedo).

■ MEMBRANAS FETAIS EM GÊMEOS

A incidência de gestações múltiplas (p. ex., gêmeos, trigêmeos) aumentou substancialmente nos últimos anos e representa, atualmente, mais de 3% de todos os nascidos vivos nos EUA. A taxa de partos de gêmeos elevou-se para 32,6 a cada 1.000 nascimentos em 2008. Os motivos desse aumento são: a idade crescente das mulheres no momento do nascimento de seus filhos e o aumento de tratamentos de fertilidade, incluindo tecnologias de reprodução assistida (TRA).

Gêmeos dizigóticos

Aproximadamente 90% dos gêmeos são **dizigóticos** ou **fraternos**, e sua incidência aumenta com a idade materna (duplicando aos 35 anos) e com procedimentos de fertilização, incluindo TRA. Resultam da liberação simultânea de dois oócitos e da fertilização por espermatozoides diferentes. Como os dois zigotos têm constituições genéticas totalmente diferentes, os gêmeos não são mais parecidos que quaisquer outros irmãos ou irmãs e podem ter ou não sexos diferentes. Os zigotos implantam-se individualmente no útero e, em geral, cada um desenvolve sua própria placenta, âmnio e saco coriônico (Figura 8.18A). Entretanto, algumas vezes, as duas placentas estão tão próximas que se fusionam. De modo semelhante, as paredes dos sacos coriônicos também podem ficar em estreita aposição e se fusionar (Figura 8.18B). Ocasionalmente, gêmeos dizigóticos têm eritrócitos de tipos diferentes (**mosaicismo eritrocitário**), indicando que a fusão das duas placentas era tão intensa que houve troca de eritrócitos.

Gêmeos monozigóticos

O segundo tipo de gêmeos, que se desenvolvem de um único oócito fertilizado, são os gêmeos **monozigóticos** ou **idênticos**. A taxa de gêmeos monozigóticos é 3 ou 4 a cada 1.000. Eles resultam da separação do zigoto em vários estágios do desenvolvimento. Acredita-se que a separação mais inicial ocorra no estágio de duas células, caso em que se desenvolvem dois zigotos separados. Os blastocistos se implantam separadamente, e cada embrião tem sua própria placenta e saco coriônico (Figura 8.19A). Embora a disposição das membranas desses gêmeos lembre a dos gêmeos dizigóticos, os dois podem ser reconhecidos como pertencentes a um par monozigótico por sua grande semelhança em relação a tipo sanguíneo, impressões digitais, sexo, aparência externa, como cor dos olhos e dos cabelos.

A separação do zigoto geralmente ocorre no estágio de blastocisto inicial. A massa celular interna se divide em dois grupos

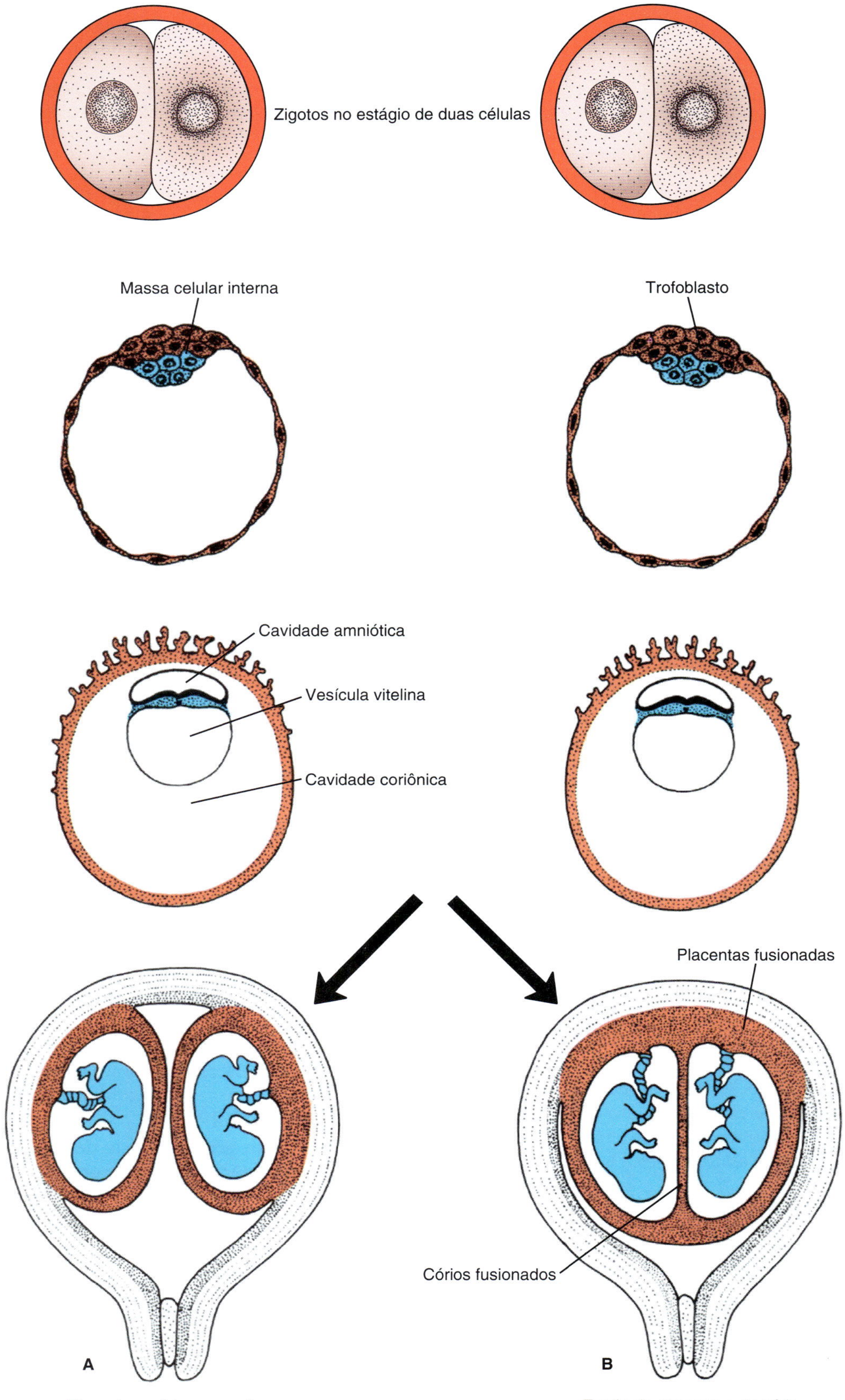

Figura 8.18 Desenvolvimento de gêmeos dizigóticos. Normalmente, cada embrião tem seu próprio âmnio, cório e placenta. **A.** Algumas vezes, porém, as placentas se fusionam. **B.** Cada embrião, em geral, recebe volume adequado de sangue, mas, ocasionalmente, grandes anastomoses desviam mais sangue para um que para outro.

separados de células dentro da mesma cavidade do blastocisto (Figura 8.19B). Os dois embriões têm uma placenta e uma cavidade coriônica comuns, mas têm cavidades amnióticas separadas (ver Figura 8.19B). Em casos raros, a separação ocorre no estágio de disco bilaminar, logo antes do aparecimento da linha primitiva (Figura 8.19C). Esse método de separação resulta na formação de um par com a mesma placenta e sacos amniótico e coriônico comuns. Embora os gêmeos tenham uma placenta em comum, o suprimento sanguíneo em geral é bem balanceado.

Embora trigêmeos sejam raros (cerca de 1 a cada 7.600 gestações), o nascimento de quadrigêmeos, quíntuplos e assim por diante é ainda mais raro. Nos últimos anos, os nascimentos múltiplos ocorreram mais frequentemente em mães que foram tratadas com gonadotrofinas (para aumentar a fertilidade) por causa de problemas de ovulação.

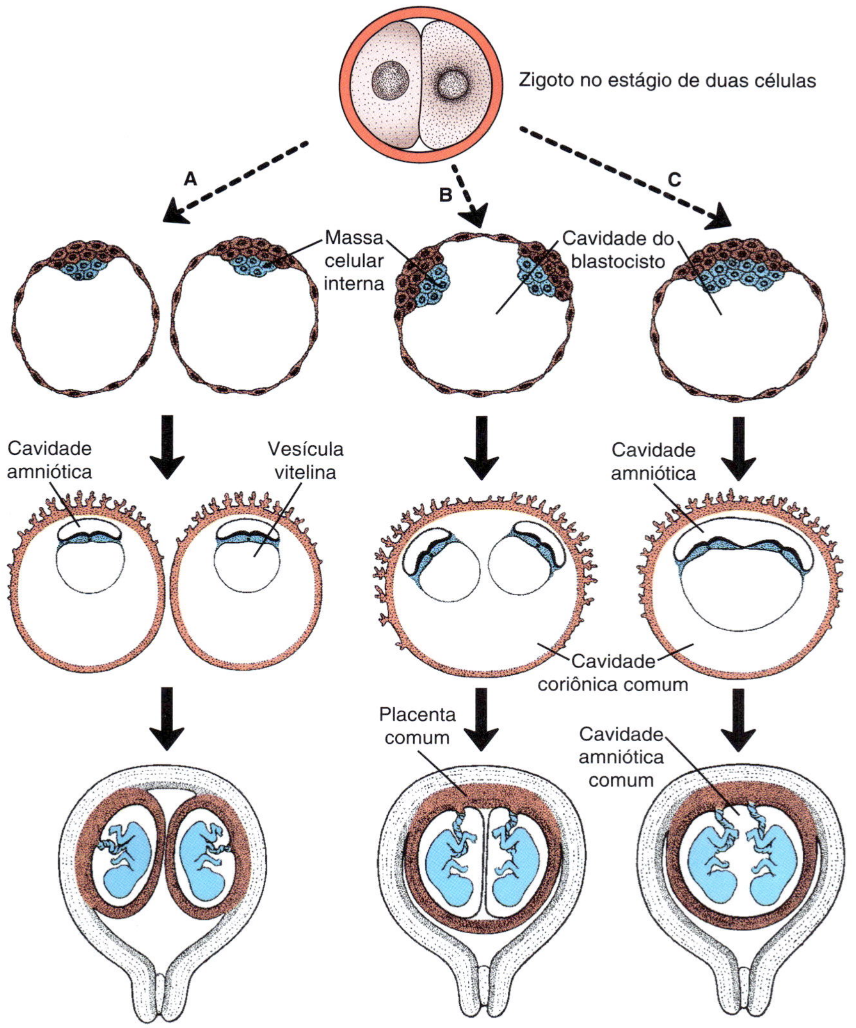

Figura 8.19 Relações possíveis das membranas fetais em gêmeos monozigóticos. **A.** A separação ocorre no estágio de duas células, e cada embrião tem sua própria placenta, cavidade amniótica e cavidade coriônica. **B.** Separação completa da massa celular interna em dois grupos distintos. Os dois embriões têm uma placenta em comum e um saco coriônico comum, mas cavidades amnióticas separadas. **C.** Separação da massa celular interna em um estágio tardio do desenvolvimento. Os embriões têm uma placenta em comum, uma cavidade amniótica em comum e uma cavidade coriônica comum.

Correlações clínicas

Anomalias associadas aos gêmeos

As gestações gemelares têm elevada incidência de mortalidade e morbidade perinatais e risco aumentado de parto pré-termo. Aproximadamente 60% dos gêmeos nascem prematuramente e também têm grande incidência de baixo peso ao nascerem. Ambos os fatores põem as gestações gemelares em alto risco, levando a uma taxa de mortalidade infantil 3 vezes maior que a das unifetais.

A incidência de gêmeos pode ser muito maior que a observada porque eles são concebidos mais vezes do que nascem; afinal muitos morrem antes do nascimento, e, alguns estudos indicam que apenas 29% das gestantes com gêmeos acabam dando à luz dois recém-nascidos. O termo **síndrome do gêmeo desaparecido** [*vanishing twin*] refere-se à morte de um dos fetos. Esse desaparecimento, que acontece no primeiro trimestre ou no início do segundo trimestre, pode ser resultado da reabsorção ou da formação de um feto papiráceo (Figura 8.20).

Outro problema que leva ao aumento de mortalidade de gêmeos é a síndrome de transfusão fetofetal, que ocorre em 15% das gestações monozigóticas monocoriônicas. Nessa condição, ocorrem

(continua)

anastomoses vasculares placentárias (comuns na maioria das placentas monocoriônicas), de modo que um gêmeo recebe a maior parte do fluxo sanguíneo, e o fluxo para o outro fica comprometido. Como resultado, um gêmeo é maior que o outro (Figura 8.21). O desfecho é ruim, com morte de ambos em 50 a 70% dos casos.

Em estágios mais tardios do desenvolvimento, a separação parcial do nó e da linha primitivos pode resultar na formação de gêmeos xifópagos, que são classificados de acordo com a natureza e o grau da união (Figuras 8.22 e 8.23). Ocasionalmente, gêmeos monozigóticos são conectados por uma ponte de pele comum ou por uma ponte

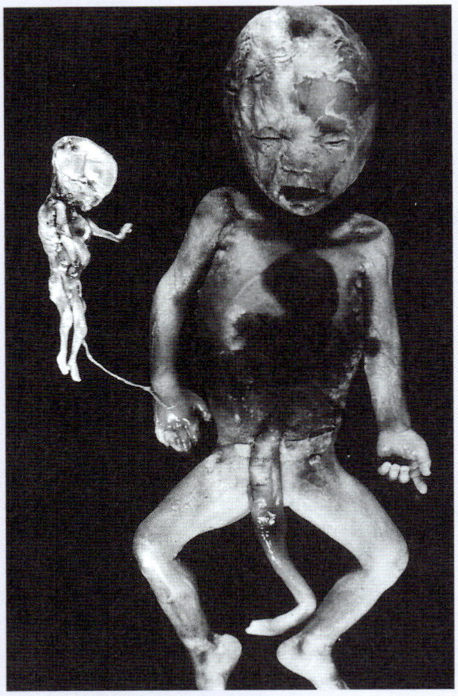

Figura 8.20 Feto papiráceo. Um gêmeo é maior, e o outro foi comprimido e mumificado, daí o termo papiráceo.

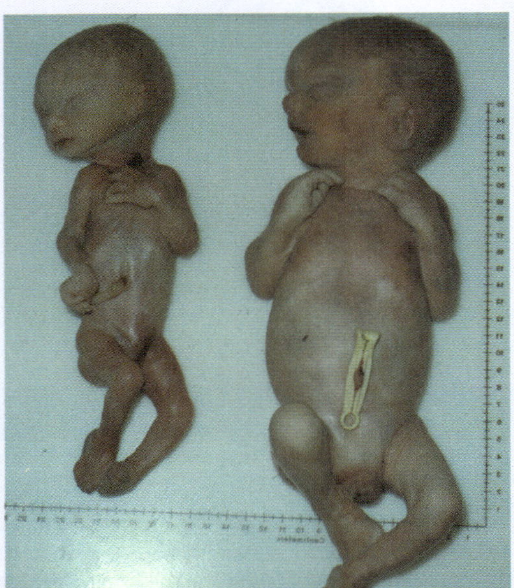

Figura 8.21 Gêmeos monozigóticos com síndrome de transfusão fetofetal. Anastomoses vasculares placentárias provocaram fluxo sanguíneo desbalanceado entre os dois fetos.

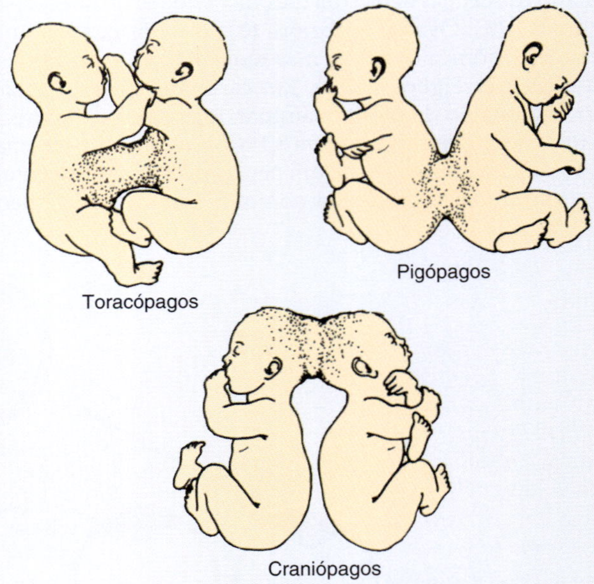

Figura 8.22 Gêmeos toracópagos, pigópagos e craniópagos (*pagus*, colado). Os gêmeos xifópagos podem ser separados apenas se não tiverem partes vitais em comum.

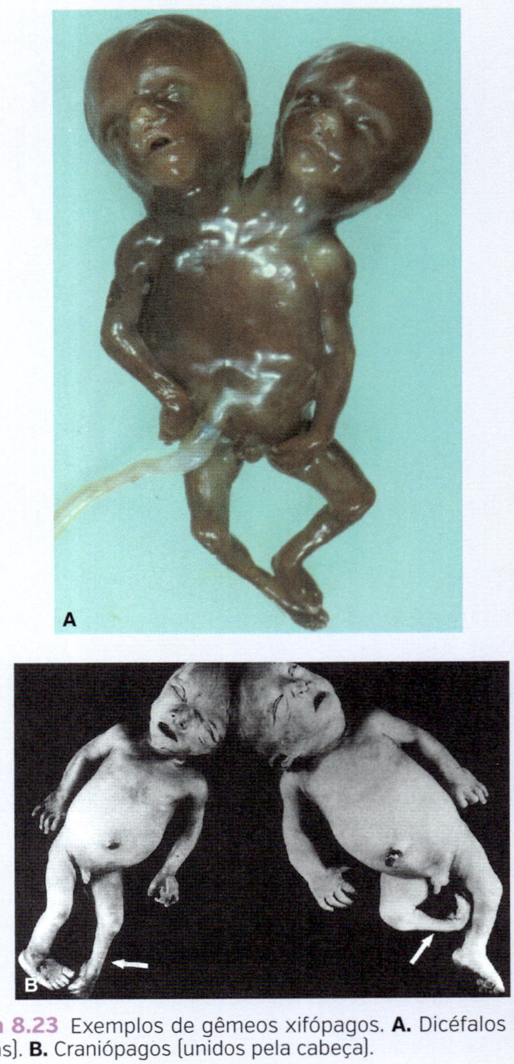

Figura 8.23 Exemplos de gêmeos xifópagos. **A.** Dicéfalos (duas cabeças). **B.** Craniópagos (unidos pela cabeça).

hepática comum. O tipo de gêmeos formados depende de quando e em que grau ocorreram anomalias do nó. A expressão desregulada de genes, como o *GOOSECOID*, também pode resultar em gêmeos xifópagos. Muitos deles sobrevivem, inclusive o par mais famoso, Chang e Eng, que estavam unidos pelo abdome e viajaram pela Inglaterra e pelos EUA em exibições na metade dos anos 1800. Quando se estabeleceram na Carolina do Norte, eles viraram fazendeiros e foram pais de 21 crianças com suas duas esposas.

Em casais de irmãos gêmeos dizigóticos, a testosterona do gêmeo do sexo masculino pode afetar o desenvolvimento do gêmeo do sexo feminino. Além disso, o gêmeo feminino desses pares tende a apresentar mandíbula em formato quadrado e dentes maiores, além de serem melhores em testes de percepção espacial e mais hábeis com bolas do que a maioria das meninas. Elas têm 15% menos probabilidade de se casar, bem como problemas de fertilidade, gerando 25% menos crianças.

PARTURIÇÃO (PARTO)

Nas primeiras 34 a 38 semanas de gestação, o miométrio uterino não responde a sinais para a **parturição (parto)**. Entretanto, durante as últimas 2 a 4 semanas de gestação, esse tecido sofre uma fase de transição de preparo para o início do **trabalho de parto**. Em última análise, essa fase termina com espessamento do miométrio na região superior do útero e relaxamento e afinamento da região inferior e do colo do útero.

O próprio parto é dividido em três estágios: (1) **apagamento** (diminuição e encurtamento) e dilatação do colo do útero (esse estágio termina quando o colo do útero está completamente dilatado); (2) **período expulsivo do feto**; e (3) **expulsão da placenta e das membranas fetais**. O **estágio 1** é produzido pelas contrações uterinas, que forçam o saco amniótico contra o canal cervical como uma cunha. Se as membranas estiverem rompidas, a pressão é exercida pela parte do feto que estiver se apresentando, em geral a cabeça. O **estágio 2** também é auxiliado pelas contrações uterinas, mas a força mais importante é fornecida pelo aumento da pressão intra-abdominal causado pela contração dos músculos abdominais. O **estágio 3** requer as contrações uterinas e é auxiliado pelo aumento da pressão abdominal.

Conforme o útero se contrai, a parte superior se retrai, criando um lúmen cada vez mais estreito, enquanto a parte inferior se expande, produzindo, assim, direcionamento para a força. As contrações, em geral, começam com um intervalo de 10 minutos; então, durante a segunda fase do trabalho de parto, podem ocorrer com menos de 1 minuto de intervalo e durar entre 30 e 90 segundos. A ocorrência delas em pulsos é essencial para a sobrevivência fetal, já que têm força suficiente para comprometer o fluxo sanguíneo uteroplacentário para o feto.

Correlações clínicas

Parto pré-termo

Os fatores que iniciam o trabalho de parto não são conhecidos e podem envolver a **"retirada da manutenção da gravidez"**, na qual os fatores que sustentam a gestação (p. ex., hormônios) são retirados, ou **indução ativa** causada por fatores estimulatórios que têm como alvo o útero. Infelizmente, a falta de conhecimento sobre esses fatores restringe o progresso da prevenção do **parto pré-termo**. O parto pré-termo de **fetos prematuros** (parto antes de 37 semanas completas) ocorre em aproximadamente 12% dos nascimentos nos EUA e é uma causa importante de mortalidade infantil, além de contribuir significativamente para a morbidade. Ele é causado por ruptura prematura das membranas, início prematuro do trabalho de parto ou por complicações na gestação que requeiram o parto prematuro. Os fatores de risco incluem parto pré-termo anterior; gestante negra; gestações múltiplas; infecções, como doença periodontal e vaginose bacteriana; e baixo índice de massa corporal materno.

RESUMO

O **período fetal se estende desde a nona semana de gestação até o parto** e é caracterizado por crescimento rápido do corpo e pela maturação dos sistemas orgânicos. O crescimento em comprimento é particularmente marcante durante o terceiro, quarto e quinto meses (aproximadamente 5 cm por mês), enquanto o aumento de peso é mais marcante durante os dois últimos meses de gestação (aproximadamente 700 g por mês) (ver Quadro 8.1). A maioria dos bebês pesa entre 2.700 e 4.000 g no nascimento. Os bebês que pesam menos de **2.500 g** são considerados de **baixo peso**; aqueles com menos de **1.500 g** são considerados de **muito baixo peso. RCIU** é o termo aplicado a fetos que não alcançam seu tamanho potencial determinado geneticamente e são patologicamente pequenos. Esse grupo é diferente do de recém-nascidos que são saudáveis, mas estão abaixo do décimo percentil de peso para sua idade gestacional e são classificados como PIG.

Uma mudança marcante é a desaceleração relativa do crescimento da cabeça. No terceiro mês, ela tem cerca de metade do tamanho do CCC. No quinto mês, tem cerca de um terço do CCT, e, no nascimento, um quarto do CCT (ver Figura 8.2).

Durante o quinto mês, os movimentos fetais são claramente reconhecíveis pela mãe, e o feto é coberto por uma pelugem fina e pequena.

Um feto nascido durante o sexto mês ou no início do sétimo mês tem dificuldade em sobreviver, principalmente porque os sistemas respiratório e nervoso central ainda não se diferenciaram suficientemente.

Em geral, considera-se que a **duração da gravidez** para um feto a termo seja de **280 dias ou 40 semanas após a data da última menstruação**, ou, **mais acuradamente, 266 dias ou 38 semanas após a fertilização**.

A **placenta** consiste em dois componentes: uma porção fetal, derivada do **cório frondoso** ou do **cório viloso**; e uma porção materna, derivada da **decídua basal**. O espaço entre as placas coriônicas e decidual é preenchido por **espaços intervilosos** com sangue materno. As **árvores vilosas** (tecido fetal) crescem nos espaços sanguíneos maternos e são banhadas pelo sangue materno. A circulação fetal durante toda a gestação está separada da circulação materna por uma membrana sincicial (um derivado coriônico) e células endoteliais dos capilares fetais. Assim, a placenta humana é do tipo **hemocorial**.

Os espaços intervilosos da placenta completamente madura contêm aproximadamente 150 mℓ de sangue materno, que são renovados 3 a 4 vezes por minuto. A área vilosa varia entre 4 e 14 m^2, facilitando as trocas entre a mãe e o feto.

As principais funções da placenta são: (1) troca de gases; (2) troca de nutrientes e eletrólitos; (3) transmissão de anticorpos maternos, fornecendo ao feto imunidade passiva; (4) produção de hormônios, como progesterona, estradiol e estrogênio (além disso, ela produz hCG e somatomamotrofina); e (5) destoxificação de algumas substâncias.

O **âmnio** é um grande saco contendo líquido amniótico no qual o feto fica suspenso por seu cordão umbilical. O líquido absorve solavancos, possibilita os movimentos fetais e evita a aderência do embrião ao âmnio. O feto engole líquido amniótico, que é absorvido por seu intestino e depurado pela placenta. O feto adiciona urina ao líquido amniótico, mas ela é basicamente água. Um volume aumentado de líquido amniótico (**hidrâmnio**) está associado a anencefalia e atresia esofágica, enquanto um volume diminuído (**oligodrâmnio**) está relacionado com agenesia renal.

O **cordão umbilical**, cercado pelo âmnio, contém duas artérias umbilicais, uma veia umbilical e a geleia de Wharton, que funciona como amortecedor protetor para os vasos.

As membranas fetais de gêmeos variam de acordo com sua origem e época de formação. Dois terços dos gêmeos são **dizigóticos** ou **fraternos**; eles têm dois âmnios, dois córios e duas placentas, que, algumas vezes, estão fusionadas. Os **gêmeos monozigóticos** em geral têm dois âmnios, um cório e uma placenta. Em casos de **gêmeos xifópagos**, em que os fetos não estão completamente separados um do outro, há um âmnio, um cório e uma placenta.

Os sinais que iniciam a **parturição** (parto) não são claros, mas a preparação para o trabalho de parto geralmente começa entre 34 e 38 semanas. O trabalho de parto em si consiste em três estágios: (1) apagamento e dilatação do colo do útero, (2) parto do feto e (3) saída da placenta e das membranas fetais.

Questões

1. A ultrassonografia no sétimo mês de gestação mostra muito espaço (acúmulo de líquido) na cavidade amniótica. Como essa condição é chamada e quais são suas causas?
2. Em momento avançado de sua gravidez, uma mulher percebe que provavelmente foi exposta a tolueno em seu ambiente de trabalho durante a terceira semana de gestação, mas diz a um colega que não está preocupada com o feto porque a placenta o protege de fatores tóxicos, agindo como uma barreira. Ela está correta?

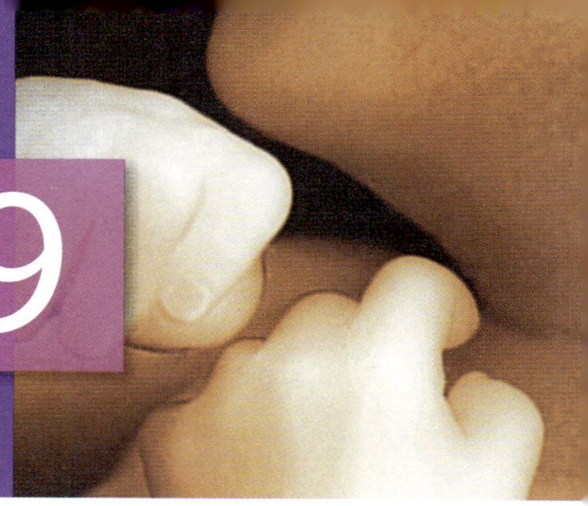

9 Defeitos Congênitos e Diagnóstico Pré-Natal

■ DEFEITOS CONGÊNITOS

Defeitos, **malformações** ou **anomalias congênitas** são sinônimos utilizados para descrever distúrbios estruturais, comportamentais, funcionais e metabólicos existentes por ocasião do nascimento. Os termos utilizados para descrever o estudo desses distúrbios são **teratologia** (do grego *teratos*; monstro) e **dismorfologia**. Anomalias estruturais importantes ocorrem em 3% nos recém-nascidos vivos e são uma causa importante de morte infantil, representando aproximadamente 25% dos óbitos. Elas são a quinta causa principal de óbito antes dos 65 anos de idade e também são um grande contribuinte para as incapacidades. Elas também não são discriminatórias; as frequências dos defeitos congênitos são iguais em asiáticos, afrodescendentes, brancos e indígenas norte-americanos.

Os defeitos congênitos dividem-se em três categorias: aqueles causados por fatores ambientais (15%), aqueles causados por fatores genéticos (30%) e aqueles causados por uma interação do ambiente com uma suscetibilidade genética da pessoa. A maioria dos defeitos congênitos deve-se à última categoria (55%) e desconhecem-se detalhes da origem da maioria dessas malformações congênitas (Figura 9.1).

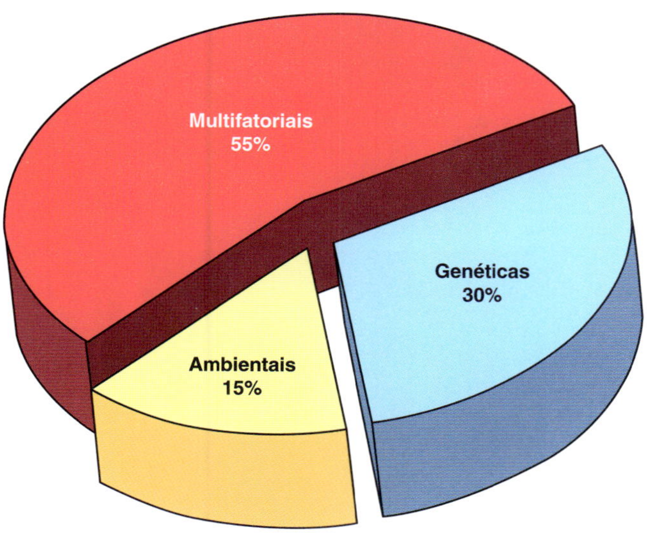

Figura 9.1 O gráfico de setores mostra as contribuições multifatoriais para as causas de defeitos congênitos. Aproximadamente 15% das causas são meramente ambientais, como fármacos/drogas, poluentes ambientais, doenças infecciosas e doenças maternas, como diabetes melito, fenilcetonúria, obesidade etc.; 30% são inteiramente genéticas, incluindo anormalidades cromossômicas e mutações de um único gene; e 55% são multifatoriais e envolvem interações gênicas teratogênicas. Este último grupo também inclui defeitos congênitos de origem desconhecida.

As **anomalias menores** ocorrem em aproximadamente 15% dos recém-nascidos. Essas anomalias estruturais, como microtia (orelhas pequenas), pontos pigmentados e **fissuras palpebrais** pequenas, não são prejudiciais à saúde por si sós, mas, em alguns casos, estão associadas a defeitos maiores. Por exemplo, recém-nascidos com uma anomalia menor têm 3% de chance de ter uma malformação maior; os com duas anomalias menores, 10%; e os com três ou mais anomalias menores, 20%. Assim, as anomalias menores são indícios de defeitos mais graves subjacentes. É importante mencionar que anomalias nas orelhas são indicadores facilmente reconhecíveis de outros defeitos e são observadas em quase todas as crianças com malformações sindrômicas.

Tipos de anomalias

Muitas **malformações** ocorrem durante a formação de estruturas, por exemplo, durante o período de organogênese que se estende desde o início da **terceira semana até o fim da oitava semana de gestação** (Figura 9.2). Elas podem resultar em ausência total ou parcial de uma estrutura ou em alterações de sua configuração normal. As malformações são causadas por fatores ambientais e/ou genéticos que agem independentemente ou em conjunto. Acreditava-se que os agravos teratogênicos antes da terceira semana seguissem a regra do "tudo ou nada": ou o embrião morria e era espontaneamente abortado, ou seu crescimento era retardado, mas se recuperava e não mostrava efeitos deletérios. Embora este princípio seja válido para muitos agravos ao desenvolvimento normal, é importante notar que a **formação do eixo** começa no fim da **primeira semana** no estágio de blastocisto (ver Capítulo 3) e que uma grande variedade de defeitos congênitos pode ser causada por interrupções na sinalização celular durante a especificação dos eixos craniocaudal e esquerdo-direito (ver Capítulos 5 e 13). Portanto, o período crítico para causar a maioria dos defeitos congênitos estruturais se estende da **fertilização até a oitava semana de gestação** (Figura 9.2). No período após a oitava semana até o nascimento, os defeitos estruturais não ocorrem com frequência após um agravo tóxico, porque os sistemas orgânicos já se formaram e passaram do período crítico. No entanto, a diferenciação de órgãos, particularmente o cérebro, permanece sensível durante todo esse período e pode ser afetada. Assim, nenhum período na gestação está a salvo de agravos por teratógenos (ver Figura 9.2).

Disrupções (rupturas) resultam em alterações morfológicas de estruturas já formadas causadas por processos destrutivos. Acidentes vasculares que resultam em defeitos transversais dos membros e defeitos produzidos pelas bandas amnióticas são exemplos de fatores destrutivos que produzem disrupções (Figura 9.3).

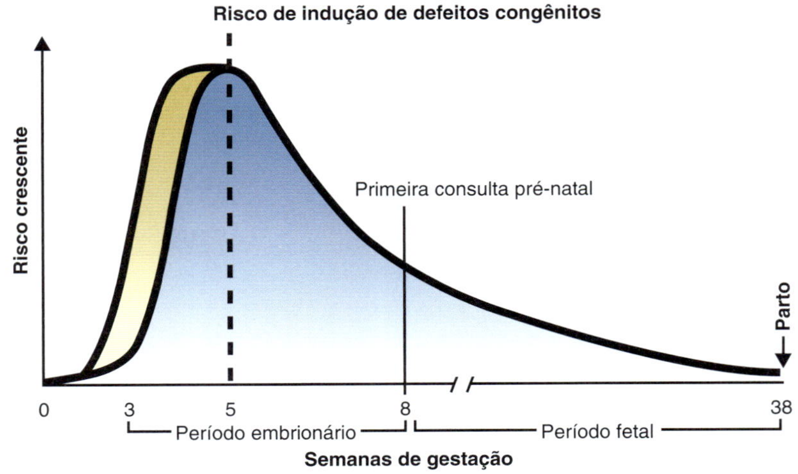

Figura 9.2 O gráfico apresenta o período de gestação *versus* o risco de indução de defeitos congênitos. Muitas malformações são induzidas no período embrionário (período de organogênese) da terceira à oitava semana (*área em azul*). No entanto, os embriões também são sensíveis nas primeiras 2 semanas, quando os eixos craniocaudal e esquerda-direita são estabelecidos, e praticamente qualquer tipo de defeito congênito pode ser induzido neste período (*área em amarelo*). Após a oitava semana, o período fetal começa e se estende até o termo. Nesse intervalo, o risco de indução de defeitos estruturais flagrantes diminui, mas os sistemas orgânicos ainda podem ser afetados. O cérebro, por exemplo, continua a se diferenciar durante o período fetal, de modo que exposições a agentes tóxicos podem causar déficits de aprendizagem ou déficits intelectuais. O fato de que a maioria dos defeitos congênitos ocorre antes da oitava semana faz com que seja imperativo começar as estratégias de prevenção antes da concepção. Infelizmente, a maioria das mulheres só vai à primeira consulta pré-natal após a oitava semana, ou seja, após o período crítico de prevenção da maioria dos defeitos congênitos.

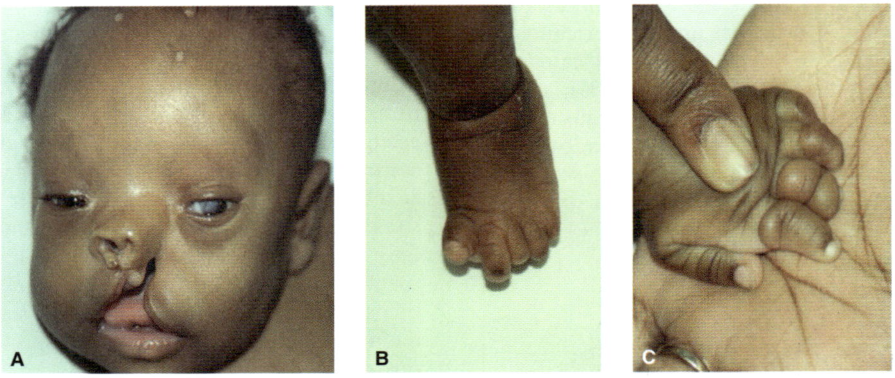

Figura 9.3 Defeitos produzidos por bandas amnióticas como exemplos de disrupções. **A.** Fenda labial. **B.** Amputações de dedos dos pés. **C.** Amputações de dedos das mãos. As bandas de âmnio podem ser engolidas ou se enrolar ao redor de estruturas, causando vários defeitos do tipo ruptura. A origem das bandas de tecido amniótico não é conhecida.

As **deformações** resultam de forças mecânicas que moldam partes do feto por um período de tempo prolongado. Os pés tortos, por exemplo, são causados por compressão na cavidade amniótica (Figura 9.4). As deformações envolvem frequentemente o sistema musculoesquelético e podem ser revertidas após o nascimento.

Uma **síndrome** é um grupo de anomalias que ocorrem juntas e têm uma causa comum específica. Esse termo indica que o diagnóstico foi feito e que o risco de recorrência é conhecido. Por outro lado, a **associação** é o aparecimento não aleatório de duas ou mais anomalias que ocorrem com mais frequência juntas do que separadamente, mas a causa ainda não foi determinada. Um exemplo é a associação VACTERL (anomalias *v*ertebrais, *a*tresias anais, defeitos *c*ardíacos, fístulas *t*raqueo*e*sofágicas, defeitos *r*enais e dos membros). Embora não constituam um diagnóstico, as associações são importantes porque o reconhecimento de um ou mais componentes promove a busca por outros do grupo.

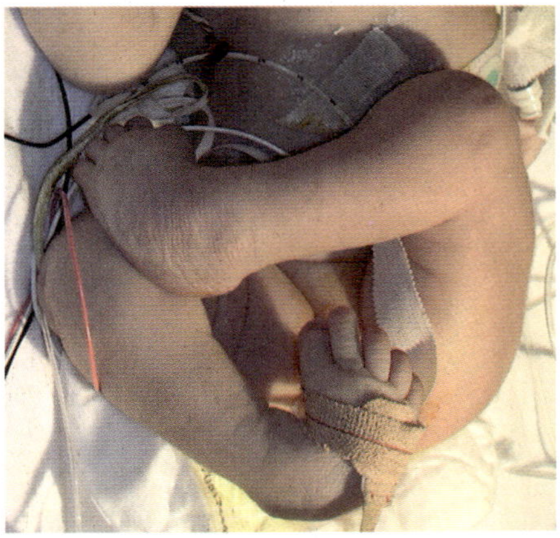

Figura 9.4 Posicionamento anormal dos membros inferiores e pé torto como exemplos de deformações. Esses defeitos provavelmente são causados por oligoidrâmnio (pouco líquido amniótico).

Fatores ambientais

Até o início dos anos 1940, pressupunha-se que os defeitos congênitos fossem causados basicamente por fatores hereditários. Com a descoberta feita por N. Gregg de que a infecção pelo vírus da rubéola durante o início da gravidez causava anomalias no embrião, logo se tornou evidente que as malformações congênitas em seres humanos também poderiam ser causadas por fatores ambientais. Em 1961, observações feitas por W. Lenz associaram defeitos nos membros ao sedativo **talidomida** e tornaram claro que os fármacos também poderiam atravessar a placenta e provocar defeitos congênitos (Figura 9.5). Desde então, muitos agentes foram identificados como **teratogênicos** (fatores que causam defeitos congênitos) (Quadro 9.1).

Princípios da teratologia

Os fatores que determinam a capacidade de um agente provocar defeitos congênitos foram definidos e estabelecidos como os **princípios da teratologia**. Eles incluem:

1. A suscetibilidade à teratogênese depende do **genótipo do concepto** e do modo pelo qual essa composição genética interage com o ambiente. O **genoma materno** também é importante em relação ao metabolismo de fármacos, à resistência a infecções e a outros processos moleculares e bioquímicos que afetam o concepto
2. A suscetibilidade aos teratógenos varia com o **estágio do desenvolvimento no momento da exposição**. Muitos defeitos congênitos são induzidos durante a **terceira a oitava semanas** de gestação, que é o período de **embriogênese** (organogênese). Os sistemas de órgãos são estabelecidos e desenvolvidos durante este período, e cada um pode ter um ou mais estágios de suscetibilidade. A fenda palatina, por exemplo, pode ser induzida no estágio de blastocisto (sexto dia), durante a gastrulação (décimo quarto dia), no estágio de broto inicial dos membros (quinta semana) ou quando as lâminas palatais se formam (sétima semana). Além disso, é importante notar que nem todos os defeitos são induzidos da terceira à oitava semana. Praticamente qualquer tipo de malformação pode ser induzido durante o período de formação do eixo corporal que começa na primeira semana. Além disso, outros defeitos podem ser causados após 8 semanas, especialmente aqueles que afetam o cérebro, resultando em déficits de aprendizagem e motores (ver Figura 9.2). Portanto, nenhum estágio de desenvolvimento é completamente seguro
3. As manifestações do desenvolvimento anormal dependem **da dose e do tempo de exposição** a um teratógeno
4. Os teratógenos agem de modo específico (**mecanismos**) nas células e tecidos em desenvolvimento, desencadeando a embriogênese anormal (**patogênese**). Os mecanismos podem envolver inibição de um processo bioquímico ou molecular específico; a patogênese pode envolver morte celular, diminuição da proliferação celular ou outros fenômenos
5. As manifestações do desenvolvimento anormal são morte, malformação, retardo no crescimento e distúrbios funcionais.

Agentes infecciosos

Os agentes infecciosos que causam defeitos congênitos (ver Quadro 9.1) incluem inúmeros vírus. Os defeitos congênitos causados pela **rubéola** durante a gravidez (síndrome da rubéola congênita) costumavam ser um grande problema, mas o desenvolvimento da vacina e a difusão de seu uso praticamente eliminaram as malformações congênitas por esse motivo.

O **citomegalovírus** é uma ameaça séria. Frequentemente, a mãe não apresenta sintomas, mas os efeitos sobre o feto podem ser devastadores. A infecção pode causar doenças graves no nascimento e, algumas vezes, é fatal. Por outro lado, algumas crianças são assintomáticas no nascimento; porém, desenvolvem anomalias mais tarde, inclusive perda auditiva, comprometimento visual e retardo mental.

O **herpes-vírus simples (HSV)** e o **vírus varicela** podem causar defeitos congênitos. As anomalias induzidas por HSV são raras, e, em geral, a infecção é transmitida para o feto durante o parto, causando doença grave e, algumas vezes, a morte. A varicela intrauterina causa cicatrizes na pele, hipoplasia dos membros e defeitos nos olhos e no sistema nervoso

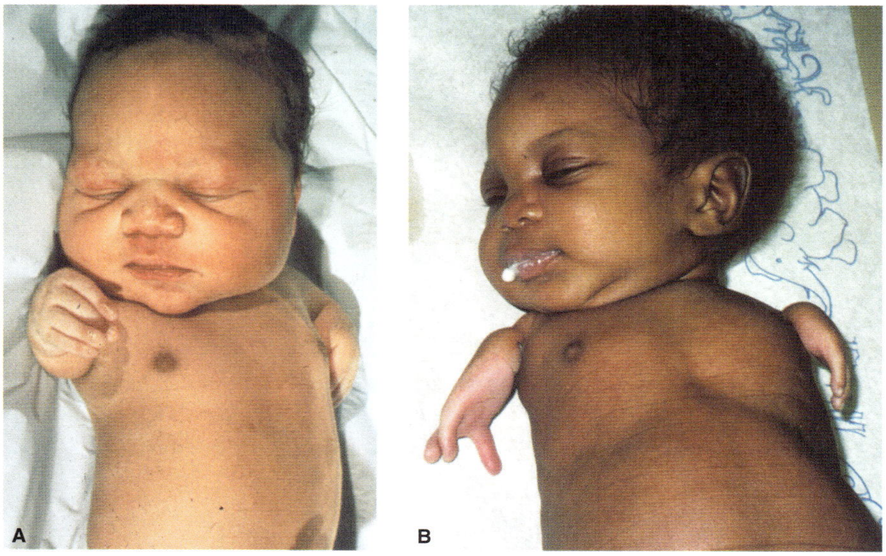

Figura 9.5 **A** e **B.** Exemplos de focomelia. Os defeitos se caracterizam pela perda dos ossos longos do membro. Esses defeitos foram produzidos pelo fármaco talidomida.

Quadro 9.1 Teratógenos associados a malformações congênitas.

Teratógeno	Malformações congênitas
Agentes infecciosos	
Vírus da rubéola	Catarata, glaucoma, defeitos cardíacos, perda auditiva, anomalias nos dentes
Citomegalovírus	Microcefalia, comprometimento visual, retardo mental, morte fetal
Herpes-vírus simples (HSV)	Microftalmia, microcefalia, displasia da retina
Vírus varicela	Cicatrizes na pele, hipoplasia dos membros, retardo mental, atrofia muscular
Toxoplasmose	Hidrocefalia, calcificações cerebrais, microftalmia
Sífilis	Retardo mental, perda auditiva
Agentes físicos	
Raios X	Microcefalia, espinha bífida, fenda palatina, defeitos nos membros
Hipertermia	Anencefalia, espinha bífida, retardo mental
Agentes químicos	
Talidomida	Defeitos nos membros, malformações cardíacas
Aminopterina	Anencefalia, hidrocefalia, fendas labial e palatina
Difenil-hidantoína (fenitoína)	Síndrome da hidantoína fetal: defeitos faciais, retardo mental
Ácido valproico	Defeitos do tubo neural; anomalias cardíacas, craniofaciais e nos membros
Trimetadiona	Fenda palatina, defeitos cardíacos, anomalias urogenitais e esqueléticas
Topiramato	Fendas labial e/ou palatina
Lítio	Malformações cardíacas
Inibidores seletivos da recaptação de serotonina (ISRSs)	Malformações cardíacas, defeitos no tubo neural, atresia anal, fendas faciais e muitos outros defeitos
Ondansetrona	Fendas faciais, defeitos cardíacos
Opioides (codeína, hidrocodona e oxicodona)	Defeitos no tubo neural, cardiopatia e gastrósquise
Anfetaminas	Fendas labial e palatina, defeitos cardíacos
Varfarina	Anomalias esqueléticas (hipoplasia nasal, epífises pontilhadas)
Inibidores da ECA	Retardo do crescimento, morte fetal
Micofenolato de mofetila	Fendas labial e palatina, defeitos cardíacos, microtia, microcefalia
Álcool	SAF, fissuras palpebrais curtas, hipoplasia maxilar, defeitos cardíacos, retardo mental
Isotretinoína (vitamina A)	Embriopatia da isotretinoína: olhos pequenos e com formato anormal, hipoplasia mandibular, fenda palatina, defeitos cardíacos
Solventes industriais	Aborto espontâneo, prematuridade, baixo peso ao nascer, defeitos craniofaciais, cardíacos e do tubo neural
Mercúrio orgânico	Manifestações neurológicas semelhantes às da paralisia cerebral
Chumbo	Retardo do crescimento, transtornos neurológicos
Hormônios	
Agentes androgênicos	Masculinização da genitália feminina: lábios do pudendo fundidos, hipertrofia do clitóris (etisterona, noretisterona)
DES	Malformação do útero, das tubas uterinas e da parte superior da vagina; câncer vaginal; testículos malformados
Diabetes materno	Malformações diversas; defeitos cardíacos e do tubo neural são os mais comuns
Obesidade materna	Defeitos do tubo neural, defeitos cardíacos, onfalocele

ECA, enzima conversora de angiotensina; *SAF*, síndrome alcoólica fetal; *DES*, dietilestilbestrol.

central. A ocorrência de defeitos congênitos após a infecção pré-natal com varicela não é frequente e depende do momento da infecção. Entre recém-nascidos de mulheres infectadas antes da décima terceira semana de gestação, 0,4% são malformados, enquanto o risco aumenta para 2% entre recém-nascidos cujas mães foram infectadas entre a décima terceira e a vigésima semana de gestação.

O **Zika vírus** causa uma **síndrome congênita** após a transmissão do vírus da gestante infectada para o embrião/feto. Infecções tardias no primeiro trimestre (7 a 12 semanas) são as mais prováveis de prejudicar o feto, embora anormalidades tenham sido observadas após infecções até 18 semanas. Aproximadamente 30% das gestações em que as mães têm testes positivos para o vírus são afetadas negativamente. A infecção é transmitida principalmente por mosquitos, mas casos de transmissão sexual foram relatados. A infecção pelo Zika vírus causa um padrão único de defeitos congênitos em crianças afetadas, incluindo (1) **microcefalia grave** com sobreposição de suturas cranianas, pele do couro cabeludo redundante e osso occipital proeminente (Figura 9.6); (2) afinamento do córtex cerebral com giros anormais e calcificações subcorticais; (3) microftalmia e coloboma; (4) contraturas articulares (artrogripose); e (5) sequelas neurológicas, incluindo déficits motores e cognitivos. O alvo celular do vírus são as células progenitoras neurais, que apresentam redução das taxas de proliferação e aumento da necrose celular após a infecção.

O Zika vírus foi descoberto pela primeira vez em 1947 na floresta Zika em Uganda, mas poucos efeitos em seres humanos foram documentados até 2007, quando foi constatado um grande número de casos de doença febril leve em pessoas que viviam em ilhas do Pacífico Sul causados pelo vírus. Este surto foi seguido por outro, de 2013 a 2016, em um número maior de ilhas nesta mesma região e, nestes casos, alguns indivíduos desenvolveram a síndrome de Guillain-Barré. Em 2015, o vírus chegou às Américas, chegando ao Brasil e, posteriormente, ao sul dos EUA. Após chegar ao Brasil, observou-se aumento dos casos de recém-nascidos com microcefalia e estabeleceu-se a conexão entre a infecção materna pelo Zika vírus e esse defeito congênito único. Retrospectivamente, casos de microcefalia foram identificados em algumas ilhas do Pacífico Sul.

Outras infecções virais e hipertermia

As malformações aparentemente não ocorrem após infecções maternas por vírus do sarampo, da caxumba, da hepatite, da poliomielite; vírus ECHO (*enteric cytopathic human orphan*); vírus Coxsackie e vírus influenza; porém, algumas dessas infecções podem causar abortos espontâneos ou morte fetal, ou podem ser transmitidas para o feto. O vírus Coxsackie B, por exemplo, causa aumento de abortos espontâneos, enquanto os vírus do sarampo e da caxumba podem causar aumento de morte fetal inicial e tardia, bem como sarampo e caxumba neonatal. O vírus da hepatite B (HBV) tem transmissão alta para o feto, causando hepatite fetal e neonatal; enquanto os vírus das hepatites A, C e E raramente são transmitidos pela placenta. Vírus ECHO parecem não ter efeitos adversos sobre o feto. Além disso, não há evidências de que a imunização contra quaisquer dessas doenças cause danos ao feto.

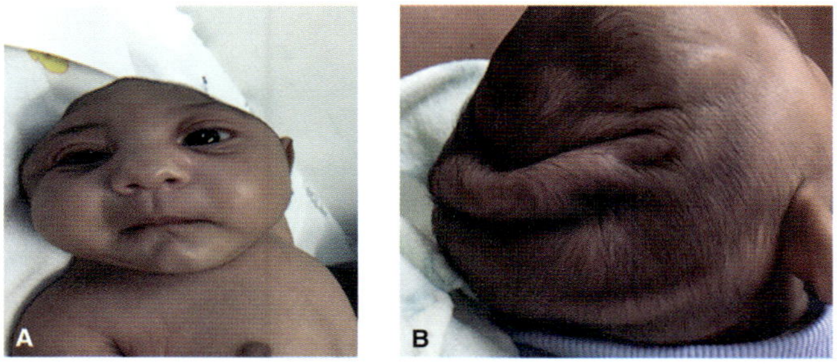

Figura 9.6 Lactentes apresentando os efeitos da infecção pelo Zika vírus no início da gestação. **A.** Microcefalia. **B.** Pregas do couro cabeludo redundantes em razão do tamanho pequeno do crânio.

Um fator complicador introduzido por esses agentes infecciosos e por outros é que a maior parte deles é **pirogênico** (causa febre) e a elevação da temperatura corporal (**hipertermia**), causada pelas febres ou possivelmente por fatores externos, como saunas e banheiras quentes, é teratogênica. Caracteristicamente, a neurulação é afetada por temperaturas elevadas e são produzidos defeitos do tubo neural, como anencefalia e espinha bífida.

A **toxoplasmose** pode causar defeitos congênitos. Carne malcozida, fezes de animais domésticos, principalmente gatos, e solo contaminado com fezes podem carregar o parasita protozoário *Toxoplasma gondii*. Uma característica da infecção fetal com toxoplasmose são as calcificações cerebrais. Outras que podem ser observadas no nascimento incluem microcefalia, macrocefalia ou hidrocefalia (aumento de líquido cerebrospinal). De modo semelhante ao citomegalovírus, os recém-nascidos parecem normais inicialmente; porém, mais tarde, desenvolvem perda visual, perda auditiva, convulsões e retardo mental.

Radiação

A **radiação ionizante** mata rapidamente células proliferativas; assim, ela é um teratógeno potente, provocando praticamente todo tipo de malformação congênita, dependendo da dose e do estágio de desenvolvimento do concepto no momento da exposição. A radiação de explosões nucleares também é teratogênica. Das gestantes sobreviventes às explosões das bombas atômicas em Hiroshima e Nagasaki, 28% abortaram espontaneamente; 25% deram à luz crianças que morreram em seu primeiro ano de vida; e 25% deram à luz fetos com defeitos congênitos graves envolvendo o sistema nervoso central. De modo semelhante, a explosão do reator nuclear em Chernobyl, que liberou radiação equivalente a aproximadamente 400 bombas nucleares, também resultou em aumento de defeitos congênitos em toda a região. A radiação também é um agente mutagênico e pode provocar alterações genéticas das células germinativas e malformações subsequentes.

Agentes farmacêuticos e químicos

A participação dos agentes químicos e farmacêuticos (medicamentos) na produção de anomalias humanas é difícil de avaliar por dois motivos: (1) a maioria dos estudos é retrospectiva, contando com a memória da mãe para o histórico de exposições; e (2) gestantes ingerem muitos medicamentos. Um estudo norte-americano do National Institutes of Health descobriu que, na média, as mulheres tomam quatro medicamentos durante a gravidez. Apenas 20% das gestantes não ingeriram nenhum medicamento. Mesmo com esse amplo uso de medicamentos durante a gestação, não há informações suficientes para julgar a segurança de aproximadamente 90% dessas substâncias se ingeridas durante a gravidez.

Por outro lado, relativamente poucas entre as muitas substâncias utilizadas durante a gravidez foram identificadas como teratogênicas. Um exemplo é a **talidomida**, um medicamento contra náuseas e calmante. Em 1961, notou-se, na Alemanha Oriental, o aumento súbito da frequência de **amelia** ou de **meromelia** (ausência parcial ou total dos membros), uma anomalia rara que em geral era herdada (ver Figura 9.5). Essa observação levou ao exame dos históricos pré-natais das crianças afetadas e à descoberta de que muitas mães tomaram talidomida no início da gravidez. A relação causal entre a talidomida e a meromelia foi detectada apenas porque o fármaco provoca uma anomalia muito incomum. Se o defeito fosse de um tipo mais comum, como fenda palatina ou malformação cardíaca, a associação ao medicamento poderia facilmente não ter sido percebida.

A descoberta de que um fármaco como a talidomida poderia atravessar a placenta e causar defeitos congênitos foi revolucionária e levou diretamente à ciência da teratologia e à fundação da Teratology Society. Hoje em dia, a talidomida ainda é prescrita como agente imunomodulador no tratamento de pessoas com AIDS e outras doenças imunopatológicas, como hanseníase, lúpus eritematoso e doença do enxerto *versus* hospedeiro. Os defeitos nos membros ainda ocorrem nos fetos expostos ao fármaco, mas agora está claro que outras malformações também podem ser produzidas. Essas anomalias incluem malformações cardíacas, deficiência intelectual, autismo e defeitos nos sistemas urogenital e gastrintestinal.

Foi mostrado que a **isotretinoína**, um análogo da **vitamina A**, causa um padrão característico de malformações, conhecido como **embriopatia da isotretinoína**. O fármaco, prescrito para o tratamento da acne cística e outras dermatoses crônicas, é extremamente teratogênico e provoca praticamente todo tipo de malformação. Até mesmo os retinoides tópicos, como o etretinato, podem causar anomalias. A própria vitamina A em altas doses pode ser teratogênica, quando se levam em conta estudos em animais e o fato de que a isotretinoína é um composto muito próximo a ela. O quanto de fato pode ser perigoso (> 10.000 ou > 25.000 UI) ainda é um tema controverso, mas a dose de vitamina A tipicamente encontrada em multivitamínicos (2.000 a 8.000 UI) está abaixo dessas doses, a menos que a pessoa tome mais de um comprimido do multivitamínico por dia.

Outros fármacos com potencial teratogênico incluem **anticonvulsivantes difenil-hidantoína (fenitoína)**, **ácido valproico** e **trimetadiona**, que são utilizados por mulheres que têm distúrbios que causam convulsões. Especificamente, a trimetadiona e a difenil-hidantoína produzem espectros amplos de anomalias que constituem padrões distintos de dismorfogênese conhecidos como **síndromes de trimetadiona** e da **hidantoína fetal**. As fendas faciais são particularmente comuns nessas síndromes. O anticonvulsivante **ácido valproico** aumenta o risco de vários defeitos, incluindo defeitos do septo interatrial, fenda palatina, hipospadia, polidactilia e craniossinostose, mas o maior risco é para o defeito do tubo neural, a espinha bífida. O anticonvulsivante carbamazepina também está associado a aumento do risco de defeitos do tubo neural e, possivelmente, a outros tipos de malformações. Até mesmo medicamentos anticonvulsivantes mais recentes, como **topiramato**, aumentam o risco de fenda labial e/ou palatina. Uma questão problemática com esses pacientes é o fato de que eles necessitam desses medicamentos para evitar convulsões. Devido ao seu potencial teratogênico, no entanto, o tipo de medicamento e a dose empregados devem ser considerados de maneira a propiciar o melhor desfecho tanto para a mãe como para a criança.

Suspeita-se que os **agentes antipsicóticos** e **ansiolíticos** provoquem malformações congênitas. Os antipsicóticos **fenotiazina** e **lítio** foram associados à teratogenicidade. Embora as evidências da teratogenicidade das fenotiazinas sejam conflitantes, a associação entre o lítio e os defeitos cardíacos congênitos, especialmente a anomalia de Ebstein (ver Capítulo 13), é mais bem documentada, embora o risco seja pequeno.

Os **fármacos antidepressivos** que atuam como **inibidores seletivos da recaptação de serotonina (ISRSs)**, incluindo fluoxetina, paroxetina, sertralina, citalopram e escitalopram, em estudos epidemiológicos têm sido associados a múltiplos defeitos congênitos, provavelmente devido à participação da serotonina no estabelecimento da lateralidade do eixo esquerda-direita (lateralidade, ver Capítulo 5). O coração é especialmente sensível devido à sua lateralidade complexa; muitos tipos de cardiopatia têm sido observados em recém-nascidos cujas mães são usuárias desses medicamentos. Até mesmo malformações na linha média, como defeitos no tubo neural, fenda palatina e atresia anal, têm sido associadas à exposição a esses medicamentos. Estudos com animais mostraram que essas malformações podem ocorrer devido à disrupção da sinalização coordenada essencial ao estabelecimento dos eixos craniocaudal e esquerda-direita do embrião (ver Capítulos 5 e 13). A exposição no período pré-natal a esses tipos de medicamentos também foi associada a aumento de depressão e ansiedade na adolescência.

A **ondansetrona** foi desenvolvida para a prevenção de náuseas e vômitos experimentados após quimioterapia e cirurgia de câncer, mas tornou-se um tratamento popular, por meio de uso *off-label*, para evitar náuseas e vômitos associados à gravidez. Aproximadamente 70 a 85% das gestantes sofrem de náuseas e vômitos e, em alguns casos, os sintomas podem se agravar. Ondansetrona é efetiva para esses sinais/sintomas, mas evidências recentes sugerem que pode causar fendas faciais e defeitos cardíacos quando administrada durante as primeiras semanas de gravidez, quando náuseas e vômitos geralmente ocorrem.

Os medicamentos **opioides**, como **codeína**, **hidrocodona** e **oxicodona**, são usados no tratamento de dor intensa, e tanto seu uso como abuso têm aumentado nos últimos anos. Estudos epidemiológicos demonstram uma associação entre o uso desses medicamentos e defeitos no tubo neural, defeitos cardíacos e gastrósquise (um defeito na parede abdominal).

O **micofenolato de mofetila (MMF)** é um fármaco imunossupressor utilizado para evitar a rejeição em pacientes que receberam transplante de órgãos. O uso do medicamento na gravidez resultou em abortos espontâneos e em defeitos congênitos, induzindo fendas labiais e palatinas, microtia, microcefalia e defeitos cardíacos.

O **anticoagulante varfarina** é teratogênico. Recém-nascidos de mães expostas durante o primeiro trimestre geralmente têm anomalias esqueléticas, incluindo hipoplasia nasal, epífises anormais em seus ossos longos e hipoplasia dos membros. Em contrapartida, o anticoagulante **heparina** não parece ser teratogênico.

Os **agentes anti-hipertensivos** que inibem a **enzima conversora de angiotensina (inibidores da ECA)** provocam retardo no crescimento, disfunções renais, morte fetal e oligoidrâmnio se a exposição ocorrer durante o segundo ou o terceiro trimestre. Os efeitos da exposição a esses compostos durante o primeiro trimestre são menos conhecidos.

Cuidados têm sido também adotados em relação a outros compostos que podem prejudicar o embrião ou feto. Entre eles, os mais proeminentes são propiltiouracila e iodeto de potássio (bócio e retardo mental), estreptomicina (perda auditiva), sulfonamidas (*kernicterus*), o antidepressivo imipramina (deformidades nos membros), tetraciclinas (anomalias ósseas e nos dentes), anfetaminas (fendas orais e anomalias cardiovasculares) e quinino (perda auditiva).

Drogas ilícitas, álcool etílico e tabagismo

Um dos problemas da sociedade atual é o efeito do uso materno de drogas, como LSD (dietilamida do ácido lisérgico), PCP (fenciclidina), maconha, cocaína, álcool etílico e tabaco, durante o desenvolvimento embrionário e fetal. No caso de LSD, foram relatadas anomalias dos membros e malformações do sistema nervoso central. Entretanto, uma revisão de mais de 100 publicações levou à conclusão de que o uso de LSD puro em doses moderadas não é teratogênico e não causa danos genéticos. Também foi descrita falta de evidências conclusivas para teratogenicidade da PCP. O uso de **cocaína** tem sido associado a trabalho de parto prematuro, retardo no crescimento intrauterino e aborto espontâneo. Têm-se observado também malformações do coração, do sistema geniturinário e do cérebro em fetos de usuárias de cocaína, podendo também haver efeitos a longo prazo no comportamento. Uma dificuldade na avaliação dos efeitos do medicamento é o fato de que as mulheres que são usuárias de cocaína frequentemente usam outras drogas também, principalmente etanol.

Há uma associação bem documentada entre a ingestão materna de **álcool etílico** e anomalias congênitas e, devido ao seu consumo difundido, há uma alta incidência de defeitos congênitos relacionados ao álcool etílico. Por exemplo, estima-se que a incidência da **síndrome alcoólica fetal (SAF)** seja de 2 a 9 por 1.000 nascimentos, enquanto a incidência do **distúrbio do espectro alcoólico fetal (DEAF)** é de 24 a 48 por 1.000 nascimentos. Como o etanol pode induzir um espectro amplo de defeitos, que variam de retardo mental a anomalias estruturais no cérebro (microcefalia, holoprosencefalia), na face e no coração, utiliza-se o termo **distúrbios do espectro alcoólico fetal** para referir-se a quaisquer defeitos relacionados com o álcool. A **síndrome alcóolica fetal** representa a extremidade mais grave desse espectro. Os critérios necessários para o diagnóstico de SAF incluem diminuição do crescimento (< 10º percentil), diminuição da circunferência da cabeça (10º percentil) e duas de três principais características faciais (fissuras palpebrais pequenas, filtro liso e lábio superior fino). Além disso, os indivíduos afetados sempre apresentam alguns distúrbios cognitivos e podem apresentar defeitos congênitos estruturais (Figura 9.7). O **transtorno do neurodesenvolvimento relacionado com o álcool (TNDA)** diz respeito a casos que envolvem o sistema nervoso central, mas que não preenchem os critérios diagnósticos de SAF. A incidência conjunta de SAF e de TNDA é estimada em 1 a cada 100 nascidos vivos. Além disso, o **álcool é a principal causa de déficit intelectual**. Não está claro quanto etanol é necessário para causar um problema de desenvolvimento. A dose e o momento da gestação são cruciais, mas provavelmente não há um nível "seguro". Mesmo uma bebedeira (> 5 drinques por vez) em um estágio crítico do desenvolvimento parece aumentar o risco de defeitos congênitos, incluindo fendas orofaciais.

Evidências científicas recentes sugerem que, em alguns casos, o álcool etílico atua como teratógeno, infrarregulando negativamente a sinalização do *sonic hedgehog* (SHH) por meio da interferência da ligação do SHH ao colesterol. Por sua vez, essa infrarregulação resulta em desenvolvimento anormal do cérebro e na morte de células da crista neural que são essenciais para o desenvolvimento craniofacial normal.

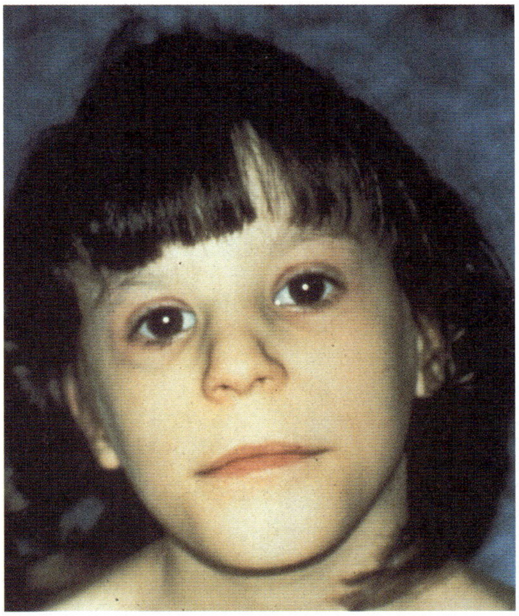

Figura 9.7 Traços típicos de uma criança com síndrome alcoólica fetal (SAF), incluindo filtro labial indistinto, lábio superior fino, ponte nasal deprimida, nariz curto e face média chata.

A **maconha** (tetra-hidrocanabinol [THC]) tem sido associada a vários desfechos adversos da gravidez, independente da sua forma de consumo (por fumo ou ingestão). Alguns estudos mostraram uma associação com aumento de anencefalia e defeitos do tubo neural se a substância psicoativa for usada durante as primeiras 4 semanas de gravidez. Outros estudos mostraram uma associação entre o uso de maconha e aumento das deficiências do neurodesenvolvimento, como transtorno de hiperatividade e déficit de atenção (TDAH), déficits de aprendizagem e comprometimento da memória. A substância psicoativa também pode causar nascimentos prematuros e baixo peso ao nascer.

O **tabagismo** (cigarro) foi relacionado ao aumento do risco de fendas orofaciais (fendas palatina e labial) e é um fator de risco moderado para defeitos cardíacos, incluindo transposição das grandes artérias (TGA), defeitos do septo interatrial, estenose pulmonar e tronco arterioso comum. Também contribui para restrição do crescimento intrauterino, parto prematuro, abortos espontâneos e natimortos. No período pós-natal, há risco aumentado de baixo peso ao nascer, síndrome da morte súbita infantil (SIDS), asma e infecções do sistema respiratório superior.

Hormônios

Agentes androgênicos

No passado, as progestinas sintéticas eram utilizadas frequentemente durante a gravidez para evitar aborto. As progestinas etisterona e noretisterona têm atividade androgênica considerável, e já foram descritos muitos casos de masculinização da genitália de embriões femininos. As anomalias consistem em aumento do clitóris associado a graus variáveis de fusão das pregas labioescrotais.

Desreguladores endócrinos

Desreguladores endócrinos são agentes exógenos que interferem nas ações regulatórias normais dos hormônios que controlam os processos relacionados com o desenvolvimento. Mais comumente, esses agentes interferem na ação do estrogênio em seu receptor, causando anomalias do desenvolvimento do sistema nervoso central e do sistema reprodutor. Sabe-se há algum tempo que o estrógeno sintético **dietilestilbestrol (DES)**, que era utilizado para evitar aborto, aumenta a incidência de carcinomas da vagina e do colo do útero em mulheres expostas *in utero* ao medicamento. Além disso, uma alta porcentagem dessas mulheres tinha disfunção reprodutiva causada parcialmente por malformações congênitas do útero, das tubas uterinas e da parte superior da vagina. Os embriões masculinos expostos *in utero* também podem ser afetados, como ficou evidente por aumento de malformações dos testículos e por anomalias no espermograma desses indivíduos. Entretanto, ao contrário das mulheres, os homens não demonstraram aumento do risco do desenvolvimento de carcinomas no sistema genital.

Os **estrógenos ambientais** são uma preocupação atual, e há vários estudos em andamento para determinar seus efeitos no desenvolvimento intrauterino. A diminuição da contagem de espermatozoides e o aumento da incidência de câncer testicular, hipospadia e outras anomalias do sistema reprodutor em seres humanos, juntamente com anomalias documentadas do sistema nervoso central (masculinização dos cérebros femininos e feminilização dos cérebros masculinos) em outras espécies expostas a altas doses ambientais, voltaram a atenção aos possíveis efeitos danosos desses agentes. Muitos deles são formados de agentes químicos utilizados com fins industriais e a partir de pesticidas.

Contraceptivos orais

Anovulatórios orais, que contêm estrógenos e progestógenos, parecem ter baixo potencial teratogênico. Entretanto, uma vez que outros hormônios como DES provocam anomalias, o uso de contraceptivos orais deve ser interrompido quando se suspeitar de gravidez.

Cortisona

Trabalhos experimentais mostraram repetidamente que a injeção de cortisona em camundongos e coelhas em determinados estágios da gravidez causa alta porcentagem de fendas palatinas na prole. Alguns estudos epidemiológicos recentes também sugerem que as mulheres que usam corticosteroides durante a gravidez correm risco discretamente aumentado de terem uma criança com fenda orofacial.

Fertilização in vitro

Evidências obtidas a partir de vários estudos indicam que as técnicas da **fertilização *in vitro*** estão associadas a aumento da ocorrência de defeitos congênitos e que as taxas são maiores nos procedimentos de **injeção intracitoplasmática de espermatozoides** (ICSI; do inglês, *intracytoplasmic sperm injection*). Além disso, qualquer tratamento para infertilidade, seja indução química da ovulação ou fertilização *in vitro*, está associado a risco aumentado de natimortos, baixo peso ao nascer e prematuridade.

Doença materna

Diabetes melito

Distúrbios do metabolismo de carboidratos durante a gravidez em diabéticas causam alta incidência de natimortos, mortes neonatais, recém-nascidos macrossômicos e malformações congênitas. O risco de anomalias congênitas em filhos de mulheres com diabetes melito pré-gestacional (diabetes diagnosticado antes da gravidez; seja do tipo 1 [insulinodependente] ou do tipo 2 [não insulinodependente]) é três a quatro vezes o de filhos de não diabéticas, e foi relatado que ele pode ser de até 80% na prole de diabéticas de longa data. O aumento do risco ocorre para uma ampla gama de malformações, que incluem defeitos do tubo neural e defeitos cardíacos congênitos. Também há um risco maior de disgenesia caudal (sirenomelia; ver Figura 5.8).

Os fatores responsáveis por essas anomalias não foram delineados, embora as evidências sugiram a participação dos níveis de glicose alterados e que a **insulina** não seja teratogênica. Nesse aspecto, há uma correlação significativa entre a gravidade e a duração da doença da mãe e a incidência de malformações. Além disso, o controle rigoroso dos níveis maternos de glicose antes da concepção e ao longo de toda a gestação reduz a ocorrência de malformações a incidências que se aproximam daquelas da população em geral.

O risco de defeitos congênitos associados ao diabetes gestacional (diabetes diagnosticado durante a gravidez) é menos claro, com alguns estudos, mas não todos, mostrando um risco levemente maior. Dado que o início do diabetes gestacional ocorre geralmente após o período crítico para a indução de defeitos estruturais congênitos (3 a 8 semanas de gestação), alguns pesquisadores sugeriram que qualquer risco aumentado observado seja decorrente do fato de que algumas mulheres diagnosticadas com diabetes gestacional provavelmente já tinham diabetes antes da gravidez, mas não haviam sido diagnosticadas.

Fenilcetonúria

Mães com **fenilcetonúria (FCU)**, nas quais a enzima fenilalanina hidroxilase esteja deficiente ou reduzida, o que resulta em aumento nas concentrações séricas de fenilalanina, correm risco de terem crianças com déficit intelectual, microcefalia e defeitos cardíacos. As mulheres com FCU que mantêm sua dieta de baixos níveis de fenilalanina antes da concepção e ao longo de toda a gestação diminuem o risco de seus filhos aos níveis observados na população em geral.

Deficiências nutricionais

Embora tenha sido provado que muitas deficiências nutricionais, sobretudo de vitaminas, sejam teratogênicas em animais de laboratório, a evidência para a causa e os efeitos específicos em seres humanos é difícil de documentar. Um exemplo é o **cretinismo endêmico**, causado pela **deficiência de iodo** e caracterizado por prejuízo nos crescimentos mental e físico. Evidências recentes indicam que dietas deficientes em metila alteram a expressão da impressão (*imprinting*) genômica e podem resultar em defeitos e doenças congênitas, como o câncer pós-natal. Finalmente, estudos recentes mostram que a nutrição materna ruim antes ou durante a gravidez contribui para o baixo peso ao nascimento e defeitos congênitos, e que a restrição alimentar grave durante a gravidez está associada a incidência duas ou três vezes maior de esquizofrenia na prole.

Obesidade

A obesidade alcançou proporções epidêmicas nos EUA e quase duplicou nos últimos 15 anos. **Entre 2007 e 2008, quase um terço das mulheres em idade fértil sofria de obesidade (índice de massa corporal $>$ 30).**

A obesidade antes da gravidez está associada a aumento de duas vezes no risco de ter uma criança com um defeito do tubo neural. A causa ainda não foi determinada, mas pode estar relacionada com distúrbios metabólicos maternos que afetam a glicose, a insulina ou outros fatores. A obesidade antes da gravidez também aumenta o risco de ter um feto com defeitos cardíacos, onfalocele e anomalias congênitas múltiplas.

Hipoxia

A hipoxia induz malformações congênitas em uma grande variedade de animais de experimentação. Se isso é válido para seres humanos ainda precisa ser determinado. Embora as crianças nascidas em altitudes relativamente elevadas tenham peso geralmente mais baixo e sejam menores que as nascidas ao nível do mar, não foi visto aumento da incidência de malformações congênitas. Além disso, mulheres com doença cardiovascular cianótica frequentemente dão à luz crianças pequenas, mas em geral sem malformações congênitas flagrantes.

Metais pesados

Há vários anos, pesquisadores no Japão notaram que várias gestantes com dietas baseadas principalmente em peixes deram à luz crianças com múltiplos sinais/sintomas neurológicos que se assemelhavam à paralisia cerebral. Um exame mais aprofundado revelou que os peixes continham um nível anormalmente alto de **mercúrio orgânico**, que fora derramado na baía de Minamata e em outras águas costeiras japonesas por grandes indústrias. Muitas dessas gestantes não apresentaram nenhum sinal nelas, indicando que o feto era mais sensível ao mercúrio do que a mãe. Nos EUA, foram feitas observações semelhantes quando sementes de milho tratadas com um fungicida que continha mercúrio foram dadas a porcos, e a carne foi ingerida por gestantes. Do mesmo modo, no Iraque, vários milhares de fetos foram afetados após suas mães comerem grãos tratados com fungicidas contendo mercúrio.

O **chumbo** foi associado a aumento de abortos, retardo do crescimento e transtornos neurológicos.

Correlações clínicas

Prevenção de defeitos congênitos

Muitos defeitos congênitos podem ser evitados. Por exemplo, a suplementação do sal com iodo elimina o déficit intelectual e as deformidades ósseas resultantes do **cretinismo**. Submeter a mulher diabética ou com fenilcetonúria a um controle metabólico rigoroso antes da concepção reduz a incidência de defeitos congênitos na sua prole. A **suplementação de folato** diminui a incidência de defeitos do tubo neural, como espinha bífida e anencefalia, e também reduz o risco de anomalias induzidas por hipertermia. Evitar o consumo de álcool etílico em **todos** os estágios da gravidez reduz a incidência de defeitos congênitos. Um componente essencial para todas as estratégias de prevenção é iniciar as intervenções **antes da concepção**.

É importante que os médicos que prescrevem medicamentos para mulheres em idade fértil considerem a possibilidade de gravidez e o potencial teratogênico dos compostos. Centenas de crianças nasceram com defeitos congênitos graves produzidos por **retinoides (embriopatia da isotretinoína)**, compostos utilizados para o tratamento da acne cística (isotretinoína). Como os pacientes com acne geralmente são jovens e podem ser sexualmente ativos, esses agentes têm de ser utilizados com cuidado.

Teratogênese mediada pelos homens

Vários estudos indicaram que a exposição a agentes químicos e outros, como etilnitrosoureia e radiação, pode causar mutações nas células germinativas masculinas. Investigações epidemiológicas relacionaram exposições ambientais e ocupacionais do pai a mercúrio, chumbo, solventes, álcool etílico, tabagismo e outros compostos com abortos espontâneos, baixo peso ao nascer e defeitos congênitos. A **idade paterna avançada** é um fator para o aumento de risco para alguns tipos de defeitos congênitos estruturais, a síndrome de Down e novas mutações autossômicas dominantes. No que se refere às mutações, os homens transmitem um número maior de mutações a seus filhos do que as mulheres, e a idade do pai é o fator dominante na determinação de quantas mutações *de novo* existirão na criança. Assim, a idade do homem pode afetar significativamente a taxa de alteração genômica em uma população, de maneira que, quanto mais velhos forem os homens quando tiverem filhos, mais mutações haverá na prole. Também é possível a transmissão de toxicidade mediada pelo pai por meio do líquido seminal e de contaminação doméstica por substâncias químicas trazidas para casa nas roupas de trabalho.

DIAGNÓSTICO PRÉ-NATAL

O perinatologista tem vários métodos para determinar o crescimento e o desenvolvimento do feto dentro do útero, incluindo **ultrassonografia**, **testes sorológicos na mãe**, **amniocentese** e **amostra das vilosidades coriônicas (AVC)**. Combinadas, essas técnicas visam detectar malformações, anomalias genéticas, crescimento fetal geral e complicações da gravidez, como anomalias placentárias ou uterinas. O objetivo geral desses testes é fornecer às mulheres em risco informações que lhes deem a oportunidade de fazer escolhas informadas sobre sua gravidez. Assim, o uso e o desenvolvimento de terapias *in utero* criaram um novo conceito no qual o feto é agora um paciente.

Ultrassonografia

A **ultrassonografia** é uma técnica relativamente não invasiva que utiliza ondas sonoras de alta frequência refletidas pelos tecidos, criando imagens. A abordagem pode ser transabdominal ou transvaginal, sendo que a última produz as imagens com resolução mais alta (Figura 9.8). De fato, essa técnica, que foi desenvolvida nos anos 1950, avançou até um grau em que é possível a detecção do fluxo de sangue nos grandes vasos, o movimento das valvas cardíacas e o fluxo de líquido na traqueia e nos brônquios. A técnica é segura e é utilizada comumente; nos EUA, aproximadamente 80% das gestantes fazem pelo menos um exame de ultrassonografia.

Os parâmetros importantes revelados pela ultrassonografia incluem características da idade e do crescimento fetais; existência ou não de anomalias congênitas; estado do ambiente uterino, inclusive volume de líquido amniótico (Figura 9.9A); posição placentária e fluxo sanguíneo umbilical; e suspeita de gravidez múltipla (Figura 9.9B). Todos esses fatores são utilizados para determinar as abordagens apropriadas para o cuidado da gravidez.

A determinação da idade e do crescimento fetais é crucial para o planejamento do cuidado da gravidez, especialmente para recém-nascidos de baixo peso. De fato, estudos mostram que gestantes analisadas e acompanhadas por ultrassonografia de recém-nascidos de baixo peso tiveram uma redução na taxa de mortalidade de 60% em relação ao grupo que não foi

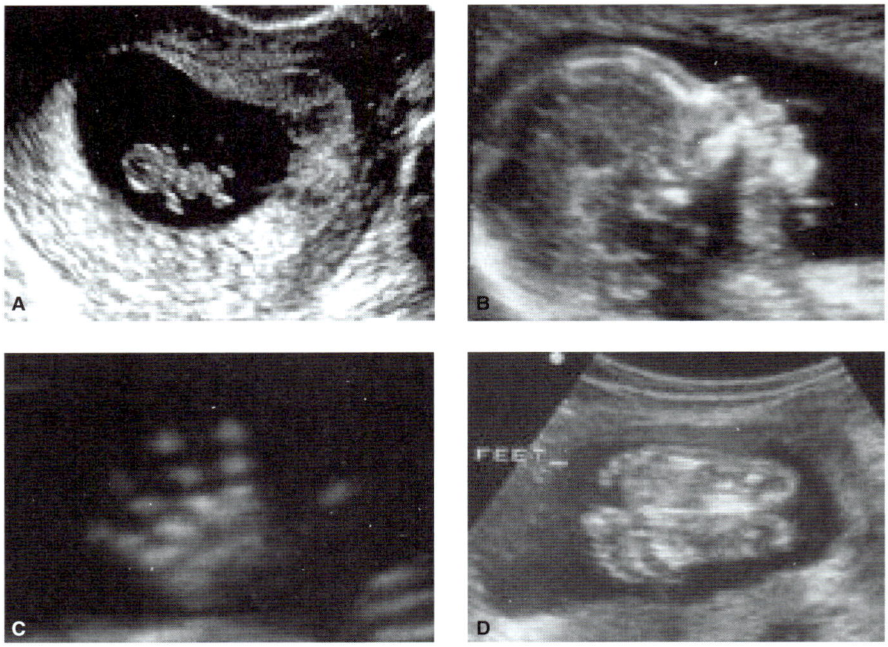

Figura 9.8 Exemplos da efetividade da ultrassonografia para a obtenção de imagens do embrião e do feto. **A.** Um embrião de 6 semanas. **B.** Vista lateral da face de um feto. **C.** Mão. **D.** Pés.

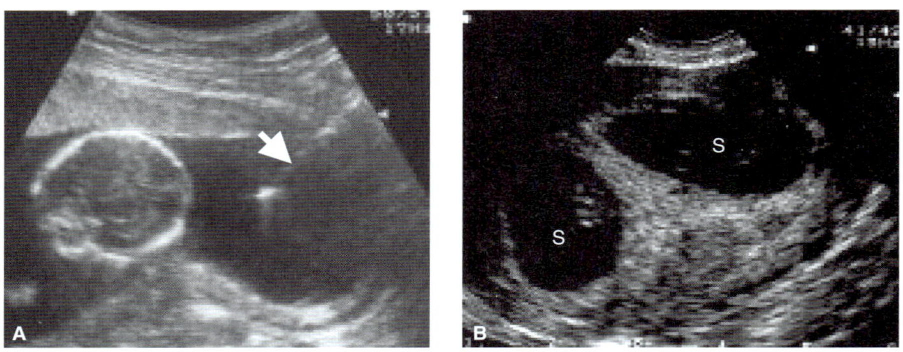

Figura 9.9 **A.** Imagem ultrassonográfica mostrando a posição do crânio fetal e a colocação da agulha na cavidade amniótica (seta) durante a amniocentese. **B.** Gêmeos. Ultrassonografia mostrando dois sacos gestacionais (S).

examinado. A idade e o crescimento fetais são determinados pelo **comprimento craniocaudal** entre a quinta e a décima semanas de gestação. Após isso, utiliza-se uma combinação de medidas que incluem o **diâmetro biparietal (DBP)** do crânio, o **comprimento do fêmur** e a **circunferência abdominal** (Figura 9.10). Medidas múltiplas desses parâmetros ao longo do tempo melhoram a habilidade de determinação do grau de crescimento fetal.

As malformações congênitas que podem ser determinadas por ultrassonografia incluem defeitos do tubo neural, anencefalia e espinha bífida (ver Capítulo 18); defeitos na parede abdominal, como onfalocele e gastrósquise (ver Capítulo 15); e defeitos cardíacos (ver Capítulo 13) e faciais, que incluem fendas labial e/ou palatina (ver Capítulo 17).

A ultrassonografia também pode ser utilizada para a avaliação da síndrome de Down e algumas outras anomalias relacionadas com cromossomos, por intermédio de um exame chamado de **translucência nucal**. Esse exame envolve a medida do espaço translucente na nuca do feto, onde há acúmulo de líquido na síndrome de Down e em algumas outras anomalias, principalmente cardiopatias. O teste é realizado entre a décima primeira e a décima quarta semanas de gravidez. As informações obtidas, combinadas com o exame de sangue materno e a idade da mãe, possibilitam uma estimativa de risco para síndrome de Down. Assim, com base na estimativa de risco, a mulher pode decidir se deseja um teste invasivo, como a amniocentese, que pode fornecer um diagnóstico definitivo.

Amniocentese

Durante a amniocentese, é inserida uma agulha por via transabdominal na cavidade amniótica (identificada por ultrassonografia; ver Figura 9.9A) e são retirados aproximadamente entre 20 e 30 mℓ de líquido. Por causa do volume de líquido necessário, geralmente o procedimento não é realizado antes da décima quarta semana de gestação, quando há volume suficiente de líquido amniótico sem oferecer risco para o feto. Estudos recentes sugerem que o risco de morte fetal relacionada

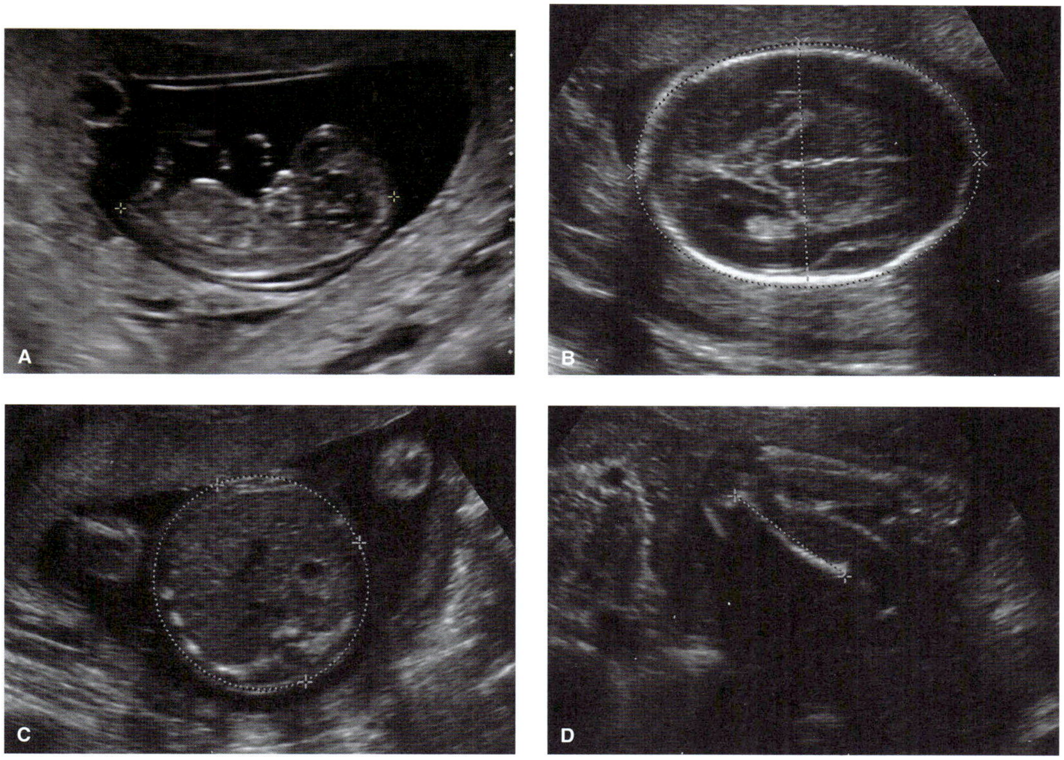

Figura 9.10 Ultrassonografias mostrando as medidas utilizadas para determinar o crescimento embrionário e fetal. **A.** Comprimento craniocaudal em um embrião de 10 semanas e 6 dias. **B.** Circunferência da cabeça e diâmetro biparietal do crânio (20 semanas). **C.** Circunferência abdominal (20 semanas). **D.** Comprimento femoral (20 semanas).

com o procedimento é baixo, de 1 em 300 a 500, mas pode ser até menor para indivíduos e centros altamente habilidosos nessa técnica.

O próprio líquido é analisado para fatores bioquímicos, como AFP e acetilcolinesterase. Além disso, células fetais soltas no líquido amniótico podem ser coletadas e utilizadas para a cariotipagem de metáfases e outras análises genéticas (ver Capítulo 2). Infelizmente, as células coletadas não se dividem rapidamente; portanto, têm de ser estabelecidas culturas celulares contendo mitógenos para fornecer células e metáfases suficientes para a análise. Assim, os resultados ficam disponíveis 1 ou 2 semanas após o procedimento. Uma vez que os cromossomos sejam obtidos, podem ser identificadas alterações cromossômicas grandes, como translocações, fragmentação, trissomias e monossomias. Com colorações especiais (Giemsa) e técnicas de alta resolução, podem ser determinados os padrões de bandeamento dos cromossomos. Além disso, com os avanços recentes da biologia molecular, análises moleculares mais sofisticadas utilizando a reação em cadeia da polimerase (PCR) e os ensaios de genotipagem aumentaram o nível de detecção de anomalias genéticas.

Amostragem de vilosidades coriônicas

A **amostragem de vilosidades coriônicas (AVC)** envolve a inserção de uma agulha pelo abdome ou pela vagina na massa placentária e a aspiração de aproximadamente 5 a 30 mg de tecido viloso. As células podem ser analisadas imediatamente, mas a precisão dos resultados é problemática por causa da alta frequência de erros cromossômicos na placenta normal. Dessa maneira, as células do eixo mesenquimal são isoladas do trofoblasto externo por tripsinização e cultivadas. Por causa do grande número de células obtidas, são necessários apenas 2 ou 3 dias em cultura para permitir a análise genética. Assim, o tempo para caracterização genética do feto é menor se comparado com a amniocentese. O risco de perda de gravidez relacionada com o procedimento de AVC, quando realizada por pessoas experientes, parece ser próximo ao da amniocentese. Entretanto, há indicações de que o procedimento implique risco aumentado para defeitos de redução de membros, especialmente dos dedos.

Cordocentese ou amostragem percutânea do sangue umbilical

Cordocentese ou amostragem percutânea do sangue umbilical é o método preferido para obter sangue fetal. A técnica pode ser empregada na décima quarta semana e consiste na inserção de uma agulha no cordão umbilical sob orientação por ultrassom. Amostras de sangue fornecem células para análise citogenética rápida e são usadas para diagnóstico de doenças hematológicas. A técnica tem uma incidência discretamente maior de morte fetal do que a amniocentese.

Exames pré-natais invasivos, como amniocentese, biopsia de vilosidade coriônica e amostragem percutânea do sangue umbilical, são reservados para gestações de alto risco. Os fatores que predispõem as mulheres a maior risco incluem:

- Idade materna avançada (acima de 35 anos)
- História familiar de problema genético, como genitores tendo crianças com síndrome de Down ou defeito do tubo neural
- Doença materna, como diabetes melito
- Ultrassonografia ou teste sorológico anormal.

Testes sorológicos maternos

A busca por marcadores bioquímicos do estado fetal levou ao desenvolvimento dos **testes sorológicos maternos**. Um dos primeiros determina as concentrações séricas de **alfafetoproteína (AFP)**. A AFP é produzida normalmente pelo fígado fetal e atinge seu valor máximo em aproximadamente 14 semanas, quando "extravasa" para a circulação materna (alfafetoproteína no soro materno [AFPSM]) via placenta. Assim, as concentrações de AFP aumentam no soro materno durante o segundo trimestre e, então, começam a declinar de modo constante após a trigésima semana de gestação. Em casos de defeito do tubo neural e outras anomalias graves, incluindo onfalocele, gastrósquise, extrofia da bexiga, síndrome da banda amniótica, teratoma sacrococcígeo e atresia intestinal, os níveis de AFP aumentam no líquido amniótico e no soro materno. Em outros casos, as concentrações de AFP diminuem, como na síndrome de Down, na trissomia do 18, nas anomalias dos cromossomos sexuais e na triploidia. As medidas de AFP combinadas com outros marcadores do segundo trimestre (p. ex., gonadotrofina coriônica humana [hCG], estriol não conjugado e inibina A) podem aumentar a taxa de detecção de defeitos congênitos. Como esses exames são de "rastreamento" e não são definitivos para um diagnóstico, os resultados positivos exigem confirmação adicional por técnicas invasivas, como a amniocentese.

Rastreamento pré-natal não invasivo

Atualmente é possível isolar células fetais e DNA do sangue materno para detectar anormalidades genéticas. As células fetais atravessam a barreira placentária começando em 4 a 6 semanas após a concepção e podem ser analisadas por técnicas de hibridização *in situ* por fluorescência (FISH; do inglês, *fluorescence in situ hybridization*) e reação em cadeia da polimerase (PCR). No entanto, isolar um número suficiente dessas células do sangue da gestante tem sido difícil. Mais recentemente, os investigadores concentraram-se na obtenção de fragmentos circulantes de DNA livre de células (cfDNA) originários de trofoblastos placentários submetidos a apoptose. Este cfDNA representa 5 a 50% de todo o DNA livre de célula no plasma materno e pode ser isolado e sequenciado, resultando em sequências completas do genoma fetal. Consequentemente, o teste tem especificidade e valor preditivo maiores para a detecção de aneuploidia (trissomias do 13, do 18 e do 21) do que o rastreamento padrão. Atualmente, o teste é usado apenas para rastreamento, de modo que um resultado positivo é, então, confirmado por amostragem das vilosidades coriônicas ou amniocentese. No entanto, muitos investigadores acreditam que o teste acabará substituindo esses procedimentos invasivos.

TERAPIA FETAL

Transfusão fetal

Em casos de anemia fetal produzida por anticorpos maternos ou por outras causas, podem ser realizadas transfusões de sangue para o feto. A ultrassonografia é utilizada para guiar a inserção de uma agulha na veia do cordão umbilical, e o sangue é transfundido diretamente para o feto.

Tratamento medicamentoso fetal

O tratamento para infecções, arritmias cardíacas fetais, função tireoidiana comprometida e outros problemas clínicos é fornecido para a mãe e chega até o compartimento fetal, atravessando a placenta. Entretanto, em alguns casos, os agentes podem ser administrados diretamente no feto por injeção intramuscular na região glútea ou por intermédio da veia umbilical.

Cirurgia fetal

Por causa dos avanços na ultrassonografia e nos procedimentos cirúrgicos, tornou-se possível realizar operações em fetos. Entretanto, por causa dos riscos para a mãe, para a criança e para as gestações seguintes, esses procedimentos são realizados apenas em centros com equipes bem treinadas e somente quando não há alternativas razoáveis. São dois os tipos de cirurgia fetal: **cirurgia fetal a céu aberto**, em que o útero é exposto e aberto para operar o feto diretamente; e **cirurgia fetoscópica**, usando pequenas incisões através da parede abdominal e do útero da mãe. A cirurgia a céu aberto é realizada entre a décima oitava e a trigésima semana de gestação e é empregada para reparar defeitos do tubo neural, anormalidades cardíacas, hérnias diafragmáticas e outras condições. A intervenção cirúrgica nos defeitos do tubo neural (Figura 9.11) resultou em menor incidência de dependência de *shunts* ventriculoperitoneais e malformação de Chiari (herniação do cerebelo pelo forame magno) e melhora das habilidades motoras e da capacidade de andar. O maior fator de risco em relação a essas cirurgias é a indução de parto e o parto prematuro. A taxa de mortalidade global é de 6%. A fetoscopia é utilizada para colocar *shunts* em casos de obstrução do sistema urinário; aliviar problemas causados por bandas amnióticas; remover vasos anormais, como aqueles que ocorrem na síndrome de transfusão fetofetal; e reparar hérnias diafragmáticas. Como a técnica é menos invasiva que a cirurgia aberta, os riscos associados são menores.

Transplante de células-tronco e terapia gênica

Como o feto não desenvolve imunocompetência antes da décima oitava semana de gestação, é possível transplantar tecidos ou células sem rejeição antes dessa idade. As pesquisas nesse campo estão se concentrando em células-tronco hematopoéticas para o tratamento de imunodeficiência e de distúrbios hematológicos. Também está sendo investigada a terapia gênica para doenças metabólicas herdadas, como Tay-Sachs e fibrose cística.

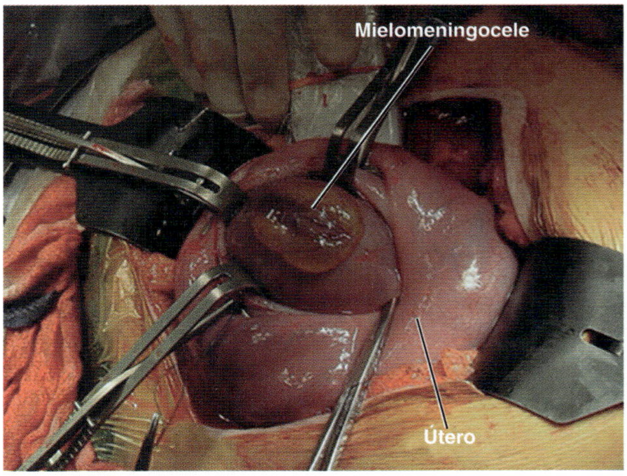

Figura 9.11 Cirurgia fetal a céu aberto em feto com espinha bífida. O útero foi excisado e o feto exposto diretamente para o procedimento cirúrgico.

RESUMO

Vários agentes (ver Quadro 9.1) e fatores genéticos comprovadamente causam malformações congênitas, e **aproximadamente 3% de todos os recém-nascidos vivos terão um defeito congênito**. Os agentes que causam defeitos congênitos incluem vírus, como rubéola, Zika e citomegalovírus; radiação; fármacos, como a talidomida e antidepressivos; drogas sociais, como cigarro, maconha e álcool; hormônios, como dietilestilbestrol (DES); e diabetes materno. Os efeitos dos teratógenos dependem dos **genótipos materno e fetal**, do **estágio do desenvolvimento** em que a exposição acontece e da **dose e duração da exposição** ao agente. Muitas malformações são produzidas durante o **período da embriogênese (período teratogênico; entre a terceira e a oitava semana)**. No entanto, um espectro amplo de defeitos congênitos também pode ser induzido durante o período de **formação do eixo** na primeira e na segunda semana (ver Figura 9.2). Mesmo após 8 semanas, o feto permanece suscetível, de modo que nenhum período da gestação é completamente seguro. A **prevenção** de muitos defeitos é possível, mas isso depende de as medidas preventivas serem iniciadas **antes da concepção** e de a percepção do risco aumentar por parte dos médicos e das mulheres.

Muitas técnicas estão disponíveis para avaliação do crescimento e do estado de desenvolvimento fetal. A **ultrassonografia** consegue determinar com acurácia a idade fetal e os parâmetros de crescimento, e pode detectar muitas malformações. O **teste sorológico materno** para **determinação dos níveis de AFP** e outros marcadores pode indicar defeitos do tubo neural ou outras anomalias. A combinação de testes sorológicos com ultrassonografia para avaliar a **translucência nucal** pode ser utilizada para detectar a síndrome de Down e algumas outras anomalias cromossômicas. O rastreamento do soro materno é considerado uma **técnica de rastreamento pré-natal não invasivo** que também pode ser usada para isolar fragmentos de DNA fetal livre de células derivados de células trofoblásticas da placenta que estão morrendo. Esses fragmentos podem ser sequenciados para detectar anormalidades genéticas. Atualmente, a técnica de rastreamento pré-natal não invasivo é usada apenas para fins de rastreamento, o que significa que um resultado positivo é seguido por um procedimento mais invasivo para confirmar ou descartar um diagnóstico. A **amniocentese** é um procedimento invasivo no qual uma agulha é introduzida na cavidade amniótica e uma amostra de líquido amniótico é retirada. Este líquido pode ser analisado bioquimicamente e também fornece células para cultura e análise genética. A **amostragem das vilosidades coriônicas** envolve a aspiração de uma amostra de tecido diretamente da placenta para a obtenção de células para análise genética. A **cordocentese (amostragem percutânea do sangue umbilical)** é outro exame invasivo no qual uma agulha é usada para extrair sangue do cordão umbilical *in utero*. As células sanguíneas obtidas desta maneira podem ser usadas para análise citogenética e para diagnosticar doenças hematológicas. **Procedimentos invasivos**, como amniocentese, amostragem das vilosidades coriônicas e amostragem percutânea do sangue umbilical, são oferecidos a mulheres com alto risco de ter um filho com uma anormalidade. Esses riscos incluem (1) idade materna avançada (acima de 35 anos); (2) história familiar de anormalidades genéticas; (3) doença materna, como diabetes melito; e (4) ultrassonografia ou teste sorológico anormal. A medicina moderna também transformou o feto em um paciente que pode receber tratamento, como transfusões, medicamentos para doenças, cirurgia e terapia gênica. A cirurgia fetal pode ser realizada de duas maneiras: técnicas **a céu aberto**, nas quais o útero é incisado e reparos são feitos em defeitos do tubo neural, malformações cardíacas, hérnias diafragmáticas e outros defeitos; e a **fetoscopia**, que é menos invasiva do que a cirurgia a céu aberto com menos riscos e emprega um endoscópio para colocar *shunts*, seccionar bandas amnióticas e reparar hérnias diafragmáticas menos graves.

Questões

1. A amniocentese revela um nível elevado de AFP. Que condições devem ser incluídas no diagnóstico diferencial e como um diagnóstico definitivo seria feito?
2. Uma mulher de 40 anos de idade está grávida de 8 semanas. Quais testes estão disponíveis para determinar se o feto tem a síndrome de Down? Quais são os riscos e as vantagens de cada técnica?
3. Por que é importante determinar o estado do feto antes do parto? Quais fatores maternos ou familiares poderiam causar ansiedade em relação ao bem-estar do feto?
4. Quais fatores influenciam a ação de um teratógeno?
5. Uma mulher jovem na terceira semana de gestação desenvolve febre de 40°C, mas se recusa a receber qualquer medicamento porque está com medo de que os fármacos possam prejudicar o feto. Ela está correta?
6. Uma jovem está planejando engravidar e busca conselhos sobre o ácido fólico e outras vitaminas. Ela deve tomar o suplemento? Em caso positivo, qual seria a dose e durante quanto tempo?
7. Uma mulher jovem com diabetes melito insulinodependente está planejando engravidar e está preocupada sobre os possíveis efeitos de sua doença sobre a criança ainda por nascer. Suas preocupações são válidas? O que você recomendaria?

Parte 2

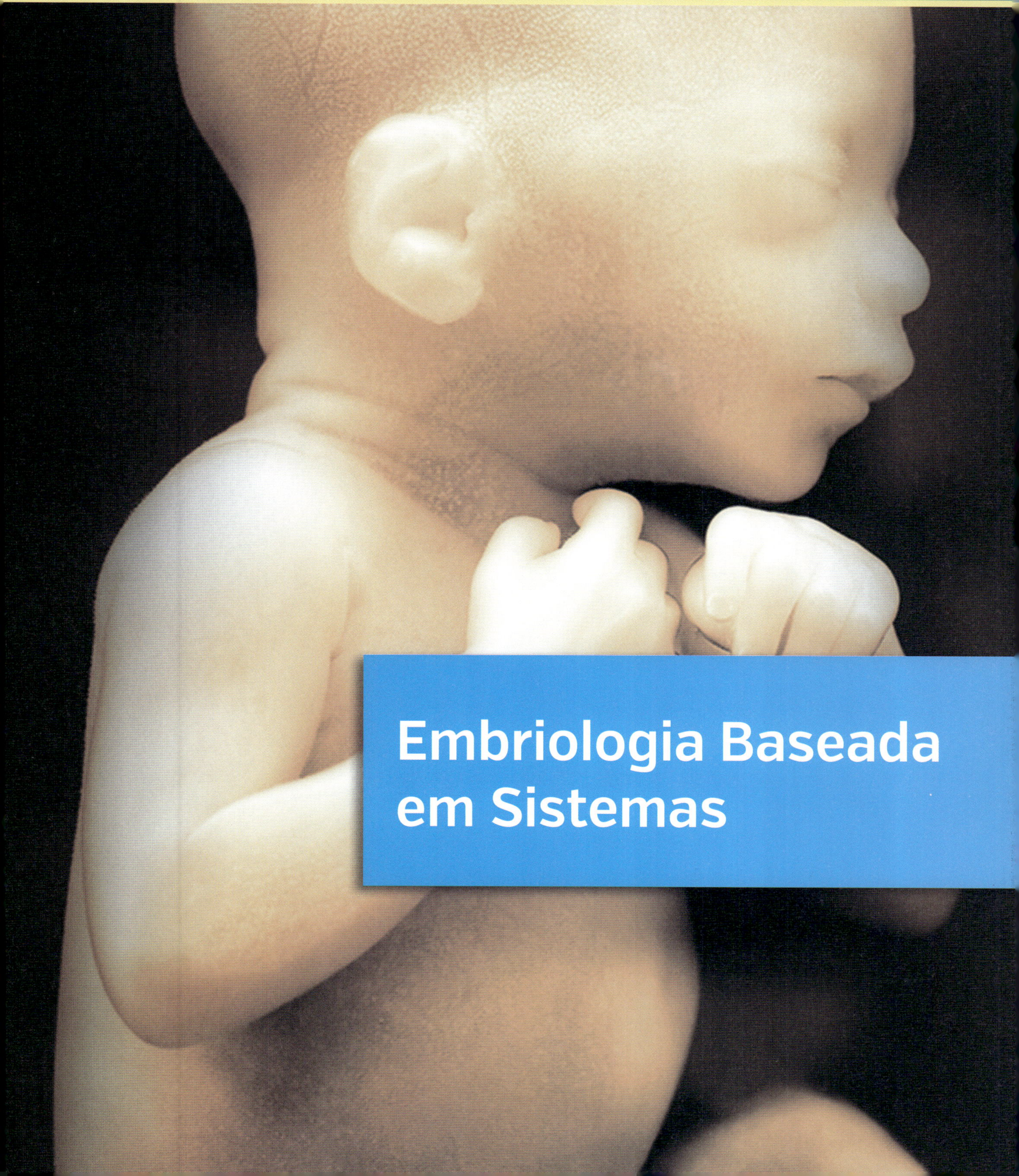

Embriologia Baseada em Sistemas

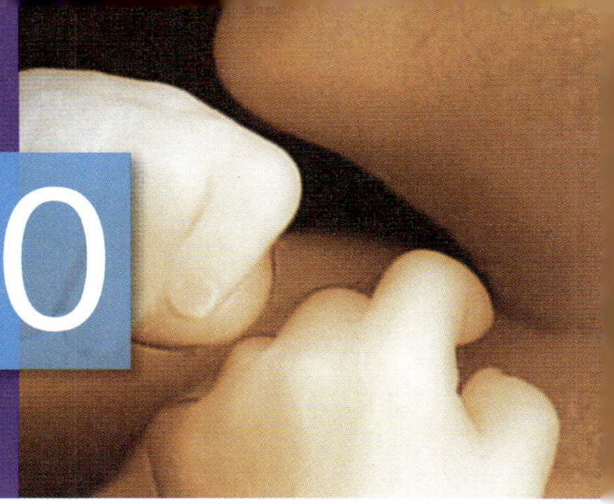

Esqueleto Axial 10

O esqueleto axial abrange o crânio, a coluna vertebral, as costelas e o esterno. Em geral, o sistema esquelético se desenvolve do **mesoderma da placa lateral (camada parietal)** e **paraxial** e da **crista neural**. O mesoderma paraxial forma uma série **segmentada** de blocos teciduais de cada lado do tubo neural, conhecidos como **somitômeros** na região cefálica e **somitos** caudalmente a partir da região occipital. Os somitos se diferenciam na região ventromedial, formando o **esclerótomo**, e na região dorsolateral, dando origem ao **dermomiótomo**. No fim da quarta semana, as células do esclerótomo se tornam polimórficas e formam um tecido frouxamente organizado, chamado de **mesênquima**, ou tecido conjuntivo embrionário (Figura 10.1). É uma característica das células mesenquimais sua migração e diferenciação em muitos tecidos. Elas podem se tornar fibroblastos, condroblastos ou **osteoblastos (células formadoras de ossos)**.

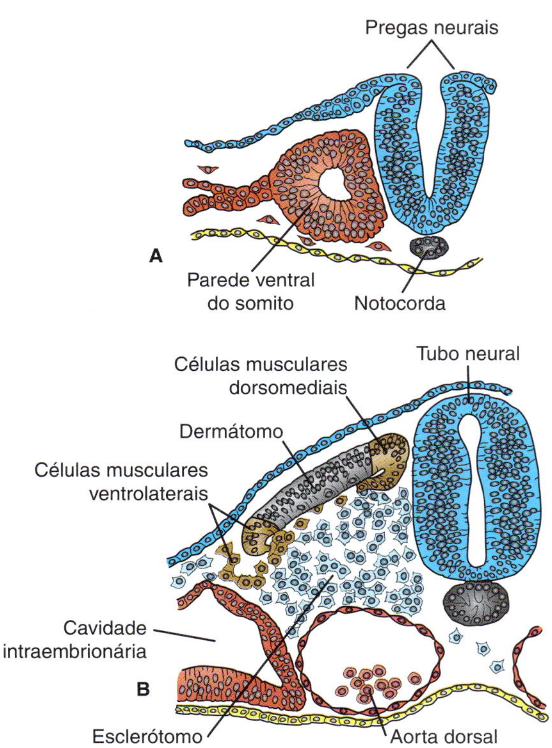

Figura 10.1 Desenvolvimento do somito. **A.** As células do mesoderma paraxial estão dispostas ao redor de uma pequena cavidade. **B.** Como resultado de diferenciação adicional, as células da parede ventromedial perdem seu arranjo epitelial e se tornam mesenquimais. Coletivamente, são conhecidas como esclerótomo. As células nas regiões ventrolateral e dorsomedial formam células musculares e também migram sob o epitélio dorsal (dermátomo) remanescente para formar o miótomo.

A capacidade de formação óssea do mesênquima não está restrita às células do esclerótomo; ela também ocorre na camada parietal do mesoderma da placa lateral da parede corporal. Essa camada de mesoderma forma os ossos das cinturas pélvica e escapular, os membros e o esterno. As células da crista neural na região da cabeça também se diferenciam em mesênquima e participam da formação dos ossos da face e do crânio. Os demais ossos do crânio são derivados dos somitos occipitais e dos somitômeros. Em alguns ossos, como os ossos chatos do crânio, o mesênquima da derme se diferencia diretamente em osso, um processo conhecido como **ossificação intramembranosa** (Figura 10.2). Entretanto, na maioria dos ossos, incluindo os da base do crânio e os dos membros, as células mesenquimais dão origem aos **moldes de cartilagem hialina**, que, por sua vez, se ossificam por **ossificação endocondral** (Figura 10.3). Os parágrafos seguintes discutem o desenvolvimento das estruturas ósseas mais importantes e algumas de suas anomalias.

CRÂNIO

O crânio pode ser subdividido em duas partes: o **neurocrânio**, que forma uma caixa protetora ao redor do cérebro, e o **viscerocrânio**, que forma o esqueleto da face.

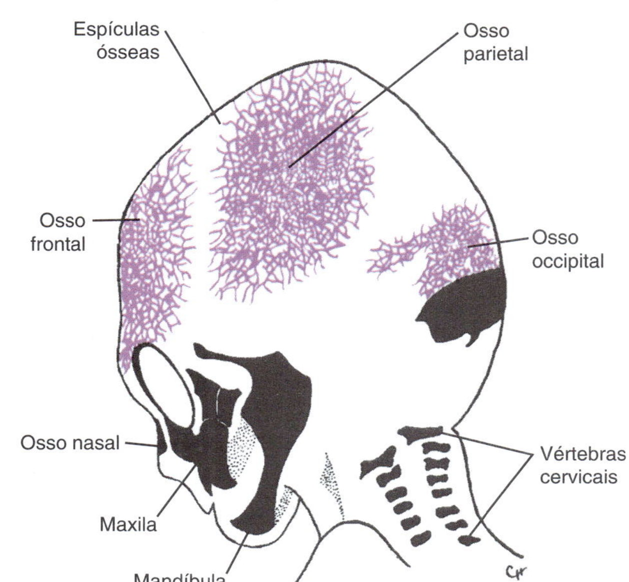

Figura 10.2 Ossos do crânio de um feto de 3 meses mostram a propagação das espículas ósseas a partir dos centros primários de ossificação nos ossos chatos do crânio.

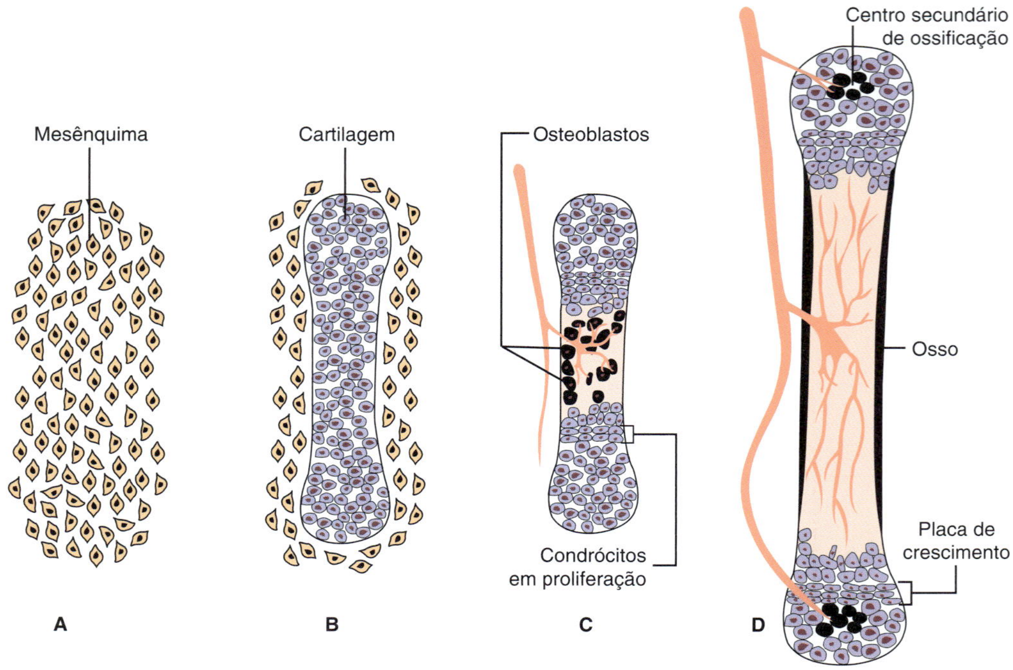

Figura 10.3 Ossificação endocondral. **A.** Células mesenquimais começam a se condensar e a se diferenciar em condrócitos. **B.** Os condrócitos formam um molde cartilaginoso do osso em prospecção. **C** e **D.** Os vasos sanguíneos invadem o centro do molde cartilaginoso, trazendo os osteoblastos (células pretas) e restringindo os condrócitos em proliferação para as extremidades (epífises) dos ossos. Os condrócitos na parte diafisária sofrem hipertrofia e apoptose conforme a matriz circunjacente se mineraliza. Os osteoblastos se ligam à matriz mineralizada e depositam matrizes ósseas. Mais tarde, conforme os vasos sanguíneos invadem as epífises, formam-se os centros secundários de ossificação. O crescimento dos ossos é mantido pela proliferação de condrócitos nas placas de crescimento.

Neurocrânio

O neurocrânio é dividido mais convenientemente em: (1) parte membranosa, que consiste nos **ossos chatos**, que circundam o cérebro como uma abóbada; e (2) **parte cartilaginosa**, ou **condrocrânio**, que forma os ossos da base do crânio.

Neurocrânio membranoso

A parte membranosa do crânio é derivada das células da crista neural e do mesoderma paraxial, como indicado na Figura 10.4. O mesênquima dessas duas fontes recobre o cérebro e sofre **ossificação intramembranosa**. O resultado é a formação de ossos chatos e membranosos que são caracterizados por estruturas semelhantes a uma agulha, chamadas de **espículas ósseas**. Essas espículas se irradiam progressivamente a partir de centros primários de ossificação no sentido da periferia (ver Figura 10.2). Com a continuação do crescimento durante a vida fetal e pós-natal, os ossos membranosos crescem por aposição de novas camadas na superfície externa e por simultânea reabsorção osteoclástica do interior.

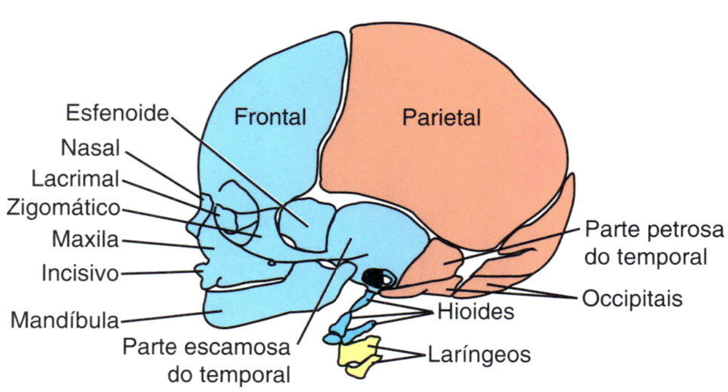

Figura 10.4 Estruturas esqueléticas da cabeça e da face. O mesênquima dessas estruturas é derivado da crista neural (*azul*), do mesoderma paraxial (somitos e somitômeros) (*vermelho*) e do mesoderma da placa lateral (*amarelo*).

Crânio do recém-nascido

Ao nascimento, os ossos chatos do crânio são separados um do outro por bainhas estreitas de tecido conjuntivo, as **suturas**. Nos pontos em que dois ou mais ossos se encontram, as suturas são largas e são chamadas de **fontanelas** ou fontículos (Figura 10.5). A mais proeminente é a **fontanela anterior**, que é encontrada onde os dois ossos parietais e os dois frontais se encontram. As suturas e as fontanelas permitem que os ossos do crânio se sobreponham (**modelagem**) durante o parto. Logo após o parto, os ossos membranosos se movem de volta para suas posições originais e o crânio parece grande e redondo. De fato, o tamanho do arco é grande em comparação com a pequena região facial (Figura 10.5B).

Várias suturas e fontanelas permanecem membranosas após o parto por um tempo considerável, o que permite aos ossos do arco continuarem a crescer após o nascimento, para acomodar o crescimento pós-natal do cérebro. Embora uma criança entre 5 e 7 anos de idade tenha praticamente toda sua capacidade cranial, algumas suturas permanecem abertas até a idade adulta. Nos primeiros anos após o parto, a palpação da fontanela anterior fornece informações valiosas sobre a ossificação do crânio, se está ocorrendo de modo normal e se a pressão craniana está normal. Na maioria dos casos, a fontanela anterior se fecha até os 18 meses de idade e a fontanela posterior se fecha até o primeiro ou o segundo mês de vida.

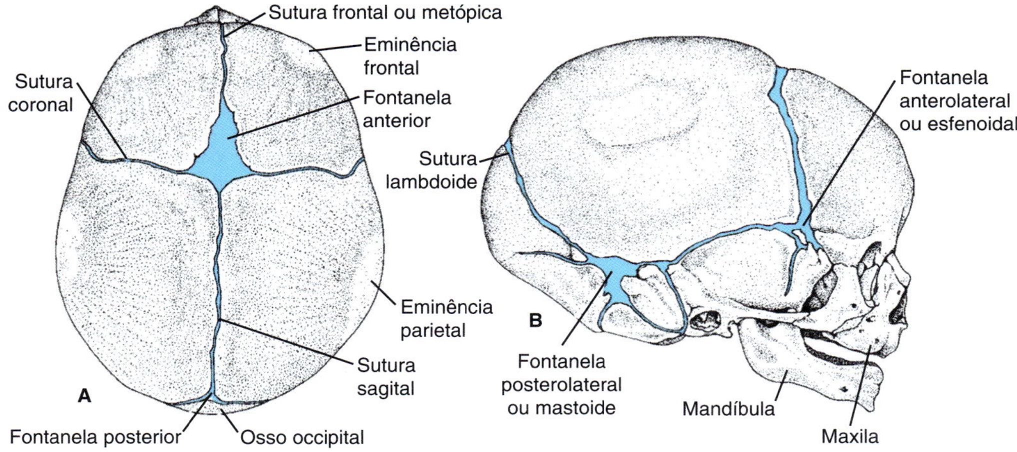

Figura 10.5 Crânio de um recém-nascido, visto de cima (**A**) e do lado direito (**B**). Observe as fontanelas anterior e posterior e as suturas. A fontanela posterior se fecha cerca de 3 meses após o nascimento; a fontanela anterior se fecha por volta da metade do segundo ano. A maior parte das suturas desaparece durante a vida adulta.

Neurocrânio cartilaginoso ou condrocrânio

O neurocrânio cartilaginoso ou condrocrânio consiste inicialmente em uma série de cartilagens separadas. Aquelas que estão na frente do limite rostral da notocorda, que terminam no nível da glândula hipófise no centro da sela turca, são derivadas das células da crista neural. Elas formam o **condrocrânio pré-cordal**. Aquelas que estão posteriores a esse limite surgem dos esclerótomos occipitais formados pelo mesoderma paraxial e formam o **condrocrânio cordal**. A base do crânio se forma quando essas cartilagens se fusionam e ossificam por ossificação endocondral (Figura 10.6; ver Figura 10.3).

Viscerocrânio

O viscerocrânio, que é constituído por ossos da face, é formado principalmente a partir dos dois primeiros arcos faríngeos (ver Capítulo 17). O primeiro arco dá origem à parte dorsal, o **processo maxilar**, que se estende para frente, abaixo da região do olho, e dá origem à **maxila**, ao **osso zigomático** e a **parte do osso temporal** (Figura 10.7). A parte ventral, o **processo mandibular**, contém a **cartilagem de Meckel**. O mesênquima ao redor da cartilagem de Meckel se condensa e se converte em osso por ossificação intramembranosa para dar origem à **mandíbula**. A cartilagem de Meckel desaparece, exceto no ligamento **esfenomandibular**. A ponta dorsal do processo mandibular, junto com a do segundo arco faríngeo, dá origem mais tarde à **bigorna**, ao **martelo** e ao **estribo** (ver Figura 10.7). A ossificação dos três ossículos começa no quarto mês, tornando-os as primeiras estruturas completamente ossificadas. O mesênquima para a formação dos ossos da face é derivado das células da crista neural, incluindo os ossos lacrimal e nasal (ver Figura 10.4).

Inicialmente, a face é pequena em comparação ao neurocrânio. Essa aparência é causada por: (1) ausência virtual de seios da face ou paranasais; e (2) pequeno tamanho dos ossos, sobretudo da mandíbula. Com o aparecimento dos dentes e o desenvolvimento dos seios da face, esta perde suas características de bebê.

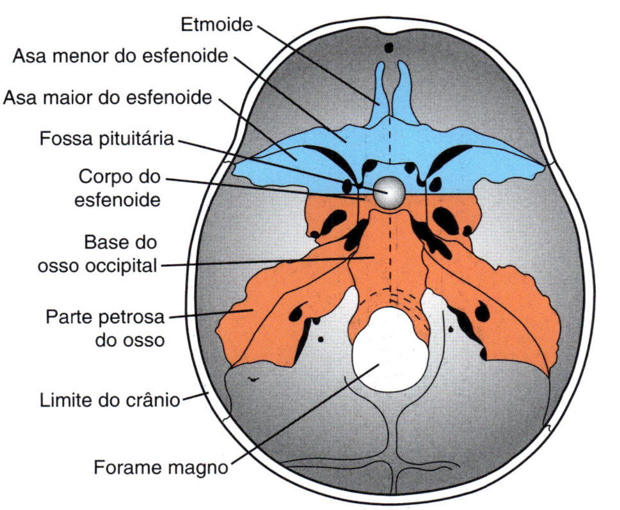

Figura 10.6 Vista dorsal do condrocrânio ou da base do crânio no adulto, mostrando os ossos formados por ossificação endocondral. Os ossos que se formam rostralmente à metade rostral da sela turca se originam da crista neural e constituem o condrocrânio pré-cordal (em frente à notocorda) (*azul*). Aqueles que se formam posteriormente a essa marca surgem do mesoderma paraxial (condrocrânio cordal) (*vermelho*).

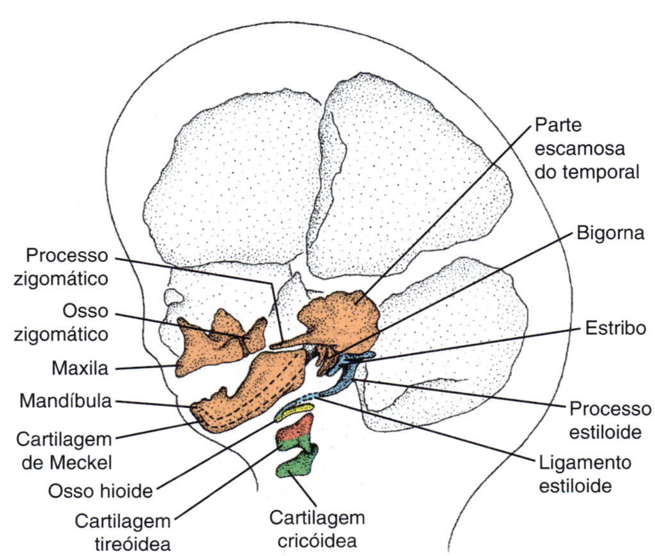

Figura 10.7 Vista lateral da região da cabeça e do pescoço de um feto mais velho, mostrando os derivados das cartilagens dos arcos que participam da formação dos ossos da face.

Correlações clínicas

Defeitos cranianos e displasias esqueléticas

Células da crista neural

As células da crista neural que se originam no neuroectoderma formam o esqueleto facial e parte do crânio. Essas células também constituem uma população vulnerável conforme deixam o neuroectoderma; elas frequentemente são alvo de teratógenos. Assim, não é surpreendente que as anomalias craniofaciais sejam comuns em defeitos congênitos (ver Capítulo 17).

Cranióssquise

Em alguns casos, a abóbada craniana não se forma (**cranióssquise**) e o tecido cerebral exposto ao líquido amniótico degenera, resultando em **anencefalia**. A cranióssquise é causada pela ausência de fechamento do neuróporo cranial (Figura 10.8A). As crianças com esses defeitos cranianos e cerebrais graves não conseguem sobreviver. As com defeitos relativamente pequenos no crânio através dos quais as meninges e/ou o tecido cerebral formam hérnias (**meningocele cranial** e **meningoencefalocele**, respectivamente) (Figura 10.8B) podem ser tratadas com sucesso. Nesses casos, o grau do déficit neurológico depende do dano ao tecido cerebral. As pregas neurais cranianas não conseguem se elevar e fusionar, deixando o neuróporo cranial aberto. O crânio nunca se forma e o tecido cerebral degenera.

Craniossinostose

Outra categoria importante de anomalias cranianas é causada pelo fechamento prematuro de uma ou mais suturas. Essas anomalias são conhecidas coletivamente como **craniossinostose**, que ocorre em 1 a cada 2.500 nascimentos e é **uma característica de mais de 100 síndromes genéticas**. A regulação do crescimento e do fechamento da sutura não é bem compreendida, mas envolveria interações nos limites entre as células do mesoderma e da crista neural. Por exemplo, as células neurais formam os ossos frontais, enquanto o mesoderma paraxial forma os ossos parietais e o mesênquima nas suturas coronais. Além disso, células das cristas neurais migram entre os ossos parietais e formam a primeira parte da sutura sagital. A sinalização molecular nessas fronteiras regula a proliferação e a diferenciação das células. Por exemplo, *EFNB1* codifica a epinefrina-B1, um ligante para os receptores de EphB que fazem com que as células se afastem umas das outras, um tipo de atividade antiaderente e importante para impedir o fechamento prematuro das suturas. As mutações de perda de função em *EFNB1* causam a **síndrome craniofrontonasal**, caracterizada por sinostose da sutura coronal e hipertelorismo. A proliferação de células da crista neural nos ossos frontais é regulada em parte pelos fatores de transcrição *MSX2* e *TWIST1* que agem de forma cooperativa em vias paralelas. As mutações no *MSX2* provocam **craniossinostose do tipo Boston**, que pode afetar várias suturas, enquanto as mutações no *TWIST1* provocam a **síndrome de Saethre-Chotzen**, caracterizada por sinostose da sutura coronal e polidactilia.

Os **fatores de crescimento de fibroblastos (FGFs)** e os **receptores dos fatores de crescimento de fibroblastos (FGFRs)** são importantes no desenvolvimento do esqueleto. Há muitos membros na família do FGF e de seus receptores. Juntos, eles regulam eventos celulares, incluindo proliferação, diferenciação e migração. A sinalização é mediada por **receptores transmembrana do tipo tirosinoquinase**, cada qual com três domínios extracelulares semelhantes a imunoglobulinas, um segmento transmembrana e um domínio citoplasmático com atividade tirosinoquinase. FGFR1 e FGFR2 são coexpressos nas regiões pré-ósseas e pré-cartilaginosas, incluindo as estruturas craniofaciais; FGFR3 é expresso nas placas cartilaginosas de crescimento dos ossos longos e na região occipital. Em geral, FGFR2 aumenta a proliferação e FGFR1 promove a diferenciação osteogênica, enquanto o papel de FGFR3 não está claro. Mutações nesses receptores, que envolvem frequentemente a substituição de um único aminoácido, foram relacionadas com tipos específicos de **craniossinostose** (FGFR1, FGFR2 e FGFR3) e com várias formas de **displasia esquelética** (FGFR3) (Quadro 10.1).

O formato do crânio depende de qual das suturas foi fechada prematuramente. O fechamento precoce da sutura sagital (57% dos casos) resulta em expansão frontal e occipital e o crânio fica longo e estreito (**escafocefalia**) (Figura 10.9). O fechamento prematuro das suturas coronais (20 a 25% dos casos) resulta em crânio curto ou **braquicefalia** (Figura 10.10A). Se as suturas coronais se fecham prematuramente apenas em um lado, então o resultado é achatamento assimétrico do crânio, chamado de **plagiocefalia** (Figura 10.10B e C).

As causas mais comuns de craniossinostose são genéticas (ver Quadro 10.1). Entre as outras causas, estão: deficiência de vitamina D, exposição a teratógenos, incluindo difenil-hidantoína, retinoides, ácido valproico, metotrexato e ciclofosfamida; e fatores intrauterinos que pressionam o feto, como oligoidrâmnio e gestações múltiplas.

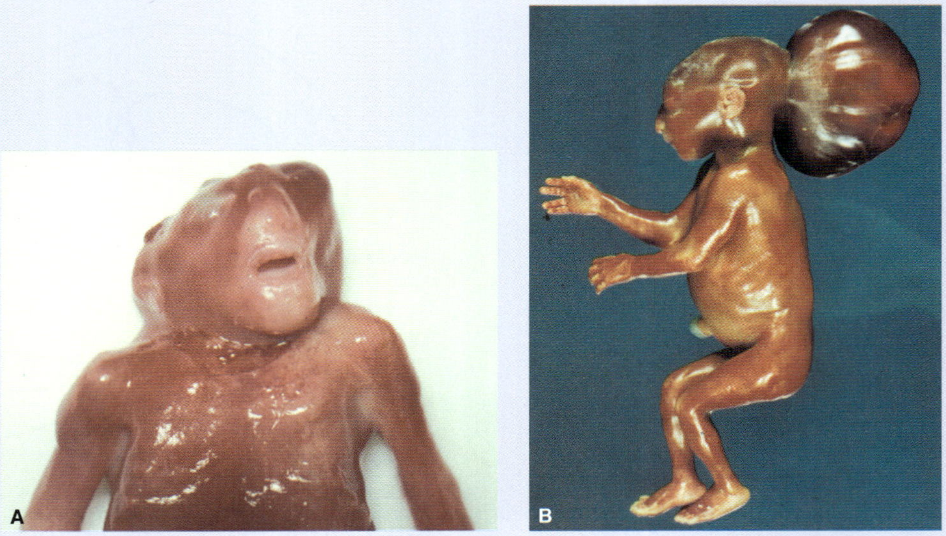

Figura 10.8 A. Criança com anencefalia. As pregas neurais cranianas não conseguem se elevar e fusionar, deixando o neuróporo cranial aberto. O crânio nunca se forma e o tecido cerebral degenera. **B.** Paciente com meningocele. Essa anomalia um tanto comum pode ser reparada com sucesso.

Quadro 10.1 Genes associados a defeitos esqueléticos.

Gene	Cromossomo	Anomalia	Fenótipo
FGFR1	8p12	Síndrome de Pfeiffer	Craniossinostose, hálux e polegares largos, crânio "em folha de trevo", face subdesenvolvida
FGFR2	10q26	Síndrome de Pfeiffer	Idem
		Síndrome de Apert	Craniossinostose, face subdesenvolvida, sindactilia simétrica das mãos e dos pés
		Síndrome de Jackson-Weiss	Craniossinostose, face subdesenvolvida, anomalias dos pés, mãos em geral normais
		Síndrome de Crouzon	Craniossinostose, face subdesenvolvida, nenhum defeito nas mãos e nos pés
FGFR3	4p16	Acondroplasia (ACH)	Nanismo de membros curtos, face subdesenvolvida
		Displasia tanatofórica (tipo I)	Fêmures curtos e curvados, com ou sem crânio "em folha de trevo"
		Displasia tanatofórica (tipo II)	Fêmures relativamente longos, crânio "em folha de trevo" (acentuado)
		Hipocondroplasia	Forma moderada de ACH com características craniais normais
MSX2	5q35	Craniossinostose do tipo Boston	Craniossinostose
TWIST	7p21	Síndrome de Saethre-Chotzen	Craniossinostose, hipoplasia da parte média da face, fenda palatina, anomalias vertebrais, anomalias nas mãos e nos pés
HOXA13	7p15	Síndrome mão-pé-genital	Dedos pequenos e curtos, útero dividido, hipospadia
HOXD13	2q31	Simpolidactilia	Múltiplos dedos fusionados
TBX5	12q24.1	Defeitos cardíacos e nos membros superiores	Defeitos nos dedos, ausência do rádio, hipoplasia óssea dos membros, defeitos dos septos interatrial e interventricular, anomalias de condução
COLIA1 e *COLIA2*	17q21 e 7q21	Defeitos nos membros, esclera azulada	Encurtamento, arqueamento e hipomineralização dos ossos longos, escleras azuladas
Fibrilina (*FBNI*)	15q15-21	Síndrome de Marfan	Membros e face longos, defeitos do esterno (*pectus excavatum* e *carinatum*), dilatação e dissecção da aorta ascendente, luxação do cristalino

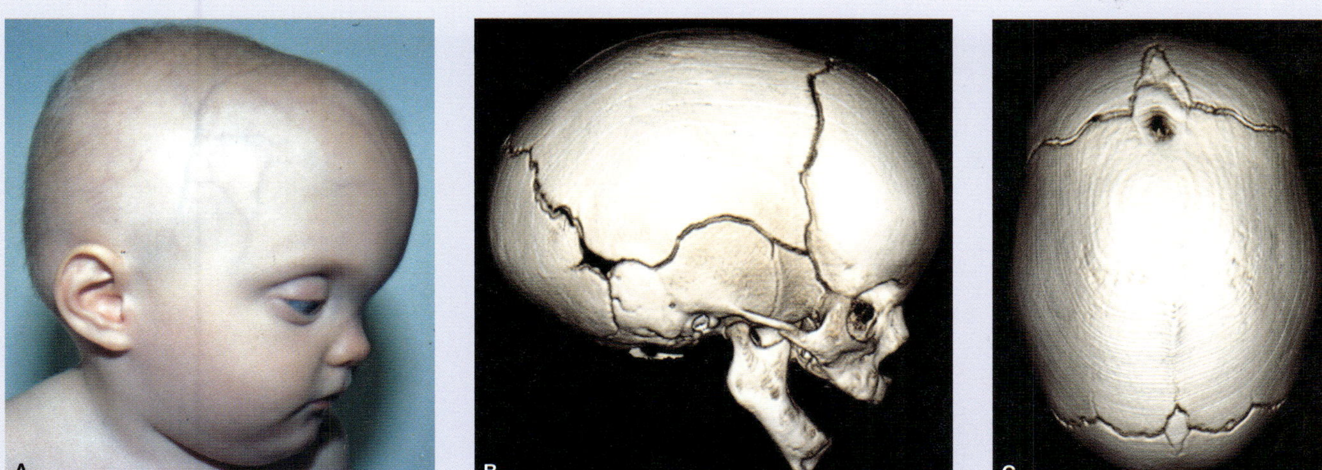

Figura 10.9 Craniossinostose envolvendo a sutura sagital. **A.** Criança com escafocefalia causada pelo fechamento precoce da sutura sagital. Observe o formato longo e estreito da cabeça com as regiões frontal e occipital proeminentes. **B** e **C.** Tomografia computadorizada (TC) do crânio mostrando o formato longo e estreito da cabeça com abaulamento das regiões frontal e occipital (**B**) causado pelo fechamento prematuro da sutura sagital (**C**).

(continua)

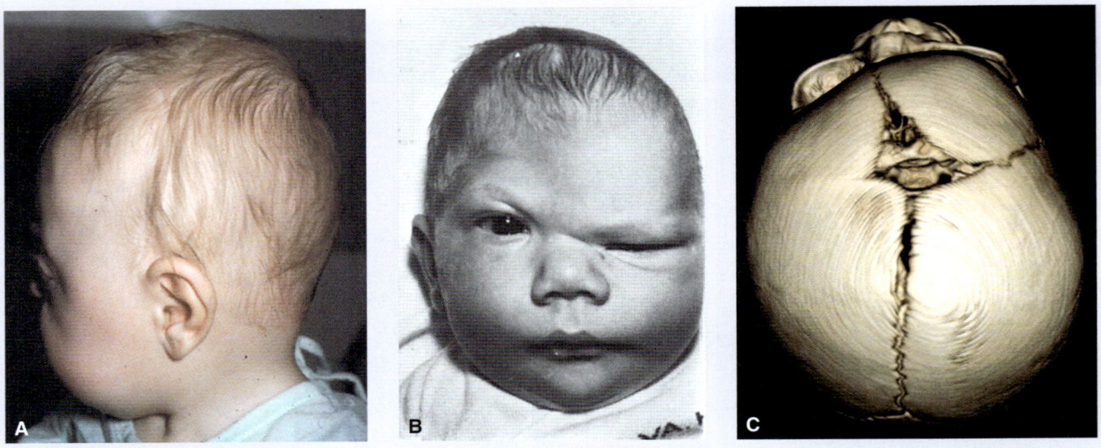

Figura 10.10 Craniossinostose envolvendo as suturas coronais. **A.** Criança com braquicefalia causada pelo fechamento precoce de ambas as suturas coronais. Observe o formato alto do crânio com as regiões frontal e occipital achatadas. **B.** Criança com plagiocefalia resultante do fechamento precoce da sutura coronal em um lado do crânio. **C.** Tomografia computadorizada (TC) do crânio mostrando plagiocefalia resultante do fechamento prematuro da sutura coronal em um lado.

Displasias esqueléticas

A **acondroplasia (ACH)**, a causa mais comum de displasia esquelética (um a cada 20 mil nascidos vivos), afeta primariamente os ossos longos (Figura 10.11A). Outros defeitos esqueléticos incluem crânio grande (megalocefalia) com a face média pequena (Figura 10.11B), dedos curtos e curvatura espinal acentuada da coluna vertebral. A ACH é herdada de modo autossômico dominante, e 90% dos casos aparecem esporadicamente por causa de novas mutações.

A **displasia tanatofórica** é a forma neonatal letal mais comum de displasia esquelética (um a cada 40 mil nascidos vivos). Há dois tipos; ambos são autossômicos dominantes. O tipo 1 é caracterizado por fêmures pequenos e curvados com ou sem crânio "em folha de trevo"; os indivíduos com tipo II têm fêmures retos, relativamente longos e crânio "em folha de trevo" grave causado por craniossinostose (Figura 10.12). Outro termo para crânio "em folha de trevo" é ***kleeblattschädel***. Ele ocorre quando todas as estruturas se fecham prematuramente, resultando no crescimento cerebral através das fontanelas anterior e esfenoide. O formato do crânio é resultado do crescimento anormal da sua base, causado pela mutação de *FGFR3* seguido por craniossinostose. As suturas sagital, coronal e lambdoide estão comumente envolvidas.

A **hipocondroplasia**, outra forma autossômica dominante de displasia esquelética, parece ser um tipo mais brando de ACH. As mutações de *FGFR3* causando formação óssea endocondral anormal são comuns a essas formas de displasias esqueléticas, de modo que o crescimento dos ossos longos e da base do crânio é afetado adversamente.

Displasia esquelética generalizada

A **disostose cleidocraniana** é um exemplo de displasia generalizada dos tecidos ósseos e dentais, caracterizada pelo fechamento tardio das fontanelas e pela diminuição da mineralização das suturas craniais, o que resulta em protuberância dos ossos frontal, parietal e occipital (Figura 10.13). Outras partes do esqueleto são afetadas e, com frequência, as clavículas são pouco desenvolvidas ou estão ausentes, como nesse caso. Uma característica da condição desse quadro é o atraso do fechamento das fontanelas e a diminuição da mineralização das suturas craniais, de modo que a cabeça parece maior por causa da protuberância dos ossos frontal, parietal e occipital. Outras partes do esqueleto são afetadas e, com frequência, as clavículas são pouco desenvolvidas ou estão ausentes, como nesse caso.

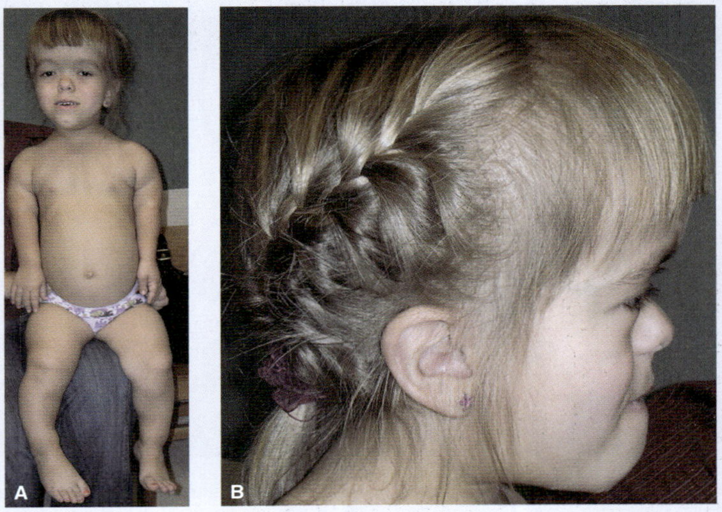

Figura 10.11 **A.** Criança de 9 anos de idade com acondroplasia (ACH) apresentando cabeça grande, extremidades diminuídas, dedos das mãos curtos e abdome protruso. **B.** Vista lateral da cabeça da paciente apresentando testa proeminente e hipoplasia da parte média da face.

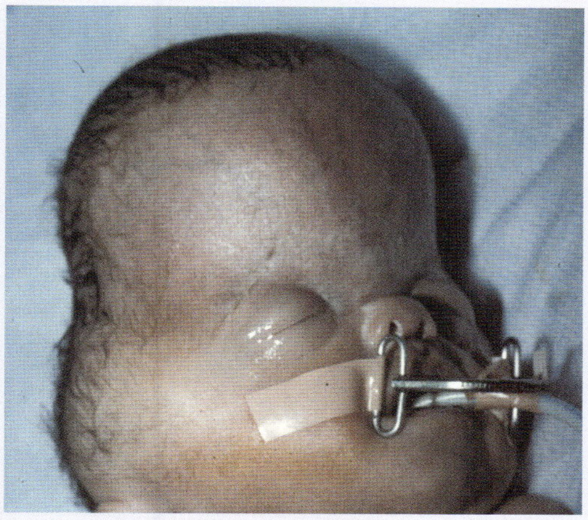

Figura 10.12 Paciente com cabeça "em folha de trevo", característica de nanismo tanatofórico do tipo II. O formato do crânio é resultado do crescimento anormal da sua base, causado pela mutação de *FGFR3* seguido por craniossinostose. As suturas sagital, coronal e lambdoide estão comumente envolvidas.

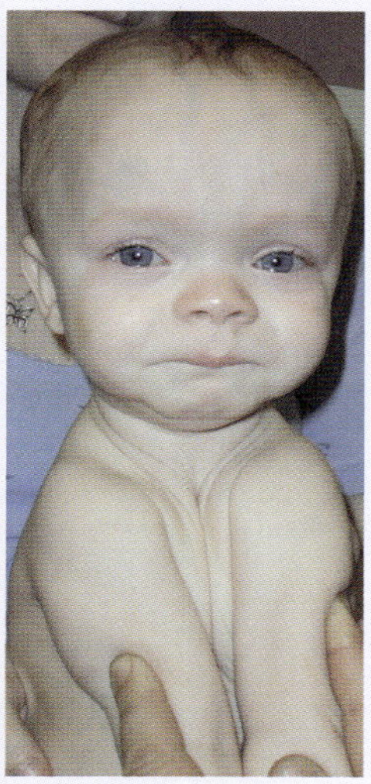

Figura 10.13 Criança com disostose cleidocraniana com displasias esqueléticas generalizadas. Uma característica da condição desse quadro é o atraso do fechamento das fontanelas e a diminuição da mineralização das suturas craniais, de modo que a cabeça parece maior por causa da protuberância dos ossos frontal, parietal e occipital. Outras partes do esqueleto são afetadas e, com frequência, as clavículas são pouco desenvolvidas ou estão ausentes, como nesse caso.

Acromegalia

A **acromegalia** é causada por hiperpituitarismo congênito e pela produção excessiva de hormônio do crescimento. Ela é caracterizada pelo crescimento desproporcional da face, das mãos e dos pés. Algumas vezes, causa crescimento excessivo mais simétrico e gigantismo.

Microcefalia

A **microcefalia** em geral é uma anomalia na qual o cérebro não cresce e, como resultado, o crânio não se expande (Figura 10.14). Muitas crianças com microcefalia têm retardo mental grave. Uma causa dessa anomalia é a exposição intrauterina ao álcool etílico. Na maioria dos casos, a microcefalia está associada a retardo mental.

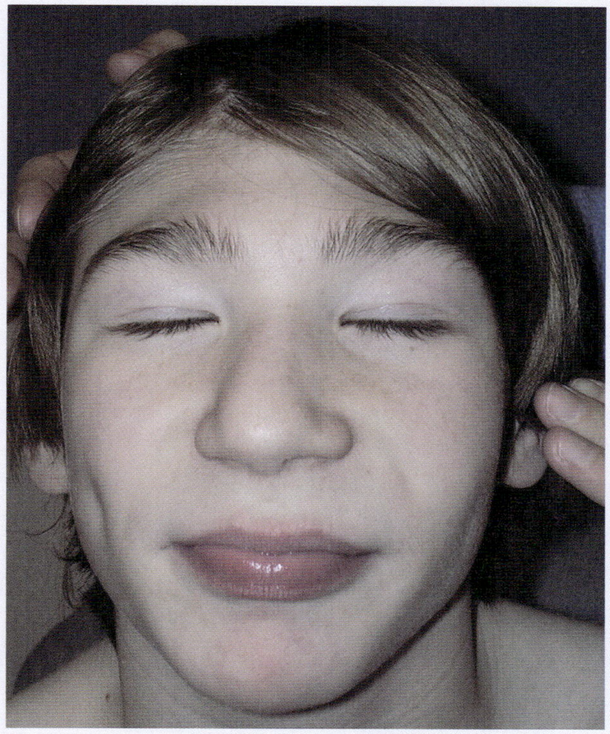

Figura 10.14 Criança com microcefalia apresentando cabeça pequena devido ao fato de o cérebro não ter crescido até seu tamanho normal. Uma causa dessa anomalia é a exposição intrauterina ao álcool etílico. Na maioria dos casos, a microcefalia está associada a retardo mental.

VÉRTEBRAS E COLUNA VERTEBRAL

As vértebras se formam a partir do esclerótomo dos somitos, que derivam do mesoderma paraxial (Figura 10.15A). Uma vértebra típica consiste em dois **arcos vertebrais** e um **forame** (pelo qual passa a medula espinal), um **corpo**, dois **processos transversos** e, em geral, um **processo espinhoso** (Figura 10.15B). Durante a quarta semana, as células do esclerótomo migram ao redor da medula espinal e da notocorda para se unirem às células do somito oposto do outro lado do tubo neural (ver Figura 10.15A). Conforme o desenvolvimento progride, a parte do esclerótomo de cada somito também sofre um processo chamado de **ressegmentação**. A ressegmentação ocorre quando a metade caudal de cada esclerótomo cresce e se fusiona com a metade cefálica do esclerótomo subjacente (*setas* na Figura 10.16A e B). Além disso, cada vértebra é formada a partir da combinação da metade caudal de um somito e a metade cranial do somito vizinho. Como resultado desse processo, os músculos derivados da região do miótomo de cada somito aderem aos dois somitos adjacentes ao longo dos discos intervertebrais e conseguem, assim, mover a coluna vertebral. A padronização dos formatos das diferentes vértebras é regulada pelos genes *HOX*.

As células mesenquimais entre as partes cefálica e caudal do segmento do esclerótomo original não proliferam, mas preenchem o espaço entre os dois corpos vertebrais pré-cartilaginosos. Assim, elas contribuem para a formação do **disco intervertebral** (ver Figura 10.16B). Embora a notocorda regrida completamente

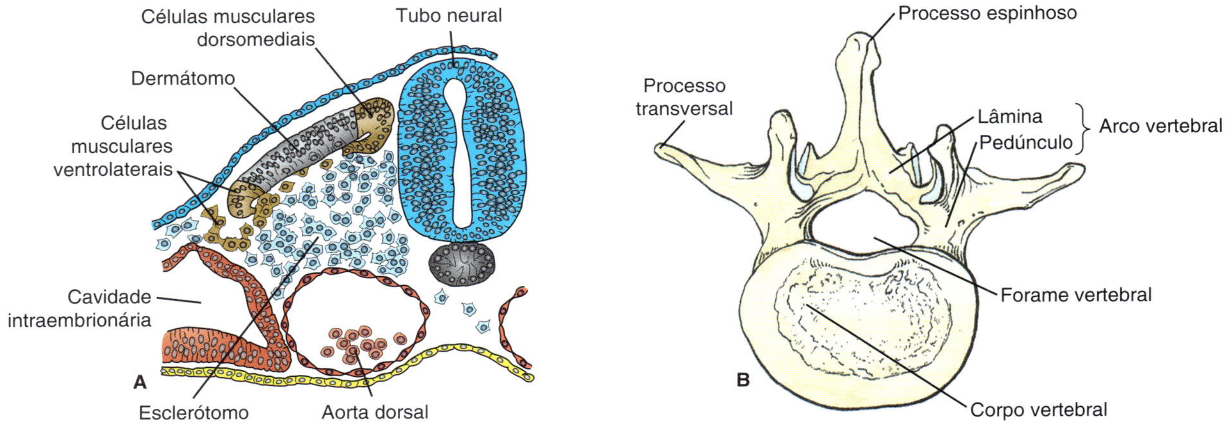

Figura 10.15 **A.** Corte transversal mostrando as regiões de um somito em desenvolvimento. As células do esclerótomo estão se dispersando para migrar ao redor do tubo neural e da notocorda, a fim de contribuir para a formação vertebral. **B.** Exemplo de uma vértebra típica mostrando seus vários componentes.

na região dos corpos vertebrais, ela persiste e aumenta na região do disco intervertebral. Aqui, ela contribui para a formação do **núcleo pulposo**, que mais tarde é cercado pelas fibras circulares dos **anéis fibrosos**. Combinadas, essas duas estruturas formam o **disco intervertebral** (Figura 10.16C).

A ressegmentação dos esclerótomos em vértebras definitivas faz com que os miótomos unam os discos intervertebrais, e essa interação dá a eles a capacidade de mover a coluna vertebral (ver Figura 10.16C). Pela mesma razão, as artérias intersegmentares, que primeiramente se encontram entre os esclerótomos, agora passam sobre a parte média dos corpos vertebrais. Entretanto, os nervos espinais acabam ficando próximos aos discos intervertebrais e deixam a coluna vertebral através dos forames intervertebrais.

Conforme as vértebras se formam, são estabelecidas duas **curvaturas primárias**: as **curvaturas torácica** e **sacral**. Mais tarde, são estabelecidas duas curvaturas secundárias: a **curvatura cervical**, conforme a criança aprende a erguer a cabeça, e a **curvatura lombar**, que se forma quando a criança aprende a andar.

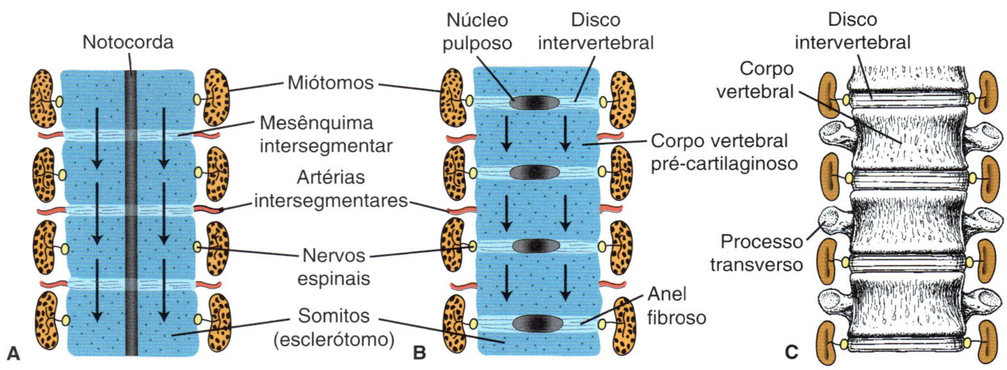

Figura 10.16 Formação da coluna vertebral em vários estágios do desenvolvimento. **A.** Na quarta semana do desenvolvimento, os segmentos do esclerótomo estão separados por um tecido menos denso entre os segmentos. Observe a posição dos miótomos, das artérias intersegmentares e dos nervos segmentares. **B.** A proliferação da metade caudal de um esclerótomo ocorre no sentido do mesênquima intersegmentar e da metade cranial do esclerótomo subjacente (*setas*). Repare no aparecimento dos discos intervertebrais. **C.** As vértebras são formadas pelas metades superior e inferior de dois esclerótomos sucessivos, bem como pelo tecido entre os segmentos. Os miótomos ligam os discos intervertebrais; portanto, podem mover a coluna vertebral.

Correlações clínicas

Defeitos vertebrais

O processo de formação e de rearranjo dos esclerótomos segmentares em vértebras definitivas é complicado, sendo bastante comum a fusão assimétrica de duas vértebras sucessivas ou a ausência de metade de uma vértebra, uma causa de **escoliose (curvatura lateral da coluna vertebral)**. Além disso, frequentemente o número de vértebras é maior ou menor que o normal. Na **sequência de Klippel-Feil**, as vértebras cervicais se fundem, causando redução da mobilidade e pescoço curto.

Um dos defeitos vertebrais mais graves resulta da fusão imperfeita ou da não união dos arcos vertebrais. Essa anomalia, conhecida como **fenda vertebral (espinha bífida)**, pode envolver apenas os arcos vertebrais ósseos, deixando a medula espinal intacta. Nesses casos, o defeito ósseo é coberto pela pele e não ocorrem déficits neurológicos (**espinha bífida oculta**). Uma anomalia mais grave é a **espinha bífida cística**, em que o tubo neural não se fecha, os arcos vertebrais não se formam e o tecido neural fica exposto. Quaisquer déficits neurológicos dependem do nível e da extensão da lesão

(Figura 10.17). Esse defeito, que ocorre em 1 a cada 2.500 nascimentos, pode ser evitado na maioria dos casos pela suplementação materna com ácido fólico antes da concepção (ver Capítulo 6). A espinha bífida pode ser detectada durante o pré-natal por intermédio de ultrassonografia, e, se o tecido neural estiver exposto, a amniocentese consegue detectar o aumento dos níveis de alfafetoproteína no líquido amniótico. (Para consultar os vários tipos de espinha bífida, ver Figura 6.7.)

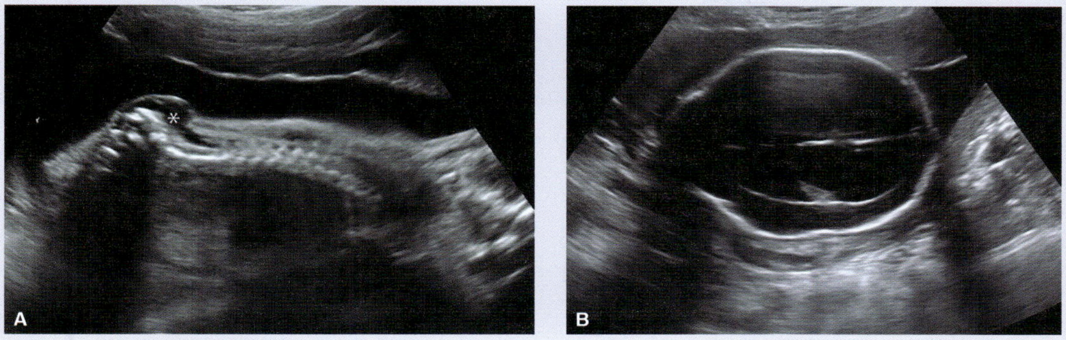

Figura 10.17 **A.** Ultrassonografia de um feto de 26 semanas com espinha bífida na região lombossacral (*asterisco*). **B.** Ultrassonografia mostrando o crânio de um feto de 26 semanas com espinha bífida. Por causa do formato do crânio, a imagem é chamada de "sinal do limão", que ocorre em alguns dos casos e se deve à tração caudal do cérebro (ver malformação de Arnold-Chiari, Capítulo 18).

COSTELAS E ESTERNO

A parte óssea de cada costela é derivada das células do esclerótomo, as quais permanecem no mesoderma paraxial e crescem para fora dos processos costais das vértebras torácicas. As cartilagens costais são formadas por células do esclerótomo que migram pela **fronteira somítica lateral** para o mesoderma da placa lateral adjacente (para obter uma descrição da fronteira somítica lateral, ver Capítulo 11). O esterno se desenvolve independentemente na camada parietal do mesoderma da placa lateral na parede corporal ventral. Duas bandas esternais são formadas na camada parietal (somática) do mesoderma da placa lateral em ambos os lados da linha média e, mais tarde, elas se fusionam para formar moldes cartilaginosos dos segmentos do manúbrio, do esterno e do processo xifoide.

Correlações clínicas

Defeitos nas costelas

Ocasionalmente, são formadas costelas extras, em geral nas regiões lombar ou cervical. As **costelas cervicais** ocorrem em aproximadamente 1% da população e em geral estão ligadas à sétima vértebra cervical. Por causa de sua localização, esse tipo de costela comprime o plexo braquial ou a artéria subclávia, resultando em graus variáveis de anestesia no membro.

Defeitos no esterno

A **fenda esternal** é um defeito muito raro e pode ser completo ou localizado em uma das extremidades do esterno. Órgãos torácicos são cobertos apenas por pele e tecidos moles. O defeito surge quando as bandas esternais não crescem juntas na linha média. Também ocorrem **centros de ossificação hipoplásicos** e **fusão prematura dos segmentos do esterno**, particularmente em crianças com defeitos cardíacos congênitos (20 a 50%). Centros múltiplos de ossificação do manúbrio ocorrem em 6 a 20% de todas as crianças, mas são especialmente comuns naquelas com síndrome de Down.

Pectus excavatum (tórax escavado) é o termo para uma depressão do esterno. ***Pectus carinatum*** (tórax carinado) se refere ao achatamento bilateral do tórax com projeção anterior do esterno, lembrando a quilha de um barco. Ambos os defeitos podem resultar de anomalias no fechamento da parede ventral do corpo ou da formação das cartilagens costais e do esterno.

RESUMO

O sistema esquelético se desenvolve a partir do mesênquima, que deriva do folheto embrionário mesodérmico e da crista neural. Alguns ossos, como os ossos chatos do crânio, sofrem **ossificação intermembranosa**, ou seja, as células mesenquimais se transformam diretamente em osteoblastos (ver Figura 10.2). Na maior parte dos ossos, como os ossos longos dos membros, o mesênquima se condensa e forma moldes de cartilagem hialina para os ossos (ver Figura 10.3). Os centros de ossificação aparecem nesses moldes cartilaginosos, transformando o osso gradualmente por meio de **ossificação endocondral**.

O crânio consiste no **neurocrânio** e no **viscerocrânio** (face). O neurocrânio inclui uma **parte membranosa**, que forma a abóbada do crânio, e uma parte cartilaginosa, o **condrocrânio**, que forma a base do crânio. As células da crista neural formam a face, parte do arco cranial e a parte precordal do condrocrânio (a parte rostral à hipófise). O mesoderma paraxial forma o restante do crânio.

A **coluna vertebral** e as **costelas** se desenvolvem a partir dos compartimentos do **esclerótomo** dos **somitos**, e o **esterno é derivado do mesoderma na parede corporal ventral**. Uma vértebra definitiva é formada pela condensação da metade caudal de um esclerótomo e sua fusão com a metade cranial do esclerótomo subjacente (ver Figura 10.16).

As muitas anomalias do sistema esquelético incluem defeitos vertebrais (espinha bífida), craniais (craniósquise e craniossinostose) e faciais (fenda palatina). Grandes malformações dos membros são raras; porém, defeitos no rádio e nos dedos estão associados frequentemente a outras anomalias (**síndromes**).

Questões

1. Por que as suturas craniais são importantes? Elas estão envolvidas em alguma anomalia?
2. Explique a origem da escoliose como uma anomalia vertebral. Quais genes poderiam estar envolvidos nessa anomalia?

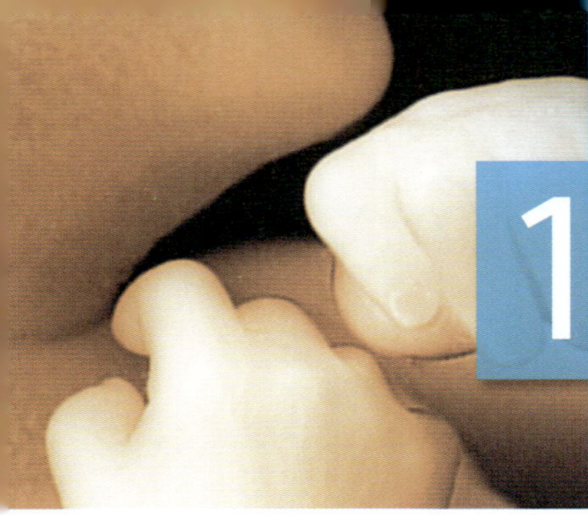

11 Sistema Muscular

Exceto por alguns tecidos musculares lisos (ver adiante), o sistema muscular se desenvolve do folheto embrionário mesodérmico e consiste em **músculos cardíaco**, **esquelético** e **liso**. O músculo esquelético é derivado do **mesoderma paraxial**, que constitui os somitos, desde a região occipital até a sacral, e os somitômeros, na cabeça. O músculo liso se diferencia a partir do **mesoderma esplâncnico visceral** que cerca o intestino e seus derivados e do ectoderma (músculos da pupila, da glândula mamária e das glândulas sudoríparas). O músculo cardíaco deriva do **mesoderma esplâncnico visceral** que cerca o tubo cardíaco.

MUSCULATURA ESQUELÉTICA ESTRIADA

A musculatura da cabeça (ver Capítulo 17) é derivada de sete **somitômeros**, que consistem em espirais parcialmente segmentadas de células mesenquimais derivadas do mesoderma paraxial (ver Capítulo 6). A musculatura do esqueleto axial, da parede corporal e dos membros é derivada dos **somitos**, que inicialmente se formam como somitômeros e se estendem da região occipital até o broto da cauda. Imediatamente após a segmentação, esses somitômeros sofrem um processo de **epitelização** e dão origem a uma "bola" de células epiteliais com uma pequena cavidade no centro (Figura 11.1A). A região ventral de cada somito, então, volta a ser mesenquimal e cria o **esclerótomo** (Figura 11.1B a D) e as células osteogênicas das vértebras e das costelas. As células na região superior do somito formam o dermátomo e as duas mioformadoras nos lábios (ou bordas) ventrolateral (LVL) e dorsomedial (LDM), respectivamente (Figura 11.1B). As células dessas duas áreas migram e proliferam para originar as células musculares progenitoras ventrais ao **dermátomo**, formando, assim, o **dermomiótomo** (Figura 11.2; ver Figura 11.1B e C). Algumas células da região do LVL também migram para a camada parietal adjacente do mesoderma da placa lateral (ver Figura 11.1B). Ali, elas formam a **parede abdominal** (músculos reto, oblíquos interno e externo e transverso do abdome), os músculos **infra-hioides** e os **músculos dos membros**. As células remanescentes no miótomo formam os **músculos do dorso**, da **cintura escapular** e **intercostais** (Quadro 11.1).

Inicialmente, há uma fronteira bem definida entre cada somito e a camada parietal de mesoderma da placa lateral, chamada de **fronteira somítica lateral** (ver Figura 11.1B). Essa fronteira separa dois domínios mesodérmicos no embrião:

1. O **domínio primaxial**, que consiste na região ao redor do tubo neural e contém apenas células derivadas do somito (mesoderma paraxial)
2. O **domínio abaxial**, que consiste na camada parietal do mesoderma da placa lateral junto com as células somíticas que migraram pela fronteira somítica lateral.

As células musculares que atravessam essa fronteira (as da borda do LVL do miótomo) e entram no mesoderma da placa lateral englobam os precursores **abaxiais** das células musculares e recebem muitos de seus sinais de diferenciação do mesoderma da placa lateral (Figura 11.3). As que permanecem no mesoderma paraxial e não atravessam a fronteira (as células do LVL remanescentes e todas as células do LDM) englobam os precursores **primaxiais** das células musculares e recebem muitos de seus sinais para o desenvolvimento do tubo neural e da notocorda (ver Figura 11.3). Independentemente de seu domínio, **cada miótomo recebe sua inervação de nervos espinais derivados do mesmo segmento das células musculares.**

A fronteira somítica lateral também define a borda entre a derme derivada dos dermátomos nas costas e a derme derivada do mesoderma da placa lateral na parede corporal. Ela também define um limite para o desenvolvimento das costelas, de modo que os componentes ósseos de cada uma são derivados das células do esclerótomo primaxial, enquanto as porções cartilaginosas das costelas, que se ligam ao esterno, são derivadas das células do esclerótomo, que migram pela fronteira somítica lateral (células abaxiais).

INERVAÇÃO DOS MÚSCULOS ESQUELÉTICOS AXIAIS

A **nova descrição** do desenvolvimento muscular caracterizado pelos domínios primaxial e abaxial difere do velho conceito dos epímeros (músculos do dorso) e dos hipômeros (músculos dos membros e da parede corporal), que se baseava em uma definição funcional da inervação: os músculos epiméricos eram os inervados pelos ramos primários dorsais; os músculos hipoméricos, pelos ramos primários ventrais. A nova descrição é fundamentada na **origem embriológica** real das células musculares de duas populações diferentes de precursores musculares, as células abaxiais e primaxiais, e não sua inervação. A descrição não exclui o fato de que **os músculos epaxiais (acima do eixo) (músculos do dorso) são inervados pelos ramos primários dorsais**, enquanto **os hipaxiais (abaixo do eixo) (músculos da parede corporal e dos membros), são inervados pelos ramos primários ventrais** (Figura 11.4).

MÚSCULOS ESQUELÉTICOS E TENDÕES

Durante a diferenciação, células precursoras, os **mioblastos**, fusionam-se e formam fibras musculares longas e multinucleadas. As miofibrilas surgem logo depois no citoplasma, e, até o fim do terceiro mês, surgem as estriações transversais,

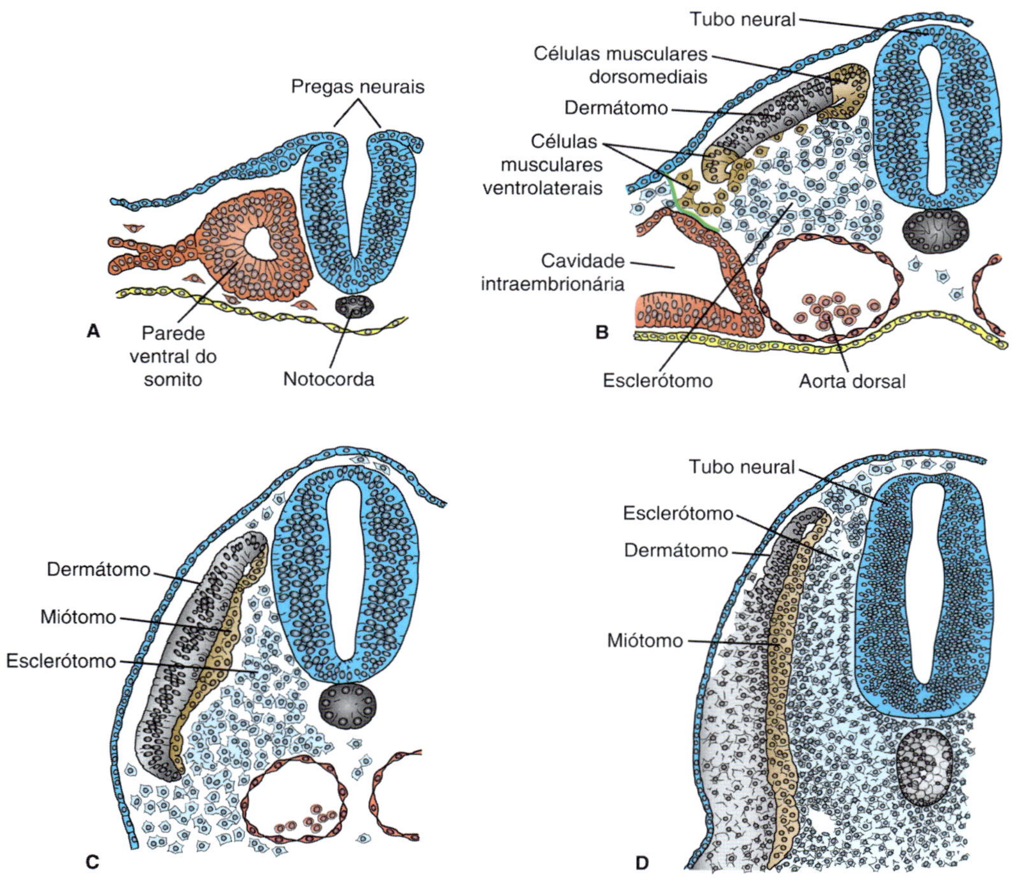

Figura 11.1 Estágios de desenvolvimento em um somito. **A.** As células mesodérmicas se tornam epiteliais e ficam dispostas ao redor de um pequeno lúmen. **B.** As células nas paredes ventral e medial do somito perdem suas características epiteliais e migram ao redor do tubo neural e da notocorda. Algumas delas se movem para a camada parietal do mesoderma da placa lateral e, coletivamente, constituem o esclerótomo. As células nas regiões ventrolateral (LVL) e dorsomedial (LDM) do somito formam os precursores das células musculares. As células de ambas as regiões migram ventralmente para o dermátomo para formar o dermomiótomo. As células do LVL também migram para a camada parietal do mesoderma da placa lateral através da fronteira somítica lateral (*linha verde*). Em conjunto, as células somíticas e as do mesoderma da placa lateral constituem o domínio abaxial do mesoderma, enquanto o domínio primaxial mesodermal contém apenas células somíticas (mesoderma paraxial). **C.** Juntas, as células do dermátomo e as células musculares associadas a elas compõem o dermomiótomo. **D.** O dermomiótomo começa a se diferenciar: as células do miótomo contribuem para os músculos primaxiais, e as células do dermátomo formam a derme das costas.

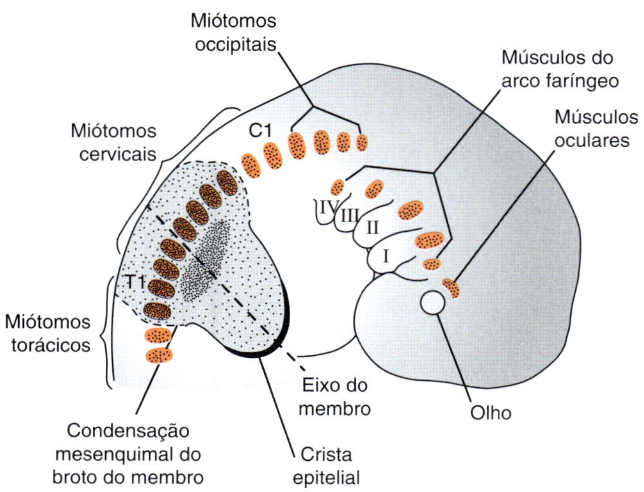

Figura 11.2 Ilustração que mostra a musculatura da cabeça e do pescoço, derivada dos somitômeros e dos miótomos que se formam da região occipital caudalmente em um embrião de 7 semanas.

Quadro 11.1 Origens dos músculos a partir dos precursores abaxiais e primaxiais.

	Primaxial	Abaxial
Região cervical	Escalenos Gênio-hióideo Pré-vertebral	Infra-hióideo
Região toraco-abdominal	Intercostais	Peitorais maior e menor Oblíquo externo do abdome Oblíquo interno do abdome Transverso do abdome Esternal Reto do abdome Diafragma pélvico
Membro superior	Romboides Levantador da escápula Latíssimo dorsal	Músculos distais do membro
Membro inferior[a]		Todos os músculos dos membros inferiores

[a]A origem precisa dos músculos da região pélvica e dos membros inferiores não foi determinada, mas a maioria deles (ou todos) tem origem abaxial.

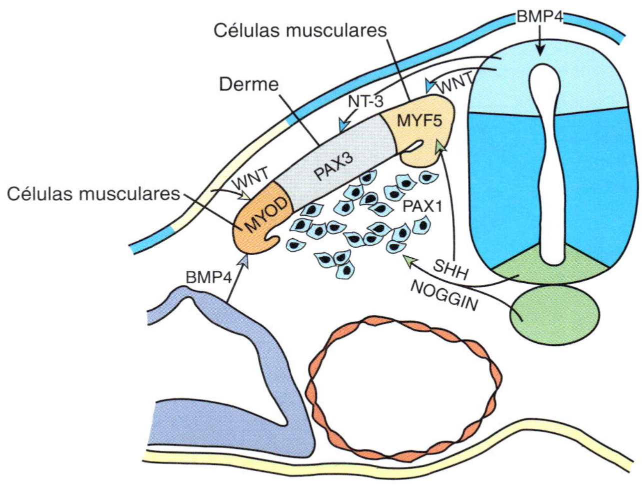

Figura 11.3 Padrões de expressão dos genes que regulam a diferenciação somítica. *Sonic hedgehog* (*SHH*) e *noggin*, secretadas pela notocorda e pelo assoalho do tubo neural, fazem com que a parte ventral do somito forme o esclerótomo e expresse *PAX1*, que, por sua vez, controla a condrogênese e a formação das vértebras. WNT e as concentrações baixas da proteína SHH no tubo neural dorsal ativam *PAX3*, que demarca o dermátomo. As proteínas WNT também direcionam a porção dorsomedial (LDM) do somito a formar células precursoras musculares e a expressar o gene específico dos músculos, *MYF5*. A porção dermátomo do somito dá origem à derme pela ação da proteína neurotrofina 3 (NT-3), secretada pelo tubo neural dorsal. A influência combinada das proteínas WNT, ativadoras, com a proteína morfogenética óssea 4 (BMP4), inibidora, ativa a expressão de *MyoD* na região do LVL, para criar um segundo grupo de precursores musculares.

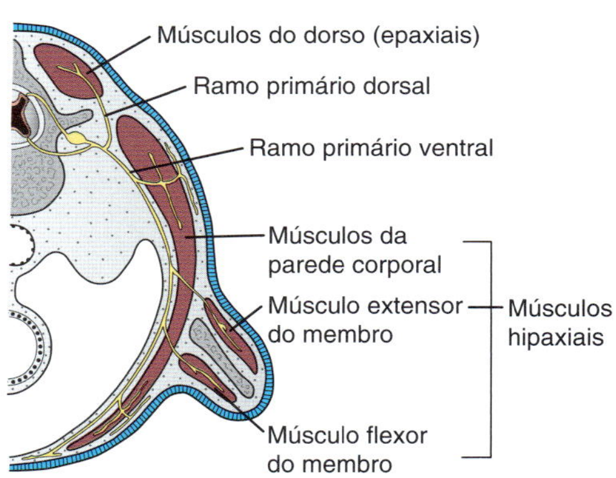

Figura 11.4 Corte transversal através da metade do embrião mostrando a inervação da musculatura em desenvolvimento. Músculos epaxiais (músculos próprios do dorso) são inervados pelos ramos primários dorsais (posteriores). Os músculos hipaxiais (parede corporal e membros) são inervados pelos ramos primários ventrais (anteriores).

típicas dos músculos esqueléticos. Um processo semelhante acontece nos sete somitômeros na região da cabeça, rostrais aos somitos occipitais. Os somitômeros, entretanto, nunca se segregam em regiões reconhecíveis de esclerótomo e dermomiótomo antes da diferenciação. Os **tendões**, para a ligação dos músculos aos ossos, são derivados das células do esclerótomo adjacentes aos miótomos nos limites anterior e posterior dos somitos. O fator de transcrição ***SCLERAXIS*** regula o desenvolvimento dos tendões.

REGULAÇÃO MOLECULAR DO DESENVOLVIMENTO MUSCULAR

Os genes que regulam o desenvolvimento muscular foram identificados recentemente. A proteína morfogenética óssea 4 (BMP4) e, provavelmente, o fator de crescimento de fibroblastos do mesoderma da placa lateral, junto com as proteínas WNT do ectoderma adjacente, sinalizam para as células do LVL do dermátomo expressarem o gene específico dos músculos, *MyoD* (ver Figura 11.3). A BMP4 secretada pelas células do ectoderma induz a produção de proteínas WNT pelo tubo neural dorsal ao mesmo tempo que as baixas concentrações das proteínas *sonic hedgehog* (SHH) secretadas pela notocorda e pelo assoalho do tubo neural alcançam as células do LDM do dermomiótomo. Juntas, essas proteínas induzem a expressão de *MYF5* e de *MyoD* nessas células (repare que SHH não atua na especificação das células do LVL). Tanto *MyoD* quanto *MYF5* são membros de uma família de fatores de transcrição chamados de **fatores reguladores miogênicos (FRM)**, e esse grupo de genes ativa as vias para o desenvolvimento muscular.

PADRONIZAÇÃO DOS MÚSCULOS

Os padrões para a formação muscular são controlados pelo tecido conjuntivo para o qual os mioblastos migram. Na região da cabeça, esses tecidos conjuntivos são derivados das **células da crista neural**; nas regiões cervical e occipital, eles se diferenciam com base no **mesoderma somítico**; e na parede corporal e nos membros, eles formam a **camada parietal do mesoderma da placa lateral**.

MUSCULATURA DA CABEÇA

Todos os músculos voluntários da região da cabeça são derivados do mesoderma paraxial (somitômeros e somitos), inclusive a musculatura da língua, dos olhos (exceto a musculatura da íris, que é derivada do ectoderma do cálice óptico) e a associada aos arcos faríngeos (visceral) (Quadro 11.2; ver Figura 11.2). Os padrões para a formação muscular na cabeça são direcionados por elementos do tecido conjuntivo derivados das células da crista neural.

Quadro 11.2 Origem dos músculos craniofaciais.

Origem mesodérmica	Músculos	Inervação
Somitômeros 1 e 2	Retos superior, medial e ventral	Oculomotor (III)
Somitômero 3	Oblíquo superior	Troclear (IV)
Somitômero 4	Músculos que fecham a mandíbula	Trigêmeo (V)
Somitômero 5	Reto lateral	Abducente (VI)
Somitômero 6	Músculos que abrem a mandíbula, outros do segundo arco	Facial (VII)
Somitômero 7	Estilofaríngeo	Glossofaríngeo (IX)
Somitos 1 e 2	Laríngeos intrínsecos	Vago (X)
Somitos 2 a 5[a]	Língua	Hipoglosso (XII)

[a]Os somitos 2 a 5 constituem o grupo occipital.

MUSCULATURA DOS MEMBROS

A primeira indicação da musculatura dos membros é observada na sétima semana do desenvolvimento como uma condensação do mesênquima próxima à base dos brotos dos membros (ver Figura 11.2). O mesênquima é derivado dos precursores das células musculares dos somitos, que migram no broto dos membros para formar os músculos. Do mesmo modo que em outras regiões, o tecido conjuntivo derivado da camada parietal do mesoderma da placa lateral, que também dá origem aos ossos do membro, é que dita o padrão da formação muscular (ver Capítulo 12).

MÚSCULO CARDÍACO

O músculo cardíaco se desenvolve a partir do mesoderma visceral que circunda o tubo cardíaco endotelial. Os mioblastos aderem um ao outro por ligações especiais que resultam mais tarde nos **discos intercalares**. As miofobrilas se desenvolvem como no músculo esquelético, mas os mioblastos não se fusionam. Durante o desenvolvimento mais tardio, ficam visíveis alguns feixes especiais de fibras musculares com miofibrilas distribuídas irregularmente. Esses feixes, as **fibras de Purkinje**, formam o sistema de condução do coração.

MÚSCULO LISO

O músculo liso da aorta dorsal e das grandes artérias é derivado do mesoderma da placa lateral e das células da crista neural. Nas artérias coronárias, o músculo liso se origina de células pró-epicárdicas (ver Capítulo 13) e das células da crista neural (segmentos proximais). O músculo liso na parede do intestino e os derivados do intestino surgem da camada visceral do mesoderma da placa lateral que cerca essas estruturas. Apenas os músculos esfíncteres e dilatadores da pupila e o tecido muscular nas glândulas mamárias e sudoríparas são derivados do ectoderma.

O **fator de resposta sérica (FRS)** é um fator de transcrição responsável pela diferenciação do músculo liso. Ele é regulado positivamente por fatores de crescimento por meio de vias de fosforilação por quinases. A **miocardina** e os ***fatores de transcrição relacionados com a miocardina (FTRM)*** agem, então, como coativadores para aumentar a atividade do FRS, iniciando, assim, a cascata genética responsável pelo desenvolvimento do músculo liso.

Correlações clínicas

A ausência parcial ou completa de um músculo é comum e habitualmente não é debilitante. Os exemplos incluem a ausência completa dos músculos palmar longo, serrátil anterior e quadrado femoral. Um defeito mais sério é chamado de **sequência de Poland** e ocorre em um a cada 20 mil indivíduos. É caracterizada pela ausência do músculo peitoral menor e pela ausência parcial do músculo peitoral maior (em geral, a cabeça do esterno) (Figura 11.5). Os mamilos e a aréola estão ausentes ou deslocados, e frequentemente há defeitos nos dedos (sindactilia [dedos fusionados] e braquidactilia [dedos curtos]) no lado afetado. A natureza desfigurante dos defeitos pode ser problemática, especialmente para as mulheres por causa do desenvolvimento das mamas.

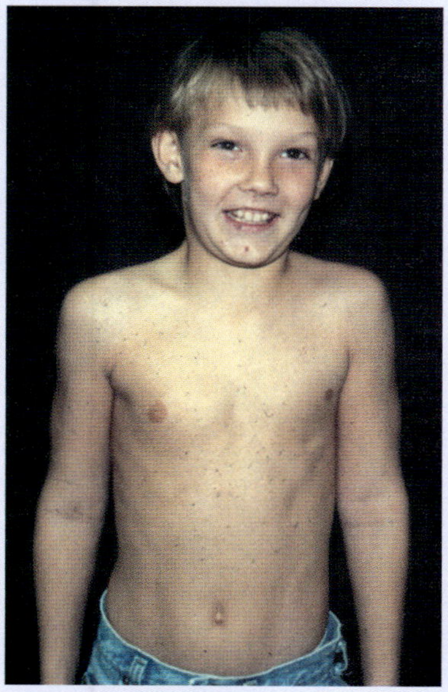

Figura 11.5 Sequência de Poland. O músculo peitoral menor e parte do peitoral maior estão ausentes no hemitórax esquerdo do paciente. Observe o deslocamento do mamilo e da aréola.

A ausência parcial ou total da musculatura abdominal é chamada de **síndrome do abdome em ameixa seca** (Figura 11.6). Em geral, a parede abdominal é tão fina que os órgãos são visíveis e facilmente palpáveis. Esse defeito algumas vezes está associado a malformações do sistema urinário e da bexiga, incluindo obstrução uretral. Esses defeitos causam acúmulo de líquido que distende o abdome, resultando em atrofia dos músculos abdominais.

Distrofia muscular é o termo para descrever um grupo de doenças congênitas musculares hereditárias associadas a desgaste muscular progressivo e fraqueza. Existem muitos tipos de doenças, sendo a **distrofia muscular de Duchenne (DMD)** a mais comum (um para cada 4 mil nascimentos de meninos). É herdada de modo **recessivo ligado ao X**, de maneira que os homens são afetados muito mais frequentemente que as mulheres. Tanto a DMD quanto a **distrofia muscular de Becker (DMB)** são causadas por mutações no gene da **distrofina** no cromossomo X. Entretanto, na DMD, não é produzida distrofina funcional e o acometimento é muito mais grave e com início mais precoce (< 5 anos de idade *versus* 8 a 25 anos na DMB). A distrofina é uma proteína citoplasmática que forma um complexo proteico associado à distrofina que liga o citoesqueleto à matriz extracelular.

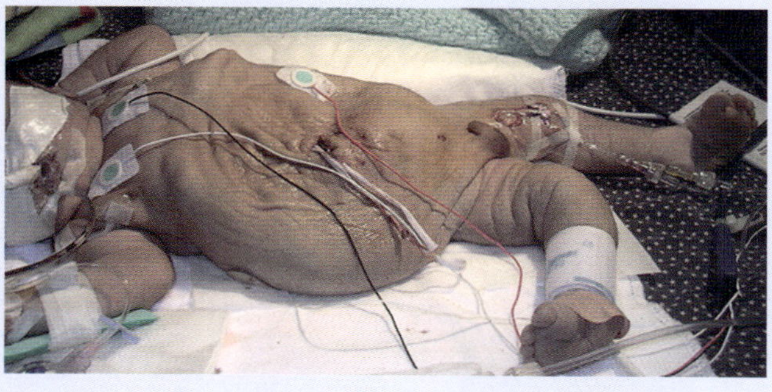

Figura 11.6 Síndrome do abdome em ameixa seca: distensão abdominal por causa de atrofia da parede muscular abdominal.

RESUMO

A **maioria dos músculos** tem origem no **mesoderma**. Os esqueléticos são derivados do mesoderma paraxial, incluindo: (1) os **somitos**, que originam os músculos do esqueleto axial, da parede corporal e dos membros; e (2) os **somitômeros**, que dão origem aos músculos da cabeça. As células progenitoras dos tecidos musculares são derivadas das bordas (lábios) ventrolateral (LVL) e dorsomedial (LDM) do dermomiótomo prospectivo. As células de ambas as regiões contribuem para a formação do miótomo. Algumas do LVL também migram pela **fronteira somítica lateral** para a camada parietal do mesoderma da placa lateral. Essa fronteira (ou borda) separa dois domínios mesodérmicos do embrião: (1) o **domínio primaxial**, que cerca o tubo neural e contém apenas células derivadas dos somitos (mesoderma paraxial); e (2) o **domínio abaxial**, que consiste na camada parietal do mesoderma da placa lateral em combinação com células derivadas dos somitos que migram pela fronteira para essa região (ver Figura 11.1). As células precursoras dos músculos abaxiais se diferenciam nos **músculos infra-hioides, nos músculos da parede corporal (reto, oblíquos externo e interno e transverso do abdome) e nos músculos dos membros**. As células precursoras dos **músculos primaxiais formam os músculos do dorso, alguns da cintura escapular e os intercostais** (ver Quadro 11.1). Os músculos das costas (**músculos epaxiais**) são inervados pelos **ramos primários dorsais**, enquanto os dos membros e da parede corporal (**músculos hipaxiais**) são inervados pelos **ramos primários ventrais**. Os sinais moleculares para a indução das células musculares surgem dos tecidos adjacentes às células musculares prospectivas. Assim, sinais do mesoderma da placa lateral (**BMP**) e do ectoderma sobrejacente (**WNT**) induzem as células do LVL, enquanto sinais do tubo neural e da notocorda (**SHH** e **WNT**) induzem as células do LDM. O **tecido conjuntivo** derivado dos somitos, o mesoderma parietal e a crista neural (região da cabeça) fornecem um parâmetro para o estabelecimento dos padrões musculares. A **maioria dos músculos lisos** e das **fibras musculares cardíacas** é derivada do **mesoderma esplâncnico**. Os músculos lisos da pupila, da glândula mamária e das glândulas sudoríparas se diferenciam a partir do ectoderma.

Questões

1. As células musculares são derivadas de quais (duas) regiões do somito? Qual região contribui para o domínio do mesoderma abaxial? Quais músculos são formados dos domínios abaxial e primaxial?
2. Ao examinar uma recém-nascida, você repara que seu mamilo direito está deslocado na direção da axila e que sua dobra axilar anterior direita está praticamente ausente. Qual é o seu diagnóstico?
3. A padronização dos músculos depende de que tipo de tecido?
4. Como você explica o fato de o nervo frênico, originário dos segmentos cervicais 3, 4 e 5, inervar o diafragma na região torácica?

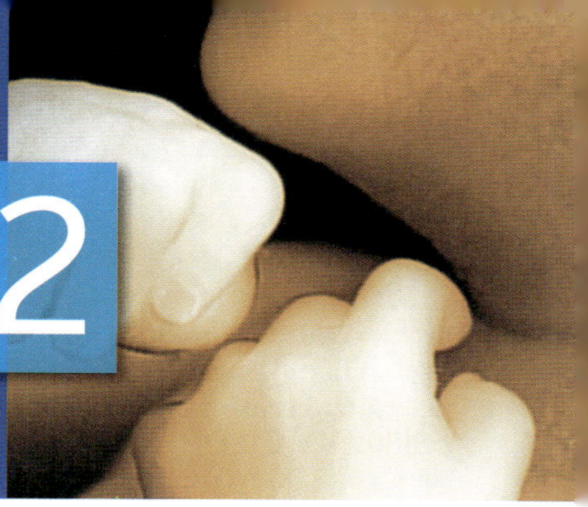

Membros 12

CRESCIMENTO E DESENVOLVIMENTO DOS MEMBROS

Os membros, incluindo as cinturas escapular e pélvica, constituem o esqueleto apendicular. No fim da quarta semana do desenvolvimento, os brotos dos membros se tornam visíveis como protrusões que formam cristas na parede corporal ventrolateral (Figura 12.1A). Os membros anteriores aparecem primeiro, seguidos pelos membros inferiores 1 ou 2 dias depois. Por volta da quinta semana, os membros alcançam o estágio de broto (Figura 12.1B). Inicialmente, os brotos dos membros consistem em um núcleo mesenquimal derivado da camada parietal (somática) do mesoderma da placa lateral, que formará os ossos e os tecidos conjuntivos do membro, coberto por uma camada de ectoderma cuboide. O ectoderma na borda distal do membro é espesso e forma a **crista ectodérmica apical (CEA)** (Figura 12.2; ver Figura 12.9A). Essa crista exerce influência indutora sobre o mesênquima subjacente, fazendo com que ele permaneça como uma população de células indiferenciadas e de proliferação rápida, a **zona indiferenciada**. À medida que o membro cresce, as células que estão mais distantes da influência da CEA começam a se diferenciar em cartilagem e em músculo. Dessa maneira, o desenvolvimento de cada membro se dá no sentido proximodistal em seus três componentes: **estilópode** (úmero e fêmur), **zeugópode** (rádio/ulna e tíbia/fíbula) e **autópode** (carpos, metacarpos, dedos/tarsos, dedos/metatarsos).

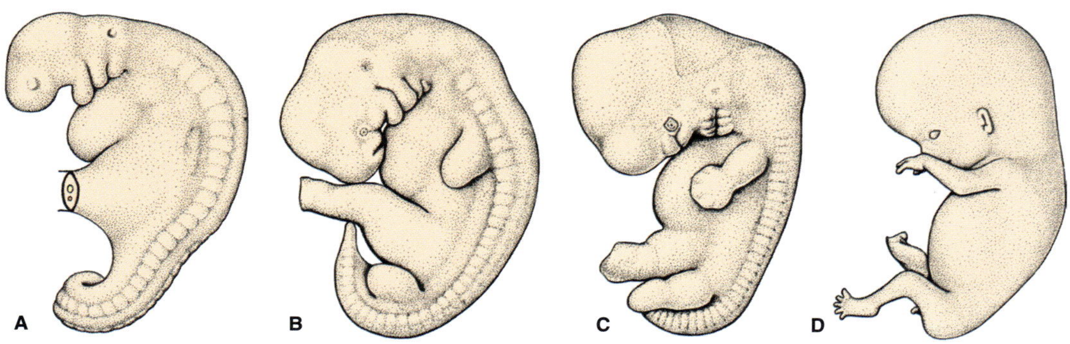

Figura 12.1 Desenvolvimento dos brotos dos membros em embriões humanos. **A.** Na quarta semana, as protrusões ao longo da parede corporal lateral formam cristas. **B.** Na quinta semana, o membro alcança o estágio de broto. **C.** Na sexta semana, mãos e pés são formados. **D.** Por volta da oitava semana, os dedos das mãos e dos pés estão presentes. O desenvolvimento dos membros inferiores tem um atraso de 1 ou 2 dias em relação aos superiores.

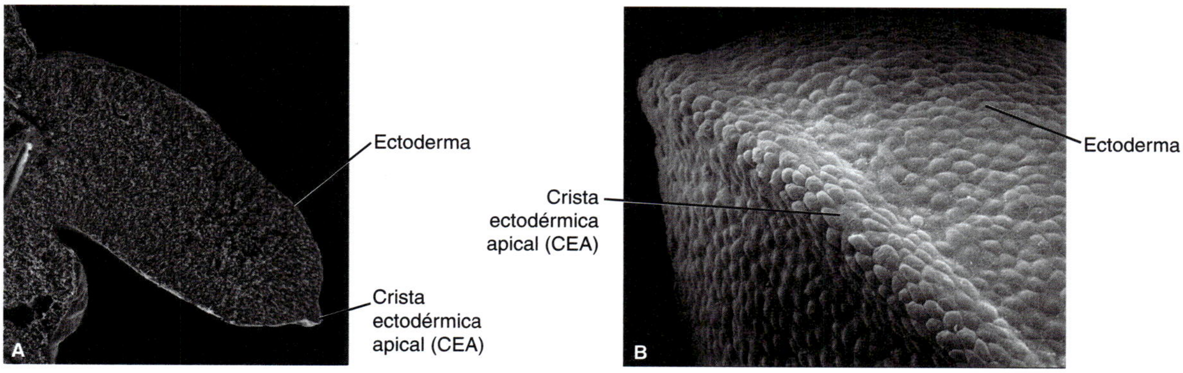

Figura 12.2 **A.** Corte transversal através do broto do membro de um embrião de galinha, exibindo um cerne de mesênquima coberto por uma camada de ectoderma que se espessa na borda distal do membro, formando a crista ectodérmica apical (CEA). Nos seres humanos, isso ocorre durante a quinta semana do desenvolvimento. **B.** Vista externa de um membro de galinha (ampliação) mostrando o ectoderma e a região especializada na extremidade do membro, chamada de CEA.

Nos embriões de 6 semanas, a porção terminal dos brotos dos membros se achata para formar as **placas das mãos** e **dos pés** e se separa do segmento proximal por uma constrição circular (Figura 12.1C). Mais tarde, uma segunda constrição divide a porção proximal em dois segmentos, e as principais regiões das extremidades podem ser reconhecidas (Figura 12.1D). Os dedos das mãos e dos pés se formam quando ocorre **morte celular** na CEA, separando essa crista em cinco partes (Figura 12.3A). A formação posterior dos dedos depende da continuidade de seu crescimento sob a influência dos cinco segmentos da crista ectodérmica, da condensação do mesênquima formando os raios cartilaginosos e da morte do tecido intermediário entre os raios (Figura 12.3B e C).

O desenvolvimento dos membros superiores e inferiores é semelhante, exceto pelo fato de que a morfogênese dos membros inferiores ocorre aproximadamente 1 ou 2 dias depois da dos membros superiores. Além disso, durante a sétima semana de gestação, os membros giram em direções opostas. Os membros superiores giram lateralmente 90°, de modo que os músculos extensores se encontram nas superfícies lateral e posterior e os polegares se encontram lateralmente; enquanto os membros inferiores giram medialmente aproximadamente 90°, colocando os músculos extensores na superfície anterior e o hálux em posição medial.

Enquanto o formato exterior está sendo estabelecido, o mesênquima dos brotos começa a se condensar e essas células se diferenciam em condrócitos (Figura 12.4). Até a sexta semana de desenvolvimento, esses condrócitos formam os primeiros **moldes de cartilagem hialina**, prenunciando os ossos dos membros das extremidades (Figura 12.5; ver Figura 12.4). As articulações são formadas nas condensações cartilaginosas quando a condrogênese é interrompida e é induzida uma **interzona** articular. As células nessa região aumentam em número e em densidade e, então, constitui-se uma cavidade articular por morte celular. As células circunjacentes se diferenciam na

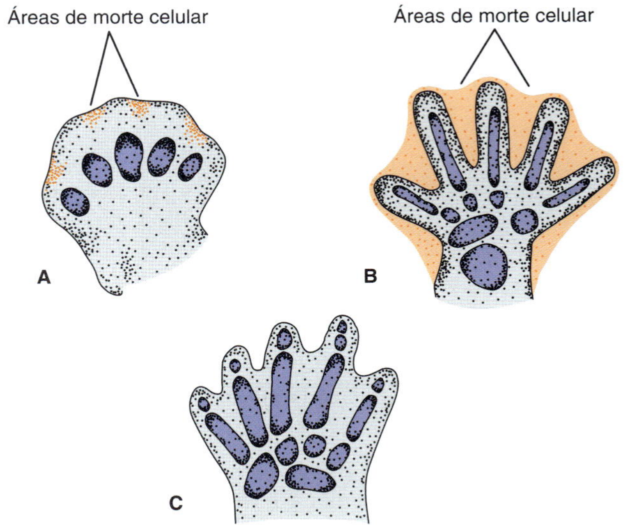

Figura 12.3 Representação esquemática das mãos humanas. **A.** Com 48 dias, a morte celular na crista ectodérmica apical (CEA) cria uma crista separada para cada dedo. **B.** Com 51 dias, a morte celular nos espaços interdigitais leva à separação dos dedos. **C.** Com 56 dias, a separação dos dedos está completa.

cápsula articular. Os fatores que regulam o posicionamento das articulações não são conhecidos, mas a molécula WNT14 secretada parece ser um sinal indutor.

A ossificação dos ossos dos membros, a **ossificação endocondral**, começa no fim do período embrionário. **Centros primários de ossificação** são encontrados em todos os ossos longos dos membros na décima segunda semana do desenvolvimento. Do centro primário na **diáfise** do osso, a ossificação endocondral progride gradualmente em direção às extremidades dos moldes cartilaginosos (ver Figura 12.5).

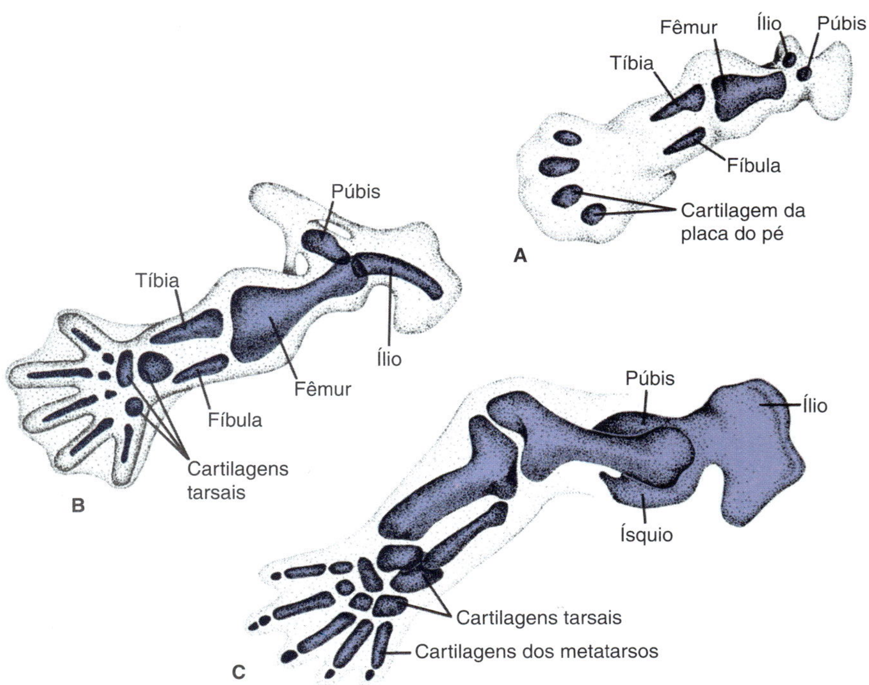

Figura 12.4 **A.** Membro inferior de um embrião de 6 semanas, ilustrando os primeiros moldes de cartilagem hialina. **B** e **C.** Conjunto completo de moldes de cartilagem hialina ao fim da sexta semana e ao início da oitava semana, respectivamente.

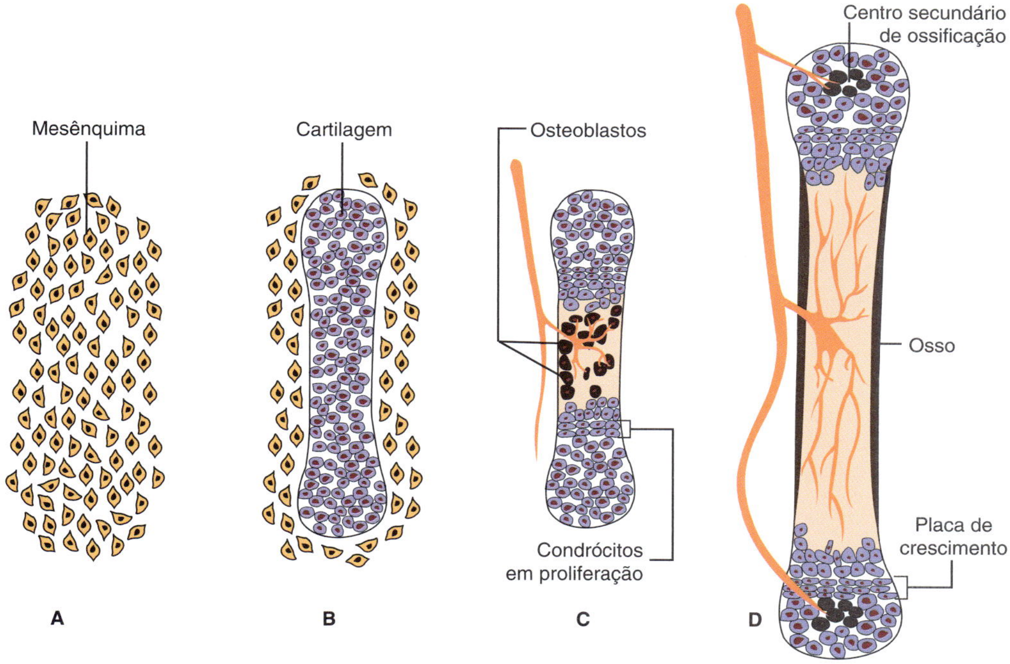

Figura 12.5 Ossificação endocondral. **A.** Células mesenquimais começam a se condensar e a se diferenciar em condrócitos. **B.** Os condrócitos formam um molde cartilaginoso do osso em prospecção. **C** e **D.** Os vasos sanguíneos invadem o centro do molde cartilaginoso, trazendo os osteoblastos (células pretas) e restringindo os condrócitos em proliferação para as extremidades (epífises) dos ossos. Os condrócitos na parte diafisária sofrem hipertrofia e apoptose conforme a matriz circunjacente se mineraliza. Os osteoblastos se ligam à matriz mineralizada e depositam matrizes ósseas. Mais tarde, conforme os vasos sanguíneos invadem as epífises, formam-se os centros secundários de ossificação. O crescimento dos ossos é mantido pela proliferação de condrócitos nas placas de crescimento.

Em geral, ao nascimento, as diáfises do osso estão completamente ossificadas, mas as duas extremidades, as **epífises**, ainda são cartilaginosas. Entretanto, um pouco depois, centros de ossificação aparecem nas epífises. Temporariamente, uma placa cartilaginosa permanece entre os centros de ossificação diafisário e epifisário. Essa placa, a **placa epifisária**, desempenha um papel importante no aumento de comprimento dos ossos. A ossificação endocondral ocorre em ambos os lados da placa (ver Figura 12.5). Quando o osso adquire seu comprimento total, a placa epifisária desaparece e as epífises se unem à diáfise do osso.

Nos ossos longos, encontra-se uma placa epifisária em cada extremidade; nos ossos menores, como as falanges, ela é encontrada em apenas uma extremidade; nos ossos irregulares, como as vértebras, existem um ou mais centros primários de ossificação e, em geral, vários centros secundários.

As **articulações sinoviais** entre os ossos começam a se constituir ao mesmo tempo que as condensações mesenquimais iniciam o processo de formação de cartilagem. Assim, na região entre os dois primórdios ósseos se condrificando, chamada de **interzona** (p. ex., entre a tíbia e o fêmur na articulação do joelho), o mesênquima condensado se diferencia em tecido fibroso denso. Esse tecido fibroso forma, então, a **cartilagem articular**, que recobre as extremidades dos dois ossos adjacentes; as **membranas sinoviais**; os **meniscos e os ligamentos dentro da cápsula articular** (p. ex., os ligamentos cruzados anterior e posterior do joelho). A própria **cápsula articular** é derivada de células mesenquimais que circundam a região da interzona. As **articulações fibrosas** (p. ex., as suturas no crânio) também se formam a partir das regiões de interzona, mas, nesse caso, a interzona permanece como uma estrutura fibrosa densa.

MUSCULATURA DOS MEMBROS

A musculatura dos membros é derivada das células ventrolaterais dos somitos, que migram para os membros formando os músculos. Inicialmente, esses componentes musculares são segmentados de acordo com os somitos dos quais eles derivam (Figura 12.6). Entretanto, com o alongamento dos brotos dos membros, o tecido muscular primeiramente se divide nos componentes flexor e extensor (Figura 12.7) e, então, adicionais divisões

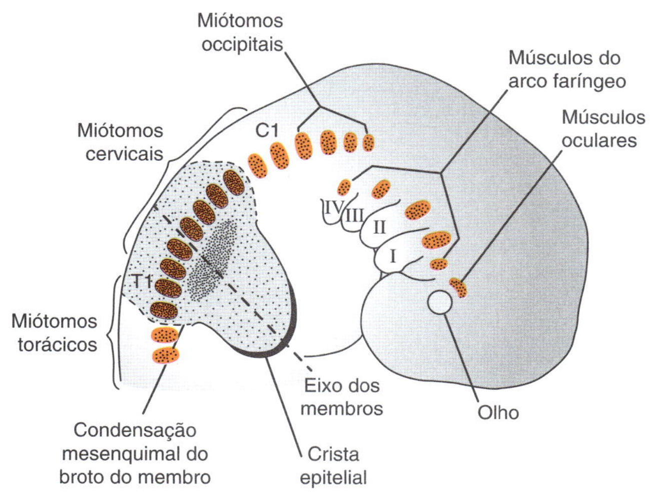

Figura 12.6 As células musculares dos membros são derivadas dos somitos em níveis segmentares específicos. Para os membros superiores, esses segmentos são C5-T2; para os membros inferiores, eles são L2-S2. Finalmente, os músculos derivam de mais de um segmento e, desse modo, perde-se o padrão de segmentação inicial.

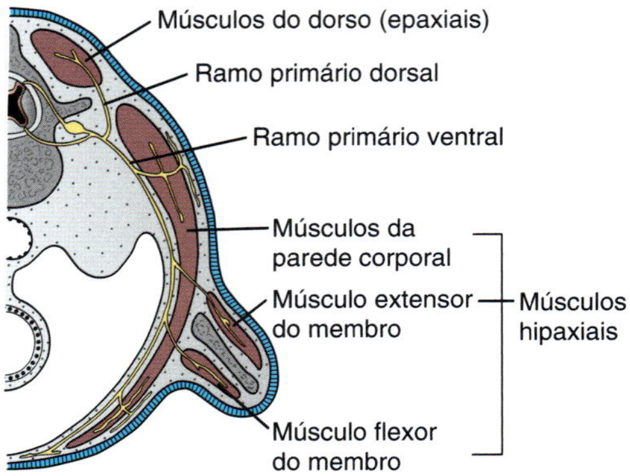

Figura 12.7 À medida que as células musculares se movem para os membros, elas se dividem nos compartimentos dorsal (extensor) e ventral (flexor). Os músculos são inervados pelos ramos primários ventrais, que se dividem inicialmente para formar os ramos dorsal e ventral para esses compartimentos. Finalmente, os ramos de suas respectivas divisões dorsal e ventral se unem nos grandes nervos dorsal e ventral.

e fusões ocorrem, de modo que um único músculo pode ser formado a partir de mais de um segmento original. O complexo padrão muscular resultante é determinado pelo tecido conjuntivo derivado do mesoderma da placa lateral.

Os brotos dos membros superiores se encontram opostos aos cinco segmentos cervicais inferiores e aos dois segmentos torácicos superiores (ver Figura 12.6), enquanto os brotos dos membros inferiores se encontram opostos aos quatro segmentos lombares inferiores e aos quatro segmentos sacrais superiores. Assim que os brotos se formam, os ramos primários ventrais dos nervos espinais apropriados penetram o mesênquima. Primeiramente, cada ramo ventral entra com os ramos ventral e dorsal derivados de seu segmento espinal específico, mas, em seguida, os ramos em suas respectivas divisões começam a se unir para formar grandes nervos dorsais e ventrais (ver Figura 12.7). Assim, o **nervo radial**, que supre a musculatura extensora, é constituído por uma combinação de ramos dos segmentos dorsais, enquanto os **nervos ulnar** e **médio**, que suprem a musculatura flexora, são formados por uma combinação de ramos ventrais. Imediatamente após os nervos entrarem nos brotos dos membros, eles estabelecem um contato próximo com as condensações mesodérmicas em diferenciação. Esse contato inicial entre nervos e células musculares é um pré-requisito para a completa diferenciação funcional.

Os nervos espinais não somente desempenham um papel importante para a diferenciação e a inervação motora da musculatura dos membros, como também fornecem a **inervação sensorial** para os **dermátomos**. Embora o padrão original do dermátomo varie com o crescimento e com a rotação dos membros, no adulto ainda pode ser reconhecida uma sequência organizada (Figura 12.8).

Regulação molecular do desenvolvimento dos membros

O posicionamento dos membros ao longo do eixo craniocaudal nas regiões laterais do embrião é regulado pelos **genes *HOX*** expressos ao longo do eixo. Esses genes ***homeobox*** são expressos em padrões sobrepostos da cabeça até a cauda (ver Capítulo 6), sendo que alguns têm limites mais craniais que os outros. Por exemplo, o limite da expressão cranial de ***HOXB8*** está na borda cranial dos membros anteriores, e a desregulação da expressão desse gene altera o posicionamento desses membros. A especificação dos membros anteriores é regulada pelo fator de transcrição ***TBX5***; a especificação do membro posterior é regulada por ***TBX4***.

Uma vez que o posicionamento ao longo do eixo craniocaudal é determinado, o crescimento tem de ser regulado ao longo dos eixos proximodistal, anteroposterior e dorsoventral (Figura 12.9). O brotamento dos membros é iniciado pelo fator de crescimento do fibroblasto (FGF) 10 secretado pelas células do mesoderma da placa lateral (Figura 12.9A). Uma vez que o brotamento é iniciado, as proteínas morfogenéticas ósseas

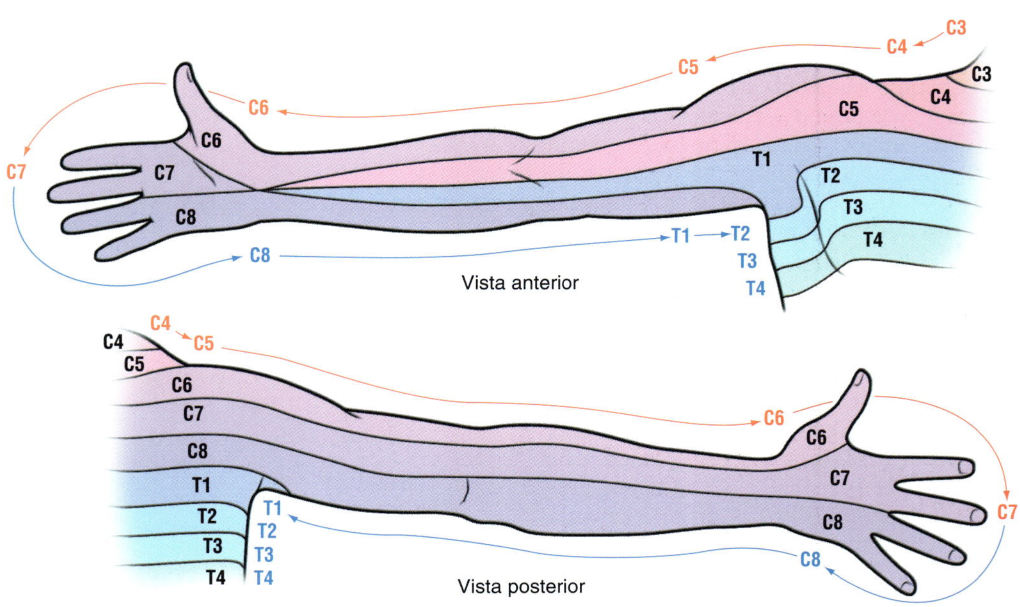

Figura 12.8 Membros superiores com a representação da sua inervação sensorial para os dermátomos. Observe que a inervação sensorial do membro mantém um padrão segmentado que reflete a origem embriológica de cada dermátomo e sua inervação.

(BMP; do inglês, *bone morphogenetic proteins*), expressas no ectoderma ventral, induzem a formação da CEA pela sinalização por meio do gene *homeobox MSX2*. A expressão de ***RADICAL FRINGE*** (um homólogo de *Drosophila fringe*), na metade dorsal do ectoderma do membro, restringe a localização da CEA na ponta distal dos membros. Esse gene induz a expressão de ***SER2***, um homólogo de *Drosophila serrate*, no limite entre as células que expressam *RADICAL FRINGE* e as que não expressam. É nesse limite que se estabelece a CEA. A formação do próprio limite é auxiliada pela expressão de ***ENGRAILED-1*** nas células ectodérmicas ventrais porque esse gene reprime a expressão de *RADICAL FRINGE* (ver Figura 12.9A). Após o estabelecimento da crista, ela expressa **FGF4** e **FGF8**, que mantêm a **zona indiferenciada**, uma população de células mesenquimais adjacentes à crista com intensa atividade proliferativa (ver Figura 12.9A). O crescimento distal dos membros é afetado por essas células proliferativas sobre a influência dos FGFs. Conforme o crescimento ocorre, as células mesenquimais da extremidade proximal da zona indiferenciada não são mais influenciadas pelos sinais dos FGFs e, em vez disso, começam a se diferenciar sob o controle de outras moléculas de sinalização (Figura 12.10). Por exemplo, o **ácido retinoico**, produzido nas células mesenquimais laterais, age como um morfógeno para iniciar uma cascata genética a fim de especificar e causar a diferenciação do estilópode. Um gene marcador para essa região é o fator de transcrição *MEIS1*, que pode participar desse processo. A diferenciação das regiões do zeugópode e autópode envolve outros genes, incluindo *SONIC HEDGEHOG* (*SHH*). Os genes marcadores para essas regiões são *HOXA11* para o zeugópode e *HOXA13* para o autópode (Figura 12.10C). Não está claro se esses marcadores desempenham ou não um papel no processo de diferenciação, mas os genes *HOX*, em geral, desempenham um papel importante na padronização dos ossos dos membros.

A padronização do eixo anteroposterior dos membros é regulada pela **zona de atividade polarizadora (ZAP)**, um aglomerado de células mesenquimais no limite posterior do membro, próximo à CEA (ver Figura 12.9B). Essas células

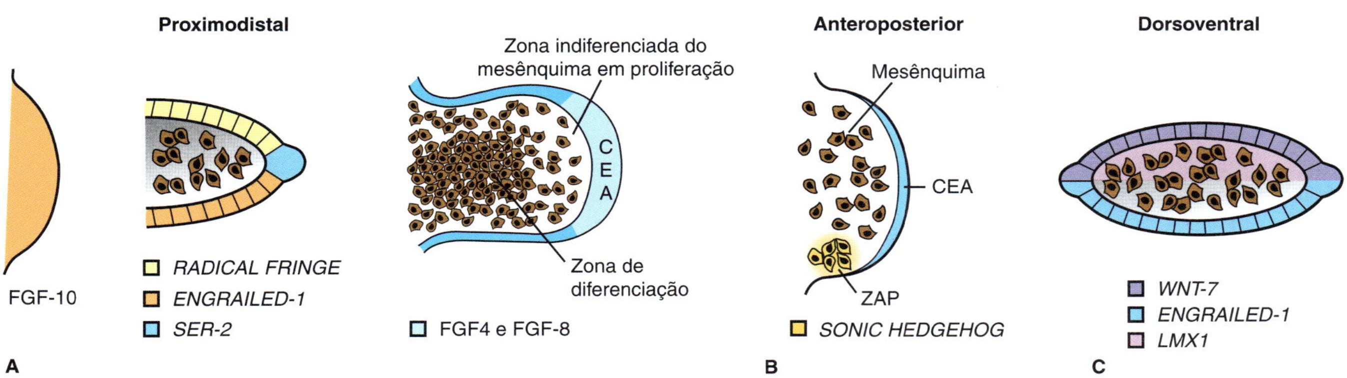

Figura 12.9 Regulação molecular da padronização e do crescimento dos membros. **A.** O brotamento dos membros é iniciado pelo fator de crescimento do fibroblasto (FGF) 10 secretado pelo mesoderma da placa lateral nas regiões de formação dos membros. Uma vez que o brotamento se inicia, a crista ectodérmica apical (CEA) é induzida por proteínas morfogenéticas ósseas (BMP) e tem sua localização restrita pela expressão do gene *RADICAL FRINGE* no ectoderma dorsal. Por sua vez, essa expressão induz a de *SER2* nas células destinadas a formar a CEA. Após o estabelecimento da crista, ela expressa FGF4 e FGF8 para manter a **zona de progresso**, as células mesenquimais de proliferação rápida adjacentes à crista. **B.** A padronização anteroposterior dos membros é controlada na borda posterior pelas células na zona de atividade polarizadora (ZAP). Essas células produzem ácido retinoico (vitamina A), que inicia a expressão de *SHH*, regulando a padronização. **C.** O eixo dorsoventral dos membros é direcionado por *WNT7a*, que é expresso no ectoderma dorsal. Esse gene induz a expressão do fator de transcrição *LMX1* no mesênquima dorsal, especificando essas células como dorsais.

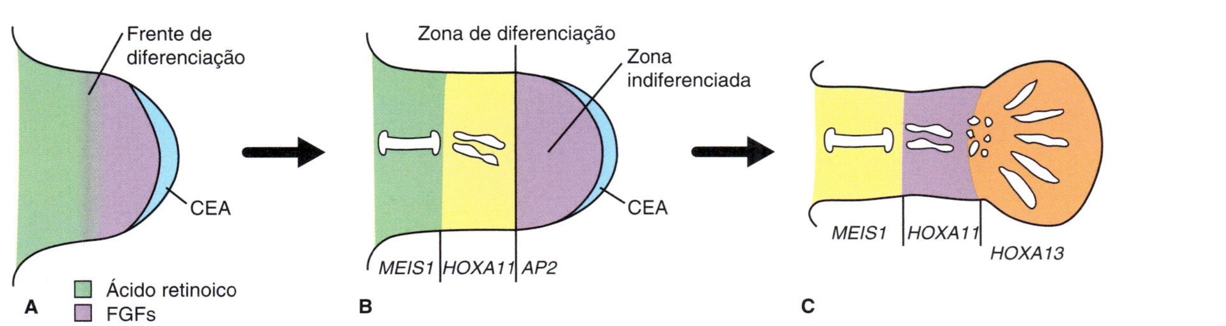

Figura 12.10 O desenho mostra a padronização do membro ao longo do eixo proximodistal. **A.** Durante os primeiros estágios do crescimento do membro, as células abaixo da crista ectodérmica apical (CEA) são mantidas em um estado indiferenciado extremamente proliferativo (zona indiferenciada) por exposição aos fatores de crescimento de fibroblastos (FGF) secretados pela CEA. Enquanto isso, as células que estão mais afastadas da CEA são expostas ao ácido retinoico secretado pelas células mesenquimais laterais. Essas duas populações de células encontram-se na frente de diferenciação. **B.** Com o crescimento contínuo, as células proximais sob a influência do ácido retinoico e de uma cascata genética diferenciam-se no estilópode. Enquanto esse processo ocorre, a frente de diferenciação se move distalmente, e o zeugópode diferencia-se sob a influência de *SHH* e outros genes. **C.** Por fim, a secreção dos FGFs pela CEA é interrompida, e o autópode diferencia-se. Enquanto a CEA estiver ativa, o gene marcador para a zona indiferenciada será o fator de transcrição *AP2* (**B**), que participa na manutenção da secreção de FGF pela CEA. Os genes marcadores para as três regiões diferenciadas do membro (**C**) incluem *MEIS1* (estilópode), *HOXA11* (zeugópode) e *HOXA13* (autópode).

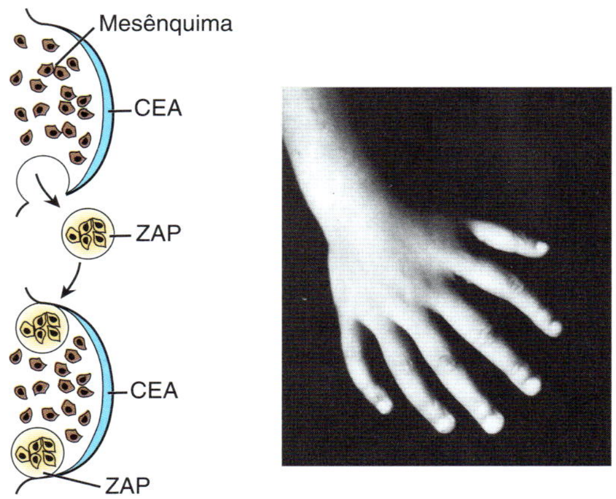

Figura 12.11 Procedimento experimental para o enxerto de uma nova zona de atividade polarizadora (ZAP) de um broto de membro em outro, utilizando embriões de galinha. O resultado é a produção de um membro com a duplicação especular dos dedos, parecida com o apresentado na figura adjacente, indicando o papel da ZAP na regulação da padronização anteroposterior do membro. A proteína *SHH* é a molécula secretada pela ZAP, responsável pela regulação.

secretam o fator **SHH**, um morfógeno que contribui para a especificação do eixo anteroposterior. Assim, por exemplo, os dedos aparecem na ordem adequada, com os polegares no lado radial (anterior). À medida que o membro cresce, a ZAP se move distalmente para permanecer em proximidade com a borda posterior da CEA. A desregulação da expressão de *SHH* na margem anterior de um membro contendo ZAP normal na margem posterior resulta em duplicação em imagem especular das estruturas dos membros (Figura 12.11).

O eixo dorsoventral também é regulado por BMP no ectoderma ventral, que induz a expressão do fator de transcrição *EN1*. Por sua vez, *EN1* reprime a expressão de *WNT7a*, restringindo-o ao ectoderma dorsal do membro. *WNT7a* é um fator solúvel que induz a expressão de *LMX1*, um fator de transcrição que contém um homeodomínio, no mesênquima dorsal (ver Figura 12.9C). *LMX1* especifica as células como dorsais, estabelecendo os componentes dorsoventrais. Além disso, *WNT7a* mantém a expressão de *SHH* na ZAP e, portanto, afeta indiretamente a padronização anteroposterior. Esses dois genes também estão ligados intimamente às vias de sinalização na *Drosophila*, e essa interação é conservada entre os vertebrados. De fato, todos os genes de padronização dos membros têm alças de retroalimentação. Assim, FGFs na CEA ativam *SHH* na ZAP, enquanto *WNT7a* mantém o sinal de SHH, que, por sua vez, pode suprarregular a expressão de *FGF* na CEA.

Embora os genes padronizadores dos eixos dos membros já tenham sido determinados, são os genes *HOX* que regulam os tipos e os formatos dos ossos dos membros. Essa expressão do gene *HOX* é dependente da combinação da expressão dos genes *FGF*, *SHH* e *WNT7a*, que promovem a expressão de *HOX* em três fases, que correspondem às regiões proximal (estilópode: úmero e fêmur), média (zeugópode: rádio/ulna; tíbia/fíbula) e distal (autópode: mão e pé). Os genes dos *clusters HOXA* e *D* são os principais determinantes que contribuem para a padronização dos ossos nos membros. Desse modo, a desregulação da expressão de qualquer um desses dois genes pode resultar em truncamentos e duplicações anteroposteriores. Do mesmo modo que ocorre no eixo craniocaudal do embrião, os genes *HOX* estão abrigados em padrões de expressão sobrepostos, que, de algum modo, regulam a padronização. Os fatores que designam os membros anteriores *versus* os inferiores são os fatores de transcrição *TBX5* (membros anteriores) e *TBX4* com *PITX1* (membros posteriores).

Correlações clínicas

Idade óssea

Os radiologistas utilizam o aparecimento de vários centros de ossificação para determinar se uma criança alcançou sua idade adequada de maturação. A informação sobre a **idade óssea** é obtida a partir da análise da ossificação nas mãos e nos punhos de crianças. A análise pré-natal dos ossos fetais por ultrassonografia fornece informações sobre o crescimento fetal e a idade gestacional.

Malformações dos membros

As malformações dos membros ocorrem em aproximadamente seis a cada 10 mil nascidos vivos, com 3,4 a cada 10 mil envolvendo os membros superiores e 1,1 a cada 10 mil afetando os inferiores. Esses defeitos estão associados frequentemente a outros defeitos congênitos que afetam os sistemas craniofacial, cardíaco e geniturinário. As anomalias dos membros variam enormemente e podem ser representadas pela ausência parcial (**meromelia**) ou total (**amelia**) de um ou mais membros (Figura 12.12A). Algumas vezes, não existem ossos longos, e mãos e pés rudimentares estão ligados ao tronco por ossos pequenos e com formato rudimentar (**focomelia**, um tipo de meromelia) (Figura 12.12B). Outras vezes, existem todos os segmentos dos membros, mas eles são anormalmente curtos (**micromelia**).

Embora essas anomalias sejam raras e principalmente hereditárias, foram documentados casos de defeitos nos membros causados por teratógenos. Muitas crianças com malformações dos membros nasceram entre 1957 e 1962, por exemplo. As mães de várias dessas crianças ingeriram **talidomida**, um fármaco que era prescrito como ansiolítico e antiemético. Subsequentemente, constatou-se que a talidomida causa uma síndrome de malformações características que consiste na ausência ou em deformidades evidentes nos ossos longos, atresia intestinal e anomalias cardíacas. Os estudos indicaram que a quarta e a quinta semanas de gestação são o período mais sensível para a indução de defeitos nos membros. Com essa substância sendo utilizada atualmente no tratamento de pacientes com AIDS, câncer e hanseníase, a distribuição de talidomida é controlada cuidadosamente para evitar seu uso por gestantes.

Uma categoria diferente de defeitos nos membros envolve os dedos. Algumas vezes, eles estão encurtados (**braquidactilia**; Figura 12.13A). Se dois ou mais dedos estiverem fusionados, essa condição se chama **sindactilia** (Figura 12.13B). Normalmente, o mesênquima entre os futuros dedos nas placas das mãos e dos pés é removido por morte celular (apoptose). Em um a cada 2 mil nascimentos, esse processo falha e o resultado é a fusão entre dois dedos ou mais. A existência de dedos extras nas mãos ou nos pés é chamada de **polidactilia** (Figura 12.13C). Os dedos extras frequentemente não têm as conexões musculares adequadas. As anomalias que envolvem polidactilia, em geral, são bilaterais, enquanto a ausência de um dedo (**ectrodactilia**), como o polegar, em geral ocorre unilateralmente.

As **mãos e os pés em lagosta** (ectrodactilia) consistem em uma fenda anormal entre o segundo e o quarto ossos metacarpais e entre os tecidos moles. Quase sempre não há o terceiro metacarpo nem os ossos da falange, e o polegar e o dedo indicador podem estar fusionados (ver Figura 12.13D). As duas partes da mão ficam quase opostas uma à outra.

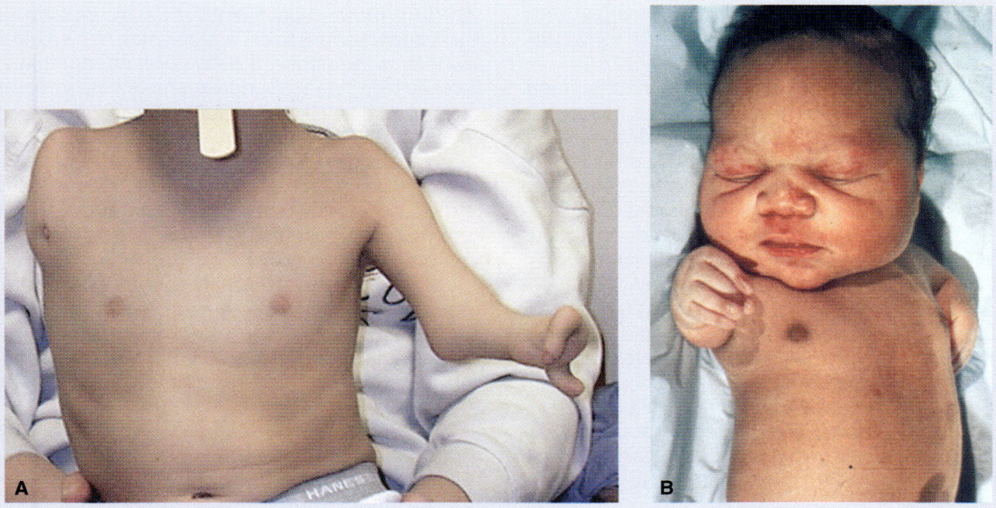

Figura 12.12 **A.** Criança com amelia unilateral e múltiplos defeitos no membro superior esquerdo. **B.** Paciente com uma forma de meromelia chamada de focomelia. As mãos são ligadas ao tronco por ossos com formatos irregulares.

Já foram identificadas algumas mutações gênicas afetando os membros e, ocasionalmente, outras estruturas (ver Quadro 10.1). A atuação dos genes *HOX* no desenvolvimento dos membros é ilustrada por dois fenótipos anormais produzidos por mutações nessa família de genes: mutações em ***HOXA13*** resultam na **síndrome mão-pé-genital**, caracterizada pela fusão dos ossos carpais e por dedos pequenos e curtos. As mulheres acometidas frequentemente têm útero parcial (bicorno) ou completamente dividido (didelfo) e posicionamento anormal do óstio uretral. Os homens afetados apresentam hipospadia. Os defeitos genitais se devem ao fato de *HOXA13* ter uma participação importante no desenvolvimento da cloaca no seio genital e do canal anal (ver Capítulo 16). As mutações em ***HOXD13*** resultam em uma combinação de sindactilia e de polidactilia (**simpolidactilia**).

As mutações em ***TBX5*** (cromossomo 12q24.1) resultam em síndrome de **Holt-Oram**, caracterizada por anomalias nos membros superiores e defeitos cardíacos, consistentes com a atuação desse gene no desenvolvimento dos membros superiores e do coração. Já foram observados quase todos os tipos de defeitos dos membros superiores, incluindo ausência de dedos, polidactilia, sindactilia,

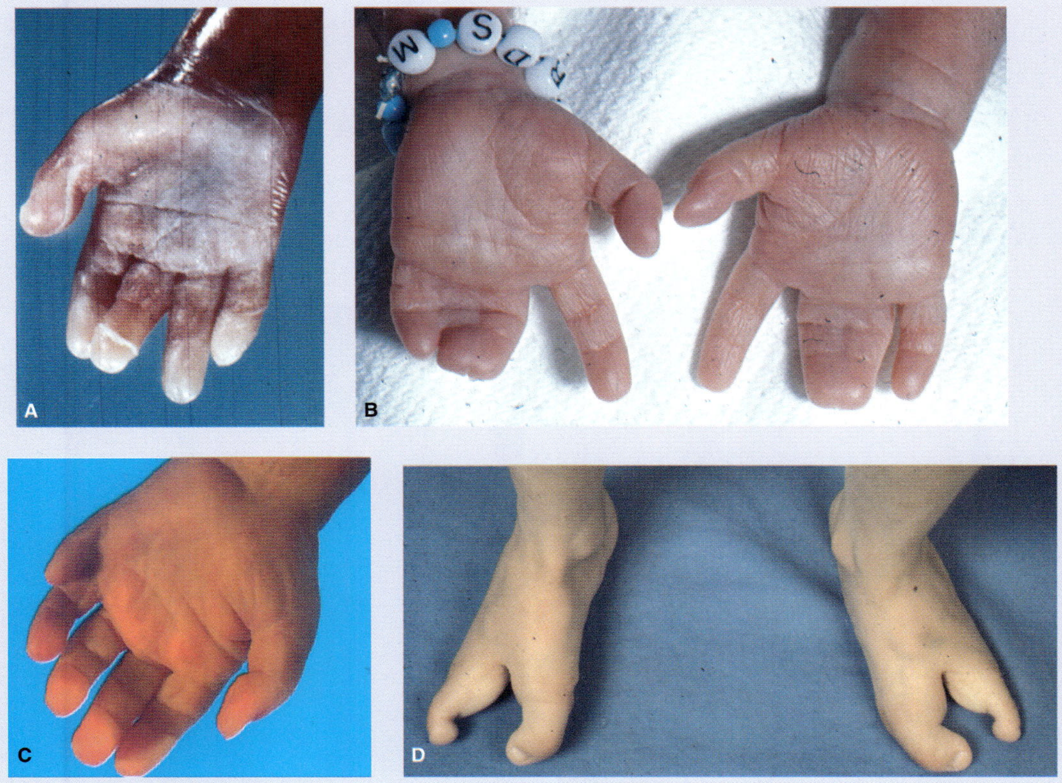

Figura 12.13 Defeitos nos dedos. **A.** Braquidactilia, dedos curtos. **B.** Sindactilia, dedos fusionados. **C.** Polidactilia, dedos extras. **D.** Ectrodactilia. Qualquer um desses defeitos pode envolver as mãos, os pés ou ambos.

(continua)

ausência do rádio e hipoplasia de qualquer osso dos membros. Os defeitos cardíacos incluem defeitos nos septos interatrial e interventricular e anormalidades de condução.

A **osteogênese imperfeita** é caracterizada por encurtamento, arqueamento e hipomineralização dos ossos longos nos membros e pode resultar em fraturas e em escleróticas azuladas (Figura 12.14). Há diferentes tipos de osteogênese imperfeita, variando de indivíduos com uma frequência de fraturas moderadamente elevada até um tipo grave, que é letal no período neonatal. Na maioria dos casos, as mutações dominantes nos genes ***COL1A1*** ou ***COL1A2***, que estão envolvidos na produção de **colágeno do tipo I**, é que causam as anomalias.

A **síndrome de Marfan** é causada por mutações no gene ***FIBRILINA (FBN1)***, localizado no cromossomo 15q21.1. Os indivíduos afetados são, em geral, altos e magros, com membros longos e finos e face fina e longa. Outras características incluem defeitos no esterno (*pectus excavatum* ou *carinatum*), hiperflexibilidade das articulações, dilatação e/ou dissecção da aorta ascendente e luxação do cristalino.

A artrogripose (contraturas articulares congênitas nas articulações) (Figura 12.15) envolve, em geral, mais de uma articulação e pode ser causada por defeitos neurológicos (deficiência nas células do corno motor, meningomielocele), anomalias musculares (miopatias, agênese muscular) e problemas nas articulações nos tecidos contíguos (sinostose, desenvolvimento anormal). O **pé torto** pode ser causado pela artrogripose, embora mais comumente sua origem seja idiopática. O fato de 25% dos casos serem familiares e de a prevalência variar nas populações étnicas sugere que muitos casos têm causas genéticas. No que se refere a isso, estudos recentes têm associado o pé torto a mutações e microdeleções que envolvem *PITX1*, um fator de transcrição importante para o desenvolvimento dos membros posteriores. Outras causas incluem formação cartilaginosa e óssea anormal.

A **ausência ou deficiência congênita do rádio** é, em geral, uma anomalia genética que é acompanhada por malformações em outras estruturas, como a **síndrome de craniossinostose-aplasia radial** (síndrome de Baller-Gerold). Esses indivíduos têm sinostose em uma ou mais suturas craniais, ausência de rádio e outros defeitos.

As **bandas amnióticas** podem causar constrições em anel e amputação dos membros ou dedos (Figura 12.16; ver também Figura 8.17). A origem das bandas não é clara, mas elas podem

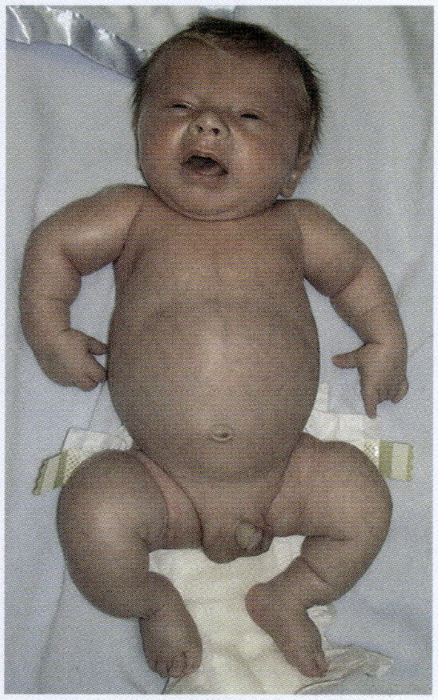

Figura 12.14 Recém-nascido com osteogênese imperfeita. Observe os membros arqueados e encurtados.

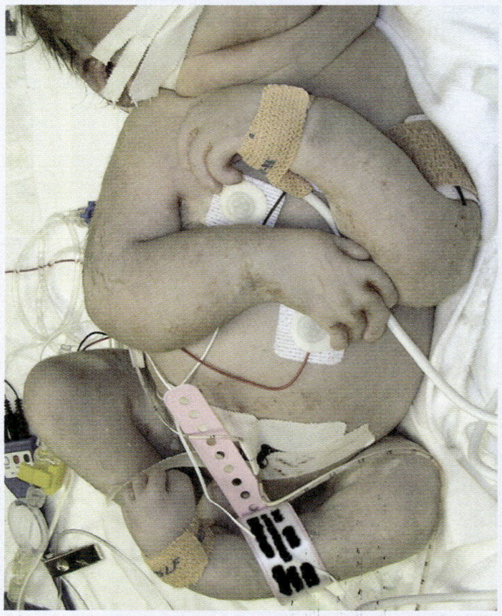

Figura 12.15 Recém-nascido com artrogripose (contraturas articulares congênitas nas articulações).

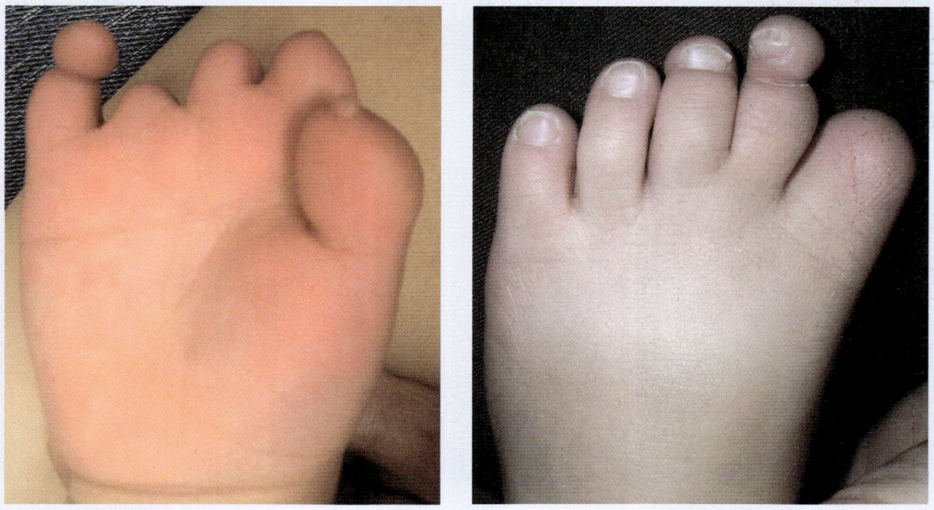

Figura 12.16 Amputações de dedos resultantes de bandas amnióticas.

representar adesões entre o âmnio e as estruturas afetadas no feto. Outros pesquisadores acreditam que as bandas se originem de lacerações no âmnio que se desprendem e envolvem parte do feto.

Os **defeitos transversais dos membros** são anomalias em que as estruturas proximais estão intactas, mas as estruturas distais a um plano transversal estão parcial ou completamente ausentes (Figura 12.17). Os defeitos podem ser resultantes de comprometimento da CEA ou sua sinalização, ou de anomalias vasculares, como trombose ou vasoconstrição.

A **luxação congênita do quadril** consiste em subdesenvolvimento do acetábulo e da cabeça do fêmur. Relativamente comum, ocorre principalmente em recém-nascidos do sexo feminino. Embora a luxação ocorra habitualmente após o nascimento, a anomalia dos ossos se desenvolve antes. Como muitos fetos com luxação congênita do quadril nascem em apresentação podálica, acreditava-se que essa postura poderia interferir no desenvolvimento da articulação do quadril. Ela está associada frequentemente à laxidão da cápsula articular.

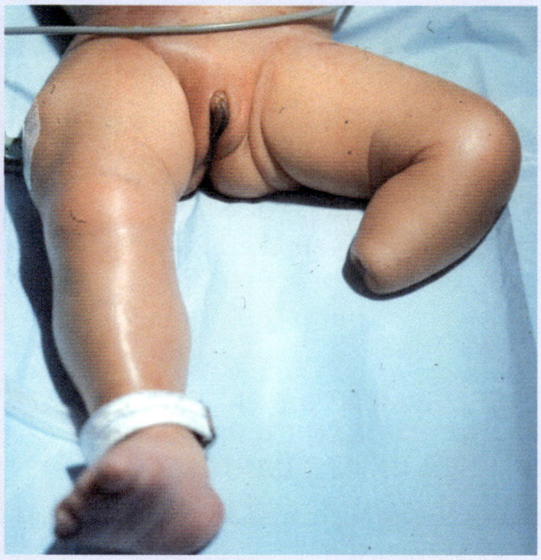

Figura 12.17 Defeito transversal do membro, que pode ser causado por comprometimento da CEA ou por anomalias vasculares.

RESUMO

Os membros se formam no fim da quarta semana como brotos ao longo da parede corporal adjacente aos segmentos espinais específicos determinados pelos **genes *HOX*** (membros superiores, C5-T2; membros inferiores, L2-S2). A **crista ectodérmica apical (CEA)** na borda distal do membro regula o brotamento proximodistal do membro pela secreção de **FGFs**, que mantêm uma região de células extremamente proliferativas imediatamente adjacentes à crista, chamada de **zona indiferenciada**. À medida que o membro cresce, as células próximas ao flanco são expostas ao **ácido retinoico**, que faz com que elas se diferenciem no **estilópode** (úmero e fêmur). O próximo a se diferenciar é o **zeugópode** (rádio/ulna e tíbia/fíbula) e, a seguir, o **autópode** (punho e dedos, tornozelo e dedos dos pés). A **zona de atividade polarizadora (ZAP)**, localizada na borda posterior do membro, secreta *sonic hedgehog* (**SHH**) e controla a padronização anteroposterior (do polegar para o dedo mínimo).

Os ossos dos membros se formam por **ossificação endocondral** e são derivados da camada parietal do mesoderma da placa lateral. As células musculares migram dos somitos de modo segmentar e se segregam em grupos musculares ventrais e dorsais. Mais tarde, a fusão e a separação desses grupos em diferentes músculos distorce o padrão segmentar original. Os músculos são inervados pelos **ramos primários ventrais**, que se dividem nos segmentos dorsal e ventral. Os segmentos dorsal e ventral acabam se unindo e formando nervos dorsal e ventral, inervando os compartimentos dorsal (extensor) e ventral (flexor), respectivamente.

Os dedos se formam quando ocorre apoptose (morte celular programada) na CEA, dividindo essa estrutura em cinco cristas separadas. A separação final dos dedos é alcançada por apoptose adicional nos espaços interdigitais. Ocorrem muitos defeitos digitais relacionados com esses padrões de morte celular, incluindo polidactilia, sindactilia e fendas (ver Figura 12.13).

Questão

1. Se observasse ausência congênita do rádio ou defeitos digitais, como ausência de polegar ou polidactilia, você consideraria procurar outras malformações no recém-nascido? Por quê?

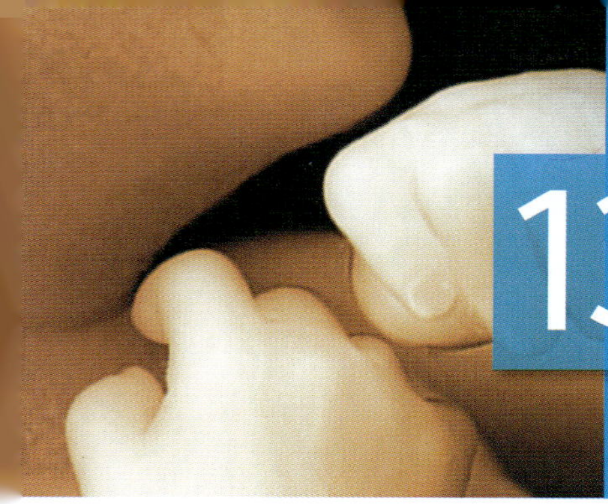

13 Sistema Cardiovascular

■ ESTABELECIMENTO E PADRONIZAÇÃO DA ÁREA CARDIOGÊNICA PRIMÁRIA OU PRIMEIRO CAMPO CARDÍACO

O sistema vascular aparece na metade da terceira semana, quando o embrião não é mais capaz de satisfazer suas necessidades nutricionais apenas por difusão. As **células progenitoras cardíacas** se encontram no epiblasto, imediatamente adjacentes à parte cranial da linha primitiva. De lá, elas migram através da linha primitiva para a camada visceral do mesoderma da placa lateral, onde algumas formam um aglomerado celular em formato de ferradura chamado de **área cardiogênica primária (ACP)** ou primeiro campo cardíaco (PCC), cranial às pregas neurais (Figura 13.1). Essas células formam partes dos átrios e de todo o ventrículo esquerdo. O ventrículo direito e a via de saída (cone arterial e tronco arterioso ou arterial) são derivados do **segundo campo cardíaco (SCC)**, que também contribui com células para a formação dos átrios na extremidade caudal do coração (Figura 13.2). Esse campo secundário de células está localizado no mesoderma visceral (esplâncnico) ventral à faringe (ver Figura 13.2).

Uma vez que migram através da linha primitiva no 16º dia da gestação aproximadamente, as células progenitoras cardíacas são especificadas em ambos os lados (no sentido lateral para medial) para se tornarem as diferentes partes do coração (ver Figura 13.1A). A padronização dessas células ocorre quase ao mesmo tempo que a lateralidade (esquerda-direita) está sendo definida em todo o embrião; este processo e a via de sinalização dos quais dependem (Figura 13.3) são essenciais para o desenvolvimento normal do coração.

As células no SCC também exibem lateralidade, de modo que as células no lado direito contribuem para a região esquerda da via de saída e aquelas no esquerdo contribuem para a direita. Essa lateralidade é determinada pela mesma via de sinalização que estabelece a lateralidade do embrião como um todo (ver Figura 13.3) e explica a natureza espiralada da artéria pulmonar e da aorta, assegurando que a aorta saia do ventrículo esquerdo, e que a artéria pulmonar saia do ventrículo direito.

Depois que as células estabelecem o SCC, elas são induzidas pelo endoderma faríngeo subjacente a formar mioblastos cardíacos e ilhotas sanguíneas que se tornarão células e vasos sanguíneos pelo processo conhecido como vasculogênese (ver Capítulo 6). As ilhotas se unem e formam um tubo em **formato de ferradura** revestido por endotélio e circundado por mioblastos. Essa região é conhecida como **região cardiogênica**. A cavidade intraembrionária (corpo primitivo) sobre essa região evolui posteriormente para a **cavidade pericárdica** (ver Figura 13.1B e C).

Além da região cardiogênica, outras ilhotas sanguíneas aparecem bilateralmente, paralelas e próximas à linha média do disco embrionário. Essas ilhotas formam um par de vasos longitudinais, as **aortas dorsais**.

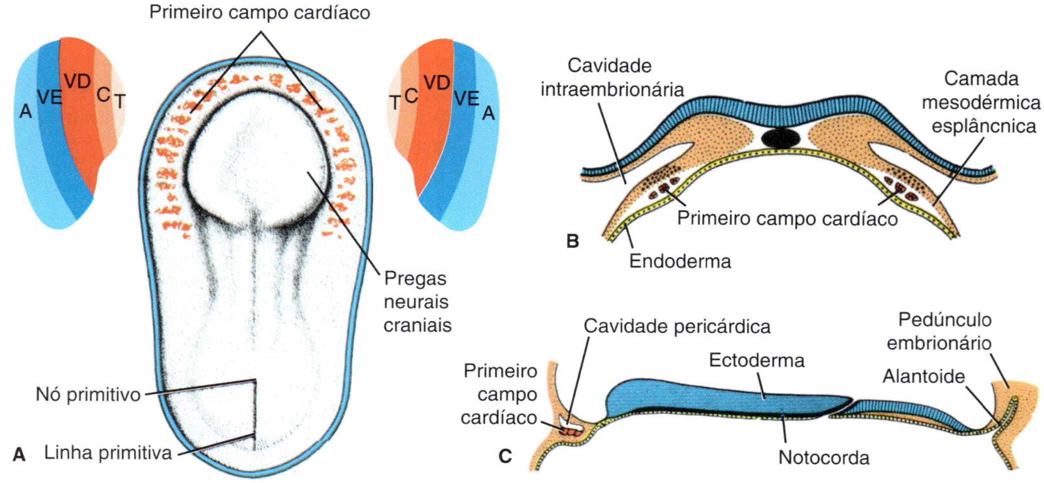

Figura 13.1 A. Vista dorsal de um embrião pré-somítico tardio (aproximadamente 18 dias) após a remoção do âmnio. As células progenitoras cardíacas migraram e formaram o primeiro campo cardíaco (PCC) em formato de ferradura, localizado na camada esplâncnica do mesoderma da placa lateral. À medida que elas migram, as células do PCC são especificadas a formar os lados direito e esquerdo do coração, incluindo o ventrículo esquerdo (VE) e os átrios (A). O ventrículo direito (VD), a via de saída (cone arterial [C] e tronco arterioso [T]) e o restante dos átrios também exibem padronização esquerda-direita e são formados pelo segundo campo cardíaco (SCC). **B.** Corte transversal através de um embrião de idade semelhante mostrando a posição das células do PCC na camada visceral do mesoderma. **C.** Corte cefalocaudal através de um embrião em estágio semelhante mostrando a posição da cavidade pericárdica e do PCC. C, cone arterial; T, tronco arterioso.

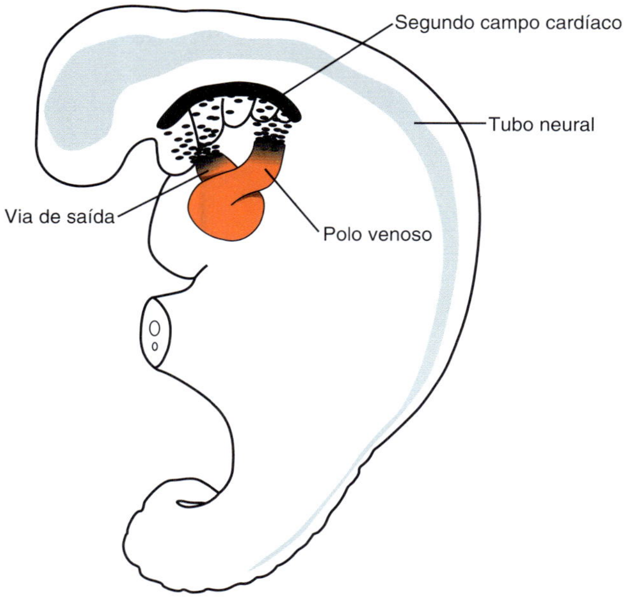

Figura 13.2 Ilustração do SCC, que se encontra no mesoderma visceral, na parte posterior da faringe. O SCC fornece as células que alongam os polos venoso e arterial do coração, que inclui o ventrículo direito e a via de saída (cone arterial e tronco arterioso), e átrios e seio venoso, respectivamente. Alterações no SCC provocam encurtamento da via de saída, resultando em defeitos desta região.

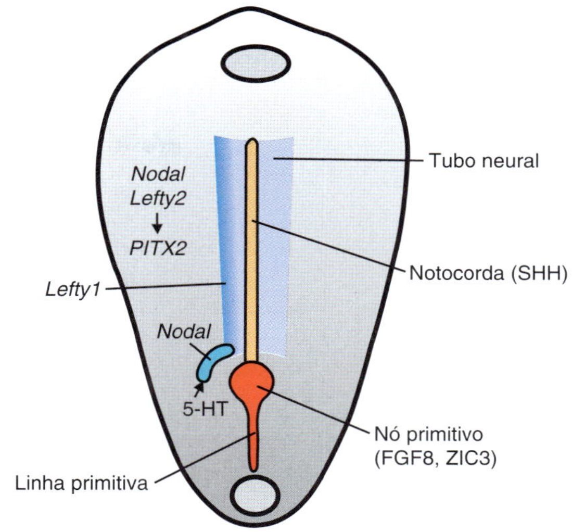

Figura 13.3 Vista dorsal da ilustração de um embrião de 16 dias mostrando a via da lateralidade. A via é expressa no mesoderma da placa lateral no lado esquerdo e envolve inúmeras moléculas sinalizadoras, incluindo serotonina (5-HT), que resulta na expressão do fator de transcrição *PITX2*, o gene mestre para a lateralidade esquerda. Essa via especifica o lado esquerdo do corpo e também programa as células cardíacas nos campos cardíacos primário e secundário. O lado direito também é definido, mas os genes responsáveis por essa padronização não foram ainda completamente determinados. Alterações da via no lado esquerdo resultam em anomalias de lateralidade, incluindo muitos defeitos cardíacos (ver Capítulo 5).

Correlações clínicas

Lateralidade e defeitos cardíacos

O estabelecimento da lateralidade durante a gastrulação (ver Capítulo 5) é essencial para o desenvolvimento cardíaco normal porque especifica as células que contribuem e padronizam os lados direito e esquerdo do coração. O processo requer uma cascata de sinalização que inclui a serotonina (5-HT) como molécula-chave para o início da via (Figura 13.2). A 5-HT está concentrada no lado esquerdo do embrião e, por meio da sinalização através do fator de transcrição *MAD3*, restringe a expressão de *Nodal* à esquerda, onde esse gene inicia uma cascata de sinalização, culminando na expressão de *PITX2*, o gene mestre para a lateralidade esquerda (ver Capítulo 5; Figura 13.3). O lado direito também é especificado; porém, os sinais responsáveis por esse evento ainda não foram bem estabelecidos.

As células progenitoras cardíacas também são especificadas nesse período, tanto para as partes do coração que elas formarão quanto para a lateralidade esquerda-direita pela via da lateralidade. Assim, esse período (16º ao 18º dia) é crucial para o desenvolvimento cardíaco. Os indivíduos com defeito de lateralidade, como heterotaxia, frequentemente apresentam muitos tipos diferentes de defeitos cardíacos, incluindo dextrocardia (coração no lado direito), defeitos do septo interventricular (comunicação interventricular, CIV), defeitos do septo interatrial (comunicação interatrial, CIA), dupla via de saída do ventrículo direito (DVSVD; aorta e artéria pulmonar saindo do ventrículo direito) e defeitos da via de saída, como transposição dos grandes vasos, estenose da valva pulmonar e outros. Os defeitos de lateralidade do coração, como isomerismos atrial e ventricular (ambos os átrios ou ambos os ventrículos têm características semelhantes em vez das diferenças normais entre os lados esquerdo e direito) e inversões (as características dos átrios ou dos ventrículos estão trocadas), também ocorrem por causa de alterações na especificação da lateralidade esquerda e direita nas células progenitoras cardíacas. Mesmo nos indivíduos com defeitos cardíacos isolados, a causa pode consistir em anormalidades no estabelecimento da lateralidade. Há também um forte componente genético para os defeitos, como ilustrado pelo fato de que a heterotaxia pode ser familiar e os indivíduos de tais famílias frequentemente têm defeitos cardíacos, independentemente de apresentarem ou não anormalidades de lateralidade. De maneira semelhante, os indivíduos com *situs inversus* (inversão completa da assimetria esquerda-direita em todos os órgãos) correm um risco discretamente maior de apresentar defeitos cardíacos, mas o risco para sua prole é significativamente maior.

A importância da lateralidade no desenvolvimento cardíaco normal explica os efeitos teratogênicos dos antidepressivos da classe dos inibidores seletivos da recaptação de serotonina (ISRS), que foram associados a aumento de defeitos cardíacos em estudos epidemiológicos. O mecanismo parece ser uma interferência da importante sinalização de 5-HT na via da lateralidade (ver Capítulo 5).

FORMAÇÃO E POSICIONAMENTO DO TUBO CARDÍACO

Inicialmente, a parte central da área cardiogênica é anterior à **membrana orofaríngea** e à placa neural (Figura 13.4A). Com o fechamento do tubo neural e a formação das vesículas cefálicas, o sistema nervoso central cresce no sentido cranial tão rapidamente que se estende sobre a região cardiogênica central e a futura cavidade pericárdica (ver Figura 13.4). Como resultado do crescimento do cérebro e das pregas cefálicas do embrião, a membrana orofaríngea é puxada para a frente, enquanto o coração e a cavidade pericárdica se movem inicialmente para a região cervical e finalmente para o tórax (ver Figura 13.4).

Conforme o embrião cresce e se curva cefalocaudalmente, ele também se dobra lateralmente (Figura 13.5). Como resultado, as regiões caudais dos tubos cardíacos se fusionam, exceto em suas extremidades mais caudais (Figura 13.6). Simultaneamente,

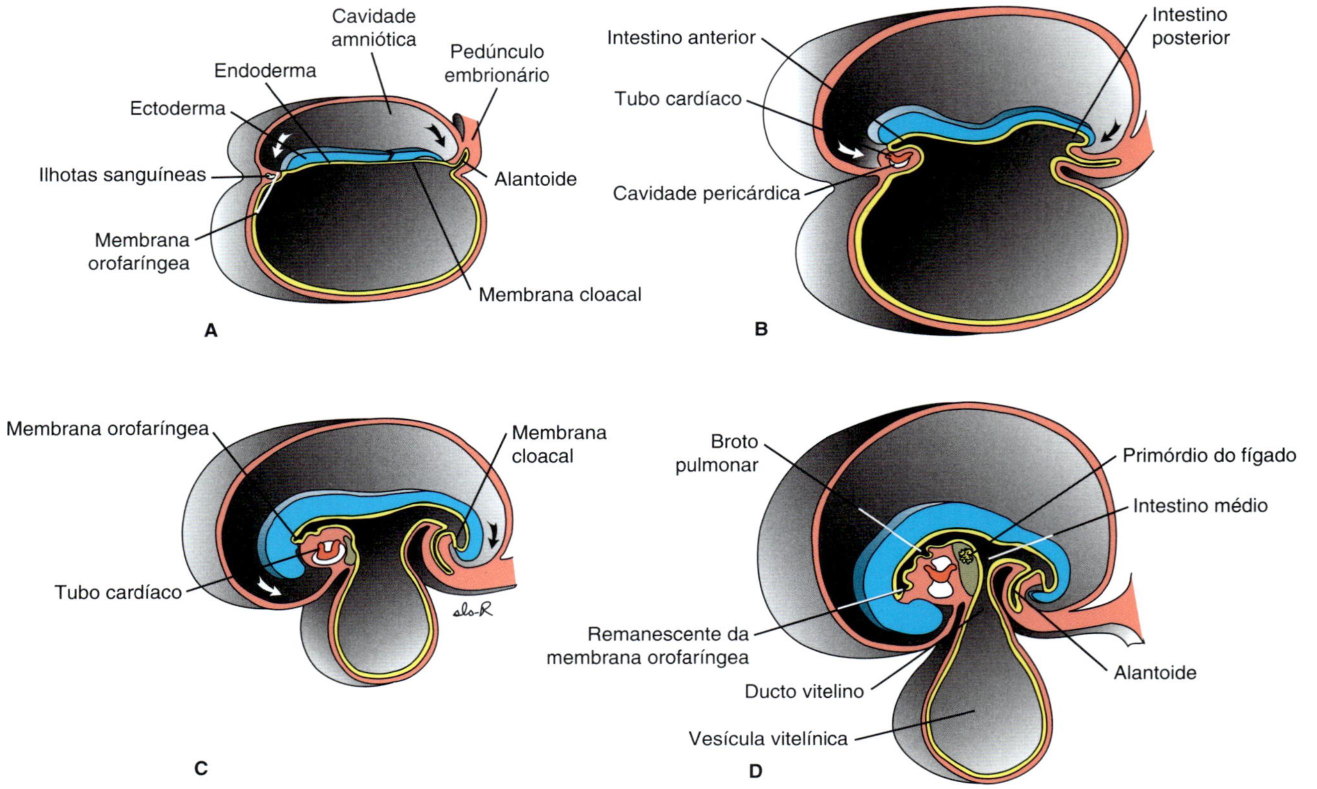

Figura 13.4 Ilustrações mostrando os efeitos do crescimento rápido do cérebro sobre o posicionamento do coração. Inicialmente, a área cardiogênica e a cavidade pericárdica estão na frente da membrana orofaríngea. **A.** 18 dias. **B.** 20 dias. **C.** 21 dias. **D.** 22 dias.

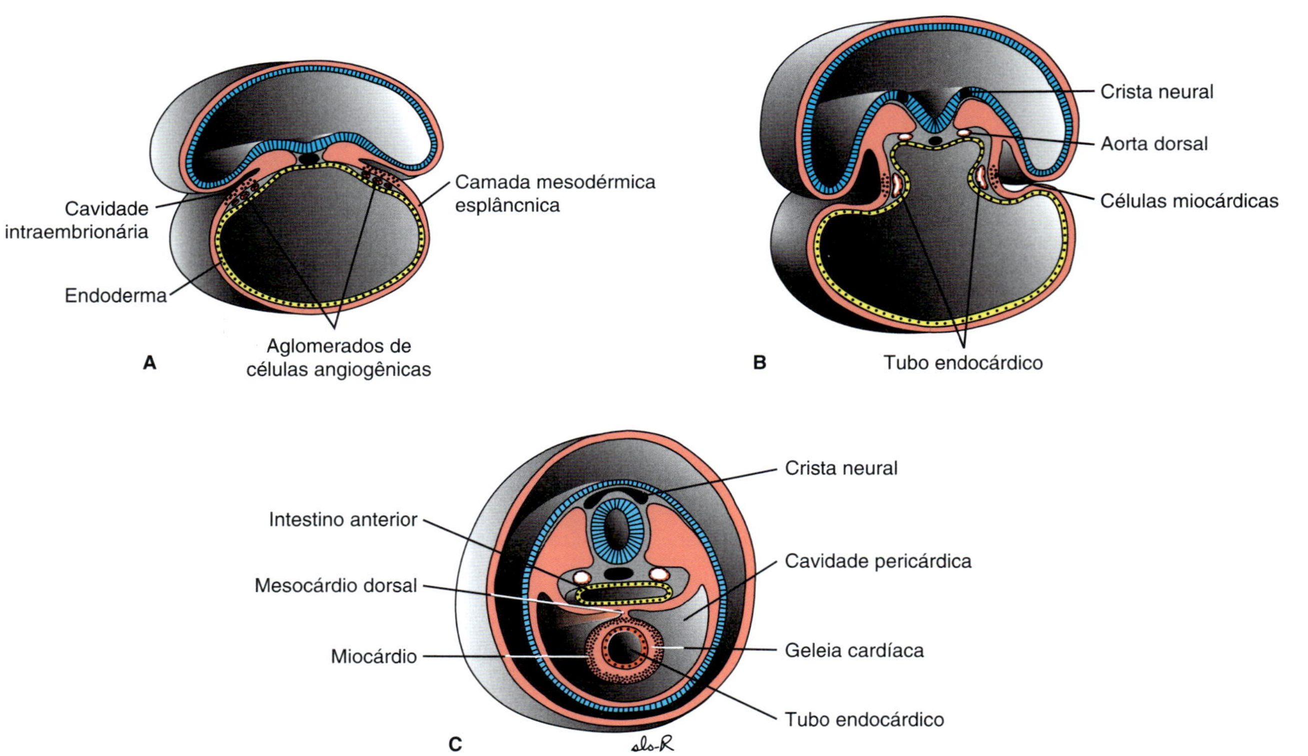

Figura 13.5 Cortes transversais através de embriões em estágios diferentes do desenvolvimento, mostrando a formação de um único tubo cardíaco a partir dos primórdios pareados. **A.** Embrião pré-somítico inicial (17º dia). **B.** Embrião pré-somítico tardio (18º dia). **C.** Estágio com oito somitos (22º dia). A fusão ocorre apenas na região caudal do tubo em formato de ferradura. A via de saída e a maior parte da região ventricular se formam pela expansão e pelo crescimento da parte em formato de crescente da ferradura.

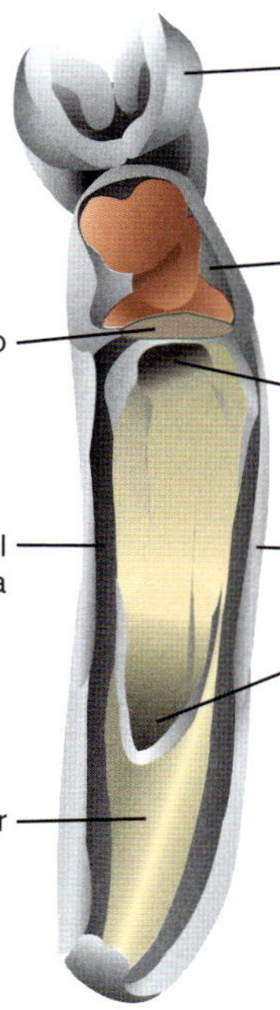

Figura 13.6 Vista frontal de um embrião mostrando o coração na cavidade pericárdica e o tubo intestinal em desenvolvimento, com os portais intestinais anterior e posterior. Os tubos pareados originais do primórdio cardíaco se fusionaram em um único tubo, exceto em suas extremidades caudais, que permanecem separadas. Essas extremidades caudais do tubo cardíaco estão integradas ao septo transverso, enquanto a via de saída leva ao saco aórtico e aos arcos aórticos.

a parte central do tubo em formato de ferradura se expande para formar as futuras regiões ventricular e da via de saída. Assim, o coração se torna um tubo expandido e contínuo, que consiste em um revestimento interno endotelial e uma camada miocárdica externa (Figura 13.5C). Ele recebe drenagem venosa em seu polo caudal e começa a bombear sangue para fora do primeiro arco aórtico para a aorta dorsal em seu polo cranial (Figura 13.7; ver Figura 13.6).

O tubo cardíaco em desenvolvimento se projeta cada vez mais para a cavidade pericárdica. Entretanto, inicialmente, o tubo permanece ligado ao lado dorsal da cavidade pericárdica por uma prega de tecido mesodérmico, o **mesocárdio dorsal** que é derivado do SCC (ver Figura 13.5C; ver também Figura 13.16A). Não há formação de mesocárdio ventral. Com o decorrer do desenvolvimento, a parte central do mesocárdio dorsal desaparece, criando o **seio transverso do pericárdio**, que conecta ambos os lados da cavidade pericárdica. O coração, agora, está suspenso na cavidade por vasos sanguíneos em seus polos cranial e caudal (Figura 13.7D).

Durante esses eventos, o miocárdio se espessa e secreta uma camada de matriz extracelular e rica em ácido hialurônico chamada *geleia cardíaca*, que o separa do endotélio (ver Figura 13.5C; ver também Figura 13.15). Além disso, a formação do **órgão proepicárdico** ocorre nas células mesenquimais localizadas na borda caudal do mesocárdio dorsal. As células dessa estrutura proliferam e migram sobre a superfície do miocárdio para formar a camada epicárdica (**epicárdio**) do coração. Desse modo, o tubo cardíaco consiste em três camadas: (1) o **endocárdio**, que forma o revestimento endotelial interno do coração; (2) o **miocárdio**, que constitui a parede muscular; e (3) o **epicárdio** ou **pericárdio visceral**, que cobre o exterior do tubo. Essa camada externa é responsável pela formação das artérias coronarianas, incluindo seu revestimento endotelial e o músculo liso.

■ FORMAÇÃO DA ALÇA CARDÍACA

O tubo cardíaco continua a se alongar conforme as células do SCC são adicionadas a sua extremidade cranial (ver Figura 13.2). O processo de alongamento é essencial para a formação normal do ventrículo direito e da região da via de saída (cone arterial e tronco arterioso, que constituem parte da aorta e da artéria pulmonar), e para o processo de formação da alça. Se esse alongamento for inibido, ocorrem então vários defeitos na via de saída, incluindo DVSVD (tanto a aorta quanto a artéria pulmonar saem do ventrículo direito), comunicação interventricular (defeitos do septo interventricular), tetralogia de Fallot (Figura 13.34), atresia pulmonar (ver Figura 13.36B) e estenose pulmonar.

Conforme a via de saída se alonga, o tubo cardíaco começa a se curvar no vigésimo terceiro dia. A parte cefálica do tubo se dobra ventralmente, caudalmente e para a direita (ver Figura 13.7), e a parte atrial (caudal) se desloca no sentido dorsocranial e para a esquerda (Figura 13.8A; ver Figura 13.7). Essa dobradura, que pode ser decorrente de alterações no formato celular, origina a **alça cardíaca**, a qual se completa até o vigésimo oitavo dia. Enquanto a alça cardíaca está se formando, expansões localizadas tornam-se visíveis ao longo de todo o comprimento do tubo. A **parte atrial**, que inicialmente é uma estrutura pareada fora da cavidade pericárdica, forma um átrio comum e é incorporada na cavidade pericárdica (ver Figura 13.7). A **junção atrioventricular** permanece estreita e forma o **canal atrioventricular**, que conecta o átrio comum e o ventrículo embrionário inicial (Figura 13.9). O **bulbo cardíaco** (*bulbus cordis*) é estreito, exceto em seu terço proximal. Essa parte formará a **parte trabecular do ventrículo direito** (ver Figuras 13.7 e 13.9). A parte média, o **cone arterial**, formará as vias de saída de ambos os ventrículos. A parte distal do bulbo, o **tronco arterioso**, formará as raízes e a parte proximal da aorta e da artéria pulmonar (ver Figura 13.9). A junção entre o ventrículo e o bulbo cardíaco, indicada externamente pelo **sulco bulboventricular** (Figura 13.7C), permanece estreita. Ela é chamada de **forame interventricular primário** (Figura 13.9). Desse modo, o tubo cardíaco é organizado em regiões ao longo de seu eixo craniocaudal, da parte conotruncal até o ventrículo direito, até o ventrículo esquerdo e até a região atrial, respectivamente (ver Figura 13.7A-C). Quando o **dobramento** é concluído, o tubo cardíaco de parede lisa começa a formar trabéculas primitivas em duas áreas bem definidas localizadas proximal e distalmente ao forame interventricular primário (ver Figura 13.9). O bulbo permanece temporariamente com parede lisa. O ventrículo primário, que agora está trabeculado, é chamado de **ventrículo esquerdo primitivo**. Do mesmo modo, o terço proximal trabeculado do bulbo cardíaco é chamado de **ventrículo direito primitivo** (ver Figura 13.9).

A parte conotruncal do tubo cardíaco, inicialmente no lado direito da cavidade pericárdica, desloca-se gradualmente para uma posição medial. Essa mudança de posição é o resultado de duas dilatações transversais do átrio, formando saliências em cada lado do bulbo cardíaco (ver Figuras 13.8B e 13.9).

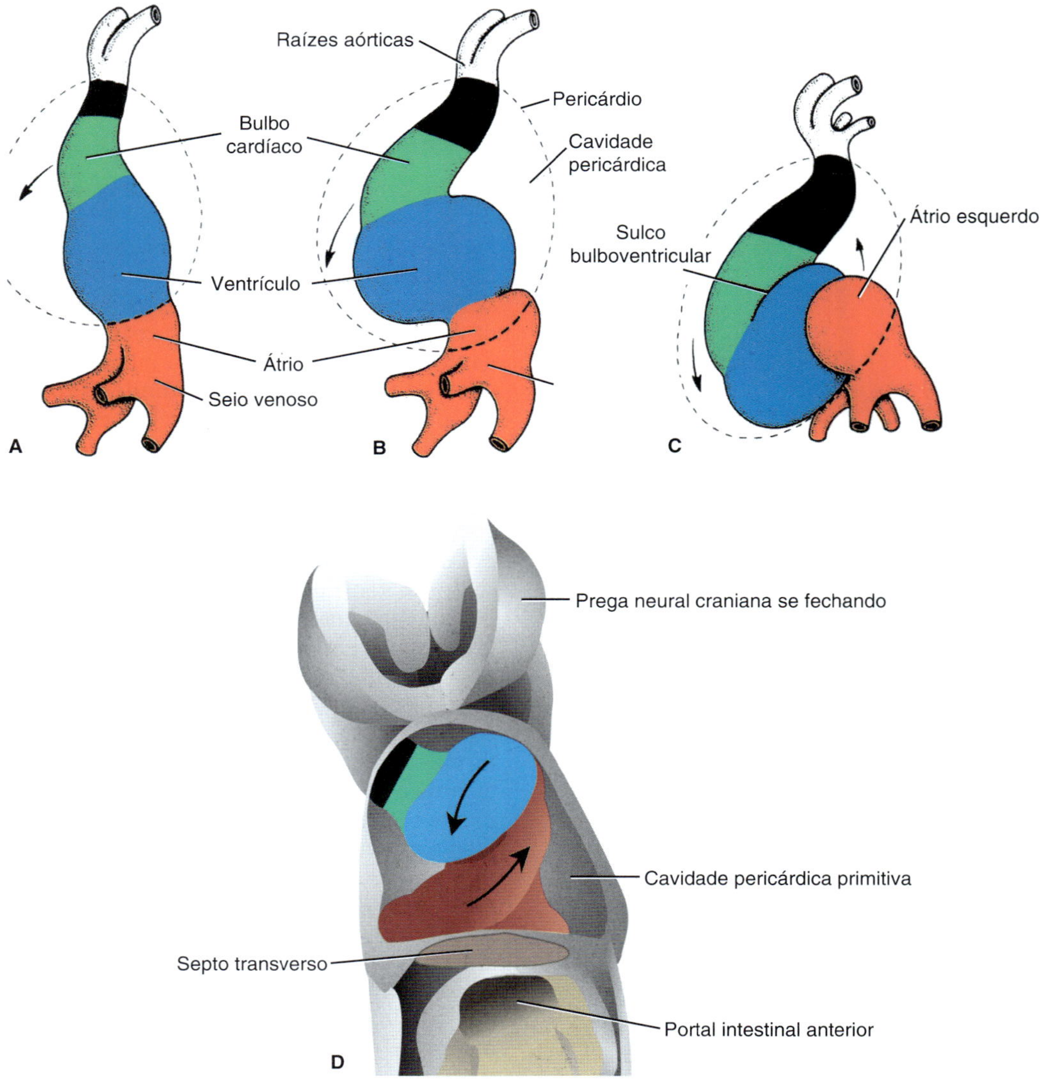

Figura 13.7 Formação da alça cardíaca. **A.** 22 dias. **B.** 23 dias. **C.** 24 dias. **D.** Vista frontal do tubo cardíaco em processo de dobramento na cavidade pericárdica. O ventrículo primitivo está se movendo ventralmente e para a direita, enquanto a região atrial está se movendo dorsalmente e para a esquerda (*setas*).

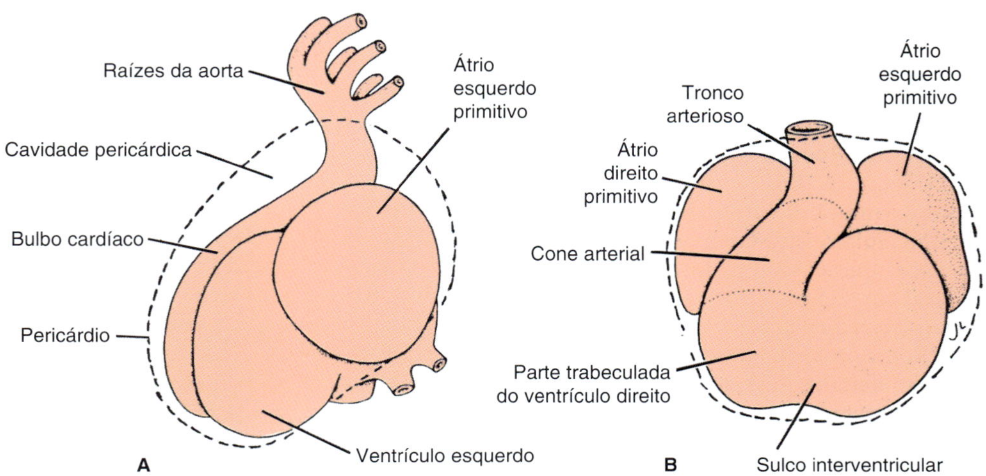

Figura 13.8 Coração de um embrião de 5 mm (28 dias). **A.** Vista da esquerda. **B.** Vista frontal. O bulbo cardíaco está dividido em tronco arterioso, cone arterial e parte trabeculada do ventrículo direito. *Linha tracejada*, pericárdio.

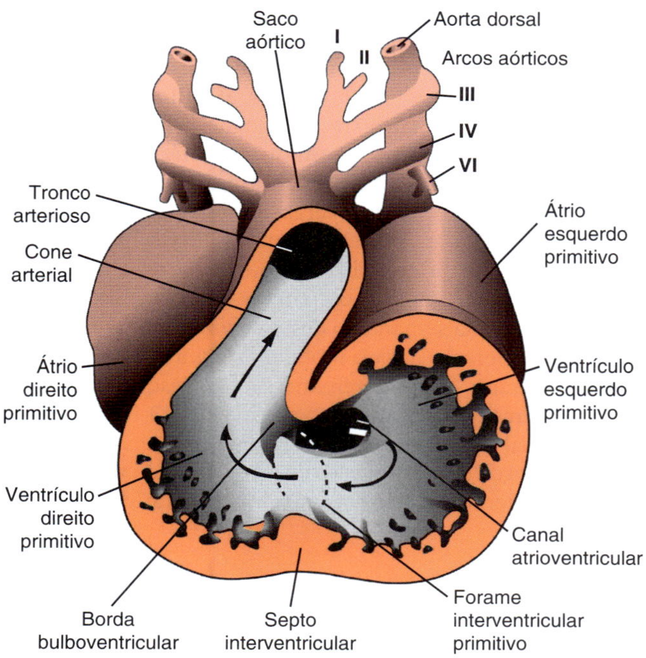

Figura 13.9 Corte frontal através de um coração de um embrião de 30 dias mostrando o forame interventricular primário e a abertura do átrio no ventrículo esquerdo primitivo. Observe a crista bulboventricular. *Setas*, sentido do fluxo sanguíneo.

Correlações clínicas

Anomalias da alça cardíaca

A **dextrocardia** é uma condição em que o coração se encontra no hemitórax direito, em vez do esquerdo, e ocorre quando o coração se curva para a esquerda em vez de para a direita. O defeito pode ser induzido durante a gastrulação, quando a lateralidade é estabelecida, ou um pouco mais tarde, quando ocorre a alça cardíaca. A dextrocardia vem acompanhada de ***situs inversus***, uma reversão total de todos os órgãos, ou de **sequências de lateralidade (heterotaxia)** em que as posições de apenas alguns órgãos estão revertidas (ver Capítulo 5).

REGULAÇÃO MOLECULAR DO DESENVOLVIMENTO CARDÍACO

Os sinais advindos do endoderma anterior (cranial) induzem a região cardiogênica no mesoderma visceral sobrejacente por meio da indução do fator de transcrição ***NKX2.5***. Os sinais requerem a secreção das proteínas morfogenéticas ósseas (**BMPs**) **2** e **4** pelo endoderma e pelo mesoderma da placa lateral. Concomitantemente, a atividade das **proteínas WNT** (3a e 8), secretadas pelo tubo neural, tem de ser bloqueada porque normalmente elas inibem o desenvolvimento cardíaco. Os inibidores das proteínas WNT (CRESCENT e CERBERUS) são produzidos pelas células do endoderma imediatamente adjacentes ao mesoderma formador do coração na metade anterior do embrião. A combinação entre BMP e a inibição de WNT por CRESCENT e CERBERUS causa a expressão de *NKX2.5*, o gene mestre do desenvolvimento cardíaco (Figura 13.1; ver Figura 13.10). A expressão de *BMP* também aumenta a expressão do fator de crescimento do fibroblasto 8 (***FGF8***), importante para a expressão de proteínas específicas do coração.

Uma vez que o tubo cardíaco tenha se formado, a parte venosa é especificada pelo **ácido retinoico (AR)**, produzido pelo mesoderma adjacente à região presumida do seio venoso e dos átrios. Após a exposição inicial ao AR, essas estruturas expressam o gene para a enzima retinaldeído desidrogenase, que possibilita que essas células produzam seu próprio AR e as direciona a se tornarem estruturas cardíacas caudais. Concentrações menores de AR nas regiões cardíacas mais anteriores (ventrículos e via de saída) contribuem para a especificação dessas estruturas. A importância do AR na sinalização cardíaca explica por que esse composto consegue provocar vários tipos de defeito cardíaco.

NKX2.5 contém um homeodomínio e é um homólogo do gene ***tinman***, que regula o desenvolvimento cardíaco na *Drosophila*. ***TBX5*** é outro fator de transcrição que contém um *motif* de ligação ao DNA, conhecido como *T-box*. Ele é expresso depois de *NKX2.5* e desempenha um papel importante na septação.

A alça cardíaca depende de vários fatores, inclusive da via da lateralidade e da expressão do fator de transcrição ***PITX2*** no mesoderma da placa lateral, do lado esquerdo. *PITX2* participa na deposição e na função de moléculas da matriz extracelular que ajudam na formação da alça. Além disso, *NKX2.5* aumenta a expressão de ***HAND1*** e de ***HAND2***, fatores de

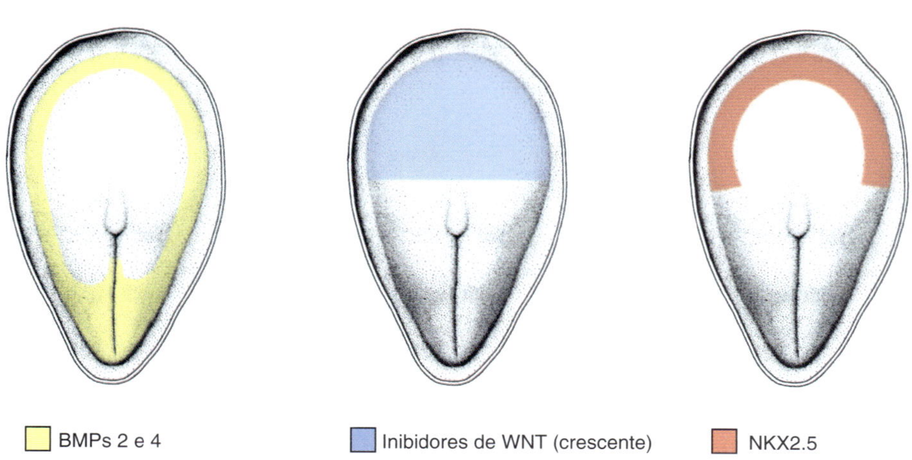

Figura 13.10 Indução cardíaca. BMPs secretadas pelo endoderma e pelo mesoderma da placa lateral em combinação com a inibição da expressão de *WNT* por CRESCENT na metade anterior do embrião induzem a expressão de *NKX2.5* na região formadora do coração no mesoderma da placa lateral (camada visceral). *NKX2.5* é responsável, portanto, pela indução cardíaca.

transcrição que são expressos no tubo cardíaco primitivo e que mais tarde ficam restritos aos futuros ventrículos esquerdo e direito, respectivamente. Efetores *downstream* desses genes participam no fenômeno de curvatura (alça cardíaca). *HAND1* e *HAND2*, sob a regulação de *NKX2.5*, também contribuem para a expansão e a diferenciação dos ventrículos.

O alongamento da via de saída pelo SCC é regulado em parte por *SONIC HEDGEHOG* (*SHH*). O *SHH*, expresso pelo endoderma do arco faríngeo (ver Capítulo 17), age por meio do seu receptor *patched* (PTC; ver Capítulo 1), expresso por células do SCC para estimular a proliferação de células no SCC. Enquanto isso, a sinalização *NOTCH*, por meio de seu ligante *JAG1* (ver Capítulo 1), é responsável pelo aumento de FGFs no SCC, que, por sua vez, regula a migração e a diferenciação de células de crista neural essenciais para a separação da via de saída e para o desenvolvimento e a padronização dos arcos aórticos (ver adiante). As mutações em *SHH*, *NOTCH* e *JAG1* são responsáveis por alguns defeitos na via de saída, no arco aórtico e no coração.

■ DESENVOLVIMENTO DO SEIO VENOSO

Na metade da quarta semana, o **seio venoso** recebe sangue venoso oriundo dos seus **cornos direito** e **esquerdo** (Figura 13.11A). Cada corno recebe sangue de três veias importantes: (1) da **veia vitelina** ou **onfalomesentérica**; (2) da **veia umbilical**; e (3) da **veia cardinal comum**. A princípio, a comunicação entre o seio e o átrio é larga; entretanto, logo a entrada do seio se desloca para a direita (Figura 13.11B). Esse deslocamento é causado principalmente por *shunts* de sangue da esquerda para a direita, que ocorrem no sistema venoso durante a quarta e a quinta semana do desenvolvimento.

Com a obliteração da veia umbilical direita e da veia vitelina esquerda durante a quinta semana, o corno esquerdo do seio perde rapidamente sua importância (ver Figura 13.11B). Quando a veia cardinal comum esquerda é obliterada na décima semana, tudo que resta do corno esquerdo do seio venoso é a **veia oblíqua do átrio esquerdo** e o **seio coronariano** (Figura 13.12).

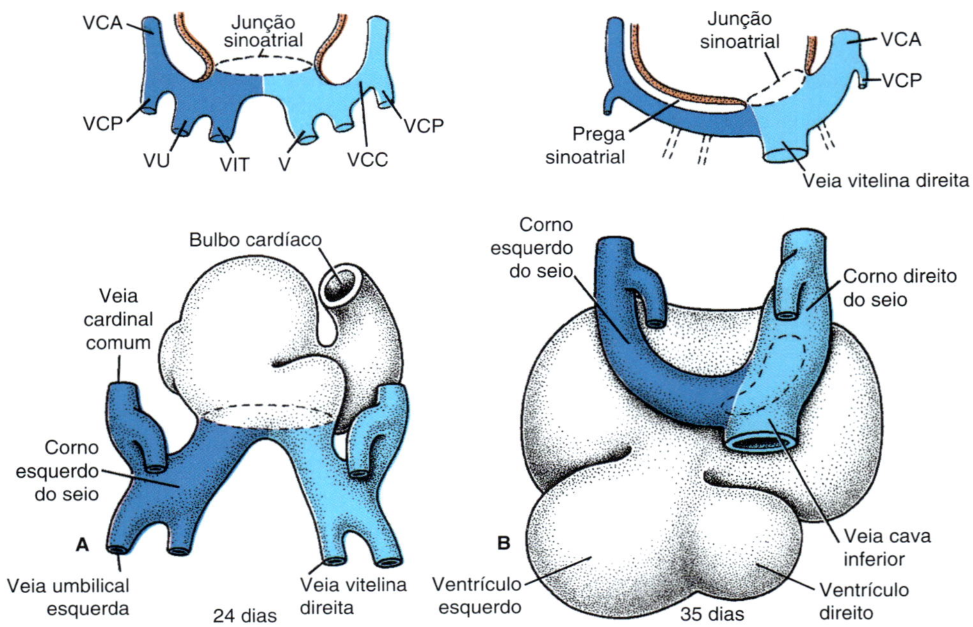

Figura 13.11 Vista dorsal de dois estágios do desenvolvimento do seio venoso aproximadamente no dia 24 (**A**) e no dia 35 (**B**). *Linha tracejada*, a entrada do seio venoso na cavidade atrial. Cada ilustração é acompanhada por um esquema para mostrar, em corte transversal, as grandes veias e sua relação com a cavidade atrial. *VCA*, veia cardinal anterior; *VCP*, veia cardinal posterior; *VU*, veia umbilical; *VIT V*, veia vitelina; *VCC*, veia cardinal comum.

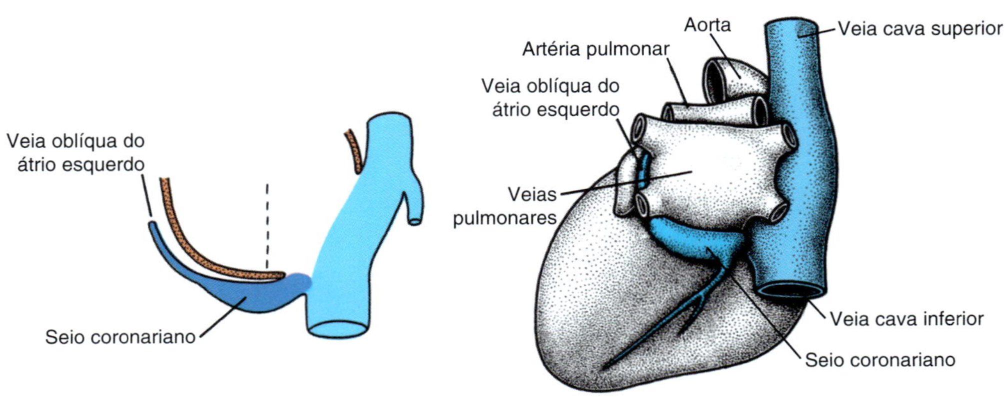

Figura 13.12 Estágio final do desenvolvimento do seio venoso e das grandes veias.

Como resultados dos *shunts* sanguíneos esquerda-direita, o corno direito do seio venoso e as veias se dilatam substancialmente. O corno direito, que forma agora a única comunicação entre o seio venoso original e o átrio, é incorporado ao átrio direito, formando a parte lisa da parede do átrio direito (Figura 13.13). Sua entrada, o **óstio sinoatrial**, é flanqueada de cada lado por uma prega valvar, as **válvulas venosas direita** e **esquerda** (Figura 13.13A). Dorsocranialmente, as válvulas se fusionam, formando um sulco conhecido como **septo espúrio** (ver Figura 13.13A). Inicialmente, as válvulas são grandes; porém, quando o corno direito do seio venoso é incorporado na parede do átrio, a válvula venosa esquerda e o septo espúrio se fusionam com o septo interatrial em desenvolvimento (ver Figura 13.13). A parte superior da válvula venosa direita desaparece completamente. A parte inferior se desenvolve em duas partes: (1) a **válvula da veia cava inferior**; e (2) a **válvula do seio coronariano** (Figura 13.13B). A **crista terminal** forma a linha divisória entre a parte trabecular original do átrio direito e a parte de parede lisa (***sinus venarum***), que se origina do corno direito do seio venoso (ver Figura 13.13B).

■ FORMAÇÃO DOS SEPTOS CARDÍACOS

Os principais septos do coração são formados entre o 27º e o 37º dias do desenvolvimento, quando o embrião passa de cerca de 5 mm para aproximadamente 16 a 17 mm de comprimento. Um modo por meio do qual um septo pode ser formado envolve duas massas de tecido crescendo ativamente e se aproximando até que se fusionem, dividindo o lúmen em dois canais separados (Figura 13.14A e B). Esse tipo de septo também pode ser formado pelo crescimento ativo de uma única massa tecidual, que continua a se expandir até alcançar o lado oposto do lúmen (Figura 13.14C). A formação dessas massas de tecido, chamadas de **coxins endocárdicos**, depende da síntese e da deposição de matriz extracelular, além de migração e proliferação celulares. Assim, nas regiões onde esses coxins se formam, há aumento da síntese da matriz extracelular que produz protrusões recobertas por células endocárdicas para o lúmen (Figura 13.15A e B). Essas protrusões (coxins endocárdicos) desenvolvem-se nas regiões **atrioventricular** e **conotruncal**. Nesses locais, elas ajudam na formação dos **septos interatrial**

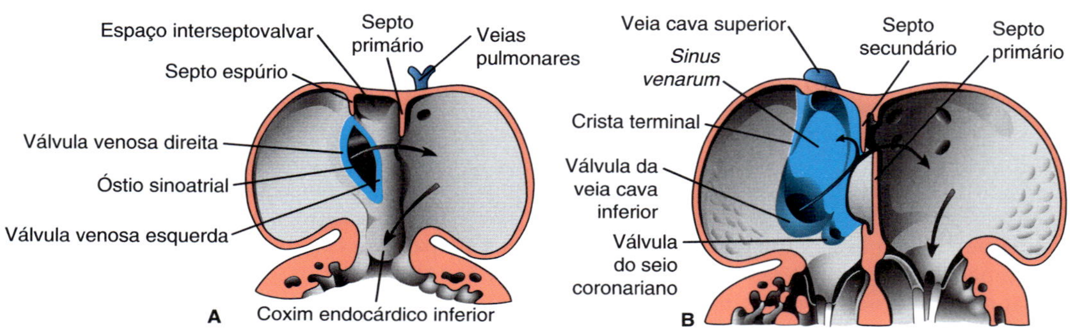

Figura 13.13 Vista ventral de cortes coronais através do coração no nível do canal atrioventricular para mostrar o desenvolvimento das válvulas venosas. **A.** Quinta semana. **B.** Estágio fetal. O *sinus venarum* (*azul*) tem parede lisa; é derivado do corno direito do seio. *Setas*, fluxo sanguíneo.

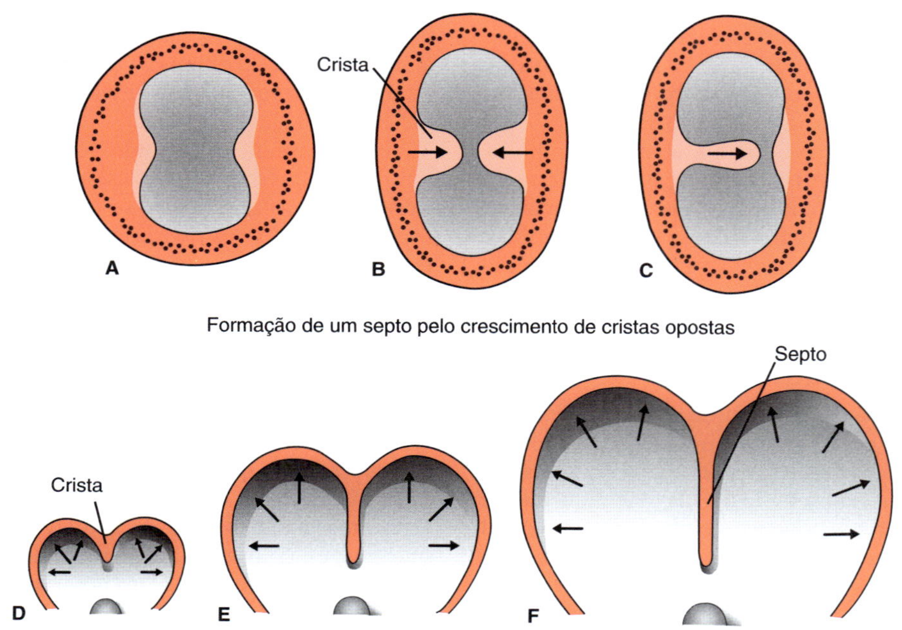

Figura 13.14 **A** e **B.** Formação do septo pelo crescimento ativo de duas cristas (coxins endocárdicos) que se aproximam até sua fusão. **C.** Septo formado por uma única massa celular crescendo ativamente, como os septos primário e secundário. **D** e **F.** Formação de septo pela fusão de duas partes em expansão da parede do coração. Esse tipo de septo nunca separa completamente duas cavidades.

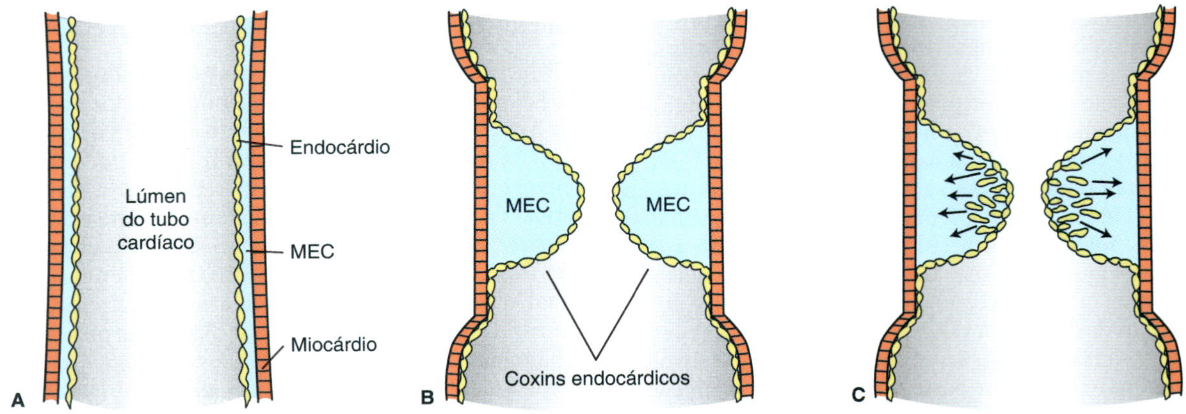

Figura 13.15 Ilustrações mostrando o desenvolvimento dos coxins endocárdicos. **A.** Inicialmente, o tubo cardíaco consiste em miocárdio e endocárdio separados por uma camada de matriz extracelular (MEC). **B.** Os coxins endocárdicos se formam no canal atrioventricular e na via de saída como expansões da MEC. **C.** As células migram para os coxins e proliferam: no canal atrioventricular, essas células são derivadas do endocárdio; na via de saída, elas são derivadas das células de crista neural (ver adiante).

e interventricular (parte membranosa), dos **canais e das valvas atrioventriculares** (Figura 13.16) e dos **canais aórtico e pulmonar** (ver Figura 13.20). Por fim, os coxins são povoados por células que migram e proliferam na matriz. Nos coxins atrioventriculares, as células são derivadas de células endocárdicas sobrepostas que se desprendem de suas vizinhas e se movem para a matriz (Figura 13.15C); nos coxins conotruncais, as células são derivadas de células de crista neural que migram dos dobramentos neurais cranianos para a região da via de saída (ver texto adiante e Figura 13.30). Por causa de sua localização crucial, anomalias na formação dos coxins endocárdicos podem causar malformações cardíacas, incluindo **CIA** e CIV, bem como defeitos envolvendo os **grandes vasos** (**transposição dos grandes vasos**, **tronco arterioso comum** e **tetralogia de Fallot**).

A outra maneira pela qual um septo se forma não envolve os coxins endocárdicos. Se, por exemplo, uma faixa estreita de tecido na parede do átrio ou do ventrículo não crescer enquanto as áreas de cada lado dela se expandem rapidamente, forma-se uma crista estreita entre as duas partes em expansão (ver Figura 13.14D e E). Quando o crescimento das partes em expansão continua de cada lado da parte estreita, as duas paredes se aproximam uma da outra e acabam se fundindo, formando um septo (ver Figura 13.14F). Esse tipo de septo nunca divide completamente o lúmen original, mas deixa um estreito canal de comunicação entre as duas partes expandidas. Geralmente, ele se fecha secundariamente graças à contribuição tecidual dos tecidos vizinhos em proliferação. Esse tipo de septo divide parcialmente os átrios e os ventrículos.

Formação de septo no átrio comum

No fim da quarta semana, forma-se uma crista em forma de foice na parte superior do átrio comum, indo no sentido do lúmen. Essa crista é a primeira parte do septo primário (Figura 13.16A e B; ver Figura 13.13A). Os dois ramos desse septo se estendem na direção dos coxins endocárdicos no canal atrioventricular. A abertura entre a margem inferior do septo primário e os coxins endocárdicos é o **óstio *primum*** ou **primário** (ver Figura 13.16A e B). Com o decorrer do desenvolvimento, crescem extensões dos coxins endocárdicos superior e inferior ao longo do limite do septo primário, fechando o óstio primário (ver Figura 13.16C e D). Entretanto, antes de o fechamento se completar, a **morte celular programada (apoptose)** produz perfurações na parte superior do septo primário. A coalescência dessas perfurações forma o **óstio *secundum*** ou **secundário**, garantindo o fluxo livre de sangue do átrio primitivo direito para o esquerdo (ver Figura 13.16B e D).

Quando o lúmen do átrio direito se expande, como resultado da incorporação do corno do seio venoso, aparece uma nova prega em formato de crescente. Essa nova prega, o **septo *secundum*** ou **secundário** (ver Figura 13.16C e D), nunca forma uma separação completa da cavidade atrial (Figura 13.16F e G). Seu ramo anterior se estende para baixo até o septo no canal atrioventricular. Quando a válvula venosa esquerda e o *septum spurium* se fusionam com o lado direito do septo secundário, a borda livre côncava do septo secundário começa a se sobrepor ao óstio secundário (Figura 13.16E e F). A abertura deixada pelo septo secundário é chamada de **forame oval**. Quando a parte superior do septo primário desaparece gradualmente, a parte remanescente se torna a **valva do forame oval**. A passagem entre as duas cavidades atriais consiste em uma fenda alongada de modo oblíquo (ver Figura 13.16E a G) através da qual flui o sangue do átrio direito para o lado esquerdo (*setas* nas Figuras 13.13B e 13.16).

Após o nascimento, quando a circulação pulmonar começa e aumenta a pressão no átrio esquerdo, a valva do forame oval é pressionada contra o septo secundário, obliterando o forame oval e separando os átrios direito e esquerdo. Em cerca de 20% dos casos, a fusão do septo primário e do septo secundário não é completa e permanece uma fenda oblíqua estreita entre os dois átrios. Essa condição é chamada de **persistência** do forame oval; ela não possibilita *shunting* sanguíneo intracardíaco.

Formação do átrio esquerdo e da veia pulmonar

Enquanto o átrio direito primitivo aumenta de tamanho pela incorporação do corno direito do seio venoso, o átrio esquerdo primitivo também está se expandindo. Enquanto isso, o mesênquima na extremidade caudal do mesocárdio dorsal que suspende o tubo cardíaco na cavidade pericárdica (Figura 13.17A) começa a proliferar. Então, conforme o septo primário cresce para baixo do teto do átrio comum, este mesênquima em proliferação forma a **protrusão do mesênquima dorsal (PMD)**; este tecido cresce com o septo primário em direção ao canal atrioventricular (Figura 13.17B e C). Na PMD,

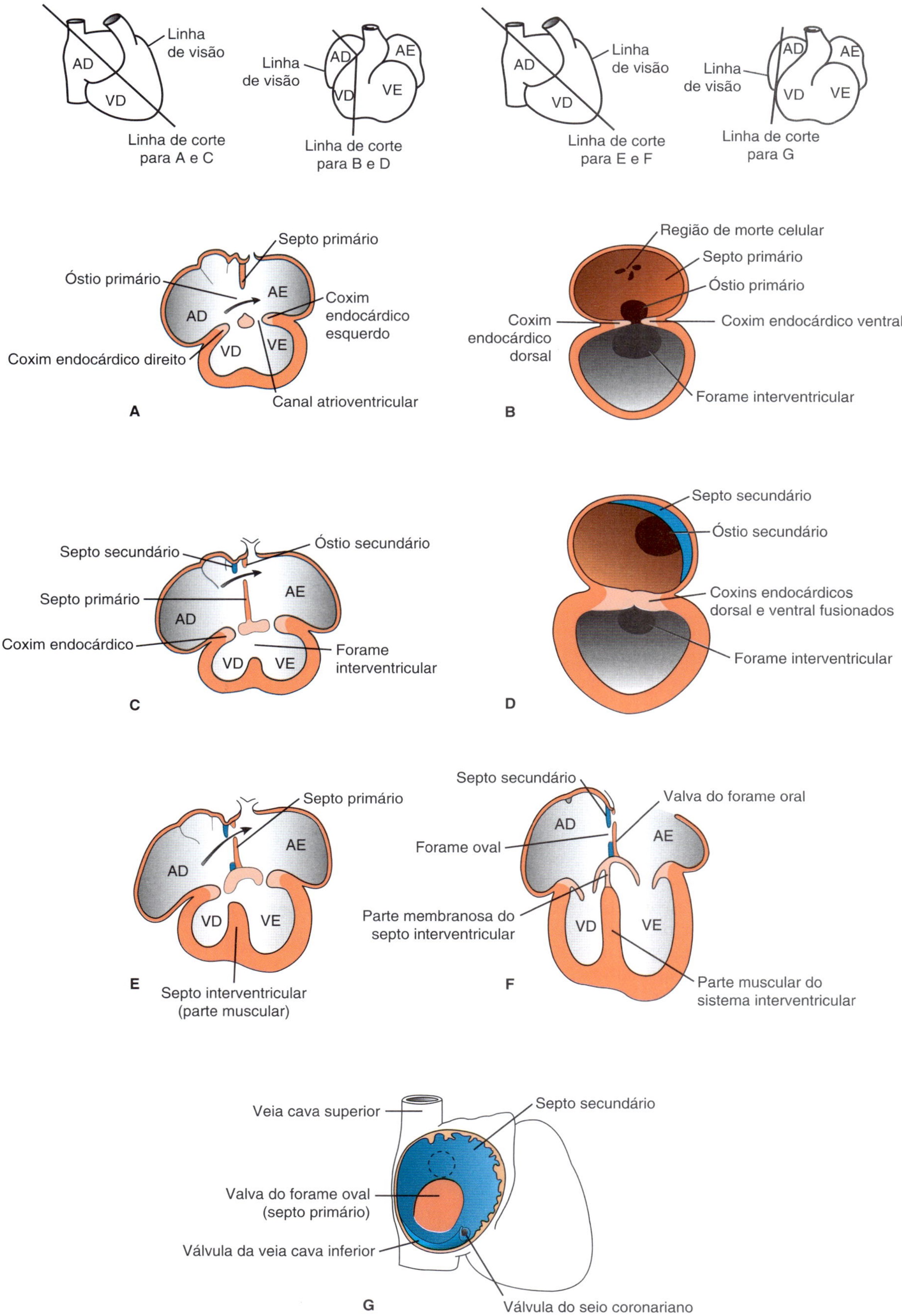

Figura 13.16 Septos interatriais em vários estágios do desenvolvimento. **A.** Com 30 dias (6 mm). **B.** Mesmo estágio de (**A**), visto da direita. **C.** Com 33 dias (9 mm). **D.** Mesmo estágio de (**C**), visto da direita. **E.** Com 37 dias; *VE*, ventrículo esquerdo (14 mm). **F.** Recém-nascido. **G.** Septo interatrial visto da direita; mesmo estágio de (**F**). *AD*, átrio direito; *AE*, átrio esquerdo; *VD*, ventrículo direito.

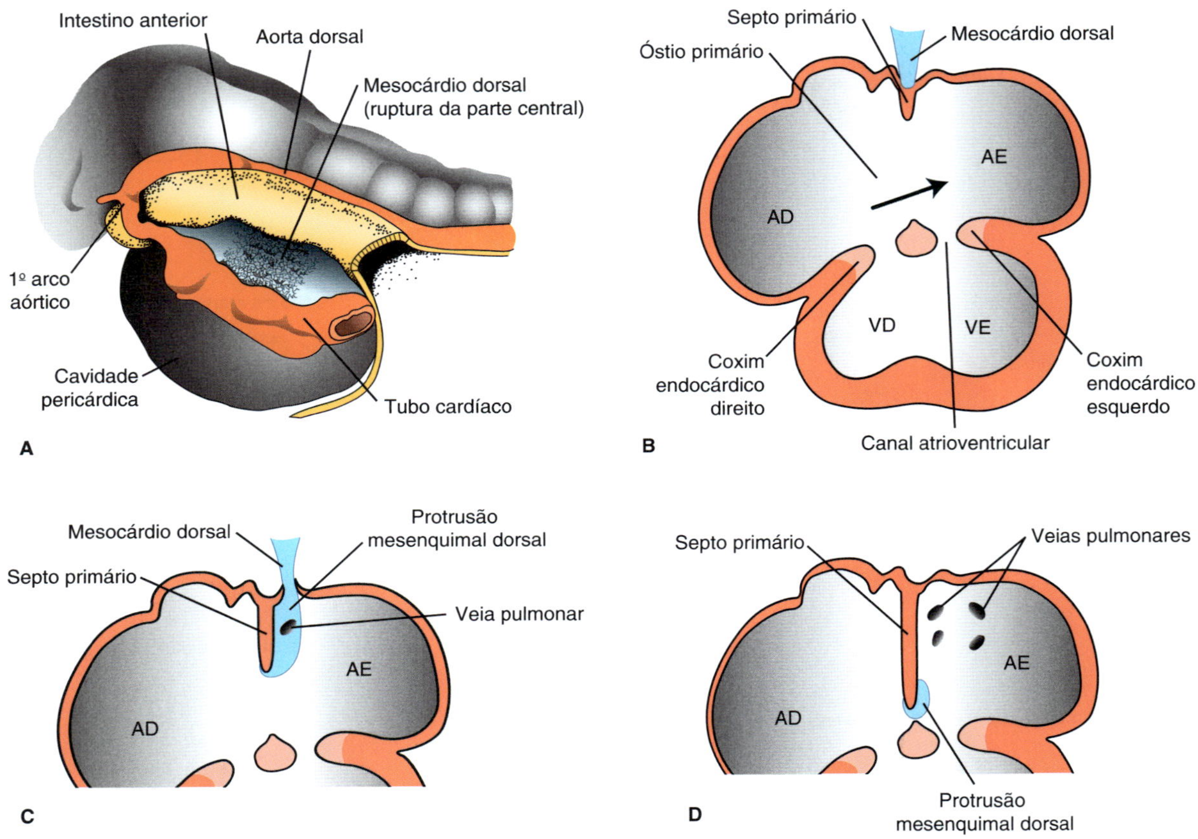

Figura 13.17 **A.** Ilustração mostrando o tubo cardíaco suspenso na cavidade pericárdica pelo mesocárdio dorsal, um mesentério ligado ao mesoderma que circunda o tubo intestinal, que é derivado do SCC (ver Figura 13.5C). Nesse estágio, a parte central do mesocárdio rompe-se de tal maneira que apenas duas extremidades do tubo cardíaco permanecem ligadas. **B** e **C.** No polo atrial, uma parte do mesocárdio dorsal prolifera para formar a protrusão do mesênquima dorsal (PMD), que penetra a parede atrial à esquerda do septo primário. A veia pulmonar forma-se no mesênquima da PMD e posiciona-se na parede posterior do átrio esquerdo conforme a PMD cresce para baixo com o septo primário. **D.** Inicialmente, apenas o tronco principal da veia pulmonar entra no átrio esquerdo; porém, conforme as paredes atriais expandem-se, esse tronco é incorporado ao átrio esquerdo até o ponto onde seus quatro ramos divergem a fim de ir para os pulmões. Como consequência, depois que o processo de expansão atrial é concluído, há quatro aberturas para as veias pulmonares no átrio esquerdo. A parte restante da PMD permanece na ponta do septo primário e contribui para a formação do coxim endocárdico ao redor do canal atrioventricular. *AD*, átrio direito; *AE*, átrio esquerdo; *VD*, ventrículo direito; *VE*, ventrículo esquerdo.

encontra-se a **veia pulmonar** em desenvolvimento, que está posicionada no átrio esquerdo por meio do crescimento e movimento da PMD (Figura 13.17C). A parte restante da PMD na ponta do septo primário contribui para a formação do coxim endocárdico no canal atrioventricular (Figura 13.17D). O tronco principal da veia pulmonar que se abre para o átrio esquerdo envia dois ramos para cada pulmão. Conforme continua a expansão do átrio esquerdo, o tronco principal é incorporado à parede posterior até o ponto onde ocorre a ramificação do vaso, resultando em quatro aberturas separadas para as veias pulmonares na câmara atrial (Figura 13.18; ver Figura 13.17D).

Assim, cada átrio desenvolve-se por expansão (ver Figura 13.14D a F) e por incorporação de estruturas vasculares: o seio venoso no átrio direito e o tronco da veia pulmonar no átrio esquerdo (Figura 13.18). No coração plenamente desenvolvido, o átrio direito embrionário original torna-se o **apêndice atrial direito** trabeculado que contém os músculos pectíneos, enquanto o ***sinus venarum*** com parede lisa origina-se do corno direito do seio venoso (Figura 13.18A). O átrio esquerdo embrionário original é representado por pouco mais que o **apêndice atrial trabeculado**, enquanto a parte com parede lisa se origina das veias pulmonares (Figura 13.18B).

Formação do septo no canal atrioventricular

No fim da quarta semana, quatro **coxins endocárdicos atrioventriculares** aparecem: um em cada lado mais um nas bordas dorsal (superior) e ventral (inferior) do canal atrioventricular (Figuras 13.19 e 13.20). Inicialmente, o canal atrioventricular dá acesso apenas ao ventrículo esquerdo primitivo e é separado do bulbo cardíaco pela **crista bulboventricular ou conoventricular** (ver Figura 13.9). Entretanto, perto do fim da quinta semana, a extremidade posterior da crista termina quase na metade da base do coxim endocárdico dorsal e é muito menos proeminente do que anteriormente (ver Figura 13.20). Como o canal atrioventricular aumenta para a direita, o sangue que atravessa o óstio atrioventricular passa a ter acesso direto ao ventrículo esquerdo primitivo, bem como ao ventrículo direito primitivo.

Além dos coxins endocárdicos dorsal e ventral, os dois **coxins atrioventriculares laterais** aparecem nas bordas direita e esquerda do canal (ver Figuras 13.19 e 13.20). Enquanto isso, os coxins dorsal e ventral se projetam ainda mais para o lúmen e se fusionam, resultando em divisão completa do canal nos óstios atrioventriculares direito e esquerdo ao fim da quinta semana (ver Figuras 13.16B e D e 13.19).

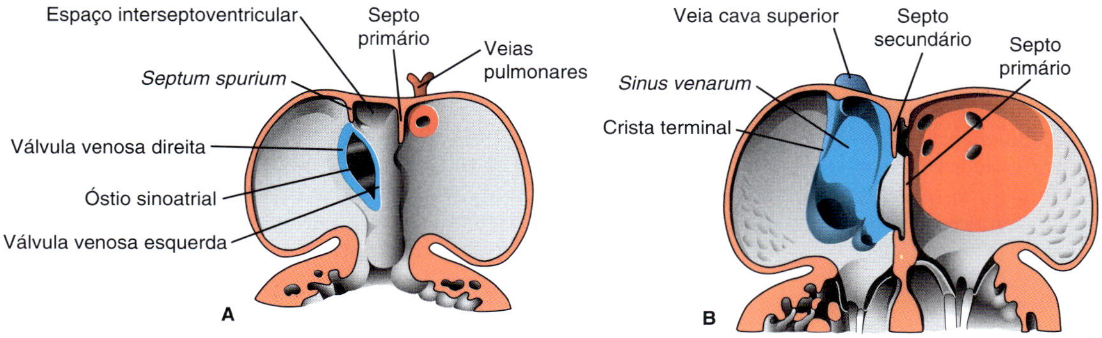

Figura 13.18 Cortes coronais através do coração para mostrar o desenvolvimento das partes de parede lisa dos átrios direito e esquerdo. As paredes do corno direito do seio venoso (*azul*) e as veias pulmonares (*vermelho*) são incorporadas ao coração para formar as partes de parede lisa dos átrios.

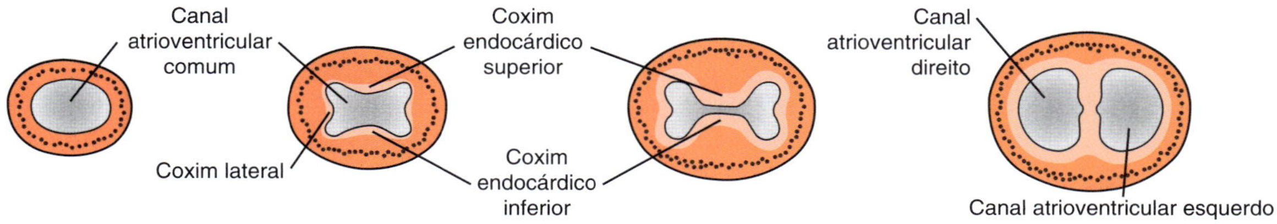

Figura 13.19 Formação do septo no canal atrioventricular. Da esquerda para a direita, dias 23, 26, 31 e 35. A abertura circular inicial se alarga transversalmente.

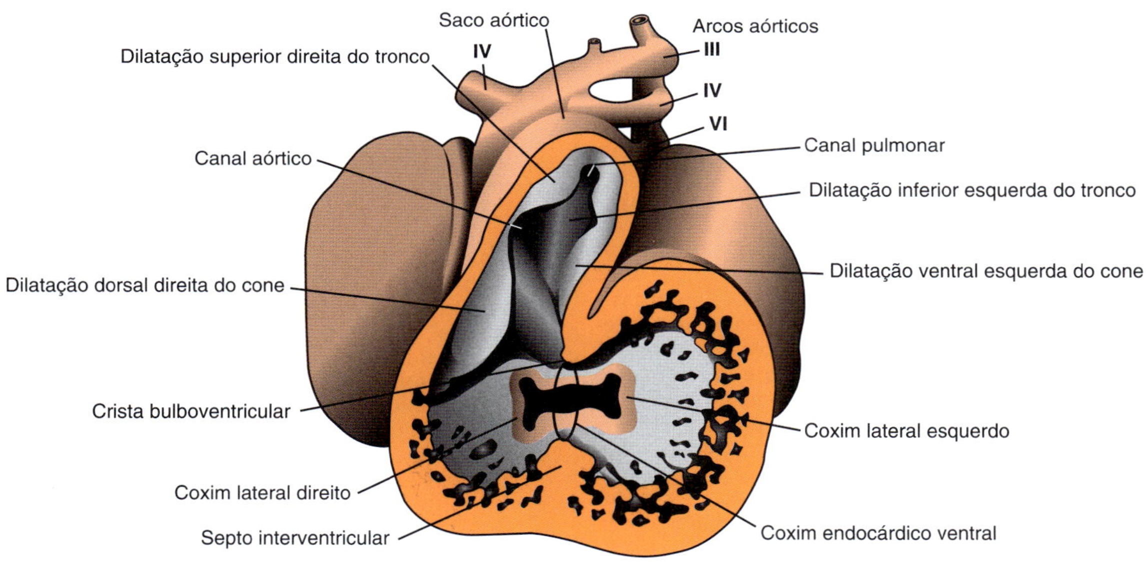

Figura 13.20 Corte frontal através do coração de um embrião de 35 dias. Nesse estágio do desenvolvimento, o sangue da cavidade atrial entra no ventrículo esquerdo primitivo, bem como no ventrículo direito primitivo. Observe o desenvolvimento dos coxins no canal atrioventricular. Os coxins no tronco e no cone também são visíveis. *Anel*, forame interventricular primitivo.

Correlações clínicas

Até recentemente acreditava-se que a veia pulmonar fosse uma projeção do átrio esquerdo e, devido a esse conceito, era difícil determinar a etiologia de um defeito congênito raro no qual as veias pulmonares drenam para outros vasos, ou diretamente para o átrio direito, uma condição chamada de **retorno venoso pulmonar anômalo total (RVPAT)**. No entanto, ao compreendermos que a veia surge do mesocárdio dorsal como parte da PMD, temos uma explicação para o defeito poder ocorrer simplesmente por causa de posicionamento anormal da PMD. Por exemplo, o desvio da PMD para a direita posiciona a veia pulmonar no átrio direito, em vez de no esquerdo (20% dos casos); se o desvio para a direita for mais acentuado, a veia pode entrar na veia cava superior ou na veia braquiocefálica (50% dos casos). Como o mesocárdio dorsal é normalmente uma estrutura da linha média, não é de surpreender que o RVPAT frequentemente ocorra em indivíduos com heterotaxia.

Valvas atrioventriculares

Após a fusão dos coxins endocárdicos atrioventriculares, cada óstio atrioventricular é cercado por proliferações localizadas de tecido mesenquimal derivado dos coxins endocárdicos (Figura 13.21A). Quando a corrente sanguínea torna o tecido oco e fino na superfície ventricular dessas proliferações, o tecido mesenquimal torna-se fibroso e forma as valvas atrioventriculares, que permanecem ligadas à parede ventricular pelos cordões musculares (Figura 13.21B e C). Finalmente, o tecido muscular nos cordões se degenera e é substituído por tecido conjuntivo denso. As valvas consistem, então, em tecido conjuntivo recoberto pelo endocárdio. Elas são conectadas a trabéculas musculares espessas na parede do ventrículo, os **músculos papilares**, pelas **cordas tendíneas** (ver Figura 13.21C). Desse modo, dois folhetos valvares se formam e constituem a **valva bicúspide** (ou **mitral**) no canal atrioventricular esquerdo, e três se formam no lado direito, constituindo a **valva tricúspide**.

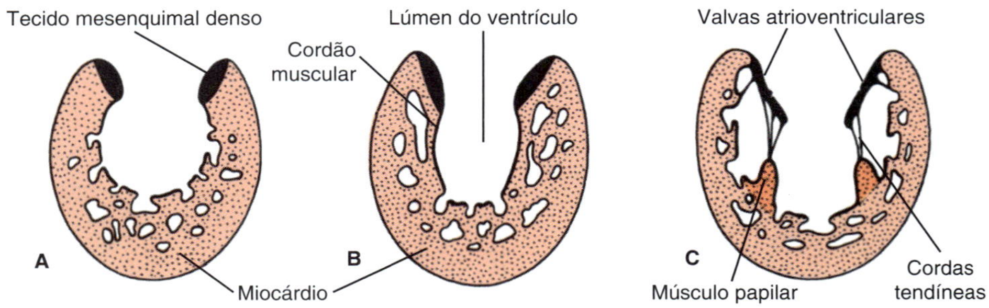

Figura 13.21 Formação das valvas atrioventriculares e das cordas tendíneas. As valvas são vazadas no lado ventricular, mas permanecem ligadas à parede ventricular pelas cordas tendíneas.

Correlações clínicas

Defeitos cardíacos

As anomalias cardíacas e vasculares constituem a maior categoria de defeitos congênitos humanos e são encontradas em **1%** dos nascidos vivos. A incidência em natimortos é 10 vezes maior. Estima-se que 12% dos recém-nascidos com defeitos cardíacos tenham uma anomalia cromossômica e, por outro lado, que 33% dos bebês com anomalia cromossômica tenham um defeito cardíaco. Além disso, 30% dos defeitos cardíacos ocorrem em recém-nascidos com outras malformações principais. Aproximadamente 2% dos defeitos cardíacos se devem a agentes ambientais; porém, a maioria deles é causada por uma interação complexa de influências genéticas e ambientais (causas **multifatoriais**). Exemplos clássicos de teratógenos cardiovasculares incluem o **vírus da rubéola** e a **talidomida**. Outros incluem **ácido retinoico, álcool etílico** e muitos outros compostos. Doenças maternas, como **diabetes melito** insulinodependente, também foram relacionadas com defeitos cardíacos.

Os alvos dos defeitos cardíacos genéticos ou induzidos por teratógenos incluem as células progenitoras cardíacas do primeiro e do segundo campos cardíacos, as células da crista neural, os coxins endocárdicos e outros tipos celulares importantes para o desenvolvimento cardíaco (ver Quadro 13.1). O fato de que algumas malformações podem resultar da interferência em alvos diferentes (p. ex., a transposição das grandes artérias pode resultar da interferência com o SCC ou com as células da crista neural) significa que os defeitos cardíacos têm origem heterogênea e são difíceis de classificar epidemiologicamente.

Os genes que regulam o desenvolvimento cardíaco estão sendo identificados e mapeados, assim como as mutações que resultam de defeitos cardíacos estão sendo descobertas. Mutações no gene de especificação cardíaca *NKX2.5*, no cromossomo 5q35, por exemplo, podem resultar em comunicação interatrial (CIA do tipo secundário), tetralogia de Fallot e retardo de condução atrioventricular de modo autossômico dominante. Mutações no gene ***TBX5*** resultam na **síndrome de Holt-Oram**, caracterizada por anomalias pré-axiais (radiais) dos membros e CIA. Defeitos na parte muscular do septo interventricular também podem ocorrer. A síndrome de Holt-Oram pertence ao grupo de **síndromes coração-mão**, ilustrando o fato de que os mesmos genes participam em múltiplos processos do desenvolvimento. *TBX5*, por exemplo, regula o desenvolvimento dos membros superiores e participa na septação do coração. A síndrome de Holt-Oram é herdada como um traço autossômico dominante com uma frequência de 1/100.000 nascidos vivos.

Mutações em vários genes que regulam a produção de proteínas sarcoméricas causam **miocardiopatia hipertrófica**, que pode resultar em morte súbita em atletas e na população geral. A doença é herdada de modo autossômico dominante, e a maioria das mutações (45%) ocorre no gene da cadeia pesada da miosina β (14q11.2). O resultado é **hipertrofia** cardíaca decorrente da interferência na organização das células musculares cardíacas (**irregularidade miocárdica**), que influencia adversamente o débito cardíaco e/ou a condução cardíaca.

A **inversão ventricular** é um defeito no qual o ventrículo esquerdo morfológico está à direita e se conecta ao átrio direito por uma valva mitral. O ventrículo direito morfológico está no lado esquerdo e se conecta ao átrio esquerdo por uma valva tricúspide. Algumas vezes, o defeito é chamado de **levotransposição das grandes artérias** porque a artéria pulmonar sai do ventrículo esquerdo morfológico e a aorta sai do ventrículo direito morfológico. As artérias estão em suas posições normais, mas os ventrículos estão revertidos. A anomalia surge durante o estabelecimento da lateralidade e a especificação dos lados esquerdo e direito do coração pela via da lateralidade.

A **síndrome do coração direito hipoplásico (SCDH)** e a **síndrome do coração esquerdo hipoplásico (SCEH**; Figura 13.22) são defeitos raros que provocam subdesenvolvimento dos lados direito ou esquerdo do coração, respectivamente. À direita, o ventrículo é muito pequeno, a artéria pulmonar é afetada e pode apresentar atresia ou estenose; o átrio pode ser pequeno; à esquerda, o ventrículo é muito pequeno, a aorta pode apresentar atresia ou estenose, e o átrio pode ser reduzido em tamanho. A lateralidade associada a esses defeitos sugere um efeito adverso na especificação das células progenitoras cardíacas direitas e esquerdas nos estágios iniciais da morfogênese cardíaca. Os defeitos também podem surgir quando os fatores de transcrição hélice-alça-hélice *Hand1* (ventrículo esquerdo) e *Hand2* (ventrículo esquerdo) que regulam o crescimento ventricular estão com a expressão desregulada.

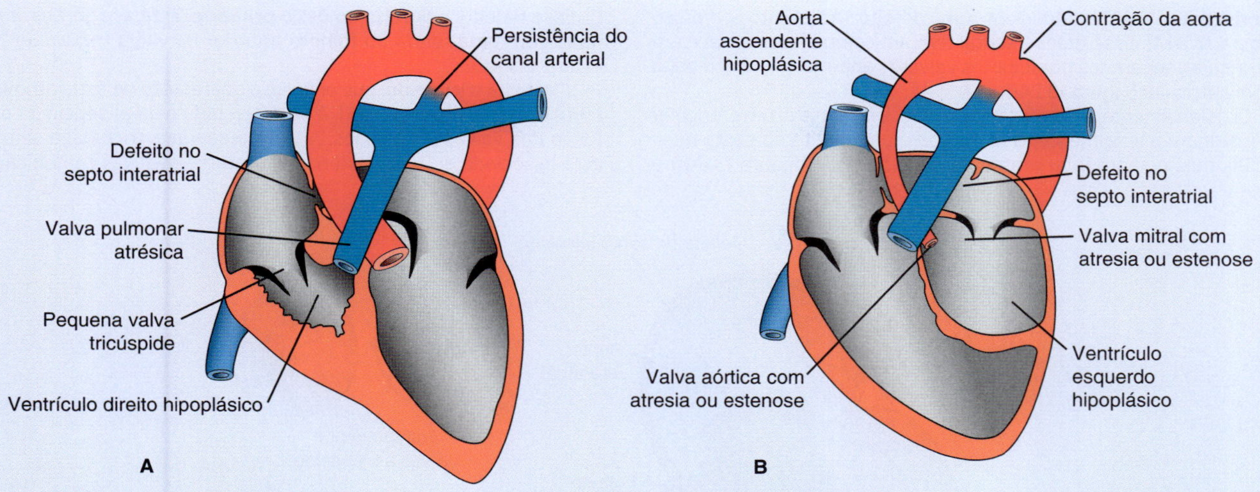

Figura 13.22 **A.** Síndrome do coração direito hipoplásico. **B.** Síndrome do coração esquerdo hipoplásico. Esses são defeitos raros que causam o subdesenvolvimento dos lados direito ou esquerdo do coração, respectivamente. À direita, o ventrículo é muito pequeno, a artéria pulmonar é afetada e pode apresentar atresia ou estenose e o átrio pode ser pequeno; à esquerda, o ventrículo é muito pequeno, a aorta pode apresentar atresia ou estenose, e o átrio pode ser reduzido em tamanho. A lateralidade associada a esses defeitos sugere um efeito adverso na especificação das células progenitoras cardíacas direitas e esquerdas nos estágios iniciais da morfogênese cardíaca.

A **comunicação interatrial (CIA)** é uma anomalia cardíaca congênita com uma incidência de 6,4/10.000 nascimentos e com uma prevalência de 2:1 em recém-nascidos do sexo feminino em relação aos do sexo masculino. Um dos defeitos mais significativos é o defeito do **óstio secundário**, caracterizado por uma grande abertura entre os átrios esquerdo e direito. Ele pode ser causado por excesso de morte celular e pela reabsorção do septo primário (Figura 13.23B e C) ou por desenvolvimento inadequado do septo secundário (Figura 13.23D e E). Dependendo do tamanho da abertura, pode ocorrer *shunt* intracardíaco considerável da esquerda para a direita.

A anomalia mais séria desse grupo é a ausência completa de septo interatrial (Figura 13.23F). Essa condição, conhecida como átrio comum ou **coração trilocular biventricular**, está sempre associada a defeitos importantes em outros locais do coração.

Ocasionalmente, o forame oval se fecha durante a vida pré-natal. Essa anomalia, o **fechamento prematuro do forame oval**, resulta em hipertrofia maciça de átrio e ventrículo direitos e subdesenvolvimento do lado esquerdo do coração. A morte ocorre habitualmente logo após o nascimento.

Os **coxins endocárdicos** do canal atrioventricular não dividem apenas esse canal em óstios direito e esquerdo, mas também participam na formação da parte membranosa do septo interventricular e no fechamento do óstio primário (ver Figura 13.16). Essa região tem a aparência de uma cruz, com os septos interatrial e interventricular formando a parte vertical, e os coxins endocárdicos, a parte horizontal (ver Figura 13.16E). A integridade dessa cruz é um sinal importante nas ultrassonografias do coração. Sempre que os coxins atrioventriculares não se fundem, o resultado é um **canal atrioventricular**

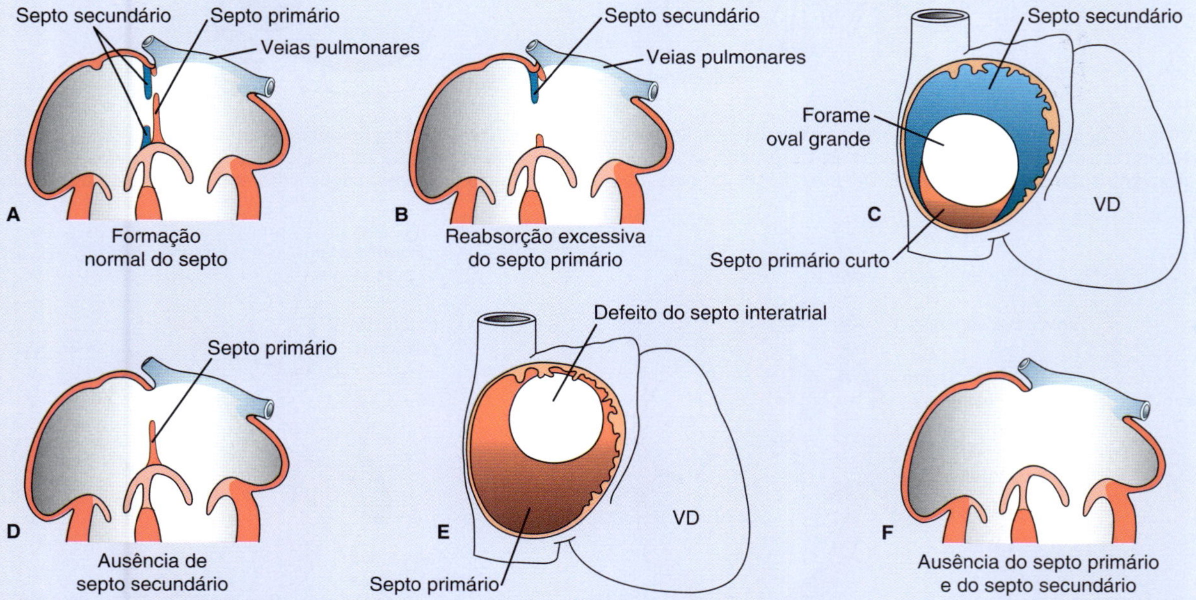

Figura 13.23 **A.** Formação normal do septo interatrial. **B** e **C.** Defeito no óstio secundário causado pela reabsorção excessiva do septo primário. **D** e **E.** Defeito semelhante causado pela interferência no desenvolvimento do septo secundário. **F.** Átrio comum, ou coração trilocular biventricular, resultado da falha completa na formação dos septos primário e secundário. *VD*, ventrículo direito.

(continua)

persistente, combinado com um defeito no septo cardíaco (Figura 13.24A). Esse defeito septal tem um componente atrial e um ventricular, separados por folhetos valvares anormais no único óstio atrioventricular (Figura 13.24B e C).

Ocasionalmente, os coxins endocárdicos no canal atrioventricular se fusionam parcialmente. O resultado é um defeito no septo interatrial, mas o septo interventricular está fechado (Figura 13.24D e E). Esse defeito, o **defeito no óstio primário**, está, em geral, combinado com uma fenda no folheto anterior da valva tricúspide (ver Figura 13.24C).

A **atresia tricúspide**, que envolve a obliteração do óstio atrioventricular direito (Figura 13.25), é caracterizada pela ausência ou pela fusão das valvas tricúspides. A atresia da valva tricúspide sempre está associada a: (1) persistência do forame oval; (2) comunicação

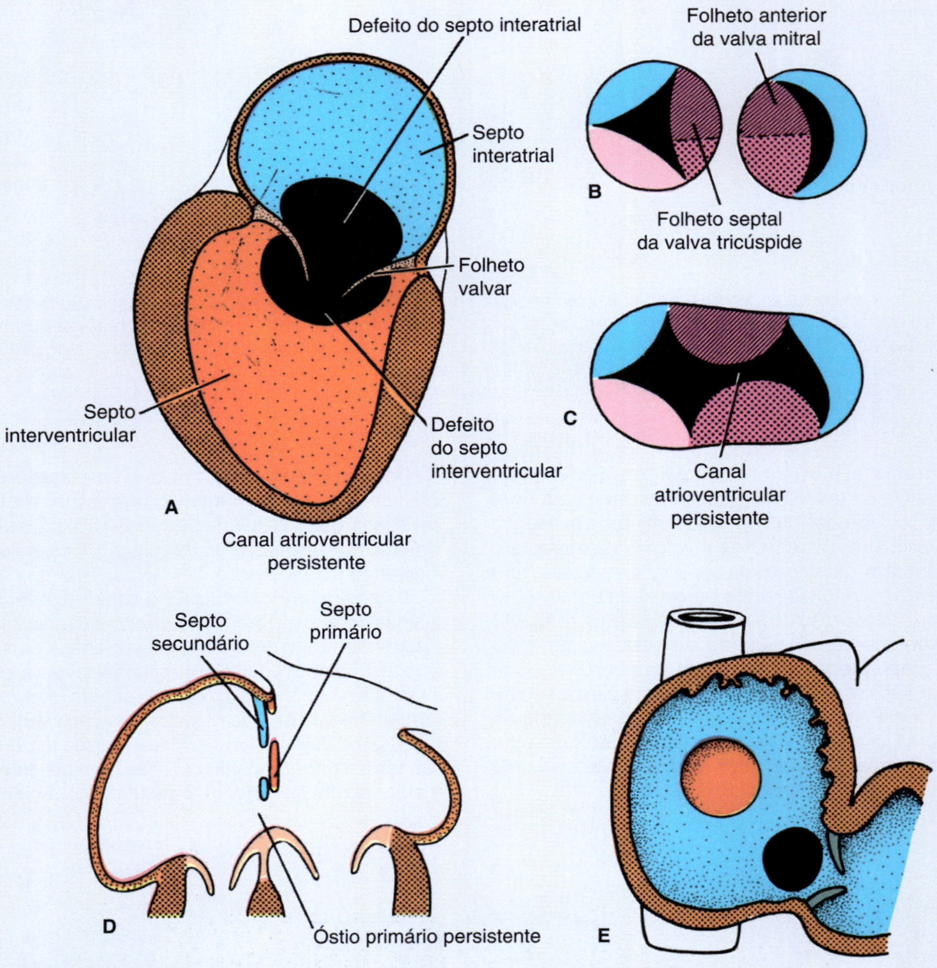

Figura 13.24 **A.** Canal atrioventricular comum persistente. Essa anomalia sempre está acompanhada por um defeito septal na parte septal e na parte ventricular das divisões cardíacas. **B.** Valvas nos óstios atrioventriculares em condições normais. **C.** Valvas divididas em um caso de canal atrioventricular persistente. **D** e **E.** Defeito no óstio primário causado pela fusão incompleta dos coxins endocárdicos atrioventriculares.

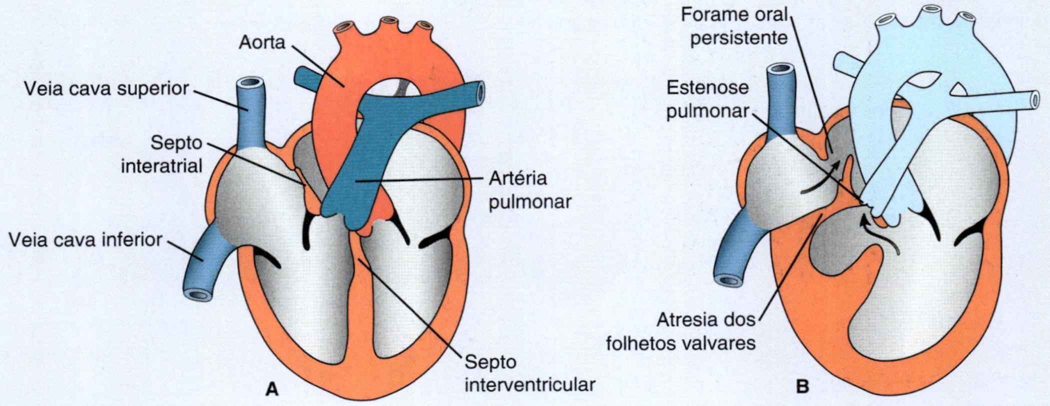

Figura 13.25 **A.** Coração normal. **B.** Atresia da valva tricúspide. Observe o ventrículo direito pequeno e o ventrículo esquerdo grande.

interventricular (CIV); (3) subdesenvolvimento do ventrículo direito; e (4) hipertrofia do ventrículo esquerdo.

A **anomalia de Ebstein** é uma condição em que a valva tricúspide está deslocada na direção do ápice do ventrículo direito e, como resultado, há um átrio direito expandido e um ventrículo direito pequeno (Figura 13.26). Os folhetos das valvas estão posicionados anormalmente, e o folheto anterior está geralmente aumentado. Os folhetos da valva tricúspide estão deslocados em direção ao ápice do ventrículo direito e há expansão da região atrial direita.

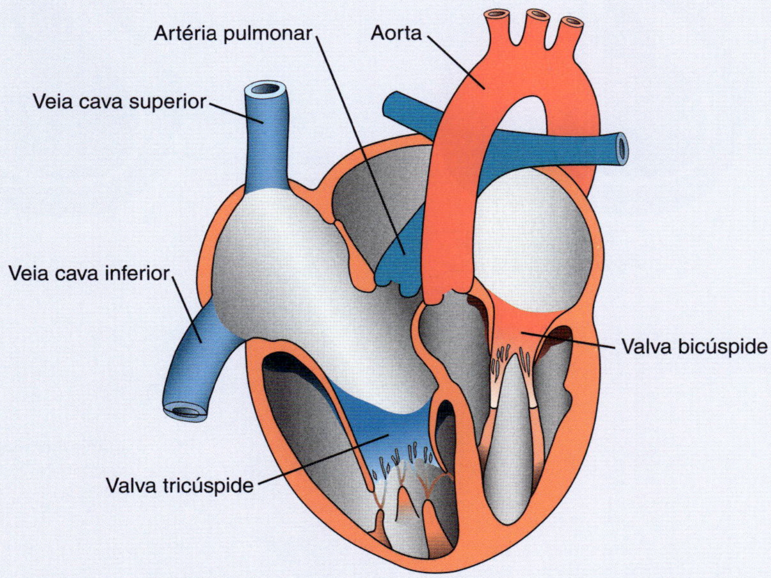

Figura 13.26 Anomalia de Ebstein. Os folhetos da valva tricúspide estão deslocados em direção ao ápice do ventrículo direito e há expansão da região atrial direita.

Formação de septo no tronco arterioso e no cone arterial

Na quinta semana, aparecem pares de cristas opostas no tronco. Estas cristas, as **cristas do tronco** ou **coxins**, encontram-se na parede superior direita (**crista superior direita do tronco arterioso ou arterial**) e na parede inferior esquerda (**crista inferior esquerda do tronco arterioso ou arterial**) (ver Figura 13.20). A crista superior direita do tronco arterioso cresce distalmente e para a esquerda, e a crista inferior esquerda do tronco arterioso cresce distalmente e para a direita. Assim, enquanto crescem na direção do saco aórtico, as cristas giram uma ao redor da outra, prenunciando o trajeto em espiral do futuro septo (Figura 13.27). Após concluída a fusão, as cristas formam o **septo aorticopulmonar**, dividindo o tronco em um **canal aórtico** e **outro pulmonar**.

Quando as cristas do tronco aparecem, cristas (coxins) semelhantes se desenvolvem ao longo das paredes ventral esquerda e dorsal direita do **cone arterial** (ver Figuras 13.20 e 13.27). As cristas do cone crescem distalmente e uma em direção à outra para se unirem com o septo do tronco. No momento em que as duas cristas do cone se fusionam, o septo divide o cone na parte anterolateral (a via de saída do ventrículo direito) (Figura 13.28) e na parte posteromedial (a via de saída do ventrículo esquerdo) (Figura 13.29).

As **células cardíacas da crista neural**, originadas nas bordas das pregas neurais na região do rombencéfalo, migram através dos arcos faríngeos 3, 4 e 6 para a região da via de saída do coração, a qual elas invadem (Figura 13.30). Nesse local, elas contribuem para a formação dos coxins endocárdicos tanto no bulbo quanto no tronco arterioso. Migração e proliferação das células da crista neural cardíacas são reguladas pelo SCC através da via de sinalização *NOTCH* (ver Capítulo 1). Assim, os defeitos da via de saída podem ocorrer por lesões ao SCC ou lesões às células cardíacas da crista neural que interferem na formação do septo conotruncal. Defeitos cardíacos causados por esses mecanismos incluem tetralogia de Fallot (ver Figura 13.34), estenose pulmonar, tronco arterioso persistente (comum) (ver Figura 13.35) e transposição dos grandes vasos (ver Figura 13.36). **Como as células da crista neural também contribuem para o desenvolvimento craniofacial, não é raro encontrar anomalias cardíacas e faciais em um mesmo indivíduo** (ver Capítulo 17).

Formação de septo nos ventrículos

Ao fim da quarta semana, os dois ventrículos primitivos começam a se expandir. Isso é realizado pelo crescimento contínuo do miocárdio do lado de fora, pela diverticulização contínua e pela formação das trabéculas por dentro (ver Figuras 13.20 e 13.29).

As paredes mediais dos ventrículos em expansão ficam apostas e se fusionam gradualmente, formando o **septo interventricular muscular** (ver Figura 13.29). Algumas vezes, as duas paredes não se fusionam completamente e surge uma fenda apical mais ou menos profunda entre os dois ventrículos. O espaço entre a borda livre do septo interventricular muscular e dos coxins endocárdicos fusionados permite a comunicação entre os dois ventrículos.

O **forame interventricular**, acima da parte muscular do septo interventricular, diminui com a finalização da **septação do cone** (ver Figura 13.27). Com o decorrer do desenvolvimento, há um crescimento de tecido do coxim

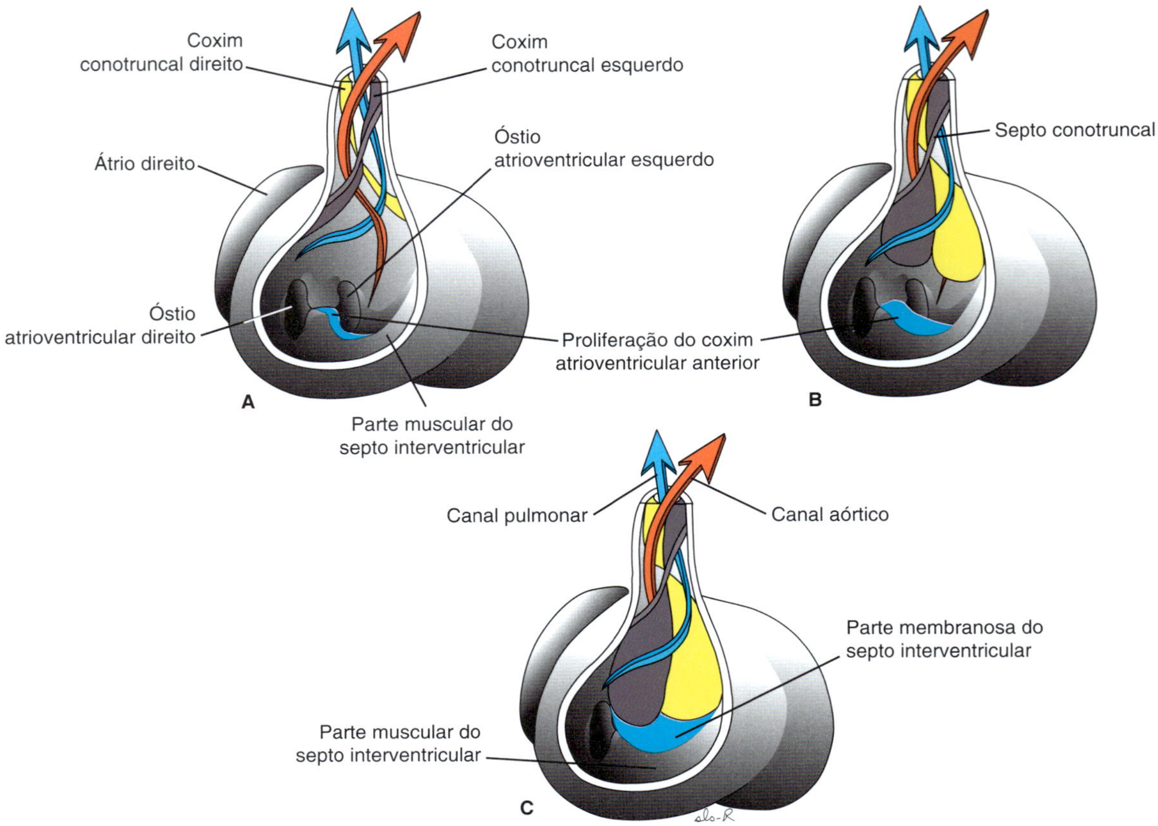

Figura 13.27 Desenvolvimento dos coxins conotruncais e fechamento do forame interventricular. A combinação da proliferação dos coxins direito e esquerdo do cone com a proliferação do coxim endocárdico anterior fecha o forame interventricular e forma a parte membranosa do septo interventricular. **A.** Sexta semana (12 mm). **B.** Início da sétima semana (14,5 mm). **C.** Fim da sétima semana (20 mm).

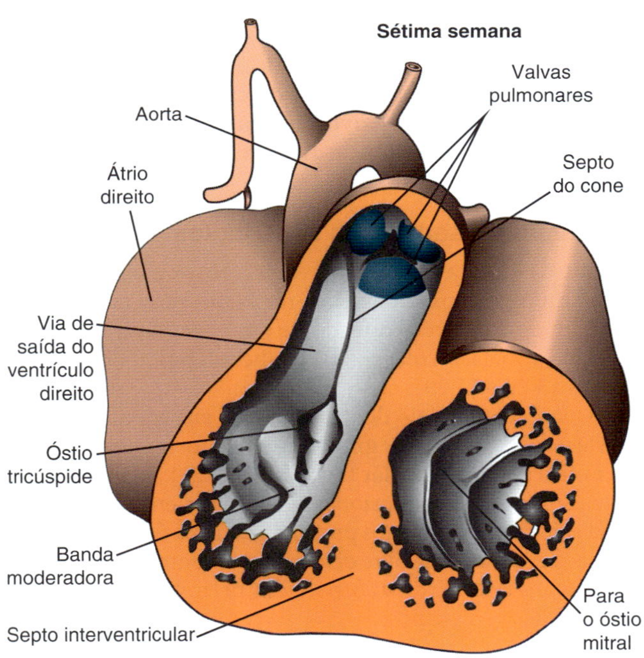

Figura 13.28 Corte frontal através do coração de um embrião de sete semanas. Observe o septo do cone e a posição dos vasos pulmonares.

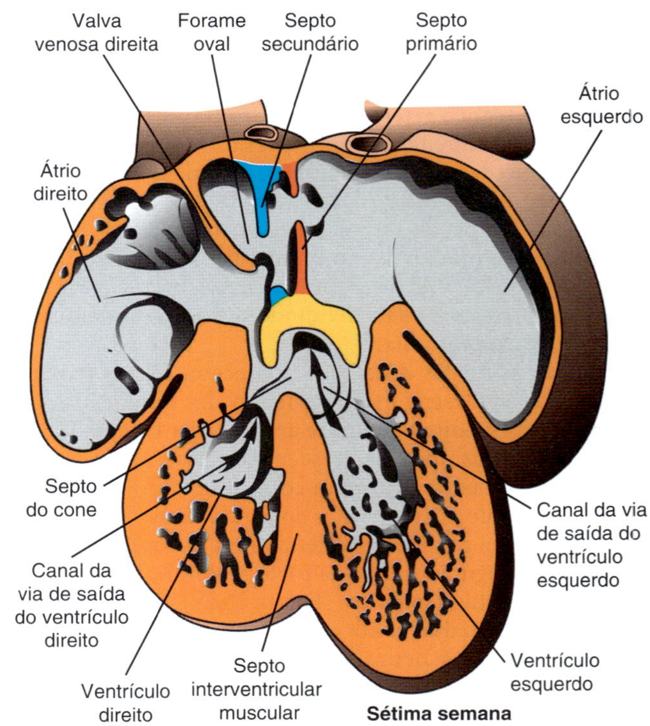

Figura 13.29 Corte frontal através do coração de um embrião no fim da sétima semana. O septo do cone está completo e o sangue vindo do ventrículo esquerdo entra na aorta. Observe o septo na região atrial.

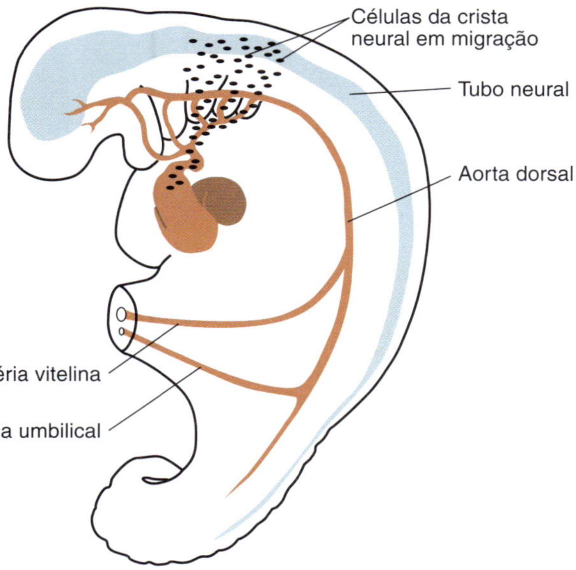

Figura 13.30 Ilustração mostrando a origem das células da crista neural no rombencéfalo e sua migração através dos arcos faríngeos 3, 4 e 6 para a via de saída do coração. Nesse local, elas contribuem para a septação do cone arterial e do tronco arterioso.

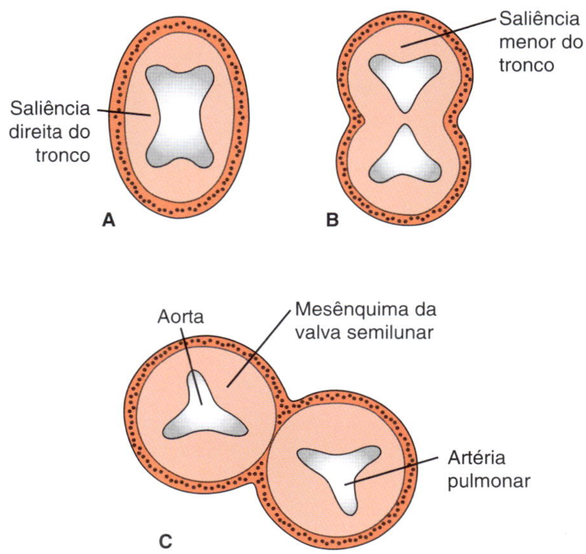

Figura 13.31 Cortes transversais através do tronco arterioso no nível das valvas semilunares na quinta (**A**), na sexta (**B**) e na sétima (**C**) semanas do desenvolvimento.

endocárdico anterior (inferior) ao longo do topo do septo interventricular muscular, que fecha o forame (ver Figura 13.16E e F). Esse tecido se fusiona com as partes ao lado do septo do cone. O fechamento completo do forame interventricular forma a **parte membranosa do septo interventricular** (ver Figura 13.16F).

Valvas semilunares

Quando a separação do tronco arterioso está quase finalizada, os primórdios das valvas semilunares se tornam visíveis como pequenas tumefações nas principais cristas do tronco arterioso, e uma de cada par é designada canais aórtico e pulmonar, respectivamente (Figura 13.31). Uma terceira tumefação aparece em ambos os canais oposta às cristas do tronco arterial. Gradualmente, essas tumefações se tornam ocas em sua superfície anterior, formando as **valvas semilunares** (Figura 13.32). Conforme sugerido por evidências recentes, as células da crista neural contribuem para a formação dessas valvas.

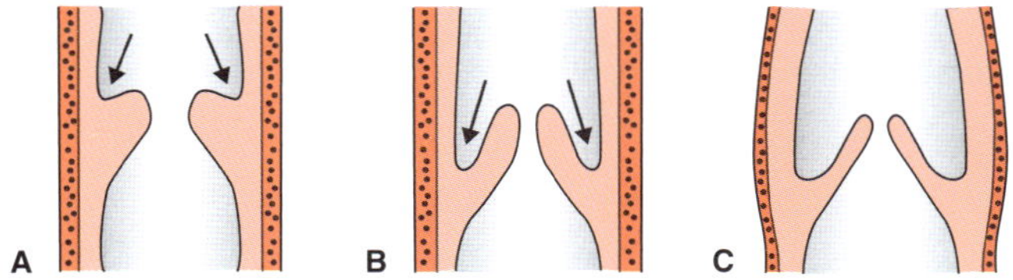

Figura 13.32 Cortes transversais através das valvas semilunares na sexta (**A**), na sétima (**B**) e na nona (**C**) semanas do desenvolvimento. A superfície superior é oca (*setas*) para formar as valvas.

Correlações clínicas

Defeitos cardíacos

As **comunicações interventriculares (CIVs)** que envolvem a parte membranosa ou a parte muscular do septo (Figura 13.33) são as malformações cardíacas congênitas mais comuns, ocorrendo como condição isolada em 12/10.000 nascimentos. A maioria (80%) ocorre na região muscular do septo e desaparece à medida que a criança cresce. As CIVs membranosas representam um defeito mais sério e estão associadas frequentemente a anomalias na divisão da região conotruncal. Dependendo do tamanho da abertura, o fluxo sanguíneo pela artéria pulmonar é 1,2 a 1,7 vez maior do que o da aorta.

A **tetralogia de Fallot**, a anomalia da região **conotruncal** de maior frequência (Figura 13.34), é decorrente de uma divisão desigual do cone, resultante do deslocamento anterior do septo conotruncal. O deslocamento do septo produz quatro alterações cardiovasculares: (1) estreitamento da região da via de saída ventricular direita, **estenose infundibular pulmonar**; (2) um grande defeito do septo interventricular; (3) aorta cavalgada, que surge diretamente acima do defeito septal; e (4) hipertrofia da parede ventricular direita por causa da pressão maior no lado direito. A tetralogia de Fallot ocorre em 9,6/10.000 nascimentos, mas é um achado comum em indivíduos com **síndrome de Alagille**. Além do defeito cardíaco, essas pessoas apresentam anormalidades em outros órgãos, incluindo fígado, e um rosto característico com uma testa larga proeminente, olhos encovados e queixo pequeno e pontiagudo. Em 90% dos casos, há uma mutação em ***JAG1***, o ligante para a sinalização ***NOTCH*** que regula as células da crista neural que formam o septo conotruncal (via de saída) (ver Capítulo 1).

O **tronco arterioso ou arterial persistente (comum)** ocorre quando as cristas conotruncais não se formam, de modo que não há divisão da via de saída (Figura 13.35). Em casos desse tipo, cuja incidência é de 0,8/10.000 nascimentos, a artéria pulmonar se forma a alguma distância acima da origem do tronco não dividido. Uma vez que as cristas também participam da formação do septo interventricular, o tronco arterioso persistente sempre está acompanhado por um septo interventricular defeituoso. O tronco não dividido se sobrepõe, assim, a ambos os ventrículos e recebe sangue dos dois lados.

(continua)

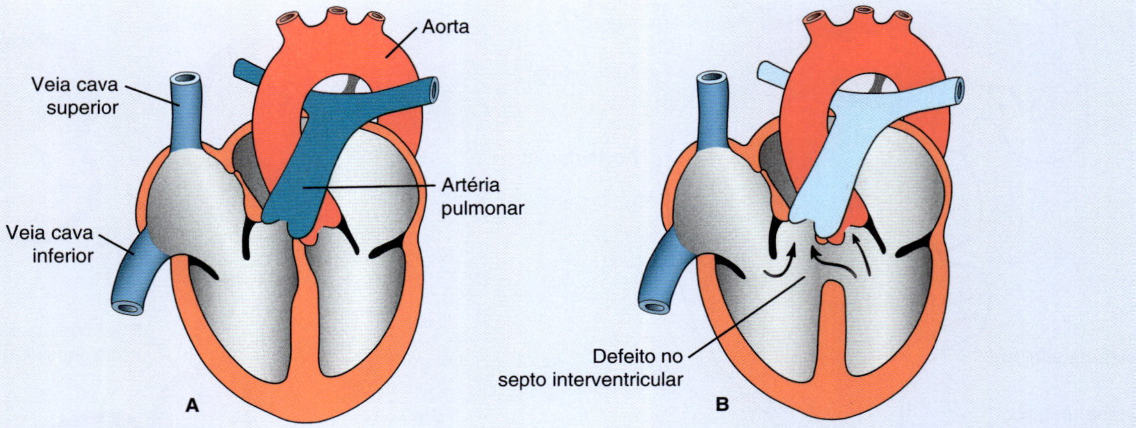

Figura 13.33 **A.** Coração normal. **B.** Defeito isolado na parte membranosa do septo interventricular. O sangue do ventrículo esquerdo flui para o ventrículo direito através do forame interventricular (*setas*).

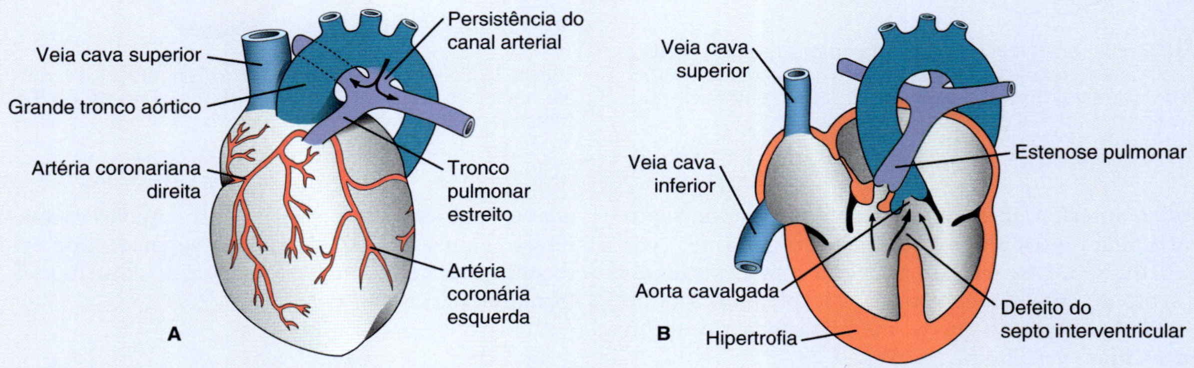

Figura 13.34 Tetralogia de Fallot. **A.** Vista da superfície. **B.** Os quatro componentes do defeito: estenose pulmonar, aorta cavalgada, defeito do septo interventricular e hipertrofia do ventrículo direito.

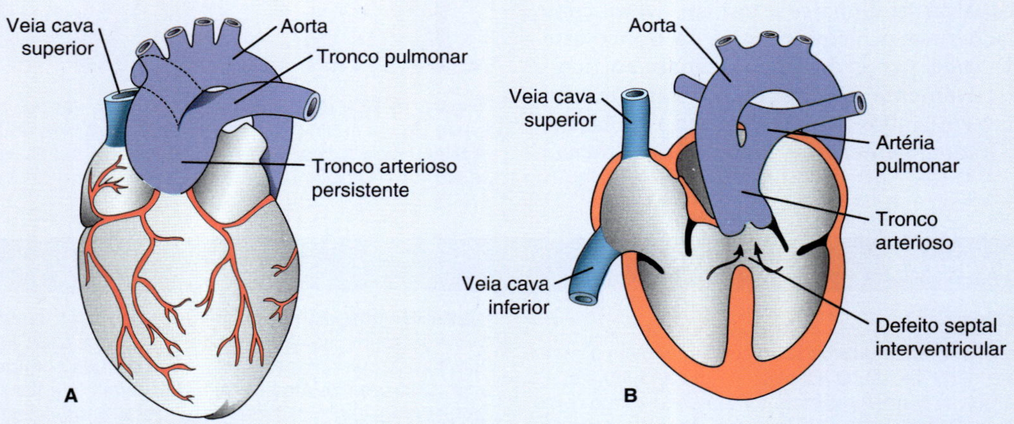

Figura 13.35 Tronco arterioso persistente. A artéria pulmonar se origina de um tronco comum. **A.** O septo no tronco e no cone não se forma. **B.** Essa anomalia está sempre acompanhada por um defeito de septo interventricular.

A **transposição dos grandes vasos** ocorre quando o septo conotruncal não consegue realizar seu trajeto espiralado normal e desce de modo reto (Figura 13.36A). Como consequência, a aorta se origina do ventrículo direito, e a artéria pulmonar, do ventrículo esquerdo. Essa condição, que se dá em 4,8/10.000 nascimentos, está associada, algumas vezes, a um defeito na parte membranosa do septo interventricular. De modo geral é acompanhada por persistência do canal arterial. Uma vez que o SCC e as células da crista neural contribuem para a formação e para a septação da via de saída, respectivamente, lesões a essas células contribuem para os defeitos cardíacos que envolvem a via de saída.

A **sequência de DiGeorge** é um exemplo de síndrome de deleção do 22q11 (ver Capítulo 17), caracterizada por um padrão de malformações que tem sua origem no desenvolvimento anormal da crista neural. Essas crianças têm defeitos faciais, hipoplasia tímica, disfunção das glândulas paratireoides e anomalias cardíacas que envolvem a via de saída, como tronco arterioso persistente e tetralogia de Fallot. As malformações craniofaciais estão associadas

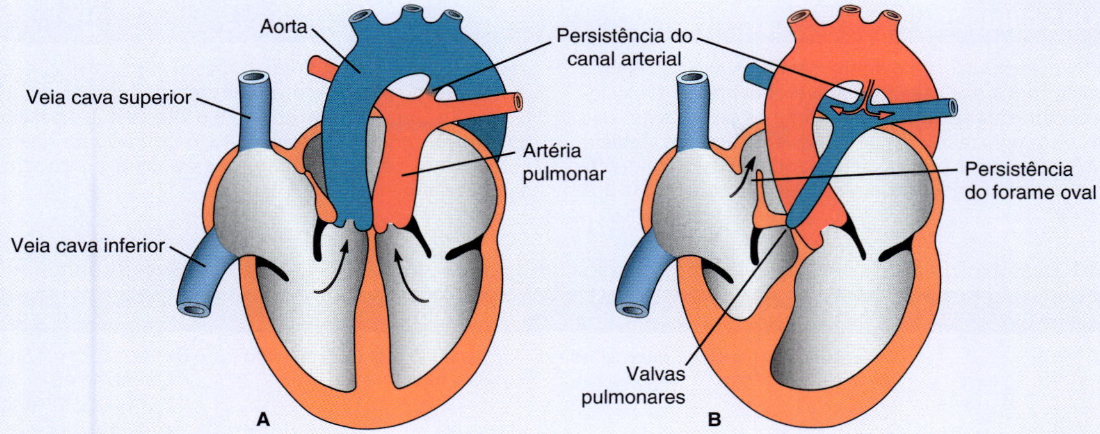

Figura 13.36 **A.** Transposição dos grandes vasos. **B.** SCDH com atresia valvar pulmonar e raiz aórtica normal. A única rota de acesso para os pulmões é por fluxo sanguíneo inverso por meio de uma persistência do canal arterial (PCA).

frequentemente a defeitos cardíacos porque as células da crista neural têm participações importantes no desenvolvimento tanto da face quanto do coração.

A **estenose da valva** pulmonar ou da valva aórtica ocorre quando as valvas semilunares estão fusionadas por distâncias variáveis. A incidência da anomalia é semelhante para ambas as regiões, ocorrendo em aproximadamente 3 a 4/10.000 nascimentos. No caso de **estenose da valva pulmonar**, o tronco da artéria pulmonar é estreito ou mesmo atrésico (ver Figura 13.36B). O forame oval persistente constitui, então, a única saída para o sangue do lado direito do coração. A persistência do canal arterial possibilita a única via de acesso para a circulação pulmonar.

Na **estenose valvar aórtica** (Figura 13.37A), a fusão das valvas espessadas pode ser tão completa que permanece uma abertura apenas do tamanho de um buraco de agulha. O tamanho da aorta em si, em geral, é normal.

Quando a fusão da valva aórtica (valva semilunar) é completa – **atresia da valva aórtica** (ver Figura 13.37B) – a aorta, o ventrículo esquerdo e o átrio esquerdo são substancialmente subdesenvolvidos. A anomalia, em geral, é acompanhada por persistência do canal arterial, que fornece sangue para a aorta.

A **ectopia cardíaca** é uma anomalia rara na qual o coração se encontra na superfície do tórax. Ela é causada por falha do fechamento da parede corporal ventral do embrião (ver Capítulo 7).

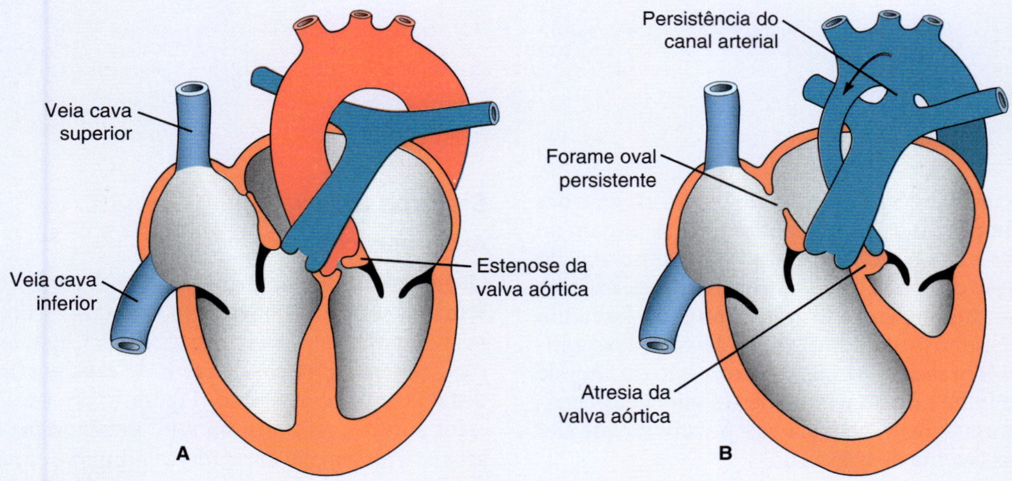

Figura 13.37 **A.** Estenose valvar aórtica. **B.** SCEH com atresia da valva aórtica. A *seta* no arco da aorta indica o sentido do fluxo de sangue. As artérias coronárias são abastecidas por esse fluxo sanguíneo inverso. Repare no ventrículo esquerdo pequeno e no grande ventrículo direito.

FORMAÇÃO DO SISTEMA DE CONDUÇÃO DO CORAÇÃO

Inicialmente, todas as células do miocárdio no tubo cardíaco têm atividade marca-passo e o coração começa se contrair aproximadamente aos 21 dias de gestação. Logo, o **marca-passo** do coração fica restrito à parte caudal do lado esquerdo do tubo cardíaco. Mais tarde, o seio venoso assume essa função e, à medida que é incorporado ao átrio direito, o tecido marca-passo fica próximo à abertura da veia cava superior. Assim, é formado o **nó sinoatrial (NSA)**.

O **nó atrioventricular (NAV)** começa como uma coleção de células localizada ao redor do canal atrioventricular que coalesce para formar o NAV. Os impulsos do NAV avançam para o **fascículo atrioventricular** (feixe de His) e para os **ramos esquerdo e direito** e, finalmente, para a **rede de fibras de**

Correlações clínicas

Conforme já foi mencionado, os defeitos cardíacos são os defeitos congênitos mais comuns, e esse fato provavelmente está relacionado com a complexidade de desenvolvimento do coração, que fornece vários alvos para mutações genéticas e/ou agravos ambientais para interromper os processos embriológicos normais. O Quadro 13.1 resume os tecidos-alvo e os defeitos congênitos que podem ser causados quando diversos processos e estágios de desenvolvimento do coração são afetados de maneira adversa. Um dos pontos principais do quadro é o fato de que o desenvolvimento do coração pode ser alterado logo no início da gestação e que agravos em momentos diferentes podem produzir os mesmos defeitos congênitos.

Quadro 13.1 Desenvolvimento do coração | Estágios suscetíveis para a indução de defeitos cardíacos congênitos.

Tecido-alvo	Processo celular	Efeito normal	Defeitos congênitos
PCC (dias 16 a 18)	Estabelecimento da lateralidade e padronização	Formação do coração dividido em quatro câmaras	DVSVD, TGA, e-TGA, CIA, CIV, isomerismo atrial, inversão ventricular, dextrocardia
Tubo cardíaco (dias 22 a 28)	Cascata de sinalização genética para alças normais	Alças	Dextrocardia
Coxins endocárdicos do CAV (dias 26 a 35)	Formação do coxim: proliferação e migração celular	Divisão do CAV em canais direito e esquerdo; formação das valvas mitral e tricúspide e SIV	CIV, defeitos das valvas mitral e tricúspide (insuficiência mitral, atresia tricúspide); defeitos nos folhetos e no posicionamento
SCC (dias 22 a 28)	Mesoderma visceral ventral à faringe e sinalização das células da crista neural	Expansão e partição da via de saída e canais aórticos e pulmonares	Tetralogia de Fallot, TGA, atresia e estenose pulmonar
Via de saída (parte conotruncal) (dias 36 a 49)	Viabilidade, proliferação e migração das células da crista neural	Formação dos coxins conotruncais para a divisão da via de saída	Tronco arterioso comum e outros defeitos na via de saída
Arcos aórticos (dias 22 a 42)	Viabilidade, proliferação e migração das células da crista neural	Padronização dos arcos em grandes artérias	Artéria pulmonar direita anômala; IAA do tipo B

Os dias fornecem uma estimativa aproximada de períodos de vulnerabilidade e são calculados a partir do momento da fertilização.
PCC, primeiro campo cardíaco; *DVSVD*, dupla via de saída do ventrículo direito; *TGA*, transposição das grandes artérias; *e-TGA*, transposição esquerda das grandes artérias; *CIA*, defeitos do septo interatrial; *CIV*, defeitos do septo interventricular; *CAV*, canal atrioventricular; *SIV*, septo interventricular; *SCC*, segundo campo cardíaco; *IAA*, interrupção do arco aórtico.

Purkinje que circunda e ativa os ventrículos. Com exceção das fibras nervosas simpáticas e parassimpáticas que terminam no NSA para regular a frequência cardíaca, todas as células do sistema de condução do coração derivam de miócitos cardíacos primários que se diferenciam em nós, ramos do fascículo atrioventricular e ramos subendocárdicos do complexo estimulante cardíaco (fibras de Purkinje). A expressão do fator de transcrição *TBX3* inibe a diferenciação destes miócitos primários em células musculares ventriculares e possibilita que eles se diferenciem no sistema de condução.

DESENVOLVIMENTO VASCULAR

O desenvolvimento dos vasos sanguíneos ocorre por dois mecanismos: (1) a **vasculogênese**, em que os vasos surgem pela coalescência dos **angioblastos**; e (2) a **angiogênese**, por meio da qual os vasos brotam de outros já existentes. Os grandes vasos, incluindo a aorta dorsal e as veias cardinais, são formados por vasculogênese. O restante do sistema vascular compõe-se, então, por angiogênese. Todo o sistema é padronizado por sinais indicadores que envolvem o **fator de crescimento endotelial vascular** (**VEGF**; do inglês, *vascular endothelial growth factor*) e outros fatores de crescimento (ver Capítulo 6).

Sistema arterial

Arcos aórticos

Quando os arcos faríngeos se formam durante a quarta e a quinta semanas do desenvolvimento, cada arco recebe seu próprio nervo cranial e sua própria artéria (ver Capítulo 17). Essas artérias, os **arcos aórticos**, surgem do **saco aórtico**, a parte mais distal do tronco arterioso (Figura 13.38; ver Figura 13.9). Os arcos aórticos estão inseridos no mesênquima dos arcos faríngeos e terminam nas aortas dorsais direita e esquerda. (Na região dos arcos, a aorta dorsal permanece pareada, mas, caudalmente a essa região, elas se fusionam e se tornam um único vaso.) Os arcos faríngeos e seus vasos aparecem em uma sequência craniocaudal, de modo que eles não estão todos presentes simultaneamente. O saco aórtico contribui com um ramo para cada novo arco, conforme ele se forma, dando origem a um total de cinco pares de artérias. (O quinto arco nunca se forma ou se forma incompletamente, regredindo em seguida. Consequentemente, os cinco arcos são numerados I, II, III IV e VI [Figuras 13.39 e 13.40A].) Com o decorrer do desenvolvimento, esse padrão arterial se modifica e alguns vasos regridem completamente.

As **células de crista neural** em cada arco faríngeo contribuem com a formação das túnicas (músculo liso e tecido conjuntivo) dos vasos do arco e também regulam a padronização desses

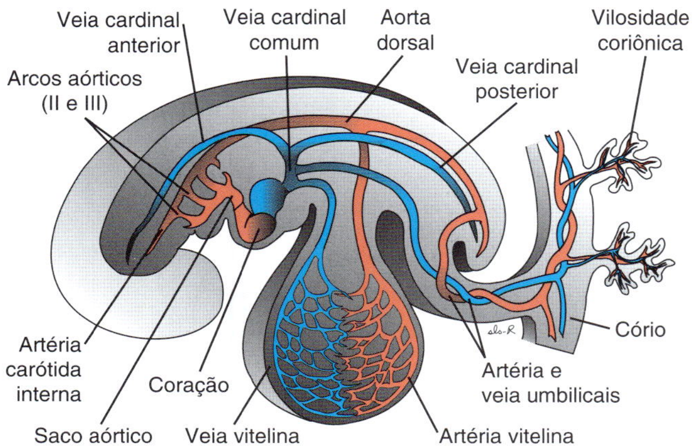

Figura 13.38 Principais artérias (*vermelho*) e veias (*azul*) intra e extraembrionárias em um embrião de 4 mm (fim da quarta semana). Apenas os vasos no lado esquerdo do embrião são mostrados.

vasos. Sinais provenientes do endoderma e do ectoderma, que revestem os arcos, fornecem sinais interativos para que as células de crista regulem o processo de padronização. Por exemplo, a sinalização FGF8 no ectoderma do arco é importante para o desenvolvimento do quarto arco. Como a padronização também envolve decisões direita-esquerda, *PITX2*, o principal gene para a lateralidade, expresso no saco aórtico, no SCC e no mesoderma do arco, regula a lateralidade durante a reestruturação do padrão original do arco aórtico.

A separação do tronco arterioso pelo septo aorticopulmonar divide o canal da via de saída do coração na **aorta ventral** e no **tronco pulmonar**. O saco aórtico forma, então, os cornos direito e esquerdo, que dão origem subsequentemente à **artéria braquiocefálica** e ao segmento proximal do **arco aórtico**, respectivamente (ver Figura 13.40B e C).

No 27º dia, a maior parte do **primeiro arco aórtico** desapareceu (ver Figura 13.39), embora uma pequena parte persista, formando a **artéria maxilar**. De modo semelhante, o **segundo arco aórtico** desaparece logo. As partes remanescentes desse arco são as **artérias hioide** e **estapédia**. O terceiro arco é grande; e o quarto e o sexto arcos estão em processo de formação. Embora o sexto arco não tenha sido concluído, a **artéria pulmonar primitiva** já está presente como um ramo principal (ver Figura 13.39A).

No embrião de 29 dias, o primeiro e o segundo arcos aórticos desapareceram (ver Figura 13.39B). O terceiro, o quarto e o sexto são maiores. A região conotruncal se dividiu, de modo que o sexto arco torna-se contínuo com o tronco pulmonar.

Com o decorrer do desenvolvimento, o sistema do arco aórtico perde sua forma simétrica original, como mostrado na Figura 13.40A, e estabelece o padrão definitivo ilustrado na Figura 13.40B e C. Essa representação pode esclarecer a transformação do sistema arterial embrionário para o adulto. Ocorrem as seguintes modificações:

- O **terceiro arco aórtico** forma a **artéria carótida comum** e a primeira parte da **artéria carótida interna**. O restante da artéria carótida interna é composto pela parte cranial da aorta dorsal. A **artéria carótida externa** é uma ramificação do terceiro arco aórtico
- O **quarto arco aórtico** persiste em ambos os lados, mas seu destino é diferente nos lados direito e esquerdo. No lado esquerdo, ele forma parte do arco da aorta, entre as artérias carótida comum esquerda e subclávia esquerda. No lado direito, ele forma o segmento mais proximal da artéria subclávia, cuja parte distal é composta por uma parte da aorta dorsal direita e pela sétima artéria intersegmental (ver Figura 13.40B)
- O **quinto arco aórtico** nunca se forma ou se forma incompletamente e, em seguida, regride
- O **sexto arco aórtico**, também conhecido como **arco pulmonar**, dá origem a um ramo importante que cresce na direção do broto pulmonar em desenvolvimento (ver Figura 13.40B). No lado direito, a parte proximal se transforma no segmento proximal da artéria pulmonar direita. A parte distal desse arco perde sua conexão com a aorta dorsal e desaparece. No lado esquerdo, a parte distal persiste durante a vida intrauterina como o **ducto arterioso**. O Quadro 13.2 resume as alterações e os derivados do sistema do arco aórtico.

Outras mudanças ocorrem junto com as alterações no sistema do arco aórtico: (1) a aorta dorsal entre a entrada do terceiro e do quarto arcos, conhecida como **ducto carotídeo**, é obliterada (Figura 13.41); (2) a aorta dorsal direita desaparece entre a origem da sétima artéria intersegmental e a junção com a aorta dorsal esquerda (ver Figura 13.41); e (3) a dobra cefálica, o crescimento do prosencéfalo e o alongamento do pescoço empurram o coração para a cavidade torácica. Assim, as artérias carótida e braquiocefálica se alongam consideravelmente

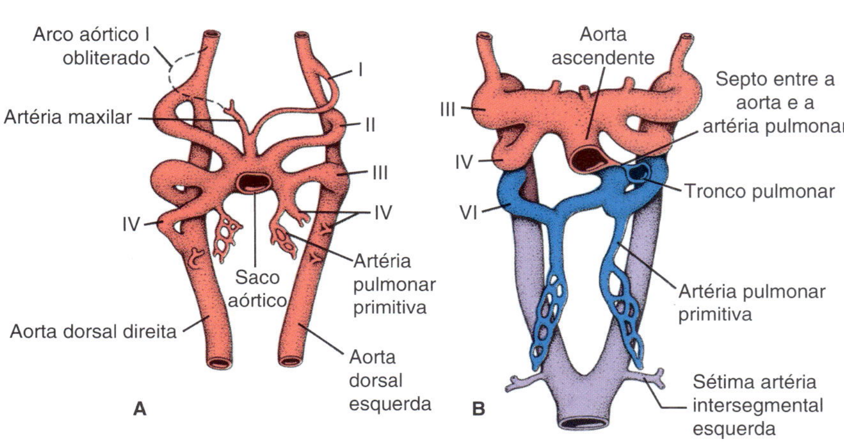

Figura 13.39 **A.** Arcos aórticos no fim da quarta semana. O primeiro arco é obliterado antes que o sexto seja formado. **B.** Sistema do arco aórtico no início da sexta semana. Observe o septo aórtico pulmonar e as grandes artérias pulmonares.

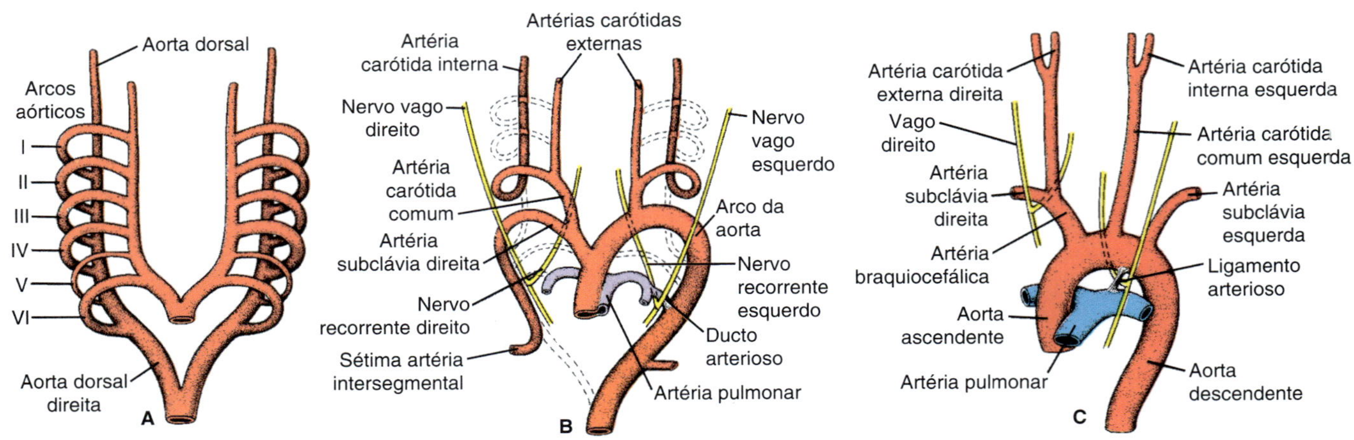

Figura 13.40 **A.** Arcos aórticos e aorta dorsal antes da transformação no padrão vascular definitivo. **B.** Arcos aórticos e aorta dorsal após a transformação. *Linhas tracejadas*, componentes obliterados. Observe a PCA e a posição da sétima artéria intersegmental no lado esquerdo. **C.** As grandes artérias no adulto. Compare a distância entre o ponto de origem da artéria carótida comum esquerda e a subclávia esquerda em [**B**] e [**C**]. Após o desaparecimento da parte distal do sexto arco aórtico [o quinto arco nunca se forma completamente], o nervo laríngeo recorrente direito se fixa ao redor da artéria subclávia direita. No lado esquerdo, o nervo permanece no lugar e se fixa ao redor do ligamento arterioso.

Quadro 13.2 Derivados dos arcos aórticos.

Arco	Derivado arterial
I	Artérias maxilares
II	Artérias hióidea e estapédia
III	Artéria carótida comum e primeira parte das artérias carótidas internas[a]
IV Lado esquerdo	Arco da aorta desde a artéria carótida comum esquerda até a artéria subclávia esquerda[b]
Lado direito	Artéria subclávia direita [parte proximal][c]
VI Lado esquerdo	Artéria pulmonar esquerda e ducto arterioso
Lado direito	Artéria pulmonar direita

[a]As regiões restantes das artérias carótidas internas são derivadas da aorta dorsal; as artérias carótidas externas brotam a partir do terceiro arco aórtico.
[b]A parte proximal do arco aórtico é derivada do corno esquerdo do saco aórtico; o corno direito desse saco forma a artéria braquiocefálica.
[c]A parte distal da artéria subclávia direita, bem como a artéria subclávia esquerda, é formada das sétimas artérias intersegmentais em seus respectivos lados.

(ver Figura 13.40C). Como resultado desse deslocamento caudal, a artéria subclávia esquerda, fixada distalmente no broto do braço, altera seu ponto de origem da aorta no nível da sétima artéria intersegmental (ver Figura 13.40B) para um ponto cada vez mais alto, até que ela fique próximo à origem da artéria carótida comum esquerda (ver Figura 13.40C); por fim, (4) como resultado do deslocamento caudal do coração e do desaparecimento de várias partes dos arcos aórticos, o trajeto dos **nervos laríngeos recorrentes** fica diferente nos lados direito e esquerdo. Inicialmente, esses nervos, ramos do vago, abastecem os sextos arcos faríngeos. Quando o coração desce, eles se fixam ao redor dos sextos arcos aórticos e ascendem novamente para a laringe, o que contribui para seu trajeto recorrente. No lado direito, quando a parte distal do sexto arco aórtico e o quinto arco aórtico desaparecem, o nervo laríngeo recorrente se move para cima e se fixa ao redor da artéria subclávia direita. Do lado esquerdo, o nervo não se move para cima, uma vez que a parte distal do sexto arco aórtico persiste como o **ducto arterioso**, que, mais tarde, formará o **ligamento arterioso** (ver Figura 13.40).

Artérias vitelinas e umbilicais

As **artérias vitelinas**, inicialmente alguns vasos pareados que irrigam o saco vitelino (Figura 13.38), fusionam-se gradualmente e formam as artérias do mesentério dorsal do intestino. No adulto, elas são representadas pelas **artérias mesentéricas celíaca e superior**. **As artérias mesentéricas inferiores, por sua vez, são derivadas das artérias umbilicais**. Esses três vasos abastecem os derivados do **intestino anterior**, do **intestino médio** e do **intestino posterior**, respectivamente.

As **artérias umbilicais**, inicialmente ramos ventrais pareados da aorta dorsal, seguem até a placenta em associação íntima com o alantoide (ver Figura 13.38). Entretanto, durante a quarta semana, cada artéria adquire uma conexão secundária com o ramo dorsal da aorta, a **artéria celíaca**

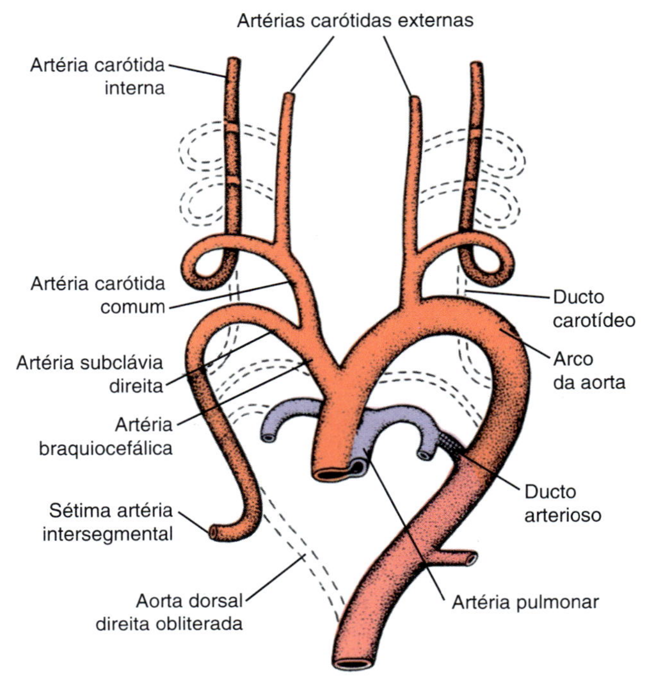

Figura 13.41 Alterações do sistema do arco aórtico original.

comum, e perde sua origem primordial. Após o nascimento, as partes proximais das artérias umbilicais persistem como as **artérias ilíaca interna** e **vesical superior**, e as partes distais são obliteradas para formar os **ligamentos umbilicais mediais**.

Artérias coronárias

As **artérias coronárias** são derivadas do **epicárdio**, que se diferenciou do **órgão proepicárdico** localizado na parte caudal do mesocárdio dorsal, um derivado do SCC. Algumas células epicárdicas sofrem transição epiteliomesenquimal induzida pelo miocárdio subjacente. As células mesenquimais recém-formadas contribuem, então, para as células endoteliais e musculares lisas das artérias coronarianas. As células da crista neural também podem contribuir para as células musculares lisas ao longo dos segmentos proximais dessas artérias e podem orientar a conexão das artérias coronárias com a aorta. A conexão ocorre por crescimento para dentro das células endoteliais arteriais das artérias para a aorta, fazendo com que as artérias coronárias "invadam" a aorta.

Correlações clínicas

Defeitos no sistema arterial

Em condições normais, o **ducto arterioso** ou canal arterial é fechado funcionalmente pela contração de sua parede muscular logo após o nascimento, para formar o **ligamento arterioso**. O fechamento anatômico pela proliferação da íntima leva de 1 a 3 meses. A **persistência do canal arterial (PCA)**, uma das anomalias mais frequentes dos grandes vasos (8/10.000 nascimentos), especialmente em prematuros, pode ser uma anomalia isolada ou ser acompanhada por outros defeitos cardíacos (ver Figuras 13.34A e 13.36). Em particular, os defeitos que causam grandes diferenças entre as pressões aórtica e pulmonar podem causar aumento do fluxo sanguíneo pelo ducto, evitando seu fechamento normal.

Na **coarctação da aorta** (Figura 13.42A e B), que ocorre em 3,2/10.000 nascimentos, o lúmen aórtico abaixo da origem da artéria subclávia esquerda é significativamente estreito. Uma vez que a constrição pode ser acima ou abaixo da entrada do ducto arterioso, podem ser distinguidos dois tipos (**pré-ductal** e **pós-ductal**). A causa do estreitamento da aorta é primariamente uma anomalia na camada média da aorta, seguida por proliferações da camada íntima. No tipo pré-ductal, o ducto arterioso persiste, enquanto no tipo pós-ductal, que é mais comum, esse canal, em geral, está obliterado. No último caso, a circulação colateral entre as partes distal e proximal da aorta se estabelece pelas grandes artérias intercostais e torácicas internas. Desse modo, a parte inferior do corpo é irrigada. Os sinais clássicos associados a essa condição incluem hipertensão arterial no braço direito concomitante com pressão arterial diminuída nos membros inferiores.

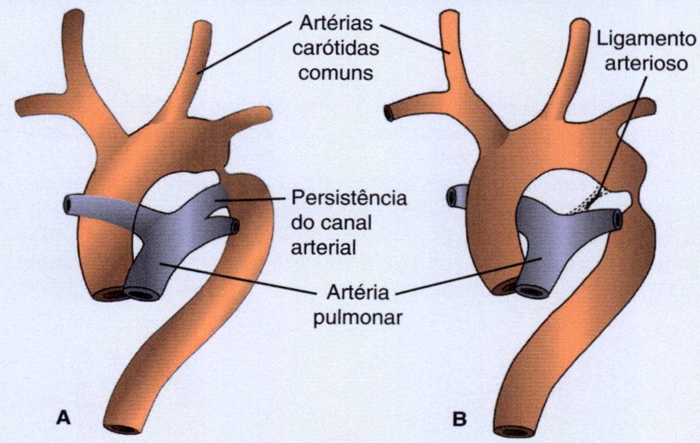

Figura 13.42 Coarctação da aorta. **A.** Tipo pré-ductal. **B.** Tipo pós-ductal. A parte caudal do corpo é abastecida por grandes artérias hipertrofiadas, a intercostal e a torácica interna.

A **origem anormal da artéria subclávia direita** (Figura 13.43A e B) ocorre quando a artéria é formada pela parte distal da aorta dorsal direita e pela sétima artéria intersegmental. O quarto arco aórtico direito e a parte proximal da aorta dorsal direita estão obliterados. Com o encurtamento da aorta entre as artérias carótida comum esquerda e subclávia esquerda, a origem da artéria subclávia direita anormal acaba se localizando logo abaixo da origem da artéria subclávia esquerda. Uma vez que seu tronco é derivado da aorta dorsal direita, ele precisa atravessar a linha média atrás do esôfago para chegar ao braço direito. Essa localização, em geral, não causa problemas para a deglutição e a respiração, uma vez que nem o esôfago nem a traqueia são severamente comprimidos.

No **arco aórtico duplo**, a aorta dorsal direita persiste entre a origem da sétima artéria intersegmental e sua junção com a aorta dorsal esquerda (Figura 13.44). Um **anel vascular** circunda a traqueia e o esôfago e comumente comprime essas estruturas, causando dificuldades na respiração e na deglutição.

No **arco aórtico direito (AAD)**, o quarto arco aórtico esquerdo e a aorta dorsal esquerda estão obliterados e são substituídos pelos

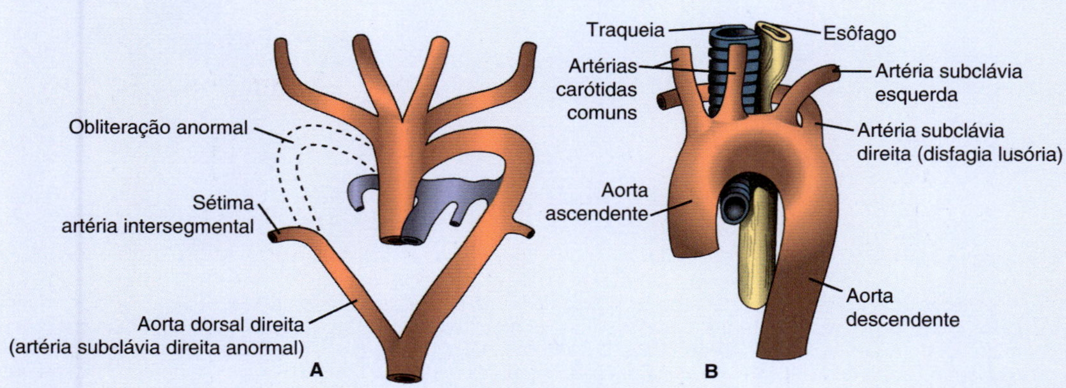

Figura 13.43 Origem anormal da artéria subclávia direita. **A.** Obliteração do quarto arco aórtico direito e da parte proximal da aorta dorsal direita com persistência da parte distal da aorta dorsal direita. **B.** A artéria subclávia direita anormal atravessa a linha média atrás do esôfago e pode comprimi-lo.

(continua)

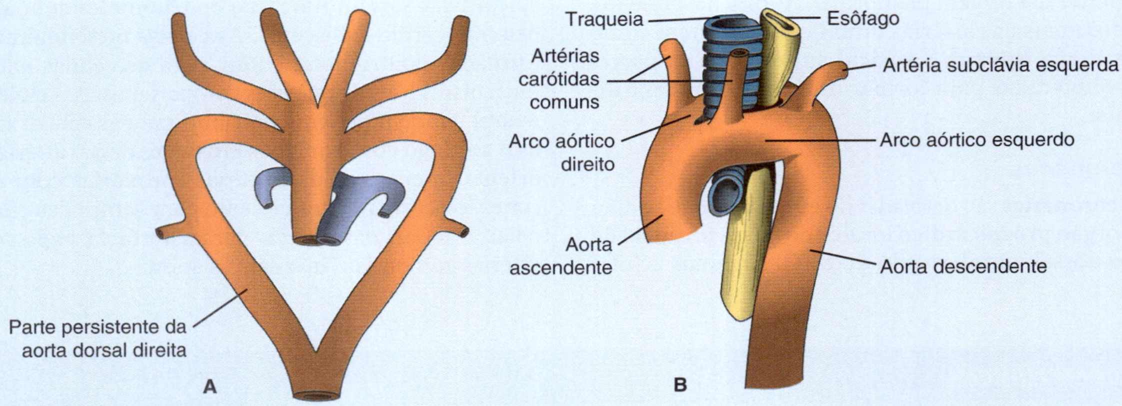

Figura 13.44 Arco aórtico duplo. **A.** Persistência da parte distal da aorta dorsal direita. **B.** O arco aórtico duplo forma um anel vascular ao redor da traqueia e do esôfago.

vasos correspondentes do lado direito. Ocasionalmente, quando o ligamento arterioso se encontra no lado esquerdo e passa atrás do esôfago, ele leva a queixas no momento da deglutição.

A **interrupção do arco aórtico (IAA)** é um defeito muito raro (3/1.000.000 nascidos vivos) causado por padrões de regressão anormais nos quartos arcos aórticos direito e esquerdo (Figura 13.45A). Trata-se da interrupção entre o arco aórtico e a aorta descendente. Há três tipos dependendo de onde isso ocorra: tipo A (3 a 40%), entre a artéria subclávia esquerda e a aorta descendente (Figura 13.45B); tipo B (50 a 60%), entre as artérias carótida comum esquerda e subclávia esquerda (Figura 13.45C); e tipo C (4%), entre as artérias carótidas comuns direita e esquerda (Figura 13.45D). O defeito é acompanhado por CIV e PCA que permite que o sangue alcance a parte mais inferior do corpo. Embora raro, o defeito ocorre em 50% das crianças com síndrome de DiGeorge, que é parte da complexa síndrome de deleção de 22q11 (ver Capítulo 17).

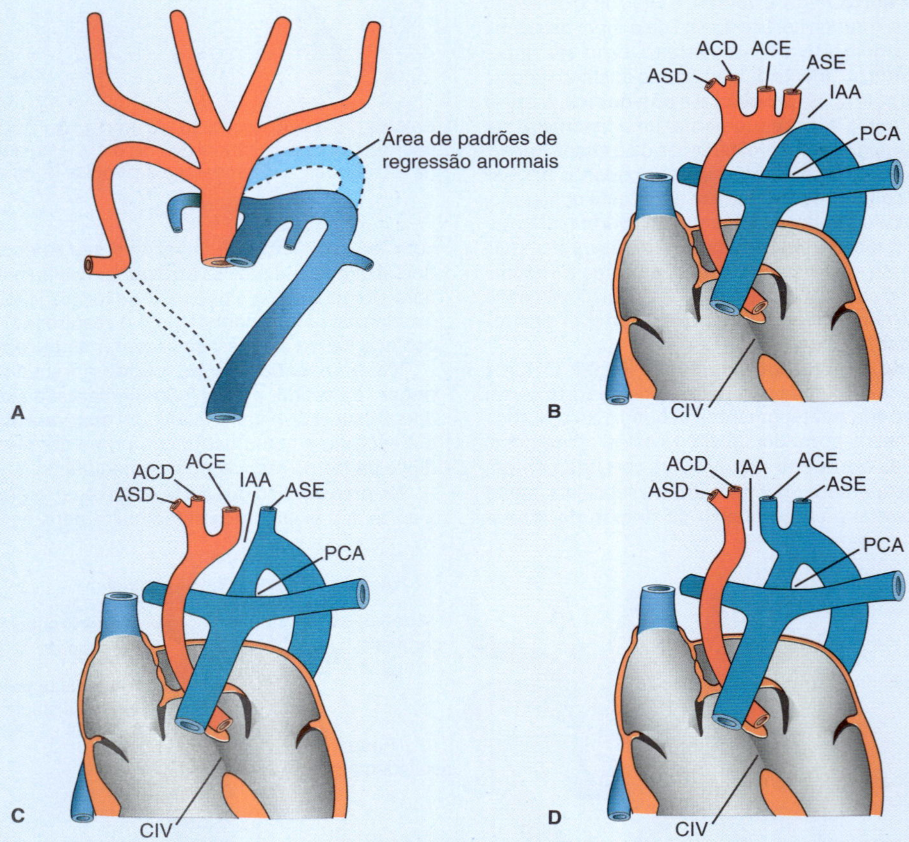

Figura 13.45 A. Os padrões de regressão anormal no quarto arco aórtico à esquerda resultam em três tipos diferentes de interrupção do arco aórtico (*IAA*). Essas interrupções representam a expressão final da coarctação da aorta, em que o vaso é dividido em dois em vez de ser simplesmente comprimido. **B.** IAA do tipo A. **C.** IAA do tipo B. **D.** IAA do tipo C. Observe que existe persistência do canal arterial (*PCA*) para permitir que o sangue flua da aorta descendente até as partes mais inferiores do corpo. Também existe um defeito do septo interventricular (comunicação interventricular, *CIV*) porque o septo conotruncal responsável pela septação da via de saída não conseguiu se estender e fusionar com o coxim endocárdico ventral no canal atrioventricular (ver Figura 13.27). A IAA do tipo B é encontrada frequentemente em crianças com a síndrome de DiGeorge, parte da complexa síndrome de deleção de 22q11. *ASD*, artéria subclávia direita; *ACD*, artéria carótida comum direita; *ACE*, artéria carótida comum esquerda; *ASE*, artéria subclávia esquerda.

Sistema venoso

Na quinta semana, podem ser distinguidos três pares de grandes veias: (1) as **veias vitelinas** ou **veias onfalomesentéricas**, que levam sangue da vesícula vitelínica para o seio venoso; (2) as **veias umbilicais**, que se originam nas vilosidades coriônicas e levam sangue oxigenado para o embrião; e (3) as **veias cardinais**, que drenam o corpo do embrião propriamente dito (Figura 13.46).

Veias vitelinas

Antes de entrarem no seio venoso, as veias vitelinas formam um plexo ao redor do duodeno e passam através do septo transverso. Os cordões hepáticos que crescem no septo interrompem o trajeto das veias, e se forma uma rede vascular extensa, os **sinusoides hepáticos** (Figura 13.47).

Com a redução do corno esquerdo do seio, o sangue do lado esquerdo do fígado é recanalizado para a direita, resultando em alargamento da veia vitelina direita (canal hepatocardíaco direito). Por fim, o canal hepatocardíaco direito forma a parte **hepatocardíaca da veia cava inferior**. A parte proximal da veia vitelina esquerda desaparece (Figura 13.48A e B). A rede de anastomoses ao redor do duodeno se torna um único vaso, a **veia porta** (Figura 13.48B). A veia mesentérica **superior**, que drena a alça intestinal primária, é derivada da veia vitelina direita. A parte distal da veia vitelina esquerda também desaparece (Figura 13.48A e B).

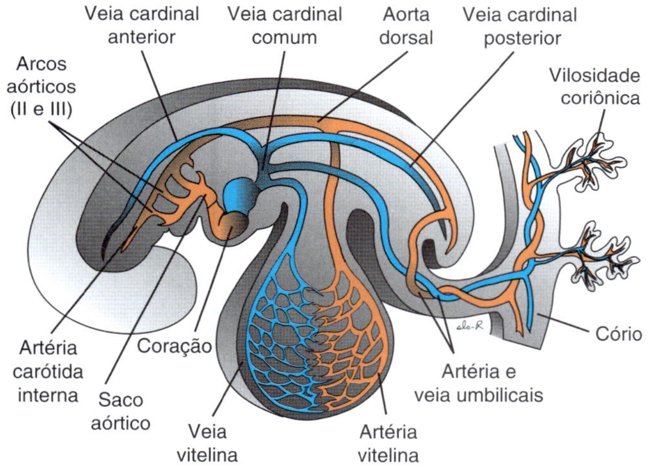

Figura 13.46 Principais componentes dos sistemas venoso e arterial em um embrião de 4 mm (fim da quarta semana).

Veias umbilicais

Inicialmente, as veias umbilicais passam de cada lado do fígado, mas apenas algumas se conectam aos sinusoides hepáticos (ver Figura 13.47). A parte proximal de ambas as veias umbilicais e o restante da veia umbilical direita desaparecem em seguida, de modo que a veia esquerda é a única a transportar sangue da placenta até o fígado (ver Figura 13.48). Com o aumento da circulação placentária, forma-se uma comunicação direta entre a veia umbilical esquerda e o canal hepatocardíaco direito, o **ducto venoso** (ver Figura 13.48A e B). Esse vaso contorna o plexo sinusoidal do fígado. Após o nascimento, a veia umbilical esquerda e o ducto venoso são obliterados e compõem o **ligamento redondo do fígado** e o **ligamento venoso**, respectivamente.

Veias cardinais

Inicialmente, as veias cardinais constituem o principal sistema de drenagem do embrião. Esse sistema consiste nas **veias cardinais anteriores**, que drenam a parte cefálica do embrião, e as **veias cardinais posteriores**, que drenam o restante do embrião. As veias anterior e posterior se juntam logo antes de entrarem no corno do seio e formam as **veias cardinais comuns**. Durante a quarta semana, as veias cardinais compõem um sistema simétrico (ver Figura 13.46).

Entre a quinta e a sétima semanas, formam-se outras veias, a saber: (1) as **veias subcardinais**, que drenam principalmente os rins; (2) as **veias sacrocardinais**, que drenam as extremidades inferiores; e (3) as **veias supracardinais**, que drenam a parede corporal através das veias intercostais, assumindo as funções das veias cardinais posteriores (Figura 13.49).

A formação do sistema da veia cava é caracterizada pelo aparecimento de anastomoses entre os lados esquerdo e direito, de modo que o sangue é canalizado da esquerda para a direita.

A **anastomose entre as veias cardinais anteriores** se desenvolve na **veia braquiocefálica esquerda** (ver Figura 13.49A e B). A maior parte do sangue do lado esquerdo da cabeça e do membro superior esquerdo é, então, canalizada para a direita. A parte terminal da veia cardinal posterior esquerda que entra na veia braquiocefálica esquerda é retida como um pequeno vaso, a **veia intercostal superior esquerda** (ver Figura 13.49B).

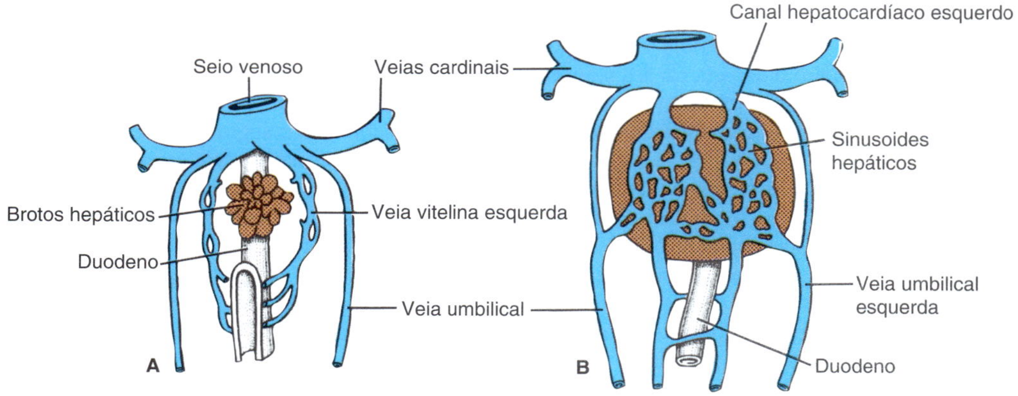

Figura 13.47 Desenvolvimento das veias vitelina e umbilical durante a quarta (**A**) e a quinta (**B**) semanas. Observe o plexo ao redor do duodeno, a formação dos sinusoides hepáticos e o início dos *shunts* esquerda-direita entre as veias vitelinas.

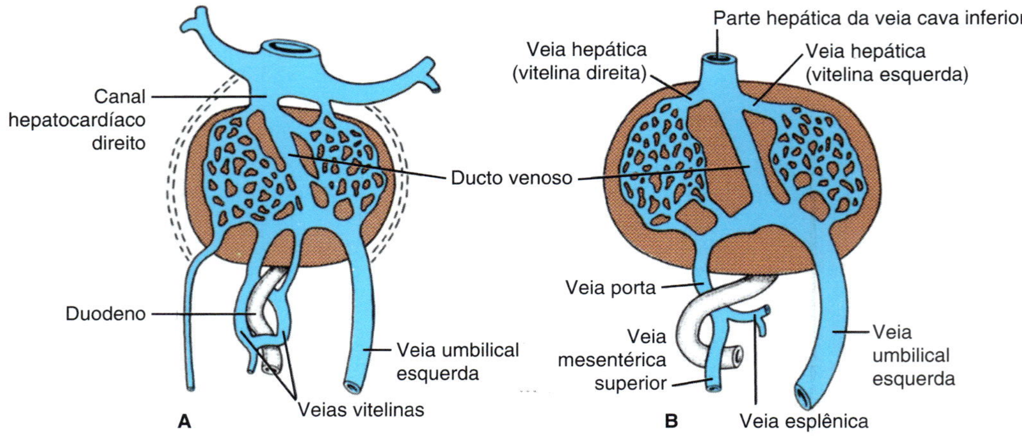

Figura 13.48 Desenvolvimento das veias vitelina e umbilical no segundo (**A**) e no terceiro (**B**) meses. Observe a formação do ducto venoso, da veia porta e da parte hepática da veia cava inferior. As veias mesentérica superior e esplênica entram na veia porta.

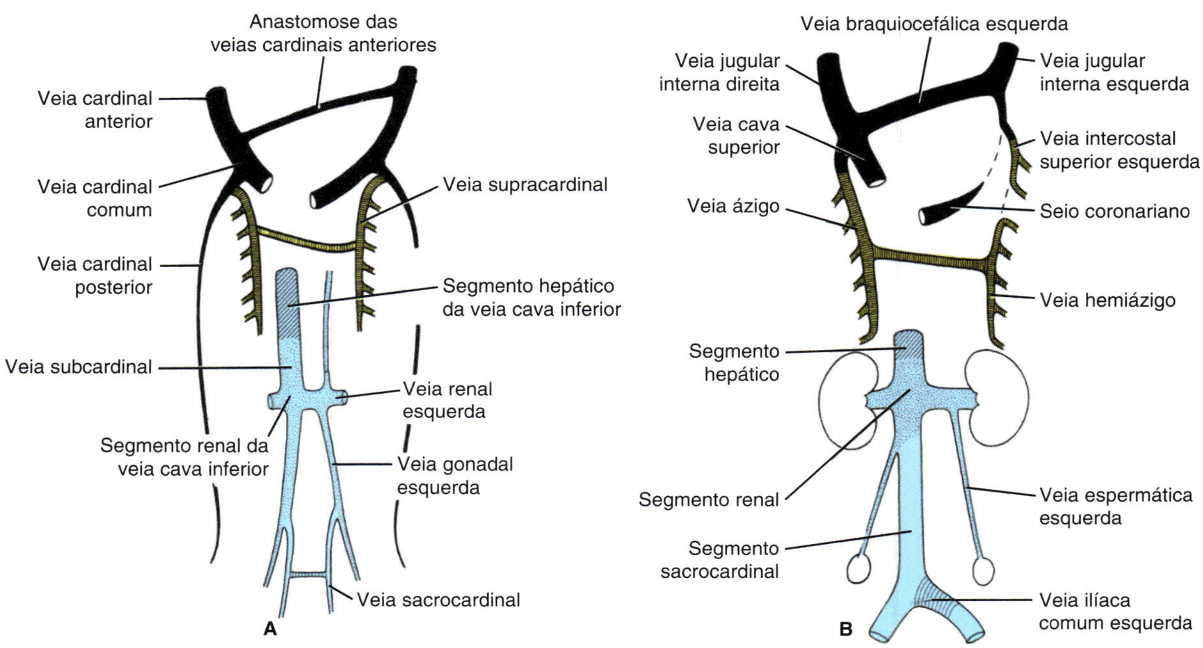

Figura 13.49 Desenvolvimento das veias cava inferior, ázigo e cava superior. **A.** Sétima semana. Anastomoses ocorrem entre as veias subcardinais, supracardinais, sacrocardinais e cardinais anteriores. **B.** Sistema venoso no momento do nascimento mostrando os três componentes da veia cava inferior.

Esse vaso recebe sangue do segundo e terceiro espaços intercostais. A **veia cava superior** é formada pela veia cardinal comum direita e pela parte proximal da veia cardinal anterior direita. As veias cardinais anteriores fornecem a principal drenagem venosa da cabeça durante a quarta semana do desenvolvimento e, em última análise, formam as **veias jugulares internas** (ver Figura 13.49). As **veias jugulares externas** são derivadas de um plexo de vasos venosos na face e drenam a face e o lado da cabeça para as veias subclávias.

A **anastomose entre as veias subcardinais** forma a **veia renal esquerda**. Quando essa comunicação se estabelece, a veia subcardinal esquerda desaparece, e apenas sua parte distal permanece, formando a **veia gonadal esquerda**. Assim, a veia subcardinal direita se torna o principal canal de drenagem e se desenvolve no **segmento renal da veia cava inferior** (ver Figura 13.49B).

A **anastomose entre as veias sacrocardinais** forma a **veia ilíaca comum esquerda** (ver Figura 13.49B). A veia sacrocardinal direita se transforma no segmento sacrocardinal da veia cava inferior. Quando o segmento renal da veia cava inferior se conecta com o segmento hepático, que é derivado da veia vitelina direita, a veia cava inferior, que consiste nos segmentos hepático, renal e sacrocardinal, se completa.

Com a obliteração da maior parte das veias cardinais posteriores, as veias supracardinais assumem um papel mais importante na drenagem da parede corporal. As veias intercostais direitas (desde a quarta até a décima primeira) drenam para a veia supracardinal direita, que, junto com uma parte da veia cardinal posterior, forma a **veia ázigo** (ver Figura 13.49). No lado esquerdo, as veias intercostais (desde a quarta até a sétima) entram na veia supracardinal esquerda, e ela, conhecida então como **veia hemiázigo**, drena para a veia ázigo (ver Figura 13.49B).

Correlações clínicas

Defeitos do sistema venoso

O complicado desenvolvimento da veia cava é responsável pelo fato de os desvios do padrão normal serem comuns. Além disso, o fato de o padrão original do retorno venoso ser estabelecido bilateralmente e, em seguida, deslocar-se para a direita provavelmente contribui para as anomalias da veia cava frequentemente observadas em indivíduos com defeitos de lateralidade.

Uma **veia cava inferior dupla** ocorre quando a veia sacrocardinal esquerda não consegue se separar da veia subcardinal esquerda (Figura 13.50A). A veia ilíaca comum esquerda pode ou não existir, mas a veia gonadal esquerda permanece como nas condições normais.

A **ausência de veia cava inferior** ocorre quando a veia subcardinal direita não consegue se conectar ao fígado e desvia seu sangue diretamente para a veia supracardinal direita (ver Figuras 13.49 e 13.50B). Assim, a corrente sanguínea vinda da parte caudal do corpo chega ao coração pela veia ázigo e pela veia cava superior. A veia hepática entra no átrio direito no local que seria da veia cava inferior. Em geral, essa anomalia está associada a outras malformações cardíacas.

A **veia cava superior esquerda** é causada pela persistência da veia cardinal anterior esquerda e pela obliteração da veia cardinal comum e da parte proximal das veias cardinais anteriores no lado direito (Figura 13.51A). Nesse caso, o sangue do lado direito drena para o lado esquerdo pela veia braquiocefálica. A veia cava superior esquerda drena para o átrio direito pelo corno esquerdo do seio, ou seja, o seio coronariano.

Uma **veia cava superior dupla** é caracterizada pela persistência da veia cardinal anterior esquerda e pela ausência da veia braquiocefálica esquerda (ver Figura 13.51B). A persistência da veia cardinal anterior esquerda, a **veia cava superior esquerda**, drena para o átrio direito pelo seio coronariano.

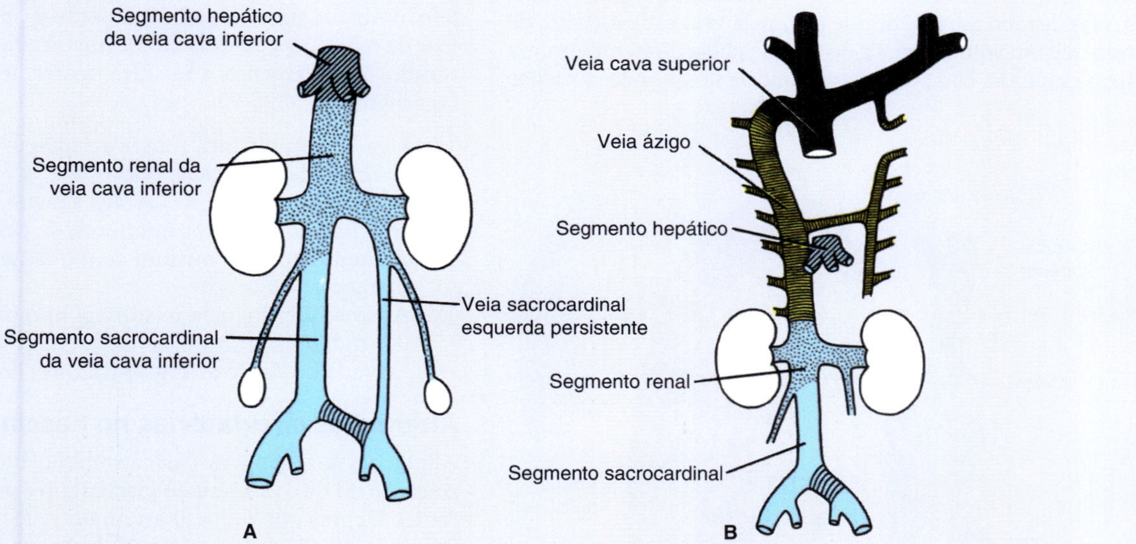

Figura 13.50 **A.** Veia cava inferior dupla em nível lombar surgindo da veia sacrocardinal esquerda persistente. **B.** Ausência da veia cava inferior. A metade inferior do corpo é drenada pela veia ázigo, que penetra na veia cava superior. A veia hepática entra no coração no local que seria da veia cava inferior.

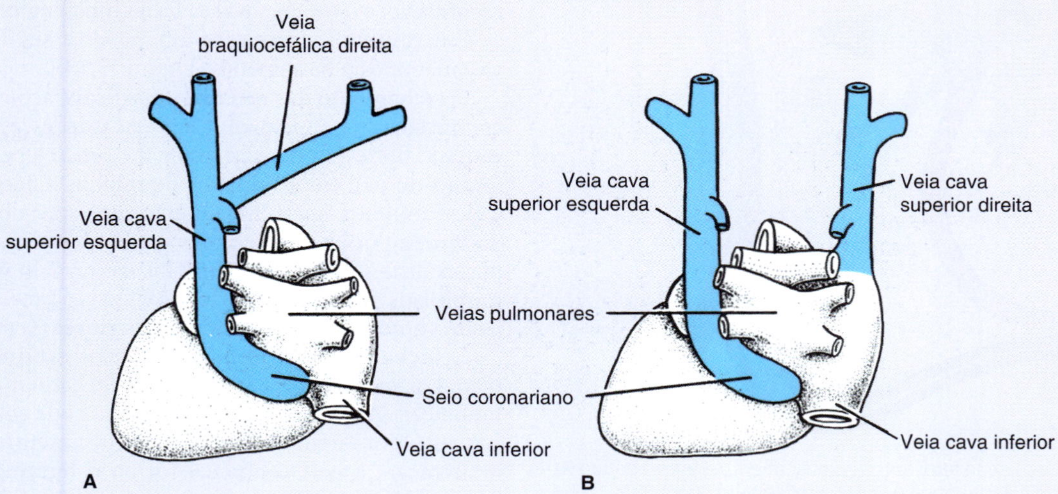

Figura 13.51 **A.** Veia cava superior esquerda drenando para o átrio direito através do seio coronariano (vista dorsal). **B.** Veia cava superior dupla. A veia que faz a comunicação (braquiocefálica) entre as duas veias cardinais anteriores não se desenvolveu (vista dorsal).

■ CIRCULAÇÃO ANTES E DEPOIS DO NASCIMENTO

Circulação fetal

Antes do nascimento, o sangue proveniente da placenta, com cerca de 80% de saturação de oxigênio, retorna para o feto pela veia umbilical. Chegando ao fígado, a maior parte desse sangue flui pelo ducto venoso diretamente para a veia cava inferior, sem passar pelo fígado. Um volume menor de sangue entra nos sinusoides hepáticos e se mistura com o sangue da circulação porta (Figura 13.52). O **mecanismo de esfíncter** no **ducto venoso** fecha a entrada da veia umbilical e regula o fluxo sanguíneo umbilical pelos sinusoides hepáticos. Esse esfíncter se fecha quando a contração uterina faz com que o retorno venoso seja muito alto, evitando uma sobrecarga repentina para o coração.

Após um pequeno percurso na veia cava inferior, onde o sangue placentário se mistura com o sangue não oxigenado que retorna dos membros inferiores, ele entra no átrio direito. Ali, ele é levado para o forame oval pela veia cava inferior, de modo que um volume maior do sangue passa diretamente para o átrio esquerdo. Um pequeno volume de sangue não consegue fazer isso por causa da extremidade inferior do septo secundário, a **crista *dividens***, e permanece no átrio direito. Ali, ele se mistura com o sangue dessaturado que retorna da cabeça e dos braços através da veia cava superior.

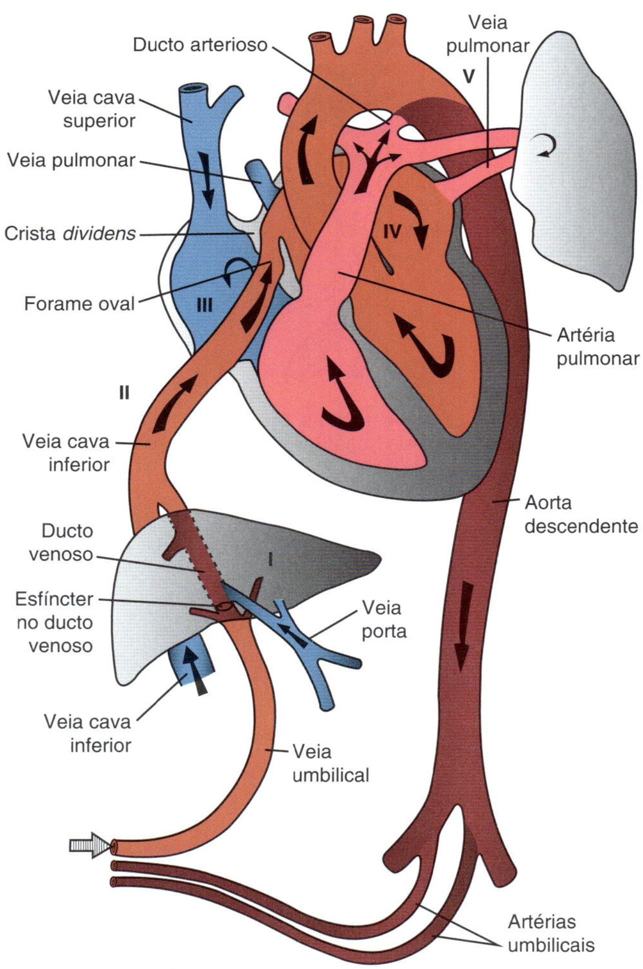

Figura 13.52 Circulação fetal antes do nascimento. *Setas*, sentido do fluxo sanguíneo. Observe onde o sangue oxigenado se mistura com o sangue não oxigenado: no fígado (*I*), na veia cava inferior (*II*), no átrio direito (*III*), no átrio esquerdo (*IV*) e na entrada do ducto arterioso na aorta descendente (*V*).

Do átrio esquerdo, onde ele se mistura com um pequeno volume de sangue dessaturado que retorna dos pulmões, o sangue entra no ventrículo esquerdo e na aorta ascendente. Uma vez que as artérias coronárias e carótida são as primeiras ramificações da aorta ascendente, a musculatura cardíaca e o cérebro são abastecidos com sangue bem oxigenado. O sangue dessaturado da veia cava superior flui através do ventrículo direito para o tronco pulmonar. Durante a vida fetal, a resistência nos vasos pulmonares é alta, de modo que boa parte desse sangue passa diretamente pelo **ducto arterioso** para a aorta descendente, onde se mistura com o sangue da aorta proximal. Após sua passagem pela aorta descendente, o sangue flui para a placenta pelas duas artérias umbilicais. A saturação de oxigênio nas artérias umbilicais é de aproximadamente 58%.

Ao longo de seu percurso desde a placenta até os órgãos do feto, o sangue na veia umbilical perde gradualmente seu alto teor de oxigênio à medida que se mistura com o sangue dessaturado. Teoricamente, a mistura ocorre nos seguintes locais (ver Figura 13.52I a V):

I. Fígado, pela mistura com um pequeno volume de sangue que retorna do sistema porta
II. Veia cava inferior, que carrega sangue desoxigenado que retorna dos membros inferiores, da pelve e dos rins
III. Átrio direito, pela mistura com o sangue da cabeça e dos membros superiores
IV. Átrio esquerdo, pela mistura com o sangue que retorna dos pulmões
V. Entrada do ducto arterioso na aorta descendente.

Alterações circulatórias no nascimento

Alterações no sistema vascular ao nascimento são causadas pela cessação do fluxo sanguíneo placentário e pelo início da respiração. Depois que o ducto arterioso se fecha pela contração muscular de sua parede, o volume de sangue que flui pelos vasos pulmonares aumenta rapidamente. Isso, por sua vez, aumenta a pressão no átrio esquerdo. Simultaneamente, a pressão no átrio direito diminui como resultado da interrupção do fluxo sanguíneo placentário. O septo primário é, então, aposto ao secundário, e o forame oval se fecha funcionalmente.

Em resumo, ocorrem as alterações a seguir no sistema vascular após o nascimento (Figura 13.53).

O **fechamento das artérias umbilicais**, acompanhado pela contração da musculatura lisa em suas paredes, é provavelmente causado por estímulos térmico e mecânico e pela variação na tensão de oxigênio. Funcionalmente, as artérias se fecham alguns minutos após o nascimento, embora a obliteração final do lúmen por proliferação fibrosa leve entre 2 e 3 meses. As partes distais das artérias umbilicais formam os **ligamentos umbilicais médios**, e as partes proximais permanecem abertas, assim como as **artérias vesicais superiores** (ver Figura 13.53).

O **fechamento da veia umbilical e do ducto arterioso** (canal arterial) ocorre logo após o fechamento das artérias umbilicais. Assim, o sangue da placenta pode entrar no recém-nascido por algum tempo após o nascimento. Após a obliteração, a veia umbilical forma o **ligamento redondo hepático** na margem inferior do ligamento falciforme. O ducto venoso, que segue do ligamento redondo até a veia cava inferior, também é obliterado e forma o **ligamento venoso**.

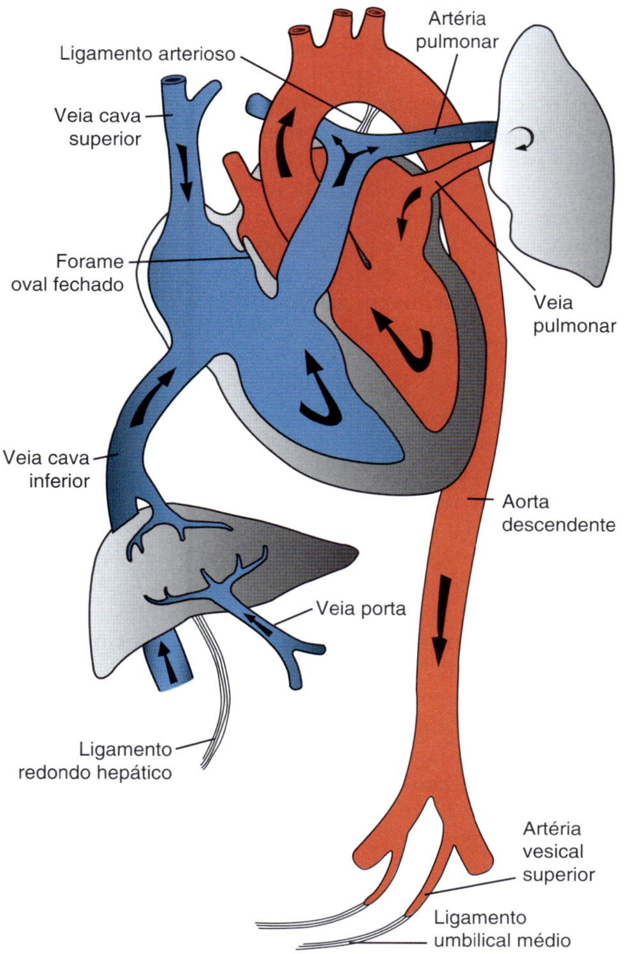

Figura 13.53 Circulação humana após o nascimento. Observe as mudanças que ocorrem como resultado do início da respiração e da interrupção do fluxo sanguíneo placentário. *Setas*, sentido do fluxo sanguíneo.

O **fechamento do ducto arterioso** (canal arterial) pela contração de sua parede muscular ocorre quase imediatamente após o nascimento; é mediado pela **bradicinina**, uma substância liberada pelos pulmões durante a insuflação inicial. Acredita-se que a obliteração anatômica completa pela proliferação da íntima leve entre 1 e 3 meses. No adulto, o ducto arterioso obliterado forma o **ligamento arterioso**.

O **fechamento do forame oval** é causado pelo aumento de pressão no átrio esquerdo combinado com diminuição da pressão do lado direito. A primeira respiração pressiona o septo primário contra o septo secundário. Entretanto, durante os primeiros dias de vida, esse fechamento é reversível. O choro do recém-nascido cria um desvio (*shunt*) da direita para a esquerda, que é responsável por episódios cianóticos dos recém-nascidos. A aposição constante leva gradualmente à fusão dos dois septos em cerca de 1 ano. Contudo, em 20% dos indivíduos, um fechamento anatômico perfeito nunca ocorre (**persistência do forame oval**).

Sistema linfático

O sistema linfático começa seu desenvolvimento mais tarde em relação ao sistema cardiovascular e não aparece até a quinta semana da gestação. Os vasos linfáticos surgem como protuberâncias saculiformes do endotélio das veias. São formados seis sacos linfáticos primários: dois **jugulares**, na junção das veias subclávia e cardinal anterior; dois **ilíacos**, na junção das veias ilíaca e cardinal posterior; um **retroperitoneal**, próximo à raiz do mesentério; e uma **cisterna do quilo**, dorsal ao saco retroperitoneal. Vários canais conectam essas estruturas saculares entre si e drenam a linfa dos membros, da parede corporal, da cabeça e do pescoço. Dois canais principais, os ductos torácicos direito e esquerdo, juntam os sacos jugulares com a cisterna do quilo e logo se forma uma anastomose entre esses ductos. O **ducto torácico** se desenvolve, então, da parte proximal do ducto torácico direito, da anastomose e da parte cranial do ducto torácico esquerdo. O **ducto linfático direito** é derivado da parte cranial do ducto torácico direito. Ambos os ductos mantêm suas conexões originais com o sistema venoso e deságuam na junção entre as veias jugular interna e subclávia. Várias anastomoses levam a variações no formato final do ducto torácico.

A especificação da linhagem linfática é regulada pelo fator de transcrição ***PROX1***, que aumenta a expressão de genes dos vasos linfáticos e diminui os genes dos vasos sanguíneos. Um gene crucial cuja expressão aumenta é o ***VEGFR3***, que é o receptor para o fator parácrino **VEGFC**. Essa proteína faz com que as células endoteliais expressando *PROX1* brotem das veias existentes para iniciar o crescimento dos vasos linfáticos.

RESUMO

Aproximadamente no décimo sexto dia, as **células progenitoras cardíacas** migram através da linha primitiva para uma posição cranial às pregas neurais, onde elas estabelecem uma região em formato de ferradura na camada visceral do mesoderma lateral, chamada de **área cardiogênica primária (ACP)** ou **primeiro campo cardíaco (PCC)** (ver Figura 13.1). Conforme migram, essas células são especificadas pela via da lateralidade (ver Figura 13.3) para contribuir para os lados direito e esquerdo do coração e para formar regiões cardíacas específicas, que incluem parte dos átrios e do ventrículo direito (ver Figura 13.1A). O restante do coração, incluindo parte dos átrios, do ventrículo direito, do cone arterial e do tronco arterioso (a via de saída) é derivado das células da **área cardiogênica secundária (ACS)** ou **segundo campo cardíaco (SCC)** (ver Figura 13.2). O SCC surge das células que migram pela linha primitiva e, depois, instala-se no mesoderma visceral próximo ao assoalho da parte posterior da faringe. Essas células também são padronizadas pela sinalização de lateralidade e regulam as contribuições das células da crista neural para septação da via de saída, incluindo a espiralização do septo conotruncal (ver Figuras 13.2 e 13.30). Alterações na via de lateralidade resultam em muitos tipos diferentes de defeitos cardíacos, enquanto alterações no SCC levam a defeitos da via de saída, incluindo transposição das grandes artérias, estenose pulmonar, dupla via de saída do ventrículo direito (DVSVD), entre outros (ver Quadro 13.1).

A indução da região cardiogênica é iniciada pelo endoderma anterior subjacente às células progenitoras cardíacas e faz com que as células se tornem mioblastos e vasos. **BMPs** secretadas por esse endoderma, junto com a inibição da expressão de ***WNT***, induz a expressão de ***NKX2.5***, o gene-chave para o desenvolvimento cardíaco. Algumas células do PCC se tornam células endoteliais e formam um tubo com formato de ferradura, enquanto outras compõem os mioblastos que cercam o tubo. No 22º dia do desenvolvimento, a parede corporal lateral se dobra, aproximando os dois lados da ferradura (ver Figura 13.5) na linha média, onde eles se fusionam (exceto em suas extremidades caudais [atriais]), formando um tubo cardíaco único e levemente dobrado (ver Figura 13.7), que consiste em um tubo endocárdico interno e um manto miocárdico circunjacente (ver Figuras 13.5C e 13.15). Durante a quarta semana, o coração sofre uma **alça cardíaca**. Esse processo faz com que o coração se dobre sobre si mesmo e adote sua posição normal na região esquerda do tórax com os átrios posteriormente localizados e os ventrículos em uma posição mais anterior. A incapacidade de o coração formar alças apropriadas resulta em **dextrocardia**, e o coração fica no lado direito do tórax. A dextrocardia também pode ser induzida mais precocemente, quando a lateralidade é estabelecida.

A formação dos septos no coração surge em parte pelo desenvolvimento do tecido dos **coxins endocárdicos** no canal atrioventricular (**coxins atrioventriculares**) e na região conotruncal (**coxins conotruncais**). Por causa da posição-chave do tecido do coxim, muitas malformações cardíacas estão associadas à morfogênese anormal dos coxins.

O desenvolvimento atrial depende da expansão da região atrial original e da incorporação de estruturas adicionais. À direita, o **seio venoso** é incorporado e forma a **parte de parede lisa do átrio direito** (ver Figuras 13.11 e 13.13), que é separada da parte trabeculada pela **crista terminal** (ver Figura 13.13). À esquerda, a **veia pulmonar**, que se forma no **mesocárdio dorsal**, está posicionada na parede posterior do átrio esquerdo quando as células da **protrusão do mesênquima dorsal (PMD)** proliferam e acompanham o septo primário conforme essa estrutura cresce em direção ao assoalho do átrio (ver Figura 13.17). A seguir, as raízes da veia pulmonar são incorporadas ao átrio esquerdo por expansão atrial até que as quatro ramificações da veia entrem no átrio em sua parede posterior. Essa parte constitui a região da parede lisa do átrio esquerdo (ver Figura 13.18). O desenvolvimento da veia pulmonar começa na linha média e muda para a esquerda, como resultado da sinalização da lateralidade. O **retorno venoso pulmonar anômalo total (RVPAT)**, em que a veia é deslocada para a direita e entra no átrio direito ou, ainda, na veia cava superior ou na veia braquiocefálica, surge em casos de **heterotaxia** quando a padronização esquerda-direita é interrompida.

Formação de septos no átrio. O **septo primário**, uma crista falciforme que desce do teto do átrio, começa a dividir o átrio em dois, mas deixa um lúmen, o **óstio primário**, que comunica os dois lados (ver Figura 13.16). Mais tarde, quando o óstio primário é obliterado pela fusão do septo primário com os coxins endocárdicos, o **óstio secundário** se constitui por morte celular, criando uma abertura no septo primário. Finalmente, forma-se o **septo secundário**, mas persiste uma abertura interatrial, o **forame oval**. Apenas **ao nascimento**, quando a pressão no átrio esquerdo aumenta, os dois septos são pressionados um contra o outro e a comunicação entre eles se fecha. As anomalias no septo interatrial podem variar da ausência total (ver Figura 13.23) até uma pequena abertura conhecida como **persistência** do forame oval.

Formação de septo no canal atrioventricular. Quatro **coxins endocárdicos** cercam o canal atrioventricular. A fusão dos coxins superior e inferior opostos divide o óstio nos canais atrioventriculares direito e esquerdo (ver Figura 13.16B a D). O tecido do coxim se torna fibroso e forma a valva mitral (bicúspide) na esquerda e a valva tricúspide na direita (ver Figura 13.16F). A persistência do canal atrioventricular comum (ver Figura 13.24) e a formação anormal das valvas são defeitos que ocorrem por causa de anomalias no tecido do coxim endocárdico.

Formação de septo nos ventrículos. O septo interventricular consiste em uma parte **muscular** espessa e uma parte **membranosa** (ver Figuras 13.16F e 13.29), formadas por: (1) coxim atrioventricular endocárdico inferior; (2) projeção direita do cone; e (3) projeção esquerda do cone (ver Figura 13.27). Em muitos casos, esses três componentes não conseguem se fusionar, resultando em um forame interventricular aberto. Embora essa anomalia possa ser isolada, ela comumente está combinada com outros defeitos compensatórios (ver Figuras 13.33 e 13.34).

Formação de septo no bulbo. O bulbo se divide em parte de parede lisa do ventrículo direito, cone arterial e tronco arterioso. A região do tronco é dividida pelo **septo aorticopulmonar** espiralado em segmentos proximais da aorta e da artéria pulmonar (ver Figura 13.27). Os coxins do cone dividem as regiões da via de saída dos canais aórtico e pulmonar dos ventrículos esquerdo e direito, respectivamente e, também, com o tecido do coxim endocárdico inferior, fecha o forame interventricular (ver Figura 13.27). Muitas anomalias vasculares, como **transposição dos grandes vasos** e **atresia valvar pulmonar**, resultam da divisão anormal da região conotruncal; suas origens podem envolver as **células da crista neural** que contribuem para a formação do septo na região conotruncal (ver Figura 13.30).

O **sistema de condução** cardíaco é derivado de células do miocárdio e o coração começa a se contrair aproximadamente no 21º dia de gestação. Inicialmente, a atividade de **marca-passo** do coração fica na parte caudal da parte esquerda do tubo cardíaco. Mais tarde, o seio venoso assume essa função e, à medida que é incorporado ao átrio direito, o **nó sinoatrial (NSA)** é formado. O **nó atrioventricular (NAV)** é formado a partir de células que circundam o canal atrioventricular. Mais tarde, os impulsos do NAV avançam para o **feixe atrioventricular** (feixe de His) e para os **ramos esquerdo e direito** e, finalmente, para a **rede de fibras de Purkinje** (ramos subendocárdicos do complexo estimulante cardíaco) que circunda e ativa os ventrículos. Todas as células do sistema de condução do coração derivam de miócitos cardíacos primários que se diferenciam em nós, ramos de feixes e fibras de Purkinje. A expressão do fator de transcrição *TBX3* inibe a diferenciação destes miócitos primários em células musculares ventriculares e permite que eles se diferenciem no sistema de condução.

Os **arcos aórticos** se localizam em cada um dos cinco arcos faríngeos (ver Figuras 13.38 e 13.40). Quatro derivados importantes do sistema de arco aórtico original são: (1) as artérias carótidas (terceiro arco); (2) o arco da aorta (quarto arco aórtico esquerdo); (3) a artéria pulmonar (sexto arco aórtico), que, durante a vida fetal, está conectada à aorta através do ducto arterioso; e (4) a artéria subclávia direita, formada pelo quarto arco aórtico direito, pela parte distal da aorta dorsal direita e pela sétima artéria intersegmental (ver Figura 13.40B). As anomalias vasculares mais comuns do arco aórtico incluem (1) persistência do canal arterial (PCA) e coarctação da aorta (ver Figura 13.42) e (2) arco aórtico direito persistente e artéria subclávia direita anormal (ver Figuras 13.43 e 13.44), que podem levar a queixas quanto à respiração e à deglutição.

As **artérias vitelinas** irrigam inicialmente a vesícula vitelínica (saco vitelínico), e mais tarde, formam as **artérias mesentéricas celíaca e superior**. **As artérias mesentéricas inferiores,**

por sua vez, são derivadas das artérias umbilicais. Essas três artérias irrigam as regiões do **intestino anterior**, do **intestino médio** e do **intestino posterior**, respectivamente.

As **artérias umbilicais** pareadas surgem das artérias ilíacas comuns. Após o nascimento, as partes distais dessas artérias são obliteradas e formam os **ligamentos umbilicais médios**, enquanto as partes proximais persistem como as **artérias ilíaca interna** e **vesicular**.

Sistema venoso. Podem ser reconhecidos três sistemas: (1) o **sistema vitelino**, que se torna o **sistema portal**; (2) o sistema cardinal, que forma o **sistema cava**; e (3) o **sistema umbilical**, que desaparece após o nascimento. O complicado sistema cava é caracterizado por muitas anomalias, como veias cavas inferior e anterior duplicadas (ver Figura 13.51), que também estão associadas a defeitos de lateralidade.

Alterações ao nascimento. Durante a vida pré-natal, a circulação placentária fornece ao feto seu oxigênio, mas, após o nascimento, são os pulmões que realizam a troca gasosa. No sistema circulatório, ocorrem as seguintes alterações ao nascimento e durante os primeiros meses pós-natais: (1) o ducto arterioso se fecha; (2) o forame oval se fecha; (3) a veia umbilical e o ducto venoso se fecham e permanecem como o **ligamento redondo do fígado** e o **ligamento venoso**; e (4) as artérias umbilicais formam os **ligamentos umbilicais mediais**.

Sistema linfático. O sistema linfático se desenvolve após o sistema cardiovascular e se origina do endotélio das veias como seis estruturas saculares: duas jugulares, duas ilíacas, uma retroperitoneal e uma cisterna do quilo. Numerosos canais se constituem para conectar as estruturas saculares e fornecer a drenagem de outras estruturas. Em última análise, o **ducto torácico** se forma pela anastomose dos ductos torácicos direito e esquerdo, da parte distal do ducto torácico direito e da parte cranial do ducto torácico esquerdo. O **ducto linfático direito** se desenvolve a partir da parte cranial do ducto torácico direito.

Questões

1. A ultrassonografia pré-natal de uma mulher de 35 anos de idade em sua décima segunda semana de gestação revela uma imagem anormal do coração fetal. Em vez do plano de quatro câmaras formado pela cruz típica, está faltando uma parte logo abaixo do cruzamento. Quais estruturas constituem a cruz e qual defeito esse feto provavelmente apresenta?
2. Um recém-nascido apresenta defeitos craniofaciais graves e transposição dos grandes vasos. Qual população celular participaria nos dois tipos de anomalias e que tipo de agravo poderia ter provocado esses defeitos?
3. Qual tipo de tecido é crucial para a divisão do coração em quatro câmaras e para a divisão da via de saída nos canais aórtico e pulmonar?
4. Um paciente reclama de dificuldades na deglutição. Qual(is) anomalia(s) vascular(es) poderia(m) causar essa queixa? Qual é sua origem embriológica?

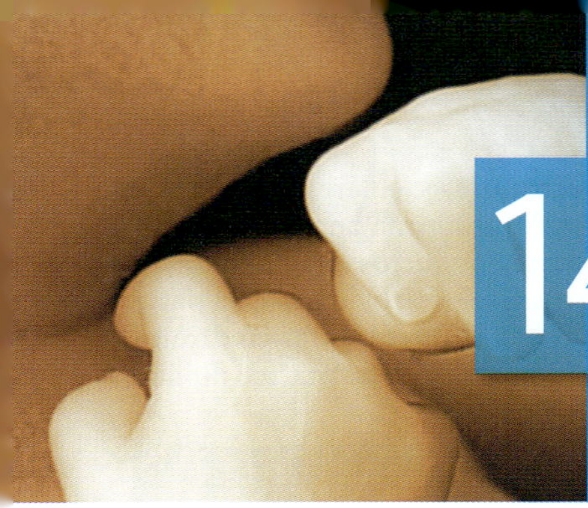

14 Sistema Respiratório

■ FORMAÇÃO DOS BROTOS PULMONARES

Quando o embrião tem aproximadamente 4 semanas, surge o **divertículo respiratório (broto pulmonar)**, uma protuberância na parede ventral do intestino anterior (Figura 14.1A). O aparecimento e a localização do broto pulmonar dependem do aumento do **ácido retinoico (AR)** produzido pelo mesoderma adjacente, que eleva a expressão do fator de transcrição ***TBX4*** no endoderma do tubo intestinal no local do divertículo respiratório. ***TBX4*** induz a formação do **broto**, a continuidade de seu crescimento e a diferenciação dos pulmões. Assim, o **epitélio** do revestimento interno da laringe, da traqueia e dos brônquios, bem como o do pulmão, são integralmente de **origem endodérmica**. Os **tecidos cartilaginosos muscular** e **conjuntivo**, que compõem a traqueia e os pulmões, são derivados do **mesoderma visceral (esplâncnico)** que cerca o intestino anterior.

Inicialmente, o broto pulmonar está em comunicação aberta com o intestino anterior (Figura 14.1B). Entretanto, quando o divertículo se expande caudalmente, duas pregas longitudinais, as **pregas traqueoesofágicas**, separam-no do intestino (Figura 14.2A). Subsequentemente, quando essas pregas se fusionam para formar o **septo traqueoesofágico**, o intestino anterior é dividido em uma porção anterior, o **esôfago**, e em uma porção ventral, a traqueia (Figura 14.2B e C). O primórdio respiratório mantém sua comunicação com a faringe pelo **orifício faríngeo** (Figura 14.2D).

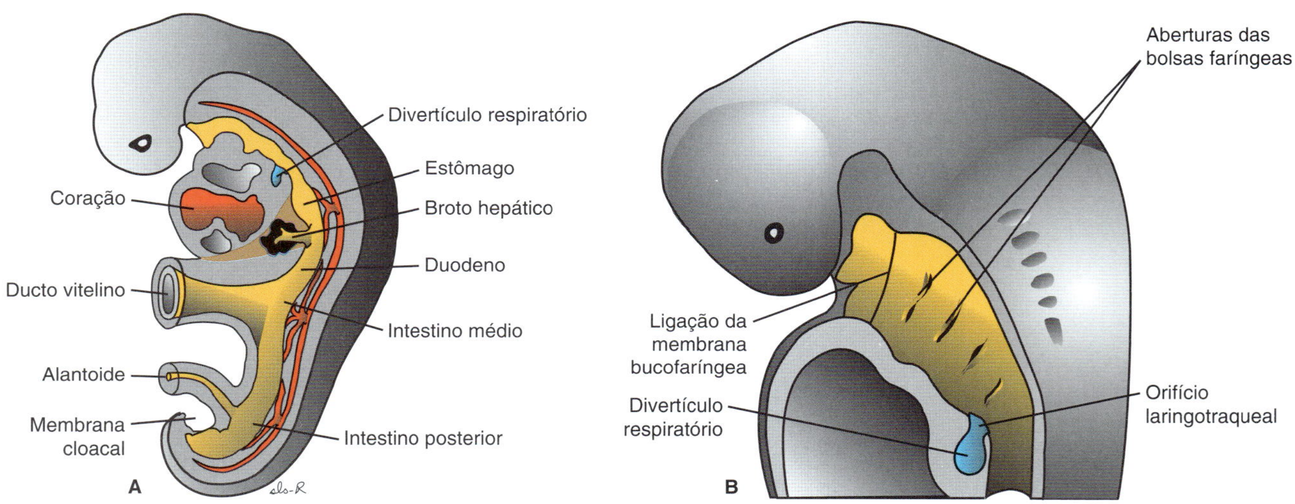

Figura 14.1 **A.** Embrião com aproximadamente 25 dias mostrando a relação do divertículo respiratório com o coração, o estômago e o fígado. **B.** Corte sagital através da extremidade cefálica de um embrião de 5 semanas mostrando as aberturas das bolsas faríngeas e o orifício laringotraqueal.

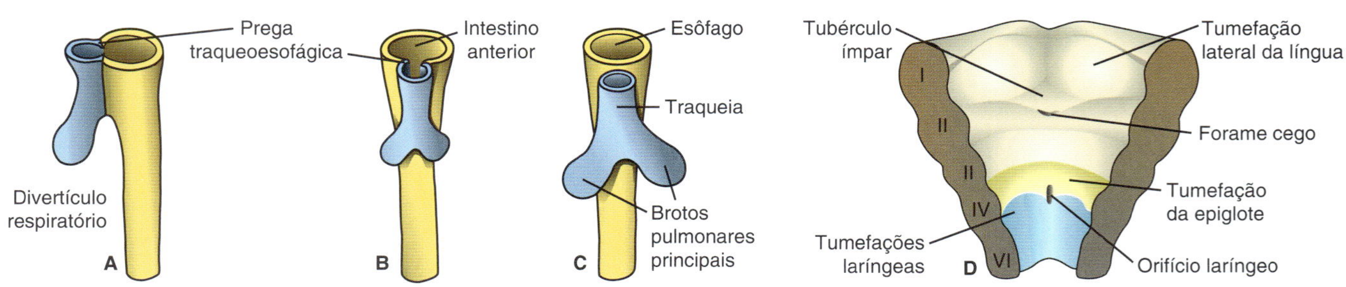

Figura 14.2 **A** a **C.** Estágios sucessivos no desenvolvimento do divertículo respiratório (broto pulmonar) mostrando as pregas traqueoesofágicas e a formação do septo, dividindo o intestino anterior em esôfago e traqueia com os brotos brônquicos. **D.** Porção ventral da faringe vista de cima, exibindo o orifício laríngeo e a tumefação circunjacente.

Correlações clínicas

As anomalias na divisão do esôfago e da traqueia pelo septo traqueoesofágico resultam em **atresia esofágica** associada ou não a **fístulas traqueoesofágicas (FTEs)**. Essas anomalias ocorrem em aproximadamente 1/3.000 nascimentos, e 90% deles resultam na porção superior do esôfago terminando em fundo cego e no segmento inferior formando uma fístula com a traqueia (Figura 14.3A). A atresia esofágica isolada (Figura 14.3B) e a FTE do tipo H sem atresia esofágica associada (Figura 14.3C) representam, cada uma, 4% desses defeitos. Outras variações (Figura 14.3D e E) representam, cada uma, aproximadamente 1% desses defeitos. Essas anomalias estão associadas a outros defeitos congênitos, incluindo anomalias cardíacas, que ocorrem em 33% desses casos. Nesse aspecto, as FTEs são componentes da associação **VACTERL** (anomalias **v**ertebrais, **a**tresia anal, defeitos **c**ardíacos, fístula **t**raqueoesofágica, atresia **e**sofágica, anomalias **r**enais e defeitos nos membros [*limbs* em inglês]), um conjunto de defeitos de causa desconhecida, mas que ocorrem mais frequentemente do que poderia ser atribuído ao acaso.

Uma complicação de algumas FTEs é o polidrâmnio, visto que, em alguns tipos de FTE, o líquido amniótico engolido não passa para o estômago e para os intestinos. Além disso, o conteúdo gástrico e/ou o líquido amniótico no nascimento podem entrar na traqueia por meio de uma fístula, causando pneumonite e pneumonia.

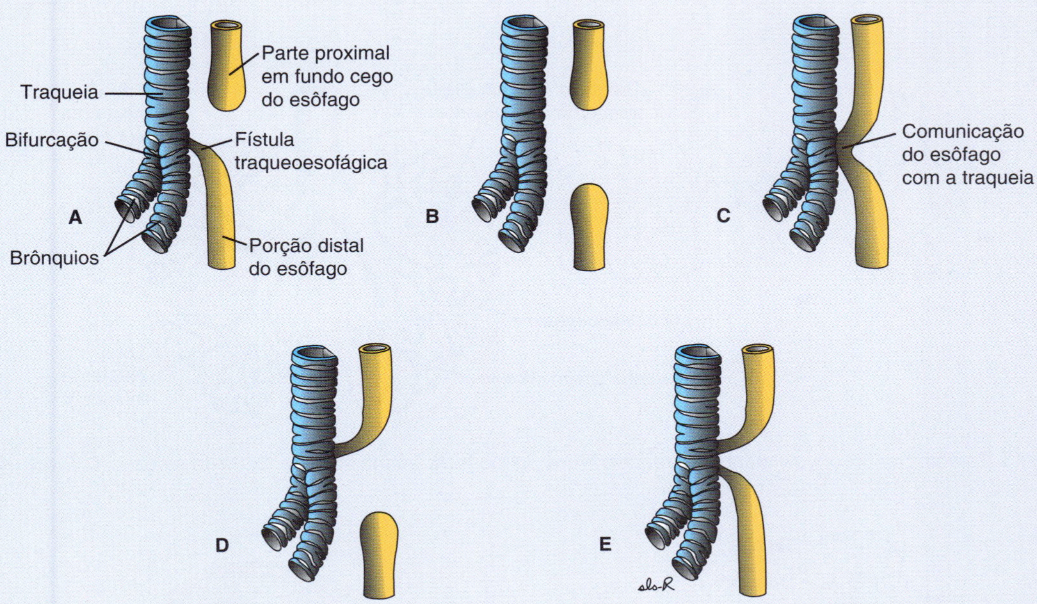

Figura 14.3 Vários tipos de atresia esofágica e/ou FTE. **A.** A anomalia mais frequente (90% dos casos) ocorre na porção superior do esôfago, terminando em fundo cego e no segmento inferior, formando uma fístula com a traqueia. **B.** Atresia esofágica isolada (4% dos casos). **C.** FTE do tipo H (4% dos casos). **D** e **E.** Outras variações (cada uma corresponde a 1% dos casos).

■ LARINGE

O revestimento interno da laringe se origina no endoderma, mas as cartilagens e os músculos têm origem no mesênquima do **quarto** e **sexto arcos faríngeos**. Como resultado da rápida proliferação desse mesênquima, o orifício laríngeo muda de aparência, de uma fenda sagital para uma abertura em formato de "T" (Figura 14.4A). Subsequentemente, quando o mesênquima dos dois arcos se transforma nas **cartilagens tireóidea**, **cricóidea** e **aritenóidea**, o formato característico do orifício laríngeo no adulto pode ser reconhecido (Figura 14.4B).

Por volta do período em que as cartilagens se formam, o epitélio laríngeo também prolifera rapidamente, resultando em oclusão temporária do lúmen. Subsequentemente, a vacuolização e a recanalização produzem um par de recessos laterais, os **ventrículos laríngeos**. Esses recessos são limitados por pregas teciduais que se diferenciam em **pregas vocais falsas** e **verdadeiras**.

Uma vez que a musculatura da laringe é derivada do mesênquima do quarto e sexto arcos faríngeos, todos os músculos laríngeos são inervados por ramos do décimo nervo craniano, o **nervo vago**; o nervo **laríngeo superior** inerva os derivados do quarto arco faríngeo, e o **nervo laríngeo recorrente**, os derivados do sexto arco faríngeo. (Para obter mais detalhes sobre as cartilagens laríngeas, ver Capítulo 17.)

■ TRAQUEIA, BRÔNQUIOS E PULMÕES

Durante a separação do intestino anterior, o **broto pulmonar** forma a traqueia e duas evaginações laterais, os **brotos brônquicos principais** (ver Figura 14.2B e C). No início da quinta semana, cada um desses brotos se alarga para formar os brônquios principais direito e esquerdo. O brônquio principal direito constitui três brônquios secundários, e o brônquio principal esquerdo forma dois (Figura 14.5A), prenunciando, assim, os três lobos do pulmão no lado direito e os dois no lado esquerdo (Figura 14.5B e C).

Com o crescimento subsequente nos sentidos caudal e lateral, os pulmões se expandem para a cavidade corporal (Figura 14.6). **Os espaços para os pulmões**, **os canais pericardioperitoneais**, são estreitos. Eles se encontram de cada lado do intestino anterior e gradualmente são preenchidos pelo crescimento dos pulmões. Finalmente, as pregas pleuroperitoneais

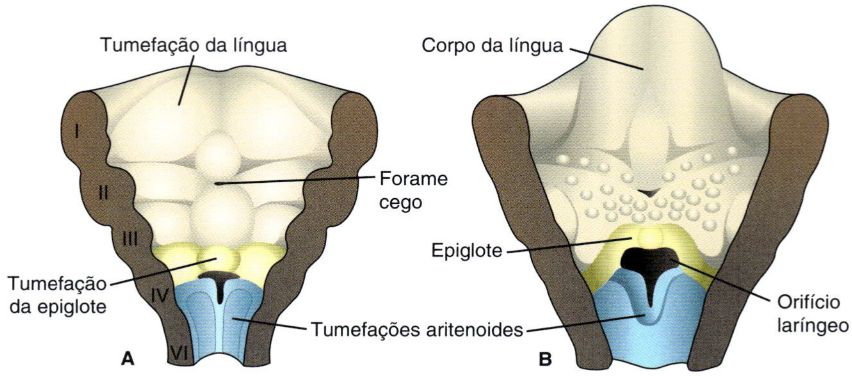

Figura 14.4 Orifício laríngeo e tumefações circundantes em estágios sucessivos do desenvolvimento. **A.** Sexta semana. **B.** Doze semanas.

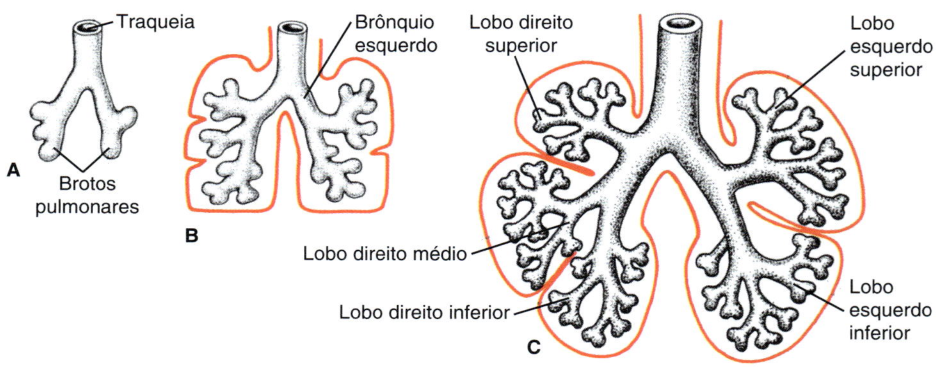

Figura 14.5 Estágios no desenvolvimento da traqueia e dos pulmões. **A.** Quinta semana. **B.** Sexta semana. **C.** Oitava semana.

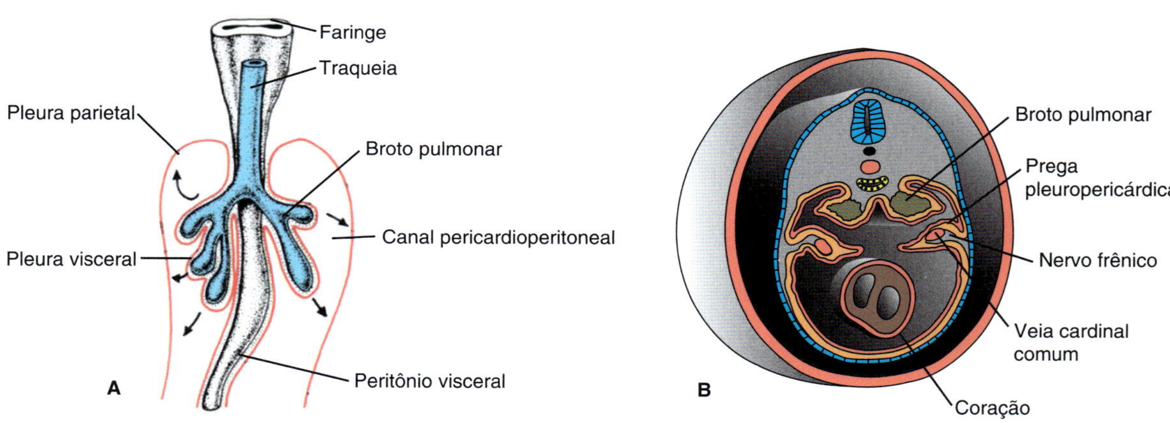

Figura 14.6 Expansão dos brotos brônquicos nos canais pericardioperitoneais. Nesse estágio, os canais estão em comunicação com as cavidades peritoneal e pericárdica. **A.** Vista ventral dos brotos brônquicos cobertos pela pleura visceral. **B.** Corte transversal através dos brotos brônquicos mostrando as pregas pleuropericárdicas que dividirão a porção torácica da cavidade corporal nas cavidades pleural e pericárdica.

e pleuropericárdicas separam os canais pericardioperitoneais das cavidades peritoneal e pericárdica, respectivamente, e os espaços restantes formam as **cavidades pleurais primitivas** (ver Capítulo 7). O mesoderma, que cobre o exterior dos pulmões, torna-se a **pleura visceral**. A camada de mesoderma somático, que cobre a superfície interna da parede corporal, torna-se a **pleura parietal** (Figura 14.6A). O espaço entre a pleura parietal e a visceral é a **cavidade pleural** (Figura 14.7).

Com a continuação do desenvolvimento, os brônquios secundários se dividem repetidamente de modo dicotomizado, formando dez brônquios **terciários (segmentares)** no pulmão direito e oito no lado esquerdo, criando os **segmentos broncopulmonares** do pulmão adulto. Até o fim do sexto mês, estabeleceram-se aproximadamente 17 gerações de subdivisões. Entretanto, antes que a árvore brônquica chegue a sua configuração final, **formam-se seis divisões adicionais durante a vida pós-natal**. A ramificação é regulada por interações epiteliomesenquimais entre o endoderma dos brotos pulmonares e o mesoderma visceral que o cerca. Os sinais para a ramificação, que são emitidos do mesoderma, envolvem os membros da família do fator de crescimento de fibroblasto. Enquanto todas essas novas subdivisões estão ocorrendo e a árvore brônquica

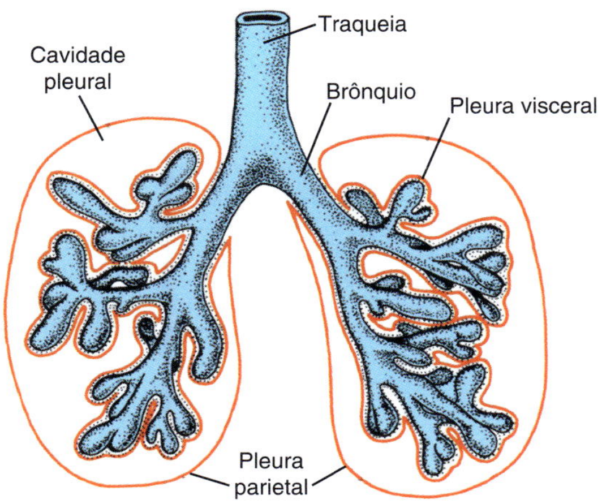

Figura 14.7 Depois que os canais pericardioperitoneais separam-se das cavidades pericárdica e peritoneal, respectivamente, os pulmões se expandem nas cavidades pleurais. Observe as pleuras visceral e parietal, e a cavidade pleural definitiva. A pleura visceral se estende entre os lobos dos pulmões.

está se desenvolvendo, os pulmões adotam uma posição mais caudal, de modo que, no nascimento, a bifurcação da traqueia é oposta à quarta vértebra torácica.

MATURAÇÃO DOS PULMÕES

Até o sétimo mês pré-natal, os bronquíolos se dividem continuamente em um número maior de canais cada vez menores (fase canalicular), enquanto o suprimento vascular aumenta constantemente (Figura 14.8A). Os **bronquíolos terminais** se dividem para formar os **bronquíolos respiratórios**, e cada um deles se divide em três a seis ductos alveolares (Figura 14.8B). Os ductos terminam nos **sacos terminais (alvéolos primitivos)**, que são cercados por células alveolares achatadas em contato próximo com os capilares vizinhos (Figura 14.8B). No fim do sétimo mês, há quantidade suficiente de sacos alveolares e de capilares maduros para garantir uma troca gasosa adequada, e o prematuro consegue sobreviver (Figura 14.9) (Quadro 14.1).

Durante os últimos 2 meses da vida pré-natal e por alguns anos após o nascimento, a quantidade de sacos terminais aumenta gradualmente. Além disso, as células que revestem os sacos, conhecidas como **células alveolares epiteliais do tipo I**, tornam-se mais achatadas, de modo que os capilares circunjacentes se projetam para os sacos alveolares (ver Figura 14.9). Esse contato entre as células epitelial e endotelial forma a **barreira sangue-ar**. Não existem **alvéolos maduros** antes do nascimento. Além das células endoteliais e das células alveolares epiteliais achatadas, outro tipo celular se desenvolve no fim do sexto mês. Essas células, as **células alveolares epiteliais do tipo II**, produzem **surfactante**, um líquido rico em fosfolipídios que diminui a tensão superficial na interface ar-alvéolo.

Antes do nascimento, os pulmões estão cheios de líquido que contém alta concentração de cloreto, pouca proteína, algum muco das glândulas brônquicas e surfactante das células alveolares epiteliais (tipo II). A concentração de surfactante no líquido aumenta, particularmente durante as últimas 2 semanas antes do nascimento.

Conforme as concentrações de surfactante aumentam durante a trigésima quarta semana de gestação, alguns desses fosfolipídios entram no líquido amniótico e agem sobre os macrófagos na cavidade amniótica. Uma vez que tenham sido "ativados", há evidências de que esses macrófagos migram através do cório para o útero, onde começam a produzir proteínas do sistema imunológico, incluindo a **interleucina-1β (IL-1β)**. O aumento da expressão dessas proteínas resulta no aumento da produção de prostaglandinas, que causam as contrações uterinas. Assim, pode ser que sinais do feto precipitem o início do trabalho de parto e o nascimento.

Os **movimentos respiratórios** fetais começam antes do nascimento e causam a aspiração de líquido amniótico. Esses movimentos são importantes para a estimulação do desenvolvimento pulmonar e para o condicionamento dos músculos respiratórios. Quando a respiração começa no nascimento, a maior parte do líquido nos pulmões é absorvida rapidamente pelo sangue e pelos capilares linfáticos, e um pequeno volume provavelmente é expelido pela traqueia e pelos brônquios durante o parto. Quando o líquido é reabsorvido dos sacos pulmonares, o surfactante permanece depositado como um revestimento fosfolipídico fino sobre as membranas celulares alveolares. Com a entrada de ar nos alvéolos durante a primeira

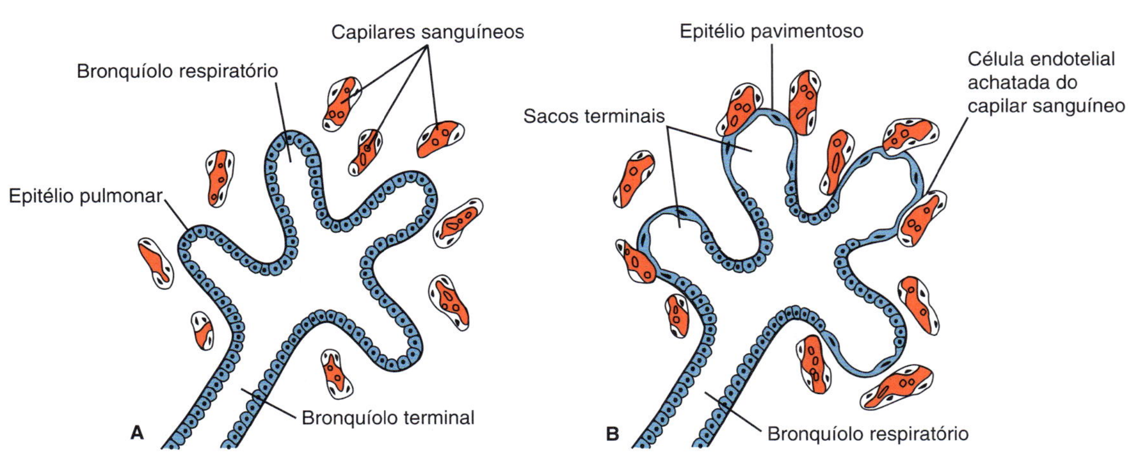

Figura 14.8 Desenvolvimento histológico e funcional do pulmão. **A.** O período canalicular vai da décima sexta à vigésima sexta semana. Observe as células cuboides que revestem os bronquíolos pulmonares. **B.** O período do saco terminal começa no fim do sexto mês ou no início do sétimo mês pré-natal. As células cuboides se tornam achatadas e intimamente associadas ao endotélio e aos capilares sanguíneos e linfáticos, ou formam os sacos terminais (alvéolos primitivos).

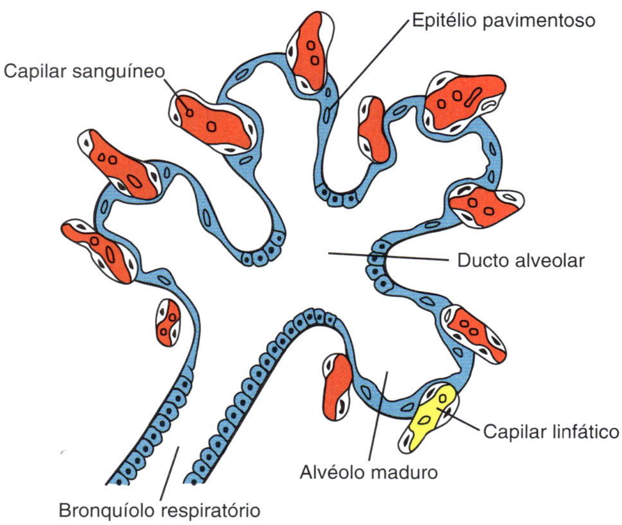

Figura 14.9 Tecido pulmonar em um recém-nascido. Observe as células epiteliais pavimentosas (também conhecidas como **células alveolares epiteliais do tipo I**) e os capilares circunjacentes que se projetam para os alvéolos maduros.

Quadro 14.1 Maturação dos pulmões.

Período pseudoglandular	5 a 16 semanas	A ramificação continua a formar bronquíolos terminais. Não há bronquíolos respiratórios nem alvéolos
Período canalicular	16 a 26 semanas	Cada bronquíolo terminal se divide em dois ou mais bronquíolos respiratórios, que, por sua vez, dividem-se em três a seis ductos alveolares
Período do saco terminal	26 semanas até o nascimento	Os sacos terminais (alvéolos primitivos) se formam e estabelecem contato próximo com capilares sanguíneos
Período alveolar	8 meses até a infância	Os alvéolos maduros apresentam contatos epitelioendoteliais (capilares) bem desenvolvidos

respiração, o revestimento de surfactante evita o desenvolvimento de uma interface ar-água (sangue) com altas tensões superficiais. Sem a camada gordurosa de surfactante, os alvéolos colapsariam durante a expiração (atelectasia).

Os movimentos respiratórios após o parto levam ar até os pulmões, que se expandem e preenchem a cavidade pleural. Embora os alvéolos aumentem de tamanho, o crescimento dos pulmões após o nascimento decorre principalmente do aumento do número de bronquíolos respiratórios e de alvéolos. Estima-se que por ocasião do nascimento exista apenas um sexto dos alvéolos encontrados no adulto. Os alvéolos remanescentes se constituem durante os primeiros 10 anos da vida pós-natal pela formação contínua de novos alvéolos primitivos.

Correlações clínicas

O **surfactante** é muito importante para a sobrevida dos **recém-nascidos prematuros**. Quando ele é insuficiente, a tensão superficial entre o ar e a água (sangue) fica alta, aumentando o risco de colapso dos alvéolos durante a expiração. Como resultado, desenvolve-se a **síndrome da angústia respiratória do recém-nascido (SARRN)**, que é uma causa comum de morte de prematuros. Nesses casos, os alvéolos parcialmente colapsados contêm líquido com alto teor proteico, muitas membranas hialinas e corpúsculos lamelares, provavelmente derivados da camada de surfactante. A SARRN, que era conhecida anteriormente como **doença da membrana hialina**, é responsável por aproximadamente 20% das mortes de recém-nascidos. O tratamento dos prematuros com surfactante artificial, bem como o tratamento das gestantes em trabalho de parto prematuro com glicocorticoides para estimular a produção de surfactante, reduziram a taxa de mortalidade associada à SARRN.

Embora já tenham sido descritas muitas anomalias do pulmão e da árvore brônquica (p. ex., traqueia em fundo cego com ausência dos pulmões e agenesia de um pulmão), a maioria dessas grandes anomalias é rara. As divisões anormais da árvore brônquica são mais comuns; algumas resultam em lóbulos supranumerários. Essas variações da árvore brônquica têm pouca importância funcional, mas podem causar dificuldades inesperadas durante broncoscopias.

Mais interessantes são os **lobos pulmonares ectópicos**, que surgem da traqueia ou do esôfago. Acredita-se que eles sejam formados a partir de brotos respiratórios adicionais do intestino anterior, que se desenvolveram independentemente do sistema respiratório principal.

Os **cistos pulmonares congênitos** são mais importantes clinicamente. Eles são formados pela dilatação de brônquios terminais ou de brônquios maiores. Esses cistos podem ser pequenos e múltiplos, dando ao pulmão uma aparência de favo de mel na radiografia; ou podem estar restritos a um cisto maior ou mais de um. As estruturas císticas do pulmão em geral são pouco drenadas e frequentemente causam infecções crônicas.

RESUMO

O sistema respiratório é uma evaginação da parede ventral do intestino anterior, de modo que o epitélio da laringe, da traqueia, dos brônquios e dos alvéolos se origina no endoderma. Os componentes teciduais cartilaginoso, muscular e conjuntivo se originam do mesoderma. Na quarta semana do desenvolvimento, o **septo traqueoesofágico** separa a traqueia do intestino anterior, dividindo este anteriormente no **divertículo respiratório (broto pulmonar)** e posteriormente no esôfago. O contato entre eles é mantido pela **laringe**, que é formada pelo tecido do **quarto e do sexto arco faríngeo**. O broto pulmonar se desenvolve em dois brônquios principais: o direito forma três brônquios secundários e três lobos; o esquerdo forma dois brônquios secundários e dois lobos. Erros na divisão do intestino anterior pelo septo traqueoesofágico causam **atresias esofágicas** e **fístulas traqueoesofágicas** (FTE) (ver Figura 14.3).

Após a fase pseudoglandular (entre a quinta e a décima sexta semanas) e a fase canalicular (entre a décima sexta e a vigésima sexta semanas), as células dos bronquíolos respiratórios revestidos por células cuboides passam a ter células achatadas, finas, chamadas de **células alveolares epiteliais do tipo I**, que estão intimamente associadas aos capilares sanguíneos e linfáticos. No sétimo mês é possível a troca gasosa entre o sangue e o ar nos **alvéolos primitivos**. Antes do nascimento, os pulmões são preenchidos por um líquido com pouca proteína, um pouco de muco e **surfactante**, que é produzido pelas **células alveolares epiteliais do tipo II** e que forma um revestimento fosfolipídico sobre as membranas alveolares. Com o início da respiração, o líquido pulmonar é reabsorvido, exceto pelo revestimento de surfactante, que evita o colapso dos alvéolos durante a expiração por reduzir a tensão superficial na interface ar-capilar sanguíneo. A ausência ou a concentração insuficiente de surfactante no prematuro causa a **síndrome da angústia respiratória do recém-nascido (SARRN)**, dado o colapso dos alvéolos primitivos (**doença da membrana hialina**).

O crescimento dos pulmões após o nascimento decorre principalmente do aumento do **número** de bronquíolos respiratórios e de alvéolos, e não do aumento do **tamanho** dos alvéolos. São formados novos alvéolos durante os 10 primeiros anos de vida pós-natal.

Questões

1. Uma ultrassonografia pré-natal revelou polidrâmnio, e o recém-nascido tinha excesso de líquido em sua boca. Que tipo de defeito congênito pode existir e qual é sua origem embriológica? Você examinaria atenciosamente à procura de outros defeitos congênitos? Por quê?
2. Um feto nascido no sexto mês de gestação tem problemas respiratórios. Por quê?

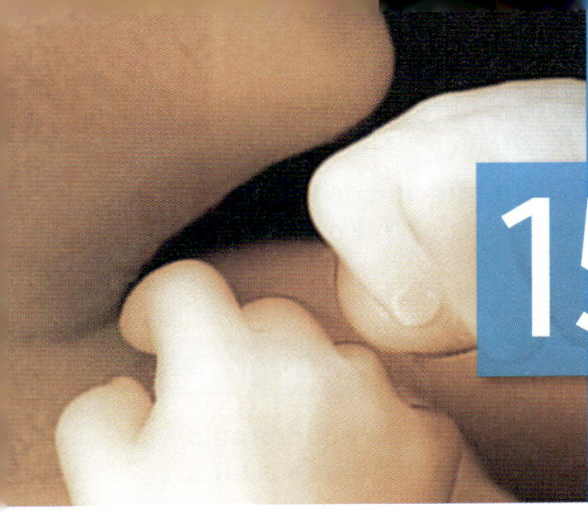

15 Sistema Digestório

DIVISÕES DO TUBO INTESTINAL

Como resultado do processo de formação de dobraduras embrionárias cefalocaudal e lateral, uma porção do endoderma derivado da gastrulação é incorporada ao embrião – o **intestino primitivo**. A **vesícula vitelínica** e o **alantoide** permanecem fora do embrião (Figura 15.1A a D).

Nas porções cefálica e caudal do embrião, o intestino primitivo forma um tubo em fundo cego, os **intestinos anterior** e **posterior**, respectivamente. Sua porção média, o **intestino médio**, permanece conectada temporariamente à vesícula vitelínica por meio do **ducto vitelino**, ou **pedúnculo vitelino** (ver Figura 15.1D).

O desenvolvimento do intestino primitivo e seus derivados, em geral, é discutido em quatro seções: (1) o **intestino faríngeo**, ou **faringe**, estende-se da membrana orofaríngea para o divertículo respiratório e é parte do intestino anterior; essa seção, particularmente importante para o desenvolvimento da cabeça e do pescoço, será discutida no Capítulo 17; (2) o restante do **intestino anterior** tem uma posição caudal ao tubo faríngeo e se estende caudalmente até a evaginação hepática; (3) o **intestino médio** começa caudalmente ao broto hepático e se estende até a junção dos dois terços direitos com o terço esquerdo do colo transverso no adulto; (4) o **intestino posterior** se estende do terço esquerdo do colo transverso até a membrana cloacal (ver Figura 15.1). O **endoderma** forma o revestimento epitelial do sistema digestório e dá origem a células específicas (**parênquima**) das glândulas, como os hepatócitos e as células exócrinas e endócrinas do pâncreas. O **estroma** (tecido conjuntivo) das glândulas é derivado do mesoderma visceral. Os componentes musculares, do tecido conjuntivo e peritoneais da parede do intestino também são derivados do mesoderma visceral.

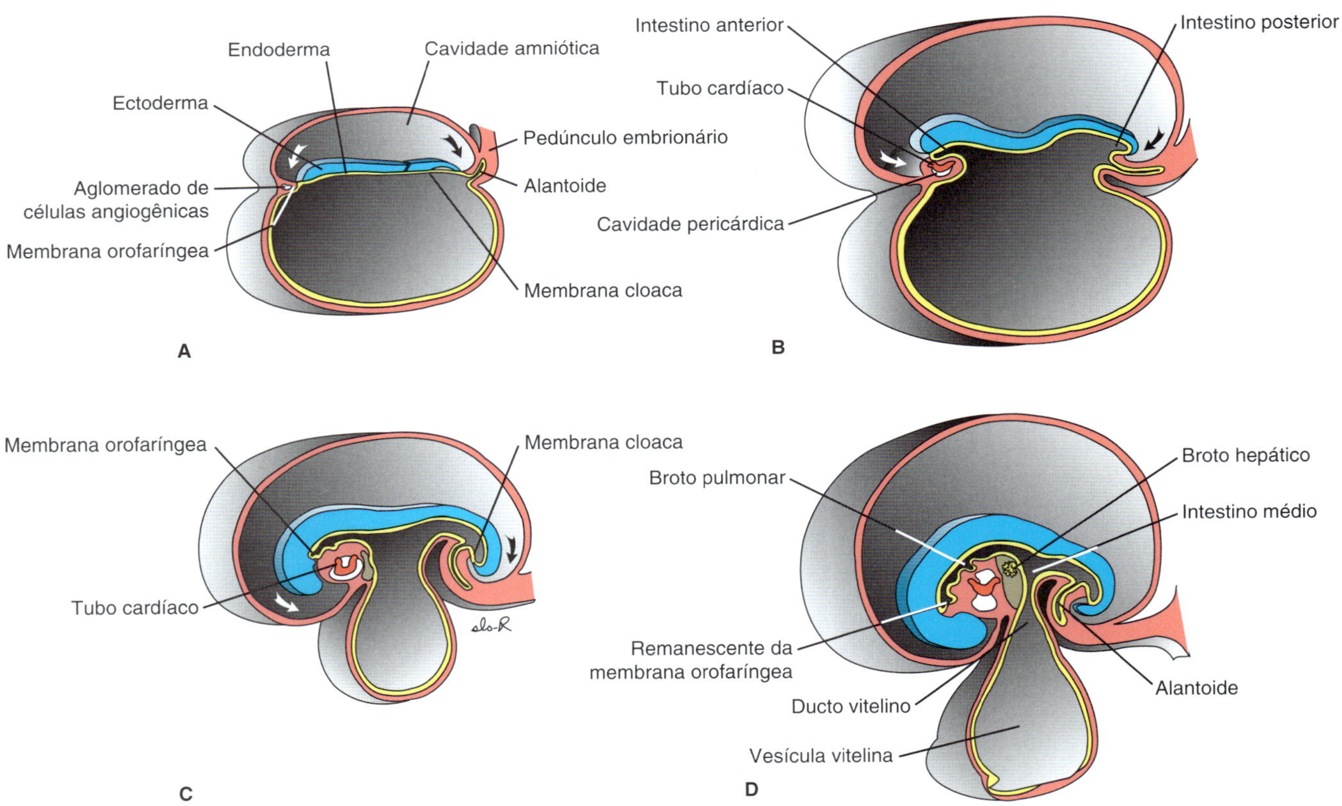

Figura 15.1 Cortes sagitais através de embriões em vários estágios do desenvolvimento, mostrando o efeito das dobraduras cefalocaudal e lateral no posicionamento da cavidade revestida por endoderma. Observe a formação do intestino anterior, do intestino médio e do intestino posterior. **A.** Embrião pré-somítico. **B.** Embrião com sete somitos. **C.** Embrião com 14 somitos. **D.** No fim do primeiro mês.

■ REGULAÇÃO MOLECULAR DO DESENVOLVIMENTO DO TUBO INTESTINAL

A especificação regional do tubo intestinal em componentes diferentes ocorre durante o período em que as dobraduras corporais laterais estão aproximando os dois lados do tubo (Figuras 15.2 e 15.3). A especificação começa por um gradiente de concentração de ácido retinoico (AR) a partir da laringe, que está exposta a pouco ou nenhum AR, até o cólon, onde está a maior concentração do ácido. Esse gradiente de AR faz com que sejam expressos fatores de transcrição em regiões diferentes do tubo intestinal. Assim, ***SOX2*** "especifica" o esôfago e o estômago; ***PDX1***, o duodeno; ***CDXC***, o intestino delgado; e ***CDXA***, o intestino grosso e o reto (Figura 15.2A). A padronização inicial é estabilizada por interações recíprocas entre o endoderma e o mesoderma visceral adjacentes ao tubo intestinal (Figura 15.2B a D). Essa **interação epiteliomesenquimal** é iniciada pela expressão ***sonic hedgehog*** **(*SHH*)** em todo o tubo intestinal. A expressão de *SHH* aumenta a expressão de fatores no mesoderma, que determinam, então, o tipo de estrutura a se formar a partir do tubo intestinal, como o estômago, o duodeno, o intestino delgado etc. Por exemplo, na região do limite caudal do intestino médio e em todo o intestino posterior, a expressão de *SHH* estabelece uma expressão localizada e delimitada dos **genes *HOX*** no mesoderma (Figura 15.2D). Uma vez que o mesoderma tenha sido especificado por esse código, ele instrui, por conseguinte, o endoderma a formar os vários componentes das regiões dos intestinos médio e posterior, incluindo parte do intestino delgado, do ceco, do cólon e da cloaca (ver Figura 15.2).

■ MESENTÉRIOS

Anteriormente, um mesentério era definido como uma dupla camada de peritônio que envolve um órgão e o suspende da parede abdominal posterior. Esses órgãos "suspensos" eram chamados de **intraperitoneais**, enquanto os órgãos posteriores ao peritônio que reveste a parede corporal, como os rins, eram chamados de retroperitoneais. Por fim, órgãos como o pâncreas e as regiões ascendente e descendente do cólon, que originalmente eram intraperitoneais, mas depois se fundem com a parede corporal posterior, eram considerados retroperitoneais secundários. Evidências recentes demonstram que esses conceitos e definições não estão corretos. Consequentemente, é necessária uma nova compreensão da embriologia do mesentério e do peritônio e sua relação com os órgãos abdominais.

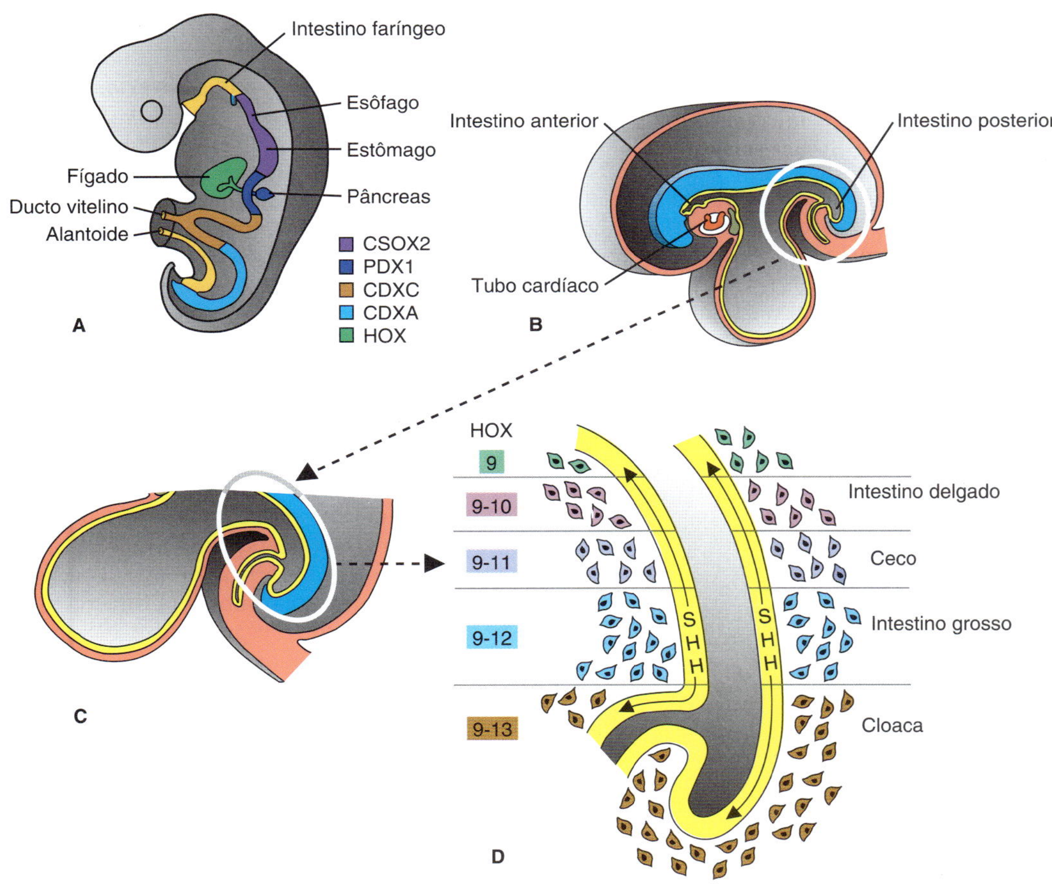

Figura 15.2 Diagramas apresentando a regulação molecular do desenvolvimento do intestino. **A.** Diagrama com código de cores que indica genes responsáveis por iniciar a especificação regional do intestino em esôfago, estômago, duodeno etc. **B** a **D.** Ilustrações apresentando um exemplo das regiões dos intestinos anterior e posterior e mostrando quão cedo a especificação é estabilizada. A estabilização é afetada por interações do epitélio com o mesênquima e do endoderma intestinal com o mesoderma visceral (esplâncnico) circunjacente. As células endodérmicas iniciam o processo de estabilização pela secreção de *sonic hedgehog* (SHH), que estabelece a expressão local de genes *HOX* no mesoderma. Essa interação resulta em uma cascata genética que regula a especificação de cada região do intestino, como mostrado para regiões dos intestinos delgado e grosso nesses diagramas.

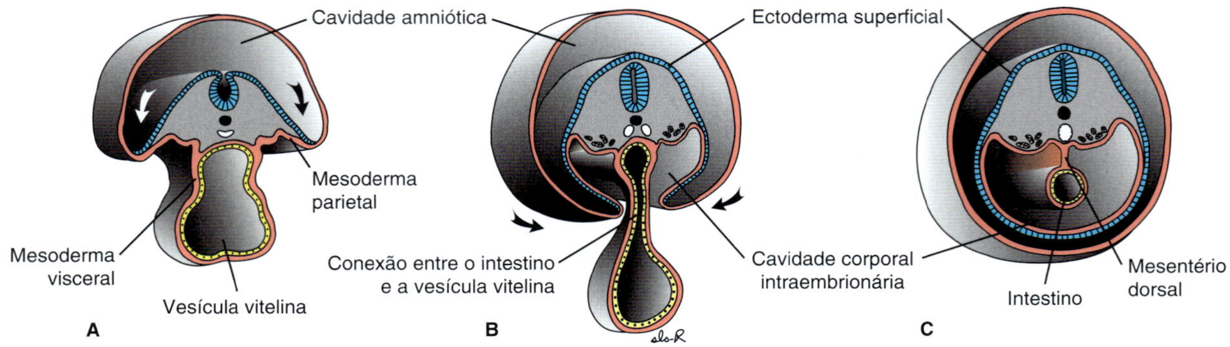

Figura 15.3 Cortes transversais através de embriões em vários estágios do desenvolvimento. **A.** A cavidade intraembrionária, delimitada pelas camadas visceral e parietal do mesoderma da placa lateral, está em comunicação aberta com a cavidade extraembrionária. **B.** A cavidade intraembrionária está perdendo sua ampla comunicação com a cavidade extraembrionária. **C.** No fim da quarta semana, as camadas mesodérmicas viscerais estão fusionadas na linha média e formam uma membrana dupla (mesentério dorsal) entre as metades direita e esquerda da cavidade corporal. O mesentério ventral existe apenas na região do septo transverso (não é mostrado).

Inicialmente, os intestinos anterior, médio e posterior estão em amplo contato com o mesênquima da parede abdominal posterior (ver Figura 15.3). Entretanto, na quinta semana, a ponte de tecido conjuntivo se estreita, e a porção caudal do intestino anterior, o intestino médio, e a maior parte do intestino posterior tornam-se suspensas na parede abdominal pelo **mesentério dorsal** (Figura 15.4; ver Figura 15.3C). Esse **mesentério** é uma coleção de tecidos conjuntivos que mantém o tubo intestinal e seus derivados em suas posições anatômicas normais. No abdome, o **mesentério dorsal** se estende da porção inferior do esôfago até o reto como uma **lâmina contínua** de tecido inserida na parede posterior corporal e fornece uma via para vasos sanguíneos, linfáticos e nervos ao tubo intestinal e seus derivados. Suas várias regiões são nomeadas de acordo com as partes do tubo intestinal às quais elas se ligam (Figura 15.4). Essas regiões incluem: mesogástrio dorsal, omento maior, mesoduodeno, mesentério próprio do intestino delgado, mesocólon, mesoapêndice, mesossigmoide e mesorreto. Em algumas regiões, esse mesentério se estende desde a parede posterior até uma porção do intestino, como o mesentério próprio do intestino delgado ou o mesentério do cólon transverso. Em outros casos, quando um órgão ou parte dele, como as regiões ascendente e descendente do cólon, conecta-se com a parede corporal posterior, o mesentério é curto. Quando essas inserções do mesentério na parede posterior ocorrem, uma camada da fáscia (**fáscia de Toldt**) se forma entre o peritônio visceral no órgão e o peritônio parietal que cobre a parede corporal posterior.

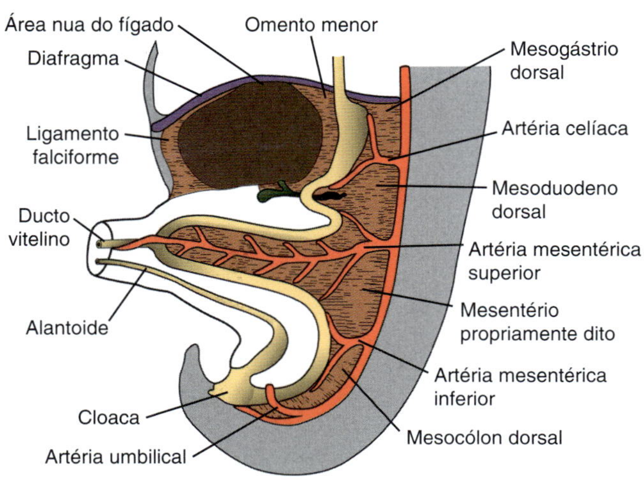

Figura 15.4 Mesentérios ventral e dorsal primitivos. O fígado está conectado à parede abdominal ventral e ao estômago pelo ligamento falciforme e pelo omento menor, respectivamente. A artéria mesentérica superior segue através do mesentério propriamente dito e continua pela vesícula vitelínica como artéria vitelina.

O **mesentério ventral** é derivado do mesênquima do **septo transverso**. O crescimento do fígado no septo divide o mesentério ventral em: (1) **mesogástrio ventral (omento menor)**, que se estende do estômago e da maior parte proximal do duodeno ao fígado e (2) no **ligamento falciforme** que se estende do fígado até a parede corporal ventral (ver Figura 15.4). O mesentério ventral é **contínuo** com o mesentério dorsal. O fato de o mesentério dorsal ser uma estrutura contínua, além de ser contínua com o mesentério ventral, é importante clinicamente quando os cirurgiões estão ressecando tumores ou órgãos na cavidade abdominal. Da mesma forma, o fato de haver um plano fascial (fáscia de Toldt) entre os peritônios visceral e parietal para órgãos que se ligam à parede corporal posterior é importante para a cirurgia que envolve esses órgãos e para entender os caminhos para a disseminação de infecções.

O **peritônio** é uma membrana serosa contínua que reveste a superfície interna da cavidade abdominal a partir da qual é refletida para as vísceras. A camada aposta às vísceras forma o **peritônio visceral**, enquanto a camada inserida na parede abdominal forma o **peritônio parietal**. As **reflexões peritoneais** (anteriormente chamadas ligamentos) ocorrem onde o peritônio preenche o espaço entre um órgão e a superfície interna da parede abdominal posterior. Por exemplo, as reflexões coronárias e triangulares na superfície do fígado ou a reflexão lienorrenal entre o baço e o rim esquerdo. O conhecimento dessas reflexões é importante durante a cirurgia para dividir planos de seção para remover órgãos ou obter acesso a espaços e cavidades associados a vários órgãos.

■ INTESTINO ANTERIOR

Esôfago

Quando o embrião tem cerca de quatro semanas, o **divertículo respiratório (broto pulmonar)** aparece na parede ventral do intestino anterior, na fronteira com o intestino faríngeo (Figura 15.5). O **septo traqueoesofágico** separa gradualmente

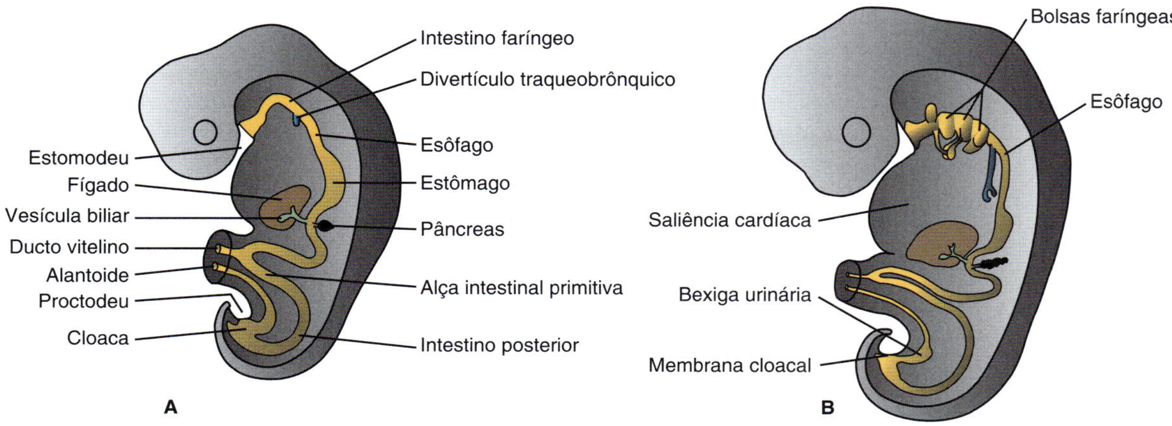

Figura 15.5 Embriões durante a quarta (**A**) e a quinta (**B**) semanas do desenvolvimento, apresentando a formação do sistema digestório e de vários derivados que se originam da camada germinativa endodérmica.

esse **divertículo** da porção dorsal do intestino anterior (Figura 15.6), o qual, desse modo, é dividido em uma porção ventral, o **primórdio respiratório** (ver Capítulo 14) e em uma porção dorsal, o **esôfago**.

A princípio, o esôfago é curto (Figura 15.5A); porém, com a descida do coração e dos pulmões, ele se alonga rapidamente (Figura 15.5B). O revestimento muscular, que é formado pelo mesênquima visceral circunjacente, é estriado em seus dois terços superiores e inervado pelo nervo vago; o revestimento muscular é liso em seu terço inferior e inervado pelo plexo esplâncnico.

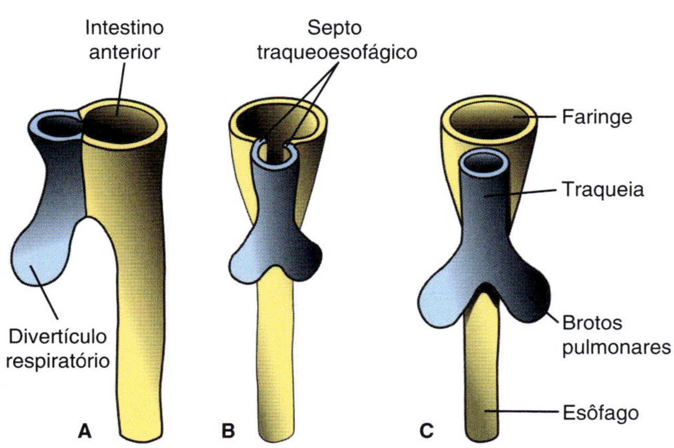

Figura 15.6 Estágios sucessivos no desenvolvimento do divertículo respiratório e do esôfago pela divisão do intestino anterior. **A.** No fim da terceira semana (vista lateral). **B** e **C.** Durante a quarta semana (vista ventral).

Estômago

O estômago inicia seu desenvolvimento a partir do intestino anterior na quarta semana, como uma dilatação fusiforme em estreita aproximação com o divertículo respiratório na região torácica primitiva. O crescimento para alongar a região esofágica é essencial para posicionar o estômago na cavidade abdominal abaixo do diafragma. Se esse crescimento não acontecer, uma hérnia diafragmática ocorre com o estômago permanecendo na cavidade torácica e comprimindo os pulmões (ver Capítulo 7) (ver Figura 15.5A).

Durante as semanas seguintes, após o alongamento da região esofágica do intestino anterior, o aspecto e a posição do estômago se alteram bastante como resultado das diferentes taxas de crescimento em várias regiões de sua parede e das mudanças de posição dos órgãos circundantes. As alterações na posição do estômago são explicadas mais facilmente quando se considera que ele gire ao redor de um eixo longitudinal e de um eixo anteroposterior (Figura 15.8).

O estômago gira 90° no sentido horário ao redor de seu eixo longitudinal, fazendo com que seu lado esquerdo se volte para frente e seu lado direito vire para trás (ver Figura 15.8A a C). Assim, o nervo vago esquerdo, que inerva inicialmente o lado esquerdo do estômago, passa a inervar a parede anterior; de modo semelhante, o nervo vago direito passa a suprir a parede posterior. Durante essa rotação, a parede do estômago originalmente posterior cresce de modo mais rápido que a porção anterior, formando as **curvaturas maior** e **menor** (Figura 15.8C).

As extremidades cefálica e caudal do estômago se encontram originalmente na linha média, mas, com a progressão do desenvolvimento, o estômago gira ao redor do eixo anteroposterior, de maneira que a **porção pilórica** ou caudal se move

Correlações clínicas

Anomalias esofágicas

A **atresia esofágica** e/ou a **fístula traqueoesofágica** resultam de um desvio posterior espontâneo do **septo traqueoesofágico** ou de algum fator mecânico que empurre anteriormente a parede dorsal do intestino anterior. Em sua forma mais comum, a porção proximal do esôfago termina em fundo cego, e a porção distal se encontra conectada à traqueia por um canal estreito logo antes da bifurcação (Figura 15.7A). Outros tipos de defeitos nessa região ocorrem com frequência muito menor (Figura 15.7B-E) (ver Capítulo 14).

A atresia do esôfago impede a passagem normal de líquido amniótico para o trato intestinal, resultando em acúmulo de líquido

(continua)

no saco amniótico (**polidrâmnio**). Além das atresias, o lúmen do esôfago pode ser estreito, produzindo **estenose esofágica**, em geral no terço inferior. A estenose pode ser causada por recanalização incompleta, anomalias vasculares ou intercorrências que comprometam o fluxo sanguíneo. Ocasionalmente, o esôfago não consegue se alongar suficientemente, e o estômago é puxado para o hiato esofágico através do diafragma. Isso resulta em **hérnia de hiato congênita**.

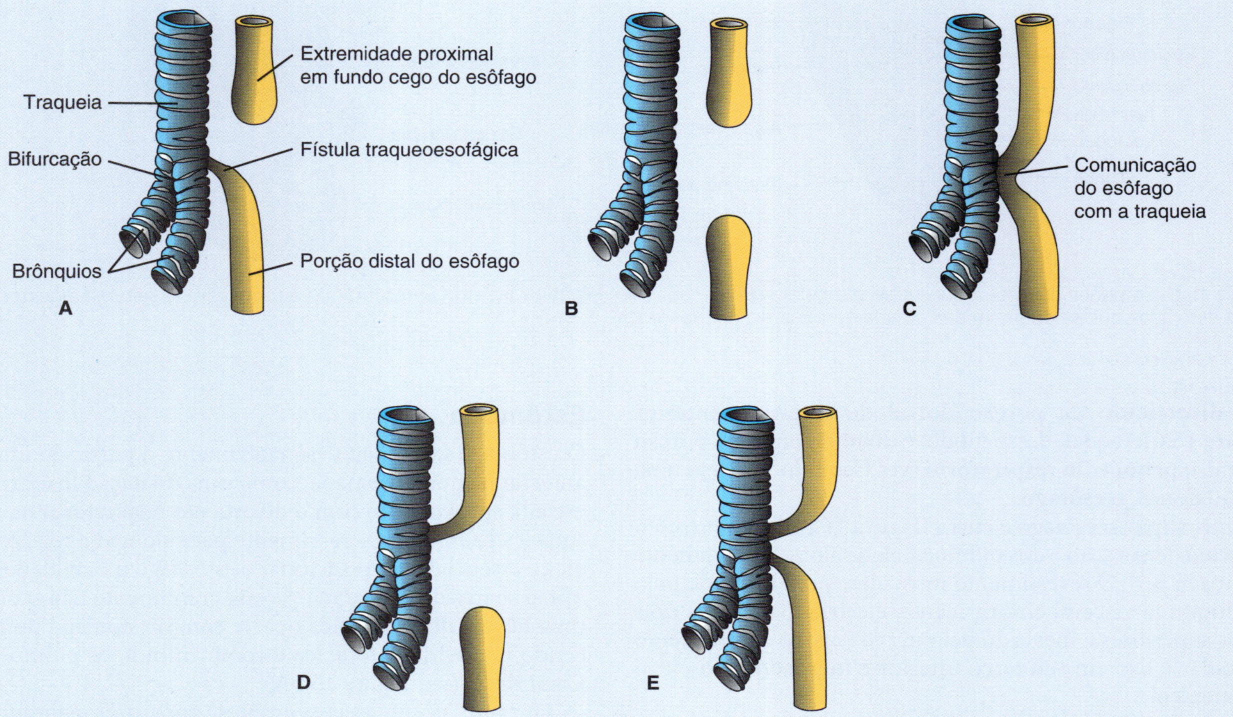

Figura 15.7 Variações de atresia esofágica e/ou fístula traqueoesofágica em ordem de frequência de aparecimento. **A.** 90%. **B.** 4%. **C.** 4%. **D.** 1%. **E.** 1%.

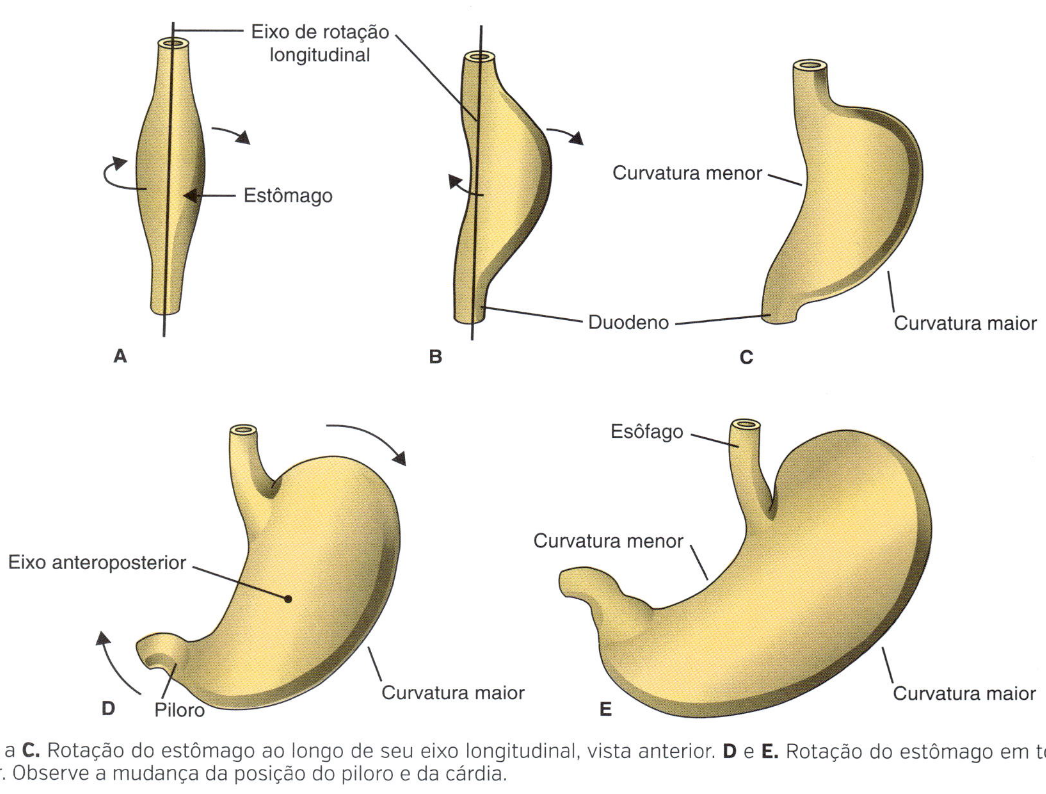

Figura 15.8 **A** a **C.** Rotação do estômago ao longo de seu eixo longitudinal, vista anterior. **D** e **E.** Rotação do estômago em torno de seu eixo anteroposterior. Observe a mudança da posição do piloro e da cárdia.

para a direita e para cima, e a **porção cardíaca** ou cefálica se move para a esquerda e levemente para baixo (ver Figura 15.8D e E). O estômago adota, então, sua posição final, com seu eixo indo da porção esquerda superior para a direita inferior.

O estômago está ligado à parede corporal dorsal pelo **mesogástrio dorsal** e à parede corporal ventral pelo **mesogástrio ventral**, que é parte do septo transverso. À medida que o fígado cresce nessa região, o mesoderma que forma o mesogástrio ventral se torna mais fino e forma as duas partes do **mesentério ventral**: (1) o **omento menor**, conectando o estômago ao fígado; e (2) o **ligamento falciforme**, conectando o fígado à parede corporal ventral (Figura 15.9*A*; ver Figura 15.4). Devido à rotação do estômago e ao crescimento desproporcional, a posição das conexões mesentéricas dorsal e ventral é alterada. A rotação ao redor do eixo longitudinal puxa o mesogástrio dorsal para a esquerda, criando um espaço atrás do estômago chamado de **bolsa omental** (Figuras 15.9 e 15.10). Essa rotação também puxa o omento menor para a direita. À medida que esse processo continua na quinta semana do desenvolvimento, o primórdio esplênico aparece como uma proliferação mesodérmica entre os dois folhetos do mesogástrio dorsal (Figuras 15.10 e 15.11). Com a continuação da rotação do estômago, o mesogástrio dorsal se alonga, e a porção entre o baço e a linha média dorsal gira para a esquerda e liga-se ao peritônio da parede abdominal posterior por uma camada de fáscia (fáscia de Toldt; ver Figuras 15.10 e 15.11). O baço conecta-se

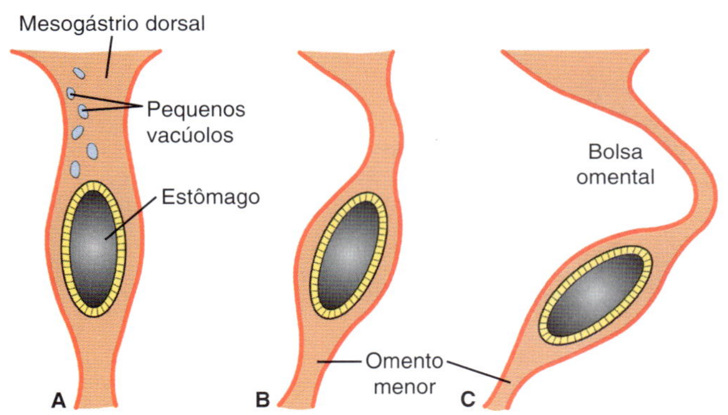

Figura 15.9 **A.** Corte transversal através de um embrião de quatro semanas mostrando o aparecimento de fendas intercelulares no mesogástrio dorsal. **B** e **C.** A bolsa omental é formada como uma extensão do lado direito da cavidade intraembrionária, atrás do estômago.

à parede corporal posterior na região do rim esquerdo pela **reflexão lienorrenal** do peritônio e ao estômago pela **reflexão gastrolienal** (ver Figuras 15.10 e 15.11). O alongamento e a ligação do mesogástrio dorsal à parede corporal posterior também determinam a posição final do pâncreas. Inicialmente, o órgão cresce no mesoduodeno dorsal, mas, eventualmente, sua cauda se estende no mesogástrio dorsal (ver Figura 15.10A). Quando essa porção do mesogástrio dorsal se liga à parede corporal posterior, a cauda do pâncreas se posiciona contra essa região (ver Figura 15.11).

Como resultado da rotação do estômago em torno de seu eixo anteroposterior, o mesogástrio dorsal se projeta para baixo (Figura 15.12). Ele continua a crescer para baixo e forma um saco com membrana dupla que se estende sobre o colo transverso e as alças do intestino delgado, como um avental (Figura 15.13A). Esse "avental" de camada dupla é o **omento maior**; mais tarde, suas membranas se fusionam para formar uma lâmina única que pende da curvatura maior do estômago (Figura 15.13B). A camada posterior do omento maior também se funde com o mesentério do cólon transverso (ver Figura 15.13B).

O **mesentério ventral**, que inclui o **omento menor** e o **ligamento falciforme**, se forma a partir do mesogástrio ventral, que é derivado do mesoderma do **septo transverso**. Quando os cordões hepáticos crescem no septo, ele fica mais fino, formando: (1) o peritônio do fígado; (2) o **ligamento falciforme**, que se estende do fígado até a parede corporal ventral; e (3) o **omento menor**, que se estende desde o estômago e a porção proximal do duodeno até o fígado (Figuras 15.14 e 15.15). A margem livre do ligamento falciforme contém a **veia umbilical** (Figura 15.10A), que é obliterada após o parto para formar o **ligamento redondo do fígado**. A margem livre do omento menor que conecta o duodeno ao fígado é espessada para formar o **pedúnculo portal**. O pedúnculo contém o ducto biliar, a veia porta e a artéria hepática (**tríade portal**) e também forma o teto do **forame epiploico (de Winslow)**, que é a abertura que conecta a **bolsa omental** ao restante da **cavidade peritoneal** (Figura 15.16).

Duodeno

A porção terminal do intestino anterior e a porção cefálica do intestino médio formam o duodeno. A junção entre as duas partes é diretamente distal à origem do broto hepático (ver Figuras 15.14 e 15.15). À medida que o estômago gira, o duodeno adota o formato de uma alça em "C" e gira para a

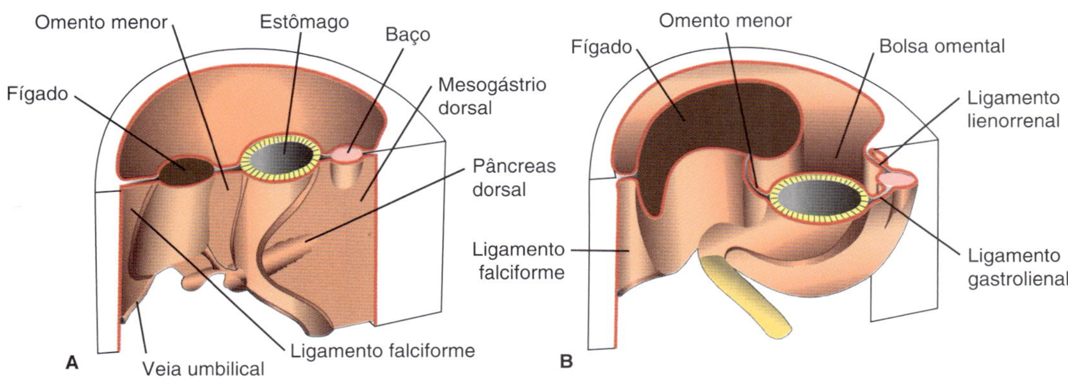

Figura 15.10 **A.** Posições do baço, do estômago e do pâncreas no fim da quinta semana. Observe a posição do baço e do pâncreas no mesogástrio dorsal. **B.** Posição do baço e do estômago na décima primeira semana. Repare na formação da bolsa omental.

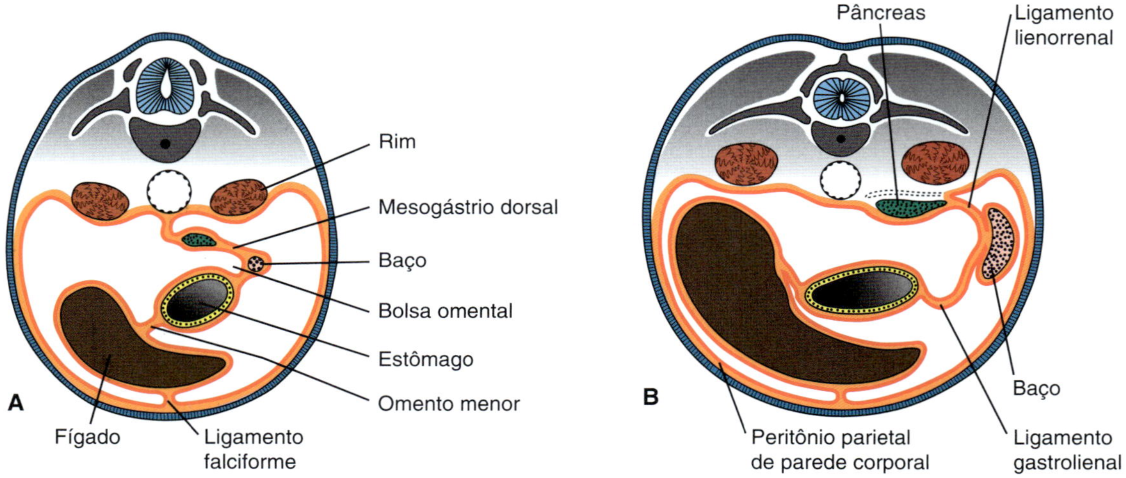

Figura 15.11 Cortes transversais através da região do estômago, fígado e baço, mostrando a formação da bolsa omental, a rotação do estômago e a posição do baço e da cauda do pâncreas entre os dois folhetos do mesogástrio dorsal. Com a continuação do desenvolvimento, o pâncreas adere à parede corporal posterior.

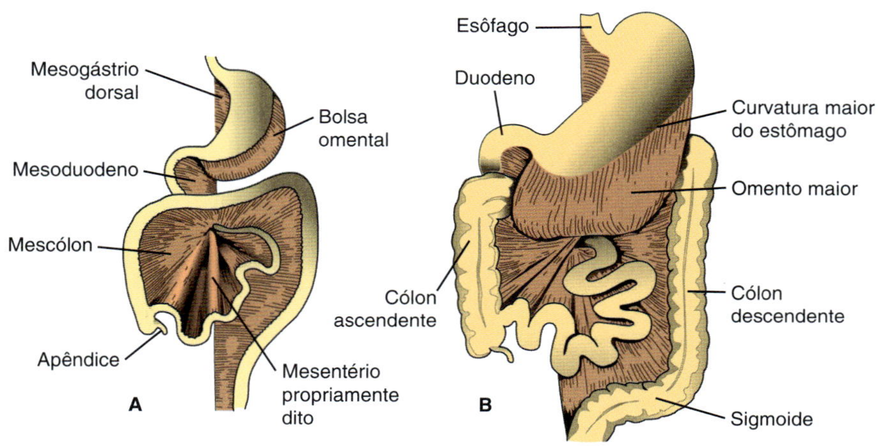

Figura 15.12 **A.** Derivados do mesentério dorsal no fim do terceiro mês. O mesogástrio dorsal se projeta no lado esquerdo do estômago, onde forma parte da borda da bolsa omental. **B.** O omento maior fica pendurado na curvatura maior do estômago, na frente do cólon transverso.

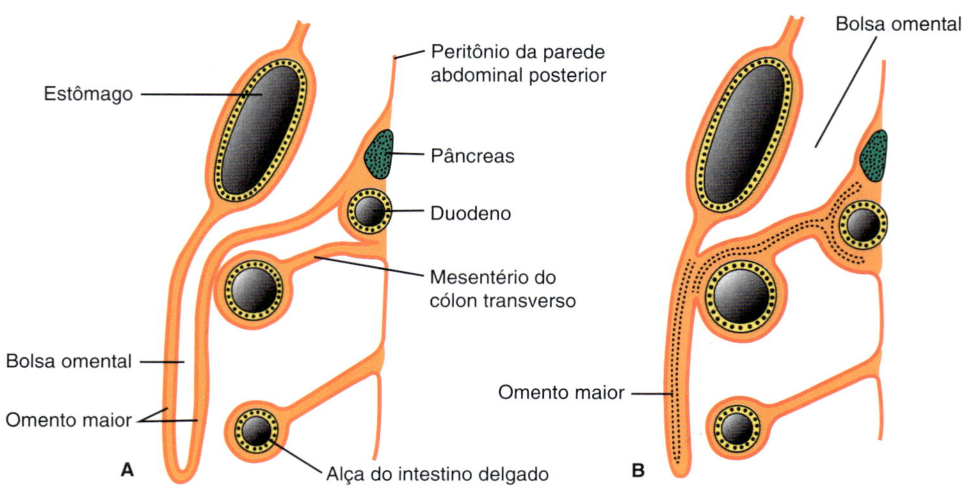

Figura 15.13 **A.** Corte sagital mostrando a relação entre omento maior, estômago, cólon transverso e alças do intestino delgado no quarto mês. O pâncreas e o duodeno já aderiram à parede abdominal posterior. **B.** Corte semelhante ao de **A** no recém-nascido. Os folhetos do omento maior se fusionaram entre si e com o mesocólon transverso. O mesocólon transversal cobre o duodeno, que adere à parede corporal posterior.

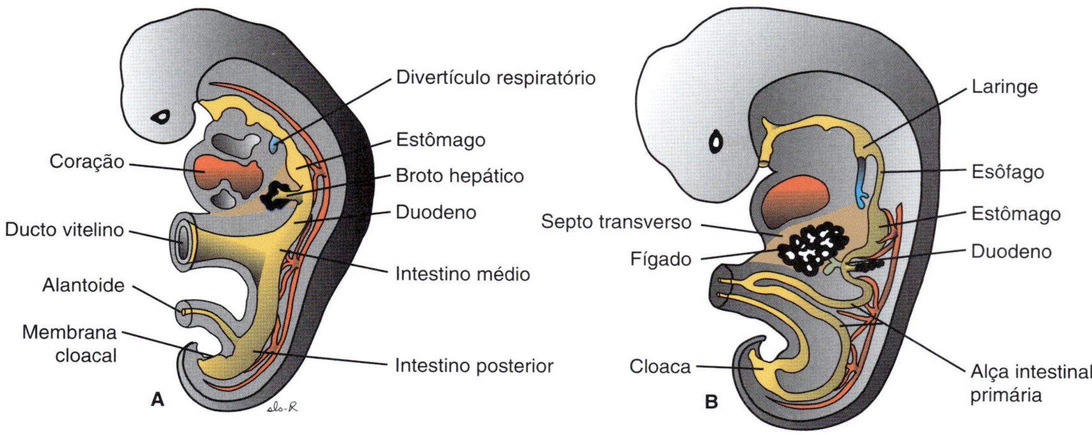

Figura 15.14 A. Embrião de 3 mm (aproximadamente 25 dias) apresentando um sistema digestório primitivo e a formação do broto hepático. O broto é formado pelo endoderma que recobre o intestino anterior. **B.** Embrião de 5 mm (aproximadamente 32 dias). Os cordões epiteliais hepáticos penetram o mesênquima do septo transverso.

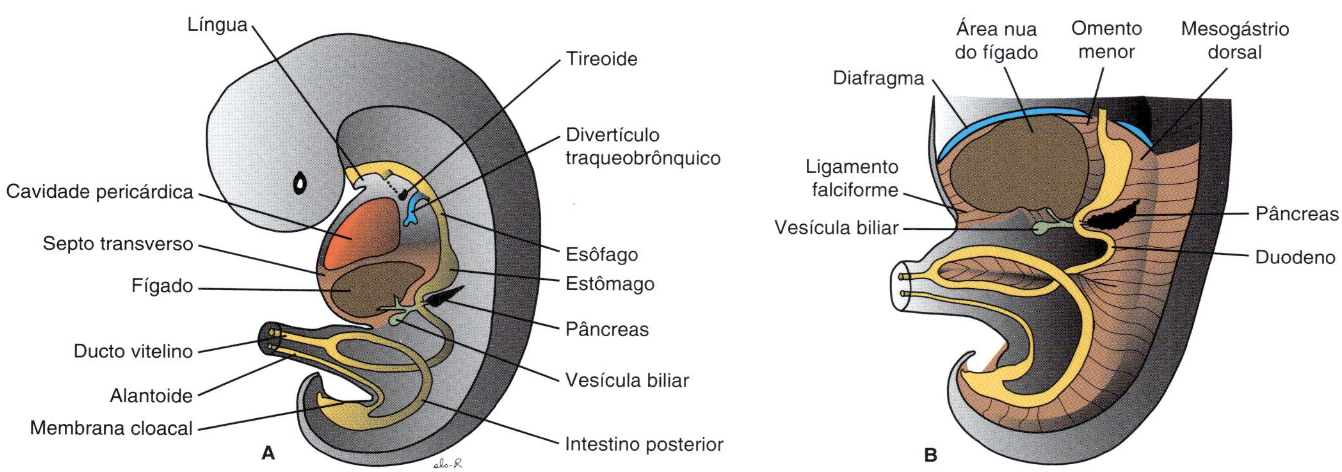

Figura 15.15 A. Embrião de 9 mm (aproximadamente 36 dias). O fígado se expande caudalmente na cavidade abdominal. **B.** Embrião um pouco mais velho. Repare no ligamento falciforme entre o fígado e a parede abdominal anterior e no omento menor se estendendo entre o fígado e o intestino anterior (estômago e duodeno). O fígado é completamente cercado por peritônio, exceto em sua área de contato com o diafragma. Esta é a área nua do fígado.

direita. Essa rotação, aliada ao rápido crescimento da cabeça do pâncreas, desloca o duodeno de sua posição inicial na linha média para o lado direito da cavidade abdominal (Figura 15.17; ver Figura 15.10A). O pâncreas e a maior parte do duodeno aderem à parede corporal posterior. Uma pequena porção da região distal do duodeno (**ampola duodenal**) conserva uma extensão do mesentério e permanece desassociada da parede corporal posterior.

Durante o segundo mês, o lúmen do duodeno é obliterado pela proliferação celular em suas paredes; entretanto, é recanalizado pouco depois (Figura 15.18A e B). Uma vez que o **intestino anterior** é irrigado pela **artéria celíaca** e o intestino médio pela **artéria mesentérica superior**, o duodeno é irrigado por ramos de ambas as artérias (ver Figura 15.14).

Fígado e vesícula biliar

O primórdio hepático aparece na metade da terceira semana como uma protuberância do epitélio endodérmico na extremidade distal do intestino anterior (ver Figuras 15.14 e 15.15). Essa protuberância, o **divertículo hepático** ou **broto hepático**, consiste em células que proliferam rapidamente e que penetram o **septo transverso**, ou seja, a placa mesodérmica entre a cavidade pericárdica e o pedúnculo da vesícula vitelínica (ver Figuras 15.14 e 15.15). Enquanto os hepatócitos continuam a penetrar no septo, a conexão entre o divertículo hepático e o intestino anterior (duodeno) se estreita, formando o **ducto biliar**. Uma pequena protuberância ventral é formada pelo ducto biliar e dá origem à **vesícula biliar** e ao **ducto cístico** (ver Figura 15.15). Com a progressão do desenvolvimento, os cordões hepáticos epiteliais se mesclam com as veias vitelina e umbilical, que formam os sinusoides hepáticos. Os cordões hepáticos se diferenciam no **parênquima (hepatócitos)** e formam o revestimento dos ductos biliares. As **células hematopoéticas**, as **células de Kupffer** e as **células do tecido conjuntivo** são derivadas do mesoderma do septo transverso.

Quando os hepatócitos invadem todo o septo transverso, de modo que o órgão se destaca caudalmente para a cavidade abdominal, o mesoderma desse septo, que se encontra entre o

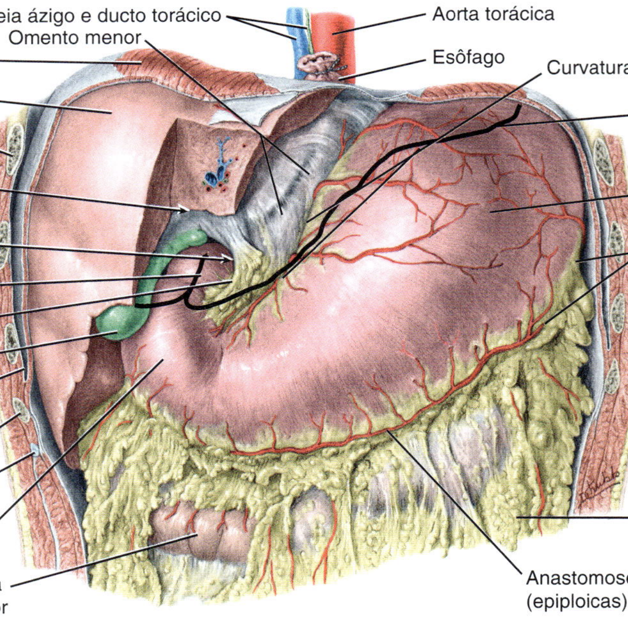

Figura 15.16 Omento menor que se estende do fígado até a curvatura menor do estômago e até o duodeno, onde se espessa para formar o pedúnculo portal. O pedúnculo tem uma posição anterior ao forame omental [forame epiploico de Winslow], e contém a artéria hepática, a veia porta e o ducto biliar [tríade portal].

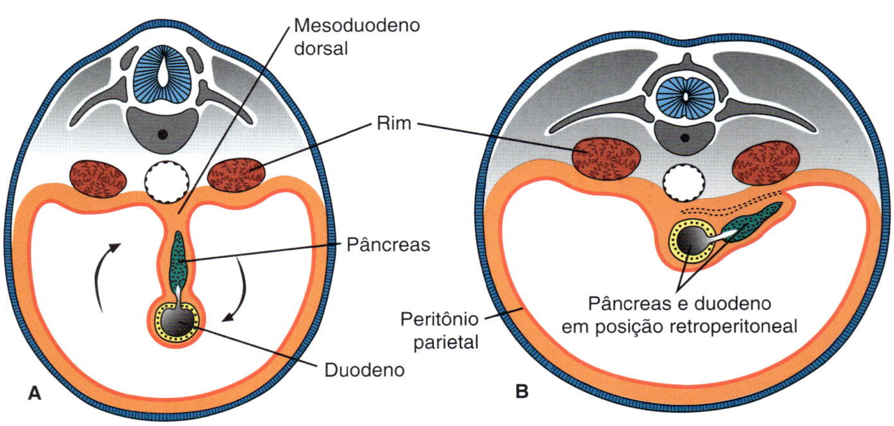

Figura 15.17 Cortes transversais através da região do duodeno em vários estágios do desenvolvimento. Inicialmente, o duodeno e a cabeça do pâncreas estão localizados no plano médio [**A**]; porém, mais tarde, eles se deslocam para a direita e aderem à parede abdominal posterior [**B**].

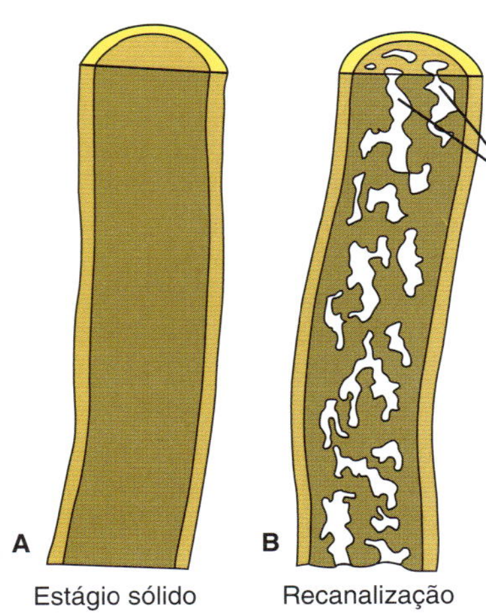

Figura 15.18 Porção superior do duodeno apresentando o estágio sólido [**A**] e a formação da cavidade [**B**] produzida pela recanalização.

Correlações clínicas

Anomalias gástricas

A **estenose pilórica** ocorre quando a musculatura circular e, em um grau menor, a musculatura longitudinal do estômago na região do piloro hipertrofiam. É uma das anomalias gástricas mais comuns em recém-nascidos. Acreditava-se que a estenose pilórica se desenvolvesse apenas durante a vida fetal, apesar do fato de a maioria dos casos se apresentar entre 3 e 5 dias após o nascimento. Entretanto, dados recentes indicam que a exposição pós-natal [p. ex., o tratamento com eritromicina no período neonatal] aumenta substancialmente o risco de estenose pilórica, sugerindo que, em alguns casos, o defeito se desenvolva mais tarde. A estenose pilórica é caracterizada por estreitamento extremo do lúmen pilórico, e a passagem de alimentos é obstruída, resultando em intensos vômitos em jato. Em alguns casos, existe atresia do piloro. Outras malformações do estômago, como duplicações e septo pré-pilórico, são raras.

fígado e o intestino anterior e entre o fígado e a parede abdominal ventral, se torna membranoso, formando o **omento menor** e o **ligamento falciforme**, respectivamente. Juntos, são conhecidos como **mesentério ventral** e são contínuos com o mesentério dorsal (ver Figura 15.15).

O mesoderma na superfície do fígado se diferencia em peritônio visceral, exceto em sua superfície cranial (ver Figura 15.15B). Nessa região, o fígado entra em contato com o tendão central do diafragma, de modo que essa superfície do fígado nunca seja coberta pelo peritônio, e forma a **área nua do fígado**. As reflexões do peritônio do diafragma para o fígado formam as **reflexões coronárias anterior** e **posterior** que, por sua vez, encontram-se nos lados direito e esquerdo da área nua para formar as **reflexões triangulares** (ver Figura 15.15). Na décima semana do desenvolvimento, o peso do fígado é de aproximadamente 10% do peso corporal total. Embora isso possa ser parcialmente atribuído aos numerosos sinusoides, outro fator importante é sua **função hematopoética**. Grandes ninhos de células em proliferação, produzindo hemácias e leucócitos, encontram-se entre os hepatócitos e a parede dos vasos. Essa atividade diminui gradualmente durante os últimos dois meses da vida intrauterina, e no nascimento permanecem apenas algumas pequenas ilhotas hematopoéticas. O peso do fígado é, então, de apenas 5% do peso corporal total.

Outra função importante do fígado começa aproximadamente na 12ª semana, quando a bile é formada pelos hepatócitos. Enquanto isso, uma vez que a **vesícula biliar** e o **ducto cístico** se formaram, e o ducto cístico se juntou ao ducto hepático para formar o **ducto biliar** (ver Figura 15.15), a bile pode entrar no sistema digestório. Como resultado, seu conteúdo adquire uma coloração verde-escura. Por causa das alterações posicionais do duodeno, a abertura do ducto biliar se desloca gradualmente de sua posição inicial anterior para uma posição posterior; consequentemente, o ducto biliar passa atrás do duodeno (Figuras 15.19 e 15.20).

REGULAÇÃO MOLECULAR DA INDUÇÃO HEPÁTICA

Todo o endoderma do intestino anterior tem o potencial de expressar genes específicos do fígado e de se diferenciar em tecido hepático. Entretanto, essa expressão é bloqueada por fatores produzidos pelos tecidos circunjacentes, incluindo o ectoderma, o mesoderma não cardíaco e, particularmente, a notocorda (Figura 15.21). A ação desses inibidores é bloqueada na futura região hepática pelo **fator 2 de crescimento de fibroblasto (FGF2)**, secretado pelo mesoderma cardíaco e pelas células endoteliais formadoras de vasos sanguíneos adjacentes ao tubo intestinal no local do crescimento do broto hepático. Assim, o mesoderma cardíaco, junto com as células endoteliais vasculares vizinhas, "instrui" o endoderma intestinal a expressar genes específicos do fígado por inibir um fator inibitório desses mesmos genes. Outros fatores que participam dessa "instrução" são as **proteínas morfogenéticas ósseas (BMPs)** secretadas pelo septo transverso. Parece que as BMP aumentam a competência do endoderma que futuramente se tornará fígado em responder ao FGF2. Uma vez que essa "instrução" é recebida, as células no campo hepático se diferenciam nas linhagens de hepatócitos e de células biliares, um processo que é regulado pelo menos parcialmente pelos ***FATORES DE TRANSCRIÇÃO NUCLEAR DE HEPATÓCITOS (HNF3 e HNF4)***.

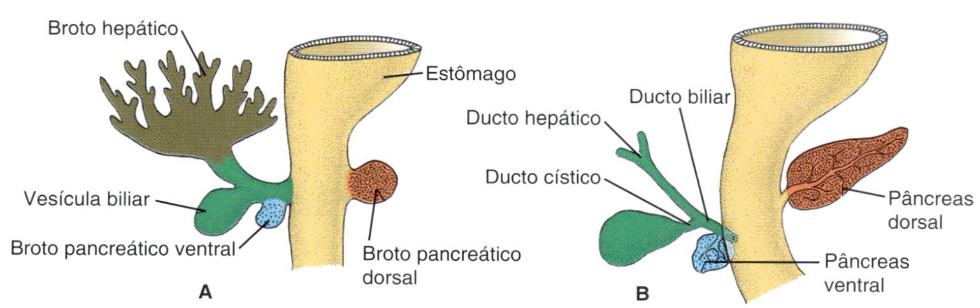

Figura 15.19 Estágios do desenvolvimento pancreático. **A.** Trigésimo dia (aproximadamente 5 mm). **B.** Trigésimo quinto dia (aproximadamente 7 mm). Inicialmente, o broto pancreático ventral se encontra próximo ao broto hepático; porém, mais tarde, ele se move posteriormente ao redor do duodeno, na direção do broto pancreático dorsal.

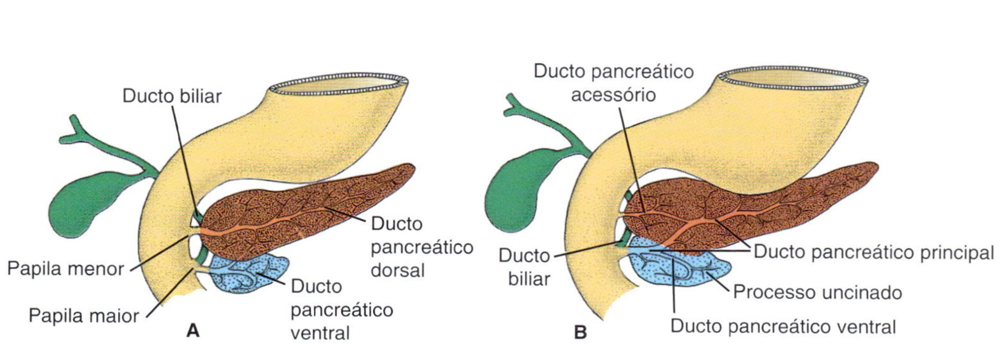

Figura 15.20 **A.** Pâncreas durante a sexta semana do desenvolvimento. O broto pancreático ventral está em contato íntimo com o broto pancreático dorsal. **B.** Fusão dos ductos pancreáticos. O ducto pancreático principal entra no duodeno em combinação com o ducto biliar na papila maior. O ducto pancreático acessório (quando existente) penetra no duodeno, na papila menor.

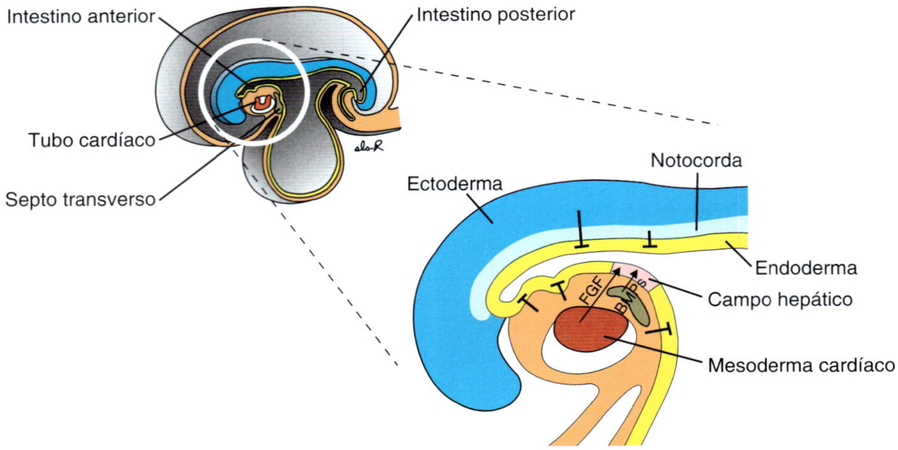

Figura 15.21 Diagramas das regiões formadoras do coração e do fígado, ilustrando a indução do desenvolvimento hepático. Todo o endoderma intestinal tem potencial para formar tecido hepático, mas essa capacidade é reprimida por inibidores secretados pelo mesoderma, pelo ectoderma e pela notocorda vizinhos. A estimulação do desenvolvimento hepático é alcançada pela secreção de proteínas morfogenéticas ósseas (BMPs) pelo septo transverso e de fator 2 de crescimento do fibroblasto (FGF2) pelo mesoderma cardíaco. BMPs aumentam a competência do futuro endoderma hepático em responder o FGF2. Assim, FGF2 inibe a atividade dos inibidores, especificando o campo hepático e iniciando o desenvolvimento do fígado. Essa interação demonstra que nem todos os processos de indução resultam da sinalização direta por uma molécula indutora, mas podem ocorrer pela remoção de um sinal repressor.

Correlações clínicas

Anomalias do fígado e da vesícula biliar

Variações na lobulação hepática são comuns, mas não clinicamente significativas. **Ductos hepáticos acessórios** e **duplicação da vesícula biliar** (Figura 15.22) também são comuns e, em geral, assintomáticos. Entretanto, eles se tornam clinicamente importantes em condições patológicas. Em alguns casos, os ductos, que passam por uma fase sólida durante seu desenvolvimento, não conseguem se recanalizar (ver Figura 15.22). Esse defeito, **atresia biliar extra-hepática**, ocorre em 1/15.000 nascidos vivos. Dos pacientes com atresia biliar extra-hepática, 15 a 20% têm ductos proximais pérvios e um defeito passível de correção, mas o restante costuma morrer a menos que receba um transplante hepático. Outros problemas com a formação de ductos estão no próprio fígado; são a **atresia** e a **hipoplasia dos ductos biliares intra-hepáticos**. Essas anomalias raras (1/100.000 nascidos vivos) podem ser causadas por infecções fetais. Elas podem ser letais, mas, em geral, têm um curso benigno prolongado.

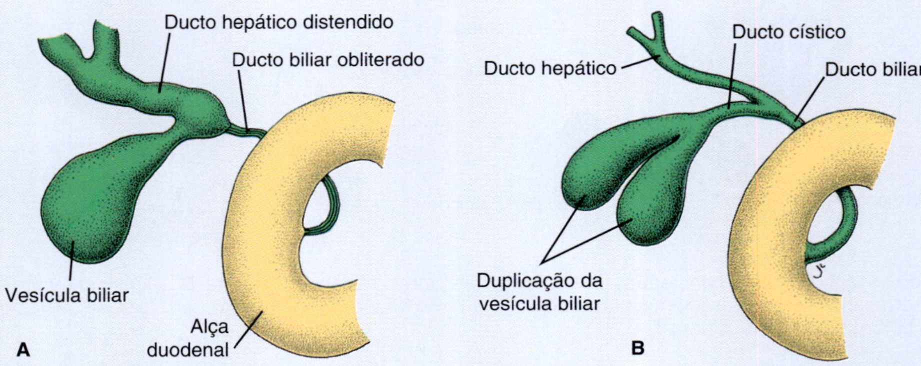

Figura 15.22 **A.** Obliteração do ducto biliar ocasionando a distensão da vesícula biliar e dos ductos hepáticos distalmente à obliteração. **B.** Duplicação da vesícula biliar.

PÂNCREAS

O pâncreas é formado por dois brotos, dorsal e ventral, que se originam do revestimento endotelial do duodeno (ver Figura 15.19). Enquanto o **broto pancreático dorsal** está no mesentério dorsal, o **broto pancreático ventral** se encontra próximo ao ducto biliar (ver Figura 15.19). Quando o duodeno gira para a direita e adota o formato de "C", o broto pancreático ventral se move dorsalmente, de modo semelhante ao deslocamento da abertura do ducto biliar (ver Figura 15.19). Finalmente, o broto ventral acaba se posicionando imediatamente abaixo e atrás do broto dorsal (ver Figura 15.20). Mais tarde, o parênquima e os sistemas de ductos dos brotos pancreáticos dorsal e ventral se fundem (ver Figura 15.20B). O broto ventral forma o **processo uncinado** e a porção inferior da cabeça do pâncreas. A porção restante da glândula é derivada do broto dorsal. O **ducto pancreático principal** (de **Wirsung**) é formado pela porção distal do ducto pancreático dorsal e por todo o ducto pancreático ventral (ver Figura 15.20B). A porção proximal do ducto pancreático dorsal é obliterada ou persiste como um pequeno canal, o **ducto pancreático acessório** (de **Santorini**). O ducto pancreático principal, junto com o ducto biliar, entra no duodeno no local da **papila maior**; a abertura do ducto acessório (quando existente) se encontra no local da **papila menor**. Em cerca de 10% dos casos, o sistema de ductos não se funde e persiste o sistema duplo original.

No terceiro mês da vida fetal, as **ilhotas pancreáticas** (de **Langerhans**) se desenvolvem a partir do tecido pancreático parenquimatoso e se dispersam ao longo de todo o pâncreas. A **secreção de insulina** começa aproximadamente no quinto mês. As células secretoras de glucagon e de somatostatina também se desenvolvem a partir das células parenquimatosas. O mesoderma visceral que circunda os brotos pancreáticos forma o tecido conjuntivo pancreático.

Regulação molecular do desenvolvimento pancreático

FGF2 e a **ACTIVIN** (um membro da família de TGF-β) produzidos pela notocorda e pelo endotélio da aorta dorsal reprimem a expressão de ***SHH*** no endoderma intestinal destinado a formar o broto pancreático dorsal. O broto ventral é induzido pelo mesoderma visceral. Como resultado, a expressão do ***gene HOMEOBOX PANCREÁTICO E DUODENAL 1 (PDX)*** aumenta. Embora todos os efetores posteriores do desenvolvimento pancreático ainda não tenham sido determinados, parece que a expressão dos genes *homeobox* pareados ***PAX4*** e ***PAX6*** especifica a linhagem celular endócrina, de modo que as células que expressam ambos os genes se tornam **células β (insulina)**, **δ** (somatostatina) e **γ (polipeptídio pancreático)**, enquanto as que expressam apenas o gene *PAX6* se **tornam células α (glucagon)**.

Correlações clínicas

Anomalias pancreáticas

O broto pancreático ventral consiste em dois componentes que normalmente se fundem e giram ao redor do duodeno, de modo que eles acabam se encontrando abaixo do broto pancreático dorsal. Entretanto, ocasionalmente, a porção direita do broto ventral migra ao longo de seu trajeto normal, mas a esquerda migra no sentido oposto. Desse modo, o duodeno é cercado por tecido pancreático e se forma um **pâncreas anular** (Figura 15.23). Algumas vezes, a malformação constringe o duodeno e causa sua obstrução completa.

Pode ser encontrado **tecido pancreático acessório** em qualquer lugar, desde a porção distal do esôfago até a ponta da alça intestinal primária. Mais frequentemente, ele se encontra na mucosa do estômago e no divertículo de Meckel, onde pode apresentar todas as características histológicas do pâncreas em si.

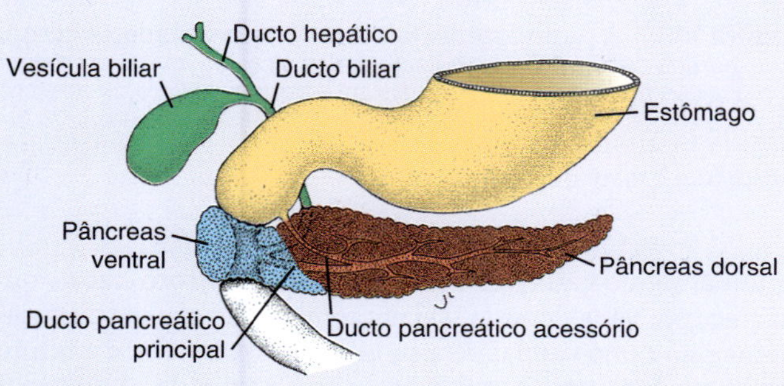

Figura 15.23 Pâncreas anular. O pâncreas ventral se divide e forma um anel ao redor do duodeno, resultando ocasionalmente em estenose duodenal.

INTESTINO MÉDIO

No embrião de cinco semanas, o intestino médio está suspenso na parede abdominal dorsal por um mesentério curto e se comunica com a vesícula vitelínica pelo **ducto vitelino** ou pelo **pedúnculo vitelino** (Figura 15.24; ver Figura 15.1). No adulto, o intestino médio começa imediatamente distal à abertura do ducto biliar no duodeno (ver Figura 15.15) e termina na junção dos dois terços proximais do cólon transverso com seu terço distal. Em todo o seu comprimento, o intestino médio é abastecido pela **artéria mesentérica superior** (ver Figura 15.24).

O desenvolvimento do intestino médio é caracterizado pelo alongamento rápido do intestino e de seu mesentério, resultando na formação da **alça intestinal primária** (Figura 15.25; ver Figura 15.24). Em seu ápice, a alça permanece em conexão aberta com a vesícula vitelínica através do estreito **ducto vitelino** (ver Figura 15.24). O ramo cefálico da alça se desenvolve na porção distal do duodeno, no jejuno e em parte do íleo. O ramo caudal se torna a parte inferior do íleo, o ceco, o apêndice, o cólon ascendente e os dois terços proximais do cólon transverso.

Herniação fisiológica

O desenvolvimento da alça intestinal primária é caracterizado pelo alongamento rápido, particularmente do ramo cefálico. Como resultado do crescimento rápido e da expansão do fígado, temporariamente a cavidade abdominal fica muito pequena para conter todas as alças intestinais, e elas entram na cavidade extraembrionária, no cordão umbilical, durante a sexta semana do desenvolvimento (**hérnia umbilical fisiológica**) (Figura 15.26).

Rotação do intestino médio

Concomitantemente ao crescimento em comprimento, a alça intestinal primária gira ao redor de um eixo formado pela **artéria mesentérica superior** (ver Figura 15.25). Vista de frente, essa rotação é no sentido anti-horário e chega a aproximadamente 270°, quando se completa (Figura 15.27; ver Figura 15.25). Mesmo durante a rotação, o alongamento das alças do intestino delgado continua, e o jejuno e o íleo formam várias alças espiraladas (ver Figura 15.26). Do mesmo modo, o intestino grosso se alonga consideravelmente, mas não participa do fenômeno de formação de espirais. A rotação ocorre

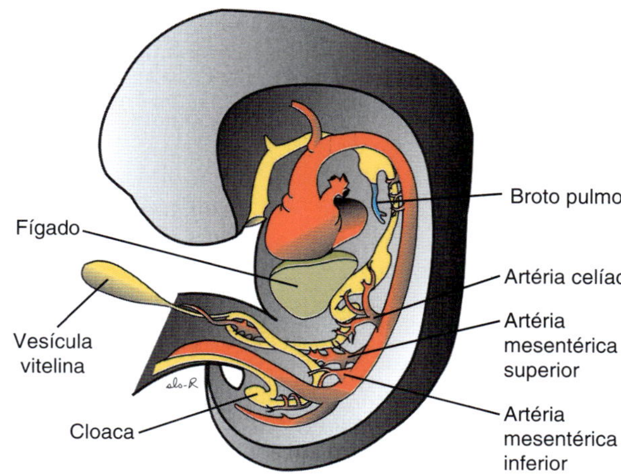

Figura 15.24 Embrião durante a sexta semana do desenvolvimento, mostrando o aporte sanguíneo aos segmentos do intestino e a formação e a rotação da alça intestinal primária. A artéria mesentérica superior forma um eixo de rotação e irriga o intestino médio. As artérias celíaca e mesentérica inferior irrigam os intestinos anterior e posterior, respectivamente.

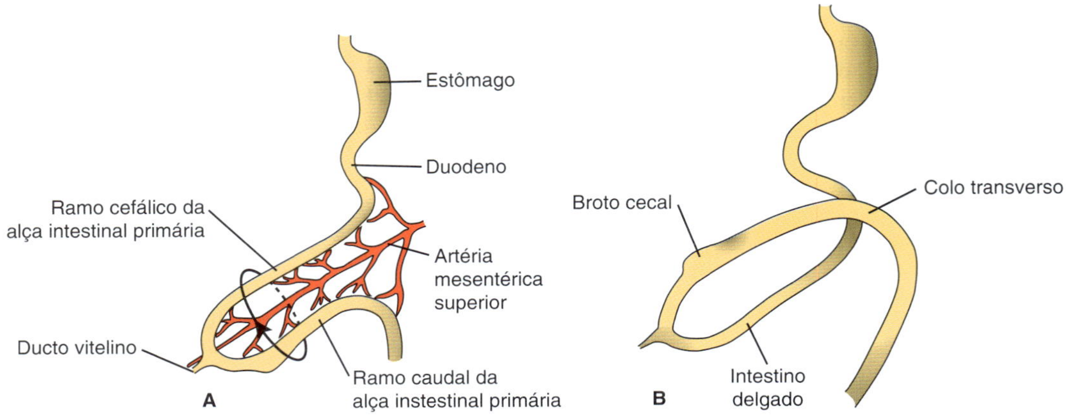

Figura 15.25 A. Alça intestinal primária antes da rotação (vista lateral). A artéria mesentérica superior forma o eixo de rotação da alça. *Seta*, rotação anti-horária. **B.** Vista semelhante à de (**A**) mostrando a alça intestinal primária após a rotação de 90° no sentido anti-horário. O cólon transverso passa na frente do duodeno.

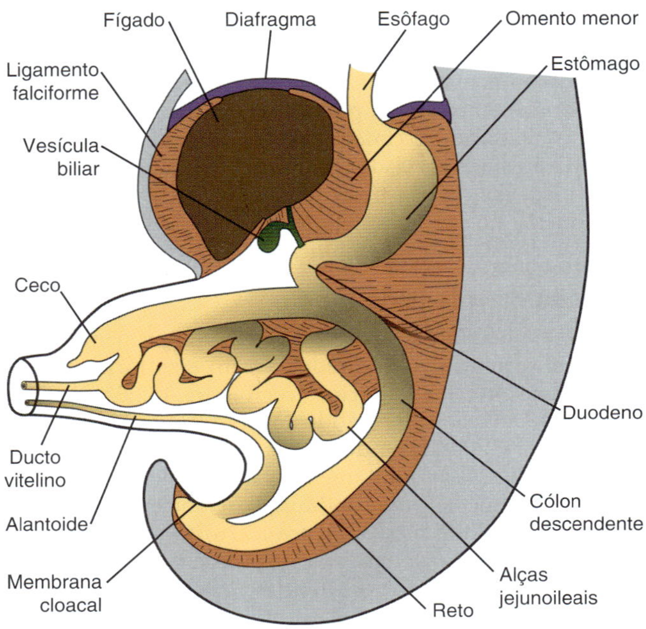

Figura 15.26 Herniação umbilical das alças intestinais em um embrião com cerca de oito semanas (comprimento craniocaudal de 35 mm). As dobraduras das alças do intestino delgado e a formação do ceco ocorrem durante a herniação. Os primeiros 90° de rotação ocorrem durante a herniação; os 180° restantes ocorrem durante o retorno do intestino à cavidade abdominal, no terceiro mês.

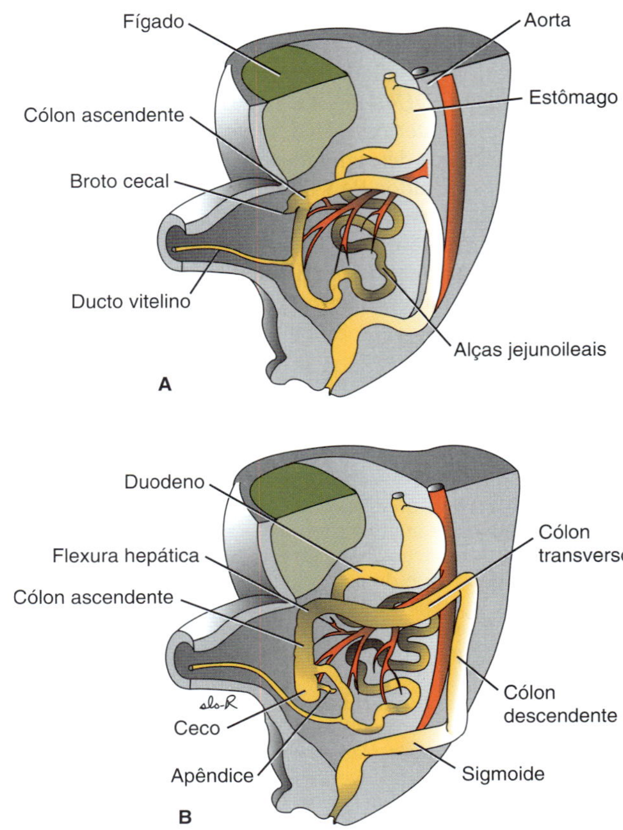

Figura 15.27 A. Vista anterior das alças intestinais após a rotação anti-horária de 270°. Observe os giros das alças do intestino delgado e a posição do broto cecal no quadrante superior direito do abdome. **B.** Vista semelhante à de (**A**) com as alças intestinais em suas posições finais. O deslocamento caudal do ceco e do apêndice os coloca no quadrante inferior direito do abdome.

durante a herniação (cerca de 90°), bem como durante o retorno das alças intestinais para a cavidade abdominal (os 180° restantes) (ver Figura 15.27).

Retração das alças herniadas

Durante a décima semana, as alças intestinais herniadas começam a retornar à cavidade abdominal. Embora os fatores responsáveis por esse retorno não sejam conhecidos precisamente, acredita-se que a regressão do rim mesonéfrico, a redução do crescimento hepático e a expansão da cavidade abdominal desempenhem papéis importantes.

A porção proximal do jejuno, a primeira parte a retornar para a cavidade abdominal, encontra-se no lado esquerdo (ver Figura 15.27A). As alças que retornam mais tarde se alojam gradualmente cada vez mais à direita. O **broto cecal**, que aparece por volta da sexta semana como uma pequena dilatação cônica do ramo caudal da alça intestinal primária, é a última parte do intestino a retornar para a cavidade abdominal. Temporariamente, ele fica no quadrante superior direito do abdome, abaixo do lobo hepático direito (ver Figura 15.27A). A partir daí, ele desce para a fossa ilíaca direita, colocando o

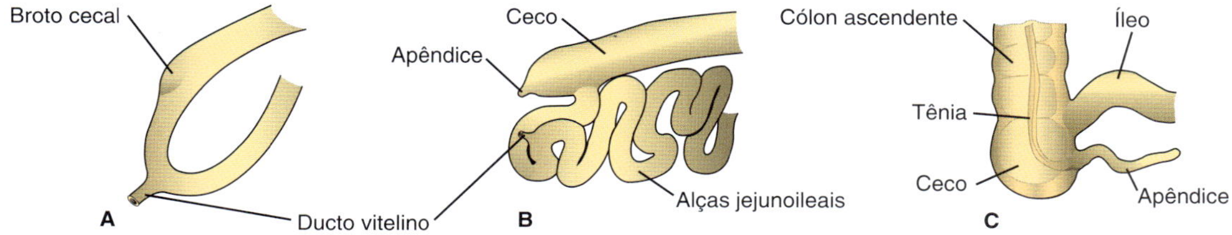

Figura 15.28 Estágios sucessivos no desenvolvimento do ceco e do apêndice. **A.** Sétima semana. **B.** Oitava semana. **C.** Recém-nascido.

cólon ascendente e a **flexura hepática** no lado direito da cavidade abdominal (ver Figura 15.27B). Durante esse processo, a extremidade distal do broto cecal forma um divertículo estreito, o **apêndice** (Figura 15.28).

Uma vez que o apêndice se desenvolve durante a descida do cólon, sua posição final é frequentemente posterior ao ceco ou ao cólon. Essas posições do apêndice são chamadas de **retrocecal** ou **retrocólica**, respectivamente (Figura 15.29).

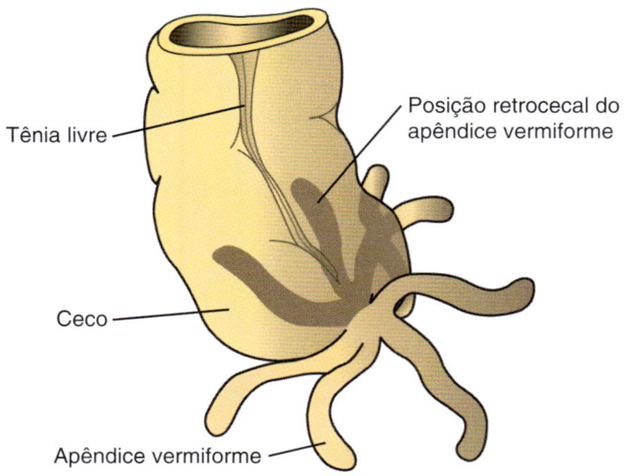

Figura 15.29 Várias posições do apêndice. Em cerca de 50% dos casos, o apêndice é retrocecal ou retrocólico.

Mesentérios das alças intestinais

O mesentério da alça intestinal primária, o **mesentério propriamente dito**, sofre alterações profundas com a rotação e a formação de espirais do intestino. Quando o ramo caudal da alça se move para o lado direito da cavidade abdominal, o mesentério dorsal gira ao redor da origem da **artéria mesentérica superior** (ver Figura 15.24). Apesar dessas mudanças de posição, o mesentério em relação ao intestino médio e ao intestino posterior permanece **contínuo como uma entidade única**, desde a flexura duodenojejunal até o nível mesorretal. Em algumas regiões, é conservado como um mesentério livre. Essas regiões incluem o mesentério propriamente dito do jejuno e do íleo, do mesocólon transverso, do mesoapêndice, do mesossigmoide e do mesorreto (Figura 15.30). Em outras regiões, como os segmentos ascendente e descendente do cólon, o mesentério se insere no peritônio na parede posterior da cavidade corporal com uma camada de fáscia (**fáscia de Toldt**) entre as duas camadas peritoneais (ver Figura 15.30). O fato de todo o mesentério ser contínuo é importante para procedimentos cirúrgicos envolvendo esse tecido, assim como o plano fascial criado pela fáscia de Toldt.

■ INTESTINO POSTERIOR

O intestino posterior dá origem ao terço distal do colo transverso, ao colo descendente, ao sigmoide, ao reto e à porção superior do canal anal. O endoderma do intestino posterior também forma o revestimento interno da bexiga e da uretra (ver Capítulo 16).

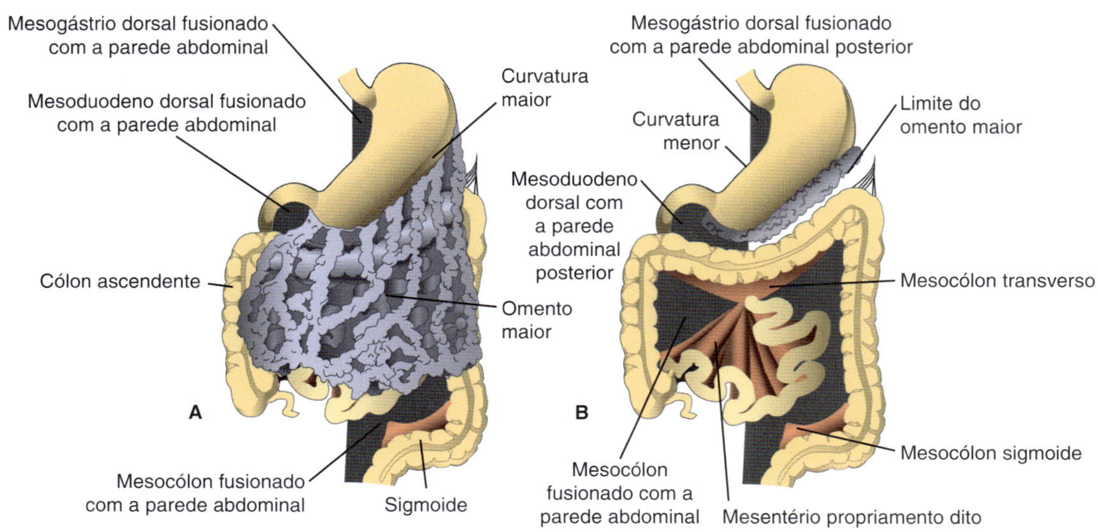

Figura 15.30 Vista frontal das alças intestinais com omento maior (**A**) e após a remoção (**B**) do omento maior. *Áreas em cinza*, partes do mesentério dorsal que aderem à parede abdominal posterior, incluindo os segmentos ascendente e descendente do cólon. *Áreas marrons*, partes do mesentério que permanecem livres e não aderem à parede posterior da cavidade corporal, incluindo o mesocólon transverso, o mesentério propriamente dito e o mesocólon sigmoide (o mesentério livre do reto não é ilustrado). Embora tenha segmentos aderidos e não aderidos, deve-se mencionar que o mesentério é contínuo como uma estrutura desde a extremidade caudal do esôfago até o mesorreto.

Correlações clínicas

Anomalias dos mesentérios

Normalmente, o colo ascendente, exceto em sua porção mais caudal (de aproximadamente 2,5 cm), adere à parede abdominal posterior. Se a porção ascendente do cólon não conseguir se inserir na parede abdominal posterior (cólon móvel), essa porção pode girar sobre si mesma, causando **vólvulo** do ceco e do cólon. Da mesma forma, a inserção incompleta dessa região do cólon na parede corporal posterior também pode dar origem a **espaços retrocólicos** atrás do cólon ascendente. Uma **hérnia retrocólica** é formada quando ocorre aprisionamento de porções do intestino delgado posteriormente à porção ascendente do cólon.

Defeitos na parede corporal

A **onfalocele** (Figura 15.31A e B) envolve a herniação de vísceras abdominais através de um anel umbilical alargado. As vísceras, que podem incluir o fígado, os intestinos delgado e grosso, o estômago, o baço ou a vesícula biliar, são cobertas por âmnio. A origem do defeito é a incapacidade de o intestino retornar para a cavidade corporal após sua herniação fisiológica durante a sexta e a décima semanas. Pode ser diagnosticado no útero no fim da gestação por ultrassonografia (Figura 15.31D). A onfalocele ocorre em 2,5/10.000 nascimentos e está associada a alta taxa de mortalidade (25%) e malformações graves, como anomalias cardíacas (50%) e defeitos do tubo neural (40%). Aproximadamente 15% dos nascidos vivos com onfalocele têm anomalias cromossômicas.

Gastrósquise (ver Figura 15.31C) refere-se à protrusão do conteúdo abdominal através da parede corporal diretamente para a cavidade amniótica. Ela ocorre lateralmente ao umbigo, em geral à direita, e resulta mais provavelmente do fechamento anormal da parede corporal ao redor do pedúnculo embrionário (ver Capítulo 7). As vísceras não são cobertas por peritônio nem por âmnio, e o intestino pode ser lesionado pela exposição ao líquido amniótico. Como na onfalocele, pode ser diagnosticada no terceiro trimestre da gestação por ultrassonografia (ver Figura 15.31E). A gastrósquise ocorre em 1/10.000 nascimentos, mas sua frequência está aumentando, especialmente em mulheres jovens (com menos de 20 anos de idade). Não se sabe o motivo desse aumento e por que o defeito é mais prevalente em recém-nascidos de mulheres mais jovens. Ao contrário da onfalocele, a gastrósquise não está associada a anomalias cromossômicas ou a outros defeitos graves, de modo que a taxa de sobrevida é excelente. Entretanto, vólvulo (rotação do intestino) que resulta em comprometimento da irrigação sanguínea pode levar à necrose de grandes regiões do intestino e à morte fetal.

Anomalias do ducto vitelino

Em 2 a 4% das pessoas, persiste uma pequena porção do **ducto vitelino**, formando uma protuberância no íleo, o **divertículo de Meckel** ou **divertículo ileal** (Figura 15.32A). No adulto, esse divertículo, localizado aproximadamente 40 a 60 cm a partir da válvula

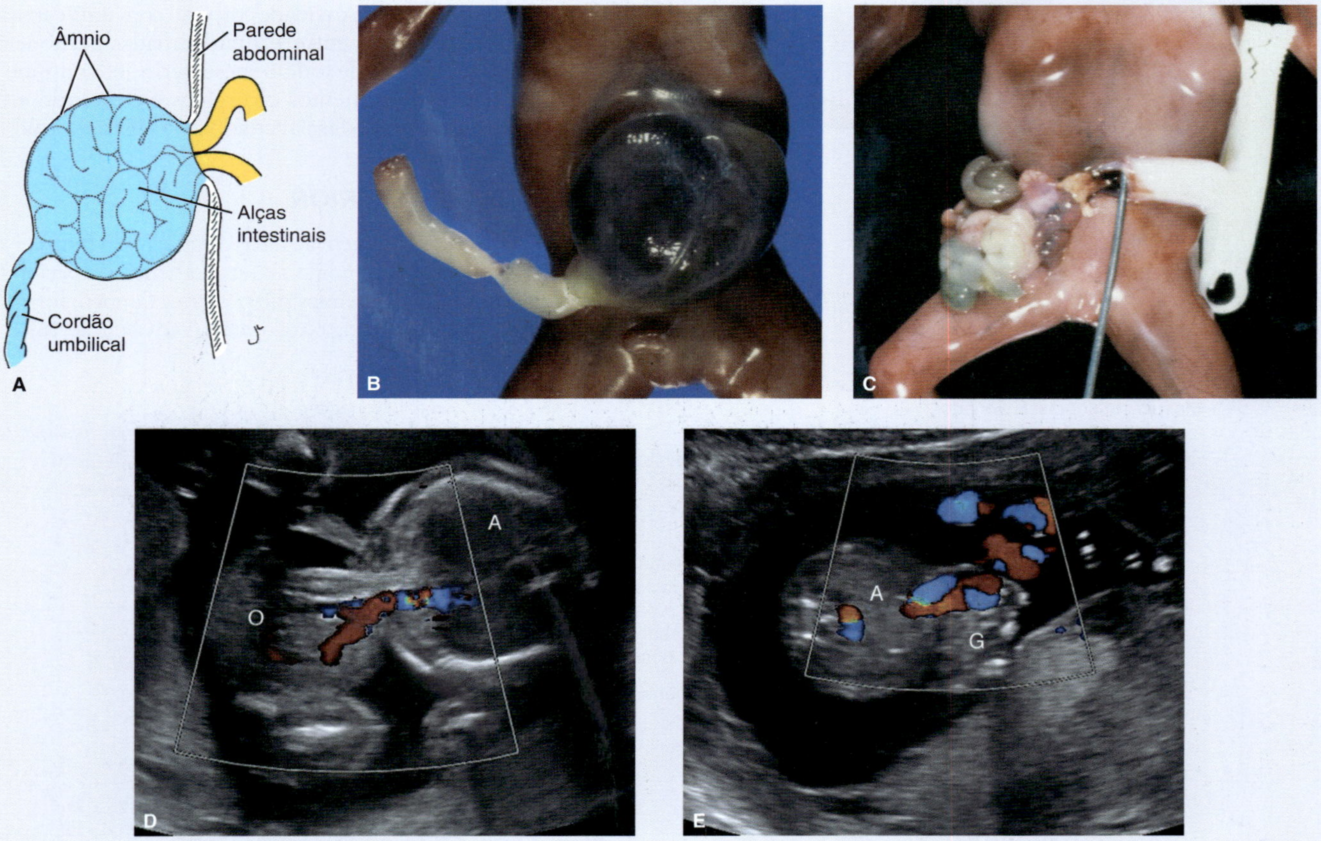

Figura 15.31 A. Onfalocele apresentando falha no retorno das alças intestinais à cavidade corporal após a herniação fisiológica. As alças herniadas estão cobertas por âmnio. **B.** Onfalocele em um recém-nascido. **C.** Recém-nascido com gastrósquise. As alças do intestino grosso se estendem através de um defeito de fechamento na parede corporal ventral e não são cobertas por âmnio (ver Capítulo 7). **D.** Ultrassonografia na vigésima segunda semana mostrando um feto com onfalocele (O) saliente na parede abdominal (*A*). A natureza esférica do defeito deve-se ao fato de haver uma cobertura do âmnio que segura as alças do intestino grosso no lugar. **E.** Ultrassonografia na décima sexta semana de um feto com gastrósquise (*G*). As alças do intestino grosso projetam-se a partir da parede abdominal (*A*) e não estão cobertas por âmnio; assim, têm aparência mais irregular. Em **D** e **E**, as cores *vermelha* e *azul* indicam fluxo do sangue na circulação umbilical.

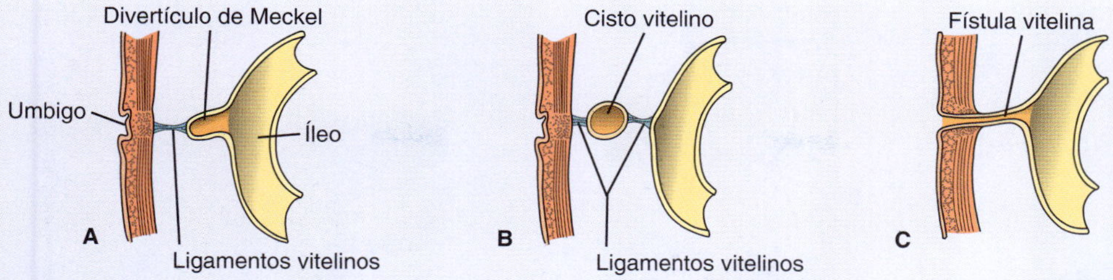

Figura 15.32 Remanescente do ducto vitelino. **A.** Divertículo de Meckel, ou ileal, combinado com cordão fibroso (ligamento vitelino). **B.** Cisto vitelino ligado ao umbigo e à parede do íleo por ligamentos vitelinos. **C.** Fístula vitelina conectando o lúmen do íleo ao umbigo.

ileocecal, na borda antimesentérica do íleo, em geral não causa sinais nem sintomas. Entretanto, quando ele contém tecido pancreático heterotópico ou mucosa gástrica, pode causar ulceração, sangramento ou até mesmo perfuração. Algumas vezes, ambas as extremidades do ducto vitelino se transformam em cordões fibrosos, e a porção média forma um grande cisto, um **enterocistoma** ou um **cisto vitelino** (Figura 15.32B). Uma vez que os cordões fibrosos atravessam a cavidade peritoneal, as alças intestinais podem girar ao redor dos cordões fibrosos e tornar-se obstruídas, causando estrangulamento ou vólvulo. Em outra variação, o ducto vitelino permanece pérvio em todo o seu comprimento, formando uma comunicação direta entre o umbigo e o trato intestinal. Essa anomalia é conhecida como **fístula umbilical** ou **fístula vitelina** (Figura 15.32C). Material fecal pode, então, ser encontrado no umbigo.

Defeitos da rotação intestinal

A má rotação da alça intestinal pode resultar em torção do intestino (**vólvulo**) e comprometimento da irrigação sanguínea. Normalmente, a alça intestinal primária gira 270° em sentido anti-horário. Entretanto, ocasionalmente, a rotação é de apenas 90°. Quando isso acontece, o cólon e o ceco são as primeiras porções do intestino a retornar do cordão umbilical e se estabelecem no lado esquerdo da cavidade abdominal (Figura 15.33A). As alças que retornam mais tarde se movem cada vez mais para a direita, resultando em **cólon localizado no lado esquerdo**.

Ocorre **rotação reversa da alça intestinal** quando a alça primária gira 90° em sentido horário. Nessa anomalia, o cólon transverso passa por trás do duodeno (ver Figura 15.33B) e se localiza atrás da artéria mesentérica superior.

Podem ocorrer **duplicações das alças intestinais e cistos** em qualquer lugar ao longo do comprimento do tubo intestinal. Eles são encontrados mais frequentemente na região do íleo, onde podem variar de um segmento longo até um pequeno divertículo. Os sinais e sintomas, em geral, ocorrem nos primeiros meses de vida, e 33% estão associados a outros defeitos, como atresias intestinais, ânus imperfurado, gastrósquise e onfalocele. Suas origens são desconhecidas, embora possam resultar de proliferações anormais do parênquima intestinal.

Atresias e estenoses intestinais

Atresias e estenoses podem ser encontradas em qualquer lugar ao longo do intestino. A maioria se dá no duodeno, poucas ocorrem no colo, e quantidades iguais ocorrem no jejuno e no íleo (1/1.500 nascimentos). Atresias no duodeno superior se devem provavelmente à falta de recanalização (ver Figura 15.18). Entretanto, caudalmente a partir da porção distal do duodeno, acredita-se que as estenoses e as atresias sejam causadas por **"acidentes" vasculares** que resultaram em comprometimento do fluxo sanguíneo e necrose tecidual de uma seção do intestino, ocasionando os defeitos. Já foi sugerido que esses acidentes poderiam ser causados por má rotação, vólvulo, gastrósquise, onfalocele e outros fatores. Contudo, evidências novas sugerem que problemas na diferenciação intestinal também possam causar tais defeitos. Assim, a expressão incorreta de alguns genes *HOX* e de genes de receptores da família *FGF* resulta em atresia intestinal. Em 50% dos casos, perde-se uma região do intestino grosso, e em 20%, permanece um cordão fibroso (Figura 15.34A e B). Em outros 20%, há estreitamento com um diafragma fino separando as porções maior e menor do intestino grosso (Figura 15.34C). Estenoses e atresias múltiplas representam os 10% restantes dos defeitos com uma frequência de 5% cada (Figura 15.34D). A **atresia em casca de maçã** representa 10% do total. Ela está no jejuno proximal e o intestino é curto, com a porção distal à lesão espiralada ao redor de um mesentério remanescente (Figura 15.35). Os efeitos das atresias nos recém-nascidos dependem de quanto intestino foi lesionado e de sua localização. Alguns fetos com envolvimento intestinal extenso têm baixo peso ao nascer e outras anomalias.

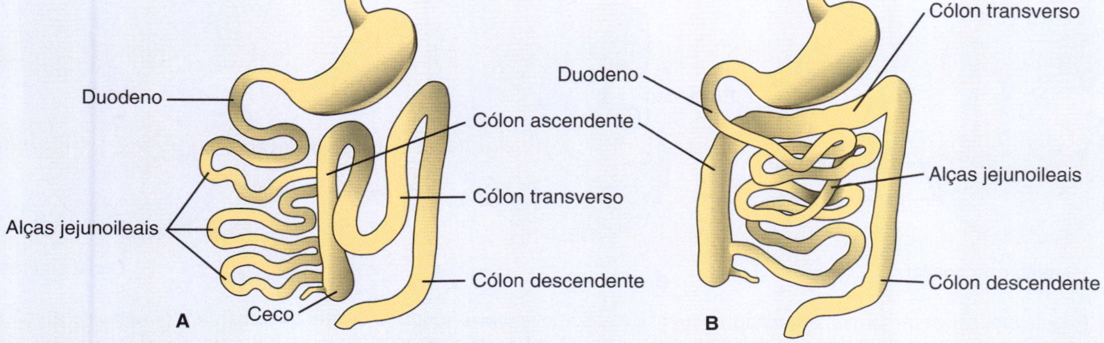

Figura 15.33 **A.** Rotação anormal da alça intestinal primária. O cólon está no lado esquerdo do abdome, e as alças do intestino delgado estão no lado direito. O íleo penetra no ceco pela direita. **B.** A alça intestinal primária girou 90° no sentido horário (rotação reversa). O cólon transverso passa atrás do duodeno.

(continua)

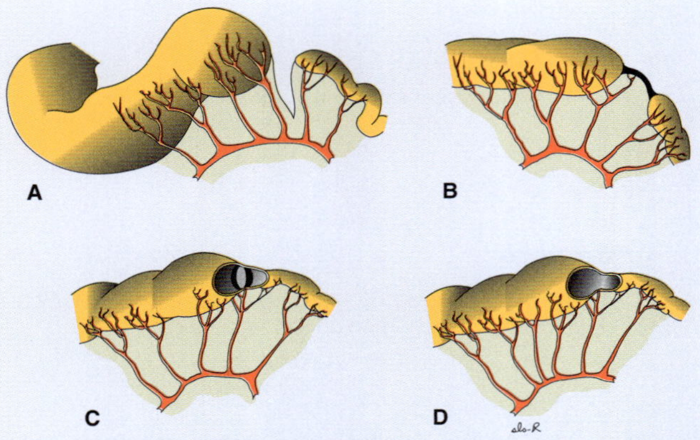

Figura 15.34 Atresias e estenoses intestinais de maior frequência. **A.** A mais comum ocorre em 50% dos casos. **B** e **C.** Ocorrem em 20% dos casos cada uma. **D.** Em 5% dos casos. Elas podem ser causadas por problemas na expressão de *HOX* e *FGF* e de alguns receptores de FGF durante a diferenciação intestinal ou por acidentes vasculares; as na porção superior do duodeno podem ser causadas por defeito de recanalização. As atresias em (**A** a **C**) ocorrem em 95% dos casos, e a estenose em (**D**), em apenas 5%.

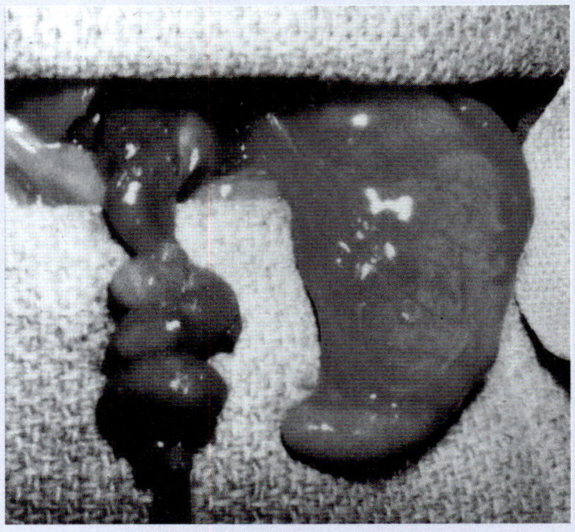

Figura 15.35 Atresia em casca de maçã, que ocorre no jejuno e representa 10% das atresias intestinais. A porção afetada do intestino está enrolada em torno de um resquício do mesentério.

A porção terminal do intestino posterior penetra na região posterior da cloaca, o **canal anorretal** primitivo; o alantoide penetra na porção anterior, o **seio urogenital** primitivo (Figura 15.36A). A própria cloaca é uma cavidade revestida por endoderma e recoberta em seus limites ventrais pelo ectoderma superficial. Esse limite entre o endoderma e o ectoderma forma a **membrana cloacal** (Figura 15.36). Uma camada de mesoderma, o **septo urorretal**, separa a região entre o alantoide e o intestino posterior. Esse septo é derivado de uma fenda do mesoderma entre o alantoide e o intestino posterior (Figura 15.36). Conforme o embrião cresce e o processo de dobradura caudal continua, a ponta do septo urorretal se aproxima da membrana cloacal (Figura 15.36B e C). No fim da sétima semana, a membrana cloacal se rompe, criando a abertura anal para o intestino médio e uma abertura ventral para o seio urogenital. Entre elas, a ponta do septo urorretal forma o corpo perineal (Figura 15.36C). A porção superior (dois terços) do canal anal é derivada do ectoderma do intestino posterior; a parte inferior (um terço) é derivada do ectoderma ao redor do **proctodeu** (Figura 15.36B e C). O ectoderma na região do proctodeu na superfície de parte da cloaca prolifera e invagina, criando a **fosseta anal** (Figura 15.37D). Subsequentemente, a degeneração da **membrana cloacal** (chamada agora de **membrana anal**) estabelece a continuidade entre as porções superior e inferior do canal anal. Uma vez que a porção caudal do canal anal é originária do ectoderma, é irrigada pelas **artérias retais inferiores**, ramos das **artérias pudendas internas**. Entretanto, a porção cranial do canal anal se origina do endoderma e, portanto, é irrigada pela **artéria retal superior**, uma continuação da **artéria mesentérica inferior**, a artéria do intestino posterior. A junção entre as regiões endodérmica e ectodérmica do canal anal é delineada pela **linha pectínea**, imediatamente abaixo das colunas anais. Nessa linha, o epitélio se altera de colunar para estratificado escamoso.

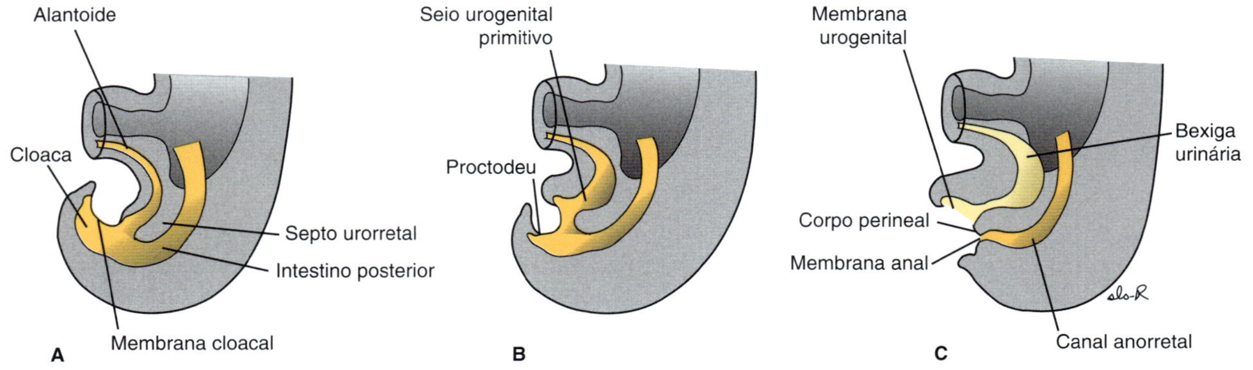

Figura 15.36 Região cloacal em embriões em estágios sucessivos do desenvolvimento. **A.** O intestino posterior penetra na porção posterior da cloaca, o futuro canal anorretal; o alantoide penetra na porção anterior, o futuro seio urogenital. O septo urorretal é formado por uma fenda do mesoderma entre o alantoide e o intestino posterior. A membrana cloacal, que forma a delimitação ventral da cloaca, é composta por ectoderma e endoderma. **B.** Conforme a dobradura caudal do embrião continua, o septo urorretal se move e fica mais perto da membrana cloacal. **C.** O alongamento do tubérculo genital traciona anteriormente a porção urogenital da cloaca; o desaparecimento da membrana cloacal cria uma abertura para o intestino posterior e outra para o seio urogenital. A extremidade do septo urorretal forma o corpo perineal.

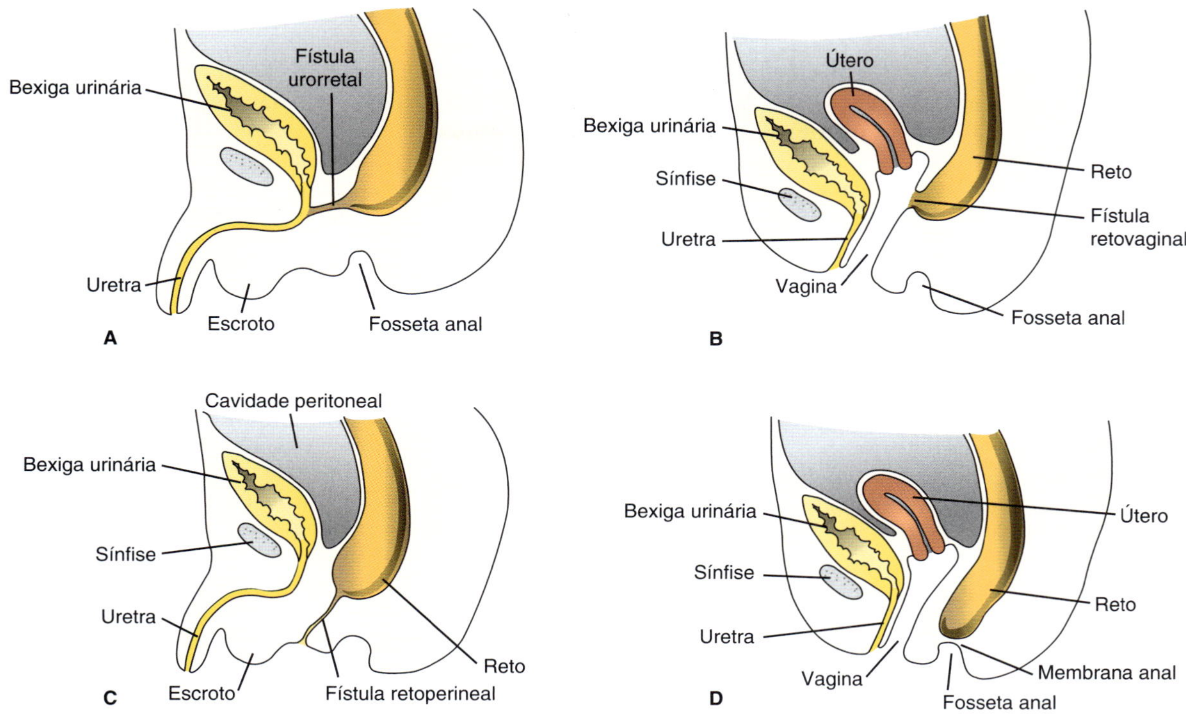

Figura 15.37 Fístulas urorretal (**A**) e retovaginal (**B**) que resultam da separação incompleta do intestino posterior do seio urogenital pelo septo urorretal. Esses defeitos também podem surgir se a cloaca for muito pequena, o que faz com que a abertura do intestino posterior se mova anteriormente. **C.** Fístula retoperineal. Esses defeitos resultam provavelmente da expressão desregulada de genes durante a sinalização epiteliomesenquimal nessa região. **D.** Ânus imperfurado resultante da falha da ruptura da membrana anal.

Correlações clínicas

Anomalias do intestino posterior

As **fístulas retovaginais e retouretrais** ocorrem em 1/5.000 nascidos vivos, sendo causadas por anomalias na formação da cloaca e/ou do septo urorretal. Se, por exemplo, a cloaca for muito pequena, ou se o septo urorretal não se estender o suficiente caudalmente, a abertura do intestino posterior se deslocará anteriormente, resultando em uma abertura do intestino posterior na uretra ou na vagina (Figura 15.37A e B). **Atresias e fístulas retoanais** variam em gravidade e podem deixar um tubo estreito ou um remanescente fibroso conectado à superfície perineal (Figura 15.37C). Esses defeitos decorrem provavelmente da expressão desregulada de genes durante a sinalização entre epitélio e mesênquima. O **ânus imperfurado** ocorre quando a membrana anal não consegue se romper (Figura 15.37D).

O **megacólon congênito** resulta da ausência de gânglios parassimpáticos na parede intestinal (**megacólon aganglionar** ou **doença de Hirschprung**). Esses gânglios são derivados de células da crista neural que migram das pregas neurais para a parede do intestino. Mutações no gene *RET*, um receptor do tipo tirosinoquinase envolvido com a migração das células da crista (ver Capítulo 18), podem resultar em megacólon congênito. Na maioria dos casos, o reto está envolvido e, em 80% dos casos, o defeito se estende até a metade do cólon sigmoide. Em apenas 10 a 20% dos casos, os segmentos transverso e direito do cólon estão envolvidos, e, em 3% deles, todo o cólon é afetado.

RESUMO

O epitélio do sistema digestório e o **parênquima** de seus derivados se originam do endoderma; o tecido conjuntivo, os componentes musculares e os componentes peritoneais se originam do mesoderma. Diferentes regiões do tubo intestinal, como esôfago, estômago, duodeno etc., são especificadas por um gradiente de AR que fez com que sejam expressos fatores de transcrição específicos de cada região (ver Figura 15.2A). Assim, a diferenciação do intestino e de seus derivados depende de interações recíprocas do endoderma intestinal (epitélio) com o mesoderma circunjacente (uma interação epiteliomesenquimal). Os genes *HOX* no mesoderma são induzidos por *SHH* secretado pelo endoderma intestinal e regulam a organização craniocaudal do intestino e de seus derivados. O sistema intestinal se estende desde a membrana orofaríngea até a membrana cloacal (ver Figura 15.5) e é dividido em intestino faríngeo, intestino anterior, intestino médio e intestino posterior. O intestino faríngeo dá origem à faringe e a suas glândulas associadas (ver Capítulo 17).

O **intestino anterior** dá origem ao esôfago, à traqueia, aos brotos pulmonares, ao estômago e ao duodeno proximal à entrada do ducto biliar. Além disso, o fígado, o pâncreas e o sistema biliar se desenvolvem como evaginações do epitélio endodérmico da porção superior do duodeno (ver Figura 15.15). Uma vez que a porção superior do intestino anterior é dividida por um septo (o **septo traqueoesofágico**) em esôfago (posteriormente) e traqueia e brotos pulmonares (anteriormente), desvios de septo podem resultar em aberturas anormais entre a traqueia e o esôfago. Os cordões hepáticos epiteliais e o sistema biliar crescem no septo transverso (ver Figura 15.15) e se diferenciam no parênquima. As **células hematopoéticas** (presentes no fígado em maior quantidade antes do nascimento do que após), as células de Kupffer e as células do tecido conjuntivo se originam do mesoderma. O **pâncreas** se desenvolve a partir de um **broto ventral** e de um **broto dorsal** que se fusionam mais tarde, dando origem ao pâncreas definitivo (ver Figuras 15.19 e 15.20). Algumas vezes, as duas partes circundam o duodeno (pâncreas anular), causando constrição intestinal (ver Figura 15.23).

O **intestino médio** forma a **alça intestinal primária** (ver Figura 15.24), dá origem ao duodeno distal até a abertura do ducto biliar e continua até a junção dos dois terços proximais do colo transverso com o terço distal. Em seu ápice, a alça primária permanece temporariamente em conexão aberta com a vesícula vitelínica através do **ducto vitelino**. Na sexta semana, a alça do intestino médio cresce tão rapidamente que se projeta para o cordão umbilical (**herniação fisiológica**) (ver Figura 15.26). Durante a décima semana, ela retorna para a cavidade abdominal. Enquanto esses processos ocorrem, o intestino médio gira 270° no sentido anti-horário (ver Figura 15.27). Remanescentes do ducto vitelino, falha no retorno do intestino médio à cavidade abdominal, erros de rotação, estenose e duplicação de partes do intestino são anomalias comuns.

O **intestino posterior** dá origem à região que vai do terço distal do colo transverso até a porção superior do **canal anal**; a porção distal do canal anal se origina do ectoderma. O intestino posterior entra na região posterior da **cloaca** (futuro canal anorretal), e o **alantoide** entra na região superior (futuro **seio urogenital**). O **septo urorretal** se divide em duas regiões (ver Figura 15.36), e a decomposição da membrana cloacal que recobre essa área fornece a comunicação do exterior com o ânus e o seio urogenital. Anomalias no tamanho da região posterior da cloaca deslocam a abertura do ânus anteriormente, causando fístulas e atresias retovaginais e retouretrais (ver Figura 15.37).

O **mesentério dorsal** do intestino é contínuo como uma estrutura desde a extremidade caudal do esôfago até o mesorreto. O **mesentério ventral** é formado a partir do mesogástrio ventral, uma parte do septo transverso, e tem duas partes: (1) o **omento menor** que se estende do fígado ao estômago e a porção proximal do duodeno e (2) o **ligamento falciforme** que se estende do fígado até a parede corporal ventral. O mesentério dorsal é contínuo com o mesentério ventral e juntos mantêm as vísceras abdominais em suas devidas posições anatômicas e fornecem vias de passagem para vasos, linfáticos e nervos até as vísceras. O peritônio é formado por membranas serosas que circundam as vísceras (peritônio visceral) e que se refletem na parede posterior do corpo para formar o peritônio parietal. O canal anal, em si, é derivado do endoderma (porção cranial) e do ectoderma (porção caudal). A porção caudal é formada por invaginação do ectoderma ao redor do **proctodeu**. A vascularização do canal anal reflete sua origem dupla. Assim, a parte cranial é irrigada pela **artéria retal superior**, oriunda da artéria mesentérica inferior, a artéria do intestino posterior, enquanto a porção caudal é irrigada pela **artéria retal inferior**, um ramo da artéria pudenda interna.

Questões

1. Uma ultrassonografia pré-natal revelou polidrâmnio na trigésima sexta semana, e, por ocasião do nascimento, o feto apresentava excesso de líquido na boca e dificuldade de respirar. Qual defeito congênito poderia causar essa situação?
2. Uma ultrassonografia pré-natal (na vigésima semana) revelou massa na linha média que parecia conter intestinos e era cercada por membrana. Qual diagnóstico você faria e qual seria o prognóstico para esse feto?
3. Ao nascer, uma menina tinha mecônio na vagina e nenhuma abertura anal. Que tipo de defeito congênito ela tem e qual é sua origem embriológica?

Sistema Urogenital 16

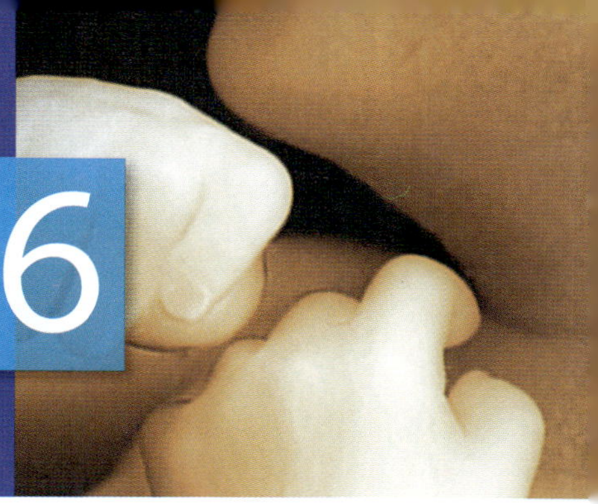

Funcionalmente, o sistema urogenital pode ser dividido em dois componentes distintos: o **sistema urinário** e o **sistema genital**. Entretanto, embriológica e anatomicamente, eles estão intimamente relacionados. Ambos se desenvolvem a partir do **mesoderma intermediário** ao longo da parede posterior da cavidade abdominal, e, inicialmente, os ductos excretórios de ambos os sistemas entram em uma cavidade comum, a cloaca.

SISTEMA URINÁRIO

Sistemas renais

Formam-se três sistemas renais que se sobrepõem levemente em uma sequência craniocaudal durante a vida intrauterina nos seres humanos: **pronefro**, **mesonefro** e **metanefro**. O primeiro desses sistemas é rudimentar e não é funcional; o segundo funciona por um intervalo curto de tempo durante o período fetal inicial; e o terceiro origina os rins permanentes.

Pronefro

No início da quarta semana, o pronefro é representado por sete a dez sólidos grupos de células na região cervical (Figuras 16.1 e 16.2). Eles se originam a partir de unidades excretórias vestigiais, os nefrótomos, que regridem antes que se formem outros mais caudais. Até o fim da quarta semana, todos os indícios do sistema pronéfrico desapareceram.

Mesonefro

O mesonefro e os ductos mesonéfricos são derivados do mesoderma intermediário oriundo da região dos segmentos torácicos superiores até os lombares superiores (L3) (Figura 16.2). No início da quarta semana durante a regressão do sistema pronéfrico, aparecem os primeiros túbulos excretores do mesonefro. Eles se alongam rapidamente, formam uma alça em feitio de "S" e envolvem o tufo de capilares que formará o **glomérulo** em sua extremidade medial (Figura 16.3A). Ao redor do glomérulo, os túbulos formam a **cápsula de Bowman**, e, em conjunto, essas estruturas constituem o **corpúsculo renal**. Lateralmente, o túbulo desemboca no ducto coletor lateral, conhecido como **ducto mesonéfrico** ou **wolffiano** (ver Figuras 16.2 e 16.3).

Na metade do segundo mês, o mesonefro forma um grande órgão ovoide de cada lado da linha média (ver Figura 16.3). Pelo fato de a gônada em desenvolvimento se encontrar em seu lado medial, a crista formada por ambos os órgãos é conhecida como **crista urogenital** (ver Figura 16.3). Enquanto os túbulos caudais ainda estão se diferenciando, os túbulos craniais e os glomérulos apresentam alterações degenerativas; no fim do segundo mês, a maioria deles desapareceu. No homem, alguns túbulos caudais e o ducto mesonéfrico persistem e participam na formação do sistema genital; nas mulheres, ao contrário, eles desaparecem.

Metanefro | O rim definitivo

O terceiro órgão urinário, o **metanefro** ou **rim permanente**, aparece na quinta semana. Suas unidades excretórias se desenvolvem a partir do **mesoderma metanéfrico** (Figura 16.4), semelhantemente à formação do sistema mesonéfrico. O desenvolvimento do sistema de ductos é diferente daquele de outros sistemas renais.

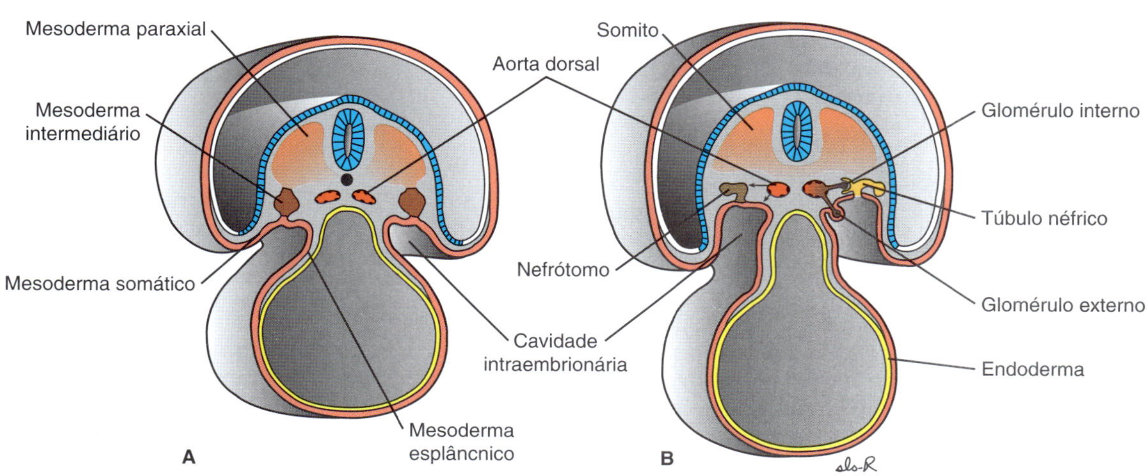

Figura 16.1 Cortes transversais através de um embrião em vários estágios do desenvolvimento, mostrando a formação dos túbulos néfricos. **A.** 21 dias. **B.** 25 dias. Repare na formação dos glomérulos externos e internos e na conexão aberta entre a cavidade intraembrionária e o túbulo néfrico.

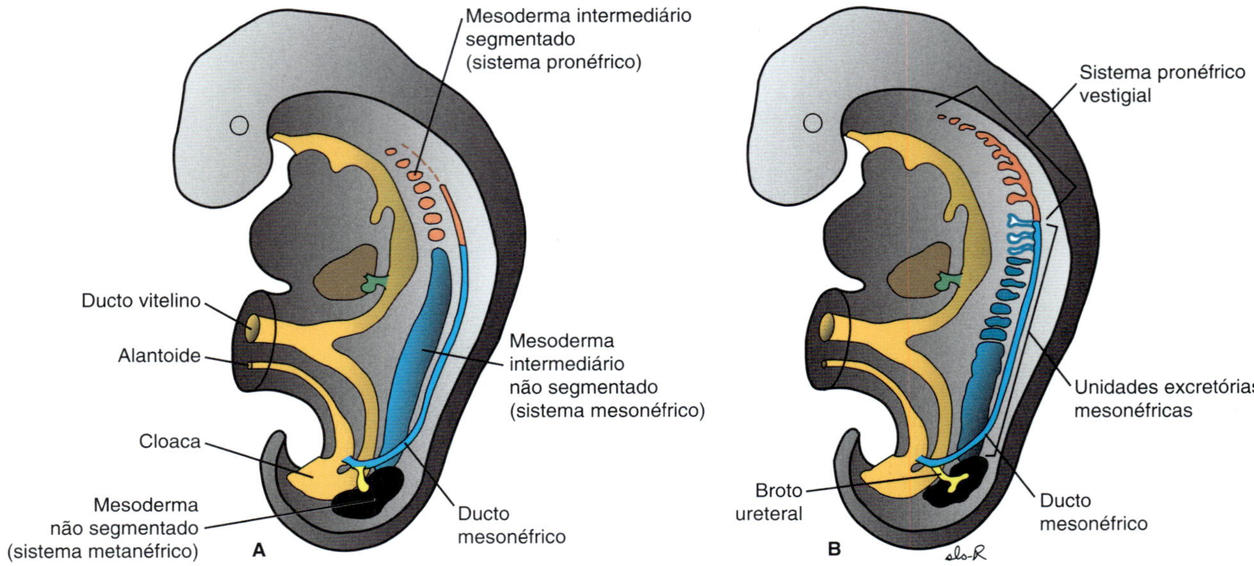

Figura 16.2 **A.** Correlação do mesoderma intermediário dos sistemas pronéfrico, mesonéfrico e metanéfrico. Nas regiões cervical e torácica superior, o mesoderma intermediário é segmentado; nas regiões torácica inferior, lombar e sacral, ele forma massa tecidual sólida, não segmentada, o cordão nefrogênico. Repare no ducto coletor longitudinal, formado inicialmente pelo pronefro e, mais tarde, pelo mesonefro (ducto mesonéfrico). **B.** Túbulos excretórios dos sistemas pronéfrico e mesonéfrico em um embrião de 5 semanas.

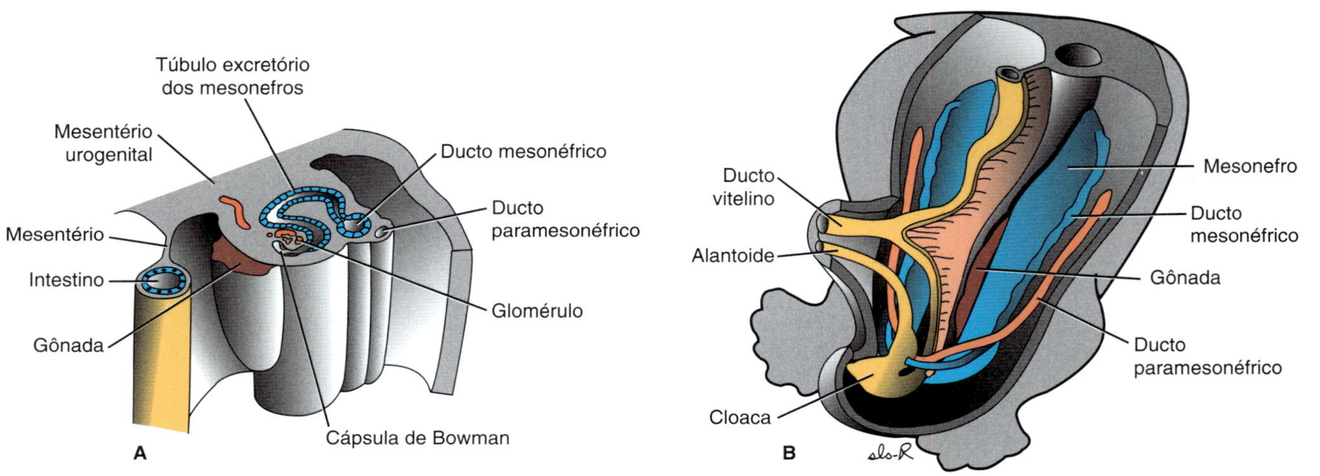

Figura 16.3 **A.** Corte transversal através da crista urogenital na região torácica inferior de um embrião de 5 semanas, mostrando a formação de um túbulo excretório do sistema mesonéfrico. Repare no aparecimento da cápsula de Bowman e da crista gonadal. O mesonefro e as gônadas estão ligados à parede abdominal posterior por um mesentério urogenital largo. **B.** Relação entre a gônada e o mesonefro. Repare no tamanho do mesonefro. O ducto mesonéfrico (ducto wolffiano) corre ao longo da face lateral do mesonefro.

Sistema coletor

Os ductos coletores dos rins permanentes se desenvolvem a partir do **broto ureteral**, um brotamento do ducto mesonéfrico próximo a sua entrada na cloaca (ver Figura 16.4). O broto penetra o tecido metanéfrico, que tem a forma de capuz na sua porção distal (ver Figura 16.4). Subsequentemente, o broto se dilata, formando a **pelve renal** primitiva, e se divide nas porções cranial e caudal, os futuros **cálices maiores** (Figura 16.5A e B).

Cada cálice forma dois novos brotos enquanto penetra o tecido metanéfrico, os quais continuam a se subdividir até que tenham formado 12 ou mais gerações de túbulos (ver Figura 16.5). Enquanto isso, na periferia, mais túbulos se formam até o fim do quinto mês. Os túbulos de segunda ordem aumentam e absorvem os de terceira e quarta gerações, formando os **cálices menores** da pelve renal. Com a progressão do desenvolvimento, os túbulos coletores da quinta geração e das gerações subsequentes se alongam consideravelmente e convergem para o cálice menor, formando a **pirâmide renal** (ver Figura 16.5D). **O broto ureteral dá origem ao ureter, à pelve renal, aos cálices maiores e menores e a aproximadamente 1 a 3 milhões de túbulos coletores**.

Sistema excretório

Cada túbulo coletor recém-formado é coberto em sua extremidade distal por um **capuz de tecido metanéfrico** (Figura 16.6A). Sob a influência indutora do túbulo, as células desse capuz formam pequenas vesículas, as **vesículas renais**, que, por sua vez, dão origem a pequenos túbulos com formato de "S" (Figura 16.6B e C). Capilares crescem na reentrância da extremidade proximal do "S" e se diferenciam em **glomérulos**.

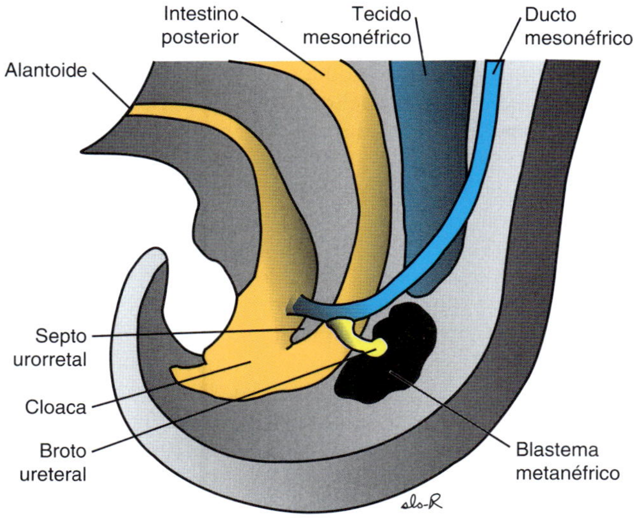

Figura 16.4 Relação entre intestino posterior e cloaca no fim da quinta semana. O broto ureteral penetra no mesoderma metanéfrico (blastema).

Esses túbulos, junto com seus glomérulos, formam os **néfrons**, ou **unidades excretórias**. A extremidade proximal de cada néfron forma a **cápsula de Bowman**, que tem um glomérulo penetrado profundamente nela (Figura 16.6C e D). A extremidade distal forma uma conexão aberta com um dos túbulos coletores, estabelecendo uma comunicação entre a cápsula de Bowman e a unidade coletora. O alongamento contínuo do túbulo excretor resulta na formação do **túbulo proximal convoluto**, da **alça de Henle** e do **túbulo convoluto distal** (Figura 16.6E e F). Assim, o rim se desenvolve a partir de duas origens: (1) mesoderma metanéfrico, que fornece as unidades excretórias; e (2) o broto ureteral, que dá origem ao sistema coletor.

Os néfrons são continuamente formados até o nascimento, quando há aproximadamente um milhão deles em cada rim. A produção de urina começa na décima segunda semana da gestação, logo após a diferenciação dos capilares glomerulares, que começam a se formar por volta da décima semana. No nascimento, os rins têm uma aparência lobulada, mas essa lobulação desaparece durante o primeiro ano de vida, como resultado do crescimento contínuo dos néfrons, embora não haja aumento de número.

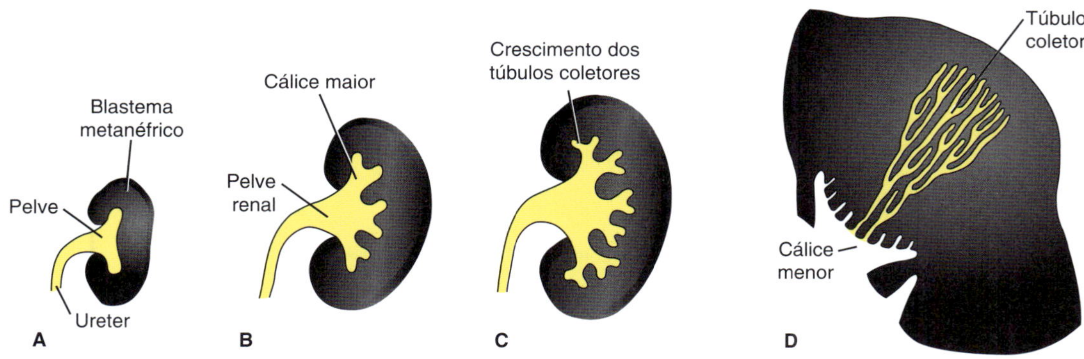

Figura 16.5 Desenvolvimento da pelve renal, dos cálices e dos túbulos coletores dos metanefros. **A.** Sexta semana. **B.** No fim da sexta semana. **C.** Sétima semana. **D.** Recém-nascido. Repare no formato piramidal dos túbulos coletores que penetram o cálice menor.

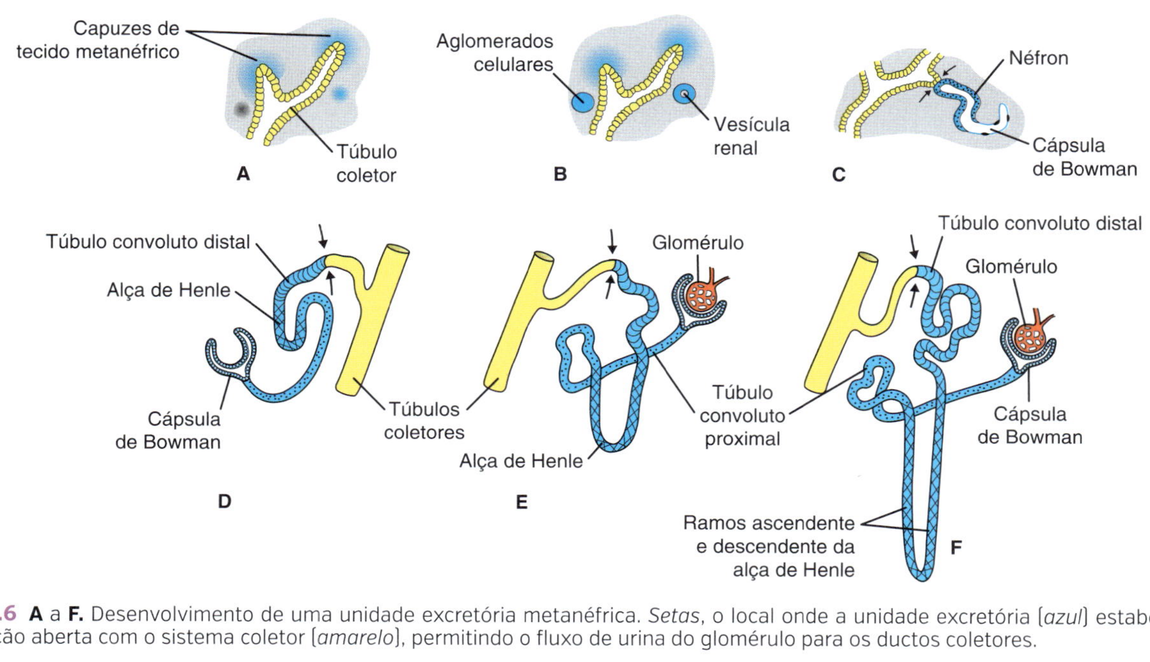

Figura 16.6 **A** a **F.** Desenvolvimento de uma unidade excretória metanéfrica. *Setas*, o local onde a unidade excretória (*azul*) estabelece uma comunicação aberta com o sistema coletor (*amarelo*), permitindo o fluxo de urina do glomérulo para os ductos coletores.

Regulação molecular do desenvolvimento renal

Do mesmo modo que na maioria dos órgãos, a diferenciação renal envolve interações epiteliomesenquimais. Nesse exemplo, o epitélio do broto ureteral do mesonefro interage com o mesênquima do blastema metanéfrico (Figura 16.7). O mesênquima expressa ***WT1***, um fator de transcrição que confere competência para esse tecido responder à indução pelo broto ureteral. *WT1* também regula a produção do **fator de crescimento neurotrófico derivado da glia (GDNF)** e do **fator de crescimento de hepatócitos (HGF)** pelo mesênquima e essas proteínas estimulam a ramificação e o crescimento dos brotos ureterais (Figura 16.7A). Os **receptores tirosinoquinase RET**, para GDNF, e **MET**, para HGF, são expressos pelo epitélio dos brotos ureterais, estabelecendo vias de sinalização entre os dois tecidos. Por sua vez, os brotos induzem o mesênquima via fator de crescimento de fibroblasto 2 (FGF2) e proteína morfogenética óssea 7 (BMP7) (Figura 16.7A). Esses fatores de crescimento inibem processos de morte por apoptose e estimulam a proliferação das células do mesênquima metanéfrico, além de manter a produção de *WT1*. A conversão do mesênquima em um epitélio para a formação dos néfrons também é mediada pelos brotos ureterais por intermédio da expressão de ***WNT9B*** e de ***WNT6***, que aumentam a expressão de ***PAX2*** e de ***WNT4*** no mesênquima metanéfrico. *PAX2* promove a condensação preparatória do mesênquima para a formação do túbulo, enquanto *WNT4* faz com que o mesênquima condensado forme o epitélio e dê origem aos túbulos (Figura 16.7B). Por causa dessas interações, também ocorrem modificações na matriz extracelular. Assim, **fibronectina**, **colágeno I** e **colágeno III** são substituídos por **laminina** e por **colágeno do tipo IV**, característicos de lâmina basal epitelial (Figura 16.7B). Além disso, também são sintetizadas as moléculas de adesão celular **sindecana** e **caderina-E**, essenciais para a condensação do mesênquima em epitélio.

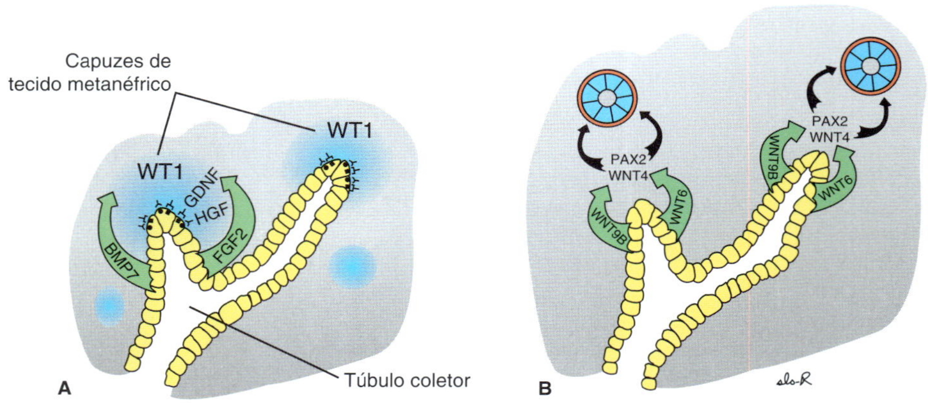

Figura 16.7 Genes envolvidos com a diferenciação renal. **A.** *WT1*, expresso pelo mesênquima, permite que esse tecido responda à indução pelo broto ureteral. O fator neurotrófico derivado da glia (GDNF) e o fator de crescimento do hepatócito (HGF), também produzidos pelo mesênquima, interagem por intermédio de seus receptores, respectivamente, RET e MET, no epitélio do broto ureteral para estimular o crescimento do broto e manter as interações. Os fatores de crescimento do fibroblasto do tipo 2 (FGF2) e da proteína morfogenética óssea do tipo 7 (*BMP7*) estimulam a proliferação do mesênquima e mantêm a expressão de *WT1*. **B.** WNT9B e WNT6 secretados pelos ramos do broto ureteral promovem a regulação de *PAX2* e de *WNT4* no mesênquima circunjacente. Esses genes, por sua vez, fazem com que o mesênquima se transforme em epitélio (*PAX2*) e forme túbulos (*WNT4*). Também ocorrem alterações na matriz extracelular, de modo que laminina e colágeno IV formam uma membrana basal (*laranja*) para as células epiteliais.

Correlações clínicas

Tumores e defeitos renais

O **tumor de Wilms** é um câncer renal que, em geral, afeta crianças com até cinco anos de idade, mas também pode ocorrer no feto. O tumor de Wilms é decorrente de mutações no gene *WT1* no 11p13 e pode estar associado a outras anomalias e síndromes. Por exemplo, a **síndrome WAGR** é caracterizada por tumor de **W**ilms, **a**niridia, **g**onadoblastomas e **r**etardo mental. O conjunto de defeitos é devido a uma microdeleção no cromossomo 11, que inclui tanto o gene *PAX6* (aniridia) quanto *WT1*, que estão separados por apenas 700 pb. A **síndrome Denys-Drash** consiste em insuficiência renal, genitália ambígua e tumor de Wilms.

Displasias e **agenesias renais** são um espectro de malformações graves; são as principais causas de doença exigindo diálise e transplante nos primeiros anos de vida. O **rim displásico multicístico** é um exemplo desse grupo de anomalias, em que numerosos ductos estão cercados por células indiferenciadas. Os néfrons não conseguem se desenvolver e o broto ureteral não se ramifica, de modo que os ductos coletores nunca se formam. Em alguns casos, esses defeitos causam involução dos rins e **agenesia renal**. A agenesia renal também pode ocorrer se a interação do mesoderma metanéfrico com o broto ureteral não ocorrer. Normalmente, durante a interação, o **GDNF** produzido pelo mesoderma metanéfrico origina a ramificação e o crescimento do broto ureteral. Dessa forma, mutações nos genes que regulam a expressão da sinalização de *GDNF* podem causar agenesia renal. Exemplos incluem gene *SALL1*, responsável pela síndrome de Townes-Brock; *PAX2*, que causa a síndrome de coloboma renal; e *EYA1*, que resulta na síndrome brânquio-otorrenal. A agenesia renal bilateral, que ocorre em 1/10.000 nascimentos, resulta em insuficiência renal. O recém-nascido apresenta a **sequência de Potter**, caracterizada por anúria, oligoidrâmnio (diminuição do volume de líquido amniótico) e hipoplasia pulmonar secundária ao oligoidrâmnio. Em 85% dos casos, outros defeitos graves, incluindo ausência ou anomalias da vagina e do útero, do ducto deferente e das vesículas seminais, acompanham essa condição. Os defeitos comuns associados em outros sistemas incluem anomalias cardíacas, atresias traqueal e duodenal, fendas labial e palatina e anomalias cerebrais. Por causa do oligoidrâmnio, a cavidade uterina é comprimida, resultando em uma aparência fetal característica, com achatamento facial (fácies de Potter) e pés tortos.

Na **doença renal policística congênita** (Figura 16.8) se formam numerosos cistos. Ela pode ser herdada como um distúrbio autossômico recessivo ou dominante, ou pode ser causada por outros fatores. A **doença renal policística autossômica recessiva (DRPAR)**, que ocorre em 1/5.000 nascimentos, é um distúrbio progressivo em que se formam cistos nos ductos coletores. Os rins se tornam muito grandes e ocorre insuficiência renal no primeiro ano de vida ou na infância. Na **doença renal policística autossômica dominante (DRPAD)**, os cistos se formam a partir de todos os segmentos dos néfrons e, em geral, não causam insuficiência renal até a vida adulta. A doença autossômica dominante é a mais comum (1/500 a 1/1.000 nascimentos), mas é menos progressiva do que a doença autossômica recessiva. Ambos os tipos estão ligados a mutações em genes que codificam proteínas localizadas nos cílios e que são importantes para a função ciliar. Essas anomalias pertencem a um grupo crescente de doenças chamadas de **ciliopatias**, que são decorrentes de mutações em proteínas relacionadas com os cílios. Esses distúrbios incluem a **síndrome de Bardet-Biedal**, caracterizada por cistos renais, obesidade, retardo mental e defeitos nos membros; e a **síndrome de Meckel Gruber**, caracterizada por cistos renais, hidrocefalia, microftalmia, fenda palatina, ausência de trato olfatório e polidactilia. Uma vez que cílios existem em diversos tipos celulares e na maioria dos tecidos, muitos sistemas orgânicos podem ser afetados pelas anomalias na estrutura e função ciliares.

A duplicação do ureter resulta de divisão precoce do broto ureteral (Figura 16.9). A divisão pode ser parcial ou completa, e o tecido metanéfrico pode ser dividido em duas partes, cada uma com sua própria pelve renal e ureter. Entretanto, mais frequentemente, as duas partes compartilham alguns lobos como resultado do entrelaçamento dos túbulos coletores. Em casos raros, um ureter se abre na bexiga, e o outro é ectópico, penetrando na vagina, na uretra ou no vestíbulo (Figura 16.9C). Essa anomalia é resultado do desenvolvimento de dois brotos ureterais. Um dos brotos, em geral, tem posicionamento normal, enquanto o broto anormal se move para baixo, junto com o ducto mesonéfrico. Assim, tem uma entrada baixa, anormal, na bexiga, na uretra, na vagina ou na região epididimal.

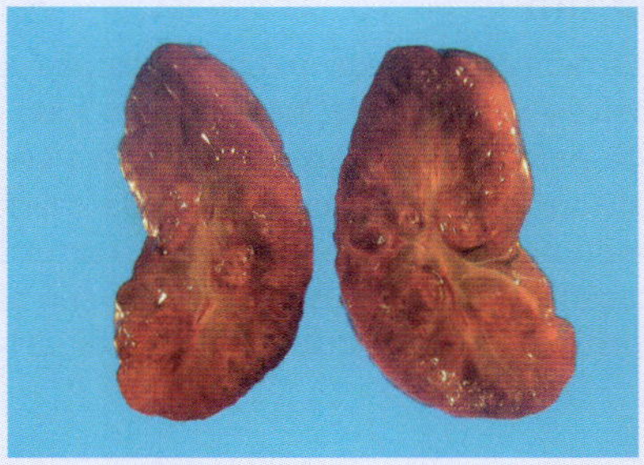

Figura 16.8 Visão superficial de um rim fetal com cistos múltiplos característicos da doença renal policística.

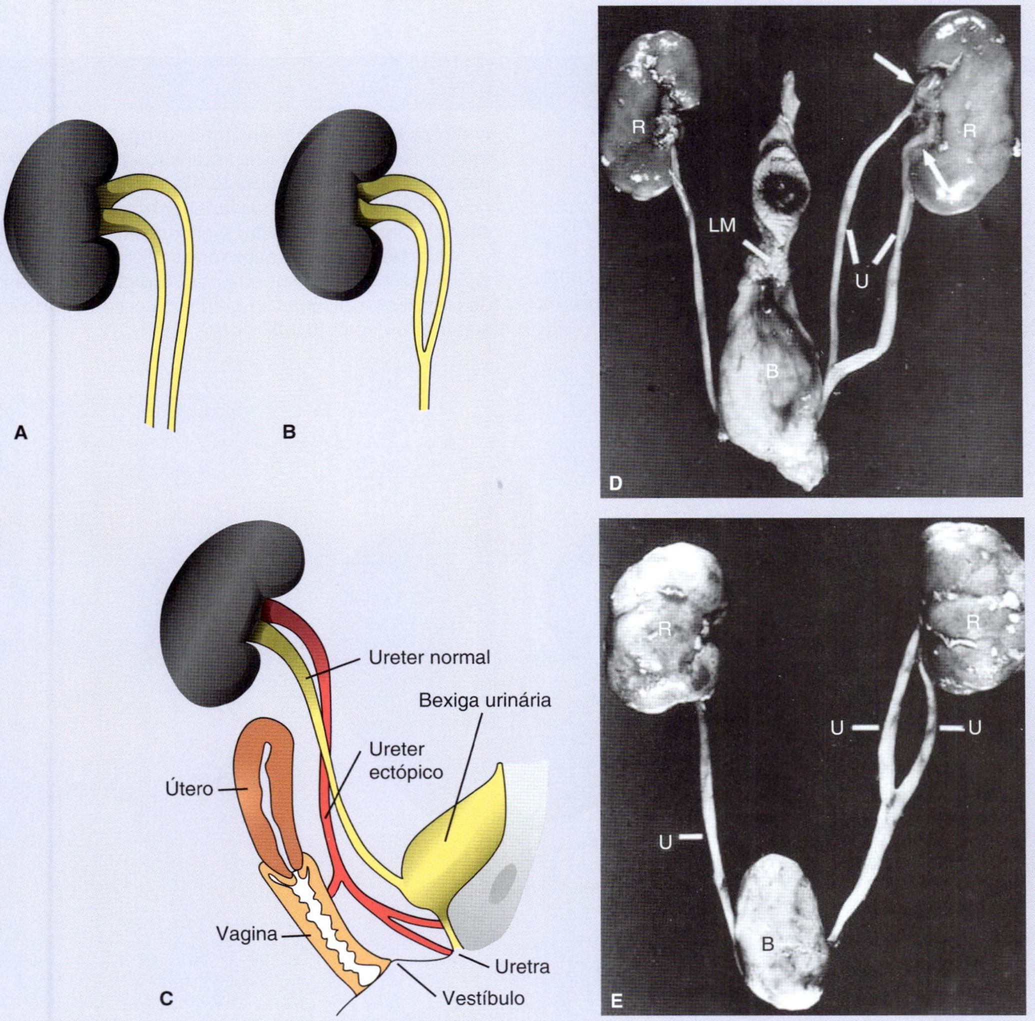

Figura 16.9 **A** e **B.** Ureter (*U*) duplo completo e duplo parcial. **C.** Possíveis locais de aberturas ureterais ectópicas na vagina, na uretra e no vestíbulo. **D** e **E.** Fotomicrografias de duplicações completas e parciais dos ureteres. *Setas*, hilo duplicado; *B*, bexiga; *R*, rins; *LM*, ligamento umbilical médio.

Posição do rim

O rim, inicialmente na região pélvica, desloca-se mais tarde para uma posição mais cranial no abdome. Essa **ascensão do rim** é causada pela diminuição na curvatura corporal e pelo crescimento do corpo nas regiões lombar e sacral (Figura 16.10). Na pelve, o metanefro recebe sua irrigação arterial a partir de uma ramificação pélvica da aorta. Durante sua ascensão para o nível abdominal, são vascularizados por artérias que se originam na aorta em níveis continuamente mais altos. Os vasos mais baixos em geral degeneram, mas alguns podem permanecer.

Função renal

O rim definitivo formado a partir dos metanefros se torna funcional por volta da décima segunda semana. A urina é depositada na cavidade amniótica e se mistura ao líquido amniótico

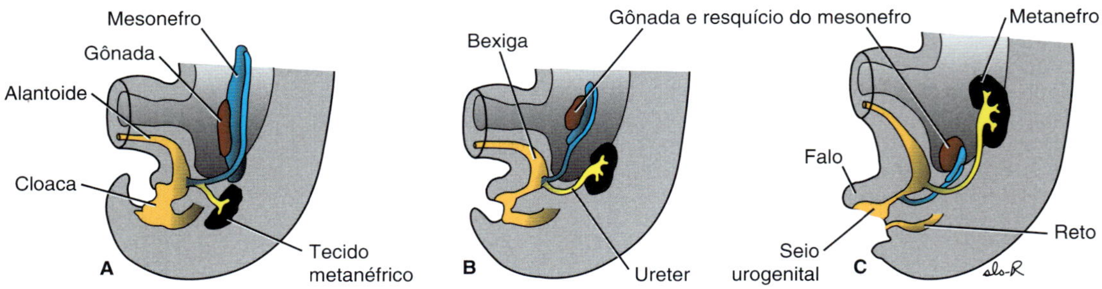

Figura 16.10 **A** a **C.** Ascensão dos rins. Repare na mudança de posição entre os sistemas mesonéfrico e metanéfrico. O sistema mesonéfrico degenera quase completamente, e apenas alguns remanescentes persistem em contato próximo com a gônada. Tanto no embrião masculino quanto no feminino, as gônadas descem de seus níveis originais para uma posição muito mais baixa.

Correlações clínicas

Localização anormal dos rins

Durante sua ascensão, os rins passam através da forquilha arterial formada pelas artérias umbilicais, mas, ocasionalmente, um deles não consegue fazê-lo. Quando permanece na pelve, próximo à artéria ilíaca comum, é conhecido como **rim pélvico** (Figura 16.11A). Algumas vezes, os rins se aproximam tanto um do outro durante sua passagem através da forquilha arterial que seus polos inferiores se fundem, formando um rim em ferradura (Figura 16.11B e C). O rim em ferradura, em geral, encontra-se no nível das vértebras lombares inferiores, uma vez que sua ascensão é prevenida pela raiz da artéria mesentérica inferior (Figura 16.11B). Os ureteres se formam na superfície anterior do rim e passam ventralmente ao istmo, no sentido caudal. O rim em ferradura é encontrado em 1/600 pessoas.

As **artérias renais acessórias** são comuns; elas são derivadas da persistência de vasos embrionários que se formaram na ascensão dos rins. Essas artérias surgem, em geral, da aorta e entram no polo superior ou no polo inferior dos rins.

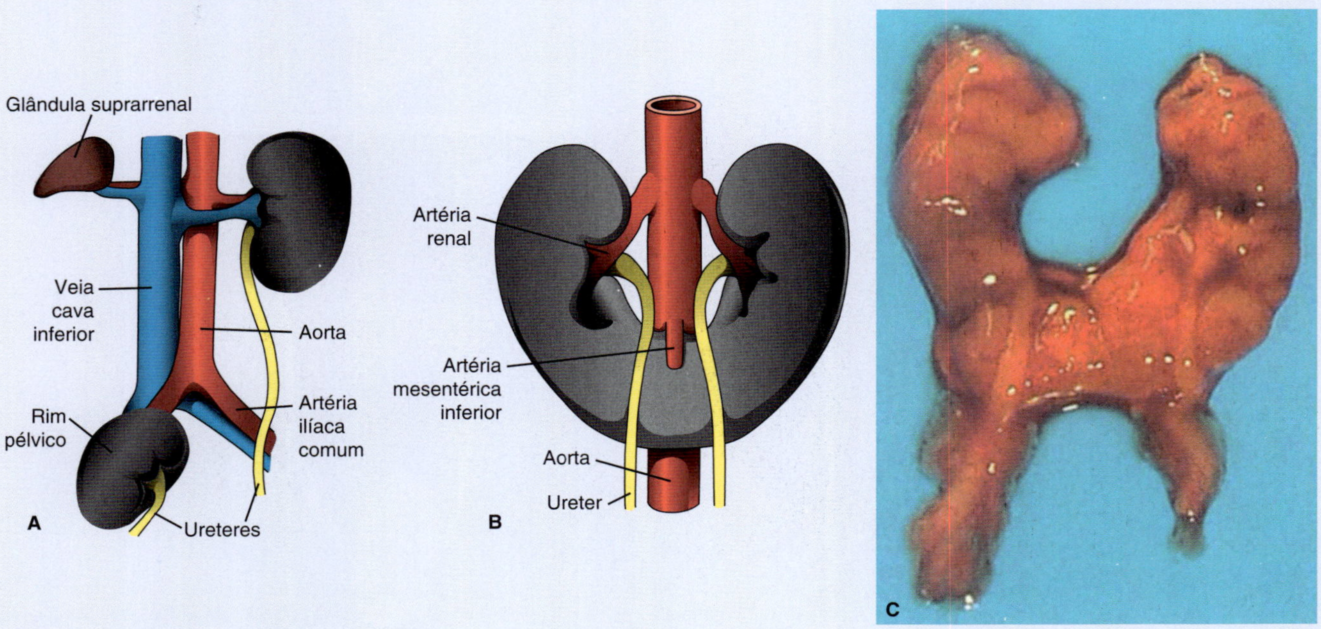

Figura 16.11 **A.** Rim pélvico unilateral apresentando a posição da glândula suprarrenal no lado afetado. **B** e **C.** Ilustração e fotomicrografia, respectivamente, de rins em ferradura, mostrando a posição da artéria mesentérica inferior.

que é engolido pelo feto e reciclado pelos rins. Durante a vida fetal, os rins não são responsáveis pela excreção de escórias metabólicas, uma vez que a placenta realiza essa função.

Bexiga e uretra

Entre a quarta e a sétima semanas do desenvolvimento, a **cloaca** se divide em **seio urogenital** anteriormente e em **canal anal** posteriormente (Figura 16.12) (ver Capítulo 15). O **septo urorretal** é uma camada de mesoderma entre o canal anal primitivo e o seio urogenital. A ponta do septo formará o **corpo perineal, um local de inserção de vários músculos perineais** (Figura 16.12C). Podem ser distinguidas três porções do seio urogenital: a porção superior e maior é a **bexiga urinária** (Figura 16.13A). Inicialmente, a bexiga é contínua ao alantoide, mas, quando o lúmen do alantoide é obliterado, permanece um cordão fibroso espesso, o **úraco** (Figura 16.13B), que conecta o ápice da bexiga ao umbigo (Figura 16.13B). No adulto, ele forma o **ligamento umbilical médio**. A próxima parte é um canal relativamente estreito, a **porção pélvica do seio urogenital**, que, no homem, dá origem às porções **prostática** e **membranosa** da **uretra**. A última parte é a **porção fálica** do seio urogenital. Ela é achatada de um lado ao outro e, conforme o tubérculo genital cresce, essa parte do seio é tracionada ventralmente (Figura 16.13A). (O desenvolvimento da porção fálica do seio urogenital difere enormemente entre os dois sexos.)

Durante a diferenciação da cloaca, as porções caudais dos ductos mesonéfricos são absorvidas pela parede da bexiga urinária (Figura 16.14). Consequentemente, os ureteres, que inicialmente brotaram dos ductos mesonéfricos, penetram separadamente na bexiga (Figura 16.14B). Como resultado da ascensão dos rins, os óstios dos ureteres se movem para uma posição mais afastada cranialmente; já aqueles dos ductos mesonéfricos se movem juntos para penetrar na uretra

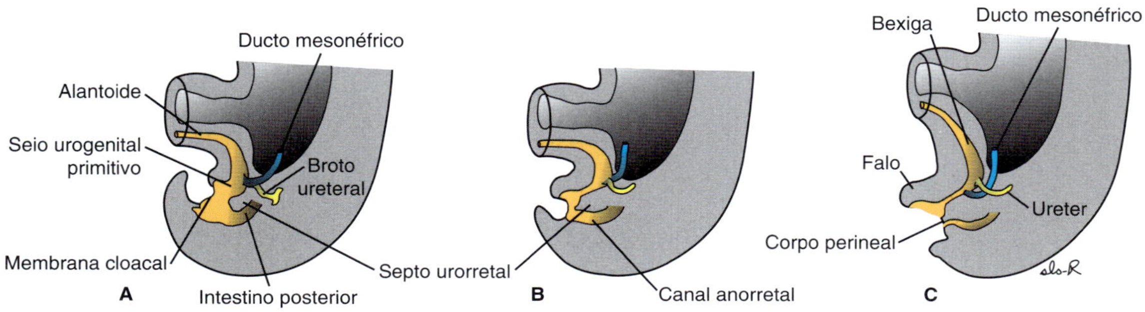

Figura 16.12 Divisões da cloaca em seio urogenital e canal anorretal. O ducto mesonéfrico é absorvido gradualmente na parede do seio urogenital; os ureteres entram separadamente. **A.** No fim da quinta semana. **B.** Sétima semana. **C.** Oitava semana.

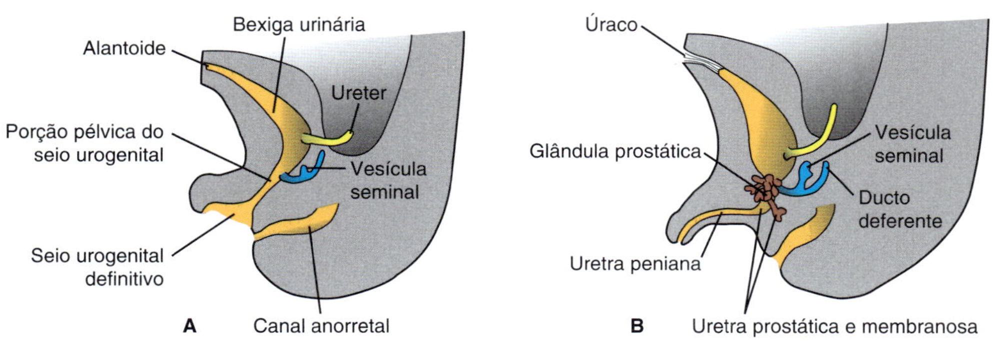

Figura 16.13 **A.** Desenvolvimento do seio urogenital em bexiga urinária e seio urogenital definitivo. **B.** No homem, o seio urogenital definitivo se desenvolve na uretra peniana. A próstata é formada por brotos da uretra, e as vesículas seminais são formadas por brotamentos dos ductos deferentes.

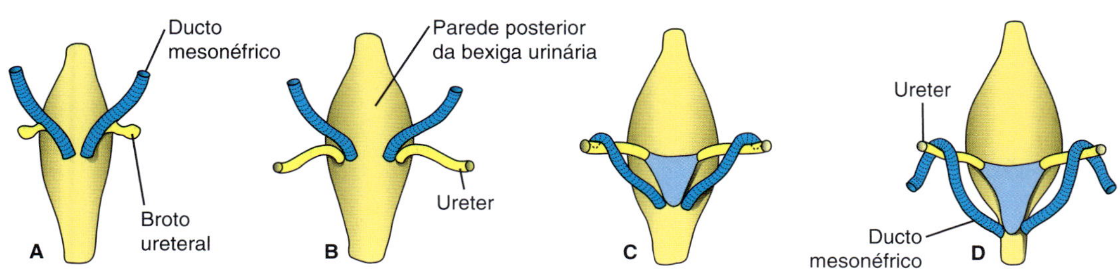

Figura 16.14 Vistas dorsais da bexiga mostrando a relação entre os ureteres e os ductos mesonéfricos durante o desenvolvimento. Inicialmente, os ureteres são formados por uma excrescência do ducto mesonéfrico (**A**), mas, com o tempo, eles adotam uma entrada separada na bexiga urinária (**B** a **D**). Repare no trígono vesical, formado pela incorporação dos ductos (**C** e **D**).

prostática e, no homem, se tornar os **ductos ejaculatórios** (Figura 16.14C e D). Uma vez que tanto os ductos mesonéfricos quanto os ureteres se originam no mesoderma, a mucosa da bexiga formada pela incorporação dos ductos (o **trígono** vesical) também é mesodérmica. Com o tempo, o revestimento mesodérmico do trígono é substituído por epitélio endodérmico, de modo que, finalmente, o interior da bexiga é completamente revestido pelo epitélio endodérmico.

O epitélio da uretra de ambos os sexos é originado no endoderma; os tecidos conjuntivo e muscular liso circunjacentes são derivados do mesoderma visceral. No fim do terceiro mês, o epitélio da uretra prostática começa a proliferar e forma vários brotamentos que penetram o mesênquima circunjacente. No homem, esses brotos formam a **próstata** (ver Figura 16.13B). Na mulher, a porção cranial da uretra dá origem às **glândulas uretrais** e **parauretrais**.

Correlações clínicas

Defeitos na bexiga

Quando o lúmen da porção intraembrionária do alantoide persiste, uma **fístula uracal** faz com que a urina drene a partir do umbigo (Figura 16.15A). Se apenas uma área local do alantoide persistir, a atividade secretória do seu revestimento resultará em uma dilatação cística, um **cisto uracal** (Figura 16.15B). Quando o lúmen na porção superior persiste, ele forma o **seio uracal**. Este seio, em geral, é contínuo com a bexiga urinária (Figura 16.15C).

Extrofia da bexiga (Figura 16.16A) é um defeito da parede corporal ventral em que a mucosa da bexiga é exposta. Epispadia é uma característica constante (Figura 16.16A), e o sistema urinário aberto se estende ao longo da região dorsal do pênis, através da bexiga e até o umbigo. A extrofia da bexiga é provavelmente decorrente de falhas no dobramento e na fusão mediana das pregas da parede corporal lateral na região pélvica (ver Capítulo 7). Essa anomalia é rara, ocorrendo em 2/10.000 nascidos vivos.

A **extrofia da cloaca** (ver Figura 16.16B) é um defeito mais grave da parede corporal ventral, em que a progressão e o fechamento das pregas da parede corporal lateral são interrompidos em maior grau do que o observado na extrofia da bexiga (ver Capítulo 7). Além do defeito de fechamento, o desenvolvimento normal do septo urorretal é alterado, de modo que ocorrem malformações no canal anal e ânus imperfurado (ver Capítulo 15). Adicionalmente, uma vez que as pregas corporais não se fundem, as protuberâncias genitais estão muito afastadas, resultando em defeitos na genitália externa (Figura 16.16B). A ocorrência do defeito é rara (1/30.000).

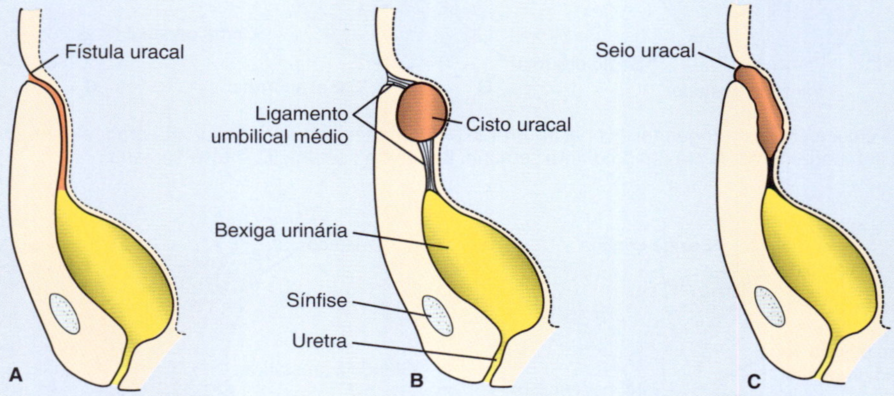

Figura 16.15 **A.** Fístula uracal. **B.** Cisto uracal. **C.** Seio uracal. O seio pode estar ou não em comunicação aberta com a bexiga urinária.

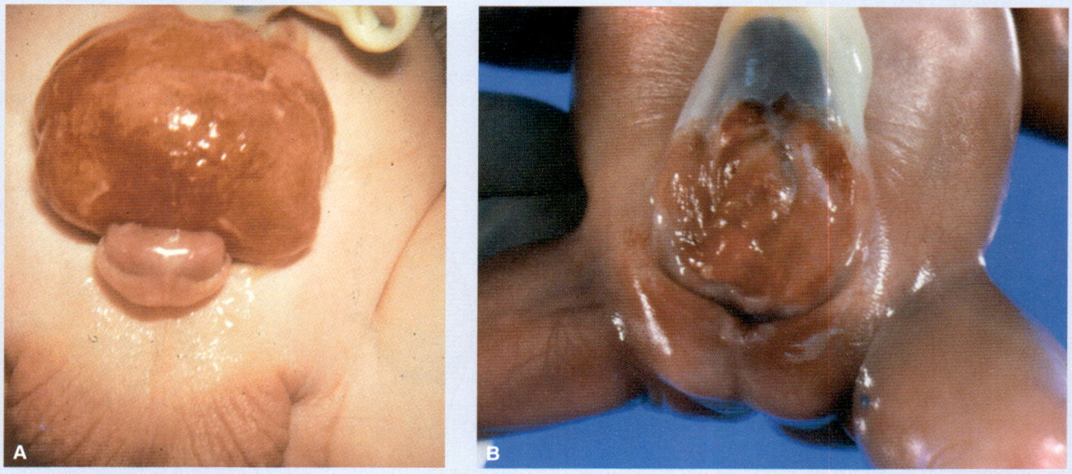

Figura 16.16 **A.** Extrofia da bexiga. **B.** Extrofia cloacal em um recém-nascido.

■ SISTEMA GENITAL

A diferenciação sexual é um processo complexo que envolve muitos genes, incluindo alguns autossômicos. A chave para o dimorfismo sexual é o cromossomo Y, que contém o gene determinante de testículos chamado ***SRY* (região determinante do sexo no Y)** em seu braço curto (Yp11). O produto proteico desse gene é um fator de transcrição que inicia uma cascata de genes que determinam o destino dos órgãos sexuais rudimentares. A proteína SRY é o **fator determinante do testículo**; sob sua influência, ocorre o desenvolvimento masculino; em sua ausência, se estabelece o desenvolvimento feminino.

Gônadas

Embora o sexo do embrião seja determinado geneticamente no momento da fertilização, as gônadas não adquirem características morfológicas masculinas ou femininas até a sétima semana do desenvolvimento.

As gônadas aparecem inicialmente como um par de cristas, as **cristas genitais** ou **gonadais** (Figura 16.17). Elas são formadas por proliferação do epitélio celomático e condensação do mesênquima subjacente. As **células germinativas** não aparecem nas cristas genitais até a sexta semana do desenvolvimento.

As **células germinativas primordiais** se originam no epiblasto, migram através da linha primitiva e, por volta da terceira semana, residem entre as células endodérmicas na parede da vesícula vitelínica, próximo ao alantoide (Figura 16.18A). Durante a quarta semana, elas migram por meio de movimento ameboide ao longo do mesentério dorsal do intestino posterior (Figura 16.18), chegando às gônadas primitivas no início da quinta semana e invadindo as cristas genitais na sexta semana. Se elas não conseguem alcançar as cristas, as gônadas não se desenvolvem. Assim, as células germinativas primordiais têm uma influência indutora sobre o desenvolvimento das gônadas em ovários ou testículos.

Um pouco antes e durante a chegada das células germinativas primordiais, o epitélio do sulco genital prolifera e as células epiteliais penetram o mesênquima subjacente. Ali, elas formam vários cordões de formato irregular, os **cordões sexuais primitivos** (Figura 16.19). Tanto no embrião masculino quanto no feminino, esses cordões estão conectados ao epitélio superficial; a diferenciação entre gônada feminina e masculina é impossível neste momento, de modo que as gônadas são chamadas de **indiferenciadas**.

Testículos

Se o embrião for geneticamente masculino, as células germinativas primordiais carreiam um complexo cromossômico sexual XY. Sob a influência do gene *SRY* no cromossomo Y, que codifica o fator determinante do testículo, os cordões sexuais primitivos continuam a proliferar e a penetrar fundo na medula, formando os **testículos** ou **cordões medulares**

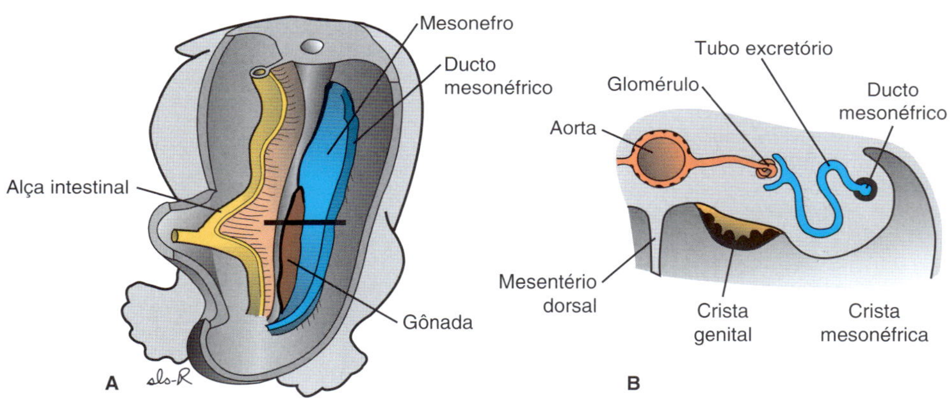

Figura 16.17 **A.** Relação entre a crista genital ou gonadal e o mesonefro, mostrando a localização do ducto mesonéfrico. **B.** Corte transversal através do mesonefro e da crista genital no nível indicado em **A**.

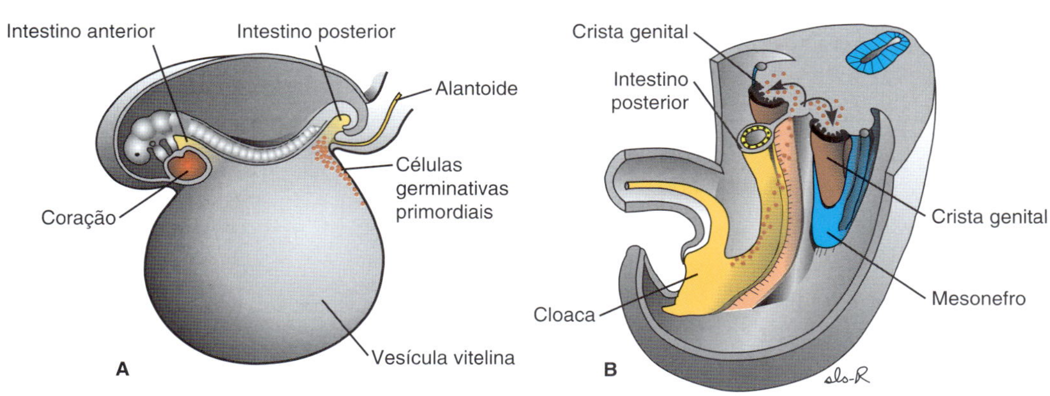

Figura 16.18 **A.** Embrião de 3 semanas mostrando células germinativas primordiais na parede da vesícula vitelínica, próximo à ligação com o alantoide. **B.** Via de migração das células germinativas primordiais ao longo da parede do intestino posterior e do mesentério dorsal até a crista genital.

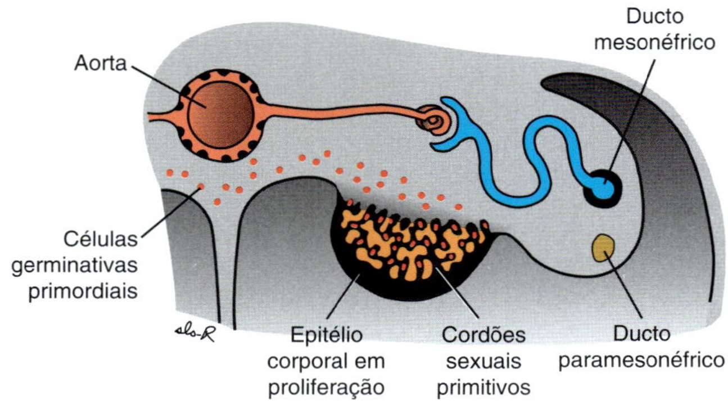

Figura 16.19 Corte transversal através da região lombar de um embrião de 6 semanas mostrando a gônada indiferenciada com os cordões sexuais primitivos. Algumas das células germinativas primordiais estão cercadas por células dos cordões sexuais primitivos.

(Figura 16.20 A e 16.21). Na direção do hilo da glândula, os cordões se fragmentam em uma rede de pequenos fios celulares que, mais tarde, dão origem aos túbulos da **rede testicular** (Figura 16.20A e B). Com a continuação do desenvolvimento, uma camada densa de tecido conjuntivo fibroso, a **túnica albugínea**, separa os cordões testiculares do epitélio superficial (ver Figura 16.20).

No quarto mês, os cordões testiculares adquirem um formato de ferradura, e suas extremidades são contínuas com aquelas da rede testicular (ver Figura 16.20B). Os cordões testiculares agora são compostos por células germinativas primitivas e por **células de sustentação denominadas células de Sertoli**, derivadas do epitélio superficial da glândula.

As **células intersticiais de Leydig**, derivadas do mesênquima original do sulco gonadal, encontram-se entre os cordões testiculares. Elas começam a se desenvolver um pouco depois do início da diferenciação desses cordões. Na oitava semana de gestação, as células de Leydig começam a produção de **testosterona**, influenciando a diferenciação sexual dos ductos genitais e da genitália externa.

Os cordões testiculares permanecem sólidos até a puberdade, quando adquirem um lúmen, formando, assim, os **túbulos seminíferos**. Uma vez que os túbulos seminíferos são canalizados, eles se juntam aos túbulos da rede testicular, que, por sua vez, entram em contato com os **dúctulos eferentes**. Esses dúctulos eferentes são as porções remanescentes dos túbulos excretórios do sistema mesonéfrico. Eles conectam a rede testicular ao ducto mesonéfrico, ou wolffiano, que se torna o **ducto deferente** (ver Figura 16.20B).

Ovário

Em embriões femininos com um complemento cromossômico sexual XX e nenhum cromossomo Y, os cordões sexuais primitivos se dissociam em conjuntos celulares irregulares (Figura 16.22A; ver Figura 16.21). Esses conjuntos, que contêm grupos de células germinativas primitivas, ocupam a porção medular do ovário. Mais tarde, eles desaparecem e são substituídos por um estroma vascular que forma a **medula ovariana** (Figura 16.22).

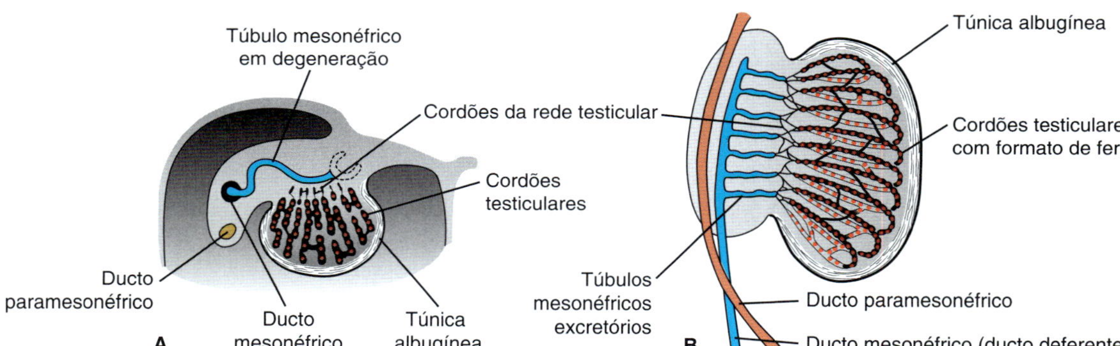

Figura 16.20 **A.** Corte transversal através do testículo na oitava semana, mostrando a túnica albugínea, os cordões testiculares, a rede testicular e as células germinativas primordiais. O glomérulo e a cápsula de Bowman do túbulo mesonéfrico excretório estão degenerando. **B.** Testículos e ducto genital no quarto mês. Os cordões testiculares com formato de ferradura são contínuos com os cordões da rede testicular. Repare nos dúctulos eferentes (túbulos mesonéfricos excretórios), que entram no ducto mesonéfrico.

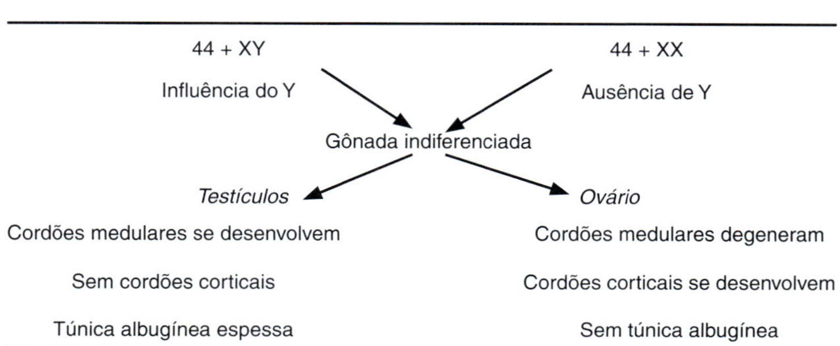

Figura 16.21 Influência das células germinativas primordiais na gônada indiferenciada.

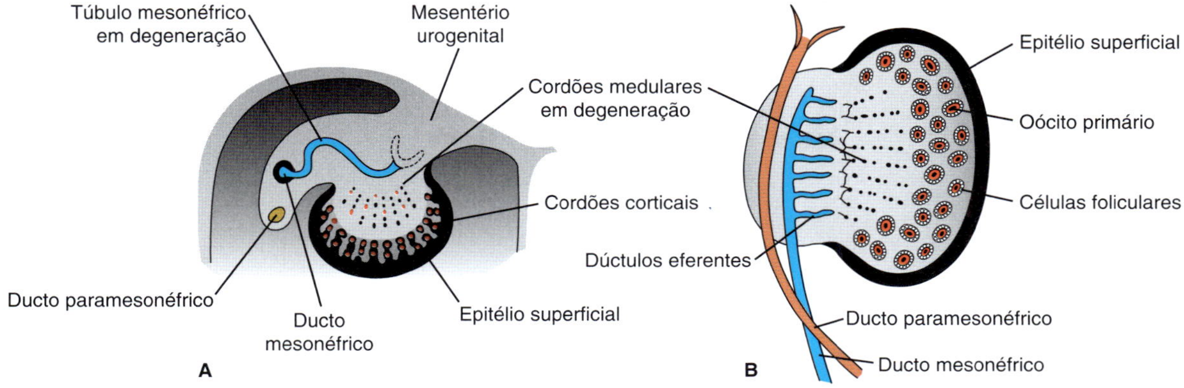

Figura 16.22 **A.** Corte transversal do ovário na sétima semana mostrando a degeneração dos cordões sexuais primitivos (medulares) e a formação dos cordões corticais. **B.** Ovário e ductos genitais no quinto mês. Repare na degeneração dos cordões medulares. Os túbulos excretórios mesonéfricos (dúctulos eferentes) não se comunicam com a rede. A zona cortical do ovário contém grupos de oogônias cercadas por células foliculares.

O epitélio superficial da gônada feminina, ao contrário do que ocorre no homem, continua a proliferar. Na sétima semana, ele dá origem à segunda geração de cordões, os **cordões corticais**, que penetram no mesênquima subjacente, mas permanecem próximo à superfície (ver Figura 16.22A). No terceiro mês, esses cordões se dividem em grupos celulares isolados. As células desses grupos continuam a proliferar e cercam cada oogônia com uma camada de células epiteliais chamadas de **células foliculares**. Juntas, a oogônia e as células foliculares constituem o **folículo primordial** (ver Figura 16.22B e Capítulo 2).

Assim, pode-se dizer que o sexo genético de um embrião é determinado no momento da fertilização, dependendo de o espermatozoide carrear um cromossomo X ou Y. Em embriões com uma configuração cromossômica sexual XX, os cordões medulares das gônadas regridem e se desenvolve uma segunda geração de cordões corticais (ver Figuras 16.21 e 16.22). Em embriões com um complexo cromossômico sexual XY, os cordões medulares se desenvolvem em cordões testiculares e não se formam cordões corticais secundários (ver Figuras 16.20 e 16.21).

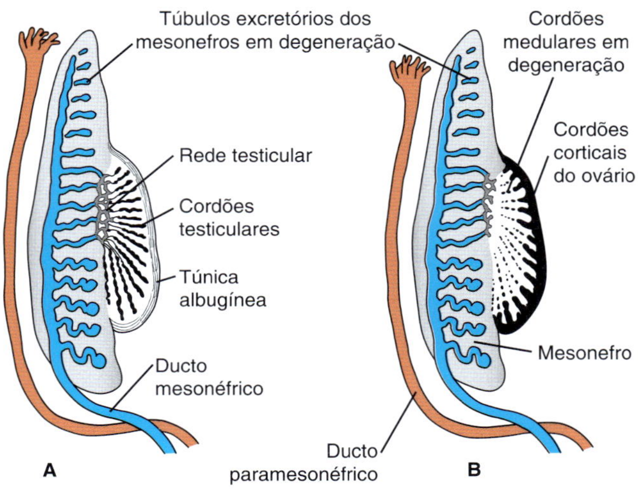

Figura 16.23 Ductos genitais na sexta semana no homem (**A**) e na mulher (**B**). Os ductos mesonéfrico e paramesonéfrico estão presentes em ambos. Repare nos túbulos excretórios do mesonefro e em sua relação com a gônada em desenvolvimento em ambos os sexos.

Ductos genitais

Estágio indiferenciado

Inicialmente, tanto os embriões masculinos quanto os femininos têm dois pares de ductos genitais: os **ductos mesonéfricos (wolffianos)** e os **ductos paramesonéfricos (müllerianos)**. O ducto paramesonéfrico surge como uma invaginação longitudinal do epitélio na superfície anterolateral do sulco urogenital (Figura 16.23). Cranialmente, o ducto se abre na cavidade abdominal com uma estrutura com formato de funil. Na região caudal, primeiro ele passa lateralmente ao ducto mesonéfrico e, então, o atravessa ventralmente para crescer caudomedialmente (Figura 16.23). Na linha média, ele se encontra em contato íntimo com o ducto paramesonéfrico do lado oposto. A ponta caudal dos ductos combinados se projeta na parede posterior do **seio urogenital**, onde causa uma pequena protuberância, o **tubérculo do seio** (Figura 16.24A). Os ductos mesonéfricos se abrem no seio urogenital em cada lado do tubérculo do seio.

Ductos genitais no homem

Os ductos genitais no homem são estimulados a se desenvolver pela testosterona e são derivados do sistema renal mesonéfrico (Figura 16.25). Alguns dos túbulos excretórios originais, os **túbulos epigenitais**, estabelecem contato com os cordões da rede testicular e formam os **dúctulos eferentes** dos testículos (Figura 16.26). Os túbulos excretórios ao longo do polo caudal dos testículos, os **túbulos paragenitais**, não se juntam aos cordões da rede testicular (Figura 16.26). Seus vestígios são chamados coletivamente de **paradídimo**.

Exceto por sua porção mais cranial, o **apêndice epididimal**, os ductos mesonéfricos persistem e formam os **ductos genitais** principais (ver Figura 16.26). Imediatamente abaixo da entrada dos dúctulos eferentes, os ductos mesonéfricos se alongam e se tornam altamente convolutos, formando o **epidídimo** (**ducto epididimal**). Da cauda do epidídimo até a protuberância da **vesícula seminal**, os ductos mesonéfricos obtêm um revestimento muscular espesso e formam o **ducto deferente**. A região do ducto além das vesículas seminais é o **ducto ejaculatório**. Sob a influência do hormônio antimülleriano (**AMH**; também chamado de **substância inibidora mülleriana [MIS]**) produzido pelas **células de Sertoli**, os ductos paramesonéfricos no homem degeneram, exceto por uma pequena porção em suas extremidades craniais, o **apêndice testicular** (ver Figuras 16.25 e 16.26B).

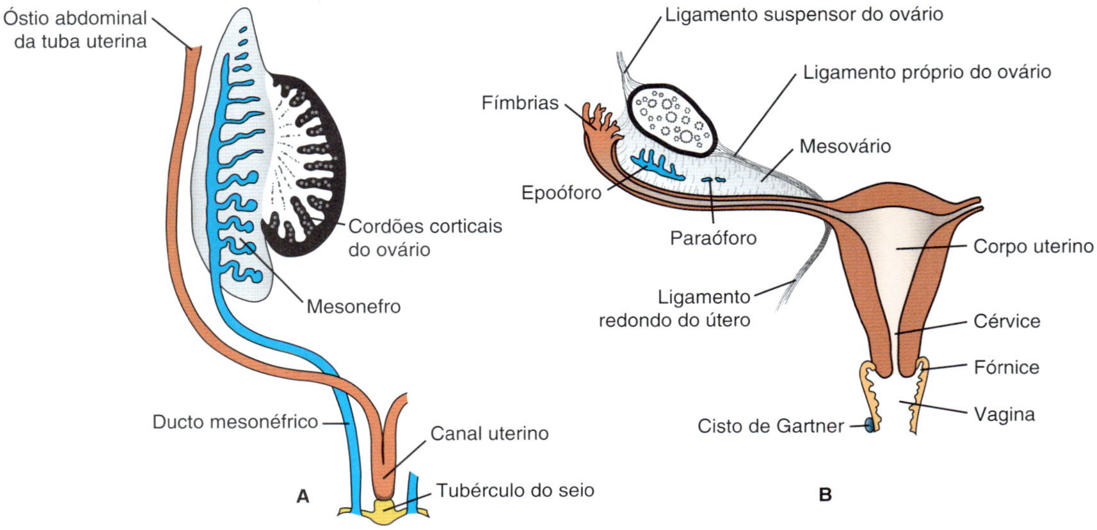

Figura 16.24 **A.** Ductos genitais na mulher, no fim do segundo mês. Repare no tubérculo paramesonéfrico [mülleriano] e na formação do canal uterino. **B.** Ductos genitais após a descida do ovário. As únicas porções remanescentes do sistema mesonéfrico são o epoóforo, o paraóforo e o cisto de Gartner. Repare no ligamento suspensor do ovário, no ligamento próprio do ovário e no ligamento redondo do útero.

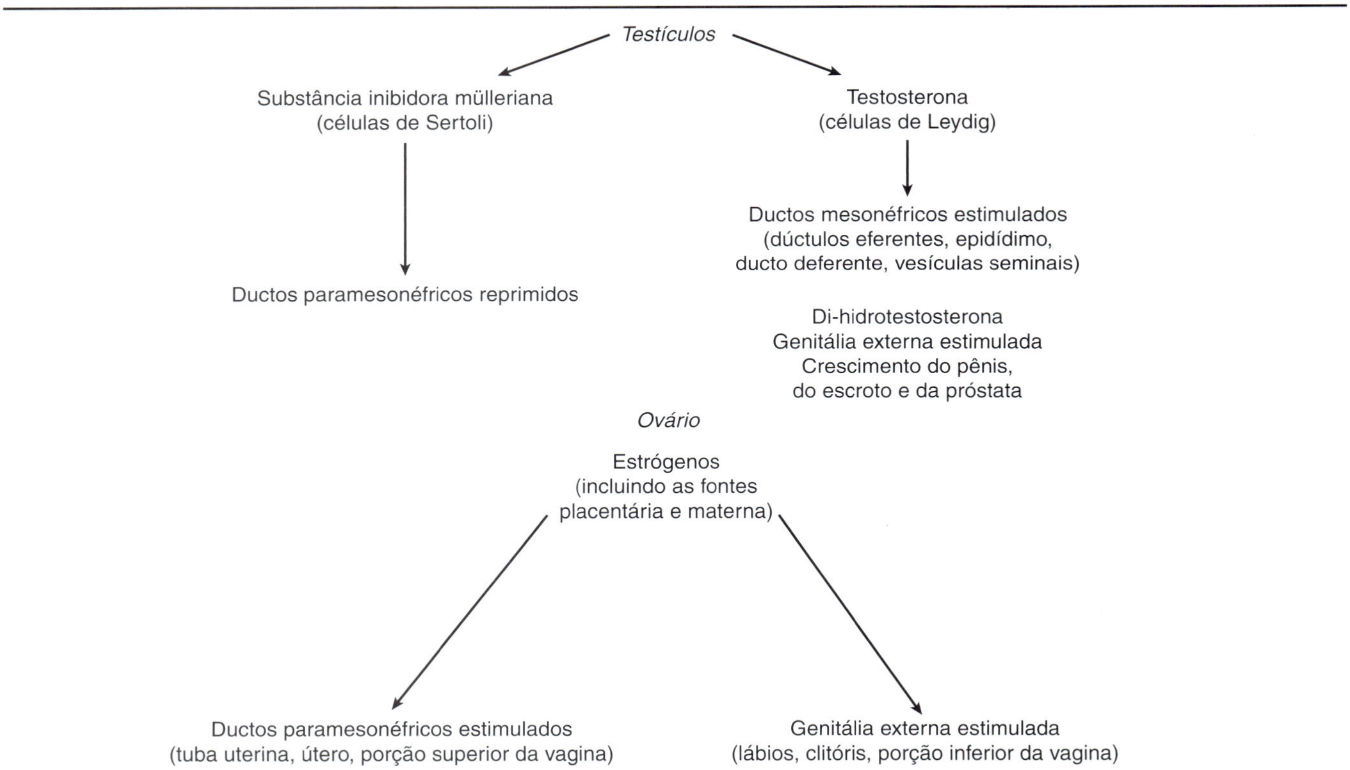

Figura 16.25 Influência das glândulas sexuais na diferenciação sexual.

Ductos genitais na mulher

Na presença do **estrogênio** e na ausência de testosterona e AMH (MIS), os **ductos paramesonéfricos** desenvolvem-se no ductos genitais principais na mulher (ver Figura 16.25). Inicialmente, podem ser reconhecidas três partes em cada ducto: (1) a porção cranial vertical que se abre na cavidade abdominal, (2) uma porção horizontal que atravessa o ducto mesonéfrico e (3) uma parte vertical caudal que se fusiona com sua equivalente do lado oposto (ver Figura 16.24A). Com a descida dos ovários, as duas primeiras partes se desenvolvem na **tuba uterina** (ver Figura 16.24B), e as partes caudais se fusionam para formar o **canal uterino**. Quando a segunda parte dos ductos paramesonéfricos se move mediocaudalmente, as cristas urogenitais se aproximam gradualmente em um plano

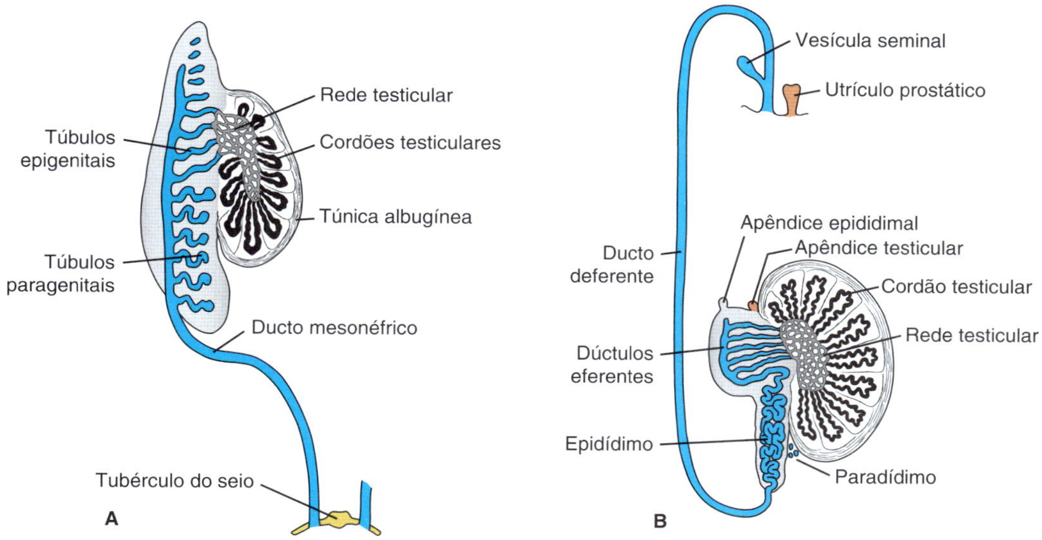

Figura 16.26 **A.** Ductos genitais no homem, no quarto mês. Os segmentos cranial e caudal (túbulo paragenital) do sistema mesonéfrico regridem. **B.** Ductos genitais após a descida dos testículos. Repare nos cordões testiculares com formato de ferradura, na rede testicular e nos dúctulos eferentes que entram no ducto deferente. O paradídimo é formado pelo remanescente dos túbulos mesonéfricos paragenitais. O ducto paramesonéfrico degenerou, exceto pelo apêndice testicular. O utrículo prostático é uma evaginação da uretra.

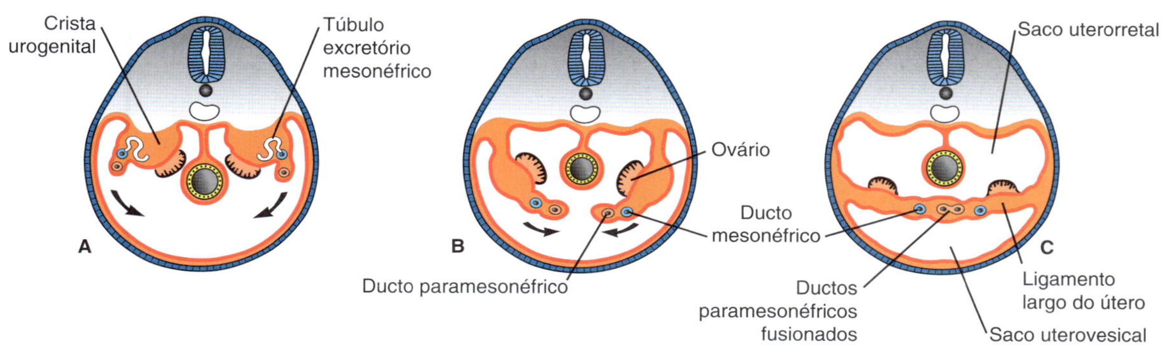

Figura 16.27 Cortes transversais através da crista urogenital em níveis progressivamente inferiores. **A** e **B.** Os ductos paramesonéfricos se aproximam um do outro na linha média e se fundem. **C.** Como resultado da fusão, uma prega transversal, o ligamento largo do útero, forma a pelve. As gônadas se posicionam na região posterior da prega transversal.

transversal (Figura 16.27A e B). Após a fusão dos ductos na linha média, se estabelece uma prega pélvica transversal larga (Figura 16.27C). Essa prega, que se estende das porções laterais dos ductos paramesonéfricos fusionados até a parede da pelve, é o **ligamento largo do útero**. A tuba uterina se encontra em sua borda superior, e o ovário, em sua superfície posterior (Figura 16.28C). O útero e o ligamento largo dividem a cavidade pélvica em **cavidade retouterina** e **cavidade vesicouterina**. Os ductos paramesonéfricos fusionados dão origem ao **corpo** e ao **colo do útero** e à porção superior da **vagina**. O útero é cercado por uma camada de mesênquima que forma sua cobertura muscular, o **miométrio** e seu revestimento peritoneal, o **perimétrio**. Na ausência de testosterona, os ductos mesonéfricos na mulher degeneram.

Regulação molecular do desenvolvimento do ducto genital

SRY é um fator de transcrição e o gene mestre do desenvolvimento testicular. Aparentemente ele age em conjunto com o **gene autossômico *SOX9***, um regulador transcricional que

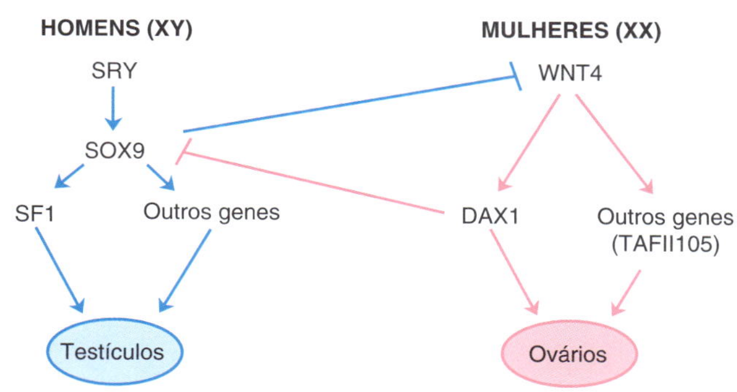

Figura 16.28 Esquema mostrando os genes responsáveis pela diferenciação dos testículos e dos ovários. Tanto nos homens quanto nas mulheres, *SOX9* e *WNT4* são expressos nas cristas gonadais. Nos homens, a expressão de *SRY* aumenta a expressão de *SOX9*, que, por sua vez, ativa a expressão de *SF1* e de outros genes responsáveis pela diferenciação testicular, enquanto inibe a expressão de *WNT4*. Nas mulheres, a falta de inibição de *WNT4* aumenta a expressão de *DAX1*, que, por sua vez, inibe a expressão de *SOX9*. Assim, sob a influência contínua de *WNT4*, outros genes-alvo cascata abaixo (talvez *TAFII105*) induzem a diferenciação ovariana.

também pode induzir a diferenciação testicular (ver Figura 16.28 para uma potencial via de ação desses genes). SOX9 é conhecido por se ligar à região promotora do gene do AMH (MIS), provavelmente regulando a expressão desse gene. *SRY* e/ou *SOX9* induzem inicialmente a secreção de **FGF9** pelos testículos, que, por sua vez, age como um fator quimiotático e faz com que os túbulos do ducto mesonéfrico penetrem o sulco gonadal. Sem essa penetração, a diferenciação dos testículos não continua. Em seguida, *SRY* aumenta a expressão, seja direta ou indiretamente (por meio de *SOX9*), do **FATOR DE ESTEROIDOGÊNESE 1** (SF1; do inglês, *steroidogenesis factor 1*), que estimula a diferenciação das células de Sertoli e de Leydig. SF1 com *SOX9* aumentam a concentração de **AMH**, levando à **regressão** dos **ductos paramesonéfricos (müllerianos)**. Nas células de Leydig, SF1 aumenta a regulação dos genes para enzimas que sintetizam **testosterona**. A testosterona entra nas células dos tecidos-alvo, onde permanece intacta ou pode ser convertida a **di-hidrotestosterona** pela **enzima 5α-redutase**. A testosterona e a di-hidrotestosterona se ligam a um receptor intracelular específico de alta afinidade, e esse **complexo receptor-hormônio** é transportado para o núcleo, onde se liga ao DNA para regular a transcrição de genes teciduais específicos e seus produtos proteicos. **O complexo testosterona-receptor medeia a diferenciação dos ductos mesonéfricos**, formando o vaso deferente, as vesículas seminais, os dúctulos eferentes e o epidídimo. **Os complexos receptor-di-hidrotestosterona modulam a diferenciação da genitália externa masculina** (ver Figura 16.25).

WNT4 é o gene determinante dos ovários. Esse gene aumenta a expressão de ***DAX1***, um membro da **família de receptores hormonais nucleares**, que inibe a função de *SOX9*. Além disso, *WNT4* regula a expressão de outros genes responsáveis pela diferenciação ovariana, mas esses genes-alvo não foram identificados. Um alvo pode ser *TAFII105*, cujo produto proteico é uma subunidade da proteína de ligação TATA para a RNA polimerase nas células ovarianas foliculares. Camundongos-fêmeas que não sintetizam essa subunidade não formam ovários.

Os **estrógenos** também estão envolvidos na diferenciação sexual, e, sob sua influência, os **ductos paramesonéfricos (müllerianos)** são estimulados a formar as tubas uterinas, o útero, o colo do útero e a porção superior da vagina. Além disso, os estrógenos agem sobre a genitália externa no estágio indiferenciado para formar os grandes lábios, os pequenos lábios e a porção inferior da vagina (ver Figura 16.25).

Vagina

Logo após a extremidade sólida dos ductos paramesonéfricos entrar em contato com o seio urogenital (Figuras 16.29A e 16.30A), duas evaginações sólidas crescem para fora da porção pélvica do seio (ver Figuras 16.29B e 16.30B). Essas evaginações, os **bulbos sinovaginais**, proliferam e formam uma **placa vaginal** sólida. A proliferação continua na extremidade cranial da placa, aumentando a distância entre o útero e o seio urogenital. No quinto mês, a protuberância vaginal está completamente canalizada. As expansões em formato de asa da vagina ao redor da extremidade do útero, os **fórnices vaginais**, são de origem

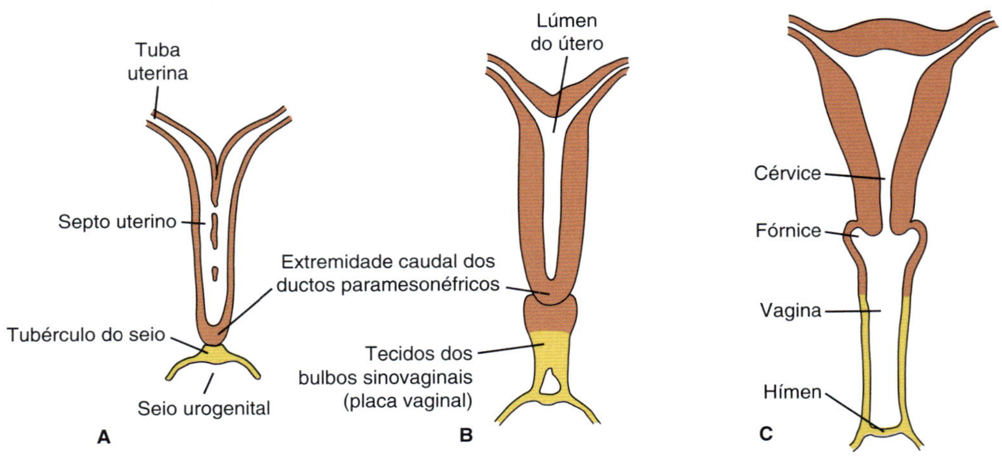

Figura 16.29 Formação do útero e da vagina. **A.** Nona semana. Repare no desaparecimento do septo uterino. **B.** Fim do terceiro mês. Repare no tecido dos bulbos sinovaginais. **C.** Recém-nascido. Os fórnices e a porção superior da vagina são formados por vacuolização do tecido paramesonéfrico, e a porção inferior da vagina é formada por vacuolização dos bulbos sinovaginais.

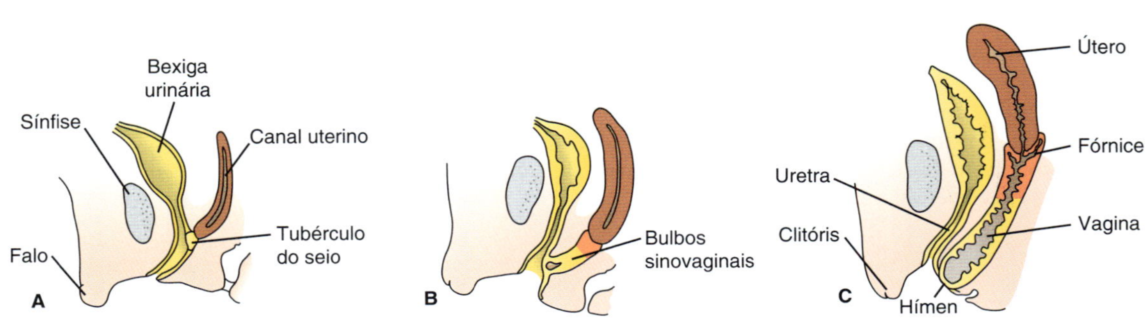

Figura 16.30 Cortes sagitais mostrando a formação do útero e da vagina em vários estágios do desenvolvimento. **A.** Nona semana. **B.** Fim do terceiro mês. **C.** Recém-nascido.

Correlações clínicas

Defeitos uterinos e vaginais

A **duplicação do útero** resulta da falta de fusão dos ductos paramesonéfricos em uma área específica ou em toda a sua linha de fusão normal. Em sua forma mais extrema, o útero é completamente duplicado (**útero didelfo**) (Figura 16.31A); na forma menos grave, o útero apenas apresenta uma discreta endentação na porção média (**útero arqueado**) (Figura 16.31B). Uma das anomalias relativamente mais comuns é o **útero bicorno**, que tem dois cornos com uma vagina em comum (Figura 16.31C). Essa condição é normal em muitos mamíferos abaixo dos primatas.

Em pacientes com atresia parcial ou completa dos ductos paramesonéfricos, a porção rudimentar se encontra como um apêndice do lado mais bem desenvolvido. Uma vez que seu lúmen geralmente não se comunica com a vagina, complicações são comuns (útero bicorno com um corno rudimentar) (ver Figura 16.31D). Se a atresia envolver ambos os lados, pode resultar em atresia do colo uterino (ver Figura 16.31E). Se os bulbos sinovaginais não se fusionarem ou se nem chegarem a se desenvolver, o resultado é vagina dupla ou atresia vaginal, respectivamente (ver Figura 16.31A e F). No último caso, uma pequena bolsa vaginal originária dos ductos paramesonéfricos circunda a abertura do colo do útero.

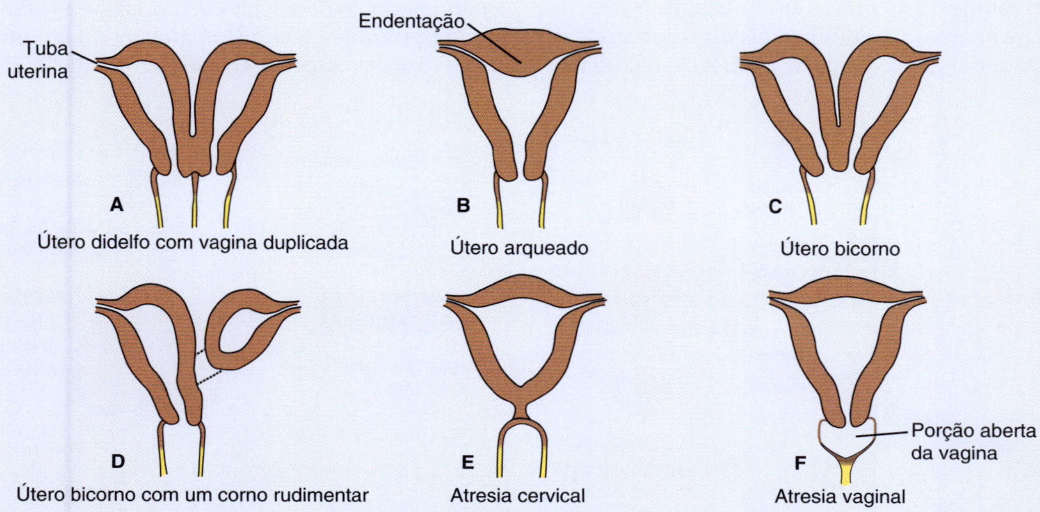

Figura 16.31 Principais anomalias do útero e da vagina, causadas pela persistência do septo uterino ou pela obliteração do lúmen do canal uterino.

paramesonéfrica (Figura 16.30C). Assim, a vagina tem origem dupla, com a porção superior oriunda do canal uterino e a porção inferior derivada do seio urogenital.

O lúmen da vagina permanece separado daquele do seio urogenital por uma lâmina tecidual fina, o **hímen** (ver Figuras 16.29C e 16.30C), que consiste no revestimento epitelial do seio e uma camada fina de células vaginais. Em geral, ele desenvolve uma pequena abertura na vida perinatal.

A mulher pode reter alguns remanescentes dos túbulos excretórios cranial e caudal no mesovário, onde eles formam o **epoóforo** e o **paraóforo**, respectivamente (ver Figura 16.24B). O ducto mesonéfrico desaparece, exceto em uma pequena porção cranial encontrada no epoóforo e, ocasionalmente, uma pequena porção caudal que é encontrada na parede do útero ou da vagina. Mais tarde na vida, ele pode formar o **cisto de Gartner** (ver Figura 16.24B).

Genitália externa

Estágio indiferenciado

Na terceira semana do desenvolvimento, as células mesenquimais que se originam na região da linha primitiva migram ao redor da membrana cloacal, formando um par de **pregas cloacais** levemente elevadas (Figura 16.32A). Cranialmente à membrana cloacal, as pregas se unem para formar o **tubérculo genital**. Caudalmente, as pregas são subdivididas anteriormente em **pregas uretrais** e posteriormente em **pregas anais** (Figura 16.32B).

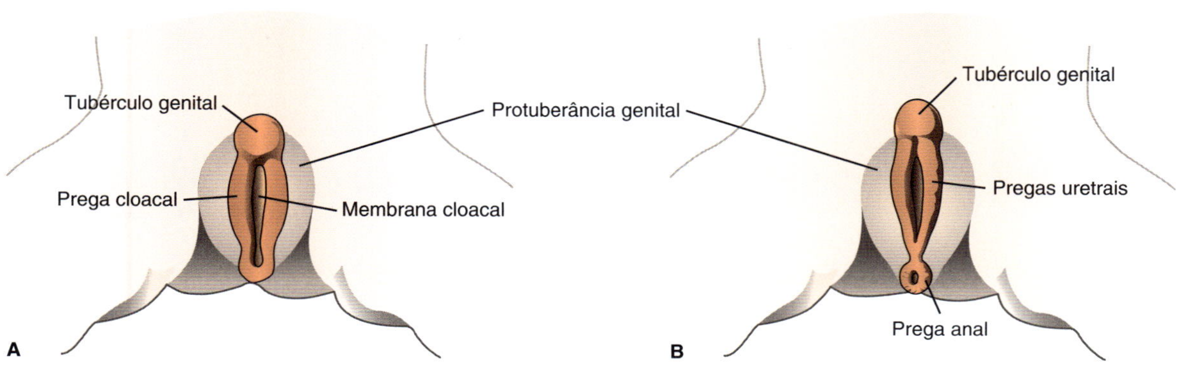

Figura 16.32 Estágios indiferenciados da genitália externa. **A.** Aproximadamente 4 semanas. **B.** Aproximadamente 6 semanas.

Enquanto isso, outro par de elevações, os **tubérculos genitais**, se torna visível de cada lado das pregas uretrais. Esses tubérculos formam mais tarde as **saliências labioescrotais** nos homens (Figura 16.33A) e os **grandes lábios** nas mulheres. Entretanto, no fim da sexta semana, é impossível distinguir entre os dois sexos.

Genitália externa no homem

O desenvolvimento da genitália externa no homem está sob a influência de andrógenos secretados pelos testículos fetais e é caracterizado pelo alongamento rápido do tubérculo genital, que agora é chamado de **falo** (ver Figura 16.33A). Durante seu alongamento, o falo puxa as pregas uretrais para frente, de modo que elas formam as paredes laterais do **sulco uretral**. Esse sulco se estende ao longo da parte ventral caudal do falo alongado, mas não chega à sua parte mais distal, a glande. O revestimento epitelial do sulco, que se origina no endoderma, forma a **placa uretral** (ver Figura 16.33B).

No fim do terceiro mês, as duas pregas uretrais se fecham ao redor da placa uretral, formando a **uretra peniana** (ver Figura 16.33B). Esse canal não se estende até a ponta do falo. Essa porção mais distal da uretra é formada durante o quarto mês, quando as células ectodérmicas da ponta da glande penetram internamente e formam um pequeno cordão epitelial. Esse cordão, mais tarde, adquire um lúmen, formando assim o **meato uretral externo** (ver Figura 16.33C).

As protuberâncias genitais, conhecidas no homem como **saliências labioescrotais**, surgem na região inguinal. Com a continuação do desenvolvimento, elas se movem caudalmente e cada protuberância forma metade do escroto. As duas são separadas pelo **septo escrotal** (ver Figura 16.33D).

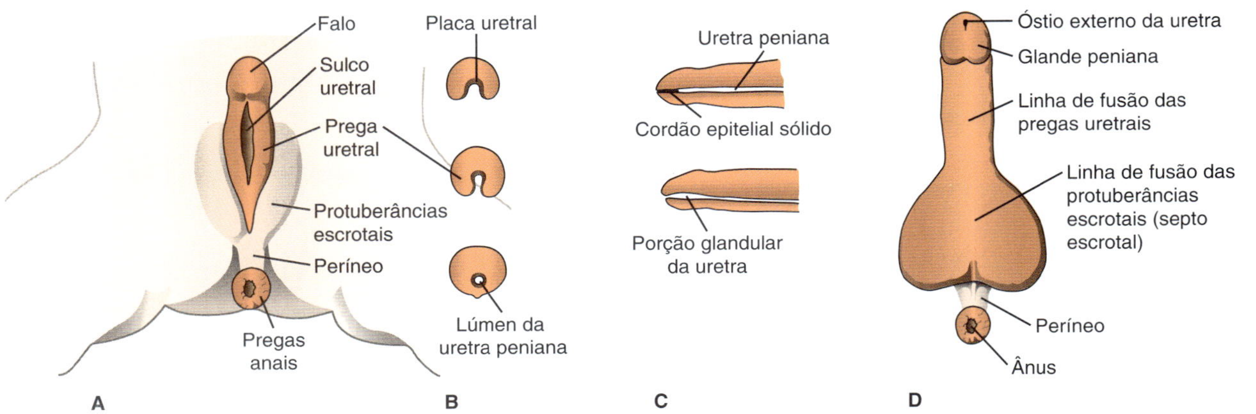

Figura 16.33 **A.** Desenvolvimento da genitália externa em um embrião masculino de 10 semanas. Repare no sulco uretral profundo flanqueado pelas pregas uretrais. **B.** Cortes transversais através do falo durante a formação da uretra peniana. O sulco urogenital está unido pelas pregas uretrais. **C.** Desenvolvimento da porção glandular da uretra peniana. **D.** Recém-nascido.

Correlações clínicas

Defeitos na genitália masculina

Na **hipospadia**, a fusão das pregas uretrais é incompleta e ocorrem aberturas anormais da uretra ao longo da parte ventral do pênis, em geral próximo à glande, ao longo do corpo, ou próximo à base do pênis (Figura 16.34). Em raros casos, o meato uretral se estende ao longo da rafe escrotal. Quando a fusão das pregas uretrais falha completamente, é encontrada uma grande fenda sagital ao longo de todo o comprimento do pênis e do escroto. As duas protuberâncias escrotais

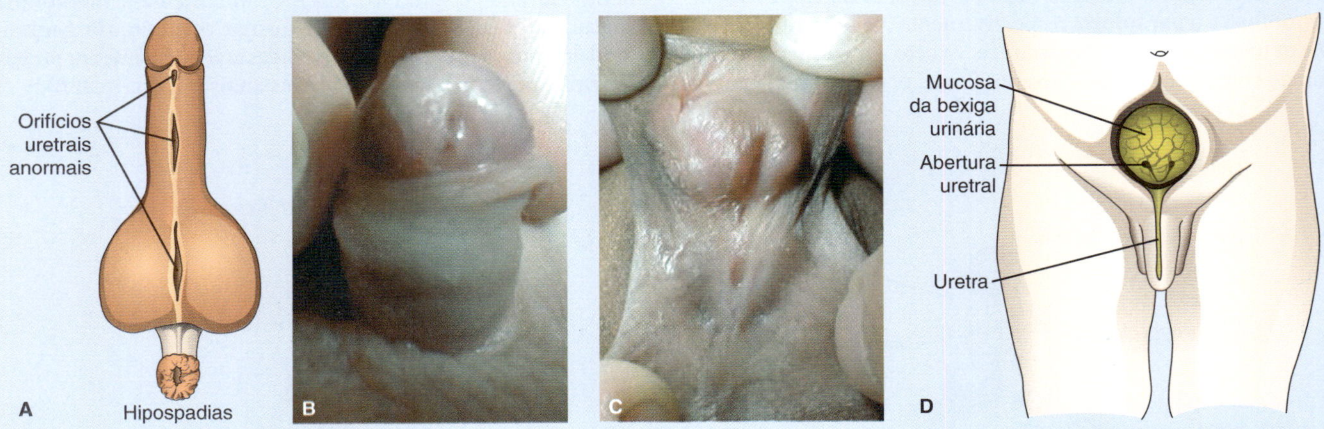

Figura 16.34 **A.** Hipospadia mostrando os vários locais de óstios uretrais anormais. **B.** Paciente com hipospadia na glande. O óstio externo da uretra se localiza na superfície ventral da glande peniana. **C.** Paciente com hipospadia envolvendo a glande e o corpo do pênis. **D.** Epispadia combinada com extrofia da bexiga. Mucosa vesical exposta.

lembram, assim, os grandes lábios. A incidência de hipospadia é de 3 a 5/1.000 nascimentos, e essa taxa representa uma duplicação nos últimos 15 a 20 anos. As razões para esse aumento não são conhecidas, mas uma hipótese sugere que poderia ser resultado de aumento da concentração de estrógenos ambientais (disruptores endócrinos; ver Capítulo 9).

Epispadia é uma anomalia rara (1/30.000 nascimentos) em que o meato uretral é encontrado no dorso do pênis (ver Figura 16.34D). Embora a epispadia possa ocorrer como defeito isolado, está associada mais frequentemente à extrofia da bexiga e ao fechamento anormal da parede corporal ventral (ver Figura 16.16).

Micropênis ocorre quando o estímulo androgênico é insuficiente para o crescimento da genitália externa. O micropênis, em geral, é causado por hipogonadismo primário ou por disfunção hipotalâmica ou hipofisária. Por definição, o comprimento do pênis é 2,5 desvios padrões abaixo da média (medido ao longo da superfície dorsal desde o púbis até a ponta do pênis estirado até a resistência). **Pênis bífido** ou **pênis duplo** pode ocorrer se o tubérculo genital se dividir.

Genitália externa na mulher

Os estrógenos estimulam o desenvolvimento da genitália externa feminina. O tubérculo genital se alonga apenas um pouco e forma o **clitóris** (Figuras 16.35A); as pregas uretrais não se fusionam como ocorre no homem, mas se desenvolvem nos **pequenos lábios**. As protuberâncias genitais aumentam e formam os **grandes lábios**. O sulco urogenital é aberto e forma o **vestíbulo** (Figuras 16.35B). Embora o tubérculo genital não se alongue extensivamente na mulher, ele é maior do que o masculino durante os estágios iniciais do desenvolvimento. De fato, a utilização do comprimento do tubérculo como critério (monitorado por ultrassonografia) resultou em erros na identificação do sexo durante o terceiro e o quarto meses de gestação.

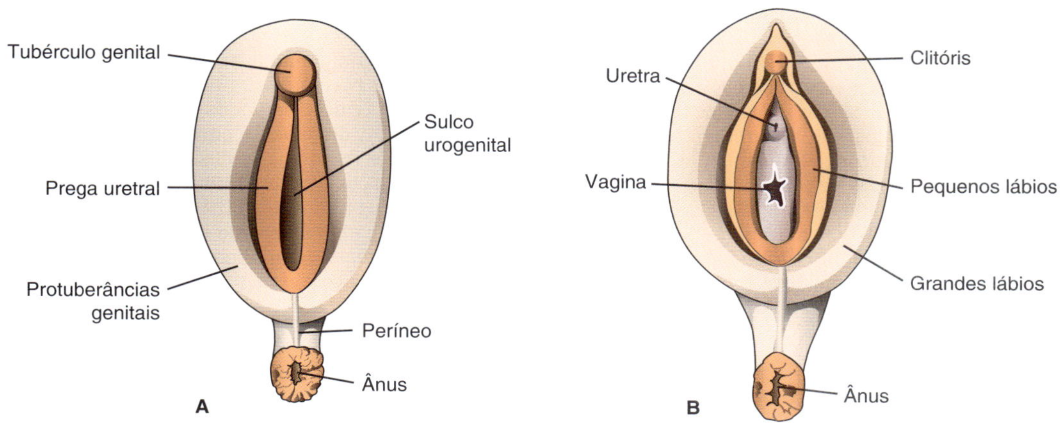

Figura 16.35 Desenvolvimento da genitália externa em um embrião feminino de 5 meses (**A**) e na recém-nascida (**B**).

Correlações clínicas

Distúrbios do desenvolvimento sexual

Uma vez que o desenvolvimento sexual de homens e de mulheres começa de modo idêntico, não é surpreendente que ocorram anomalias na diferenciação e na determinação sexuais. **Genitália ambígua** (Figura 16.36) pode aparecer como um grande clitóris ou um pênis pequeno. Assim, o recém-nascido pode apresentar aparência tipicamente feminina, mas um grande clitóris (hipertrofia clitoriana), ou tipicamente masculina, com um pênis pequeno que é aberto em sua superfície ventral (hipospadia). Em alguns casos, essas anomalias resultam em indivíduos com características de ambos os sexos. Os avanços na genética molecular possibilitaram diagnósticos rápidos e acurados das diversas condições causadas por **distúrbios do desenvolvimento sexual (DDS)**, mas a atribuição de gênero é uma questão mais controversa.

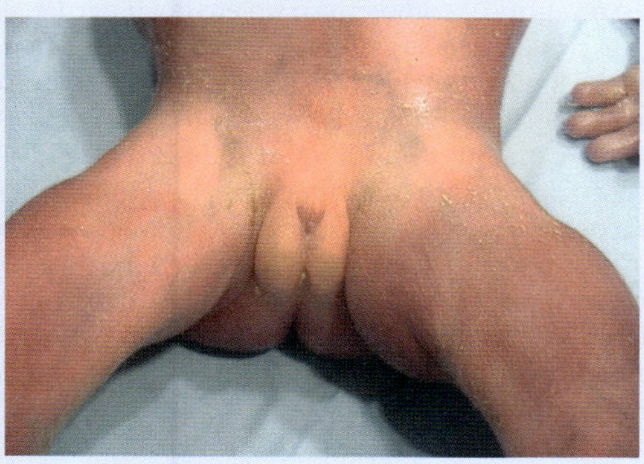

Figura 16.36 Recém-nascido do sexo masculino (46, XY) com genitália ambígua. Repare na fusão parcial das protuberâncias escrotais e no pequeno pênis com hipospadia.

Nos casos de **distúrbios ovotesticulares do desenvolvimento sexual**, existem tecidos ovariano e testicular. Assim, o tecido gonadal pode ser qualquer combinação de ovário, testículo ou ovotestículo, encontrado em dois terços dos casos. A genitália é sempre ambígua, mas há uma tendência à masculinização. Em 70% dos casos, o cariótipo é 46,XX.

Distúrbios do desenvolvimento sexual 46,XX

Indivíduos com DDS 46,XX são mulheres que foram expostas a quantidades excessivas de compostos androgênicos que masculinizam a genitália externa, tornando-a ambígua. **A hiperplasia suprarrenal congênita (HSRC)** é a causa mais comum de genitália ambígua, representando aproximadamente 60% de todos os DDS. Os indivíduos são geneticamente do sexo feminino (46, XX), mas a androstenediona excessiva produzida pelas glândulas suprarrenais resulta em masculinização da genitália externa. Há um espectro de

(continua)

defeitos, envolvendo aumento fálico, grau de fusão das pregas uretrais e dimensões e abertura da vagina. Em 90% dos pacientes, existe uma deficiência da enzima 21-hidroxilase, herdada como um traço autossômico recessivo que resulta em deficiência de mineralocorticoide e aumento de compostos androgênicos. Uma forma mais rara de HSRC é causada pela deficiência de 11β-hidroxilase que produz efeitos bioquímicos semelhantes e, portanto, efeitos semelhantes sobre os órgãos genitais externos. No entanto, outra forma de HAC é causada por uma deficiência de 17α-hidroxilase que resulta em diminuição dos esteroides sexuais pré-natais e puberais. As mulheres têm estruturas anatômicas internas e externas normais, mas na puberdade, nem as glândulas suprarrenais nem os ovários produzem esteroides sexuais. Consequentemente, não há desenvolvimento das mamas nem crescimento dos pelos pubianos. Uma deficiência semelhante no sexo masculino causa redução moderada a grave da produção de testosterona. Como resultado, a genitália externa pode parecer feminina normal, ambígua ou levemente subdesenvolvida.

Distúrbios do desenvolvimento sexual 46,XY

A deficiência isolada da **substância inibidora mülleriana (MIS; também chamada de hormônio antimülleriano [AMH])** é um distúrbio raro no qual não há produção de MIS. Como resultado, os órgãos genitais são normais para um homem, mas existem graus variáveis de remanescentes do sistema mülleriano, incluindo útero e tubas uterinas.

Outra causa de ambiguidade sexual em homens é a **síndrome da insensibilidade aos andrógenos**. Nestes indivíduos não há receptores androgênicos ou os tecidos não respondem ao complexo receptor di-hidrotestosterona. Consequentemente, os andrógenos produzidos pelos testículos não são efetivos na indução da diferenciação da genitália masculina. Uma vez que esses pacientes têm testículos e existe a substância inibidora mülleriana, o sistema paramesonéfrico é suprimido e não há tubas uterinas nem útero. Em pacientes com a **síndrome da insensibilidade completa aos andrógenos** existe vagina, mas ela em geral é curta ou pouco desenvolvida. Os testículos são encontrados frequentemente nas regiões inguinal ou labial, mas a espermatogênese não ocorre. Além disso, aumenta o risco de tumores testiculares, e 33% desses indivíduos desenvolvem malignidades antes dos 50 anos de idade. Outros pacientes têm **síndrome da insensibilidade leve aos andrógenos** ou **síndrome da insensibilidade parcial aos andrógenos**. Na forma leve, ocorre virilização em graus variáveis, mas a genitália ambígua pode ocorrer na forma parcial, incluindo clitoromegalia ou um pênis pequeno com hipospadia. Em geral, há criptorquidia.

A **deficiência de 5α-redutase** é outra condição que causa genitália ambígua em homens e se deve à incapacidade de converter a testosterona em di-hidrotestosterona devido à falta da enzima redutase. Sem di-hidrotestosterona, a genitália externa não se desenvolve normalmente e os indivíduos podem parecer homens, mas com o desenvolvimento genital comprometido com hipospadia, ou podem parecer mulheres com clitoromegalia.

Outras condições podem estar associadas à diferenciação sexual anormal. Por exemplo, a **síndrome de Klinefelter**, com o cariótipo 47,XXY (ou outras variações como XXXY), é o distúrbio cromossômico sexual mais comum e ocorre com uma frequência de 1/1.000 homens. Os pacientes apresentam diminuição da fertilidade, testículos pequenos e níveis diminuídos de testosterona. A ginecomastia (mamas aumentadas) é observada em aproximadamente 33% dos indivíduos afetados. A não disjunção dos homólogos XX é a causa mais comum.

Na **disgenesia gonadal**, não há oócitos, e os ovários aparecem como gônadas em estrias. Os indivíduos são fenotipicamente femininos, mas podem ter vários complementos cromossômicos, incluindo XY. A **disgenesia gonadal feminina XY (síndrome de Swyer)** é resultado de mutações pontuais ou de deleções no gene *SRY*. Os indivíduos parecem mulheres normais, mas não menstruam nem desenvolvem características sexuais secundárias na puberdade. Os pacientes com a **síndrome de Turner** também têm disgenesia gonadal. Eles têm um cariótipo 45,X e estatura baixa, palato alto e arqueado, pescoço alado, tórax em escudo, anomalias renais e cardíacas e mamilos invertidos (ver Capítulo 2).

Descida dos testículos

Os testículos desenvolvem-se no retroperitônio, na região abdominal, e precisam se deslocar caudalmente e atravessar a parede abdominal até chegarem ao escroto. A passagem pela parede abdominal ocorre através do **canal inguinal**, com cerca de 4 cm de comprimento e situado logo acima da metade medial do ligamento inguinal. A entrada no canal é pelo anel inguinal profundo (interno) próximo ao tubérculo púbico.

Próximo ao fim do segundo mês, o **mesentério urogenital** liga os testículos e os mesonefros à parede abdominal posterior (ver Figura 16.3A). Com a degeneração dos mesonefros, a ligação funciona como um mesentério para a gônada (ver Figura 16.27B). Caudalmente, ele se torna ligamentoso e é conhecido como **ligamento genital caudal**. A partir do polo testicular caudal, projeta-se uma condensação mesenquimal rica em matriz extracelular, o **gubernáculo** (Figura 16.37). Antes da descida dos testículos, essa faixa de mesênquima termina na região inguinal entre os músculos oblíquos externo e interno do abdome, em diferenciação. Mais tarde, conforme os testículos começam sua descida na direção do anel inguinal interno, forma-se uma porção extra-abdominal do gubernáculo, que cresce da região inguinal para as protuberâncias escrotais. Quando os testículos atravessam o canal inguinal, essa porção extra-abdominal entra em contato com o assoalho escrotal (o gubernáculo também se forma nas mulheres, mas nos casos normais ele permanece rudimentar).

Os fatores que controlam a descida dos testículos não estão completamente esclarecidos. Entretanto, parece que a protrusão da porção extra-abdominal do gubernáculo induz migração intra-abdominal, que o aumento da pressão intra-abdominal devido à projeção do órgão leva à passagem através do canal inguinal e que a regressão da porção extra-abdominal do gubernáculo completa o movimento dos testículos até o escroto. Normalmente, os testículos alcançam a região inguinal por volta da décima segunda semana de gestação e chegam ao escroto na trigésima terceira semana (ver Figura 16.37). O processo é influenciado por hormônios, incluindo andrógenos e MIS. Durante a descida, a irrigação sanguínea para os testículos proveniente da aorta é retida, e os vasos testiculares se estendem de sua posição lombar original até os testículos no escroto.

Independentemente da descida dos testículos, o peritônio da cavidade abdominal forma uma evaginação em cada lado da linha média na parede abdominal ventral. Essa evaginação, o **processo vaginal**, acompanha o trajeto do gubernáculo testicular até as protuberâncias escrotais (ver Figura 16.37B). Assim, o processo vaginal, acompanhado pelas camadas muscular e fascial da parede corporal, evagina na protuberância escrotal, formando o **canal inguinal** (Figura 16.38).

Os testículos descem através do anel inguinal e acima da borda do osso púbico, e estão no escroto por ocasião do nascimento. Os testículos são cobertos, então, por uma prega refletida do processo vaginal (ver Figura 16.37D). A camada peritoneal que recobre os testículos é a **camada visceral da túnica vaginal**; o remanescente do saco peritoneal forma a **camada parietal da túnica vaginal** (ver Figura 16.37D). O canal estreito que conecta o lúmen do processo vaginal à cavidade peritoneal é obliterado no nascimento ou um pouco depois.

Além de serem cobertos por camadas peritoneais derivadas do processo vaginal, os testículos se tornam revestidos por camadas derivadas da parede anterior do abdome, por onde

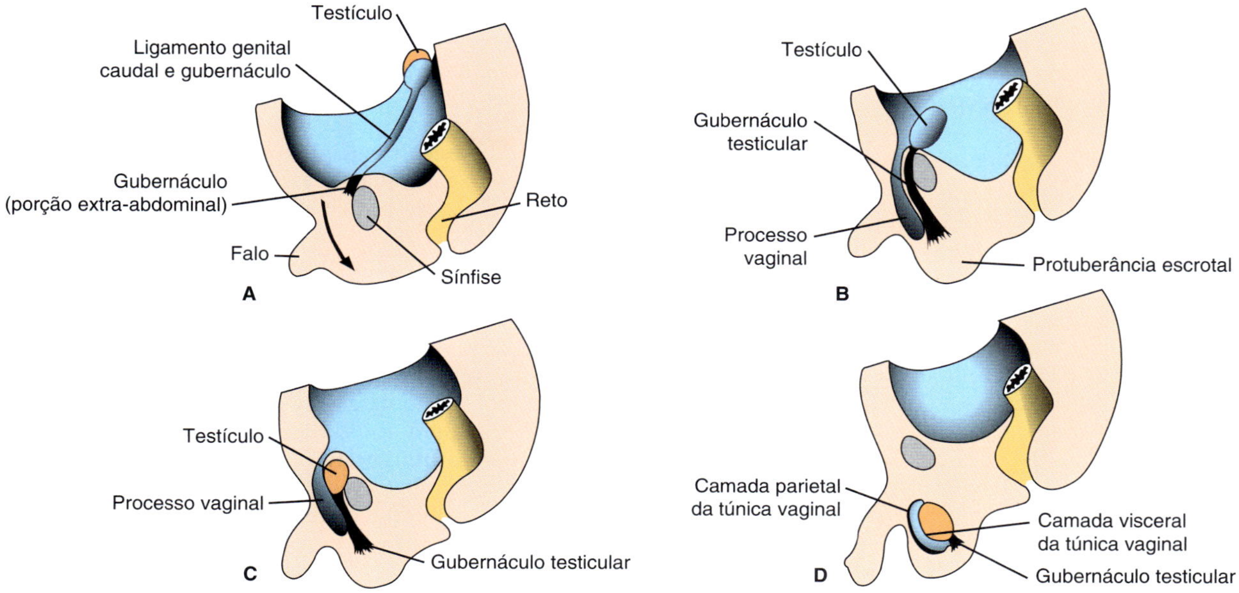

Figura 16.37 Descida dos testículos. **A.** Durante o segundo mês. **B.** Na metade do terceiro mês. O revestimento peritoneal da cavidade corporal invagina na protuberância escrotal, onde forma o processo vaginal (túnica vaginal). **C.** No sétimo mês. **D.** Um pouco após o nascimento.

eles passam. Assim, a **fáscia transversal** forma a **fáscia espermática interna**; o **músculo oblíquo interno do abdome** dá origem à **fáscia cremastérica e ao músculo cremastérico**; e o **músculo oblíquo externo do abdome** forma a **fáscia espermática externa** (ver Figura 16.38). O músculo transverso do abdome não constitui uma camada, uma vez que ele se curva sobre essa região e não cobre o trajeto de migração.

Descida dos ovários

A descida das gônadas é consideravelmente menor nas mulheres do que nos homens, e os ovários finalmente se localizam logo abaixo da margem da pelve verdadeira. O ligamento

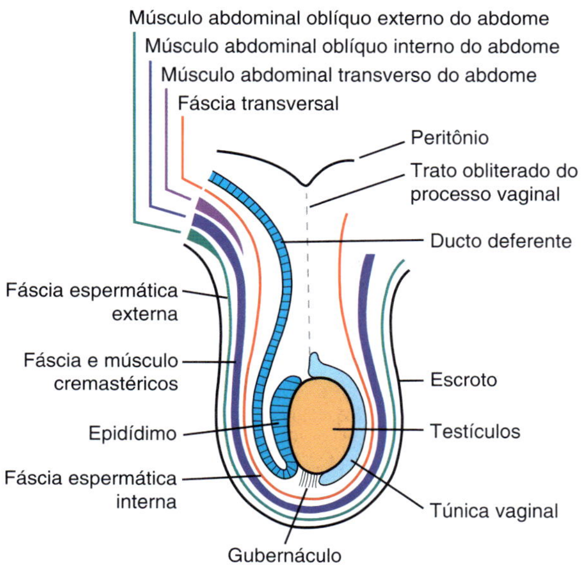

Figura 16.38 Ilustração apresentando os revestimentos do testículo que são derivados de constituintes da parede abdominal. Esses revestimentos são formados conforme os testículos migram através da parede de sua localização retroperitoneal na cavidade abdominal para o escroto.

Correlações clínicas

Hérnias e criptorquidia

A conexão entre a cavidade abdominal e o processo vaginal pelo canal inguinal e no escroto se fecha normalmente no primeiro ano após o nascimento (ver Figura 16.37D). Se essa conexão permanecer aberta, as alças intestinais poderão descer para o escroto, causando uma **hérnia inguinal indireta congênita** (Figura 16.39A). Algumas vezes, a obliteração é irregular, deixando pequenos cistos ao longo de seu trajeto. Mais tarde, esses cistos podem secretar fluido, formando **hidrocele dos testículos e/ou do cordão espermático** (Figura 16.39B).

Em 97% dos recém-nascidos do sexo masculino, os testículos estão no escroto antes do nascimento. Na maior parte dos casos restantes, a descida se completa durante os primeiros 3 meses pós-natais. Entretanto, em menos de 1% dos recém-nascidos, um ou ambos os testículos não descem. A condição é chamada de **criptorquidia** e pode ser causada por diminuição da produção de andrógenos (testosterona). Os testículos que não desceram não conseguem produzir espermatozoides maduros, condição que está associada a 3 a 5% de incidência de anomalias renais.

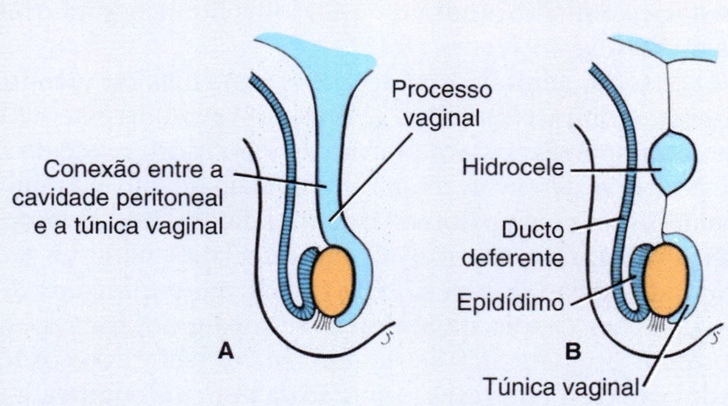

Figura 16.39 **A.** Hérnia inguinal. O processo vaginal permanece em comunicação aberta com a cavidade peritoneal. Nesse caso, porções das alças intestinais frequentemente descem na direção do escroto e, algumas vezes, até ele, causando uma hérnia inguinal. **B.** Hidrocele.

genital cranial forma o **ligamento suspensor do ovário**, enquanto o ligamento genital caudal forma o **ligamento próprio do ovário** e o **ligamento redondo do útero** (ver Figura 16.24). O último se estende até os grandes lábios.

RESUMO

Os sistemas urinário e genital se desenvolvem a partir de tecido mesodérmico. Desenvolvem-se três sistemas urinários em uma sequência temporal, a partir do segmento cranial até o caudal:

- O **pronefro**, que se forma na região cervical, é vestigial.
- O **mesonefro**, que se forma nas regiões torácica e lombar, é grande e caracterizado por **unidades excretórias (néfrons)** e seus próprios ductos coletores, o ducto **mesonéfrico** ou **wolffiano**. Nos seres humanos, funciona por um período curto, e a maior parte desse sistema desaparece. Os ductos e os túbulos dos mesonefros formam o conducto dos espermatozoides dos testículos para a uretra. Nas mulheres, esses ductos regridem.
- O **metanefro**, ou rim permanente, desenvolve-se a partir de duas fontes. Ele forma seus próprios túbulos excretórios, ou néfrons, como o mesonefro, mas seu sistema coletor se origina a partir do **broto ureteral**, uma excrescência do ducto mesonéfrico. Esse broto dá origem ao **ureter**, à **pelve renal**, aos **cálices** e a todo o **sistema coletor** (ver Figura 16.5). A conexão entre os sistemas tubulares coletores e excretórios é essencial para o desenvolvimento normal (Figura 16.6). ***WT1***, expresso pelo mesênquima, torna esse tecido competente para responder à indução pelo broto ureteral. As interações do broto com o mesênquima ocorrem graças à produção de GDNF e de HGF pelo mesênquima, com seus receptores do tipo tirosinoquinase RET e MET, respectivamente, produzidos pelo epitélio ureteral. PAX2 e WNT4, produzidos pelo mesênquima metanéfrico, produzem epitelização e diferenciação dos túbulos excretórios (ver Figura 16.7). A divisão precoce do broto ureteral pode produzir rins bífidos ou supranumerários, com **ureteres ectópicos** (ver Figura 16.9). Como os rins se desenvolvem na região pélvica e, a seguir, "ascendem" para seu local na região lombar, as posições anormais do rim, como rim **pélvico** e **em ferradura**, ocorrem (ver Figura 16.11).

A **bexiga** desenvolve-se durante a quarta e sétima semanas, enquanto a **cloaca**, o repositório comum para os rins primitivos e o sistema intestinal, subdivide-se no **seio urogenital** e, posteriormente, no **canal anal** por meio do **septo urorretal** (ver Figura 16.12). A porção anterior desse seio se diferencia na bexiga. A porção restante do seio diferencia-se nas porções **prostática** e **membranosa** da uretra nos homens e na **uretra** nas mulheres (ver Figura 16.13).

O **sistema genital** consiste em (1) gônadas ou glândulas sexuais primitivas, (2) ductos genitais e (3) genitália externa. Os três componentes passam por um **estágio indiferenciado** em que podem se desenvolver tanto em homem quanto em mulher. O **gene *SRY*** no cromossomo Y produz o **fator determinante de testículo** e regula o desenvolvimento sexual masculino. Os genes localizados após *SRY* incluem ***SOX9*** e ***SF1***, que estimulam a diferenciação das **células de Sertoli** e **de Leydig** nos testículos. A expressão do gene *SRY* causa desenvolvimento dos **cordões medulares (testiculares)** e formação da **túnica albugínea**, além de impedir o **desenvolvimento dos cordões corticais (ovarianos)**.

O desenvolvimento ovariano ocorre na ausência do gene *SRY* e na presença de ***WNT4***, o gene mestre para esse processo de diferenciação. O *WNT4* suprarregula ***DAX1***, que inibe a expressão de *SOX9* e, então, associado a outros genes por ele ativados, promove a **formação de ovários** com **cordões corticais típicos** e o **desaparecimento dos cordões medulares (testiculares)**, além de **impedir o desenvolvimento da túnica albugínea** (ver Figura 16.21). O desenvolvimento dos testículos e do ovário depende da indução por **células germinativas primordiais** que migram da vesícula vitelínica para as cristas genitais durante a **quarta e sexta semanas**. Se essas células não alcançam a gônada indiferenciada, ela permanece indiferenciada ou ausente.

O sistema de ductos e a genitália externa indiferenciada se desenvolvem sob a influência de hormônios. Durante o **estágio indiferenciado**, há dois sistemas de ducto: o **ducto mesonéfrico** e o **ducto paramesonéfrico**. A **testosterona**, produzida pelas **células de Leydig** nos testículos, estimula o desenvolvimento de ductos mesonéfricos para formar os ductos deferentes, o epidídimo, o **vaso deferente** e o **ducto ejaculatório**. A **substância inibidora mülleriana (MIS**; também chamada de **hormônio antimülleriano** [**AMH**]), produzida pelas **células de Sertoli**, promove a regressão dos ductos paramesonéfricos. A **di-hidrotestosterona** estimula o desenvolvimento da genitália externa, incluindo o pênis e o escroto (ver Figura 16.25). Os **estrógenos** (junto com a ausência de testosterona) regulam o desenvolvimento dos ductos paramesonéfricos, que formam a **tuba uterina**, o **útero**, o **colo do útero** e a **porção superior da vagina**. Como não há produção de testosterona para estimular o desenvolvimento dos ductos mesonéfricos, essas estruturas regridem. Os estrógenos também estimulam a diferenciação da genitália externa, incluindo o **clitóris**, os **lábios do pudendo** e a **porção inferior da vagina** (ver Figura 16.25). Erros na produção ou na sensibilidade aos hormônios dos testículos levam à predominância das características femininas devido à influência dos estrógenos maternos e placentários.

A genitália externa também se inicia em um estágio diferenciado. Primeiramente, um **tubérculo genital**, **duas saliências genitais** e **duas pregas cloacais** formam-se no exterior do assoalho pélvico. Quando o septo urorretal alcança o assoalho pélvico para separar o canal anal do seio urogenital primitivo (que em breve formará a bexiga), as pregas cloacais passam a ser chamadas de **pregas uretrais** (ver Figura 16.32). No homem, o tubérculo genital cresce e é chamado de **falo**. Conforme cresce, une as pregas uretrais, e essa fusão forma o corpo do pênis. Enquanto isso, as saliências genitais crescem para formar as **saliências escrotais**, e essas também se unem e se fundem na linha média. Nas mulheres, o tubérculo genital forma o **clitóris**, as pregas uretrais, os **pequenos lábios**, e as saliências genitais, os **grandes lábios**. Observe que nas mulheres há uma ausência de fusão das estruturas primordiais. Observe também as **estruturas análogas** nos dois sexos: pênis = clitóris; e escroto = grandes lábios.

Questões

1. Durante o desenvolvimento do sistema urinário, são formados três sistemas. Quais são eles e quais partes de cada um, se alguma, permanecem no recém-nascido?
2. Um recém-nascido aparentemente do sexo masculino não tem testículos no escroto. Mais tarde, é determinado que ambos encontram-se na cavidade abdominal. Qual é o termo dado a essa condição? Explique a origem embriológica desse defeito.
3. É dito que as genitálias externas masculina e feminina têm similaridades. Quais são elas e quais são suas origens embriológicas?
4. Após vários anos tentando engravidar, uma mulher jovem procura orientação médica. O exame revela útero bicorno. Como essa anomalia poderia ocorrer?

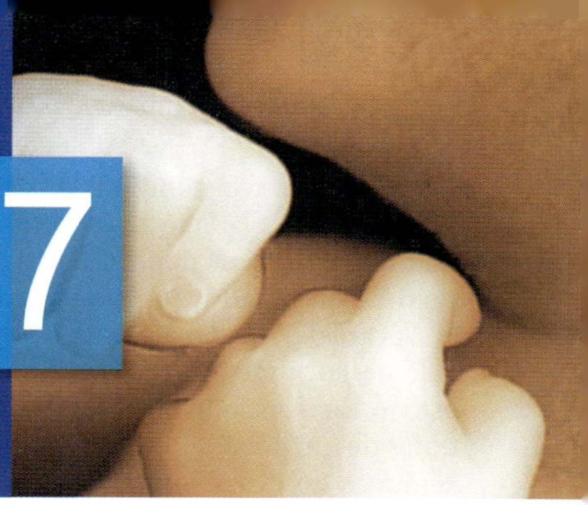

17 Cabeça e Pescoço

O mesênquima para a formação da cabeça é derivado dos **mesodermas paraxial** e da **placa lateral**, da **crista neural** e de regiões espessadas do ectoderma conhecidas como **placódios ectodérmicos**. O mesoderma paraxial (**somitos** e **somitômeros**) forma grande parte dos componentes membranosos e cartilaginosos do neurocrânio (crânio) (Figura 17.1; ver também Capítulo 10 e Figura 10.6), todos os músculos voluntários da região craniofacial (Quadro 17.1), a derme e os tecidos conjuntivos na região dorsal da cabeça e as meninges caudais ao prosencéfalo. O mesoderma da placa lateral forma as cartilagens faríngeas (aritenóidea e cricóidea) e o tecido conjuntivo nessa região. As células da crista neural se originam no neuroectoderma das regiões do prosencéfalo, do mesencéfalo e do rombencéfalo e migram ventralmente para os arcos faríngeos e rostralmente ao redor do prosencéfalo e da escavação óptica para a região facial (Figura 17.2). Nesses locais, formam todo o viscerocrânio (face) e partes das regiões membranosas e cartilaginosas do neurocrânio (crânio) (ver Figura 17.1; ver também Capítulo 10 e Figura 10.6). Elas também formam todos os outros tecidos nessas regiões, incluindo cartilagem, osso, dentina, tendão, derme, pia-máter e aracnoide-máter, neurônios sensoriais e

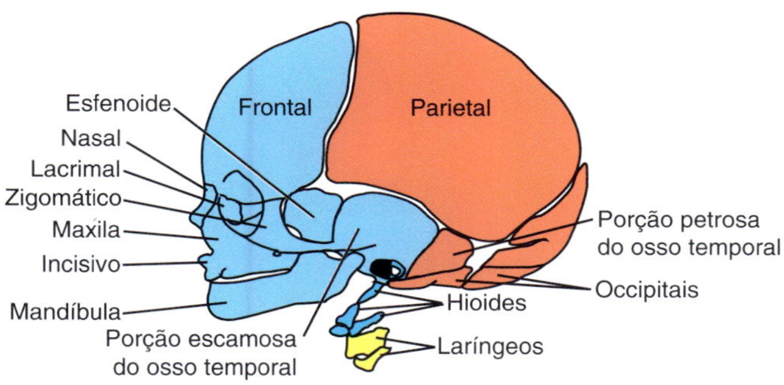

Figura 17.1 Estruturas esqueléticas da cabeça e da face. O mesênquima para essas estruturas é derivado da crista neural (*azul*), do mesoderma da placa lateral (*amarelo*) e do mesoderma paraxial (somitos e somitômeros) (*vermelho*).

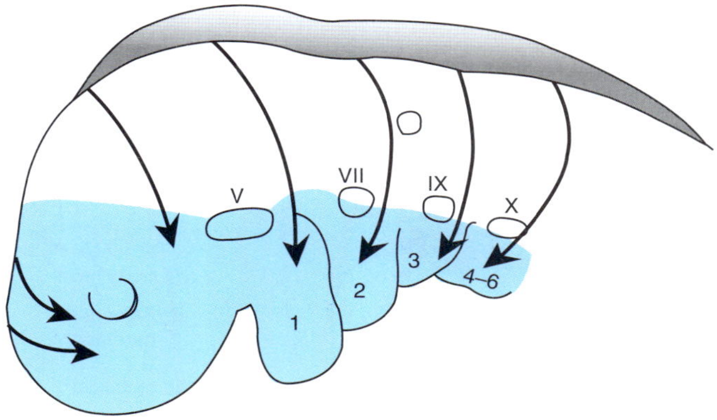

Figura 17.2 Vias de migração das células da crista neural das regiões do prosencéfalo, do mesencéfalo e do rombencéfalo para suas localizações finais (*áreas azuis*) nos arcos faríngeos e na face. As regiões de espessamento ectodérmico (placódios epifaríngeos) que auxiliarão as células da crista na formação do quinto (V), sétimo (VII), nono (IX) e décimo (X) gânglios sensoriais cranianos também são mostradas.

Quadro 17.1 Derivados dos arcos faríngeos e sua inervação.

Arco faríngeo	Nervo	Músculos	Esqueleto
1. Mandibular (processos maxilar e mandibular)	V. Trigêmeo: divisões maxilar e mandibular	Mastigação (temporal, masseter, pterigóideos medial, lateral); milo-hióideo, ventre anterior do digástrico, tensor do palato e tensor do tímpano	Pré-maxila, maxila, osso zigomático, parte do osso temporal, cartilagem de Meckel, mandíbula, martelo, bigorna, ligamento anterior do martelo, ligamento esfenomandibular
2. Hióideo	VII. Facial	Expressão facial (bucinador, auricular, frontal, platisma, orbicular da boca, orbicular do olho); porção posterior do digástrico, estilo-hióideo, estapédio	Estribo, processo estiloide, ligamento estilo-hióideo, corno menor e porção superior do corpo do osso hioide
3.	IX. Glossofaríngeo	Estilofaríngeo	Corno maior e porção inferior do corpo do osso hioide
4 a 6	X. Vago ▪ Ramo laríngeo superior (nervo para o quarto arco) ▪ Ramo laríngeo recorrente (nervo para o sexto arco)	Cricotireóideo, elevador do palato, constritores da faringe, intrínsecos da faringe	Cartilagens laríngeas (tireóidea, cricóidea, aritenóidea, corniculada, cuneiforme)

tecido conjuntivo glandular. As células oriundas dos **placódios ectodérmicos (placódios epifaríngeos)**, junto com a crista neural, formam os neurônios do quinto, do sétimo, do nono e do décimo gânglios sensoriais cranianos (ver Figura 17.2).

A característica mais singular do desenvolvimento da cabeça e do pescoço são os **arcos faríngeos** (o termo antigo para essas estruturas é **arco branquial**, porque se assemelham às brânquias de um peixe). Esses arcos aparecem na quarta e na quinta semanas do desenvolvimento e contribuem para a aparência externa característica do embrião (Figura 17.3; ver Quadro 17.1). Inicialmente, consistem em barras de tecido mesenquimal separadas por fendas profundas conhecidas como **fendas faríngeas** (ver Figura 17.3C; ver também Figura 17.6). Simultaneamente, com o desenvolvimento dos arcos e das fendas, aparecem várias evaginações, as **bolsas faríngeas**, ao longo das paredes laterais da faringe, a porção mais cranial do intestino anterior (Figura 17.4; ver também Figura 17.6). As bolsas penetram no mesênquima circunjacente, mas não estabelecem comunicação aberta com as fendas externas (ver Figura 17.3C). Assim, embora o desenvolvimento dos arcos, das fendas e das bolsas faríngeas lembre a formação de brânquias nos peixes e nos anfíbios, no embrião humano nunca se formam brânquias verdadeiras. Portanto, o termo **faríngeo** (arcos, fendas e bolsas) foi adotado para o embrião humano.

Os arcos faríngeos não contribuem apenas para a formação do pescoço, eles também são importantes na formação da face. No fim da quarta semana, o centro da face é formado pelo estomodeu, circundado pelo primeiro par de arcos faríngeos (Figura 17.5). Quando o embrião tem 42 dias, podem ser reconhecidas cinco proeminências mesenquimais: as **proeminências mandibulares pareadas** (primeiro arco faríngeo), caudais ao estomodeu; as **proeminências maxilares pareadas** (porção dorsal do primeiro arco faríngeo), laterais ao estomodeu; e a **proeminência frontonasal**, uma elevação levemente arredondada cranial ao estomodeu. O desenvolvimento da face é complementado mais tarde pela formação das **proeminências nasais** (ver Figura 17.5). Em todos os casos, a diferenciação das estruturas derivadas dos arcos, bolsas, fendas e proeminências é dependente de interações de epitélio e mesênquima.

ARCOS FARÍNGEOS

Cada arco faríngeo consiste em um cerne de tecido mesenquimal coberto por fora pelo ectoderma superficial e por dentro pelo epitélio de origem endodérmica (Figura 17.6). Além do mesênquima derivado do mesoderma paraxial e do mesoderma da placa lateral, o centro do arco recebe numerosas **células da crista neural**, que migram para os arcos a fim de

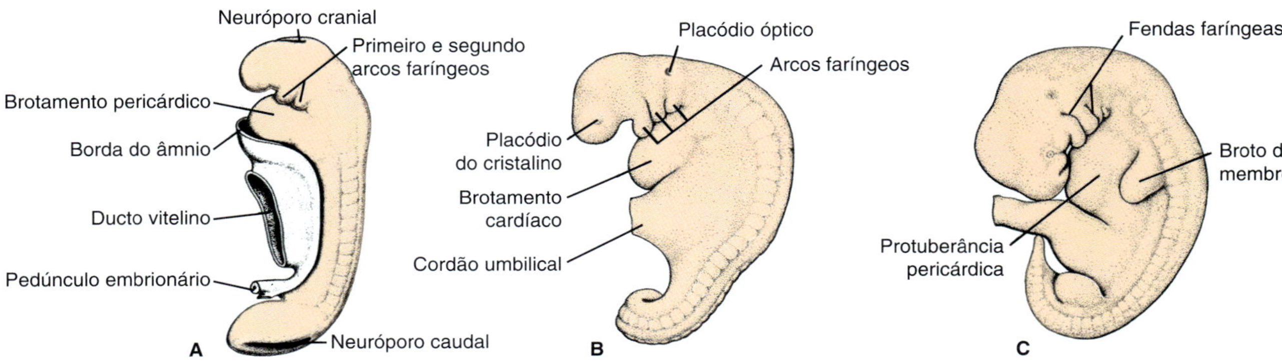

Figura 17.3 Desenvolvimento dos arcos faríngeos. **A.** 25 dias. **B.** 28 dias. **C.** 5 semanas.

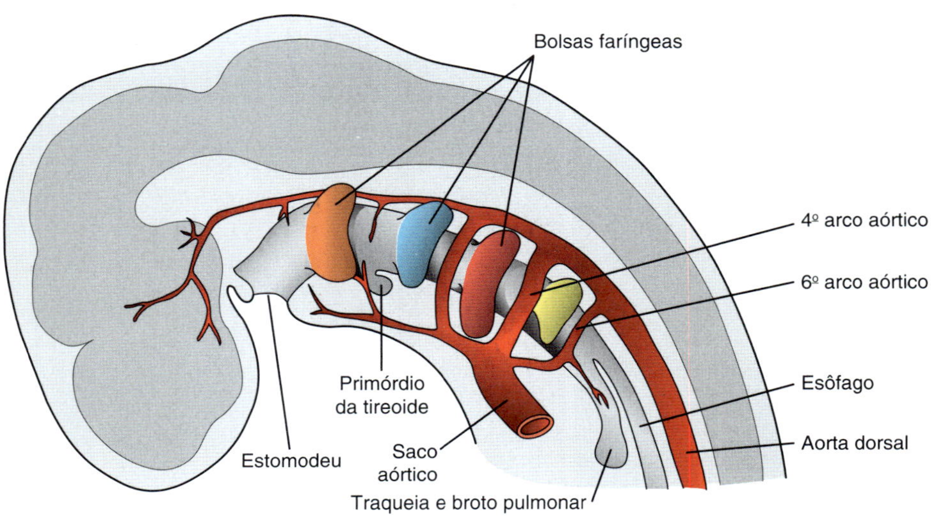

Figura 17.4 Bolsas faríngeas como evaginações do intestino anterior e o primórdio da glândula tireoide e dos arcos aórticos.

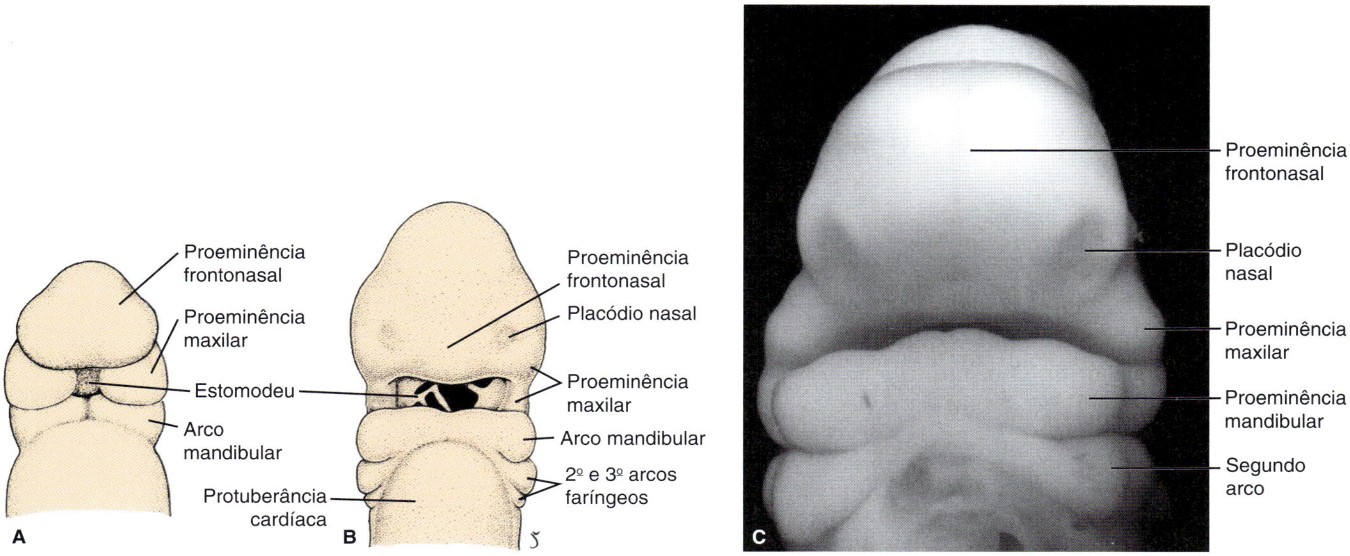

Figura 17.5 **A.** Vista frontal de um embrião com aproximadamente 24 dias. O estomodeu, fechado temporariamente pela membrana orofaríngea, está cercado por cinco proeminências mesenquimais. **B.** Vista frontal de um embrião com aproximadamente 30 dias mostrando a ruptura da membrana orofaríngea e a formação dos placódios nasais na proeminência frontonasal. **C.** Fotografia de um embrião humano em um estágio (28 dias) semelhante ao mostrado em **B**.

contribuir para os **componentes esqueléticos** da face. O mesoderma original dos arcos dá origem à musculatura da face e do pescoço. Assim, cada arco faríngeo é caracterizado por seus próprios **componentes musculares**. Os componentes musculares de cada arco têm seu próprio nervo cranial, e, seja qual for o destino das células musculares, elas carregam seu **componente nervoso** com elas (Figura 17.7; ver Figura 17.6). Além disso, cada arco tem seu próprio **componente arterial** (ver Figuras 17.4 e 17.6). (Os derivados dos arcos faríngeos e sua inervação estão resumidos no Quadro 17.1.)

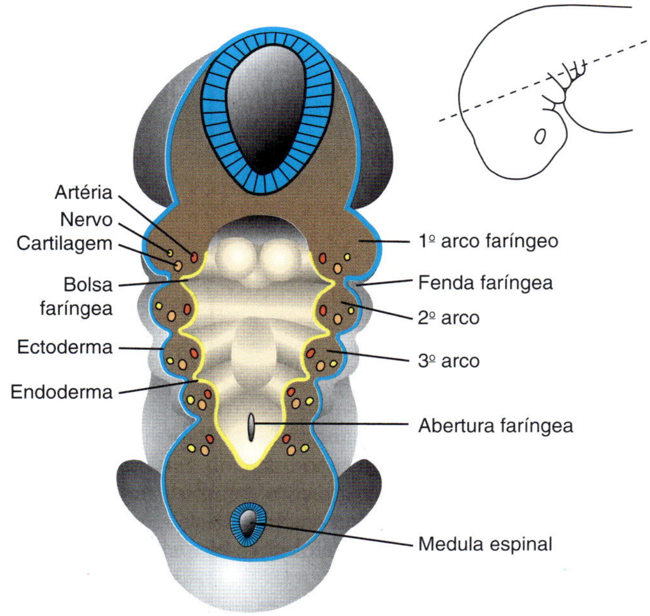

Figura 17.6 A ilustração mostra os arcos faríngeos seccionados transversalmente. Cada arco consiste em um cerne mesenquimal derivado do mesoderma e das células da crista neural e cada um é revestido internamente pelo endoderma e externamente pelo ectoderma. Cada arco também contém uma artéria (um dos arcos aórticos) e um nervo cranial, e cada um contribuirá com componentes esqueléticos e musculares específicos para a cabeça e o pescoço. Entre os arcos se encontram as bolsas, na superfície interna, e as fendas, externamente.

Primeiro arco faríngeo

O **primeiro arco faríngeo** consiste em uma porção dorsal, o **processo maxilar**, que se estende para a frente, abaixo da região ocular, e em uma porção ventral, o processo mandibular, que contém a **cartilagem de Meckel** (Figura 17.8A; ver Figura 17.5). Com a continuação do desenvolvimento, a

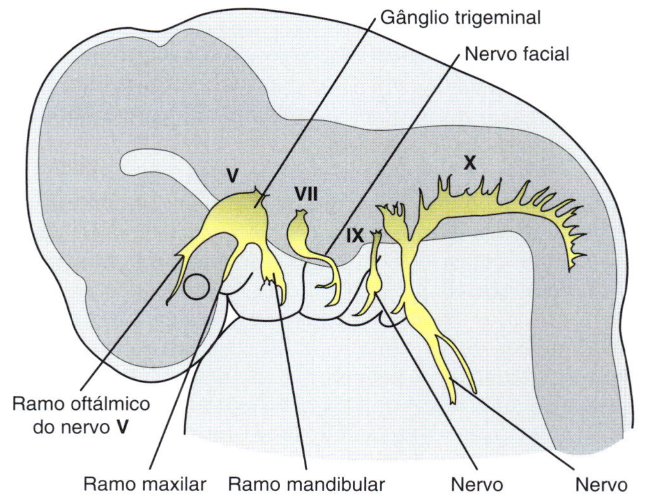

Figura 17.7 Cada arco faríngeo tem um nervo craniano. O nervo trigêmeo que inerva o primeiro arco faríngeo tem três ramos: o oftálmico, o maxilar e o mandibular. O nervo para o segundo arco é o nervo facial e o do terceiro é o nervo glossofaríngeo. A musculatura do quarto arco é inervada pelo ramo laríngeo superior do nervo vago, e a do sexto arco, pelo ramo recorrente do nervo vago.

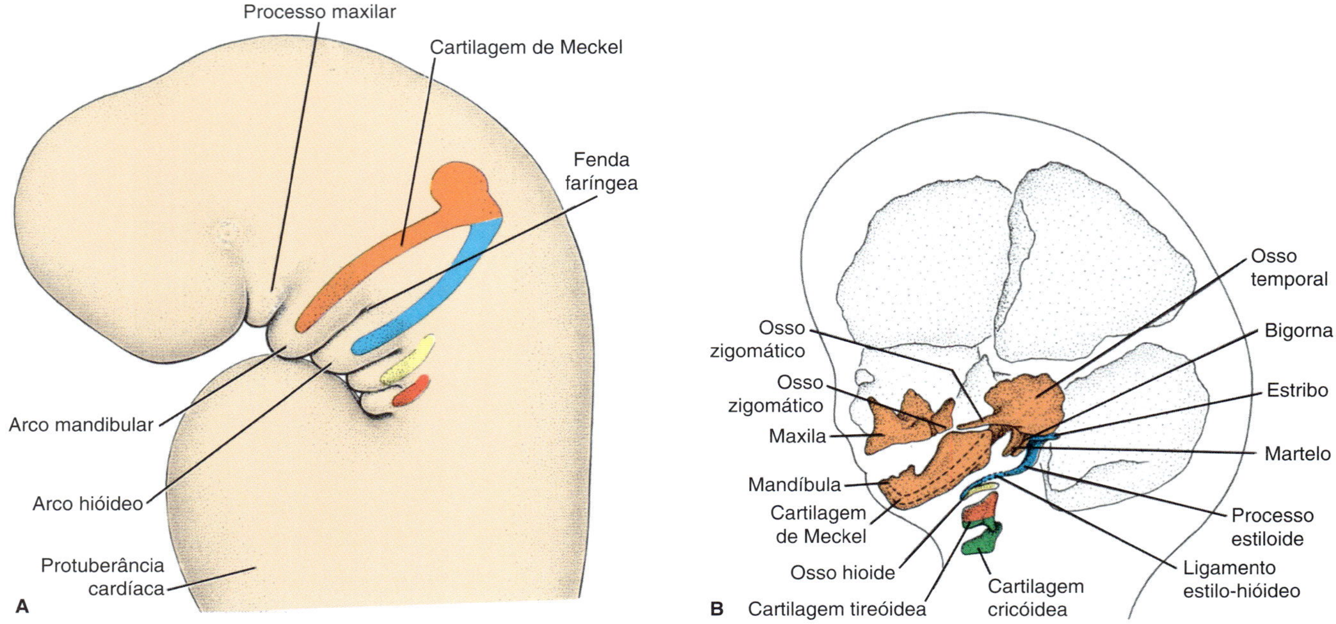

Figura 17.8 **A.** Vista lateral da região da cabeça e do pescoço demonstra as cartilagens e os arcos faríngeos que participam da formação dos ossos da face e do pescoço. **B.** Vários componentes dos arcos faríngeos mais tarde no desenvolvimento. Alguns dos componentes ossificam; outros desaparecem ou se tornam ligamentos. O processo maxilar e a cartilagem de Meckel são substituídos pela maxila e pela mandíbula, respectivamente, que se desenvolvem por ossificação membranosa.

cartilagem de Meckel desaparece, exceto por duas pequenas porções em sua extremidade dorsal, que persistem e formam a **bigorna** e o **martelo** (Figuras 17.8B e 17.9). O mesênquima do processo maxilar dá origem à **pré-maxila**, à **maxila**, ao **osso zigomático** e a parte do **osso temporal** por meio de ossificação membranosa (ver Figura 17.8B). A **mandíbula** também é formada por ossificação membranosa do tecido mesenquimal que cerca a cartilagem de Meckel. Além disso, o primeiro arco contribui para a formação dos ossos da orelha média, parte das orelhas externas e do meato acústico externo (ver Capítulo 19).

A musculatura do primeiro arco faríngeo inclui os **músculos da mastigação** (temporal, masseter e pterigóideo), o **ventre anterior do músculo digástrico**, o **músculo milo-hioide**, o **músculo tensor do tímpano** e o **músculo tensor do véu palatino**. A **inervação** dos músculos do primeiro arco é realizada pelo **ramo mandibular do nervo trigêmeo** (ver Figura 17.7). Uma vez que o mesênquima do primeiro arco também contribui para a derme da face, a inervação sensorial para a pele é fornecida pelos **ramos oftálmico**, **maxilar** e **mandibular do nervo trigêmeo**.

Os músculos dos arcos nem sempre se ligam aos componentes ósseos ou cartilaginosos de seu próprio arco, mas, algumas vezes, migram para regiões circunjacentes. No entanto, a origem desses músculos sempre pode ser rastreada, uma vez que sua inervação é derivada do arco original.

Segundo arco faríngeo

A cartilagem do **segundo arco** ou **arco hióideo (cartilagem de Reichert)** (Figura 17.8B) dá origem ao **estribo**, ao **processo estiloide do osso temporal**, ao **ligamento estilo-hióideo** e, ventralmente, ao **corno menor** e à **porção superior do corpo do osso hioide** (ver Figura 17.9). O mesênquima do arco também forma a maior parte das orelhas externas (ver Capítulo 19). Os músculos do arco hióideo são o **músculo estapédio**, o **músculo estilo-hióideo**, o **ventre posterior do músculo digástrico**, o **músculo auricular** e os **músculos da expressão facial**. O **nervo facial**, o nervo para o segundo arco, inerva todos esses músculos.

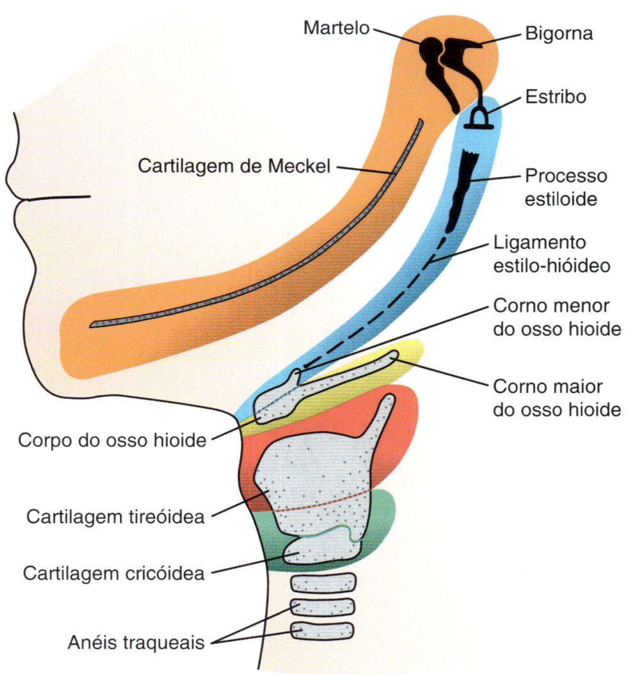

Figura 17.9 Estruturas definitivas formadas pelos componentes cartilaginosos dos vários arcos faríngeos.

Terceiro arco faríngeo

A **cartilagem** do terceiro arco faríngeo forma a **porção inferior do corpo** e o **corno maior do osso hioide** (ver Figura 17.9). A **musculatura** é limitada aos **músculos estilofaríngeos**. Esses músculos são inervados pelo **nervo glossofaríngeo**, o nervo para o terceiro arco (ver Figura 17.7).

Quarto e sexto arcos faríngeos

Os **componentes cartilaginosos** dos quarto e sexto arcos faríngeos se fusionam para formar as cartilagens **tireóidea**, cricóidea, aritenóidea, corniculada e cuneiforme da **laringe** (ver Figura 17.9). Os **músculos** do quarto arco (**cricotireóideo**, **elevador do palato** e **constritores da faringe**) são inervados pelo **ramo laríngeo superior do nervo vago**, o nervo para o quarto arco. Os músculos intrínsecos da laringe são inervados pelo **ramo laríngeo recorrente do nervo vago**, o nervo para o sexto arco.

BOLSAS FARÍNGEAS

O embrião humano tem quatro pares de bolsas faríngeas; o quinto é rudimentar (Figura 17.10; ver Figura 17.6). Uma vez que o **revestimento epitelial endodérmico** das bolsas origina vários órgãos importantes, o destino de cada bolsa é discutido individualmente. Os derivados das bolsas faríngeas estão resumidos no Quadro 17.2.

Quadro 17.2 Derivados das bolsas faríngeas.

Bolsa faríngea	Derivados
1	Cavidade timpânica (orelha média) Trompa de Eustáquio (tuba auditiva)
2	Tonsilas palatinas Fossa tonsilar
3	Glândula paratireoide inferior Timo
4	Glândula paratireoide superior Corpo ultimobranquial (células parafoliculares [C] da glândula tireoide)

Primeira bolsa faríngea

A primeira bolsa faríngea origina um divertículo com formato de haste, o **recesso tubotimpânico**, que fica em contato com o revestimento epitelial da primeira fenda faríngea (ver Figura 17.10). A porção distal do divertículo se expande em uma estrutura saculiforme, a **cavidade timpânica primitiva** ou **orelha média primitiva**, e a porção proximal permanece estreita, formando a **tuba auditiva (trompa de Eustáquio)**. O revestimento da cavidade timpânica ajuda mais tarde na formação da **membrana timpânica** ou **tímpano** (ver Capítulo 19).

Segunda bolsa faríngea

O revestimento epitelial da segunda bolsa faríngea prolifera e forma brotamentos que penetram o mesênquima circunjacente. Os brotos são invadidos secundariamente por tecido mesodérmico, formando os primórdios das **tonsilas palatinas** (ver Figura 17.10). Durante os terceiro e quarto meses, a tonsila é infiltrada por tecido linfático. Parte da bolsa permanece e é encontrada no adulto na forma de **fossa tonsilar**.

Terceira bolsa faríngea

As terceira e quarta bolsas são caracterizadas em sua extremidade distal por uma aba dorsal e uma ventral (ver Figura 17.10). Na quinta semana, o epitélio da região dorsal da terceira bolsa se diferencia na **glândula paratireoide inferior**, enquanto a região ventral forma o **timo** (ver Figura 17.10). Ambos os primórdios glandulares perdem sua conexão com a parede faríngea, e o timo migra então no sentido caudal e medial, "puxando", a **glândula paratireoide inferior** com ele (Figura 17.11). Embora a principal porção do timo se mova rapidamente até sua posição final na porção anterior do tórax, enquanto se funde com seu complemento do lado oposto, sua porção caudal persiste algumas vezes inserida na glândula tireoide ou como nichos tímicos isolados.

O crescimento e o desenvolvimento do timo continuam até a puberdade. Na criança pequena, o timo ocupa um espaço considerável no tórax e se encontra atrás do esterno e anterior ao pericárdio e aos grandes vasos. Em pessoas mais velhas, é difícil reconhecê-lo, uma vez que ele é atrófico e substituído por tecido adiposo.

O tecido paratireóideo da terceira bolsa finalmente se posiciona na superfície dorsal da glândula tireoide e forma a **glândula paratireoide inferior** (ver Figura 17.11).

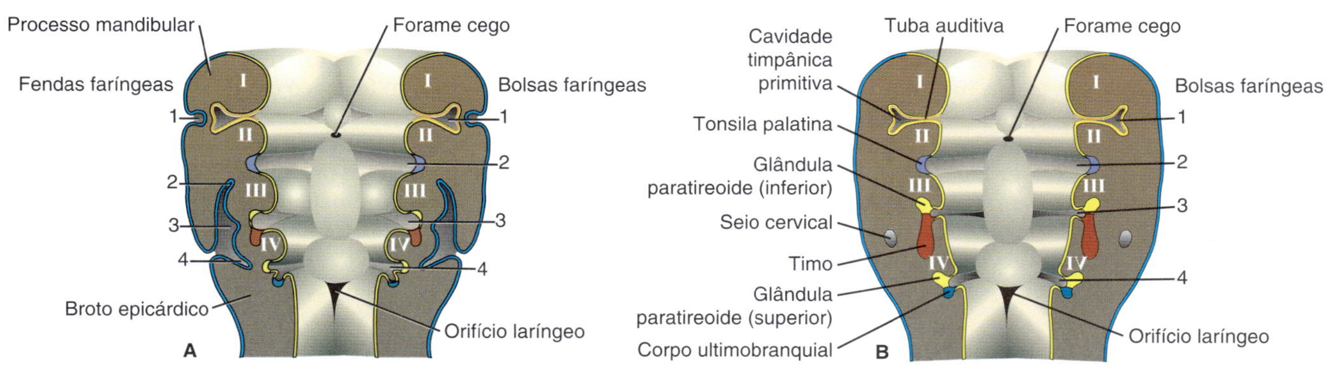

Figura 17.10 **A.** Desenvolvimento das fendas e das bolsas faríngeas. O segundo arco cresce extensivamente para ocluir todas as fendas faríngeas. A primeira fenda é ocluída quando o segundo arco forma a maior parte das orelhas externas. O crescimento excessivo do segundo arco cobre caudalmente o terceiro e o quarto arcos, ocluindo a segunda, a terceira e a quarta fendas faríngeas. **B.** Remanescentes da segunda, da terceira e da quarta fendas faríngeas formam o seio cervical, que, normalmente, é obliterado. Repare nas estruturas formadas pelas várias bolsas faríngeas.

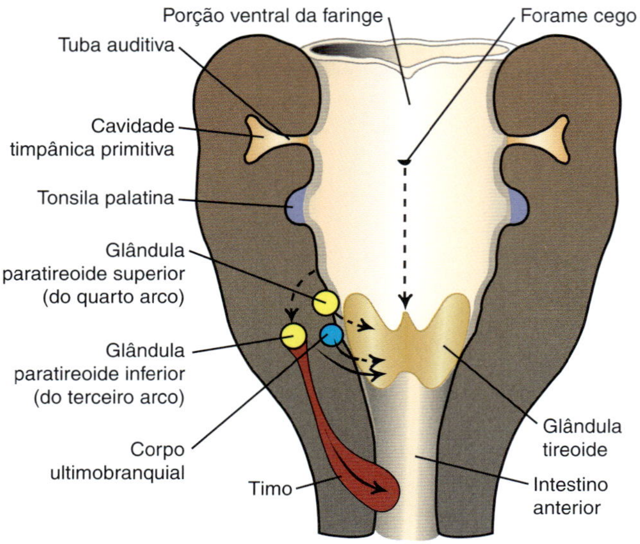

Figura 17.11 Migração do timo, das glândulas paratireoides e do corpo ultimobranquial. A glândula tireoide se origina na linha média no nível do forame cego e desce até o nível dos primeiros anéis traqueais.

Quarta bolsa faríngea

O epitélio da região dorsal da quarta bolsa faríngea forma a **glândula paratireoide superior**. Quando a glândula paratireoide perde contato com a parede da faringe, ela se liga à superfície dorsal da tireoide que migra caudalmente e se torna a **glândula paratireoide superior** (ver Figura 17.11). A região ventral da quarta bolsa dá origem ao **corpo ultimobranquial**, que mais tarde é incorporado à glândula tireoide. As células do corpo ultimobranquial dão origem às **células parafoliculares**, ou **células C**, da glândula tireoide. Essas células secretam **calcitonina**, um hormônio envolvido na regulação dos níveis sanguíneos de cálcio (ver Quadro 17.2).

FENDAS FARÍNGEAS

O embrião de 5 semanas é caracterizado pela existência de quatro fendas faríngeas (ver Figura 17.6). Antes, pensava-se que a primeira fenda contribuísse com o meato acústico externo (MAE) das orelhas externas, mas essa alegação foi contestada. Em vez disso, o MAE se forma por invaginação da superfície do ectoderma do primeiro arco faríngeo. O crescimento excessivo do segundo arco, uma vez que forma a maior parte das orelhas externas, faz com que a primeira fenda desapareça (ver Figura 17.10; ver também Capítulo 19).

A proliferação ativa de tecido mesenquimal no segundo arco faz com que ele se sobreponha ao terceiro e ao quarto arcos. Finalmente, ele se fusiona com a **crista epicárdica** na porção inferior do pescoço (ver Figura 17.10), e as segunda, terceira e quarta fendas perdem contato com o exterior (ver Figura 17.10B). As fendas formam uma cavidade revestida por epitélio ectodérmico, o **seio cervical**, mas, com a progressão do desenvolvimento, o seio desaparece.

REGULAÇÃO MOLECULAR DO DESENVOLVIMENTO FACIAL

As células da crista neural se originam a partir das células neuroepiteliais adjacentes à superfície do ectoderma ao longo das bordas das pregas neurais. A sinalização pela proteína morfogenética óssea (BMP) é importante para o estabelecimento dessa região limítrofe e regula a expressão de *WNT1* para fazer com que as prospectivas células da crista neural sofram uma transição epiteliomesenquimal e comecem sua migração para o mesênquima circunjacente (ver Capítulo 6). No rombencéfalo, as células da crista se originam em um padrão específico a partir de segmentos chamados de **rombômeros** (Figura 17.12). Existem oito desses segmentos no rombencéfalo (R1-R8), e as células da crista neural de segmentos específicos migram para povoar arcos faríngeos específicos. Essas células da crista neural migram em três ondas: as dos segmentos R1 e R2 migram para o primeiro arco junto com células da crista da região do mesencéfalo caudal; as células do segmento R4 migram para o segundo arco; e as células do R6 e R7 migram para os arcos 4 a 6 (ver Figura 17.12). A segregação das três ondas é auxiliada pelo fato de que se formam pouquíssimas células da crista a partir dos segmentos R3 e R5, e aquelas que se formam entram nas ondas adjacentes de células migratórias. As três ondas distintas são importantes porque fornecem sinais para o direcionamento axônico dos gânglios que se formam na região da cabeça e do pescoço, incluindo os gânglios trigeminal, geniculado, vestibulococlear, petroso e nodoso. Esses gânglios são formados a partir de uma combinação de células da crista neural com células dos placódios nessa região (ver Capítulo 18). Os axônios do gânglio trigeminal entram no rombencéfalo em R2; os dos gânglios geniculado e vestibulococlear, em R4; e aqueles dos gânglios petroso e nodoso, em R6 e R7, totalizando as três ondas de migração das células da crista neural. Nenhum axônio se projeta para R3 ou R5.

As células da crista neural que povoam os arcos faríngeos formam os componentes esqueléticos característicos de cada arco. Antes, acreditava-se que as células da crista neural regulassem a padronização desses elementos esqueléticos, mas agora está claro que esse processo é controlado pelo endoderma da bolsa faríngea. A formação das bolsas faríngeas ocorre antes da migração das células da crista neural e ocorre mesmo na ausência de células da crista. As bolsas são formadas pela migração lateral de células endodérmicas, e essa migração é estimulada por fatores de crescimento de fibroblastos (FGF; do inglês, *fibroblast growth factor*). Conforme as bolsas se formam, elas expressam um padrão gênico bastante característico (Figura 17.13). *BMP7* é expresso no endoderma posterior de cada bolsa; *FGF8* se encontra no endoderma posterior; e a expressão de *PAX1* é restrita à porção mais dorsal do endoderma de cada bolsa. Além disso, *SONIC HEDGEHOG* (*SHH*) é expresso no endoderma posterior das segunda e terceira bolsas. Esses padrões de expressão regulam então a diferenciação e a padronização do mesênquima do arco faríngeo em estruturas esqueléticas específicas. Entretanto, esse processo também é dependente do mesênquima e representa outro exemplo de interação epiteliomesenquimal. Nesse caso, a resposta do mesênquima aos sinais endodérmicos é dependente de fatores de transcrição expressos naquele mesênquima. Esses fatores de transcrição incluem os genes *HOX* e outros carreados pelas células da crista neural nos arcos. As células da crista adquirem seus padrões específicos de expressão gênica dos seus rombômeros originais (ver Figura 17.12). O padrão próprio dos rombômeros é estabelecido por um código de genes *HOX* "aninhados" no rombencéfalo (ver Capítulo 18), que as células da crista carregam com elas conforme migram. O primeiro arco é negativo para *HOX*, mas ele expressa *OTX2*, um fator de transcrição contendo homeodomínio expresso no rombencéfalo; o segundo arco expressa *HOXA2*, e os arcos 3 a 6 expressam membros do terceiro grupo parálogo de genes *HOX*, *HOXA3*, *HOXB3* e *HOXD3* (ver Figura 17.13B). Os padrões de expressão distintos desses fatores de transcrição permitem que cada arco responda diferentemente aos sinais que emanam do endoderma da bolsa, de modo que o primeiro arco forma a maxila e a mandíbula, o segundo arco, o osso hioide etc.

O restante do esqueleto da face, as regiões faciais média e superior, também é derivado das células da crista neural que migram para a proeminência frontonasal (ver Figura 17.12). Nessa região, os sinais que emanam do endoderma superficial e das áreas subjacentes do neuroepitélio governam o destino do mesênquima. Novamente, parece que *SHH* e *FGF8* são importantes para a padronização dessa área, embora as interações genéticas específicas não sejam conhecidas.

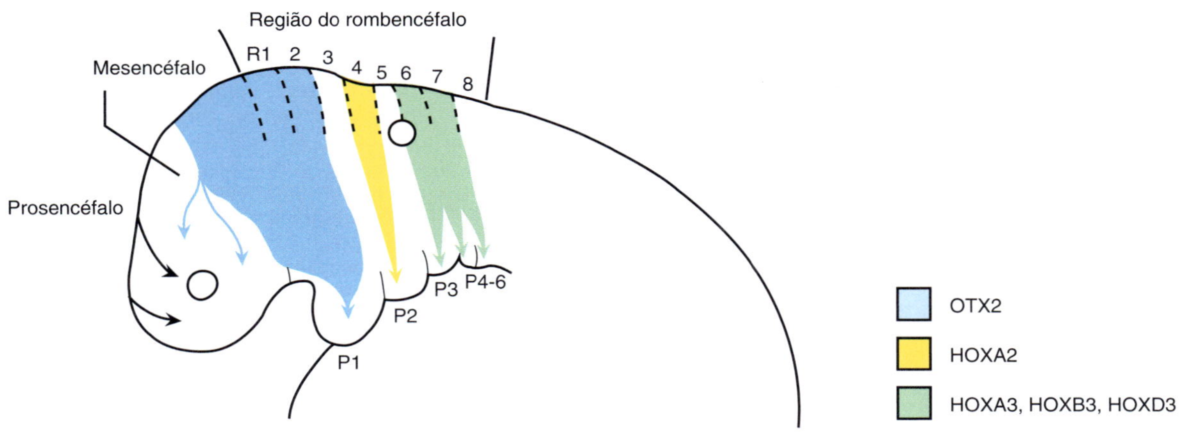

Figura 17.12 Ilustração mostrando as vias de migração das células da crista das pregas neurais craniais até a face e os arcos faríngeos. A partir da região do rombencéfalo, as células da crista migram a partir dos segmentos chamados de rombômeros. Os rombômeros expressam um padrão específico de genes *HOX* (o mesencéfalo e os rombômeros 1 e 2 expressam o fator de transcrição contendo homeodomínio OTX2; ver também Figura 18.31), e as células da crista neural carregam esse padrão de expressão para os arcos faríngeos. Além disso, repare que há três ondas de migração das células da crista e que os rombômeros 3 e 5 não contribuem com muitas (ou nenhuma) células para essas ondas. As três ondas são importantes porque elas fornecem sinais para o direcionamento de nervos que crescem de volta de seus gânglios para estabelecer conexões com o rombencéfalo (ver também Figura 18.40).

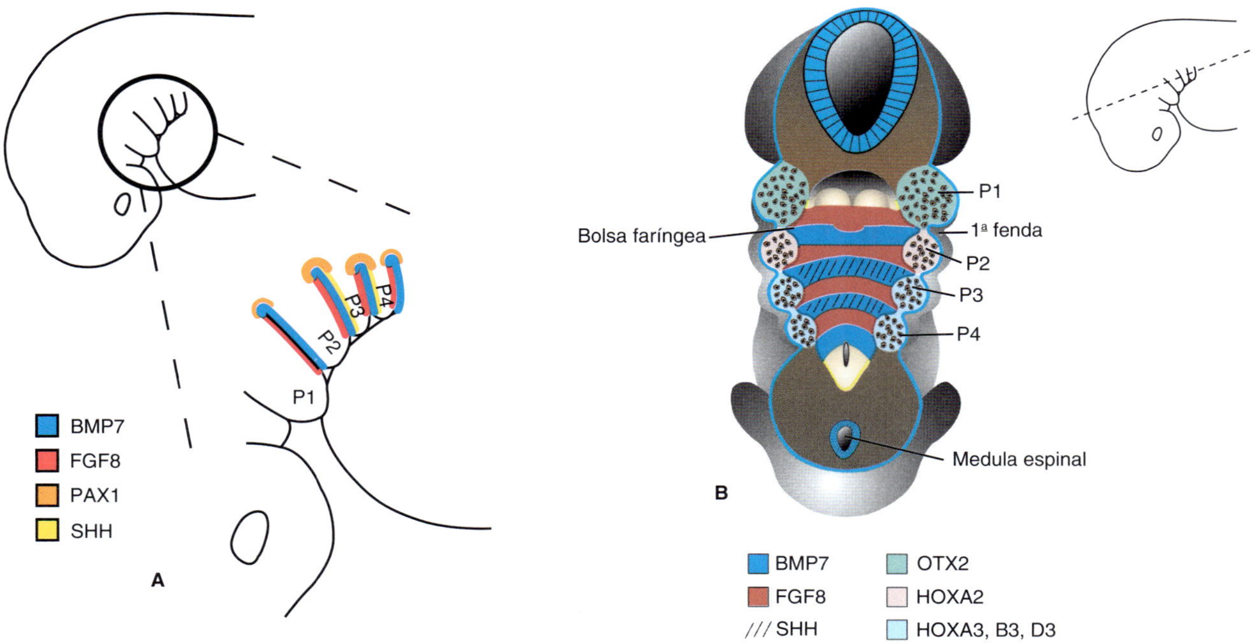

Figura 17.13 **A** e **B.** Ilustrações mostrando os padrões de expressão gênica no endoderma e no mesênquima do arco faríngeo. O endoderma é responsável pela padronização dos derivados esqueléticos dos arcos, mas a resposta do mesênquima a esses sinais é ditada pelos genes que o mesênquima expressa. A expressão gênica no endoderma das bolsas mostra um padrão específico: fator de crescimento do fibroblasto 8 (*FGF8*) é expresso na região anterior de cada bolsa com proteína morfogenética óssea do tipo 7 (*BMP7*) sendo expresso na região posterior; *SONIC HEDGEHOG* (*SHH*) é expresso na região posterior das bolsas 2 e 3, enquanto *PAX1* é expresso na área mais dorsal de cada bolsa (**A** e **B**). Os padrões de expressão gênica são estabelecidos por células da crista neural que migram para os arcos e carreiam o código genético de seus rombômeros originais (ou também do mesencéfalo, no caso do primeiro arco) para os arcos (**B**) (ver também Figuras 17.12 e 18.31).

Correlações clínicas

Defeitos congênitos envolvendo a região faríngea

Tecidos tímico e paratireóideo ectópicos

Uma vez que o tecido glandular derivado das bolsas migra, não é incomum que as glândulas acessórias ou os remanescentes do tecido persistam ao longo do percurso. Isso é particularmente verdadeiro para o tecido tímico, que pode permanecer no pescoço, e para as glândulas paratireoides. As glândulas paratireoides inferiores têm posição mais variável do que as superiores e, algumas vezes, são encontradas na bifurcação da artéria carótida comum.

Fístulas branquiais

As **fístulas branquiais** ocorrem quando o segundo arco faríngeo não consegue crescer caudalmente sobre o terceiro e o quarto arcos, deixando resquícios da segunda, da terceira e da quarta fendas em contato com a superfície por um estreito canal (Figura 17.14A). Esse tipo de fístula, encontrada na face lateral do pescoço diretamente **anterior** ao **músculo esternocleidomastóideo**, em geral possibilita a drenagem de um **cisto cervical lateral** (ver Figura 17.14B). Esses cistos, remanescentes do seio cervical, encontram-se mais frequentemente logo abaixo do ângulo da mandíbula (Figura 17.15), embora possam ser encontrados em qualquer lugar ao longo da borda anterior do músculo esternocleidomastóideo. Frequentemente, um cisto cervical lateral não é visível no nascimento, mas se torna evidente conforme aumenta durante a infância.

As **fístulas branquiais internas** são raras; elas ocorrem quando o seio cervical está conectado ao lúmen da faringe por um pequeno canal, que em geral se abre na região tonsilar (ver Figura 17.14C). Esse tipo de fístula resulta da ruptura da membrana entre a segunda fenda e a segunda bolsa faríngea em algum momento durante o desenvolvimento.

Células da crista neural e defeitos craniofaciais

As **células da crista neural** (ver Figura 17.2) são essenciais para a formação da maior parte da região craniofacial. Consequentemente, interferências no desenvolvimento das células da crista resultam em malformações craniofaciais. Uma vez que as células da crista neural também contribuem para os **coxins endocárdicos conotruncais**, que formam o septo da via de saída do coração nos canais pulmonar e aórtico, muitos recém-nascidos com defeitos craniofaciais também têm anomalias cardíacas, incluindo tronco arterioso persistente, tetralogia de Fallot e transposição dos grandes vasos. Infelizmente, as células da crista parecem formar uma população celular particularmente vulnerável e são mortas facilmente por compostos como álcool e ácido retinoico. Exemplos de defeitos envolvendo células da crista neural estão descritos a seguir.

A **síndrome de Treacher Collins (disostose mandibular)** é uma doença autossômica dominante rara que ocorre em 1/50.000 nascidos vivos, com 50% dos casos surgindo como novas mutações. A síndrome é caracterizada por hipoplasia da maxila, da mandíbula e dos arcos zigomáticos, que podem estar ausentes. A fenda palatina é comum, assim como o são os defeitos nas orelhas externas acompanhados por atresia do meato acústico e anormalidades nos ossículos da audição, de maneira que quase sempre há perda auditiva condutiva bilateral. Os olhos geralmente apresentam fissuras palpebrais com inclinação para baixo e coloboma palpebral inferior. Mutações no gene *TCOF1* (5q32) são responsáveis pela maioria dos casos. O produto desse gene é uma proteína nucleolar chamada **treacle**, que parece ser necessária para impedir a apoptose e manter a proliferação nas células da crista neural, mas não para regular sua migração, que ocorre normalmente. Embora a maioria dos casos de síndrome ocorra devido a mutações genéticas, podem ser produzidas fenocópias em animais de laboratório após exposição a doses teratogênicas de ácido retinoico, sugerindo que alguns casos em seres humanos sejam causados por teratógenos.

A **sequência de Robin** pode ocorrer independentemente ou em associação a outras síndromes e malformações. Como a síndrome de Treacher Collins, a sequência de Robin altera as estruturas do primeiro arco, com o desenvolvimento da mandíbula sendo o mais comprometido. Recém-nascidos em geral têm uma tríade de

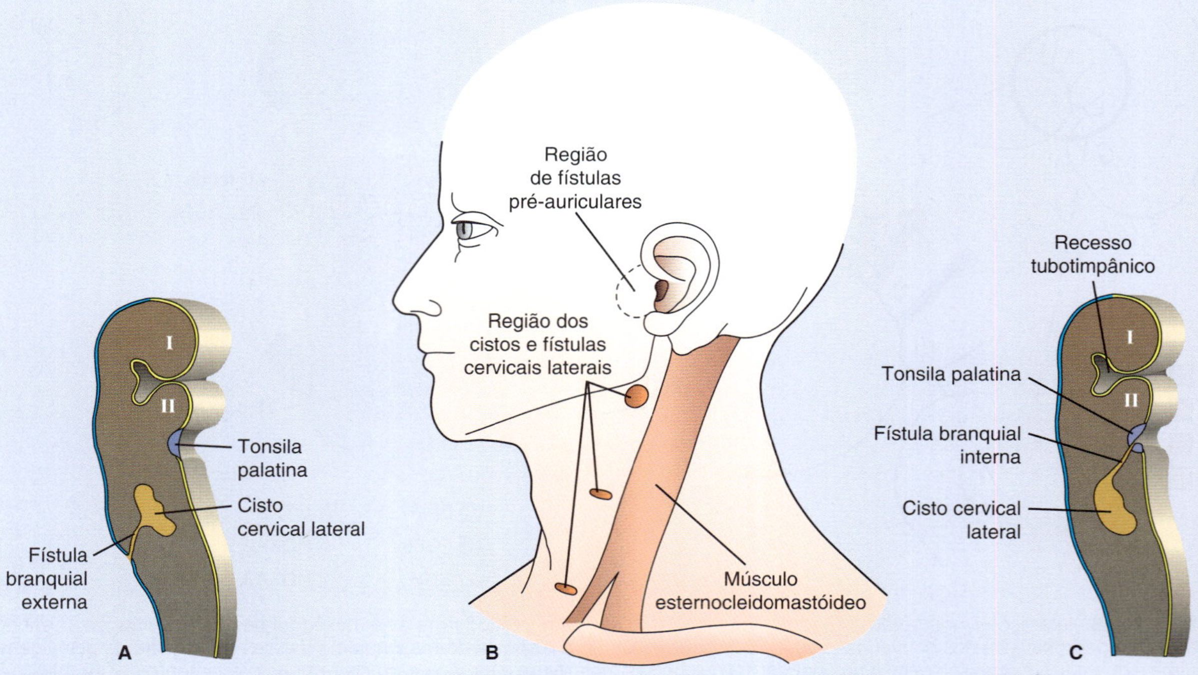

Figura 17.14 **A.** Abertura de cisto cervical lateral no lado do pescoço através de uma fístula. **B.** Cistos cervicais laterais e fístulas anteriores ao músculo esternocleidomastóideo. Repare também na região das fístulas pré-auriculares. **C.** Cisto cervical lateral se abrindo para a laringe no nível da tonsila palatina.

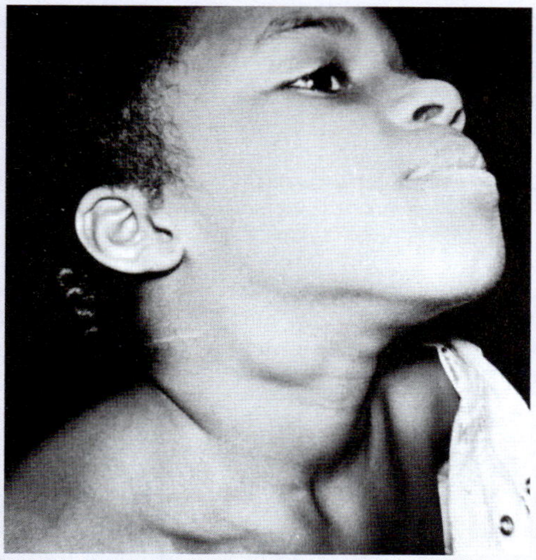

Figura 17.15 Paciente com um cisto cervical lateral. Esses cistos estão sempre na face lateral do pescoço, em frente ao músculo esternocleidomastóideo. Eles se encontram comumente abaixo do ângulo da mandíbula e não aumentam até muito tarde na vida adulta.

micrognatismo, fenda palatina e glossoptose (descenso da língua) (Figura 17.16A). A sequência de Robin pode ser decorrente de fatores genéticos ou ambientais. Ela também pode ocorrer como uma deformação, como, por exemplo, quando o queixo é comprimido contra o tórax em casos de oligoidrâmnio. O defeito primário inclui crescimento inadequado da mandíbula e, como resultado, uma língua retraída que não consegue descer das lâminas palatinas, prevenindo sua fusão. A sequência de Robin ocorre em aproximadamente 1/8.500 nascimentos.

A **síndrome de deleção de 22q11.2** é a síndrome de deleção mais comum nos seres humanos e tem várias apresentações, incluindo a síndrome de DiGeorge (ver Figura 17.16B), a anomalia de DiGeorge, a síndrome velocardiofacial (ver Figura 17.16C), a síndrome de Shprintzen, a síndrome da anomalia facial conotruncal e a aplasia e hipoplasia tímicas congênitas. Os defeitos resultam de uma deleção no braço longo do cromossomo 22 e ocorrem em aproximadamente 1/4.000 nascimentos. Evidências recentes mostram que mutações em um dos genes no intervalo de deleção, *TBX1* (fator de transcrição de ligação ao DNA [*T-box*]), resultam na mesma síndrome sem uma deleção. Além disso, a variabilidade na regulação do gene *TBX1* pode explicar a ampla variedade dos fenótipos observados. A síndrome é caracterizada por várias malformações e graus de gravidade, mas os recém-nascidos apresentam mais frequentemente defeitos cardíacos congênitos e no arco aórtico, dismorfologia facial moderada,

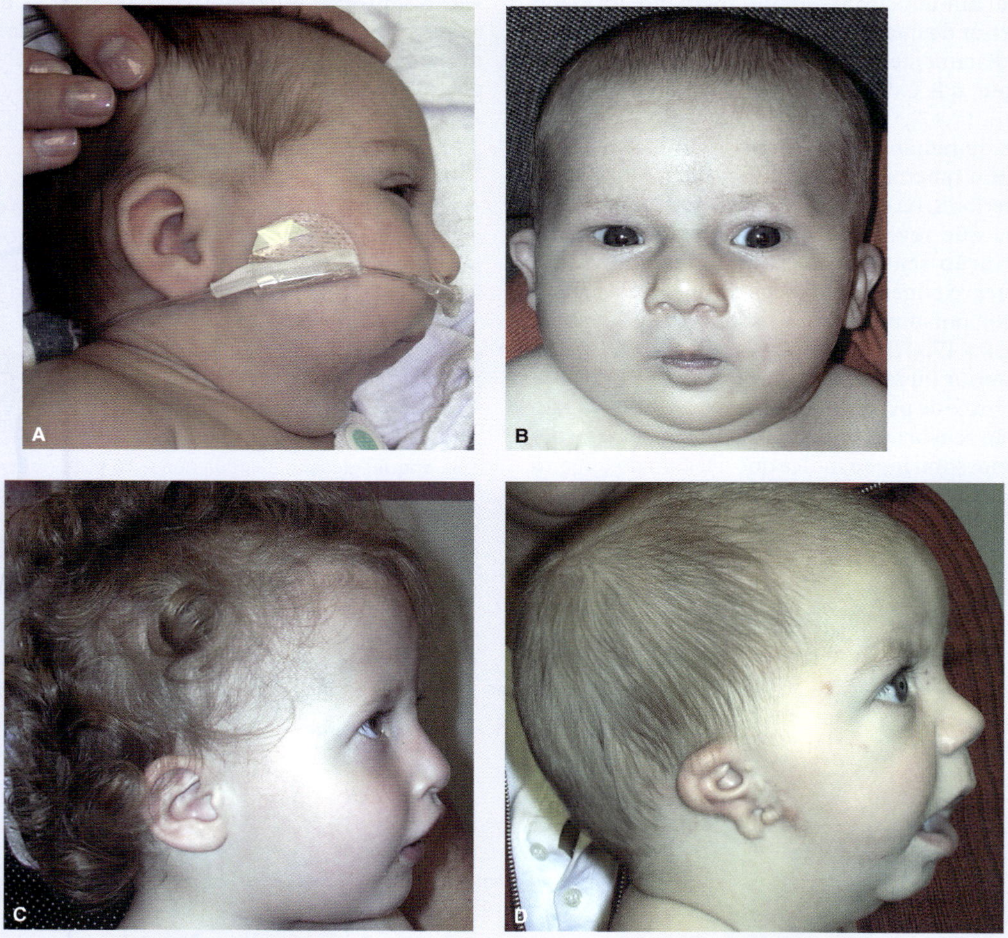

Figura 17.16 Pacientes com defeitos craniofaciais que se acredita sejam derivados de agravos às células da crista neural. **A.** Sequência de Robin. Repare na mandíbula muito pequena (micrognatia) que evita que a língua "saia do caminho" das prateleiras palatinas, resultando em fenda palatina. **B** e **C.** Exemplos de síndrome de deleção de 22q11.2: síndrome de DiGeorge. **B.** Repare na boca pequena, filtro quase liso, micrognatia, ponte nasal proeminente e orelhas com rotação para trás; síndrome velocardiofacial. **C.** Esse paciente apresenta dismorfologia facial moderada, incluindo hipoplasia malar leve, micrognatia, lábio superior proeminente e orelhas grandes. **D.** Microssomia hemifacial (espectro oculoauriculovertebral, ou síndrome de Goldenhar). Repare na orelha anormal com acrocórdons e no pequeno queixo.

(continua)

deficiências de aprendizado e infecções frequentes devido à hipoplasia ou à aplasia tímica, que alteram a resposta imune mediada por linfócitos T. Muitas crianças também têm convulsões devido à hipocalcemia, causada pelo desenvolvimento anormal das glândulas paratireoides. Mais tarde, esses indivíduos têm maior propensão a apresentar doenças mentais, incluindo esquizofrenia e depressão. Em parte, a origem dos defeitos é uma interferência nas células da crista neural que contribuem para muitas estruturas afetadas. Mesmo os defeitos tímicos e nas paratireoides estão relacionados com as células da crista neural, uma vez que essas células contribuem para o mesênquima para o qual o endoderma das bolsas faríngeas migra. As células endodérmicas das bolsas formam o timo e as células paratireoides (ver Figura 17.10), e o mesênquima derivado da crista neural forma o tecido conjuntivo. Sem este mesênquima, a interação normal entre o epitélio (endoderma) e o mesênquima, essencial para a diferenciação das glândulas, não ocorre.

A **microssomia hemifacial (espectro oculoauriculovertebral ou síndrome de Goldenhar)** inclui várias anomalias craniofaciais, que, em geral, envolvem os ossos maxila, temporal e zigomático, que são pequenos e chatos. Defeitos na orelha (anotia, microtia), no olho (tumores e dermoides no globo ocular) e nas vértebras (hemivértebras fusionadas, espinha bífida) são comumente observados nestes pacientes (ver Figura 17.16D). Existe assimetria em 65% dos casos, que ocorrem em 1/5.600 nascimentos. Outras malformações, que ocorrem em 50% dos casos, incluem anomalias cardíacas, como tetralogia de Fallot e defeitos do septo interventricular. As causas da microssomia hemifacial não são conhecidas.

LÍNGUA

A língua aparece em embriões com aproximadamente 4 semanas, como dois **tubérculos linguais laterais** e um **tubérculo medial**, o **tubérculo ímpar** (Figura 17.17A). Esses três tubérculos se originam no primeiro arco faríngeo. Um segundo tubérculo mediano, a **eminência hipobranquial**, é formado pelo mesoderma do segundo, do terceiro e de parte do quarto arco. Finalmente, um terceiro tubérculo mediano, formado pela porção posterior do quarto arco, marca o desenvolvimento da epiglote. Imediatamente atrás desse tubérculo se encontra o **orifício laríngeo**, que é delimitado pelos **tubérculos aritenoides** (ver Figura 17.17).

Ao aumentar de tamanho, as saliências linguais laterais crescem mais que o tubérculo ímpar e se fundem, formando os dois terços anteriores, ou corpo, da língua (ver Figura 17.17). Como a mucosa que reveste se origina do primeiro arco faríngeo, a **inervação sensorial** para essa área é do **ramo mandibular do nervo trigêmeo**. O corpo da língua é separado do terço posterior por um sulco em forma de "V", o sulco terminal (ver Figura 17.17B).

A porção posterior ou raiz da língua se origina a partir do segundo, do terceiro e de parte do quarto arco faríngeo. O fato de que a **inervação sensorial** para essa parte da língua é fornecida pelo **nervo glossofaríngeo** indica que o tecido do terceiro arco cresce sobre o segundo.

A epiglote e a porção posterior extrema da língua são inervadas pelo **nervo laríngeo superior**, refletindo seu desenvolvimento a partir do quarto arco. Alguns músculos da língua provavelmente se diferenciam *in situ*, mas a maioria é derivada de mioblastos originados dos **somitos occipitais**. Assim, a musculatura da língua é inervada pelo **nervo hipoglosso**.

A inervação sensorial geral da língua é fácil de entender. O corpo é inervado pelo nervo trigêmeo, o nervo para o primeiro arco; a raiz é inervada pelos nervos glossofaríngeo e vago, os nervos dos terceiro e quarto arcos, respectivamente. A **inervação sensorial especial (paladar)** para os dois terços anteriores da língua é fornecida pelo **ramo corda do tímpano do nervo facial**, enquanto o terço posterior é inervado pelo nervo glossofaríngeo.

GLÂNDULA TIREOIDE

A glândula tireoide aparece como proliferação epitelial no assoalho da faringe entre o tubérculo ímpar e a cópula, no ponto indicado mais tarde pelo **forame cego** (Figura 17.18A; ver Figura 17.17). Subsequentemente, a tireoide desce na frente do

Correlações clínicas

Anquiloglossia

Na **anquiloglossia**, a língua não está solta do assoalho da boca. Normalmente, ocorre uma degeneração celular extensa, e o frênulo é o único tecido que ancora a língua ao assoalho da boca. No tipo mais comum de anquiloglossia, o frênulo se estende até a ponta da língua.

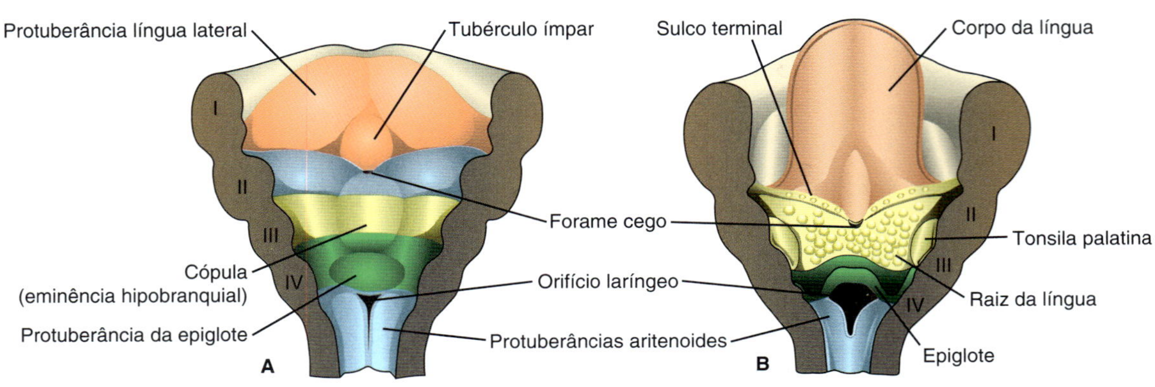

Figura 17.17 Porção ventral dos arcos faríngeos vistos de cima e mostrando o desenvolvimento da língua. *I* a *IV*, os arcos faríngeos cortados. **A.** Quinta semana (cerca de 6 mm). **B.** Quinto mês. Repare no forame cego, o local de origem do primórdio da tireoide.

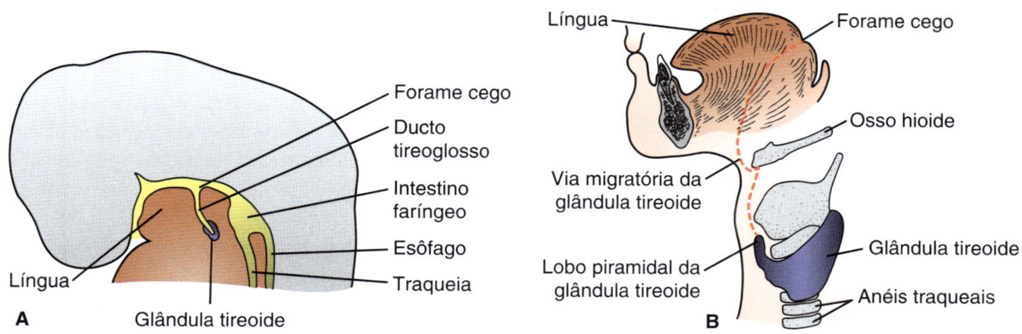

Figura 17.18 **A.** O primórdio da tireoide surge como um divertículo epitelial na linha média da faringe, imediatamente caudal ao tubérculo ímpar. **B.** Posição da glândula tireoide no adulto. *Linha pontilhada*, via de migração.

intestino faríngeo como um divertículo bilobado (ver Figura 17.18). Durante essa migração, a tireoide permanece conectada à língua por um canal estreito, o **ducto tireoglosso**. Mais tarde, esse ducto desaparece.

Com a continuação do desenvolvimento, a glândula tireoide desce para a frente do osso hioide e das cartilagens laríngeas. Ela alcança sua posição final na frente da traqueia na sétima semana (ver Figura 17.18B). Nesse período, ela adquiriu um pequeno istmo mediano e dois lobos laterais. A tireoide começa a funcionar por volta do fim do terceiro mês, quando se tornam visíveis os primeiros folículos contendo coloide. As **células foliculares** produzem o coloide, que funciona como fonte de **tiroxina** e de **tri-iodotironina**. As **células parafoliculares**, ou **C**, derivadas do **corpo ultimobranquial** (ver Figura 17.10) produzem calcitonina.

FACE

No fim da quarta semana, aparecem as **proeminências faciais**, que consistem primariamente em mesênquima derivado da crista neural e são formadas principalmente pelo primeiro par de arcos faríngeos. **Proeminências maxilares** podem ser distinguidas lateralmente ao estomodeu e **proeminências mandibulares** podem ser distinguidas caudalmente a essa estrutura (Figura 17.21).

Correlações clínicas

Ducto tireoglosso e anomalias da tireoide

Um **cisto tireoglosso** pode ocorrer em qualquer ponto ao longo da via migratória da glândula tireoide, mas está sempre próximo a ou na **linha média** do pescoço. Como indicado por seu nome, ele é um remanescente cístico do ducto tireoglosso. Embora aproximadamente 50% desses cistos estejam próximos ou imediatamente inferiores ao corpo do osso hioide (Figuras 17.19 e 17.20), também podem ser encontrados na base da língua ou próximo à cartilagem tireóidea.

Algumas vezes um cisto tireoglosso está conectado ao exterior por um canal fistuloso ou **fístula**. Este tipo de fístula, em geral, surge de modo secundário após a ruptura de um cisto, mas pode existir por ocasião do nascimento.

Tecido tireoidiano aberrante pode ser encontrado em qualquer lugar ao longo da via de descida da glândula tireoide. Ele é encontrado comumente na base da língua, logo atrás do forame cego, e está sujeito às mesmas doenças da tireoide.

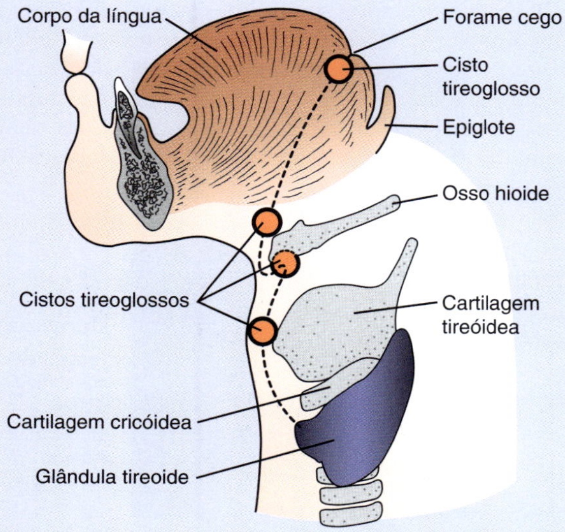

Figura 17.19 Cistos tireoglossos. Esses cistos, encontrados mais frequentemente na região hioide, estão sempre próximos à linha média.

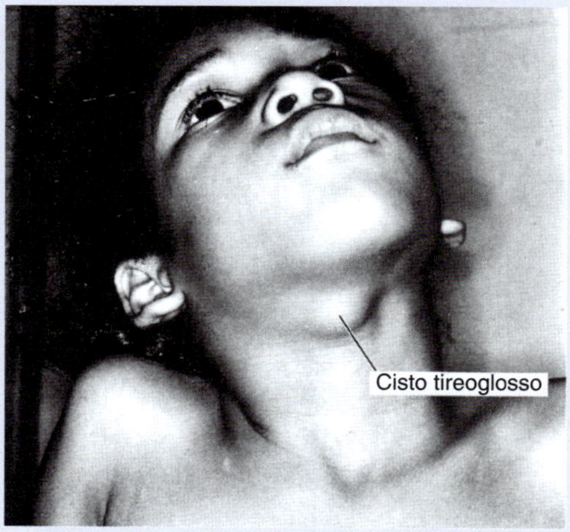

Figura 17.20 Cisto tireoglosso. Esses cistos, que são remanescentes do ducto tireoglosso, podem ser encontrados em qualquer local ao longo da via de migração da glândula tireoide. Eles são encontrados frequentemente atrás do arco do osso hioide. Uma característica diagnóstica importante é sua localização na linha média.

A **prominência frontonasal**, formada pela proliferação mesenquimal ventralmente às vesículas cefálicas, constitui o limite superior do estomodeu. Em ambos os lados da proeminência frontonasal, espessamentos locais na superfície do ectoderma, os **placódios nasais (olfatórios)**, originam-se sob a influência da porção ventral do prosencéfalo (ver Figura 17.21).

Durante a quinta semana, os placódios nasais invaginam para formar as **fossetas nasais**. Ao fazê-lo, formam uma crista tecidual que cerca cada fosseta e forma as **proeminências nasais**. As proeminências na borda exterior das fossetas são as **proeminências nasais laterais**; aquelas na borda interior são as **proeminências nasais mediais** (Figura 17.22).

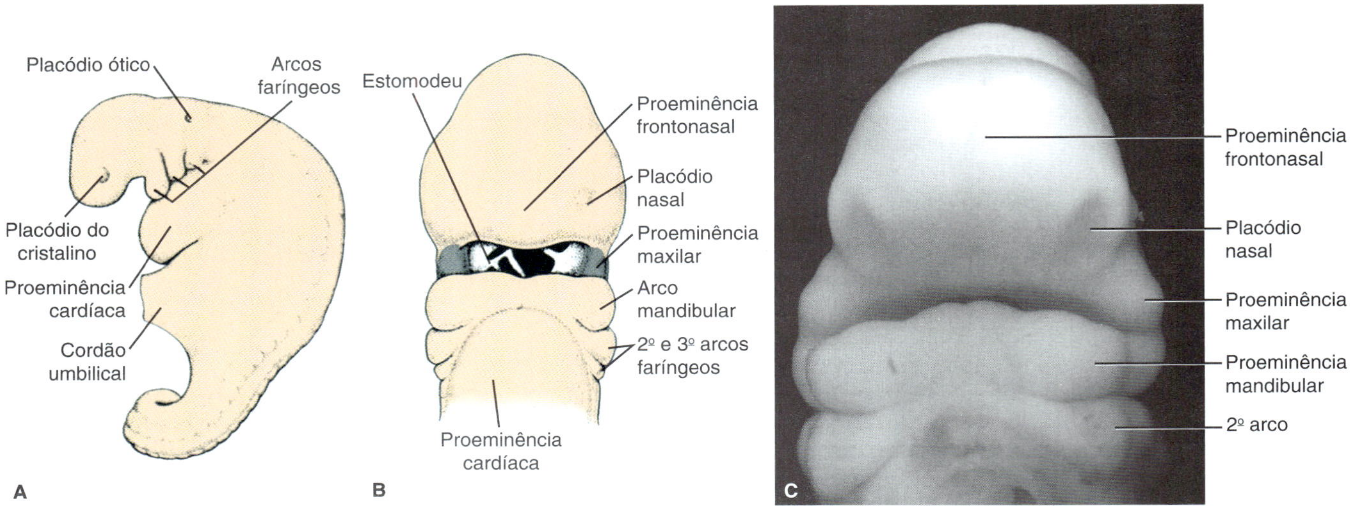

Figura 17.21 **A.** Vista lateral de um embrião no fim da quarta semana, mostrando a posição dos arcos faríngeos. **B.** Vista frontal de um embrião de 4,5 semanas apresentando as proeminências mandibular e maxilar. Os placódios nasais estão visíveis em ambos os lados da proeminência frontonasal. **C.** Fotografia de um embrião humano em estágio semelhante ao de (**B**) (4,5 semanas).

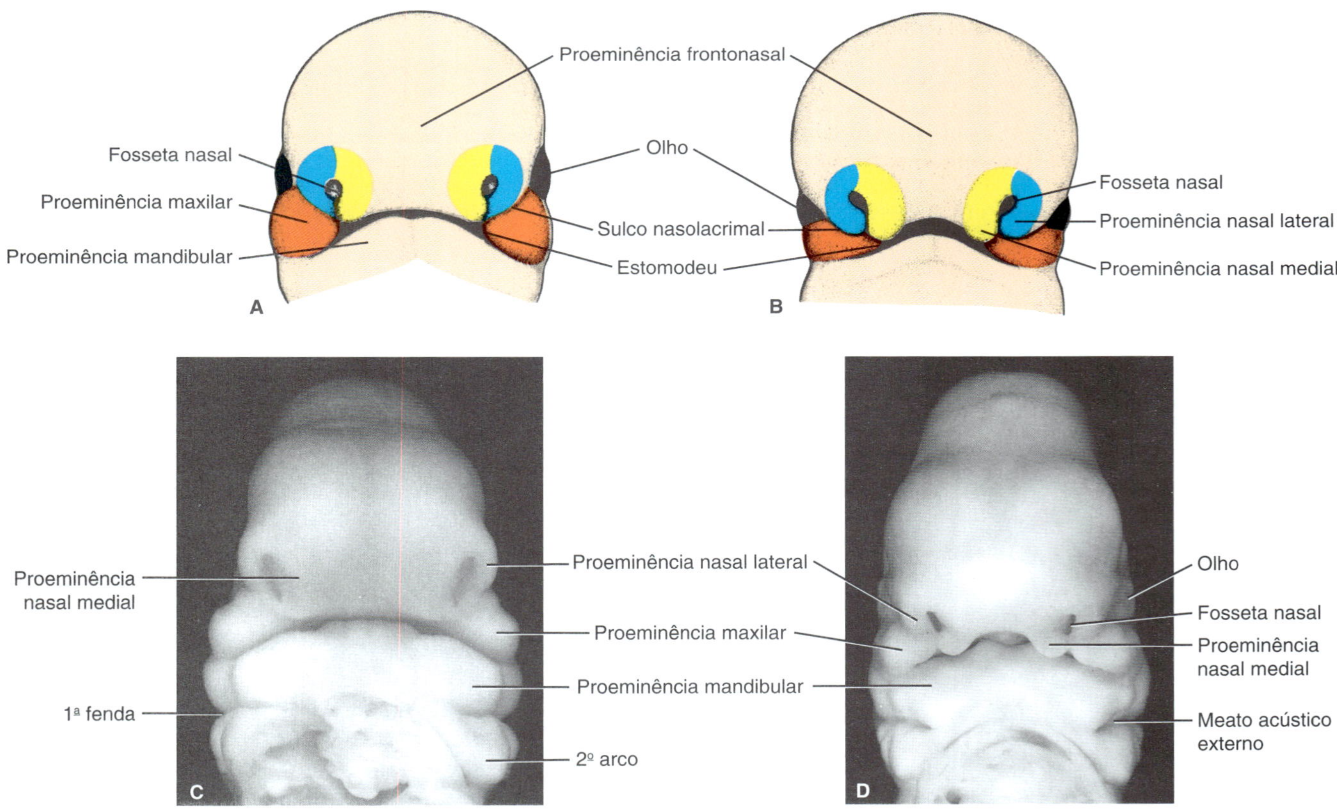

Figura 17.22 Aspecto frontal da face. **A.** Embrião de 5 semanas. **B.** Embrião de seis semanas. As proeminências nasais são separadas gradualmente da proeminência maxilar por fendas profundas. **C** e **D.** Fotografias dos embriões humanos nos estágios semelhantes àqueles representados em (**A**) e (**B**), respectivamente.

Durante as 2 semanas seguintes, as proeminências maxilares continuam a aumentar de tamanho. Ao mesmo tempo, elas crescem medialmente, comprimindo as proeminências nasais na direção da linha média. Subsequentemente, desaparece a fenda entre a proeminência nasal medial e a proeminência maxilar, e as duas se fundem (Figura 17.23). Assim, o lábio superior é formado pelas duas proeminências nasais médias e as duas proeminências maxilares. As proeminências nasais laterais não participam na formação do lábio superior. O lábio inferior e a mandíbula se formam a partir das proeminências mandibulares que se fundem na linha média.

Inicialmente, as proeminências maxilar e nasal lateral estão separadas por um sulco profundo, o **sulco nasolacrimal** (ver Figuras 17.22 e 17.23). O ectoderma no assoalho desse sulco forma o cordão epitelial sólido que se solta do ectoderma sobrejacente. Após a canalização, o cordão forma o **ducto nasolacrimal**, e a extremidade superior se alarga, formando o **saco lacrimal**. Após o cordão se soltar, as proeminências maxilar e nasal lateral se fusionam. O ducto nasolacrimal então corre do canto médio do olho até o meato inferior da cavidade nasal, e as proeminências maxilares se alargam, formando os **malares** e a **maxila**.

O **nariz** é formado a partir de cinco proeminências faciais (ver Figura 17.23): a proeminência frontonasal dá origem à ponte; as proeminências nasais mediais fusionadas fornecem a crista e a ponta do nariz; e as proeminências nasais laterais formam as laterais (asas do nariz) (Quadro 17.3).

Quadro 17.3 Estruturas que contribuem para a formação da face.

Proeminência	Estruturas formadas
Frontonasal[a]	Testa, ponte do nariz e proeminências nasais mediais e laterais
Maxilar	Bochechas, porção lateral do lábio superior
Nasal medial	Filtro do lábio superior, crista e ponta do nariz
Nasal lateral	Asas do nariz
Mandibular	Lábio inferior

[a]A proeminência frontonasal é a única estrutura não pareada; as demais proeminências são pareadas.

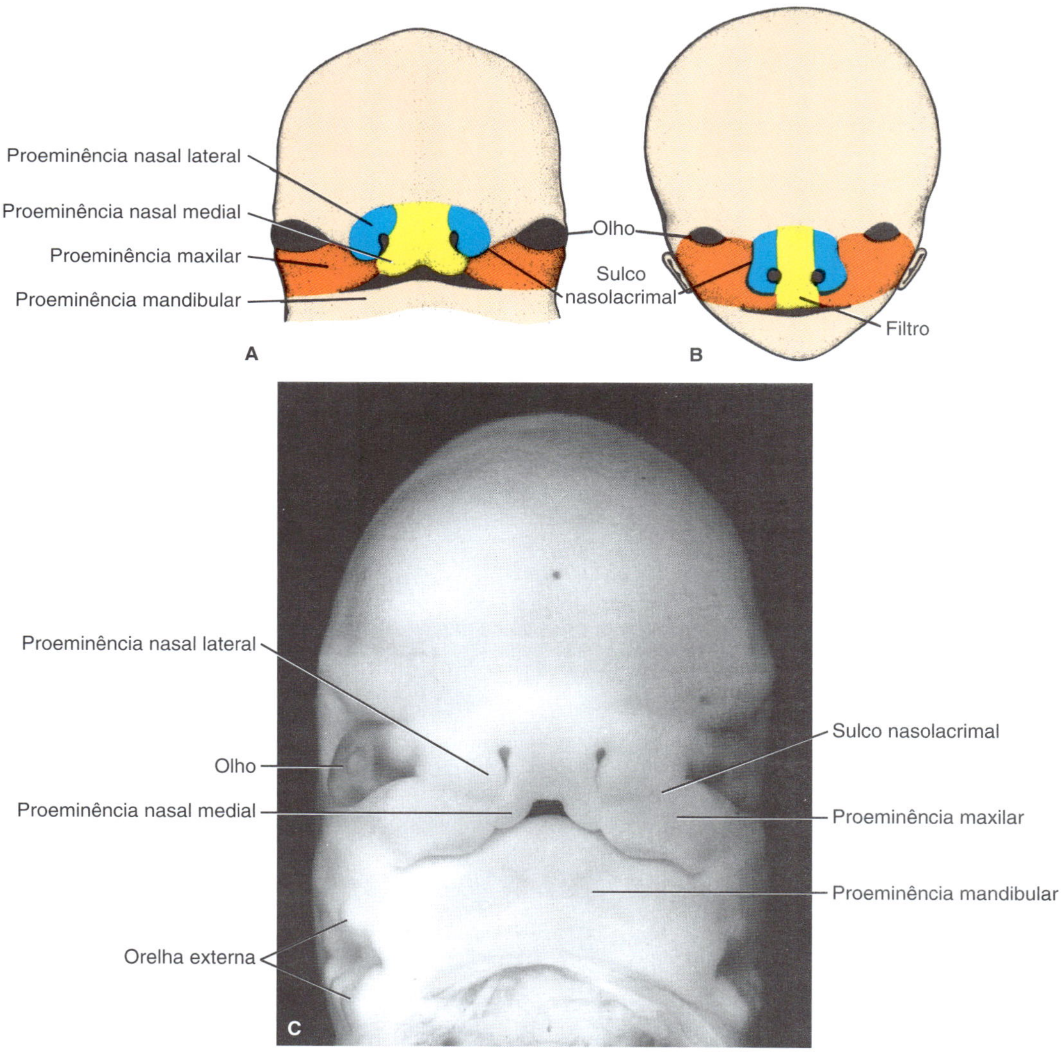

Figura 17.23 Aspecto frontal da face. **A.** Embrião de 7 semanas. As proeminências maxilares se fundiram com as proeminências nasais mediais. **B.** Embrião de 10 semanas. **C.** Fotografia de um embrião humano em um estágio semelhante ao de (**A**).

SEGMENTO INTERMAXILAR

Como resultado do crescimento das proeminências maxilares, as duas proeminências nasais mediais se fusionam não apenas superficialmente, mas também em nível mais profundo. A estrutura formada pela fusão das duas proeminências é o **segmento intermaxilar**. Ela é formada por (1) um **componente labial**, que forma o filtro do lábio superior; (2) o **componente da mandíbula superior**, que carrega os quatro dentes incisivos; e (3) um **componente palatal**, que forma o palato primário triangular (Figura 17.24). O segmento intermaxilar é contínuo com a porção rostral do **septo nasal**, que é formado pela proeminência frontal.

PALATO SECUNDÁRIO

Embora o palato primário seja derivado do segmento intermaxilar (ver Figura 17.24), a porção principal do palato definitivo é formada por duas protuberâncias semelhantes a prateleiras a partir das proeminências maxilares. Essas protuberâncias, as **prateleiras palatinas**, aparecem na sexta semana do desenvolvimento e são direcionadas obliquamente para baixo de cada lado da língua (Figura 17.25). Entretanto, na sétima semana, as prateleiras palatinas sobem, alcançando uma posição horizontal sobre a língua, e se fusionam, formando o **palato secundário** (Figuras 17.26 e 17.27).

Anteriormente, as prateleiras se fusionam com o palato primário triangular, e o **forame incisivo** torna-se a referência na linha média entre os palatos primário e secundário (ver Figura 17.27B). Ao mesmo tempo que as prateleiras palatinas se fusionam, o septo nasal cresce e se junta à região cefálica do palato recém-formado (ver Figura 17.27).

CAVIDADES NASAIS

Durante a sexta semana, as fossetas nasais se aprofundam consideravelmente, em parte por causa do crescimento das proeminências nasais circunjacentes e em parte por causa de sua penetração no mesênquima subjacente (ver Figura 17.31A).

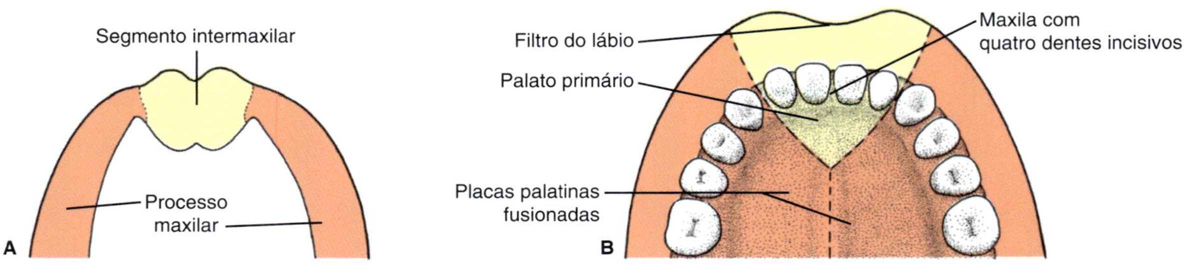

Figura 17.24 **A.** Segmento intermaxilar e processos maxilares. **B.** O segmento intermaxilar dá origem ao filtro do lábio superior, à porção média do osso maxilar com seus quatro dentes incisivos e ao palato primário triangular.

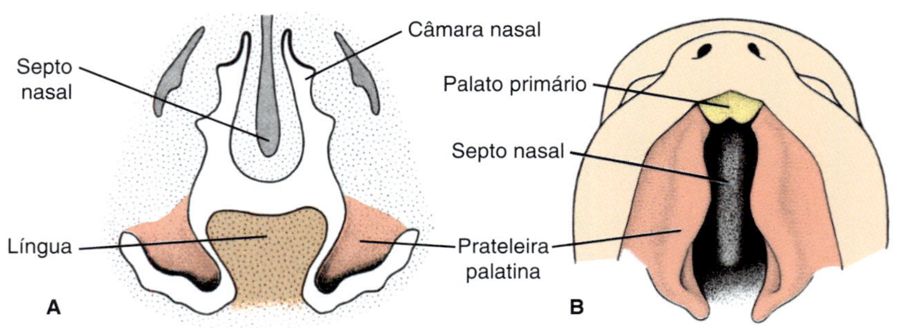

Figura 17.25 **A.** Corte transversal através da cabeça de um embrião de 6,5 semanas. As prateleiras palatinas estão em posição vertical de cada lado da língua. **B.** Vista ventral das prateleiras palatinas após a remoção da mandíbula inferior e da língua. Repare nas fendas entre o palato primário triangular e as prateleiras palatinas, que ainda são verticais.

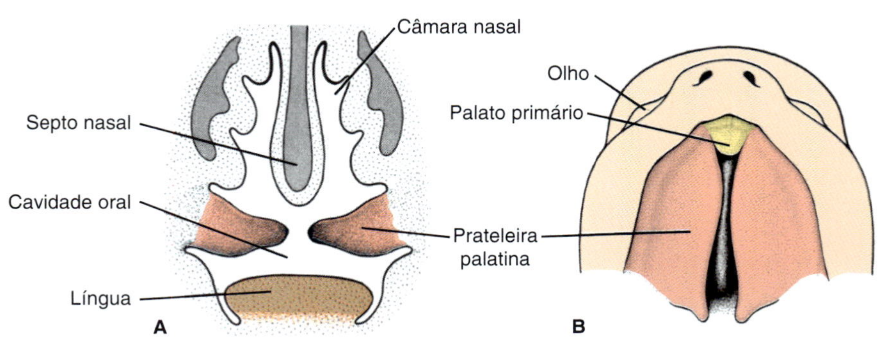

Figura 17.26 **A.** Corte frontal através da cabeça de um embrião de 7,5 semanas. A língua se deslocou inferiormente, e as prateleiras palatinas chegaram a uma posição horizontal. **B.** Vista vertical das prateleiras palatinas após a retirada da mandíbula e da língua. As prateleiras estão horizontais. Note o septo nasal.

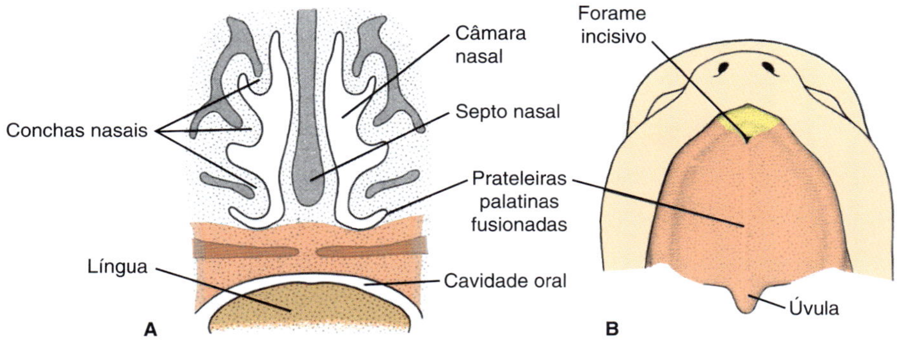

Figura 17.27 **A.** Corte transversal através da cabeça de um embrião de 10 semanas. As duas prateleiras se fundiram uma à outra e ao septo nasal. **B.** Vista ventral do palato. O forame incisivo forma a linha média entre os palatos primário e secundário.

Correlações clínicas

Fendas faciais

A fenda labial e a fenda palatina são defeitos comuns que resultam em aspecto facial anormal e dificuldades de fala. O **forame incisivo** é considerado o marco divisor entre fendas **anterior** e **posterior**. As deformidades anteriores ao forame incisivo incluem a **fenda labial lateral**, a **fenda** mandibular superior e a fenda entre os **palatos primário e secundário** (Figuras 17.28B a D e 17.29A). Esses defeitos são devidos à falta parcial ou completa de fusão da proeminência maxilar com a proeminência nasal medial em um ou em ambos os lados. As que são posteriores ao forame incisivo incluem a **fenda palatina (palato secundário)** e a **fenda uvular** (Figuras 17.28E e 17.29B). A fenda palatina resulta da falta de fusão das prateleiras palatinas, o que pode ser causado pelo pequeno tamanho das prateleiras, pela incapacidade de as prateleiras se elevarem, pela inibição do próprio processo de fusão ou pela falha de a língua se instalar entre as prateleiras devido à micrognatia. A terceira categoria é formada por uma combinação de fendas anteriores à parede do forame incisivo (Figura 17.28F). As fendas anteriores variam em gravidade desde um defeito pouco visível no limite entre o lábio e a pele até a extensão do nariz. Nos casos graves, a fenda se estende em nível mais profundo, formando uma fenda na mandíbula superior e a separação da maxila entre os dentes incisivo lateral e canino (ver Figura 17.29A). Frequentemente, este tipo de fenda se estende até o forame incisivo (ver Figura 17.28C e F). Do mesmo modo, as fendas posteriores variam em gravidade desde uma fissura de todo o palato secundário (Figuras 17.28E e 17.29B) até uma fissura apenas da úvula.

A **síndrome de Van der Woude** é a mais comum associada à fenda labial e pode ou não estar associada à fenda palatina. A síndrome é herdada como autossômica dominante e ocorre devido a mutações no *INTERFERON REGULATORY FACTOR 6* (*IRF6*; 1 p32-41), que é expresso na borda medial (de fusão) das prateleiras palatais. Vale mencionar que 88% das crianças afetadas apresentarão fendas no lábio inferior e, em 64% desses indivíduos, essa será a única anormalidade.

As **fendas faciais oblíquas** são produzidas pela falha de fusão da proeminência maxilar com sua proeminência nasal lateral correspondente ao longo da linha do sulco nasolacrimal (ver Figura 17.23A e C). Quando isso ocorre, em geral o ducto nasolacrimal fica exposto na superfície (ver Figura 17.29C).

A **fenda labial mediana (na linha média)**, uma anomalia rara, é causada pela fusão incompleta das duas proeminências nasais mediais na linha média (Figura 17.30A e B; ver Figura 17.29D). Recém-nascidos com fendas na linha média frequentemente têm **déficits cognitivos** e muitos têm anomalias cerebrais que incluem graus variáveis de perda de estruturas da linha média. A perda de tecido da linha média pode ser tão significativa que os ventrículos laterais

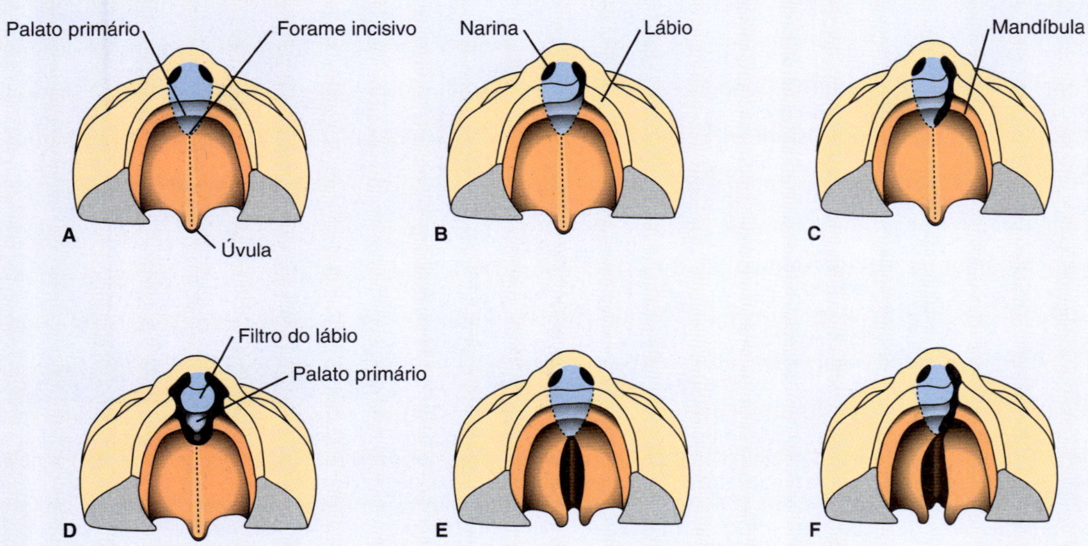

Figura 17.28 Vista frontal do palato, da gengiva, do lábio e do nariz. **A.** Normal. **B.** Fenda labial unilateral se estendendo até o nariz. **C.** Fenda unilateral envolvendo o lábio e a mandíbula e se estendendo até o forame incisivo. **D.** Fenda bilateral envolvendo o lábio e a mandíbula. **E.** Fenda palatina isolada. **F.** Fenda palatina combinada com fenda labial anterior unilateral.

(continua)

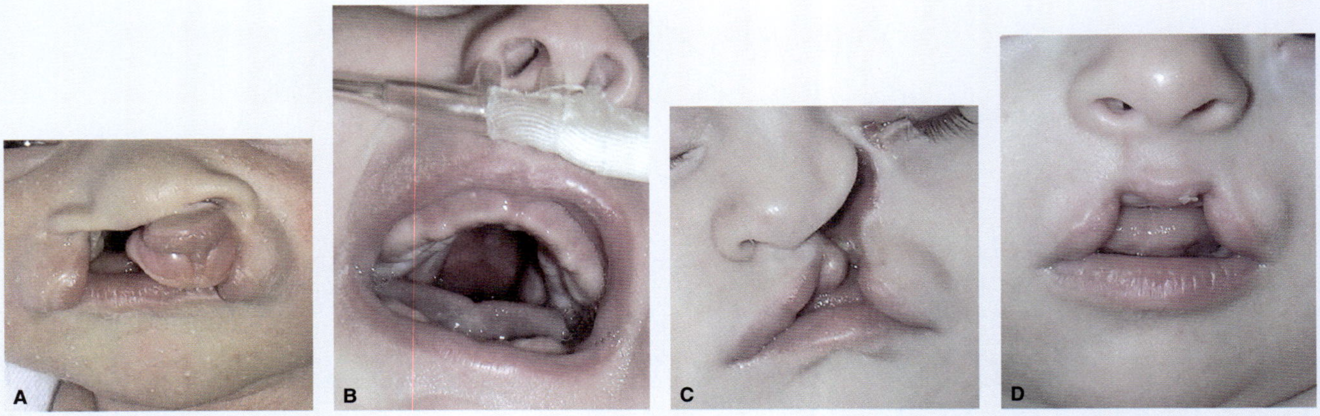

Figura 17.29 **A.** Fenda labial bilateral (compare com a Figura 17.28D). **B.** Fenda palatina (compare com a Figura 17.28E). **C.** Fenda facial oblíqua (ver sulco nasolacrimal, Figuras 17.23A e C). **D.** Fenda labial na linha média.

se fusionam (**holoprosencefalia**) (Figura 17.30C). Esses defeitos são induzidos muito cedo durante o desenvolvimento, no início da neurulação (dias 19 a 21), quando a linha média do prosencéfalo está sendo estabelecida (ver Capítulo 18).

A maioria dos casos de fenda labial com ou sem fenda palatina é multifatorial. Essas condições, em geral, são classificadas como: (1) fenda labial com ou sem fenda palatina e (2) fenda palatina; acredita-se que elas sejam etiológica e patogeneticamente distintas. A fenda labial com ou sem fenda palatina associada (aproximadamente 1/700 nascimentos) ocorre mais frequentemente em meninos (65%) do que em meninas e sua incidência varia entre as populações. Asiáticos e indígenas norte-americanos nativos têm algumas das taxas mais altas (3,5/1.000), enquanto os afro-americanos têm as menores taxas (1/1.000).

A frequência de **fenda palatina** isolada é menor do que a da fenda labial (1/1.500 nascimentos). Ela ocorre mais frequentemente em meninas (55%) do que em meninos. Nas mulheres, as prateleiras palatinas se fundem aproximadamente 1 semana depois do que nos homens, o que pode estar relacionado com a maior incidência de fendas palatinas isoladas nas mulheres do que nos homens.

As causas de fenda labial com ou sem fenda palatina não são bem definidas. Alguns casos são sindrômicos e associados a certas síndromes e genes. Outros não são sindrômicos, mas associados a alguns dos mesmos genes que causam síndromes, como *IRF6* (síndrome Van der Woude) e *MSX1*. Outros casos ainda são causados pela exposição a compostos teratogênicos, como anticonvulsivantes, particularmente o ácido valproico. O tabagismo durante a gravidez também aumenta o risco de fendas orofaciais.

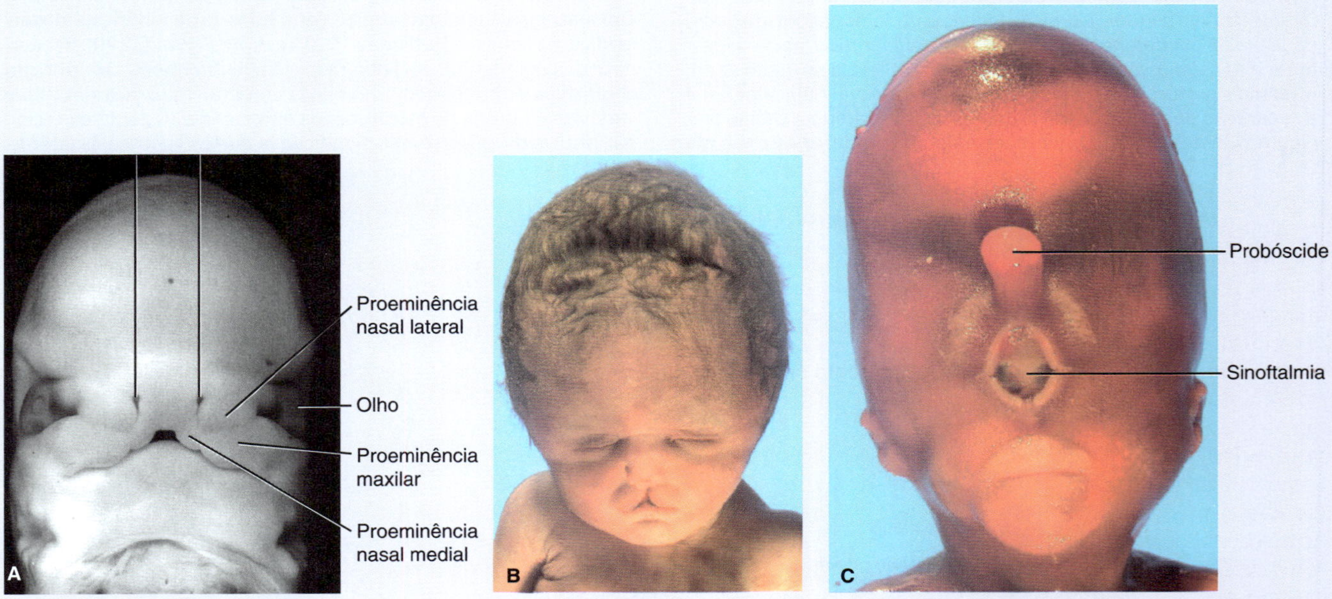

Figura 17.30 Fotografias mostrando desenvolvimentos normal e anormal envolvendo a linha média da face e do cérebro. **A.** Face normal de um embrião no início da sétima semana. Repare na distância entre as aberturas nasais (*linhas verticais*) e entre as proeminências nasais mediais. **B.** Face de um recém-nascido com fenda labial na linha média. Nesse caso, não há tecido suficiente na linha média para preencher o espaço entre as proeminências nasais mediais. **C.** Face de um recém-nascido com holoprosencefalia, caracterizada por deficiência significativa de tecido na linha média, de modo que os olhos se fusionaram (sinolftalmia) e uma probóscide com uma única abertura nasal se formou a partir da fusão dos processos nasais laterais. Um lábio superior se forma pela fusão das proeminências maxilares. A cabeça é estreita, e o cérebro tem apenas um ventrículo (holoprosencefalia) devido à perda de tecido na linha média tão substancial que os dois ventrículos laterais se fusionaram. A condição pode ser causada por mutações no gene *SHH* (o gene que estabelece a linha média), por alteração na via biossintética de colesterol e pela exposição materna a teratógenos, como álcool etílico, na terceira semana do desenvolvimento (ver Capítulo 18).

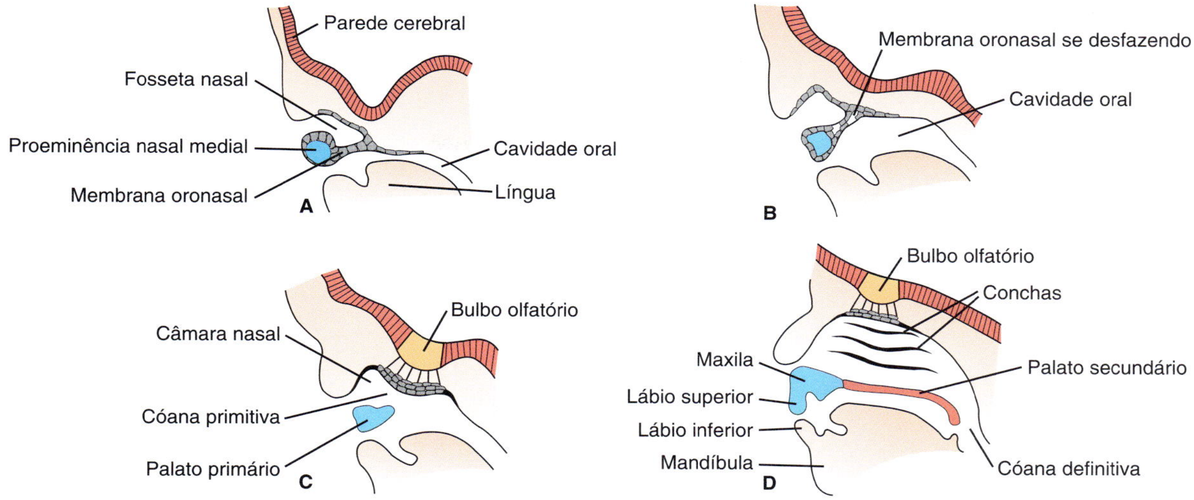

Figura 17.31 **A.** Corte sagital através da fosseta nasal e do anel inferior da proeminência nasal medial de um embrião de 6 semanas. A cavidade nasal primitiva é separada da cavidade oral pela membrana oronasal. **B.** Corte semelhante a (**A**) mostrando a membrana oronasal se desfazendo. **C.** Embrião de 7 semanas com a cavidade nasal primitiva em conexão aberta com a cavidade oral. **D.** Corte sagital através da face de um embrião de 9 semanas mostrando a separação entre as cavidades nasal e oral pelos palatos primário e secundário. As cóanas definitivas se encontram na junção entre a cavidade oral e a faringe.

Primeiramente, a **membrana oronasal** separa as fossetas da cavidade oral primitiva por meio de um forame recém-formado, as **cóanas primitivas** (ver Figura 17.31C).

Essas cóanas se encontram de cada lado da linha média e imediatamente atrás do palato primário. Mais tarde, com a formação do palato secundário e a continuação do desenvolvimento das câmaras nasais primitivas (ver Figura 17.31D), as **cóanas definitivas** se encontram na junção entre a cavidade nasal e a faringe. Os **seios aéreos paranasais** se desenvolvem como divertículos da parede nasal lateral e se estendem para os ossos maxila, etmoide, frontal e esfenoide. Eles alcançam seu tamanho máximo durante a puberdade e contribuem para o formato definitivo da face.

DENTES

O formato da face é determinado não somente pela expansão dos seios paranasais, mas também pelo crescimento da mandíbula e da maxila, para a acomodação dos dentes. Os próprios dentes surgem a partir de uma interação epiteliomesenquimal entre o epitélio oral sobrejacente e o mesênquima subjacente derivado das células da crista neural. Na sexta semana do desenvolvimento, a camada basal do revestimento epitelial da cavidade oral forma uma estrutura com formato de "C", a **lâmina dentária**, ao longo do comprimento da maxila e da mandíbula. Subsequentemente, essa lâmina dá origem a inúmeros **brotos dentários** (Figura 17.32A), dez em cada mandíbula, que formam os primórdios dos componentes ectodérmicos dos dentes. Em breve, a superfície profunda dos brotos invagina, resultando no **estágio de capuz do desenvolvimento dentário** (ver Figura 17.32B). Esse tipo de capuz consiste em uma camada externa, o **epitélio dentário externo**, uma camada interna, o **epitélio dentário interno**, e um núcleo central de tecido frouxamente compacto, o **retículo estrelado**. O **mesênquima**, que se origina na **crista neural** na endentação, forma a **papila dentária** (ver Figura 17.32B).

Conforme o capuz dentário cresce e a endentação se aprofunda, os dentes adquirem o formato de sino (**estágio de sino**) (ver Figura 17.32C). As células mesenquimais da papila adjacente à camada dentária interna se diferenciam em **odontoblastos**, que, mais tarde, produzem **dentina**. Com o espessamento da camada de dentina, os odontoblastos se refugiam na papila dentária, deixando um prolongamento citoplasmático fino (**processo dentário**) atrás da dentina (ver Figura 17.32D). A camada de odontoblastos persiste ao longo de toda a vida do dente e fornece continuamente pré-dentina. O restante das células da papila dentária forma a **polpa** do dente (ver Figura 17.32D).

Enquanto isso, células epiteliais do epitélio dentário interno se diferenciam em **ameloblastos (formadores de esmalte)**. Essas células produzem grandes prismas de esmalte que se depositam sobre a dentina (ver Figura 17.32D). Além disso, um aglomerado desse tipo celular no epitélio dentário interno forma o **nó de esmalte**, que regula o desenvolvimento inicial do dente (ver Figura 17.32B).

O esmalte é colocado primeiramente abaixo do ápice do dente e dali se espalha na direção do pescoço. Quando o esmalte se espessa, os ameloblastos voltam para o retículo estrelado, onde regridem, deixando temporariamente uma membrana fina (**cutícula dentária**) na superfície do esmalte. Após a erupção de esmalte, essa membrana gradualmente se desprende.

A formação das raízes dos dentes começa quando as camadas epiteliais dentárias penetram no mesênquima subjacente e formam a **bainha epitelial da raiz** (ver Figura 17.32D). As células da papila dentária dão origem a uma camada de dentina contínua com a da coroa (Figura 17.33). Conforme é depositada cada vez mais dentina, a câmara da polpa se estreita e forma finalmente um canal que contém os vasos sanguíneos do dente.

As células mesenquimais no lado de fora do dente e em contato com a dentina da raiz se diferenciam em **cementoblastos** (ver Figura 17.33A). Elas produzem uma camada fina de osso especializado, o **cemento**. Fora da camada de cemento, o mesênquima origina o **ligamento periodontal** (ver Figura 17.33), que mantém o dente firmemente posicionado e ainda funciona como coxim amortecedor de choques.

Com a continuação do estreitamento da raiz, a coroa é empurrada gradualmente através das camadas teciduais sobrejacentes para a cavidade oral (ver Figura 17.33B). A erupção dos **dentes decíduos** ocorre entre 6 e 24 meses após o nascimento.

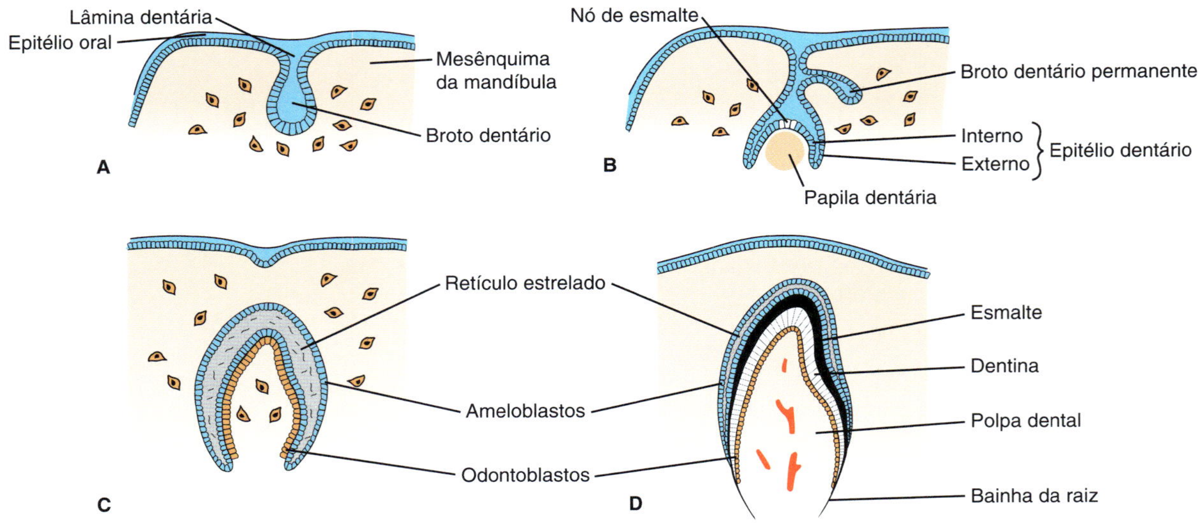

Figura 17.32 Formação dos dentes em estágios sucessivos do desenvolvimento. **A.** Estágio de broto; oitava semana. **B.** Estágio de capuz; décima semana. **C.** Estágio de sino; terceiro mês. **D.** Sexto mês.

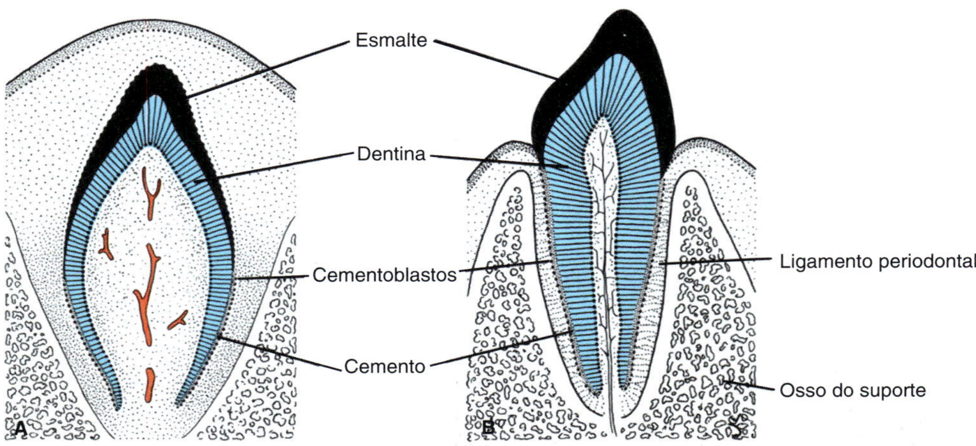

Figura 17.33 O dente logo antes do nascimento (**A**) e após a erupção (**B**).

Os **brotos** dos **dentes permanentes**, que se encontram na face lingual dos dentes decíduos, são formados durante o terceiro mês do desenvolvimento e permanecem quiescentes até por volta do sexto mês da vida pós-natal (Figura 17.34). Então, eles começam a crescer, empurrando-os contra a porção inferior dos dentes decíduos e ajudando a projeção deles. Conforme os dentes permanentes crescem, a raiz dos dentes decíduos sobrejacentes é reabsorvida pelos osteoclastos.

■ REGULAÇÃO MOLECULAR DO DESENVOLVIMENTO DENTÁRIO

Dentes existem apenas nos vertebrados e acompanham o aparecimento evolucionário da crista neural. O desenvolvimento dentário representa um exemplo clássico de interação epitelio-mesenquimal, nesse caso entre o epitélio sobrejacente e o mesênquima subjacente derivado da crista neural. A regulação da padronização dentária dos incisivos até os molares é criada pela expressão combinada de genes ***HOX*** expressos no mesênquima. Em relação ao desenvolvimento individual de cada dente, o

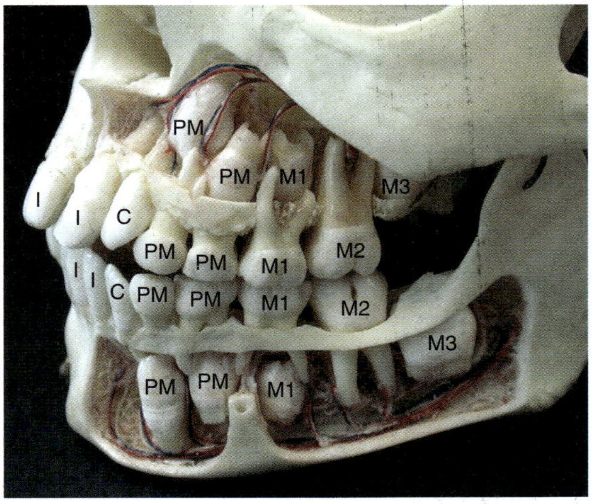

Vista anterolateral esquerda

Figura 17.34 Troca dos dentes decíduos pelos dentes permanentes em uma criança. *I*, incisivo; *C*, canino; *PM*, pré-molar; *M1*, *M2*, *M3*, 1º, 2º e 3º molares, respectivamente.

Correlações clínicas

Anomalias dentárias

Dentes natais rompem a gengiva antes do nascimento. Em geral, são incisivos mandibulares com formação anômala e pouco esmalte.

Os dentes podem ser anormais em número, formato e tamanho. Eles podem ser manchados por substâncias externas, como **tetraciclinas**, ou ser deficientes em esmalte, uma condição causada frequentemente por **deficiência de vitamina D (raquitismo)**. Muitos fatores afetam o desenvolvimento dentário, incluindo influências genéticas e ambientais.

epitélio governa a diferenciação do estágio de broto, em que essa função regulatória é transferida para o mesênquima. Os sinais para o desenvolvimento envolvem fatores que incluem **WNT**, **BMP** e **FGF**; o fator de secreção **SHH**; e fatores de transcrição, como **MSX1 e MSX2**, que interagem em uma via complexa para produzir a diferenciação celular e a padronização de cada dente. Os dentes também parecem ter um centro de sinalização que representa o "organizador" para o desenvolvimento dentário de modo semelhante à atividade do nó durante a gastrulação (ver Capítulo 5). Essa região organizadora é chamada de **nó de esmalte** e aparece em uma região circunscrita do epitélio dentário nas extremidades dos brotos dentários. Ele, então, cresce no estágio de capuz em um grupo celular altamente compacto, sofre apoptose (morte celular) e desaparece por volta do fim desse estágio (Figura 17.32B). Enquanto está presente, expressa *FGF4*, *SHH* e *BMP2* e *4*. FGF4 pode regular o crescimento de cúspides, bem como participar no brotamento dos membros produzido pela crista ectodérmica apical; enquanto BMP4 regula a sincronização da apoptose nas células do nó.

RESUMO

Os **arcos faríngeos (branquiais)**, que consistem em barras de tecido mesenquimal separadas por bolsas e fendas faríngeas, dão à cabeça e ao pescoço suas aparências típicas na quarta semana (ver Figura 17.3). Cada arco contém sua própria artéria (ver Figura 17.4), nervo cranial (ver Figura 17.7), elemento muscular e barra de cartilagem (ver Figuras 17.8 e 17.9; ver também Quadro 17.1). O endoderma das **bolsas faríngeas** origina várias glândulas endócrinas e parte da linha média da orelha. Em ordem subsequente, as bolsas dão origem: (1) à **cavidade da orelha média** e à **tuba auditiva** (bolsa 1); (2) ao estroma da **tonsila palatina** (bolsa 2); (3) às **glândulas paratireoides inferiores** e ao **timo** (bolsa 3), e (4) às **glândulas paratireoides superiores** e ao **corpo ultimobranquial** (bolsas 4 e 5) (ver Figura 17.10).

As **fendas faríngeas** são estruturas transitórias que desaparecem. A primeira fenda é ocluída pelo crescimento excessivo do segundo arco faríngeo, quando este forma a maior parte das orelhas externas. A segunda, terceira e quarta fendas são ocluídas pelo crescimento do segundo arco caudalmente que se sobrepõe ao terceiro e quarto arcos e se funde com a crista epicárdica na parte inferior do pescoço. Em alguns casos, os remanescentes das fendas permanecem como cistos e/ou fístulas cervicais.

A padronização dos elementos esqueléticos dos arcos faríngeos é regulada pela expressão gênica no endoderma da bolsa faríngea. O processo envolve a sinalização epiteliomesenquimal com o endoderma das bolsas enviando sinais para o tecido que responderá, o mesênquima. A expressão gênica mesenquimal é determinada inicialmente por fatores de transcrição contendo homeodomínios (genes *OTX2* e *HOX*) carregados pelos arcos faríngeos pelas células da crista neural migratórias. As células da crista se originam do mesencéfalo caudal e de segmentos do rombencéfalo chamados de **rombômeros**. Esses genes respondem a sinais endodérmicos e determinam o tipo de elementos esqueléticos que se formarão.

A **glândula tireoide** se origina a partir de uma proliferação epitelial no assoalho da língua e desce até seu nível em frente aos anéis da traqueia no curso do desenvolvimento.

As **proeminências maxilares** e **mandibulares** pareadas e a **proeminência frontonasal** são as primeiras proeminências da região facial. Mais tarde, as proeminências nasais mediais e laterais se formam ao redor dos placódios nasais na proeminência frontonasal. Todas essas estruturas são importantes, uma vez que determinam, por meio da fusão e do crescimento especializado, o tamanho e a integridade da mandíbula, do lábio superior, do palato e do nariz (ver Quadro 17.3). A formação do lábio superior ocorre pela fusão das duas proeminências maxilares com as duas proeminências nasais mediais (ver Figuras 17.22 e 17.23). O segmento intermaxilar é formado pela fusão das duas proeminências nasais mediais na linha média. Esse segmento é composto por: (1) **filtro**; (2) **componente maxilar**, que carrega os quatro dentes incisivos; e (3) **componente palatino**, que forma o palato primário triangular. O nariz é derivado (1) da **proeminência frontonasal**, que forma a **ponte**; (2) das **proeminências nasais mediais**, que formam **a crista e a ponta**; e (3) das **proeminências nasais laterais**, que formam as **asas do nariz** (ver Figura 17.23). A fusão das **prateleiras palatinas**, que se formam a partir das **proeminências maxilares**, cria o **palato duro (secundário)** e o **palato mole**. Várias deformidades podem resultar a partir da fusão parcial ou incompleta desses tecidos mesenquimais, o que pode ser causado por fatores hereditários e por fármacos (difenil-hidantoína).

O formato adulto da face é influenciado pelo desenvolvimento dos **seios paranasais**, das **conchas nasais** e dos **dentes**. Estes últimos se desenvolvem a partir de interações do epitélio oral com o mesênquima derivado da crista neural. O **esmalte** é formado por **ameloblastos** (ver Figuras 17.32 e 17.33). Ele se encontra sobre uma camada espessa de **dentina**, produzida pelos **odontoblastos**, um derivado da crista neural. O **cemento** é formado pelos **cementoblastos**, outro derivado mesenquimal encontrado na raiz dentária. Os primeiros dentes (**dentes decíduos**) aparecem entre 6 e 24 meses após o nascimento, e os **dentes permanentes** ou definitivos, que substituem os dentes decíduos, são formados durante o terceiro mês do desenvolvimento (ver Figura 17.34).

Questões

1. Por que as células da crista neural são consideradas uma população celular tão importante para o desenvolvimento craniofacial?
2. Você é chamado para dar um parecer sobre uma criança com mandíbula muito pequena e orelhas representadas bilateralmente por pequenas protuberâncias. Ela já teve vários episódios de pneumonia e é pequena para sua idade. Qual poderia ser o seu diagnóstico e o que poderia ter causado essas anomalias?
3. Um recém-nascido apresenta uma fenda labial medial. Você ficaria preocupado com a existência de qualquer outra anomalia?
4. Uma criança apresenta uma tumefação na linha média abaixo do arco do osso hioide. O que poderia ser essa tumefação e qual seria sua base embriológica?

18 Sistema Nervoso Central

O sistema nervoso central (SNC) aparece no início da terceira semana como uma placa, com formato de chinelo, de ectoderma espessado, a **placa neural** (na verdade, um **placódio** grande), na região dorsal medial adjacente ao **nó primitivo**. Suas bordas laterais logo se elevam para formar as **pregas neurais** (Figura 18.1).

Com o desenvolvimento, as pregas neurais continuam a se elevar, aproximando-se uma da outra na linha média, e finalmente se fusionam, formando o **tubo neural** (Figuras 18.2 e 18.3). A fusão começa na região cervical e ocorre nos sentidos cefálico e caudal (Figura 18.3A). Uma vez que a fusão se inicia, as extremidades abertas do tubo neural formam os **neuróporos cranial** e **caudal**, que se comunicam com a cavidade amniótica sobrejacente (ver Figura 18.3B). O fechamento do neuróporo cranial se dá cranialmente de seu local inicial de fechamento na região cervical (ver Figura 18.3A) e de um local do prosencéfalo que se formará mais tarde. Esse local mais tardio progride cranialmente para fechar a região mais rostral do tubo neural e caudalmente para encontrar o fechamento vindo do local cervical que avança (Figura 18.3B). O fechamento final do neuróporo cranial ocorre no estágio de 18 a 20 somitos (25º dia); o fechamento do neuróporo caudal se dá aproximadamente 3 dias mais tarde.

A extremidade cefálica do tubo neural apresenta três dilatações, as **vesículas encefálicas primárias**: (1) o **prosencéfalo**; (2) o **mesencéfalo**; e (3) o **rombencéfalo** (Figura 18.4). Simultaneamente, ela forma duas flexuras: (1) a **flexura cervical** na junção entre o rombencéfalo e a medula espinal; e (2) a **flexura cefálica** na região do mesencéfalo (Figura 18.4).

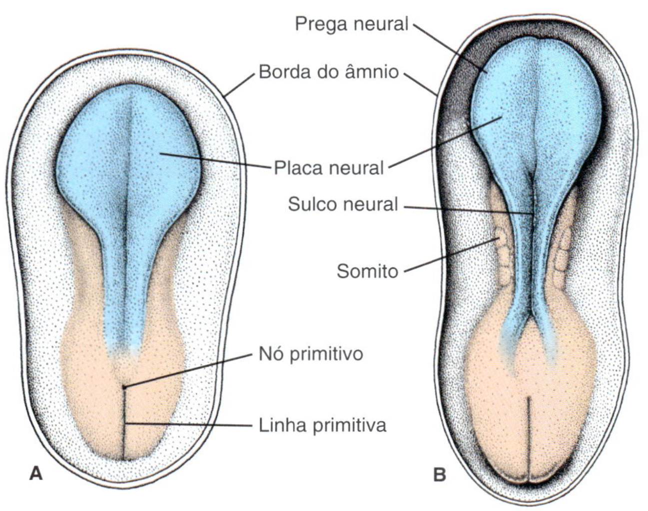

Figura 18.1 **A.** Vista dorsal de um embrião no estágio pré-somítico tardio com aproximadamente 18 dias. O âmnio foi removido, e a placa neural está claramente visível. **B.** Vista dorsal com aproximadamente 20 dias. Observe os somitos, o sulco neural e as pregas neurais.

Após 5 semanas de desenvolvimento, as vesículas cerebrais primárias diferenciaram-se em cinco **vesículas secundárias**. O prosencéfalo forma o **telencéfalo** e o **diencéfalo**, o **mesencéfalo** permanece, e o rombencéfalo forma o **metencéfalo** e o **mielencéfalo** (Figura 18.5). Uma fenda profunda, o **istmo rombencefálico**, separa o mesencéfalo do metencéfalo, e a **flexura pontina** marca a fronteira entre o metencéfalo e o mielencéfalo (ver Figura 18.5). Cada uma das vesículas secundárias contribuirá para uma parte diferente do encéfalo. Os derivados principais das vesículas são indicados na Figura 18.5 e incluem telencéfalo (**hemisférios cerebrais**), diencéfalo (**vesícula óptica, tálamo, hipotálamo, glândula hipófise**), mesencéfalo (**colículos anterior [visual]** e **posterior [auditivo]**), metencéfalo (**cerebelo, ponte**) e mielencéfalo **(bulbo)**.

O lúmen da medula espinal, o **canal central**, é contínuo com o lúmen das vesículas encefálicas. A cavidade do rombencéfalo é o **quarto ventrículo**, a do diencéfalo é o **terceiro ventrículo**, e a dos hemisférios cerebrais são os **ventrículos laterais** (ver Figura 18.5). O lúmen do mesencéfalo conecta os terceiro e quarto ventrículos. Esse lúmen se torna bastante estreito e é conhecido como **aqueduto de Sylvius**. Cada ventrículo lateral se comunica com o terceiro ventrículo através dos **forames intraventriculares de Monro** (ver Figura 18.5).

MEDULA ESPINAL

Camadas neuroepitelial, do manto e marginal

A parede de um tubo neural recentemente fechado consiste em **células neuroepiteliais**. Essas células se estendem ao longo de toda a espessura da parede e formam um epitélio pseudoestratificado espesso (Figura 18.6). Elas são conectadas por complexos juncionais no lúmen. Durante o estágio de sulco neural e imediatamente após o fechamento do tubo, elas se dividem rapidamente, produzindo cada vez mais células neuroepiteliais. Coletivamente, elas constituem a **camada neuroepitelial** ou **neuroepitélio**.

Uma vez que o tubo neural se fecha, as células neuroepiteliais começam a originar outro tipo celular caracterizado por núcleo grande e redondo, com citoplasma claro e nucléolo intensamente corado. Essas são as células nervosas primitivas ou **neuroblastos** (Figura 18.7). Elas formam a **camada do manto**, uma zona ao redor da camada neuroepitelial (Figura 18.8). A camada do manto forma, mais tarde, a **substância cinzenta da medula espinal**.

A camada mais externa da medula espinal, a **camada marginal**, contém fibras nervosas que emergem dos neuroblastos na camada do manto. Como resultado da mielinização

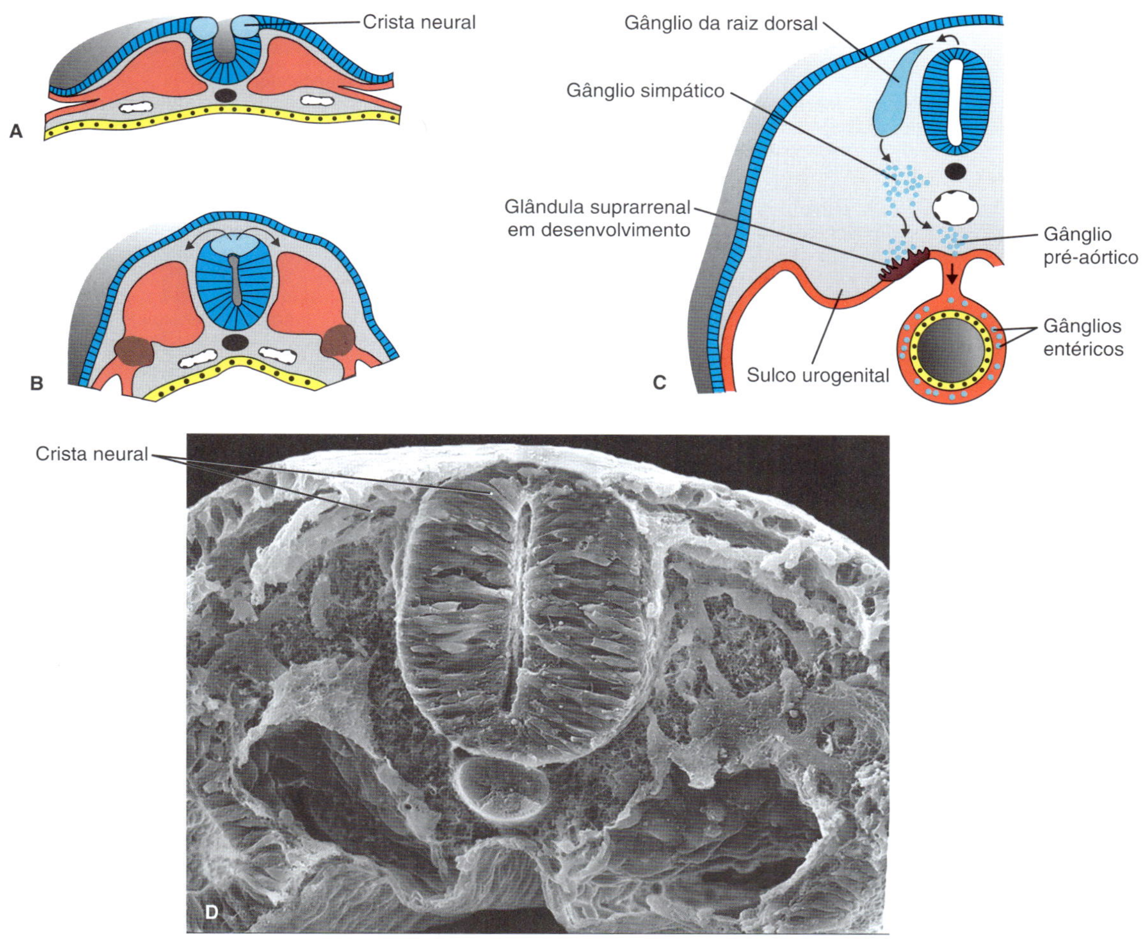

Figura 18.2 **A** a **C.** Cortes transversais através de embriões sucessivamente mais tardios mostrando a formação do sulco neural, do tubo neural e das células da crista. As células da crista neural migram das bordas das pregas neurais e se desenvolvem em gânglios sensoriais cranianos e espinais. **D.** Micrografia eletrônica de varredura de um embrião de galinha mostrando o tubo neural e as células da crista neural migrando da região dorsal do tubo (compare com **B** e **C**).

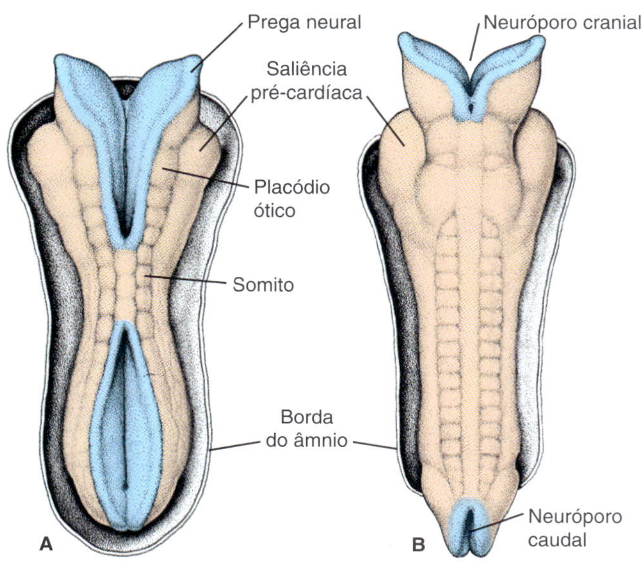

Figura 18.3 **A.** Vista dorsal de um embrião humano por volta do 22º dia. Sete somitos distintos estão visíveis em cada lado do tubo neural. **B.** Vista dorsal de um embrião humano com cerca de 23 dias. O sistema nervoso está em conexão com a cavidade amniótica através dos neuróporos cranial e caudal.

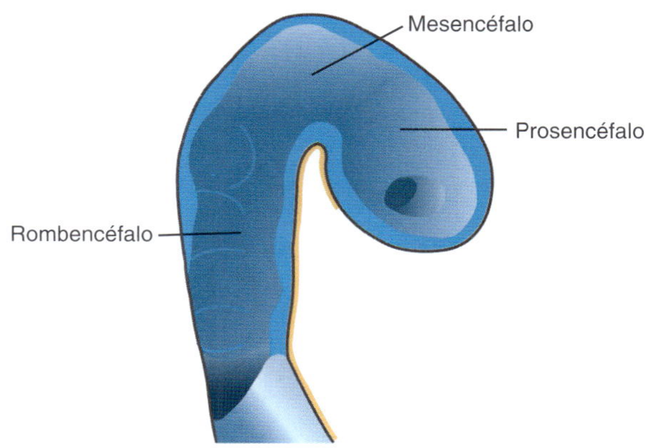

Figura 18.4 Ilustração de um corte sagital através do encéfalo por volta do vigésimo oitavo dia do desenvolvimento humano. Três vesículas encefálicas representam o prosencéfalo, o mesencéfalo e o rombencéfalo.

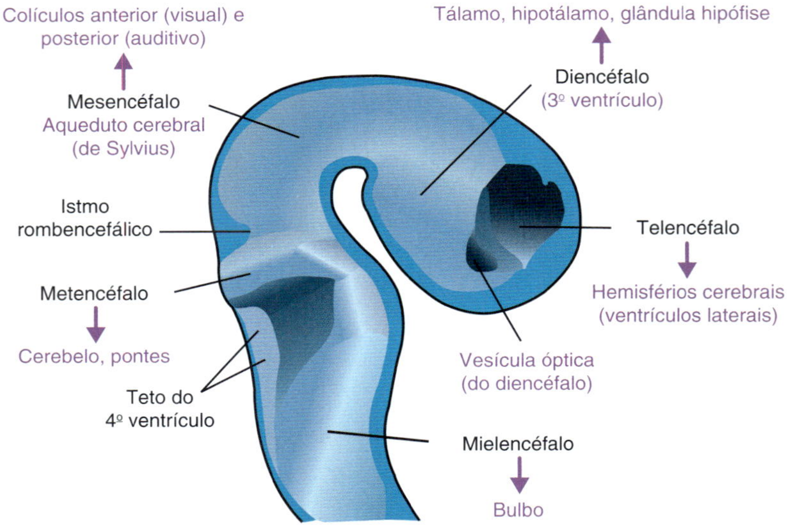

Figura 18.5 Corte sagital através do encéfalo por volta do 32º dia do desenvolvimento humano. As três vesículas encefálicas originais se segregaram em telencéfalo, diencéfalo, mesencéfalo, metencéfalo e mielencéfalo. Os derivados principais de cada uma dessas divisões também são indicados.

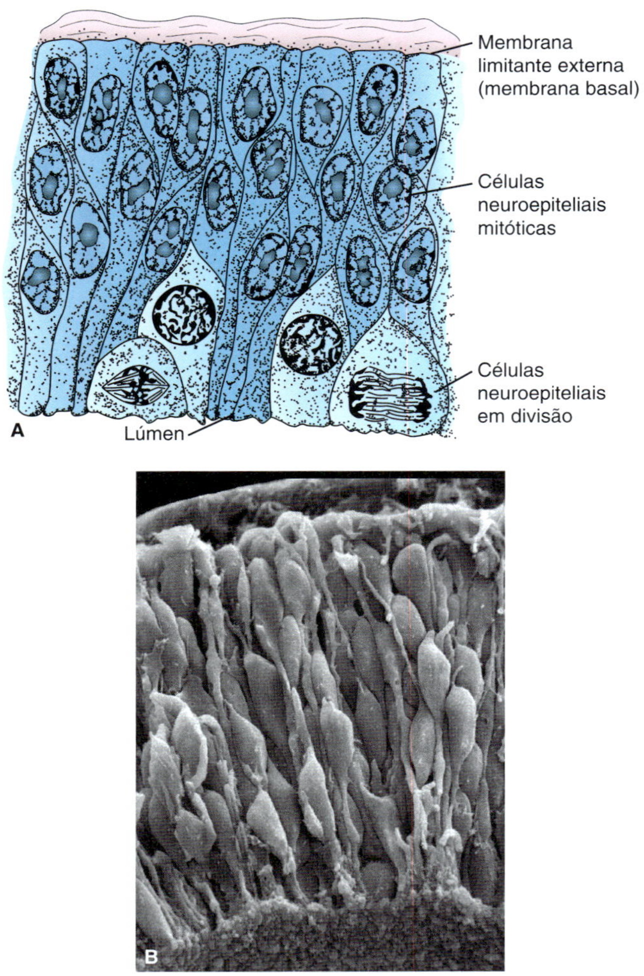

Figura 18.6 **A.** Corte da parede do tubo neural recém-fechado mostrando as células neuroepiteliais, que formam um epitélio pseudoestratificado que se estende sobre toda a espessura da parede. Observe as células em divisão no lúmen do tubo. **B.** Micrografia eletrônica de varredura de um corte do tubo neural de um embrião de galinha semelhante a (**A**).

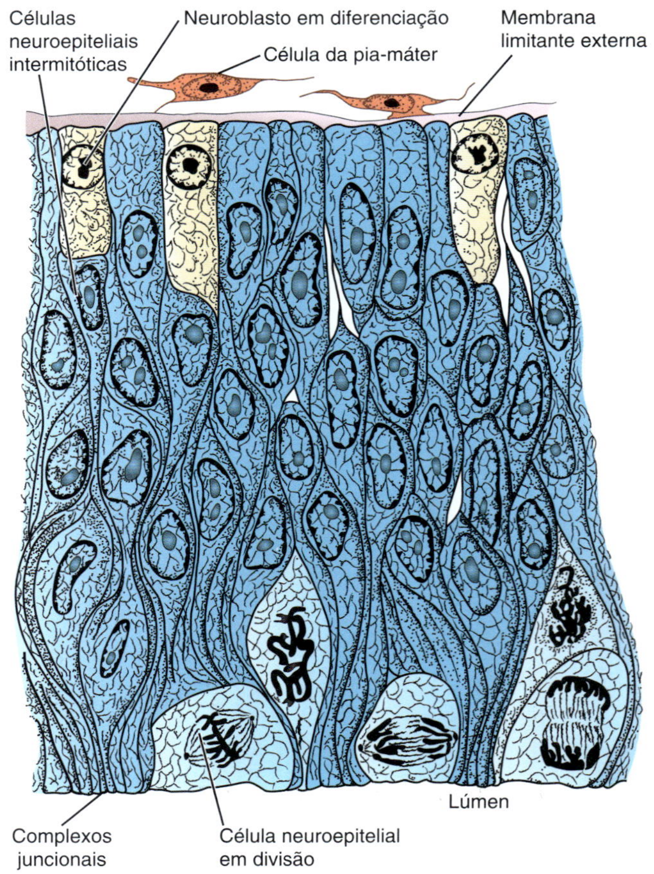

Figura 18.7 Corte do tubo neural em um estágio levemente mais avançado que na Figura 18.6. A maior parte da parede é constituída por células neuroepiteliais. Na periferia, imediatamente adjacentes à membrana limitante externa, formam-se os neuroblastos (células amarelas). Essas células, que são produzidas por células neuroepiteliais em quantidades cada vez maiores, migrarão da população de células em processo de divisão para formar a camada do manto.

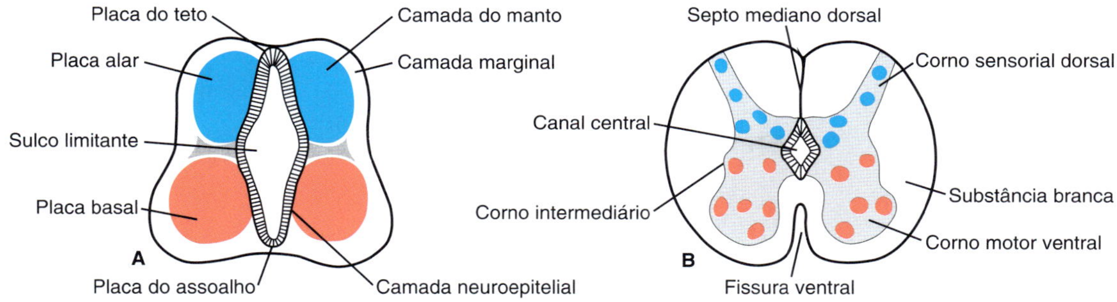

Figura 18.8 **A** e **B.** Dois estágios sucessivos no desenvolvimento da medula espinal. Observe a formação dos cornos motor ventral e sensorial dorsal e da **coluna intermediária**.

das fibras nervosas, essa camada adquire uma aparência esbranquiçada, por conseguinte, chamada de **substância branca da medula espinal** (ver Figura 18.8).

Placas basal, alar, do teto e do assoalho

Como resultado da adição contínua de neuroblastos à camada do manto, cada lado do tubo neural apresenta um espessamento ventral e um dorsal. Os espessamentos ventrais, as **placas basais**, que contêm as células do corno motor ventral, formam as áreas motoras da medula espinal; os espessamentos dorsais, as **placas alares**, compõem as **áreas sensoriais** (ver Figura 18.8A). Um sulco longitudinal, o **sulco limitante**, marca o limite entre os dois. As porções da linha média dorsal e ventral, conhecidas, respectivamente, como **placas do teto** e **do assoalho**, não contêm neuroblastos; elas funcionam principalmente como vias para as fibras nervosas que atravessam de um lado ao outro.

Além do corno motor ventral e do corno sensorial dorsal, um grupo de neurônios se acumula entre as duas áreas e forma um pequeno **corno intermediário** (ver Figura 18.8B). Esse corno, que contém neurônios da porção simpática do sistema nervoso autônomo (SNA), é encontrado apenas nos níveis torácico (T1-T12) e lombar superior (L2 ou L3) da medula espinal.

Diferenciação histológica

Células nervosas

Os **neuroblastos**, ou células nervosas primitivas, surgem exclusivamente pela divisão das células neuroepiteliais. Estas, inicialmente, apresentam um prolongamento central que se estende para o lúmen (**dendrito transitório**), mas quando migram para a camada do manto, esse prolongamento desaparece, e os neuroblastos ficam temporariamente redondos e **apolares** (Figura 18.9A). Com a continuação da diferenciação, aparecem dois prolongamentos citoplasmáticos em lados opostos do corpo celular, formando o **neuroblasto bipolar** (Figura 18.9B). O prolongamento em uma extremidade da célula se alonga rapidamente, formando o **axônio primitivo**, e o prolongamento na outra extremidade apresenta várias arborizações citoplasmáticas, os **dendritos primitivos** (Figura 18.9C). A célula é conhecida, então, como **neuroblasto multipolar** e, com a continuação do desenvolvimento, torna-se a célula nervosa adulta ou **neurônio**. Uma vez que os neuroblastos tenham se formado, eles perdem sua capacidade de divisão. Axônios dos neurônios na placa basal atravessam a zona marginal e se tornam visíveis no aspecto ventral da medula. Conhecidos coletivamente como **raiz motora ventral do nervo espinal**, eles conduzem impulsos motores da medula espinal para os músculos (Figura 18.10).

Os axônios dos neurônios do corno sensorial dorsal (placa alar) se comportam de modo diverso daqueles no corno ventral. Eles penetram a camada marginal da medula, onde sobem para os níveis superiores ou inferiores e formam os **neurônios associativos**.

Células gliais

A maior parte das células primitivas de sustentação, os **glioblastos**, é formada por células neuroepiteliais após o fim da produção de neuroblastos. Os glioblastos migram da camada neuroepitelial para as camadas do manto e marginal. Na camada do manto, elas se diferenciam em **astrócitos protoplasmáticos** e **astrócitos fibrilares** (Figura 18.11). Essas células estão situadas entre os vasos sanguíneos e os neurônios, onde fornecem apoio e desempenham funções metabólicas.

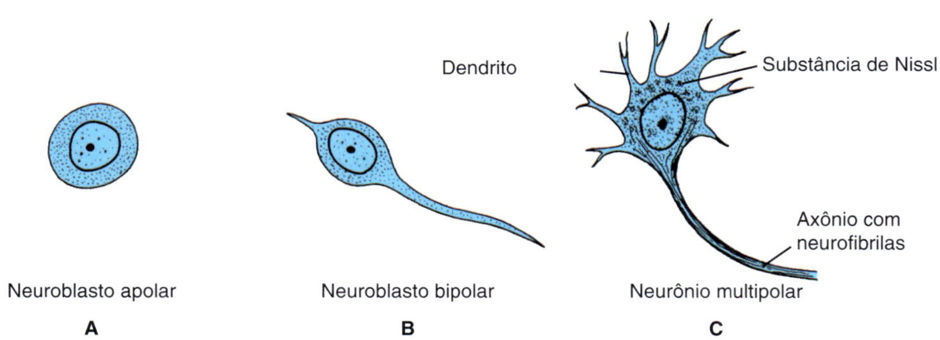

Figura 18.9 Vários estágios do desenvolvimento de um neuroblasto. Neurônio é uma unidade estrutural e funcional que consiste em um corpo celular e todos os seus prolongamentos.

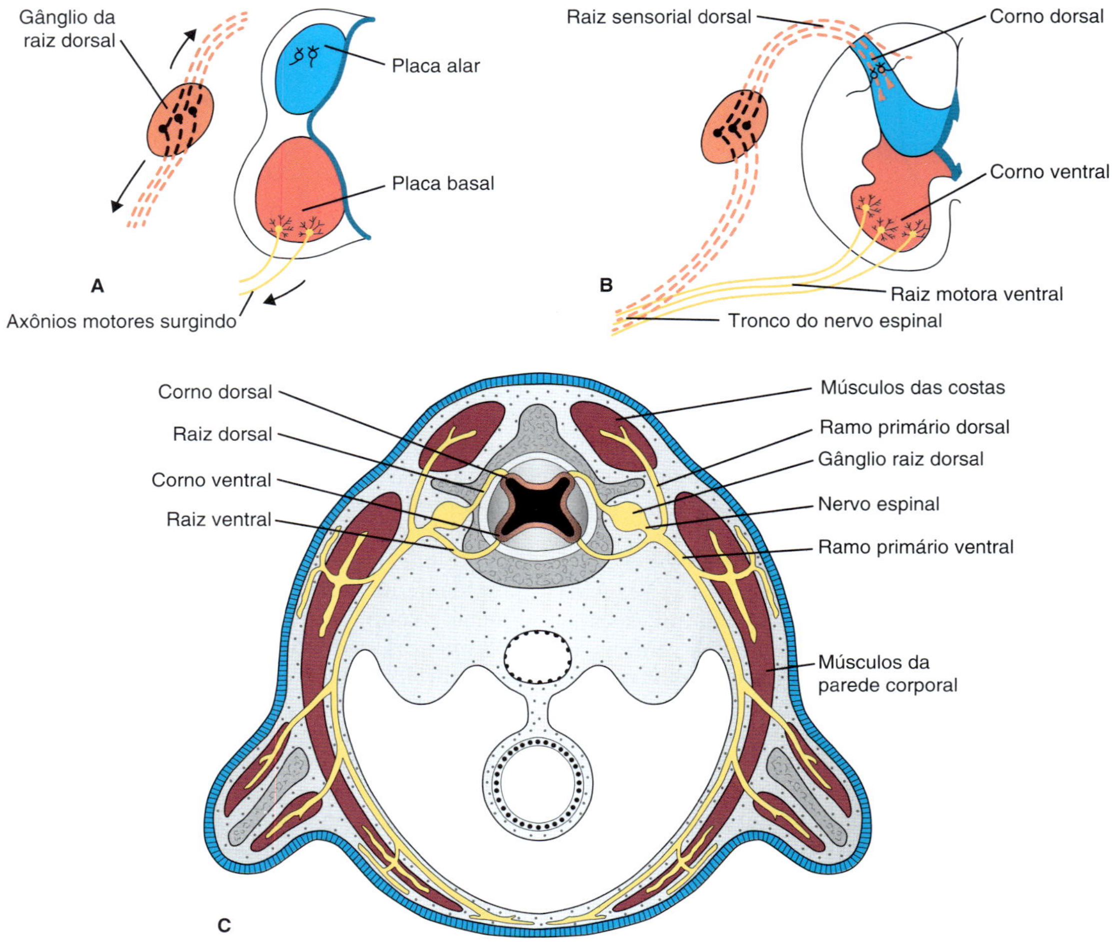

Figura 18.10 **A.** Axônios motores crescem dos neurônios na placa basal, enquanto os neurônios nos gânglios da raiz dorsal, posicionados fora da medula espinal, estendem os processos para o corno dorsal da medula espinal e para a superfície. **B.** Fibras nervosas das raízes motora ventral e sensorial dorsal se juntam para formar um nervo espinal. **C.** Corte transversal através de um embrião mostrando as raízes dorsal e ventral unindo-se para formar um nervo espinal. Quase imediatamente, os nervos espinais dividem-se em ramos primários dorsal e ventral. Os ramos primários dorsais inervam novamente os músculos (epaxiais) e fornecem inervação sensorial à coluna vertebral e à pele do dorso. Os ramos primários ventrais inervam novamente os músculos da parede corporal e membros (músculos hipaxiais) e também carreiam as fibras sensoriais para a pele e para outras estruturas. Assim, as raízes dorsais carregam as fibras sensoriais, as raízes ventrais carregam as fibras motoras, e os nervos espinais e os ramos primários ventral e dorsal carreiam tanto fibras sensoriais como motoras.

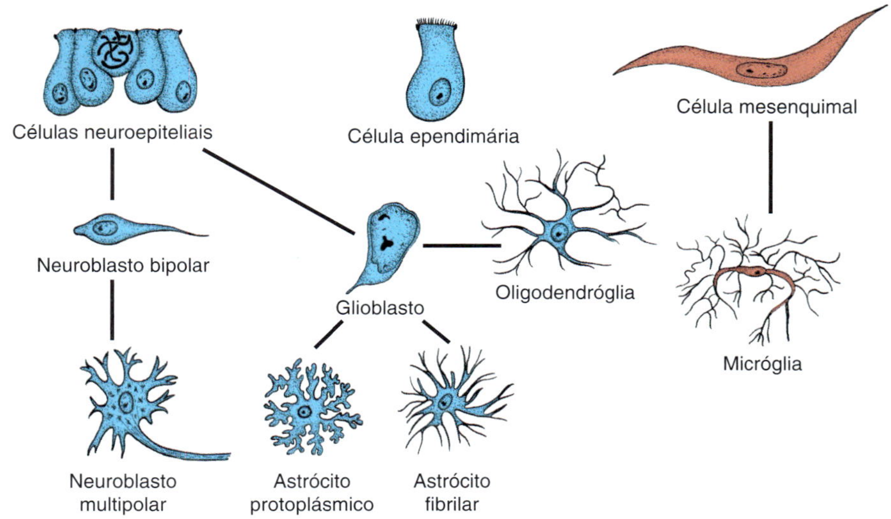

Figura 18.11 Origem das células nervosas e de vários tipos de células gliais. Neuroblastos, astrócitos fibrilares e protoplásmicos e células ependimárias se originam de células neuroepiteliais. A micróglia se desenvolve de células mesenquimais dos vasos sanguíneos, à medida que o SNC se torna vascularizado.

Outro tipo de célula de suporte possivelmente derivado dos glioblastos é a **célula oligodendroglial**. Essa célula, que é encontrada principalmente na camada marginal, forma bainhas de mielina ao redor dos axônios ascendentes e descendentes na camada marginal.

Na segunda metade do desenvolvimento, aparece no SNC um terceiro tipo de célula de sustentação, as **células da micróglia**. Esse tipo celular altamente fagocítico é derivado do mesênquima quando os vasos sanguíneos crescem no sistema nervoso (ver Figura 18.11). Quando as células neuroepiteliais param de produzir neuroblastos e blastos gliais, elas se diferenciam em células ependimárias que revestem o canal central da medula espinal.

Células da crista neural

Durante a elevação da placa neural, aparece um grupo celular ao longo de cada margem (a crista) das pregas neurais (ver Figura 18.2). Essas **células da crista neural** têm origem ectodérmica e se estendem ao longo de todo o comprimento do tubo neural. As células da crista migram lateralmente e dão origem aos **gânglios sensoriais (gânglios da raiz dorsal)** dos nervos espinais e de outros tipos celulares (ver Figura 18.2).

Com o avanço do desenvolvimento, os neuroblastos dos gânglios sensoriais formam dois prolongamentos (ver Figura 18.10A). Os prolongamentos que crescem centralmente penetram a porção dorsal do tubo neural. Na medula espinal, eles terminam no corno dorsal ou ascendem através da camada marginal para um dos centros cerebrais superiores. Esses prolongamentos são conhecidos coletivamente como a **raiz sensorial dorsal do nervo espinal** (ver Figura 18.10B). Os prolongamentos que crescem lateralmente juntam-se a fibras das raízes motoras ventrais e participam, assim, da formação do tronco do nervo espinal. Eles terminam nos órgãos sensoriais receptores. Assim, os neuroblastos dos gânglios sensoriais derivados das células da crista neural originam os **neurônios da raiz dorsal**.

Além de formarem os gânglios sensoriais, as células da crista neural se diferenciam em neuroblastos autônomos, células de Schwann, células pigmentares, odontoblastos, meninges e mesênquima dos arcos faríngeos (ver Quadro 6.1).

Nervos espinais

As fibras nervosas motoras começam a aparecer na quarta semana, **surgindo de corpos celulares nervosos nas placas basais (cornos ventrais) da medula espinal**. Essas fibras se agrupam em feixes conhecidos como **raízes nervosas ventrais** (ver Figura 18.10). As **raízes nervosas dorsais** que carregam fibras **sensoriais** originam-se de organismos celulares nervosos posicionados **fora da medula espinal**, nos **gânglios da raiz dorsal (gânglios espinais) derivados de células da crista neural**. Os prolongamentos espinais desses gânglios formam feixes que crescem nos cornos dorsais da medula espinal. Os prolongamentos distais juntam as raízes nervosas ventrais, formando o **nervo espinal** (ver Figura 18.10). Assim, as fibras da raiz dorsal carregam a inervação sensorial, enquanto as fibras da raiz ventral carregam a inervação motora; portanto, os nervos espinais contêm fibras sensoriais e motoras. Quase imediatamente, os nervos espinais se dividem nos **ramos primários ventral** e **dorsal, que contêm fibras sensoriais e motoras**. O ramo primário dorsal inerva a musculatura axial dorsal, as articulações vertebrais e a pele do dorso. Os ramos primários ventrais inervam os membros e a parede corporal ventral e formam os principais **plexos nervosos (plexo braquial e plexo lombossacral)**.

Mielinização

As **células de Schwann** mielinizam os nervos periféricos; cada célula mieliniza apenas um único axônio. Essas células são originadas da crista neural, migram perifericamente e se enrolam ao redor dos axônios, formando a **bainha de neurolema** (Figura 18.12). A partir do quarto mês da vida fetal, muitas fibras nervosas adquirem uma aparência esbranquiçada como resultado da deposição de **mielina**, que é formada pelo enrolamento repetido da membrana das células de Schwann ao redor do axônio (Figura 18.12C).

A bainha de mielina que reveste as fibras nervosas na medula espinal tem uma origem completamente diferente, a partir das **células oligodendrogliais** (ver Figura 18.12B e C). Ao contrário das células de Schwann, um único oligodendrócito pode mielinizar até 50 axônios. Embora a mielinização das fibras nervosas da medula espinal comece por volta do quarto mês da vida intrauterina, algumas das fibras motoras que descem de centros cerebrais superiores até a medula espinal não se tornam mielinizadas até o primeiro ano da vida pós-natal. Os tratos do sistema nervoso se tornam mielinizados por volta do momento em que começam a funcionar.

Alterações na posição da medula espinal

No terceiro mês do desenvolvimento, a medula espinal se estende por todo o comprimento do embrião, e os nervos espinais atravessam o forame intervertebral em seu nível original (Figura 18.13A). Entretanto, com o aumento da idade, a coluna vertebral e a dura-máter se alongam mais rapidamente que o tubo neural, e a porção terminal da medula espinal se desloca gradualmente para um nível mais alto. No nascimento, termina no nível da terceira vértebra lombar (Figura 18.13C). Como resultado desse crescimento desproporcional, as **raízes dorsal e ventral dos nervos espinais** cursam obliquamente a partir de

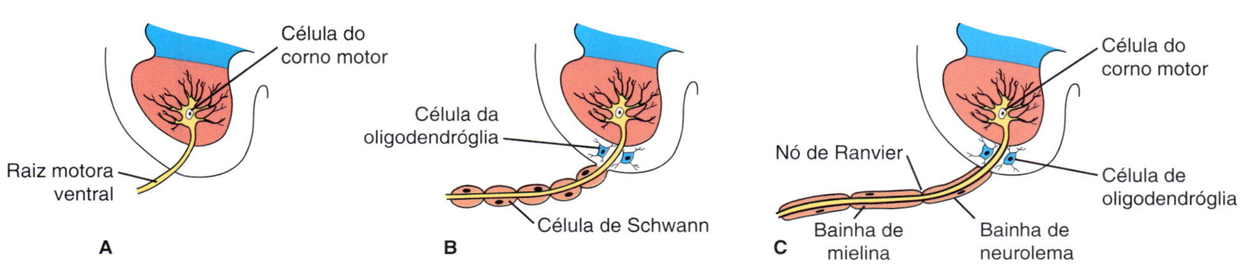

Figura 18.12 **A.** Célula do corno motor com suas terminações expostas. **B.** Na medula espinal, as células da oligodendróglia circundam a raiz ventral; fora da medula espinal, as células de Schwann começam a cercar a raiz. **C.** Na medula espinal, a bainha de mielina é formada por células da oligodendróglia; fora da medula espinal, a bainha é composta por células de Schwann.

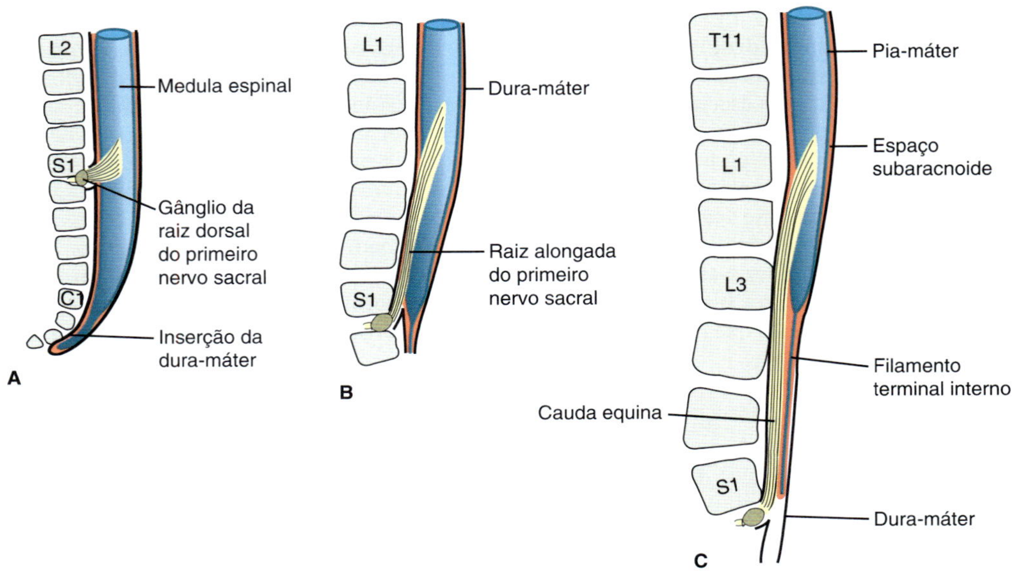

Figura 18.13 Extremidade terminal da medula espinal em relação à coluna vertebral em vários estágios do desenvolvimento. **A.** Aproximadamente no terceiro mês. **B.** Fim do quinto mês. **C.** Recém-nascido.

seu segmento original na medula espinal para o nível correspondente da coluna vertebral, onde as raízes apropriadas se unem para formar os nervos espinais. A dura-máter permanece ligada à coluna vertebral no nível coccígeo.

No adulto, a medula espinal termina no nível de L2-L3, enquanto o saco dural e o espaço subaracnoide se estendem até S2. Na extremidade da medula, uma extensão filiforme da pia-máter passa caudalmente, atravessa a dura-máter, que fornece a camada de revestimento em S2, e se estende até a primeira vértebra coccígea. Essa estrutura, conhecida como **filamento terminal**, marca o trajeto de regressão da medula espinal, bem como fornece suporte para a medula (a porção recoberta pela dura-máter que se estende a partir de S2 até o cóccix é chamada de **ligamento coccígeo**). As raízes ventral e dorsal dos nervos espinais abaixo da extremidade terminal da medula espinal em L2-L3 constituem coletivamente a **cauda equina**. Quando o líquido cerebrospinal é retirado durante uma **punção lombar**, a agulha é inserida no nível lombar inferior (L4-L5), evitando a extremidade inferior da medula espinal.

Regulação molecular da diferenciação nervosa na medula espinal

As regiões dorsal (sensorial) e ventral (motora) da medula espinal em desenvolvimento são dependentes de gradientes de concentração entre os membros da família dos fatores transformador do crescimento β (TGF-β) e *sonic hedgehog* (SHH) secretados pela notocorda e pela placa do assoalho (Figura 18.14A). Inicialmente, as proteínas morfogenéticas ósseas 4 e 7 (BMP) são secretadas pelo ectoderma sobrejacente ao tubo neural, e a presença dessas proteínas estabelece um segundo centro de sinalização na placa do teto. Então, BMP4 na placa do assoalho induz uma cascata de proteínas TGF-β, incluindo BMP5, BMP7, activina e dorsalina na placa do teto e na área circunjacente. Essa cascata é organizada temporal e espacialmente de modo a estabelecer um gradiente de concentração desses fatores. Como resultado, as células próximas à placa do teto são expostas a concentrações maiores, e as células posicionadas ventralmente recebem cada vez menos esses fatores.

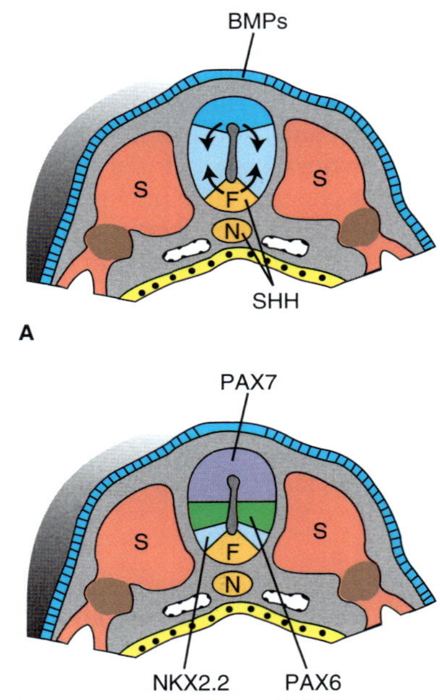

Figura 18.14 **A** e **B.** Ilustração da regulação molecular da diferenciação neuronal na medula espinal. **A.** Inicialmente, as proteínas morfogenéticas ósseas (BMP4 e 7) secretadas no ectoderma sobrejacente ao tubo neural estabelecem um centro de sinalização na placa do teto. Em seguida, BMP4 na placa do teto ativa nessa região a cascata de proteínas TGF-β, que inclui BMP5 e 7, activina e dorsalina. De maneira semelhante, *sonic hedgehog* (SHH) secretado pela notocorda determina uma sinalização adicional na placa do assoalho. Desse modo, é estabelecido no tubo neural um gradiente sobreposto que envolve fatores dorsais e ventrais. **B.** O gradiente estabelecido por proteínas TGF-β e SHH ativa fatores de transcrição que regulam a diferenciação neuronal. Altas concentrações de TGF-β no tubo neural dorsal, por exemplo, ativam *PAX3* e *7*, que controlam a diferenciação neuronal sensorial. Altas concentrações de SHH e concentrações muito baixas de TGF-β perto da placa ativam *NKX2.2* e *NKX6.1*, além de formar neurônios dorsais. Concentrações um pouco mais altas de TGF-β e um pouco menores de SHH ativam *NKX6.1* e *PAX6*, assim como a diferenciação de neurônios motores ventrais, e daí por diante. *S*, somito; *N*, notocorda; *F*, placa do assoalho.

Eventos semelhantes ocorrem na região ventral do tubo neural, com a diferença de que a molécula sinalizadora é SHH. Esse fator é expresso primeiro na notocorda e, em seguida, estabelece-se um segundo centro de sinalização na placa do assoalho (ver Figura 18.14A). Como resultado, há concentração decrescente de SHH da região ventral para a dorsal do tubo neural.

Assim, determinam-se duas concentrações que se sobrepõem entre os membros da família TGF-β e SHH. Esses gradientes ativam, então, fatores de transcrição que regulam a diferenciação dos neurônios sensoriais e motores. Altas concentrações dos fatores TGF-β e concentrações muito baixas de SHH no tubo neural dorsal, por exemplo, ativam *PAX3* e *7*, que controlam a diferenciação neuronal sensorial (ver Figura 18.14B). De modo similar, altas concentrações de SHH e concentrações muito baixas de moléculas de TGF-β na região mais ventral resultam em ativação de *NKX2.2* e *NKX6.1*, bem como em formação neuronal ventral. Imediatamente dorsal a essa região, onde há concentrações ligeiramente mais baixas de SHH e concentrações maiores de moléculas de TGF-β, as expressões de *NKX6.1* e *PAX6* são iniciadas, e esses fatores de transcrição induzem a diferenciação das células do corno motor ventral. Essas interações continuam produzindo todos os diferentes tipos de neurônios na medula espinal.

Correlações clínicas

Defeitos do tubo neural

A maioria dos defeitos na medula espinal resulta do fechamento anormal das pregas neurais nas terceira e quarta semanas do desenvolvimento. As anomalias resultantes, os **defeitos no tubo neural (DTNs)**, podem envolver as meninges, as vértebras, os músculos e a pele. A prevalência de DTN ao nascimento, incluindo espinha bífida e anencefalia, varia entre as diferentes populações e pode chegar a 1/200 nascimentos em algumas regiões, como na China setentrional. A prevalência de DTNs congênitos nos EUA diminuiu em cerca de 25% para 1/1.500 nascimentos desde que a fortificação da farinha com ácido fólico foi instituída em 1998.

Espinha bífida é um termo genérico para os DTNs que afetam a coluna vertebral. Consiste na divisão dos arcos vertebrais e pode envolver ou não o tecido neural subjacente. **Espinha bífida oculta** é um defeito nos arcos vertebrais, coberto por pele e habitualmente não envolve o tecido neural subjacente (Figura 18.15A). Mais frequentemente, o defeito ocorre na região sacral (S1-S2) e, algumas vezes, é marcado por um aglomerado de pelos que recobre a região afetada. O defeito, que decorre da ausência de fusão dos arcos vertebrais, afeta cerca de 10% das pessoas sem outras anormalidades. A malformação, em geral, não é detectada no nascimento e não causa incapacidade. Frequentemente, o defeito é notado como um achado acidental diagnosticado ao se realizar uma radiografia do dorso.

Outros tipos de espinha bífida incluem a meningocele e a mielomeningocele, que são tipos graves de DTNs em que o tecido neural e/ou as meninges se projetam através de um defeito nos arcos vertebrais e na pele, formando um cisto saculiforme (Figura 18.15). A maioria se encontra na região lombossacral e resulta em déficits neurológicos, os quais, em geral, não estão associados a retardo mental. Em alguns casos, apenas as meninges preenchidas por líquido se projetam através do defeito (**meningocele**) (Figura 18.15B); em outros, o tecido neural se encontra no saco (**mielomeningocele**) (Figura 18.15C).

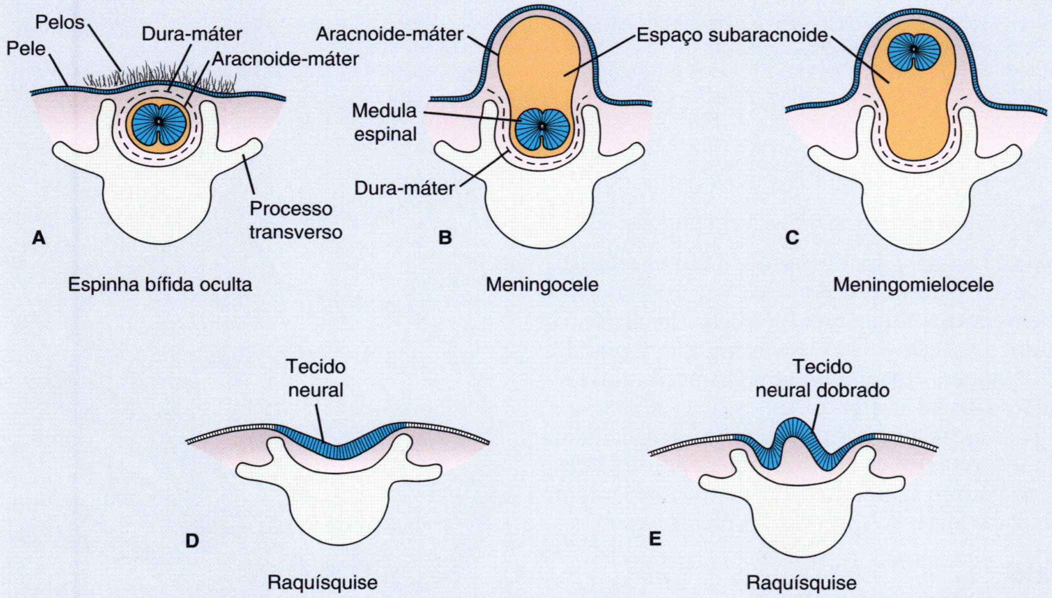

Figura 18.15 **A** a **E.** Ilustrações mostrando vários DTNs envolvendo a medula espinal. O termo espinha bífida se refere a todos os defeitos em que o arco de uma ou mais vértebras não se fusionou na porção dorsal da medula espinal. Em alguns casos, o defeito ósseo é coberto por pele (espinha bífida oculta; [**A**]), mas a medula óssea está intacta. Frequentemente, esse defeito é notado por causa de um aglomerado de pelos escuros que crescem sobre a área. Nos casos de meningocele (**B**), apenas um saco formado por meninge e preenchido por líquido sai por esse defeito, enquanto as mielomeningoceles incluem tecido neural no saco (**C**). *Raquísquise* se refere aos DTNs em que o tubo neural não se fecha, resultando em espinha bífida e exposição do tecido neural, que, frequentemente, torna-se necrótico (**D** e **E**). A raquísquise, tipo mais grave de anomalia, pode ocorrer em regiões do tubo neural da medula espinal ou do encéfalo. A maioria dos defeitos da medula espinal ocorre na área lombossacral; 50 a 70% de todos os DTNs podem ser evitados pelo uso materno de ácido fólico (400 μg/dia) antes e durante a gravidez.

(continua)

Ocasionalmente, as pregas neurais não se elevam e permanecem como massa achatada de tecido neural (espinha bífida com mielosquise ou **raquísquise**) (Figuras 18.15D e E, e 18.16). A **hidrocefalia** que exige intervenção ocorre em 80 a 90% dos recém-nascidos com DTN grave; está frequentemente relacionada com a **malformação de Arnold-Chiari** (herniação de parte do cerebelo através do forame magno), que obstrui o fluxo de líquido cerebrospinal e causa hidrocefalia. A herniação do cerebelo ocorre porque a medula espinal fica ligada à coluna vertebral em decorrência de seu desenvolvimento anormal. À medida que a coluna vertebral se alonga, a ligação com a medula espinal puxa o cerebelo para o forame magno, interrompendo o fluxo de líquido cerebrospinal. A hidrocefalia pode ser tratada pela inserção de um *shunt* ventriculoperitoneal que viabilize a drenagem de líquido cerebrospinal de um dos ventrículos cerebrais para a cavidade peritoneal.

A espinha bífida pode ser diagnosticada no pré-natal por meio de ultrassonografia e pela determinação de α-fetoproteína no soro materno e no líquido amniótico. As vértebras podem ser visualizadas na 12ª semana de gestação, e os defeitos no fechamento dos arcos vertebrais podem ser detectados. Um tratamento experimental para o defeito é realizar uma cirurgia *in utero* precocemente, até mesmo na 22ª semana de gestação. O feto é exposto por uma incisão no útero, o defeito é reparado e o feto é devolvido ao útero.

Hipertermia, ácido valproico e hipervitaminose A produzem DTNs, assim como muitos outros teratógenos. A origem da maioria dos DTNs é multifatorial, e a probabilidade de ter uma criança com esses defeitos aumenta significativamente após o **nascimento** de uma criança afetada. A prevenção de muitos DTNs é possível se as mulheres tomarem o **ácido fólico (400 μg/dia)**, começando, pelo menos, no primeiro mês antes da concepção e ao longo da gestação. Tal protocolo reduz em até 50 a 70% a ocorrência de DTNs. O ácido fólico também pode reduzir a incidência de **transtorno do espectro autista (TEA)**. Como aproximadamente 50% de todas as gestações não são planejadas, recomenda-se que todas as mulheres em idade fértil ingiram diariamente um multivitamínico contendo 400 μg de ácido fólico. Além disso, mulheres que já tiveram uma criança com DTN ou que tenham história familiar de DTN devem ingerir habitualmente 400 μg de ácido fólico ao dia, e 4.000 μg (4 mg) por dia, começando pelo menos um mês antes da concepção e durante os três primeiros meses de gravidez.

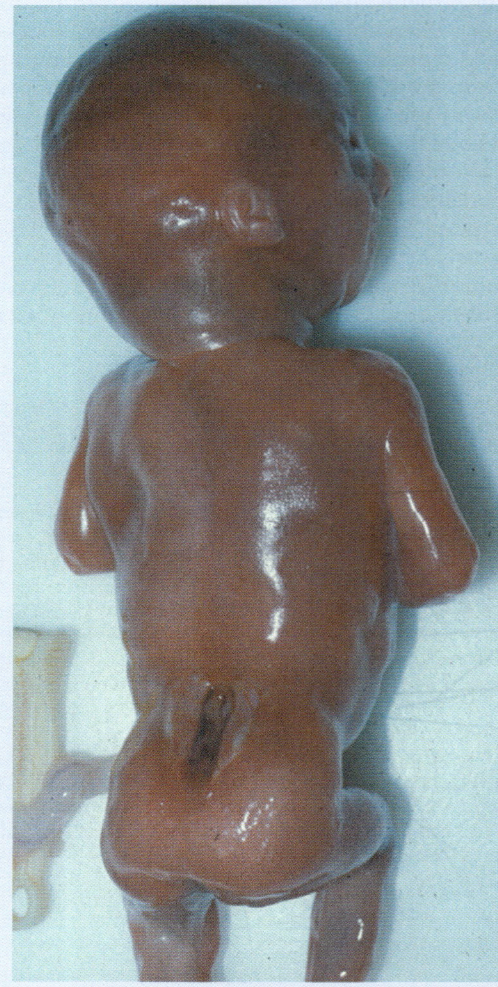

Figura 18.16 Paciente com espinha bífida grave envolvendo várias vértebras na região lombossacral.

■ ENCÉFALO

Algumas vezes, o encéfalo é dividido em **tronco encefálico** (constituído pelo mielencéfalo, a ponte do metencéfalo e o mesencéfalo) e em **centros superiores** (cerebelo e hemisférios cerebrais). O tronco encefálico é uma continuação direta da medula espinal e tem uma organização semelhante. Assim, são encontradas **placas basal** e **alar** distintas, representando, respectivamente, as áreas motoras e sensoriais em cada lado da linha média. Entretanto, os centros superiores refletem quase nada desse padrão básico; em vez disso, apresentam acentuação das placas alares e regressão das placas basais.

Rombencéfalo

O rombencéfalo consiste no **mielencéfalo**, a vesícula encefálica mais caudal, e no **metencéfalo**, que se estende da flexura pontina até o istmo do rombencéfalo (Figura 18.17; ver Figura 18.5).

Mielencéfalo

O mielencéfalo dá origem ao **bulbo**, uma zona transicional entre o encéfalo e a medula espinal. Ele difere da medula espinal porque suas paredes laterais são evertidas (Figura 18.18). Placas

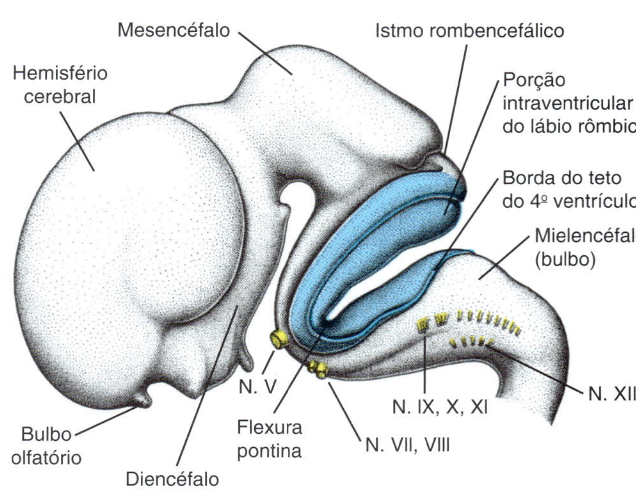

Figura 18.17 Vista lateral das vesículas encefálicas em um embrião com oito semanas (comprimento craniocaudal de cerca de 27 mm). A placa do teto do rombencéfalo foi removida para mostrar a porção intraventricular do lábio rômbico. Observe a origem dos nervos cranianos (NC).

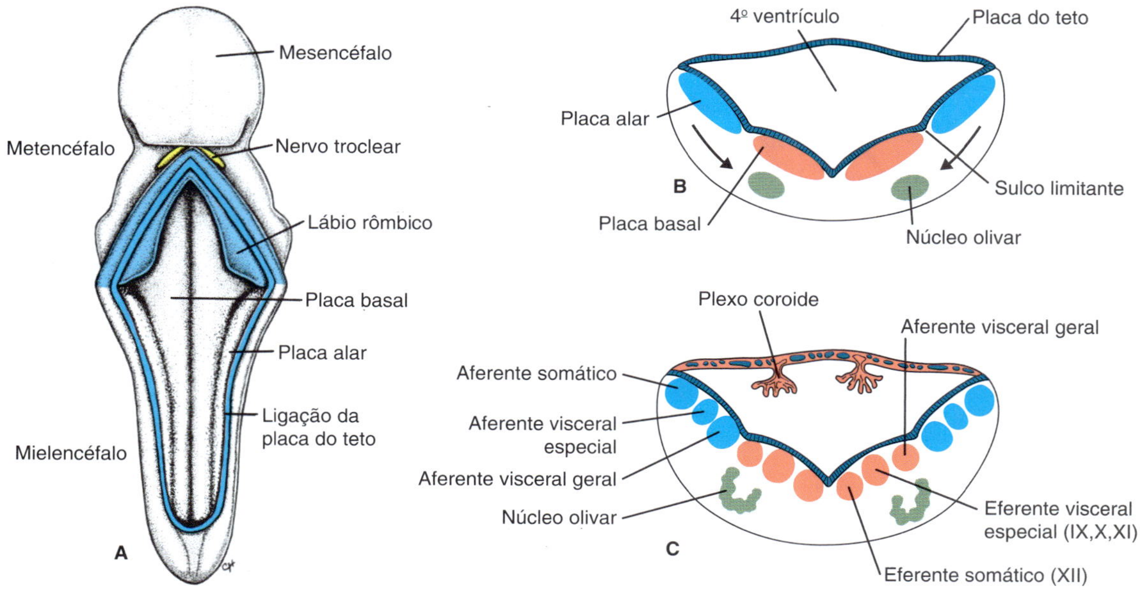

Figura 18.18 **A.** Vista dorsal do teto do quarto ventrículo em um embrião de 6 semanas após a remoção da placa do teto. Observe as placas alar e basal no mielencéfalo. O lábio rômbico é visível no metencéfalo. **B** e **C.** Posição e diferenciação das placas basal e alar do mielencéfalo em estágios diferentes do desenvolvimento. Repare na formação dos grupos nucleares nas placas basal e alar. *Setas*, percurso desenvolvido pelas células da placa alar para o complexo nuclear olivar. O plexo coroide produz o líquido cerebrospinal.

alar e basal separadas pelo sulco limitante podem ser distinguidas claramente. A placa basal, de modo semelhante ao que ocorre na medula espinal, contém núcleos motores. Esses núcleos são divididos em três grupos, a saber: (1) um grupo **eferente somático** medial; (2) um grupo **eferente visceral especial** intermediário; e (3) um grupo **eferente visceral geral** lateral (Figura 18.18C; Quadro 18.1).

O grupo eferente somático contém neurônios motores, que formam a **continuação encefálica das células do corno anterior**. Na medida em que esse grupo continua rostralmente no mesencéfalo, ele é chamado de **coluna motora eferente somática**. No mielencéfalo, ele inclui neurônios do **nervo hipoglosso (NC XII)**, que inervam a musculatura da língua. No metencéfalo e no mesencéfalo, a coluna contém neurônios dos **nervos abducente (NC VI)** (Figura 18.19), **troclear (NC IV)** e **oculomotor (NC III)** (ver Figura 18.23), respectivamente. Esses nervos abastecem a musculatura ocular.

O grupo **eferente visceral especial** se estende para o metencéfalo, formando a **coluna motora eferente visceral especial**. Seus neurônios motores inervam os **músculos estriados** dos

Quadro 18.1 Organização dos neurônios das placas alar e basal no tronco encefálico.

Tipo	Tipo de inervação	Estruturas inervadas	Nervos cranianos	Localização
Eferente somático geral	Músculo somático estriado	Músculos oculares extrínsecos	III, IV,[a] VI	Metencéfalo
			XII	Mielencéfalo
Eferente visceral especial (branquial)[b]	Músculos estriados da faringe (ver Quadro 17.1)	Músculos derivados dos arcos faríngeos	V, VII IX, X	Metencéfalo Mielencéfalo
Eferente visceral geral	Vias oculares parassimpáticas	Esfíncter da pupila	III	Mesencéfalo
	Músculos lisos	Vias respiratórias, vísceras, coração, glândulas salivares	IX, X	Mielencéfalo
Aferente visceral geral	Víscera	Interoceptiva do sistema digestório	X	Mielencéfalo
Aferente especial	Paladar	Paladar da língua, palato e epiglote	VII, IX	Metencéfalo Mielencéfalo
	Audição e equilíbrio	Cóclea e canais semicirculares	VIII	Mielencéfalo
Aferente somático geral	Sensação geral para a cabeça e o pescoço	Tato, temperatura, dor sobre a cabeça e o pescoço; mucosa das cavidades oral e nasal e faringe	V, VII, IX	Metencéfalo Mielencéfalo

[a] IV origina-se do metencéfalo, mas move-se para o mesencéfalo.
[b] *Brânquia* é um termo antigo que significa guelra. Embora os arcos faríngeos lembrem guelras, eles não são brânquias verdadeiras. *Faríngeo* é, portanto, um termo mais adequado para seres humanos.

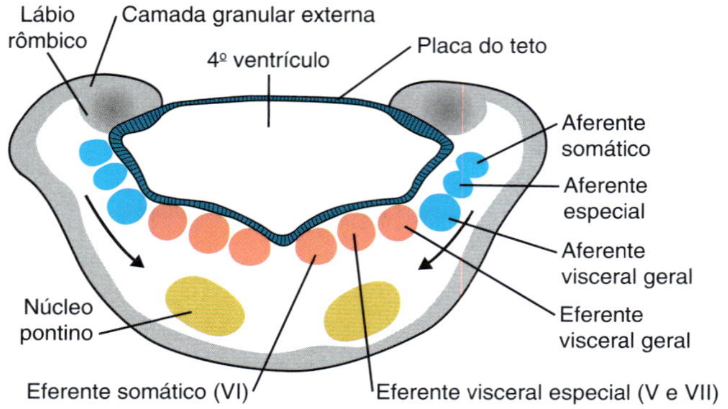

Figura 18.19 Corte transversal através da porção caudal do metencéfalo. Observe a diferenciação das várias áreas nucleares motoras e sensoriais nas placas basal e alar, respectivamente, e a posição dos lábios rômbicos, que se projetam parcialmente para o lúmen do quarto ventrículo e parcialmente acima da ligação da placa do teto. *Setas*, sentido da migração dos núcleos pontinos.

arcos faríngeos. No mielencéfalo, a coluna é representada por neurônios dos **nervos acessório (NC XI)**, **vago (NC X)** e **glossofaríngeo (NC IX)**.

O grupo **eferente visceral geral** contém neurônios motores que abastecem a **musculatura involuntária** do sistema respiratório, do sistema digestório e do coração.

A placa alar contém três grupos de **núcleos de retransmissão sensorial** (ver Figura 18.18C e Quadro 18.1). O mais lateral deles, o grupo **aferente somático** (sensorial geral), recebe sensações de dor, temperatura e de toque da faringe pelo **nervo glossofaríngeo (NC IX)**. O grupo intermediário, ou **aferente especial**, recebe impulsos das papilas gustativas da língua, do palato, da orofaringe, da epiglote e do **nervo vestibulococlear (NC VIII)** para audição e equilíbrio. Ao grupo medial, ou **aferente visceral geral**, é enviada informação interoceptiva do sistema digestório e do coração.

A placa do assoalho do mielencéfalo consiste em uma única camada de células ependimárias cobertas por mesênquima vascular, a **pia-máter** (ver Figura 18.18C). A combinação das duas é conhecida como **tela coroide**. Por causa da proliferação ativa do mesênquima vascular, diversas invaginações saculiformes se projetam para a cavidade ventricular subjacente (ver Figura 18.18C). Essas invaginações semelhantes a tufos formam o plexo coroide, que produz o líquido cerebrospinal.

Metencéfalo

O metencéfalo, como o mielencéfalo, é caracterizado pelas placas basal e alar (ver Figura 18.19). Dois novos componentes se formam: (1) o **cerebelo**, que deriva das lâminas alares e atua como centro de coordenação para a postura e o movimento (Figura 18.20); e (2) a **ponte**, que provém das lâminas basais e serve como via para as fibras nervosas entre a medula espinal e os córtices cerebral e cerebelar.

Cada placa basal do metencéfalo (ver Figura 18.19 e Quadro 18.1) contém três grupos de neurônios motores: (1) grupo **eferente somático** medial, que origina o núcleo do **nervo abducente**; (2) grupo **eferente visceral especial**, que contém núcleos dos **nervos trigêmeo** e **facial**, que inervam a musculatura dos primeiro e segundo arcos faríngeos; e (3) grupo **eferente visceral geral**, com axônios que abastecem as glândulas submandibular e sublingual.

A camada marginal das placas basais do metencéfalo se expande à medida que forma uma ponte para as fibras nervosas que conectam o córtex cerebral e o córtex cerebelar com a medula espinal. Essa porção do metencéfalo, que, por conseguinte, chama-se **ponte**, além das fibras nervosas, contém os **núcleos pontinos**, os quais se originam nas placas alares do metencéfalo e do mielencéfalo (ver Figura 18.19, *setas*).

As placas alares do metencéfalo contêm três grupos de núcleos sensoriais: (1) um grupo **aferente somático** lateral, que contém neurônios no **nervo trigêmeo**; (2) o grupo **aferente especial**; e (3) o grupo **aferente visceral geral** (ver Figura 18.19 e Quadro 18.1).

Cerebelo

As porções dorsolaterais das placas alares se dobram medialmente e formam os **lábios rômbicos** (ver Figura 18.18). Na porção caudal do metencéfalo, os lábios rômbicos estão bem separados, mas se aproximam um do outro na linha média, imediatamente abaixo do mesencéfalo (ver Figura 18.20). Como resultado do aprofundamento adicional da flexura pontina, os lábios rômbicos se comprimem cefalocaudalmente e formam a **placa cerebelar** (ver Figura 18.20). Em um embrião de 12 semanas, essa placa apresenta uma pequena porção na linha média, o **vérmis**, e duas porções laterais, os **hemisférios**. Uma fissura transversal separa logo o **nódulo** do verme e o **flóculo** lateral dos hemisférios (ver Figura 18.20B). Esse lobo **floculonodular** é, filogeneticamente, a porção mais primitiva do cerebelo.

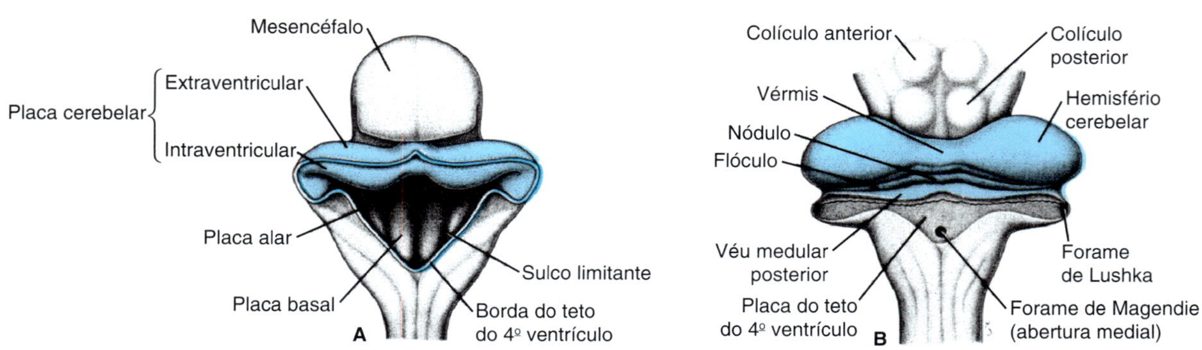

Figura 18.20 **A.** Vista dorsal do mesencéfalo e do rombencéfalo em um embrião de 8 semanas. O teto do quarto ventrículo foi removido, possibilitando ver seu assoalho. **B.** Vista semelhante em um embrião de 4 meses. Observe a fissura coroide e as aberturas lateral e medial no teto do quarto ventrículo.

Inicialmente, a **placa cerebelar** consiste em camadas neuroepitelial, do manto e marginal (Figura 18.21A). Com o desenvolvimento, células formadas pela camada neuroepitelial migram para a superfície do cerebelo e formam a **camada granular externa**. As células dessa camada conservam sua capacidade de dividir-se e formam uma zona proliferativa na superfície do cerebelo (Figura 18.21B e C).

No sexto mês do desenvolvimento, a camada granular externa origina vários tipos celulares. Algumas dessas células migram na direção das células de Purkinje em processo de diferenciação, que estão migrando no sentido oposto enquanto se deslocam para a superfície (Figura 18.22) e dão origem à **camada interna de células granulares**, posteriormente denominada **camada granulosa** no cerebelo plenamente diferenciado. As **células em cesto** e as **células estreladas** são produzidas pelas células proliferativas na substância branca cerebelar. O córtex do cerebelo, que consiste em células de Purkinje, neurônios de Golgi II e neurônios produzidos pela camada granular externa, alcança seu tamanho definitivo após o nascimento (Figura 18.22B). Os núcleos cerebelares profundos, como o **núcleo denteado**, alcançam sua posição final antes do nascimento (ver Figura 18.21D).

Mesencéfalo

No mesencéfalo (Figura 18.23), cada placa basal contém dois grupos de núcleos motores: (1) um grupo **somático eferente** medial, representado pelos **nervos oculomotor** e **troclear**, que inervam a musculatura ocular; e (2) um pequeno grupo **eferente visceral geral**, representado pelo **núcleo de Edinger-Westphal**, que inerva o **músculo esfíncter da pupila** (Figura 18.23B). A camada marginal de cada placa basal aumenta e forma o **pilar do cérebro**. Esses pilares servem como vias para as fibras nervosas que descem do córtex cerebral para os centros inferiores na ponte e na medula espinal. Inicialmente, as placas alares do mesencéfalo aparecem como duas elevações longitudinais separadas por uma depressão oca na

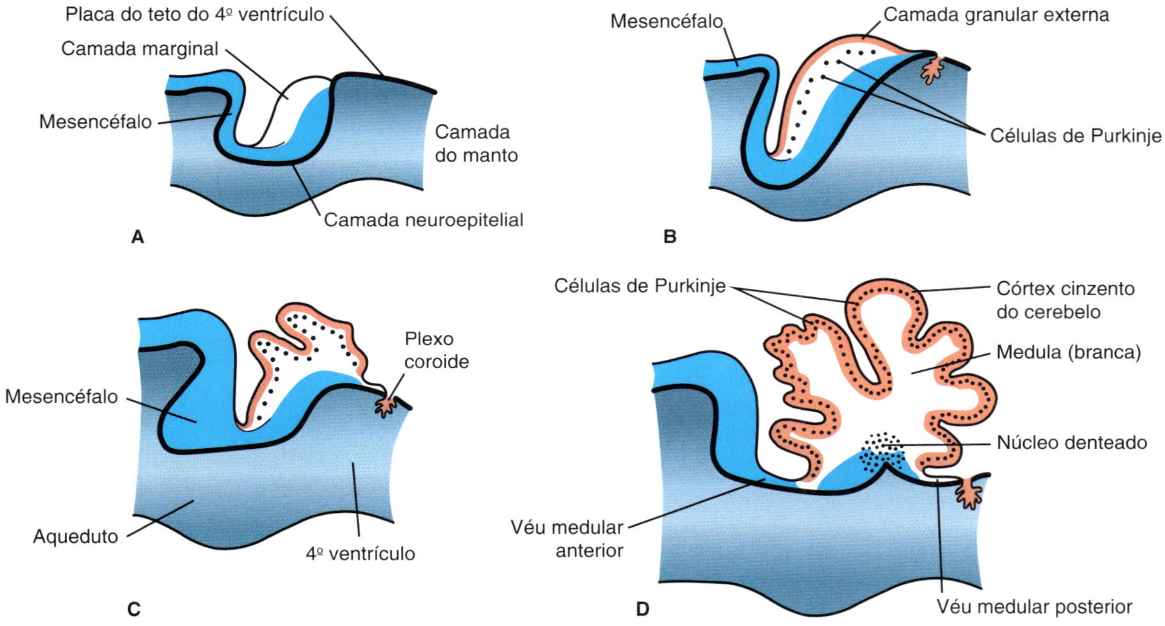

Figura 18.21 Cortes sagitais através do teto do mesencéfalo mostrando o desenvolvimento do cerebelo. **A.** Oitava semana (cerca de 30 mm). **B.** Décima segunda semana (70 mm). **C.** Décima terceira semana. **D.** Décima quinta semana. Observe a formação da camada granular externa na superfície da placa cerebelar (**B** e **C**). Durante os últimos estágios, as células da camada granular externa migram para dentro a fim de se misturarem com as células de Purkinje e formarem o córtex definitivo do cerebelo. O núcleo denteado é um dos núcleos cerebelares profundos. Repare nos véus anterior e posterior.

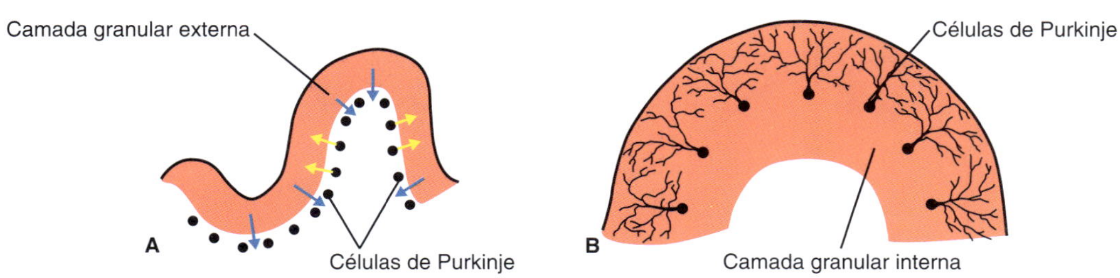

Figura 18.22 Estágios do desenvolvimento do córtex cerebelar. **A.** A camada granulosa externa na superfície do cerebelo forma uma camada proliferativa a partir da qual as células granulosas migram para o interior (*setas*) para formar uma camada interna de células granulosas, posteriormente denominada camada celular granular no cerebelo plenamente diferenciado. As células em cesto e estreladas são derivadas de células proliferativas na substância branca cerebelar. **B.** Córtex cerebelar pós-natal apresentando as células de Purkinje diferenciadas, a camada molecular na superfície e a camada granular interna abaixo das células de Purkinje.

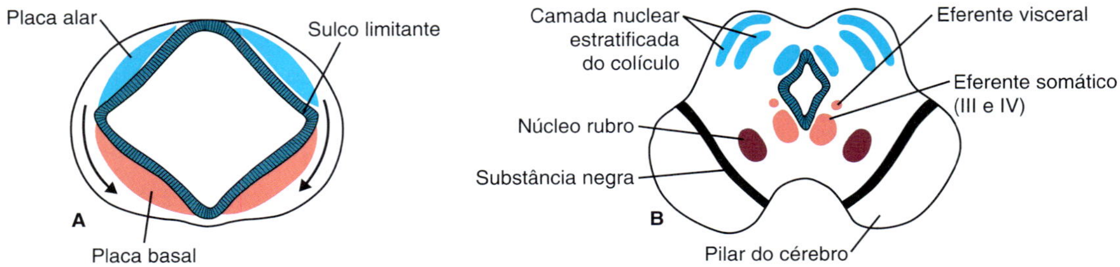

Figura 18.23 A e **B.** Posição e diferenciação das placas basal e alar no mesencéfalo em estágios diferentes do desenvolvimento. As *setas* em (**A**) indicam o percurso das células da placa alar para formar o núcleo rubro e a substância negra. Observe os vários núcleos motores na placa basal.

linha média (ver Figura 18.23). Com o desenvolvimento, um sulco transversal divide cada elevação em **colículos anterior** (superior) e **posterior** (inferior) (ver Figura 18.23B). O colículo posterior funciona como estação de retransmissão sináptica para os reflexos auditivos; e o colículo anterior, como centros de correlação e de reflexo para os impulsos visuais. Os colículos são formados por ondas de neuroblastos migrando para a zona marginal sobrejacente. Ali, eles são organizados em camadas (ver Figura 18.23B).

Prosencéfalo

O **prosencéfalo** consiste no **telencéfalo**, que forma os hemisférios cerebrais, e no **diencéfalo**, que forma a escavação óptica e o pedúnculo óptico, a hipófise, o tálamo, o hipotálamo e a glândula pineal.

Diencéfalo

Placa do assoalho e glândula pineal

Acredita-se que o diencéfalo, que se desenvolve da porção mediana do prosencéfalo (ver Figuras 18.5 e 18.17), consista em uma placa do teto e em duas placas alares, mas não tenha placas do assoalho e basal (é interessante mencionar que *SHH*, um marcador da linha média ventral, é expresso no assoalho do diencéfalo, sugerindo que realmente exista uma placa do assoalho). A placa do teto do diencéfalo consiste em uma única camada de células ependimárias recobertas por mesênquima vascular. Juntas, essas camadas originam o **plexo coroide** do terceiro ventrículo (ver Figura 18.30). A porção mais caudal da placa do teto se desenvolve em **corpo pineal**. Inicialmente, esse corpo aparece como um espessamento epitelial na linha média, mas, até a sétima semana, ele começa a evaginar (Figuras 18.24 e 18.25). Por fim, ele se torna um órgão sólido no teto do mesencéfalo (ver Figura 18.30), que funciona como um canal através do qual a luz e a escuridão afetam os ritmos endócrino e comportamental. No adulto, frequentemente há deposição de cálcio na glândula pineal; esse é um marco nas radiografias do crânio.

Placa alar, tálamo e hipotálamo

As placas alares formam as paredes laterais do diencéfalo. Um sulco, o **sulco hipotalâmico**, divide a placa em uma região dorsal e em uma ventral, o **tálamo** e o **hipotálamo**, respectivamente (ver Figuras 18.24 e 18.25).

Como resultado da atividade proliferativa, o tálamo se projeta gradualmente para o lúmen do diencéfalo. Com frequência, essa expansão é tão grande que as regiões talâmicas dos lados direito e esquerdo se fusionam na linha média, formando a **massa intermediária**, ou **aderência intertalâmica**.

O hipotálamo, que forma a porção inferior da placa alar, diferencia-se em inúmeras áreas nucleares que regulam as funções viscerais, o que inclui o sono, a digestão, a temperatura corporal e o comportamento emocional. Um desses grupos, o **corpo mamilar**, forma uma protuberância distinta sobre a superfície ventral do hipotálamo, de cada lado da linha média (ver Figuras 18.24A e 18.25A).

Hipófise

A hipófise desenvolve-se de duas porções completamente diferentes, a saber: (1) uma evaginação ectodérmica do **estomodeu** (cavidade oral primitiva), imediatamente em frente à membrana orofaríngea, conhecida como **bolsa de Rathke**; e (2) uma extensão do diencéfalo que se projeta para baixo, o **infundíbulo** (Figura 18.26).

Quando o embrião tem cerca de 3 semanas de idade, a bolsa de Rathke aparece como uma evaginação da cavidade oral e subsequentemente cresce no sentido dorsal para o infundíbulo. No fim do segundo mês, ela perde sua conexão com a cavidade oral e, então, fica em contato íntimo com o infundíbulo.

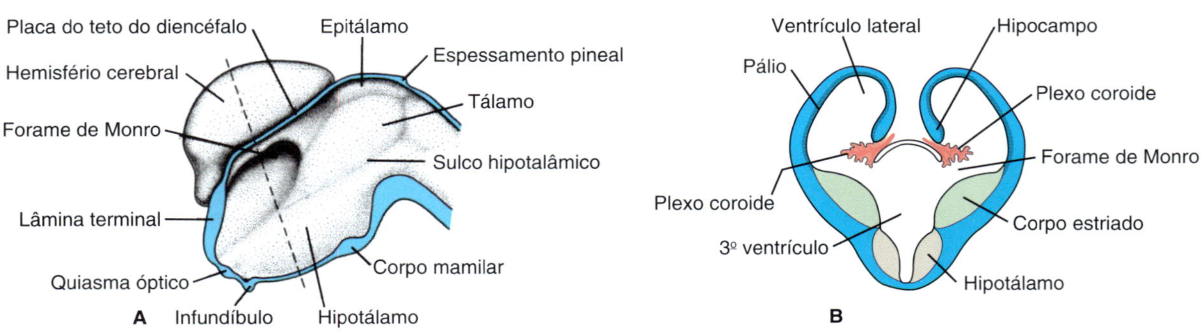

Figura 18.24 A. Superfície medial da metade direita do prosencéfalo em um embrião de 7 semanas. **B.** Corte transversal através do prosencéfalo no nível da *linha tracejada* em (**A**). O corpo estriado brota no assoalho do ventrículo lateral e do forame de Monro.

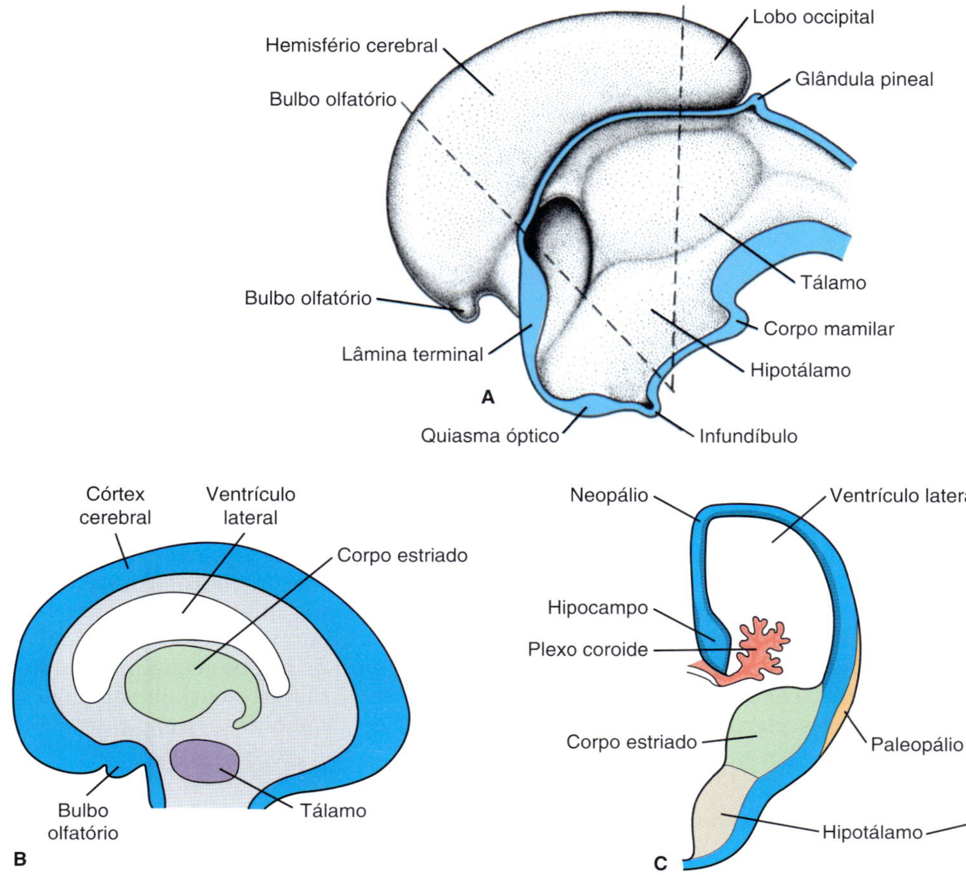

Figura 18.25 A. Superfície medial da metade direita do telencéfalo e do diencéfalo em um embrião de 8 semanas. **B.** Esquema mostrando a relação do ventrículo lateral, do corpo estriado e do tálamo. **C** e **D.** Cortes transversais através da metade direita do telencéfalo e do diencéfalo no nível das *linhas tracejadas* em (**A**).

Com o desenvolvimento, as células na parede anterior da bolsa de Rathke crescem rapidamente em número e formam o **lobo anterior da hipófise**, ou **adeno-hipófise** (ver Figura 18.26B). Uma pequena extensão desse lobo, a **porção tuberal**, cresce ao redor do pedúnculo do infundíbulo e, por fim, o cerca (ver Figura 18.26C). A parede posterior da bolsa de Rathke se desenvolve na **porção intermediária**, que, nos seres humanos, tem pouca importância.

O infundíbulo dá origem ao **pedúnculo** e à **parte nervosa**, ou **lobo posterior da hipófise** (neuro-hipófise) (ver Figura 18.26C). Ele é composto por células neurogliais. Além disso, contém inúmeras fibras nervosas da área hipotalâmica.

Telencéfalo

O telencéfalo, a vesícula encefálica mais rostral, consiste em duas evaginações laterais, os **hemisférios cerebrais**, e uma porção mediana, a **lâmina terminal** (ver Figuras 18.5, 18.24 e 18.25). As cavidades dos hemisférios, os **ventrículos laterais**, comunicam-se com o lúmen do diencéfalo por meio dos **forames interventriculares de Monro** (ver Figura 18.24).

Hemisférios cerebrais

Os hemisférios cerebrais surgem no início da quinta semana do desenvolvimento como evaginações bilaterais da parede lateral do prosencéfalo (ver Figura 18.24). Até a metade do

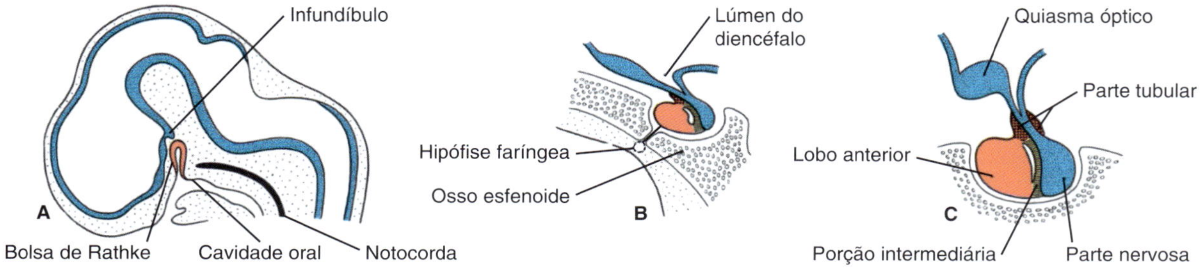

Figura 18.26 A. Corte sagital através da parte cefálica de um embrião de 6 semanas apresentando a bolsa de Rathke como uma evaginação dorsal da cavidade oral e o infundíbulo como um espessamento do assoalho do diencéfalo. **B** e **C.** Cortes sagitais através da hipófise em desenvolvimento na 11ª e na 16ª semana, respectivamente. Observe a formação da parte tuberal circundando o pedúnculo da parte nervosa.

Correlações clínicas

Defeitos hipofisários

Ocasionalmente, uma pequena porção da bolsa de Rathke persiste no teto da faringe como uma **hipófise faríngea**. Os **craniofaringeomas**, os quais surgem de remanescentes da bolsa de Rathke, podem se formar na sela túrcica ou ao longo do pedúnculo hipofisário, mas, em geral, encontram-se acima da sela. Eles podem causar hidrocefalia e disfunção hipofisária (p. ex., diabetes insípido, retardo do crescimento).

segundo mês, a porção basal dos hemisférios (*i. e.*, a porção que inicialmente formou a extensão anterógrada do tálamo) (ver Figura 18.24A) começa a crescer e se projeta para o lúmen do ventrículo lateral e para o assoalho do forame de Monro (ver Figuras 18.24B e 18.25A e B). Em cortes transversais, a região que cresce rapidamente tem aparência estriada e é conhecida, por conseguinte, como **corpo estriado** (ver Figura 18.25B).

Na região em que a parede do hemisfério está ligada ao teto do diencéfalo, esta não consegue desenvolver neuroblastos e permanece muito fina (ver Figura 18.24B). Nesse local, a parede do hemisfério consiste em uma única camada de células ependimárias recobertas por mesênquima vascularizado, que, juntos, compõem o **plexo coroide em cada um dos ventrículos laterais**. Os plexos corioides deveriam ter se formado no teto de cada hemisfério; porém, como resultado do crescimento desproporcional de várias partes dos hemisférios, cada plexo se projeta para o ventrículo lateral ao longo da **fissura corioide** (Figura 18.27; ver Figura 18.25). Imediatamente acima da fissura corioide, a parede do hemisfério se espessa, formando o **hipocampo** (ver Figuras 18.24B e 18.25B). A função primária do hipocampo, que se projeta para o ventrículo lateral, é o olfato.

Com o avanço da expansão, os hemisférios cobrem as áreas laterais do diencéfalo e do mesencéfalo, e a porção cefálica do metencéfalo (Figura 18.28; ver Figura 18.27). De maneira semelhante, o corpo estriado (ver Figura 18.24B), sendo parte da parede do hemisfério, expande-se posteriormente e se divide em duas partes: (1) uma parte dorsomedial, o **núcleo caudado**; e (2) uma parte ventrolateral, o **núcleo lentiforme**, que é constituído pelo **putame** e pelo **globo pálido** (ver Figura 18.27B). Essa divisão é acompanhada por axônios que passam indo e vindo do córtex do hemisfério, atravessando a massa nuclear do corpo estriado. O feixe de fibras formado desse modo é conhecido como **cápsula interna** (ver Figura 18.27B). Os núcleos caudado e lentiforme (putame e globo pálido) fazem parte de um conjunto de núcleos denominados **núcleos da base**. Esses núcleos estão substancialmente conectados ao córtex cerebral, ao tálamo e ao tronco encefálico e são

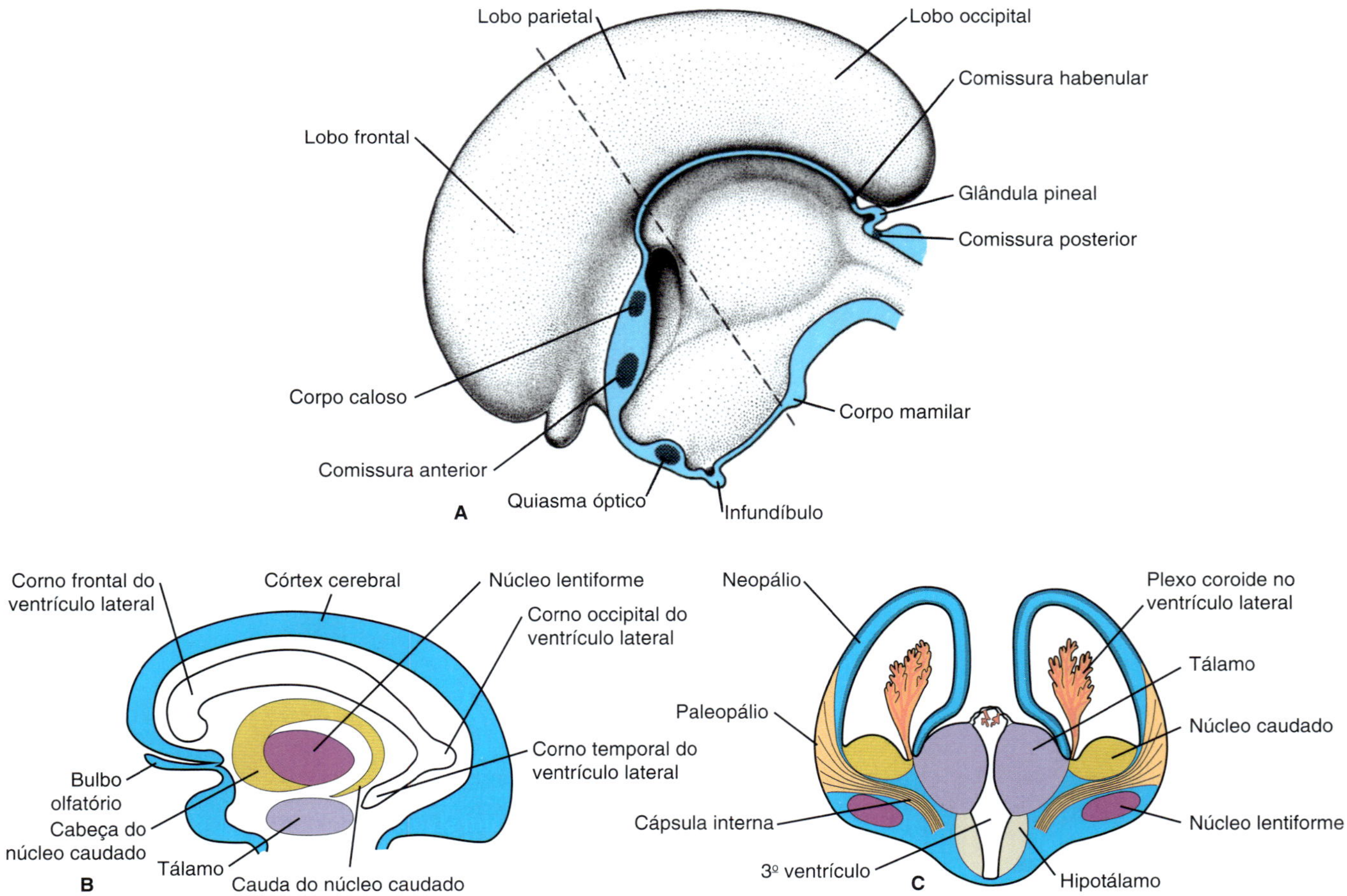

Figura 18.27 **A.** Superfície medial da metade direita do telencéfalo e do diencéfalo em um embrião de 10 semanas. **B.** Esquema para indicar a relação entre os cornos do ventrículo lateral, os núcleos caudado e lentiforme e o tálamo. **C.** Corte transversal através do hemisfério e do diencéfalo no nível da *linha tracejada* em (**A**).

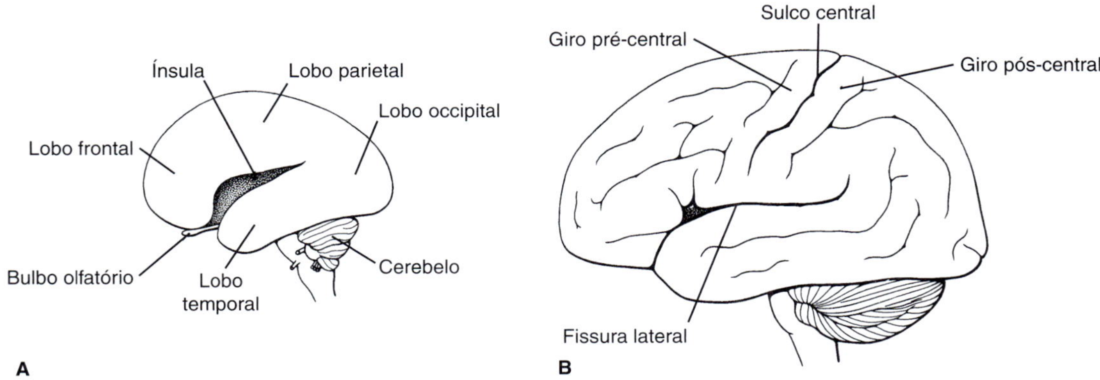

Figura 18.28 Desenvolvimento dos giros e sulcos na superfície lateral do hemisfério cerebral. **A.** Sete meses. **B.** Nove meses.

importantes no controle de movimentos voluntários, no comportamento rotineiro, na cognição, na emoção, no aprendizado processual e nos movimentos oculares.

O crescimento contínuo dos hemisférios cerebrais nos sentidos anterior, dorsal e inferior resulta na formação dos lobos frontal, temporal e occipital, respectivamente. Entretanto, à medida que diminui o crescimento da região sobrejacente ao corpo estriado, a área entre os lobos frontal e temporal forma uma depressão conhecida como **ínsula** (ver Figura 18.28A). Essa região, mais tarde, é coberta pelos lobos adjacentes e, no momento do nascimento, está quase completamente coberta. Ao fim da vida fetal, a superfície dos hemisférios cerebrais cresce tão rapidamente que aparecem muitas convoluções (**giros**) separadas por fissuras e sulcos (ver Figura 18.28B).

Desenvolvimento do córtex

O córtex cerebral se desenvolve do pálio (ver Figura 18.24B), que tem três regiões: (1) o paleocórtex (**paleopálio**), (2) o arquicórtex (**arquipálio**) e (3) o neocórtex (**neopálio**) (ver Figuras 18.25C e 18.27C). Filogeneticamente, o arquipálio está associado ao córtex olfatório e forma o hipocampo e o paleopálio, que são as partes mais antigas do córtex. O neopálio é, filogeneticamente, a parte mais nova do córtex e representa 90% da estrutura cortical.

No neopálio, ondas de neuroblastos migram para uma posição abaixo da pia-máter e, então, diferenciam-se em neurônios completamente maduros. Quando surge a próxima onda de neuroblastos, eles migram através das camadas celulares recém-formadas até alcançarem a posição abaixo da pia-máter. Assim, os neuroblastos formados inicialmente adquirem uma posição profunda no córtex, enquanto os formados depois adquirem uma posição mais superficial.

No nascimento, o córtex tem uma aparência estratificada por causa da diferenciação de suas células em camadas. O córtex motor contém numerosas **células piramidais**, e as áreas sensoriais são caracterizadas por **células granulares**.

A diferenciação do sistema olfatório depende de interações epiteliomesenquimais, as quais ocorrem entre as células da crista neural e o ectoderma da proeminência frontonasal, formando os **placódios olfatórios** (ver Capítulo 17), e entre essas mesmas células da crista e da região paleopalial do telencéfalo, constituindo os **bulbos olfatórios** (Figura 18.29).

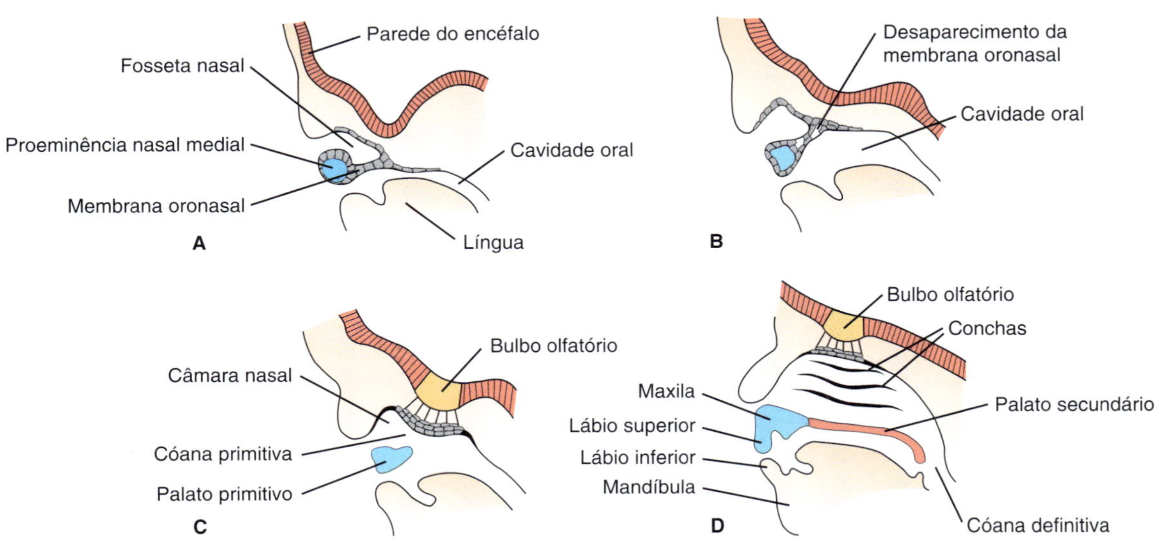

Figura 18.29 **A.** Corte sagital através da fossa nasal e do anel inferior da proeminência nasal medial de um embrião de 6 semanas. A cavidade nasal primitiva é separada da cavidade oral pela membrana oronasal. **B.** Corte semelhante ao de (**A**) no fim da sexta semana, mostrando o desaparecimento da membrana oronasal. **C.** Na sétima semana, os neurônios no epitélio nasal apresentam prolongamentos que entram em contato com o assoalho do telencéfalo na região dos bulbos olfatórios em desenvolvimento. **D.** Até a nona semana, as estruturas oronasais definitivas se formaram, os neurônios no epitélio nasal estão bem diferenciados e os neurônios secundários dos bulbos olfatórios para o encéfalo começam a se alongar. Juntos, os bulbos olfatórios e os tratos dos neurônios secundários constituem o nervo olfatório (ver Figura 18.30).

As células nos placódios nasais se diferenciam nos neurônios sensoriais primários do epitélio nasal, composto de axônios que crescem e estabelecem contato com neurônios secundários nos bulbos olfatórios em desenvolvimento (ver Figura 18.29). Esses contatos estão bem estabelecidos na sétima semana. Conforme o crescimento cerebral continua, os bulbos olfatórios e os tratos olfatórios dos neurônios secundários se alongam e juntos constituem o nervo olfatório (Figura 18.30).

Comissuras

A princípio, cada hemisfério cerebral cresce como uma estrutura separada. No entanto, até o fim do terceiro mês, as coleções de fibras nervosas crescem, conectando um hemisfério ao outro. Essas fibras se reúnem em estruturas chamadas **comissuras**, e muitas fazem uso da **lâmina terminal** que se forma na região craniana da vesícula do prosencéfalo (ver Figuras 18.24A e 18.25A). A lâmina terminal se estende da lâmina do teto do diencéfalo até o quiasma óptico e constitui uma conexão inicial entre os hemisférios. O primeiro dos feixes que aparece na lâmina terminal é a **comissura anterior**. Consiste em fibras que conectam o bulbo olfatório e as áreas cerebrais relacionadas de um hemisfério às do lado oposto (ver Figuras 18.27 A e 18.30).

A segunda comissura a aparecer é a **comissura hipocampal (do fórnice)**. Suas fibras surgem no hipocampo e convergem na lâmina terminal próximo à placa do assoalho do diencéfalo. Desse ponto em diante, as fibras continuam, formando um sistema de arcos imediatamente fora da fissura corioide, para o copo mamilar e o hipotálamo.

Outra comissura importante, o **corpo caloso**, aparece por volta da décima semana do desenvolvimento e conecta as áreas não olfatórias dos córtices cerebrais direito e esquerdo. Forma, inicialmente, um pequeno feixe na lâmina terminal (ver Figura 18.27A); entretanto, como resultado da expansão contínua do neocórtex, ele se estende a princípio anteriormente e, então, posteriormente, constituindo um arco sobre o teto do diencéfalo (ver Figura 18.30).

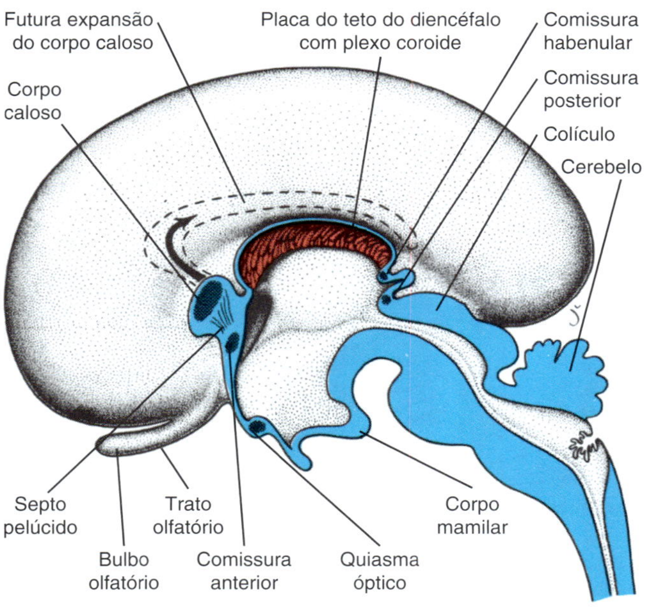

Figura 18.30 Superfície medial da metade direita do encéfalo de um embrião de 4 meses mostrando as várias comissuras. A *linha tracejada* mostra o futuro local do corpo caloso. A comissura hipocampal não está ilustrada.

Além das três comissuras em desenvolvimento na lâmina terminal, aparecem mais três fora dessa região. Duas delas, as **comissuras posterior** e **habenular**, encontram-se logo abaixo e rostralmente ao pedúnculo da glândula pineal. A terceira, o **quiasma óptico**, que aparece na parede rostral do diencéfalo, contém fibras das metades mediais da retina (ver Figura 18.30).

Meninges

As **meninges** são as três camadas membranosas que cobrem o encéfalo e a medula espinal. Essas membranas são derivadas de uma combinação de células do mesoderma e da crista neural e começam a se formar na quarta à quinta semana. Durante o período fetal inicial, a camada externa se espessa para formar a **dura-máter** resistente, enquanto a camada interna forma a **pia-máter** e a **aracnoide-máter**. As camadas pia-máter e aracnoide-máter compreendem as **leptomeninges**. A pia-máter acaba bem aderida à superfície do encéfalo e da medula espinal e forma-se um espaço, o **espaço subaracnóideo**, quando a pia-máter e a aracnoide-máter se separam. O líquido cerebrospinal circula neste espaço entre a pia-máter e a aracnoide-máter. O espaço em si é atravessado por trabéculas aracnóideas.

A dura-máter é uma estrutura sacular fibrosa resistente que envolve a aracnoide-máter. No encéfalo, a dura-máter reveste os **seios venosos**. **Granulações aracnóideas**, que transferem o líquido cerebrospinal de volta ao sistema venoso, projetam-se para esses seios. A dura-máter também sustenta o encéfalo por meio da formação de vários **septos**. Um desses septos é a **foice do cérebro** que separa os dois hemisférios cerebrais. Outro septo, o **tentório do cerebelo**, forma um teto sobre o cerebelo, enquanto a **foice do cérebro** se estende ventralmente a partir do tentório do cerebelo entre os dois hemisférios do cerebelo.

Líquido cerebrospinal

O **líquido cerebrospinal (LCS)** é secretado pelos plexos coroides nos ventrículos cerebrais. Esses plexos são modificações da camada ependimária e produzem aproximadamente 400 a 500 mℓ de LCS por dia. O líquido circula nos ventrículos cerebrais deixando os ventrículos laterais, por exemplo, através do forame interventricular e passando pelo **aqueduto** para o quarto ventrículo (ver Figura 18.30). Parte do LCS penetra no canal espinal e parte sai do quarto ventrículo através de suas aberturas medial e lateral, entrando no espaço subaracnóideo que cerca o SNC. O LCS é absorvido pelo sistema venoso a partir do espaço subaracnóideo através das granulações aracnóideas, especialmente as que se projetam para o seio sagital superior. O LCS faz com que o encéfalo "flutue", atuando como amortecedor, dando-lhe flutuabilidade para que seu peso não comprima os nervos cranianos (NC) contra o interior do crânio.

■ REGULAÇÃO MOLECULAR DO DESENVOLVIMENTO CEREBRAL

A padronização anteroposterior (craniocaudal) do SNC começa no início do desenvolvimento, durante a gastrulação e a indução neural (ver Capítulos 5 e 6). Uma vez que a placa neural se estabelece, os sinais para a separação em regiões cerebrais anterior, média e posterior são derivados de genes ***homeobox*** expressos na notocorda, na placa precordal e na placa neural. O rombencéfalo tem oito segmentos, os **rombômeros**, que têm padrões de expressão variáveis da classe *Antennapedia* de genes *homeobox*, os genes ***HOX*** (ver Capítulo 6). Esses genes são expressos em padrões sobrepostos (aninhados), com genes na extremidade 3′ de um *cluster* tendo limites mais anteriores e genes parálogos tendo domínios de expressão idênticos (Figura 18.31). Genes na extremidade 3′ são expressos mais cedo que os na extremidade 5′, de modo que se estabelece uma relação temporal no padrão de expressão. Esses genes conferem, então, uma referência de posição ao longo do eixo anteroposterior do rombencéfalo, determinam a identidade dos rombômeros e especificam seus derivados. Não está claro como ocorre essa regulação, embora os **retinoides (ácido retinoico)** desempenhem um papel crítico na regulação da expressão de *HOX*. O excesso de ácido retinoico, por exemplo, desloca anteriormente a expressão de genes *HOX* e faz com que os rombômeros mais craniais se diferenciem em tipos mais caudais. A deficiência de ácido retinoico resulta em um rombencéfalo pequeno. Também há uma resposta diferencial ao ácido retinoico pelos genes *HOX*; os na extremidade 3′ do *cluster* são mais sensíveis que os na extremidade 5′.

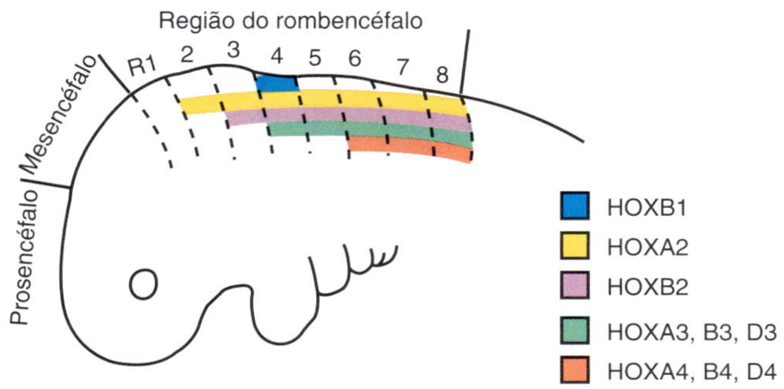

Figura 18.31 Padrões de expressão dos genes *HOX* no rombencéfalo. Os genes *HOX* são expressos em padrões sobrepostos terminando em limites específicos dos rombômeros. Os genes na extremidade 3′ de um *cluster* estão nos limites mais anteriores, e os genes parálogos têm domínios de expressão idênticos. Esses genes conferem valor posicional ao longo do eixo anteroposterior do rombencéfalo e determinam a identidade dos rombômeros, especificando seus derivados.

A especificação das áreas do prosencéfalo e do mesencéfalo também é regulada por genes que contêm um homeodomínio. Esses genes, entretanto, não pertencem à classe *Antennapedia*, cujo limite de expressão mais anterior termina no rombômero 3. Desse modo, novos genes assumiram o papel de padronização para essas regiões do encéfalo, que, evolutivamente, constituem a "nova cabeça". No estágio da placa neural, ***LIM1***, expresso na placa precordal, e ***OTX2***, expresso na placa neural, são importantes para a designação das áreas do prosencéfalo e do mesencéfalo, com a expressão de *LIM1* sustentando a expressão de *OTX2*. (Esses genes também são expressos nos estágios iniciais da gastrulação e auxiliam na especificação de toda a região cranial do epiblasto.) Uma vez que as pregas neurais e os arcos faríngeos tenham aparecido, genes ***homeobox*** adicionais, que incluem *OTX1*, *EMX1* e *EMX2*, são expressos em padrões específicos e sobrepostos (aninhados) nas regiões do mesencéfalo e do prosencéfalo, determinando a identidade dessas áreas. Uma vez que esses limites tenham sido estabelecidos, aparecem dois centros organizadores adicionais: (1) a **crista neural anterior (CNA)** na junção entre o limite cranial entre a placa neural e o ectoderma não neural (Figura 18.32); e (2) o **istmo** (Figura 18.33) entre o rombencéfalo e o mesencéfalo. Em ambos os locais, o **fator de crescimento de fibroblastos 8 (FGF8)**, uma molécula sinalizadora-chave, induz a expressão gênica subsequente que regula a diferenciação. Na CNA no estágio de quatro somitos, FGF8 induz a expressão de ***FOXG1***, um fator de transcrição (ver Figura 18.32). *FOXG1* regula, então, o desenvolvimento do telencéfalo (hemisférios cerebrais) e a especificação regional dentro do prosencéfalo, incluindo o telencéfalo basal e a retina. No istmo, na junção entre os territórios do mesencéfalo e do rombencéfalo, *FGF8* é expresso em anel ao redor da circunferência desse local (ver Figura 18.33). FGF8 induz a expressão de ***ENGRAILED 1*** e ***2*** (***EN1*** e ***EN2***), dois genes contendo *homeobox*, expressos em gradientes que irradiam anterior e posteriormente a partir do istmo. *EN1* regula o desenvolvimento ao longo de todo o seu domínio de expressão, incluindo o mesencéfalo dorsal (teto) e o rombencéfalo anterior (cerebelo), enquanto *EN2* está

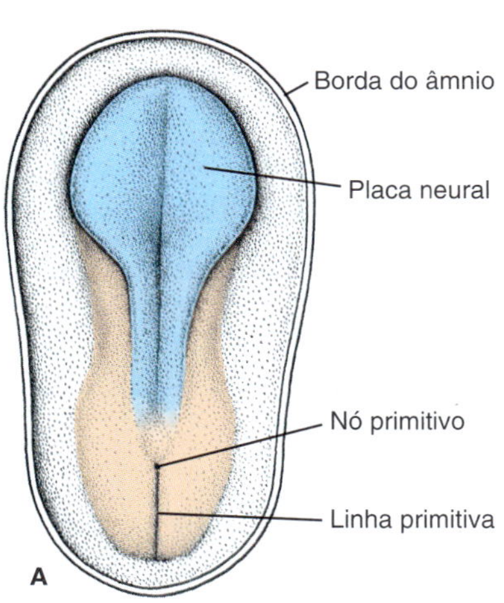

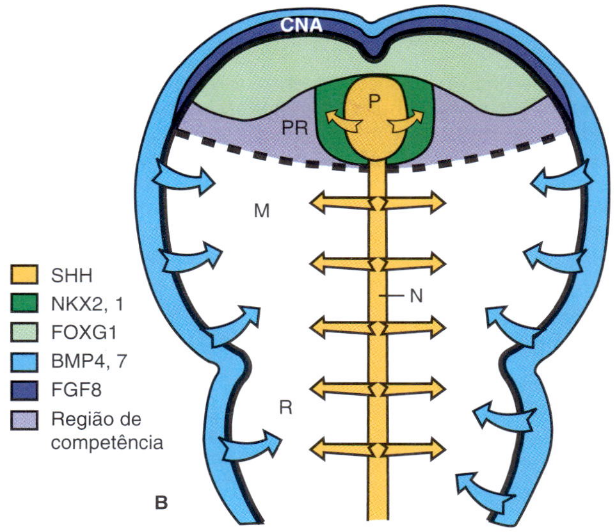

Figura 18.32 A. Vista dorsal de um embrião em estágio pré-somítico tardio com aproximadamente 18 dias mostrando o desenvolvimento da placa neural da região cranial (área *azul*). **B.** Diagrama da região cranial da placa neural mostrada em (**A**) (área *azul*) ilustrando o centro de organização conhecido como crista neural anterior (*CNA*). Essa área se encontra na região mais anterior da placa neural e secreta o fator de crescimento do fibroblasto 8 (FGF8), que induz a expressão de *FOXG1* no neuroectoderma adjacente. *FOXG1* regula o desenvolvimento do telencéfalo (hemisférios cerebrais) e a especificação regional no prosencéfalo (*PR*). *Sonic hedgehog* (SHH), secretado pela placa precordal (*P*) e pela notocorda (*N*), ventraliza o encéfalo e induz a expressão de *NKX2.1*, que regula o desenvolvimento do hipotálamo. Proteínas morfogenéticas ósseas (BMP) 4 e 7 secretadas pelo ectoderma não neural adjacente controlam a padronização dorsal do cérebro. *M*, mesencéfalo; *R*, rombencéfalo.

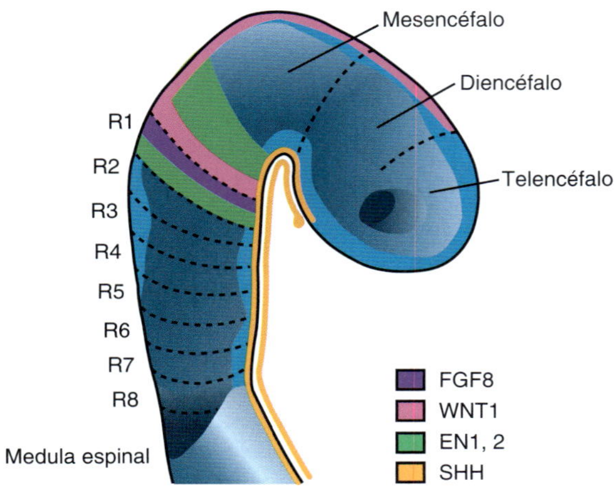

Figura 18.33 Centro de organização do istmo rombencefálico nos limites entre o mesencéfalo e o rombencéfalo. Essa região secreta fator de crescimento do fibroblasto 8 (FGF8) em uma circunferência anular que induz a expressão de ENGRAILED 1 e 2 (*EN1* e *EN2*) em gradientes anteriores e posteriores dessa área. *EN1* regula o desenvolvimento do mesencéfalo dorsal, e ambos os genes participam na formação do cerebelo. *WNT1*, outro gene induzido por FGF8, também auxilia no desenvolvimento do cerebelo.

envolvido apenas no desenvolvimento do cerebelo. FGF8 também induz a expressão de ***WNT1*** em uma banda circunferencial anterior à região da expressão de FGF8 (ver Figura 18.33). *WNT1* interage com *EN1* e *EN2* para regular o desenvolvimento dessa região, incluindo o cerebelo. De fato, *WNT1* pode auxiliar na especificação inicial da área do mesencéfalo, uma vez que ele é expresso nessa região no estágio da placa neural. *FGF8* também é expresso nesse momento precoce no mesoderma subjacente à junção entre o mesencéfalo e o rombencéfalo e pode, portanto, regular a expressão de *WNT1* e a padronização inicial dessa região. A constrição para o istmo é ligeiramente posterior à junção entre o mesencéfalo e o rombencéfalo, que se encontra no limite caudal da expressão de *OTX2*.

A padronização dorsoventral (mediolateral) também ocorre em áreas do prosencéfalo e do mesencéfalo. A padronização ventral é controlada por **SHH** do mesmo modo como se acredita que ocorra em todo o restante do SNC. SHH secretado pela placa precordal induz a expressão de ***NKX2.1***, um gene que contém homeodomínio e regula o desenvolvimento do hipotálamo. É importante ressaltar que a sinalização por SHH requer a clivagem dessa proteína, e é a porção carboxila terminal que executa esse processo. Após a clivagem da proteína SHH, o colesterol se liga covalentemente à extremidade carboxila do produto aminoterminal. A porção aminoterminal retém todas as propriedades sinalizadoras do SHH, e sua associação ao colesterol auxilia sua distribuição.

A padronização dorsal (lateral) do tubo neural é controlada pelas **BMP4** e **BMP7**, expressas no ectoderma não neural adjacente à placa neural. Essas proteínas induzem a expressão de *MSX1* na linha média e reprimem a expressão de *FOXG1* (ver Figura 18.32). Uma vez que o tubo neural tenha se fechado, BMP2 e 4 são expressos na placa do teto e essas proteínas regulam a expressão do fator de transcrição *LHX2* no córtex. Essa expressão inicia, então, uma cascata de genes que padronizam essa região.

Os padrões de expressão dos genes reguladores da padronização cerebral anteroposterior (craniocaudal) e dorsoventral (mediolateral) se sobrepõem e interagem nas bordas dessas regiões. Além disso, várias regiões cerebrais são competentes para responder a sinais específicos e não a outros. Apenas a porção cranial da placa neural expressa *NKX2.1* em resposta a SHH, por exemplo. De modo similar, somente a placa neural anterior produz *FOXG1* em resposta a FGF8; níveis do mesencéfalo expressam *EN2* em resposta ao mesmo sinal de FGF8. Desse modo, a **competência de resposta** também ajuda na especificação de diferenças regionais.

Correlações clínicas

Defeitos cranianos

Holoprosencefalia (HPE) é um espectro de anomalias nas quais a perda de estruturas na linha média resulta em malformações do encéfalo e da face. Nos casos graves, os ventrículos laterais se fundem em uma **única vesícula telencefálica (HPE alobar)**, os olhos também se fundem e há uma única câmara nasal, além de outros defeitos faciais na linha média (Figura 18.34). Em casos menos graves, ocorre a divisão do prosencéfalo em dois hemisférios cerebrais, mas o desenvolvimento de estruturas da linha média é incompleto. Em geral, os bulbos e tratos olfatórios e o corpo caloso são hipoplásicos ou ausentes. Algumas vezes, em casos muito moderados, o único indício de que ocorreu algum grau de HPE é a existência de um único dente incisivo central. HPE ocorre em 1/15.000 nascidos vivos, mas é encontrada em 1/250 gestações que terminaram em aborto espontâneo. Mutações em ***SHH***, o gene que regula o estabelecimento da linha média ventral no SNC, resultam em algumas formas de HPE. Outra causa é a **biossíntese defeituosa do colesterol**, que leva à **síndrome de Smith-Lemli-Opitz**. Essas crianças têm defeitos na região craniofacial e nos membros, e 5% têm HPE. A síndrome de Smith-Lemli-Opitz é uma condição autossômica recessiva consequente de anomalias na **enzima 7-desidrocolesterol redutase**, que metaboliza 7-desidrocolesterol em colesterol. Muitos dos defeitos, inclusive nos membros e no encéfalo, são causados por sinalização anormal de *SHH*, visto que o colesterol é necessário para que esse gene exerça seus efeitos. Outras causas genéticas incluem mutações no fator de transcrição ***SINE OCCULIS HOMEOBOX 3 (SIX3)***, ***FATOR DE INTERAÇÃO COM TG (TGIF)*** e na ***PROTEÍNA ZINC FINGER (ZIC2)***.

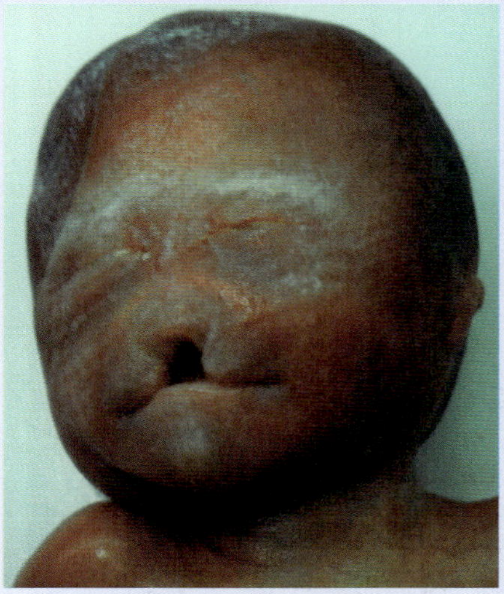

Figura 18.34 Criança com HPE. Observe que a perda de tecido na linha média resultou em fenda labial na linha média e hipotelorismo (olhos muito próximos). No encéfalo, a perda tecidual na linha média faz com que os ventrículos laterais se fusionem em uma única câmara. Mutações no gene *SHH*, que especifica a linha média no SNC nos estágios de placa neural, são algumas das causas desse espectro de anomalias.

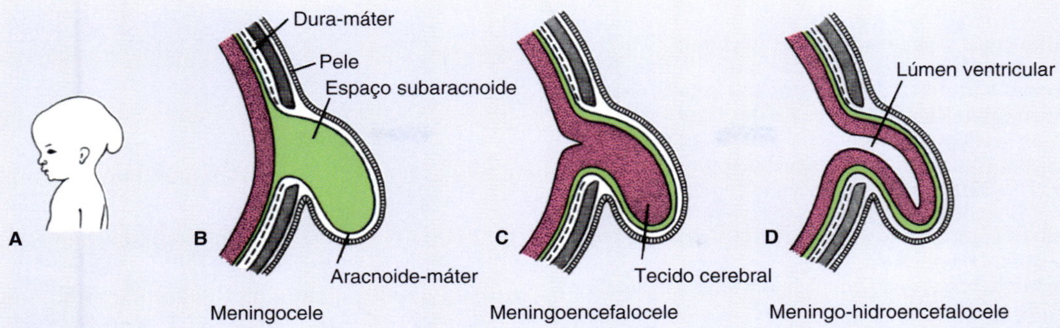

Figura 18.35 **A.** Perfil de uma criança com defeito craniano na região occipital com meninges e/ou tecido neural protrusos. **B** a **D.** Ilustrações de vários tipos de defeitos cranianos em que meninges (meningocele, [**B**]) ou meninges com tecido neural (meningoencefalocele, [**C**]; e meningo-hidroencefalocele, [**D**]) projetam-se através de um defeito ósseo. Os defeitos em geral ocorrem na região occipital, mas podem envolver outras áreas do crânio, como a região frontonasal. Na maioria dos casos, esses defeitos se devem ao fechamento anormal do tubo neural e muitos podem ser evitados pelo uso materno de ácido fólico (400 μg/dia) antes e durante a gravidez.

A **esquizencefalia** é um distúrbio raro em que ocorrem grandes fendas nos hemisférios cerebrais, causando, algumas vezes, perda de tecido cerebral. Mutações no gene *homeobox EMX2* parecem contribuir para alguns desses casos.

Defeitos na ossificação dos ossos do crânio podem resultar em **meningoceles**, **meningoencefaloceles** e **meningo-hidroencefaloceles**. O osso afetado com mais frequência é a porção escamosa do osso occipital, que pode estar ausente de modo parcial ou total. Se a abertura do osso occipital for pequena, apenas as meninges se projetam para fora (**meningocele**); porém, se o defeito for extenso, uma porção do encéfalo ou mesmo parte do ventrículo podem penetrar na abertura e no saco meníngeo (Figuras 18.35 e 18.36). As duas últimas malformações são conhecidas, respectivamente, como **meningoencefalocele** e **meningo-hidroencefalocele**. Esses defeitos ocorrem em 1/12.000 nascimentos.

A **exencefalia** é caracterizada pelo não fechamento da porção cefálica do tubo neural. Como resultado, a abóbada craniana não se forma, deixando o encéfalo malformado exposto. Mais tarde, esse tecido degenera, deixando massa de tecido necrótico. Esse defeito é denominado **anencefalia**, embora o tronco encefálico permaneça intacto (Figura 18.37A). Em alguns casos, o defeito do fechamento

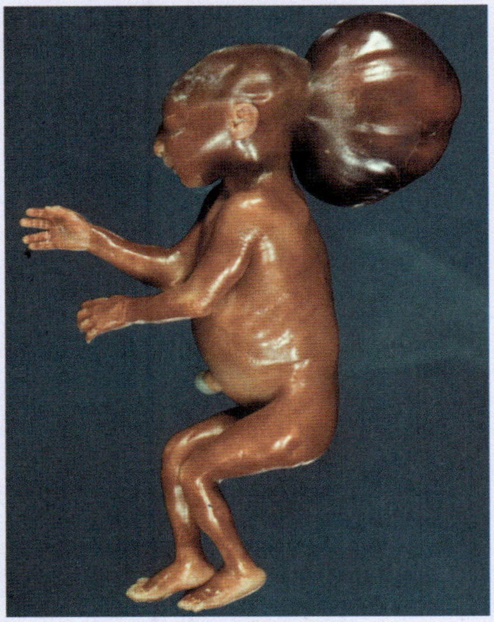

Figura 18.36 Feto com substancial meningoencefalocele occipital. Alguns fetos com defeitos menores sobrevivem após cirurgia; seus graus de déficit neurológico dependem de quanto tecido neural é anormal ou foi perdido.

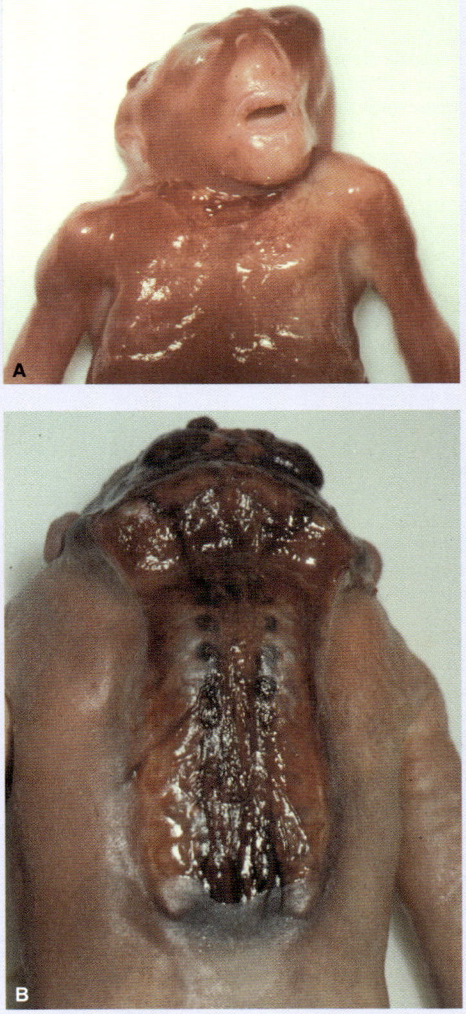

Figura 18.37 **A.** Feto com anencefalia (ausência de encéfalo) devido à falha no fechamento das pregas neurais. Uma vez que as pregas não conseguem se fechar, o tecido neural é desorganizado e exposto ao líquido amniótico, o que causa necrose e perda tecidual. Esse defeito é sempre fatal, e a maioria das gestações com esses casos é interrompida. **B.** Feto com anencefalia e craniorraquísquise. O tubo neural não se fechou na região cranial e na porção superior da medula espinal, resultando em necrose maciça do tecido neural. Os defeitos ilustrados em **A** e **B** podem ser evitados pelo uso materno de ácido fólico (400 μg/dia) antes e durante a gravidez.

(continua)

do tubo neural se estende caudalmente até a medula espinal, e a anomalia é denominada **craniorraquísquise** (Figura 18.37B). Novamente, ocorre anencefalia, mas associada a um grande defeito envolvendo a coluna vertebral. Como os fetos anencéfalos não apresentam reflexo de deglutição, os últimos 2 meses da gestação são caracterizados por **polidrâmnio**. A anomalia pode ser reconhecida na ultrassonografia, visto que não existe abóbada craniana. A anencefalia ocorre em 1/5.000 nascimentos e é mais comum em meninas que em meninos. De modo análogo à espinha bífida, muitos desses casos podem ser evitados se a mulher ingerir 400 μg de ácido fólico por dia antes e durante a gravidez.

A **hidrocefalia** é caracterizada por acúmulo anormal de **LCS** no sistema ventricular. Na maioria dos casos, a hidrocefalia no recém-nascido se deve à obstrução no **aqueduto de Sylvius (estenose aquedutal)**. Isso impede que o LCS do ventrículo lateral e do terceiro ventrículo flua para o quarto ventrículo e dali para o espaço subaracnoide, onde seria reabsorvido. Como resultado, o líquido se acumula nos ventrículos laterais, pressionando o encéfalo e os ossos do crânio. Como as suturas do crânio ainda não se fundiram, os espaços entre elas se alargam à medida que a cabeça se expande. Em casos extremos, o tecido cerebral e os ossos se tornam finos, e a cabeça pode ser muito grande (Figura 18.38).

Microcefalia descreve uma abóbada craniana menor que o normal (Figura 18.39). Como o tamanho do crânio depende do crescimento do encéfalo, o defeito subjacente é o desenvolvimento cerebral. A causa dessa anomalia varia, podendo ser genética (autossômica recessiva) ou originada por agravos pré-natais, como infecção ou exposição a medicamentos/drogas ilícitas ou outros teratógenos. Ocorre retardo mental em mais da metade dos casos.

A infecção fetal por toxoplasmose pode resultar em calcificação cerebral, retardo mental ou microcefalia. De modo semelhante, a exposição à radiação durante os estágios iniciais do desenvolvimento pode causar microcefalia. A hipertermia (febre) induzida pela infecção materna ou por banhos de sauna e banheira pode causar espinha bífida e anencefalia.

As anomalias mencionadas são as mais sérias e são incompatíveis com a vida. Muitos outros defeitos no SNC podem ocorrer sem grandes manifestações externas. O **corpo caloso**, por exemplo, pode estar parcial ou completamente ausente sem distúrbio funcional. De modo semelhante, a ausência parcial ou completa do cerebelo pode resultar apenas em discreto transtorno da coordenação. Por outro lado, **retardo mental** importante pode não estar associado a anomalias cerebrais morfologicamente detectáveis. O retardo mental pode ser resultado de anomalias genéticas (p. ex., síndrome de Down) ou de exposição a teratógenos, o que inclui agentes infecciosos (vírus da rubéola, citomegalovírus, toxoplasmose). Entretanto, a principal causa de retardo mental é o **consumo abusivo de etanol pela mãe**.

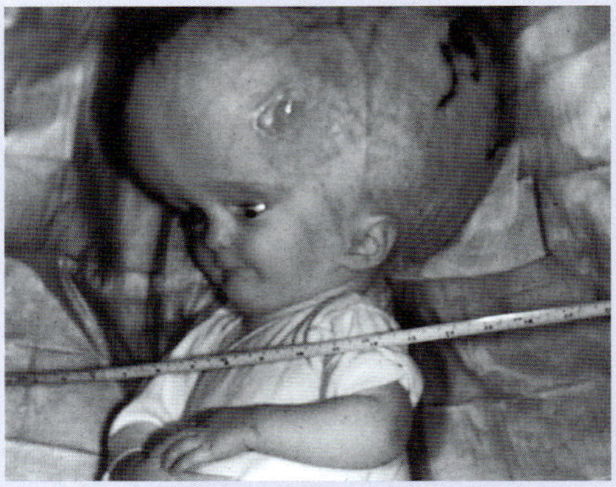

Figura 18.38 Criança com hidrocefalia grave. Como as suturas do crânio ainda não se fecharam, a pressão do acúmulo de LCS expandiu a cabeça, afinando os ossos do crânio e o córtex cerebral.

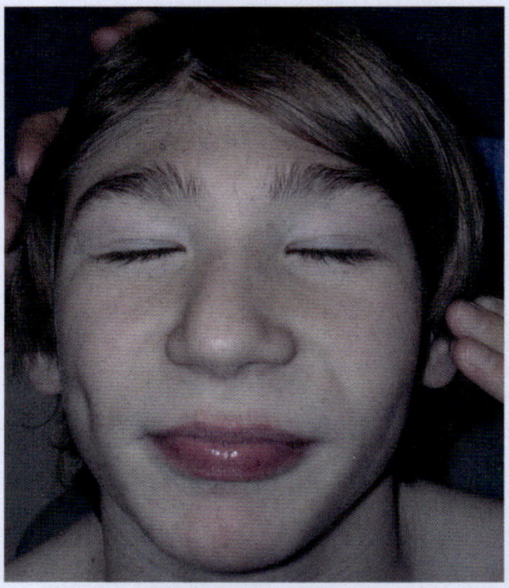

Figura 18.39 Criança com microcefalia. Essa anomalia, causada pelo limitado crescimento do encéfalo, está frequentemente associada a retardo mental.

■ NERVOS CRANIANOS

Até a quarta semana do desenvolvimento, os núcleos de todos os 12 nervos cranianos estão presentes. Todos, exceto os nervos olfatório (I) e óptico (II), surgem do tronco encefálico e, entre eles, apenas o nervo oculomotor (III) surge fora da região do mesencéfalo. No mesencéfalo, os centros proliferativos no neuroepitélio estabelecem oito segmentos distintos, os rombômeros, que originam os núcleos motores dos nervos cranianos IV, V, VI, VII, IX, X, XI e XII (Figura 18.40; ver Figura 18.17). O estabelecimento desse padrão de segmentos parece ser dirigido pelo mesoderma agrupado em somitômeros abaixo do neuroepitélio sobrejacente.

Os neurônios motores para os núcleos cranianos estão no tronco encefálico, enquanto os gânglios sensoriais se encontram fora do encéfalo. Assim, a organização dos nervos cranianos é homóloga à dos nervos espinais, embora nem todos os nervos cranianos tenham fibras sensoriais e motoras (Quadro 18.2).

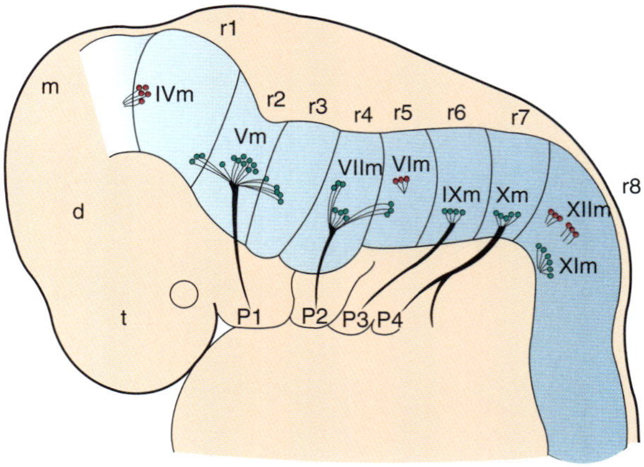

Figura 18.40 Padrões de segmentação no encéfalo e no mesoderma, que aparecem por volta do *25º dia do desenvolvimento*. O *rombencéfalo* é dividido em oito rombômeros (*r1-r8*), e essas estruturas originam os nervos motores craniais (IVm-XIIm). *P1-P4*, arcos faríngeos (branquiais); *t*, telencéfalo; *d*, diencéfalo; *m*, mesencéfalo.

Quadro 18.2 Origem dos nervos cranianos e sua composição.

Nervo craniano	Região cerebral	Tipo	Inervação
Olfatório (I)	Telencéfalo	AE	Epitélio nasal (olfato)
Óptico (II)	Diencéfalo	AE	Retina (visão)
Oculomotor (III)	Mesencéfalo	ESG EVG	Mm. retos sup., inf. e med., oblíquo inf., elevador da pálpebra sup. Esfíncter da pupila (gânglio ciliar), M. ciliar
Troclear (IV)	Metencéfalo	ESG	M. oblíquo sup.
Trigêmeo (V)	Metencéfalo	ASG (gânglio trigeminal) EVE (branquiomotor)	Pele, boca, M. facial, dentes, dois terços ant. da língua; propriocepção: pele, músculos, articulações Mm. da mastigação e milo-hóideo, porção ant. do M. digástrico, M. tensor do véu palatino, M. tensor do tímpano
Abducente (VI)	Metencéfalo	ESG	M. reto lateral
Facial (VII)	Metencéfalo	AE (gânglio geniculado) ASG (gânglio geniculado) EVE (branquiomotor) EVG	Paladar dois terços anteriores da língua Pele, meato acústico ext., dois terços ant. da língua Mm. da expressão facial, estapédio e estilo-hióideo, porção post. do M. digástrico Glândulas submandibular, sublingual e lacrimal
Vestibulococlear (VIII)	Metencéfalo	AE (gânglios vestibular e espiral)	Canais semicirculares, utrículo, sáculo (equilíbrio), órgão espiral de Corti (audição)
Glossofaríngeo (IX)	Mielencéfalo	AE (gânglio inferior) AVG (gânglio superior) ASG (gânglio inferior) EVE (branquiomotor) EVG (gânglio ótico)	Terço post. da língua (paladar) Glândulas paratireoides, corpo e seio carotídeos, orelha média Orelha externa Estilofaríngeo Glândulas paratireoides
Vago (X)	Mielencéfalo	AE (gânglio inferior) AVG (gânglio superior) ASG (gânglio superior) EVE (branquiomotor) EVG (gânglios nas vísceras ou próximos a elas)	Palato e epiglote (paladar) Faringe, laringe, traqueia, coração, esôfago, estômago, intestinos Base da língua, meato acústico externo M. constritor da faringe, Mm. intrínsecos da laringe, dois terços sup. do esôfago Traqueia, brônquios, sistema digestório, coração
Acessório espinal (XI)	Mielencéfalo	EVE (branquiomotor) ESG	Mm. esternocleidomastóideo e trapézio Palato mole, faringe (com X)
Hipoglosso (XII)	Mielencéfalo	AE	Mm. da língua (exceto M. palatoglosso)

AE, aferente especial; *ESG*, eferente somático geral; *sup.*, superior; *inf.*, inferior; *med.*, medial; *M.*, músculo; *EVG*, eferente visceral geral; *ESG*, eferente somático geral; *ASG*, aferente somático geral; *ant.*, anterior; *EVE*, eferente visceral especial (inerva os músculos estriados derivados dos arcos faríngeos [branquiais]); *ext.*, externo; *post.*, posterior; *AVG*, aferente visceral geral.

Os gânglios sensoriais dos nervos cranianos se originam de uma série de **placódios ectodérmicos** e das **células da crista neural**. Os placódios ectodérmicos incluem os **placódios nasal**, **ótico** e os **quatro epibranquiais** representados pelos espessamentos dorsais aos arcos faríngeos (branquiais) (Quadro 18.3; ver também Figura 17.2). Os placódios epibranquiais contribuem para os gânglios com os nervos dos arcos faríngeos (V, VII, IX e X). Os gânglios parassimpáticos (viscerais eferentes) são derivados das células da crista neural, e suas fibras são carregadas pelos nervos cranianos III, VII, IX e X (ver Quadro 18.2).

SISTEMA NERVOSO AUTÔNOMO

O sistema nervoso autônomo (SNA) é composto de fibras motoras (eferentes) que inervam os músculos cardíacos e lisos e as glândulas secretoras; portanto, algumas vezes é chamado de sistema motor visceral. O sistema é divido em duas partes, uma porção **simpática** e uma porção **parassimpática**, e ambas dependem de dois neurônios para fornecer a inervação, um **pré-ganglionar** e outro **pós-ganglionar**. Os neurônios pré-ganglionares têm seus corpos celulares na massa cinzenta do SNC; os neurônios pós-ganglionares possuem seus corpos celulares localizados fora do SNC, nos **gânglios autônomos**, e suas fibras terminam nos órgãos-alvo. Em geral, a **norepinefrina** é o neurotransmissor empregado pelo sistema simpático, enquanto a **acetilcolina** é empregada pelo sistema parassimpático.

Sistema nervoso simpático

Os corpos celulares do sistema nervoso simpático estão localizados nas **colunas celulares intermediolaterais (corno) da medula espinal nos níveis de T1-L2** (ver Figura 18.42). Os corpos celulares dos neurônios pós-ganglionares estão localizados nos **gânglios paravertebrais** em cada lado da coluna vertebral e nos **gânglios pré-vertebrais (pré-aórticos)** localizados ao redor da ramificação principal dos vasos na aorta (artérias mesentérica inferior e mesentérica superior, celíaca; Figura 18.42). Os gânglios paravertebrais estão ligados por fibras e formam os **troncos simpáticos direito e esquerdo**

Quadro 18.3 Contribuições das células da crista neural e dos placódios para os gânglios dos nervos cranianos.

Nervo	Gânglio	Origem
Oculomotor (III)	Ciliar (eferente visceral)	Crista neural na junção entre prosencéfalo e mesencéfalo
Trigêmeo (V)	Trigeminal (aferente geral)	Crista neural na junção entre prosencéfalo e mesencéfalo, placódio trigeminal
Facial (VII)	Superior (aferente especial e geral) Inferior (geniculado) (aferente especial e geral) Esfenopalatino (eferente visceral) Submandibular (eferente visceral)	Crista neural do rombencéfalo, primeiro placódio epibranquial Primeiro placódio epibranquial Crista neural do rombencéfalo Crista neural do rombencéfalo
Vestibulococlear (VIII)	Acústico (coclear) (aferente especial) Vestibular (aferente especial)	Placódio ótico Placódio ótico, crista neural do rombencéfalo
Glossofaríngeo (IX)	Superior (aferente especial e geral) Inferior (petrosal) (aferente especial e geral) Ótico (eferente visceral)	Crista neural do rombencéfalo 2º placódio epibranquial Crista neural do rombencéfalo
Vago (X)	Superior (aferente geral) Inferior (nodoso) (aferente especial e geral) Vagal parassimpático (eferente visceral)	Crista neural do rombencéfalo Crista neural do rombencéfalo; 3º e 4º placódios epibranquiais Crista neural do rombencéfalo

(cadeia de gânglios). Todos esses gânglios originam-se de células da crista neural da região torácica que migram durante a quinta semana de desenvolvimento (Figura 18.41). As células da crista que formam os gânglios do tronco simpático também migram cranial e caudalmente para estender esses troncos em regiões cervicais e pélvicas. A migração e o posicionamento dessas células da crista são regulados pelas BMPs secretadas pela aorta dorsal, que agem como quimiotáticas para as células em migração.

As fibras simpáticas pré-ganglionares que se originam dos corpos celulares na medula espinal de T1-L2 saem pelas raízes centrais (por serem fibras motoras), entram em um nervo espinal a seguir em um ramo primário ventral e, quase imediatamente, entram em ramos comunicantes brancos para chegarem ao tronco simpático (ver Figura 18.42). Depois que estiverem no tronco, podem fazer sinapse no segmento onde entraram, sobem ou descem para sofrer sinapse nos neurônios cranianos ou caudais, ou podem passar pelos troncos sem fazer

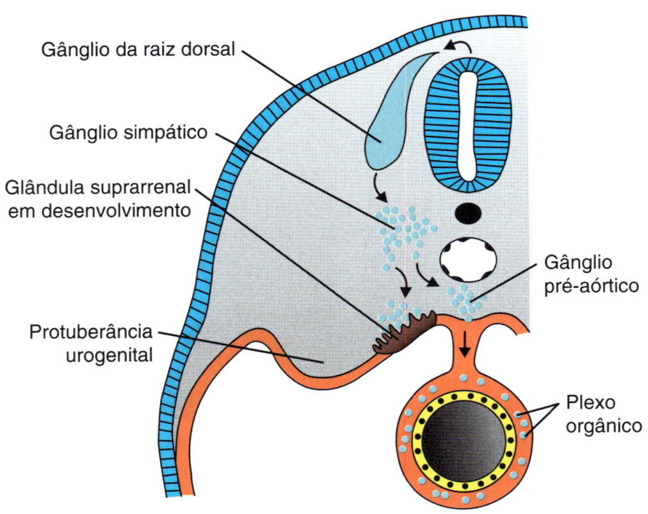

Figura 18.41 Formação dos gânglios simpáticos. As células da crista neural (*azul-claro*) migram do tubo neural e formam os gânglios da raiz dorsal, todos os gânglios simpáticos e a medula da glândula suprarrenal.

sinapse e viajar até os gânglios pré-vertebrais para sofrer sinapse. As fibras pré-ganglionares que viajam até os gânglios pré-vertebrais são coletadas em grupos chamados nervos esplâncnicos abdominopélvicos, que incluem os nervos esplâncnicos lombares – maior (T5-T9), menor (T10-T-11) e mínimo (T12) (ver Figura 18.42). As fibras pós-ganglionares, desde gânglios do tronco simpático a vasos sanguíneos, músculos eretores dos pelos (responsável pelo arrepio) e glândulas sudoríparas na cabeça e no pescoço, parede do corpo e membros, viajam do tronco simpático através dos **ramos comunicantes cinzentos** para os ramos ventrais de todos os 31 nervos espinais e viajam nos vasos sanguíneos para chegarem a seus destinos (ver Figura 18.42). As fibras pós-ganglionares dos gânglios dos troncos torácico superior e cervical inferior saem deles como coleções de fibras chamadas de nervos esplâncnicos cardiopulmonares em seu caminho para inervar o coração e os pulmões (ver Figura 18.42). As fibras pós-ganglionares dos gânglios pré-vertebrais (pré-aórticas) viajam pelos vasos sanguíneos para inervar os órgãos abdominais e a genitália. Observe que, devido aos corpos celulares dos neurônicos pré-ganglionares estarem localizados nos segmentos da medula espinal T1-L2, esses serão os únicos que terão **ramos comunicantes brancos**. No entanto, como cada nervo espinal recebe fibras dos neurônios pós-ganglionares, cada ramo primário ventral de todo nervo espinal será conectado a um ramo comunicante cinzento.

Sistema nervoso parassimpático

Os organismos celulares dos neurônios parassimpáticos pré-ganglionares estão localizados no tronco encefálico e na região sacral (S2-S4) da medula espinal. Por consequência disso, são, algumas vezes, chamados de porção craniossacral do SNA (Figura 18.43). As **fibras parassimpáticas pré-ganglionares** do núcleo no tronco encefálico viajam pelos **nervos oculomotor (NC III)**, **facial (NC VII)**, **glossofaríngeo (NC IX)** e **vago (NC X)** para estruturas na cabeça e no pescoço. O nervo vago também fornece inervação parassimpática para a maioria dos órgãos viscerais na região do terço proximal do cólon transverso (ver Figura 18.43). As fibras pré-ganglionares do componente sacral do sistema saem pela medula espinal através das raízes ventrais do nervo espinal

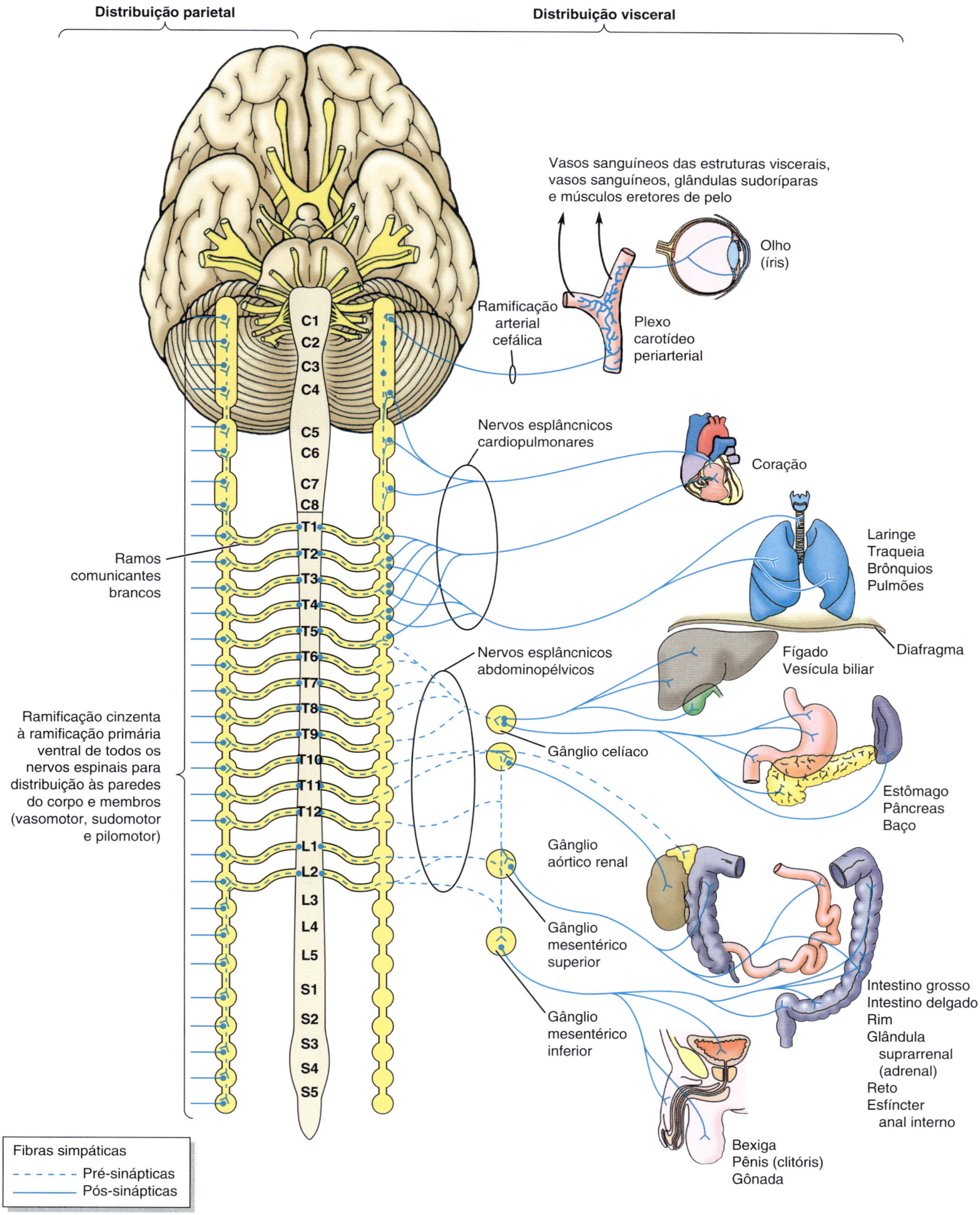

Figura 18.42 Diagrama do componente simpático do SNA. O sistema origina-se nas colunas de células intermediolaterais (cornos) da medula espinal dos segmentos T1-L2, que alojam os corpos celulares nervosos pré-ganglionares. As fibras dessas células entram nas raízes ventrais dos nervos espinais, nas ramificações primárias ventrais e, a seguir, nos ramos comunicantes brancos para chegar aos troncos simpáticos. Nos troncos fazem sinapse nos segmentos onde entraram, ascendem ou descem para fazer sinapse em outros níveis ou passam sem fazer sinapse até os gânglios pré-vertebrais como nervos esplâncnicos abdominopélvicos.

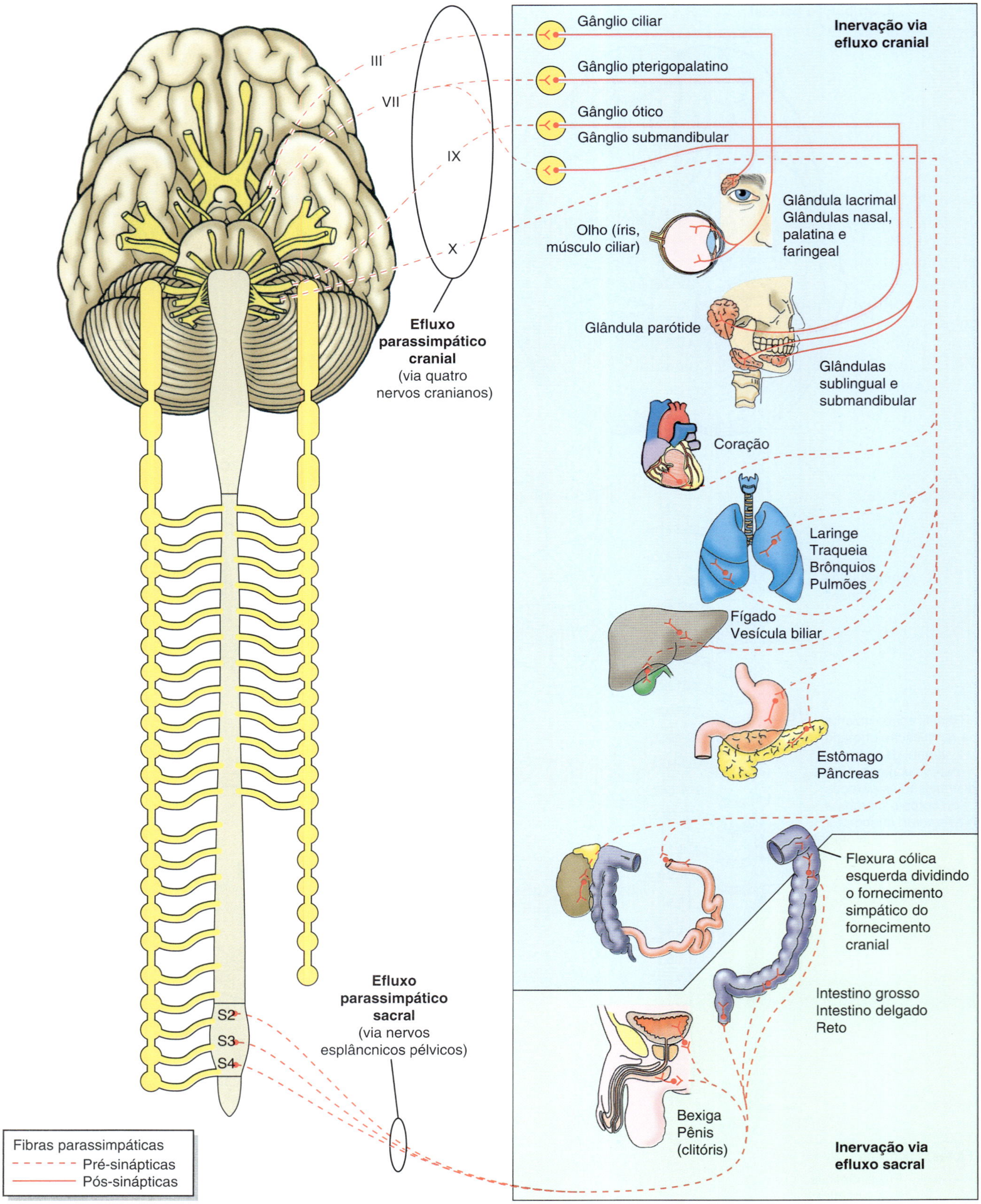

Figura 18.43 Diagrama do componente parassimpático do SNA. O sistema possui uma origem craniossacral com organismos celulares pré-ganglionares no tronco encefálico e na medula espinal nos segmentos S2-S4. As fibras pré-ganglionares do tronco encefálico viajam pelo NC III, NC VII, NC IX e NC X e sofrem sinapse nos neurônios pós-ganglionares dos gânglios ciliar (NC III), pterigopalatino (NC VII) e ótico (NC IX). Os neurônios pós-ganglionares associados ao nervo vago (NC X) normalmente estão localizados no órgão inervado. As fibras pré-ganglionares dos segmentos sacrais deixam o ramo primário ventral dos nervos espinais S2-S4 como os nervos esplâncnicos pélvicos e inervam o sistema digestório desde os dois terços distais do cólon transverso até o reto.

de S2 a S4 e, então, deixam os ramos primários ventrais desses nervos como os nervos esplâncnicos pélvicos, para fornecer inervação à porção restante do sistema digestório desde os dois terços distais do cólon transverso até o reto (ver Figura 18.43). Algumas dessas fibras também viajam para a bexiga e para o tecido erétil da genitália. Os corpos celulares dos neurônios parassimpáticos pós-ganglionares na região cranial estão localizados em quatro gânglios: **ciliar (NC III)**, **pterigopalatino** e **submandibular (NC VII)** e **ótico (NC IX**; ver Figura 18.43). Os neurônios pós-ganglionares no tórax e no abdome associados ao **nervo vago (NC X)** geralmente estão localizados dentro ou sobre o órgão inervado. Essa disposição também se dá entre os corpos celulares pós-ganglionares dos nervos esplâncnicos pélvicos, na região pélvica, que existe individualmente ou como um gânglio menor nas paredes dos órgãos-alvo, como os gânglios entéricos do intestino. Como no sistema parassimpático, os neurônios pós-ganglionares no sistema parassimpático são derivados das células da crista neural.

Glândula suprarrenal (adrenal)

A glândula suprarrenal (adrenal) se desenvolve de dois componentes: (1) uma porção mesodérmica, que forma o **córtex**; e (2) uma porção ectodérmica, que forma a **medula**. Durante a quinta semana do desenvolvimento, as células mesoteliais entre a raiz do mesentério e a gônada em desenvolvimento começam a proliferar e penetram o mesênquima subjacente (ver Figura 18.41). Nesse ponto, elas se diferenciam em grandes células acidófilas, que formam o **córtex fetal**, ou **córtex primitivo**, da glândula suprarrenal (Figura 18.44A). Um pouco depois disso, uma segunda onda de células do mesotélio penetra o mesênquima e envolve a massa celular acidófila original. Essas células, menores que as da primeira onda, formam mais tarde o **córtex definitivo** da glândula (Figura 18.44). Essas são células produtoras de esteroide e no segundo trimestre começam a secretar desidroepiandrosterona (DHEA), que funciona na síntese de andrógenos e estrogênio. Parte deste composto é convertido em estrogênio pela placenta, o que é importante para conservação da placenta e da gestação. Logo após o nascimento, o córtex fetal regressa rapidamente, enquanto as células restantes se diferenciam em três camadas definitivas do córtex: a zona glomerulosa, a zona fasciculada e a zona reticular (Figura 18.44B). O córtex secreta basicamente cortisol, aldosterona e andrógenos.

Enquanto o córtex fetal está sendo formado, as **células da crista neural** invadem sua região medial, onde ficam arranjadas em cordões e grupos para formar a medula da glândula (ver Figuras 18.41 e 18.44A). Os sinais que regulam a migração dessas células e sua especificação para a medula da glândula suprarrenal emanam da aorta dorsal e incluem BMPs. Quando diferenciadas, essas células adquirem uma

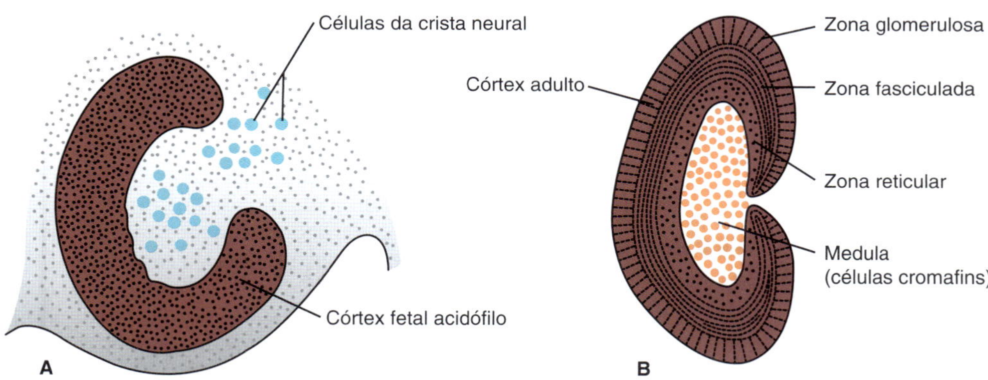

Figura 18.44 **A.** Células da crista neural penetrando o córtex fetal da glândula suprarrenal. **B.** As células da crista neural formam a medula suprarrenal e se diferenciam em células cromafins. Mais tarde no desenvolvimento, o córtex definitivo circunda quase completamente a medula.

Correlações clínicas

Feocromocitomas

Os **feocromocitomas** são tumores raros que envolvem células cromafins que resultam em produção excessiva e liberação de epinefrina e norepinefrina, causando episódios paroxísticos de hipertensão, elevação da frequência cardíaca, cefaleia e outros sintomas associados. A maioria ocorre na medula da glândula suprarrenal, mas aproximadamente 10% ocorrem em outros locais, normalmente no abdome. Vinte e cinco por cento são familiares e têm sido associados a mutações no gene *RET*, que participa na migração da célula da crista neural.

Megacólon congênito

O **megacólon congênito (doença de Hirschsprung)** resulta da incapacidade de formação dos gânglios parassimpáticos na parede de parte ou de todo o cólon e o reto, porque as células da crista neural não conseguem migrar. A maioria dos casos familiares da doença de Hirschsprung é causada por mutações no ***gene RET***, que codifica um **receptor tirosinoquinase** na membrana plasmática. Esse gene no cromossomo 10q11 é essencial para a migração das células da crista neural. O ligante desse receptor é o **FATOR DE CRESCIMENTO NEUROTRÓFICO DERIVADO DA CÉLULA GLIAL** secretado por células mesenquimais, por meio das quais as células da crista migram. As interações do receptor com o ligante regulam a migração das células da crista. Consequentemente, se houver anomalias no receptor, a migração é inibida e nenhum gânglio parassimpático se forma nas áreas afetadas. O reto está envolvido em quase todos os casos; ele e o cólon sigmoide estão envolvidos em 80% das crianças afetadas. As porções transversal e ascendente do cólon estão envolvidas em apenas 10 a 20% dos casos. O cólon fica dilatado acima da região afetada, que tem um diâmetro menor por causa da contração tônica da musculatura não inervada.

coloração amarelo-amarronzada quando coradas com sais de cromo e são chamadas, portanto, de **células cromafins** (ver Figura 18.44B). Essas células representam neurônios simpáticos pós-ganglionares modificados que são inervados por fibras simpáticas e, quando estimuladas, produzem epinefrina (adrenalina) e norepinefrina (noradrenalina), que são liberadas diretamente na corrente sanguínea. Durante a vida embrionária, as células cromafins estão amplamente espalhadas por todo o embrião, mas, no adulto, o único grupo que persiste se encontra na medula suprarrenal.

RESUMO

O sistema nervoso central (SNC) se **origina no ectoderma** e aparece como **placa neural** na metade da terceira semana (ver Figura 18.1). Após as bordas da placa se dobrarem, as **pregas neurais** se aproximam uma da outra na linha média e se fusionam no **tubo neural** (ver Figuras 18.2 e 18.3). A extremidade cranial se fecha aproximadamente no 25º dia, e a extremidade distal se fecha no 28º dia. O SNC forma, então, uma estrutura tubular com uma porção cefálica larga, o **encéfalo**, e uma porção caudal longa, a **medula espinal**. A incapacidade de fechamento do tubo neural resulta em defeitos como **espinha bífida** (ver Figuras 18.15 e 18.16) e **anencefalia** (ver Figura 18.37), que podem ser evitados pelo **ácido fólico**.

A **medula espinal**, que forma a extremidade caudal do SNC, é caracterizada pela **placa basal**, que contém os **neurônios motores**; a **placa alar**, com os **neurônios sensoriais**; e uma **placa do assoalho** e uma **placa do teto** como vias de conexão entre os dois lados (ver Figura 18.8). Os **nervos espinais** se formam de cada segmento da medula espinal. Esses nervos têm seus núcleos motores na placa basal (na medula espinal) e seus corpos celulares sensoriais nos gânglios espinais derivados de células da crista neural (fora da medula espinal). **SHH** ventraliza o tubo neural na região da medula espinal e induz as placas do assoalho e basal. As **BMP4 e BMP7** expressas no ectoderma não neural mantêm e aumentam a expressão de *PAX3* e de *PAX7* nas placas alar e do teto.

O **encéfalo** pode ser dividido em **tronco encefálico**, que é uma continuação da medula espinal e lembra essa estrutura em sua organização nas placas basal e alar, e, nos **centros superiores**, o cerebelo e os hemisférios cerebrais, que acentuam as placas alares. Após o fechamento do tubo neural, o encéfalo consiste em três vesículas: **o rombencéfalo**, **o mesencéfalo** e **o prosencéfalo**. Mais tarde, essas vesículas primárias se subdividem em cinco regiões diferentes (ver Figura 18.5). O **rombencéfalo** se divide em: (1) **mielencéfalo**, que forma o **bulbo** (essa região tem uma placa basal para os neurônios somáticos e viscerais eferentes e uma placa alar para os neurônios aferentes viscerais e somáticos) (ver Figura 18.18); e (2) **metencéfalo**, com suas placas basal (eferente) e alar (aferente) típicas (ver Figura 18.19). Essa vesícula encefálica também é caracterizada pela formação do **cerebelo** (ver Figura 18.20), um centro de coordenação para a postura e o movimento, e a **ponte**, uma via para as fibras nervosas entre a medula espinal e os córtices cerebelares (ver Figura 18.19).

O **mesencéfalo** não se subdivide e lembra a medula espinal com suas placas basal eferente e alar aferente. As placas alares do mesencéfalo formam os colículos anterior e posterior como estações de retransmissão para os centros de reflexo visual e auditivo, respectivamente (ver Figura 18.23).

O prosencéfalo também se subdivide posteriormente em diencéfalo e anteriormente em telencéfalo. O diencéfalo consiste em uma fina placa do teto e uma espessa placa alar nas quais se desenvolvem o **tálamo** e o **hipotálamo** (ver Figuras 18.24 e 18.25). Ela participa da formação da glândula hipófise, que também se desenvolve da bolsa de Rathke (ver Figura 18.26). A bolsa de Rathke forma a **adeno-hipófise**, o **lobo intermediário** e a **porção tubular**, e o diencéfalo compõe o **lobo posterior**, a **neuro-hipófise**, que contém neuróglia e recebe fibras nervosas do hipotálamo.

O telencéfalo consiste em duas evaginações, os **hemisférios cerebrais** e uma porção mediana, a **lâmina terminal** (ver Figura 18.27). A lâmina terminal é utilizada pelas comissuras como uma via de conexão para os feixes de fibras entre os hemisférios direito e esquerdo (ver Figura 18.30). Os hemisférios cerebrais, originalmente duas pequenas evaginações (ver Figuras 18.24 e 18.25), expandem-se e cobrem a região lateral do diencéfalo, do mesencéfalo e do metencéfalo (ver Figuras 18.26, 18.27 e 18.28). As regiões nucleares do telencéfalo acabam entrando em contato próximo com as do diencéfalo (ver Figura 18.27).

O **sistema ventricular**, que contém **líquido cerebrospinal (LCS)**, estende-se do lúmen da medula espinal até o quarto ventrículo no rombencéfalo, através do estreito aqueduto no mesencéfalo (**aqueduto de Sylvius**) e para o terceiro ventrículo no diencéfalo. Através dos **forames de Monro**, o sistema ventricular se estende do terceiro ventrículo para os ventrículos laterais dos hemisférios cerebrais. O LCS é produzido nos **plexos coroides** do terceiro e do quarto ventrículos e dos ventrículos laterais. O bloqueio do LCS no sistema ventricular ou no espaço subaracnoide resulta em **hidrocefalia**.

O encéfalo é padronizado ao longo dos eixos anteroposterior (craniocaudal) e dorsoventral (mediolateral). Os **genes *HOX*** padronizam o eixo anteroposterior no rombencéfalo e especificam a identidade dos rombômeros. Outros fatores de transcrição contendo homeodomínio padronizam o eixo anteroposterior nas regiões do prosencéfalo e do mesencéfalo, incluindo ***LIM1*** e ***OTX2***. Dois outros centros organizadores, a **crista neural anterior** e o **istmo rombencefálico**, secretam **FGF8**, que funciona como um sinal indutor para essas áreas. Em resposta a esse fator de transcrição, a extremidade cranial do prosencéfalo expressa ***FOXG1***, que regula o desenvolvimento do telencéfalo, e o istmo expressa os **genes *ENGRAILED***, que regulam a diferenciação do cerebelo e do teto do mesencéfalo. Como faz em todo o SNC, **SHH**, secretado pela placa precordal e pela notocorda, ventraliza áreas do prosencéfalo e do mesencéfalo. **BMP4 e BMP7**, secretadas pelo ectoderma não neural, induzem e mantêm a expressão dos genes de dorsalização.

Existem **12 nervos cranianos**, e a maioria deles se origina no rombencéfalo. Os neurônios motores de cada nervo estão localizados no encéfalo, enquanto os neurônios sensoriais se originam fora do encéfalo, a partir de placódios ectodérmicos e células da crista neural (ver Quadros 18.2 e 18.3). A esse respeito, a organização dos corpos celulares sensoriais e motores para esses nervos é semelhante à da medula espinal.

O **sistema nervoso autônomo (SNA)** consiste em componentes **simpáticos** e **parassimpáticos**. Esse é um sistema de dois neurônios com fibras pré e pós-ganglionares. Os neurônios pré-ganglionares do sistema simpático se encontram nos cornos intermediários (lateral) da medula espinal de T1 até L2; seus neurônios pós-ganglionares se encontram nos **troncos**

simpáticos e nos gânglios paravertebrais (pré-aórticos) ao longo da aorta. Os neurônios pré-ganglionares parassimpáticos têm seus núcleos no tronco encefálico (associados aos **nervos cranianos III, VII, IX e X**) e na **região sacral** da medula espinal (S2-S4); os núcleos pós-ganglionares são encontrados em gânglios que habitualmente estão próximos aos órgãos que eles inervam. As células da crista neural formam todos os gânglios para o SNA.

A **glândula suprarrenal (adrenal)** é derivada de duas fontes: (1) o mesoderma da parede posterior do corpo que se prolifera para formar o **córtex fetal**, que é substituído por uma segunda proliferação dessas células para formar o **córtex definitivo**. Essa parte da glândula produz esteroides e desempenha uma função de conservação da gestação por meio da secreção de DHEA que é convertida em estrógeno pela placenta; (2) **células da crista neural** que migram das pregas neurais e formam a **medula** da glândula. Essas células diferenciam-se em **células cromafins** e representam neurônios simpáticos pós-ganglionares modificados. Quando estimuladas por neurônios, secretam **epinefrina (adrenalina)** e **norepinefrina (noradrenalina)** diretamente na corrente sanguínea.

Questões

1. Quais são as semelhanças entre os nervos cranianos e espinais? Quais são as diferenças?
2. Quais componentes unidos formam o nervo espinal? Qual é a diferença entre a raiz dorsal, a raiz ventral, o ramo primário dorsal e o ramo primário ventral? Quais tipos de fibras (sensoriais ou motoras) são encontradas em cada lado dessas estruturas?
3. Em que nível é realizada uma punção lombar? Do ponto de vista embriológico, por que isso é possível?
4. Qual é a base embriológica para a maioria dos DTNs? Eles podem ser diagnosticados no pré-natal? Há algum meio de intervenção?
5. Uma ultrassonografia pré-natal revela um feto com crânio aumentado e expansão dos ventrículos laterais. Como essa condição é chamada e o que poderia causá-la?
6. Quais são as duas partes do SNA? Onde seus respectivos neurônios pré-ganglionares estão localizados? Quais células embriologicamente originam seus neurônios pós-ganglionares?

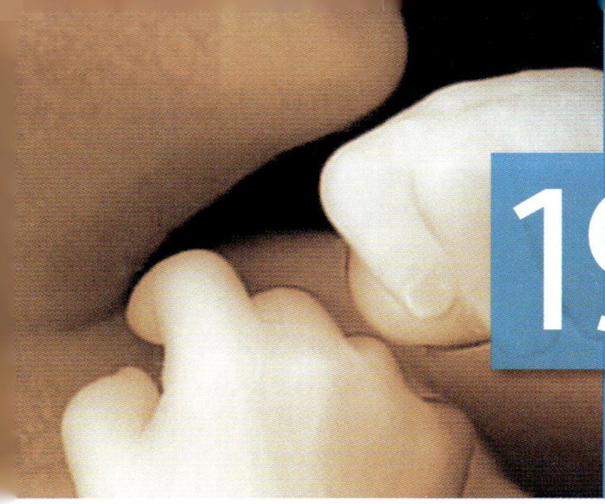

19 Orelhas

No adulto, a orelha forma uma unidade anatômica que serve tanto para a audição quanto para o equilíbrio. Entretanto, no embrião, essa estrutura se desenvolve a partir de três porções distintas: (1) **orelha externa**, órgão de captura do som; (2) **orelha média**, condutora de som da orelha externa para a interna; e (3) **orelha interna**, que converte ondas sonoras em impulsos nervosos e registra alterações do equilíbrio.

■ ORELHA INTERNA

O primeiro indício da orelha em desenvolvimento pode ser encontrado aproximadamente no 22º dia como um espessamento do ectoderma superficial de cada lado do rombencéfalo (Figura 19.1). Esses espessamentos, os **placódios óticos**, invaginam rapidamente e formam as **vesículas óticas** ou **auditivas (otocistos)** (Figura 19.2). As células do otocisto se diferenciam e formam as células ganglionares para os gânglios estatoacústicos (vestibulococleares) (Figura 19.2C). Mais tarde, durante o desenvolvimento, cada vesícula se divide em: (1) um componente ventral que origina o **sáculo** e o **ducto coclear**; e (2) um componente dorsal que forma o **utrículo**, os **canais semicirculares** e o **ducto endolinfático** (Figuras 19.3, 19.4, 19.5 e 19.6). Juntas, essas estruturas formam o **labirinto membranoso**.

Sáculo, cóclea e órgão de Corti

Na sexta semana, o sáculo forma uma evaginação tubular em seu polo inferior (ver Figura 19.3C a E). Essa evaginação, o **ducto coclear**, penetra o mesênquima circunjacente de maneira espiral até o fim da oitava semana, quando completa 2,5 voltas (ver Figura 19.3D e E). Na sétima semana, as células do ducto coclear se diferenciam no **órgão espiral de Corti**, que converte as vibrações de som em sinais elétricos para audição.

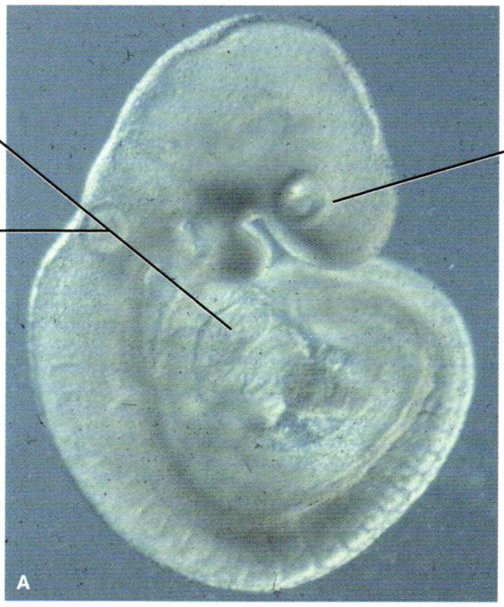

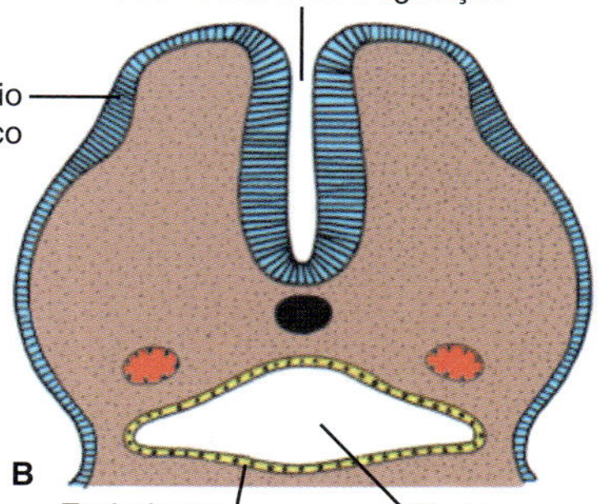

Figura 19.1 **A.** Embrião no fim da quarta semana de desenvolvimento exibindo as vesículas ótica e óptica. **B.** Região do rombencéfalo apresentando placódio ótico em um embrião de 22 dias.

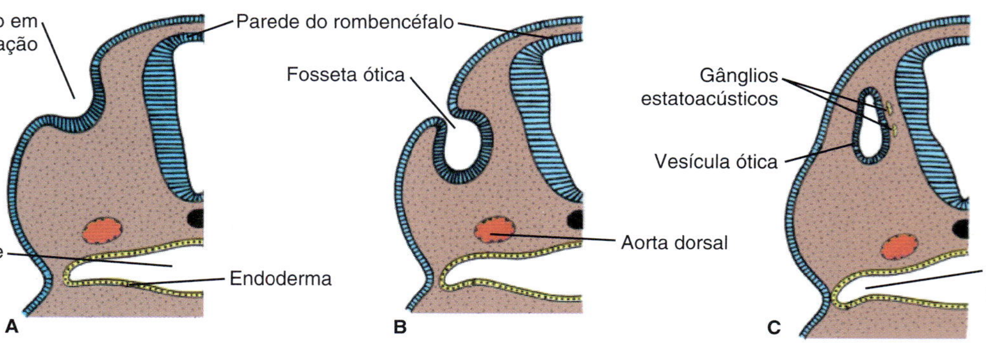

Figura 19.2 Cortes transversais através da região do rombencéfalo mostrando a formação das vesículas óticas. **A.** 24 dias. **B.** 27 dias. **C.** 4,5 semanas. Os neurônios derivados da vesícula ótica (otocisto) formam os gânglios vestibulococleares.

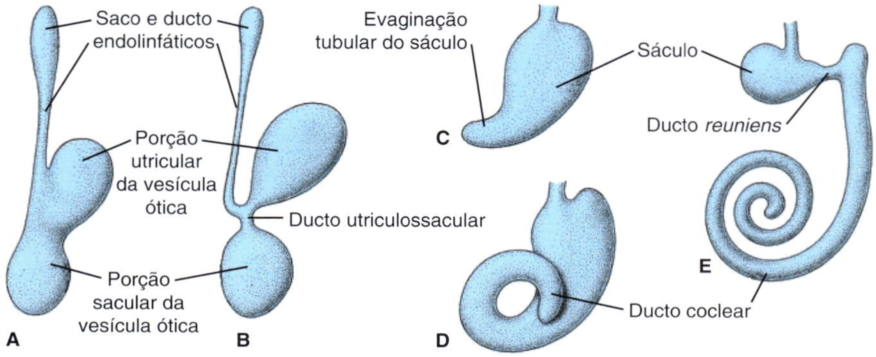

Figura 19.3 **A** e **B.** Desenvolvimento dos otocistos mostrando uma porção utricular dorsal com ducto endolinfático e uma porção sacular ventral. **C** a **E.** Ducto coclear, respectivamente, com 6, 7 e 8 semanas. Observe a formação do ducto *reuniens* e do ducto utriculossacular.

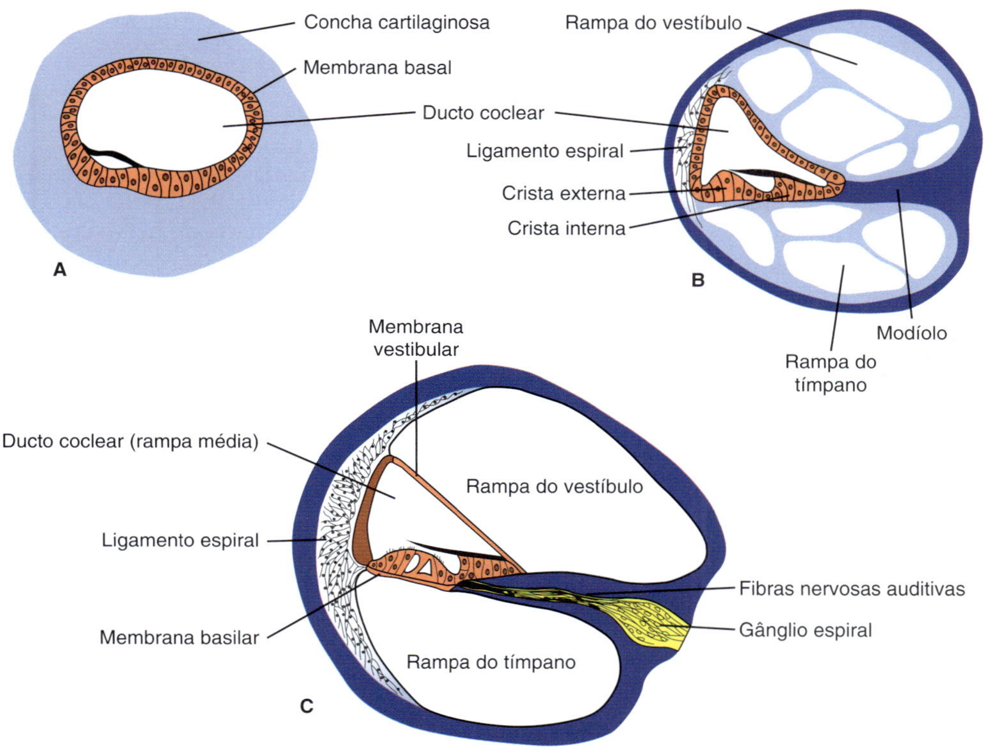

Figura 19.4 Desenvolvimento das rampas do tímpano e do vestíbulo. **A.** O ducto coclear é cercado por uma concha cartilaginosa. **B.** Durante a décima semana, aparecem grandes vacúolos na concha cartilaginosa. **C.** O ducto coclear (rampa média do labirinto coclear) é separado das rampas do tímpano e do vestíbulo pelas membranas basilar e vestibular, respectivamente. As células ganglionares do nervo vestibulococlear (nervo craniano VIII) formam o gânglio espiral e estendem prolongamentos para inervar as células ciliadas.

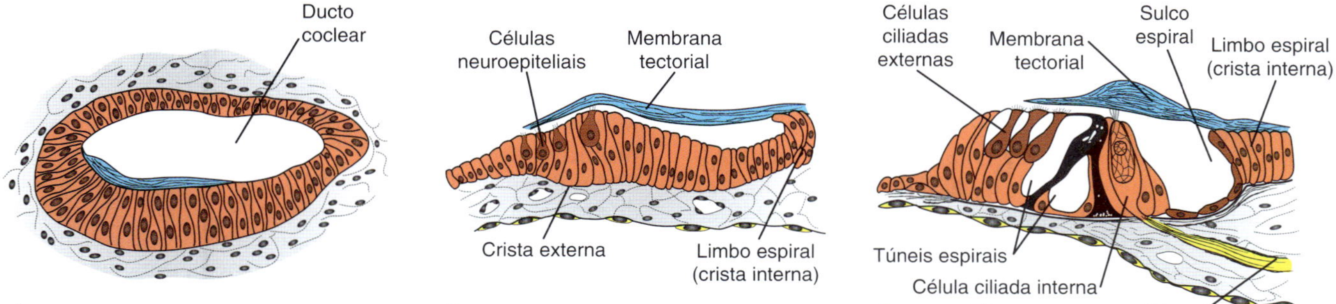

Figura 19.5 Desenvolvimento do órgão de Corti. **A.** Décima semana. **B.** Quinto mês aproximadamente. **C.** Criança a termo.

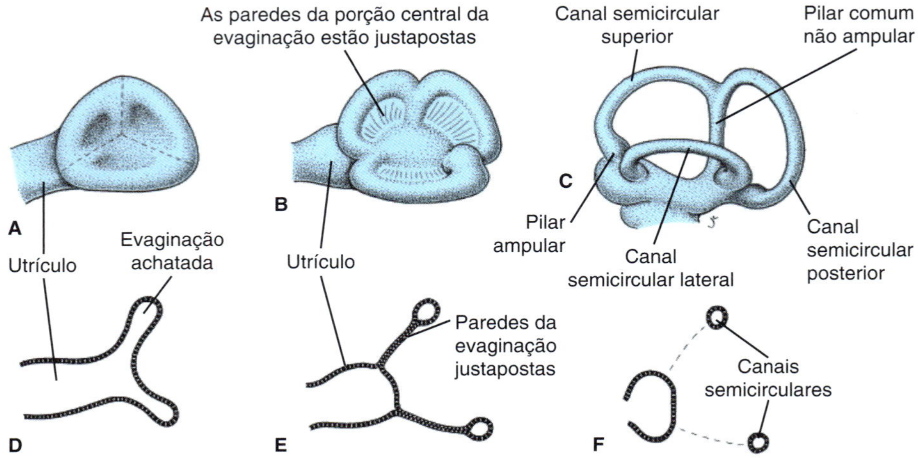

Figura 19.6 Desenvolvimento dos canais semicirculares. **A.** Quinta semana. **B.** Sexta semana. **C.** Oitava semana. **D** a **F.** Aposição, fusão e desaparecimento, respectivamente, das porções centrais das paredes das evaginações semicirculares. A ampola dos canais semicirculares contém células sensoriais organizadas em uma crista, a crista ampular, para manutenção.

Uma conexão entre o ducto coclear e a porção remanescente do sáculo é mantida, mas confinada a uma via estreita, o **ducto *reuniens*** (Figura 19.3E; ver também Figura 19.8).

O mesênquima que circunda o ducto coclear logo se diferencia em cartilagem (ver Figura 19.4A). Na décima semana, essa concha cartilaginosa sofre vacuolização, e são formados dois espaços perilinfáticos, a **rampa do vestíbulo** e a **rampa do tímpano** (ver Figura 19.4B e C). O ducto coclear é separado, então, da rampa do vestíbulo pela **membrana vestibular** e da rampa do tímpano pela **membrana basilar** (ver Figura 19.4C). A parede lateral do ducto coclear permanece ligada à cartilagem circunjacente pelo **ligamento espiral**, enquanto seu ângulo mediano é conectado e parcialmente suportado por um longo processo cartilaginoso, o **modíolo**, o futuro eixo da cóclea óssea (ver Figura 19.4B).

Inicialmente, as células epiteliais do ducto coclear são semelhantes (ver Figura 19.4A). Entretanto, com o avanço do desenvolvimento, elas formam duas protuberâncias: as **cristas interna** (futuro **limbo espiral**) e **externa** (ver Figura 19.4B). A crista externa forma uma fileira interna e três ou quatro fileiras externas de **células ciliadas**, as células sensoriais do sistema auditivo (Figura 19.5), as quais são cobertas pela **membrana tectorial**, uma substância gelatinosa fibrilar ligada ao limbo espiral cuja ponta encosta nas células ciliadas (Figura 19.5). Juntas, as células sensoriais e a membrana tectorial constituem o **órgão de Corti**. Os impulsos recebidos por esse órgão são transmitidos para o gânglio espiral e, em seguida, para o sistema nervoso pelas **fibras auditivas do nervo craniano VIII** (ver Figuras 19.4 e 19.5).

Utrículo e canais semicirculares

Durante a sexta semana do desenvolvimento, os **canais semicirculares** surgem como evaginações achatadas da porção utricular da vesícula ótica (ver Figura 19.6A e B). As porções centrais das paredes dessas evaginações eventualmente se justapõem (ver Figura 19.6B e C) e desaparecem, originando os três canais semicirculares (ver Figura 19.6; ver também Figura 19.8). Enquanto uma extremidade de cada canal se dilata e forma o **pilar ampular**, a outra, o **pilar não ampular**, não se dilata (Figura 19.6). Entretanto, como dois pilares não ampulares se fusionam, apenas cinco entram no utrículo, três ampulares e dois não ampulares.

As células ampulares formam a **crista ampular**, que contém células sensoriais para a manutenção do equilíbrio. Áreas sensoriais semelhantes, as **máculas acústicas**, desenvolvem-se nas paredes do utrículo e do sáculo. Os impulsos gerados nas células sensoriais das cristas e das máculas como resultado de uma variação na posição corporal são levados para o cérebro pelas **fibras vestibulares do nervo craniano VIII**.

Durante a formação da vesícula ótica, um pequeno grupo celular se destaca de sua parede e forma o **gânglio vestibulococlear** (ver Figura 19.2C). As demais células desse gânglio são derivadas da crista neural. Subsequentemente, o gânglio se divide nas porções **coclear** e **vestibular**, que abastecem as células sensoriais do órgão de Corti e as do sáculo, do utrículo e dos canais semicirculares, respectivamente.

ORELHA MÉDIA

Cavidade timpânica e tuba auditiva

A **cavidade timpânica**, que se origina do endoderma, é derivada da primeira bolsa faríngea (Figura 19.7; ver Figura 19.2), a qual se expande no sentido lateral e a porção distal da bolsa, o **recesso tubotimpânico**, alarga-se e origina a cavidade timpânica primitiva. A porção proximal, por sua vez, permanece estreita, formando a **tuba auditiva (trompa de Eustáquio)** (Figuras 19.7B e 19.8), por meio da qual a cavidade timpânica se comunica com a nasofaringe.

Ossículos da audição

O **martelo** e a **bigorna** são derivados da cartilagem do primeiro arco faríngeo, e o **estribo** é derivado da cartilagem do segundo arco (Figura 19.9A). Embora os ossículos apareçam durante a primeira metade da vida fetal, eles permanecem cercados por mesênquima até o oitavo mês (Figura 19.9B), quando o tecido circunjacente se dissolve (ver Figuras 19.7, 19.8 e 19.9B). O revestimento epitelial endodérmico da cavidade timpânica primitiva se estende, então, ao longo da parede do espaço recém-desenvolvido. A cavidade timpânica tem, agora, o dobro do tamanho. Quando os ossículos estão completamente livres do mesênquima circunjacente, o epitélio endodérmico os conecta à parede da cavidade de maneira semelhante a um mesentério (ver Figura 19.9B). Os ligamentos de sustentação para os ossículos se desenvolvem mais tarde dentro dessas estruturas.

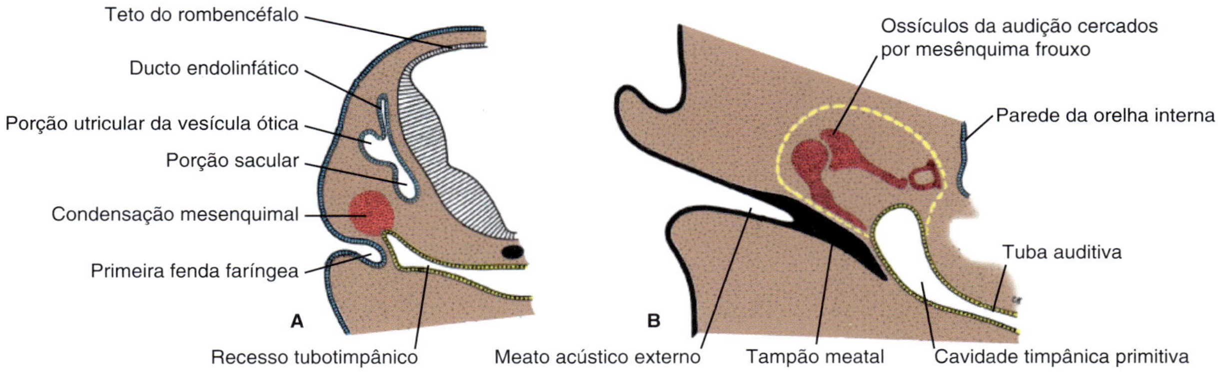

Figura 19.7 **A.** Corte transversal de um embrião de 7 semanas na região do rombencéfalo, mostrando o recesso tubotimpânico, a invaginação do primeiro arco e a condensação mesenquimatosa, um prenúncio do desenvolvimento dos ossículos. **B.** Orelha interna mostrando os precursores cartilaginosos dos ossículos da audição. A *linha tracejada amarela* no mesênquima indica a futura expansão da cavidade timpânica primitiva.

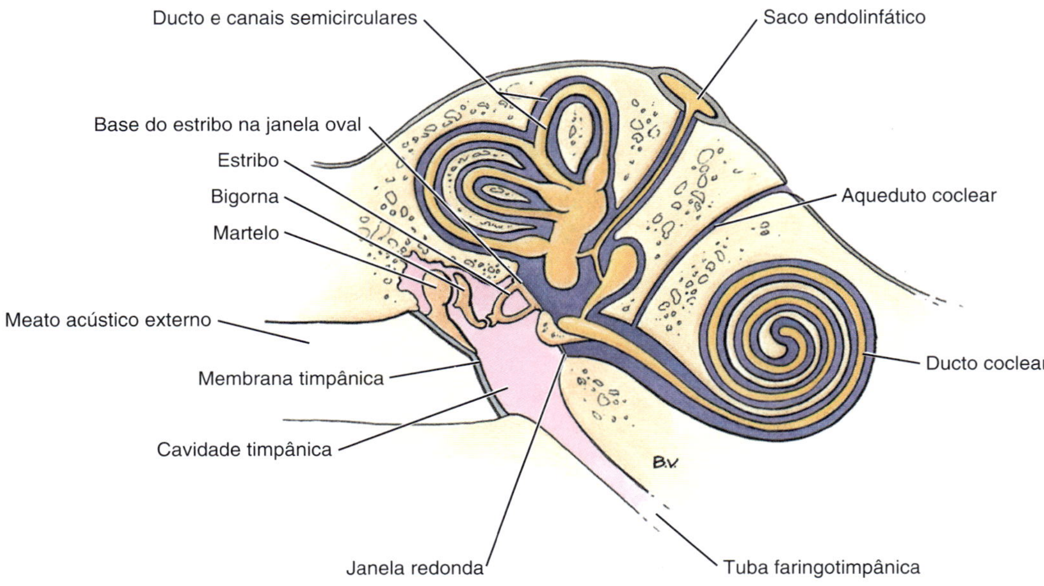

Figura 19.8 Orelha mostrando o meato acústico externo, a orelha média com seus ossículos e a orelha interna.

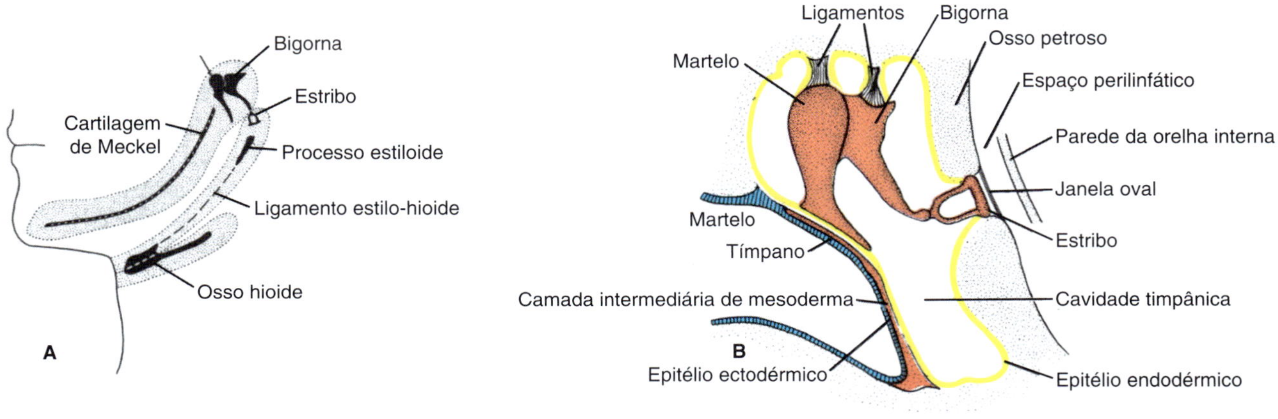

Figura 19.9 **A.** Derivados dos três primeiros arcos faríngeos. O martelo e a bigorna se formam na ponta dorsal do primeiro arco e o estribo na extremidade do segundo arco. **B.** Orelha média exibindo o cabo do martelo em contato com o tímpano. O estribo estabelecerá contato com a membrana da janela oval. A parede da cavidade timpânica é revestida por epitélio endodérmico.

Como o martelo é derivado do primeiro arco faríngeo, o músculo **tensor timpânico** é inervado pelo **ramo mandibular do nervo trigêmeo**. O **músculo estapédio**, que se liga ao estribo, é inervado pelo **nervo facial**, nervo do segundo arco faríngeo.

Durante a vida fetal tardia, a cavidade timpânica se expande dorsalmente por vacuolização do tecido circunjacente, formando o **antro timpânico**. Após o nascimento, o epitélio da cavidade timpânica penetra o **processo mastoide** do osso temporal em desenvolvimento e são formados os sacos aéreos revestidos por epitélio (**pneumatização**). Mais tarde, a maioria dos sacos aéreos mastoides entra em contato com o antro e a cavidade timpânica. A expansão de processos inflamatórios da orelha média para o antro e para as células aéreas mastoides é uma complicação comum da otite média.

ORELHA EXTERNA

Meato acústico externo

O **meato acústico externo** se desenvolve como uma invaginação do tecido do primeiro arco e não da primeira fenda faríngea, como se acreditava anteriormente (ver Figura 19.7A). No início do terceiro mês, as células epiteliais no fundo do meato proliferam, formando uma placa epitelial sólida, o tampão meatal (ver Figura 19.7B). No sétimo mês, esse tampão se dissolve, e o revestimento epitelial do assoalho do meato participa da formação da tuba auditiva definitiva. Ocasionalmente, o tampão meatal persiste até o nascimento, resultando em surdez congênita.

Tímpano ou membrana timpânica

O tímpano é composto por: (1) um revestimento epitelial ectodérmico no fundo do meato acústico externo; (2) um revestimento epitelial endodérmico da cavidade timpânica; e (3) uma camada intermediária de tecido conjuntivo (ver Figura 19.9B), que forma o estrato fibroso. A maior parte do tímpano está firmemente ligada ao cabo do martelo (ver Figuras 19.8 e 19.9B), e a porção remanescente forma a separação entre o meato acústico externo e a cavidade timpânica.

Aurícula

A **orelha externa** desenvolve-se a partir da proliferação de tecidos derivados da crista neural nas extremidades dorsais do **primeiro** e do **segundo arcos faríngeos**, em ambos os lados da primeira fenda faríngea (Figura 19.10). A proliferação de tecido do segundo arco forma quase toda a orelha externa, enquanto o primeiro arco contribui para o trago e o meato acústico externo (Figura 19.10). O processo envolve vias moleculares que regulam a expressão de *HOXA2*: Os tecidos do primeiro arco são *HOXA2*$^-$; enquanto os tecidos do segundo arco são *HOXA2*$^+$. Mutações nos genes envolvidos nessas vias causam muitas malformações da orelha externa, incluindo duplicações, acrocórdons (pólipos fibroepiteliais) e depressões (ver Correlações clínicas). Essas malformações são comuns devido à complexidade da morfologia da orelha externa. Além disso, como as células da crista neural dão origem à orelha externa, assim como a vários outros órgãos e tecidos, os defeitos da orelha externa com frequência ocorrem em combinação com anormalidades em estruturas, como face, crânio e coração. Inicialmente, as orelhas externas se encontram na região inferior do pescoço (Figura 19.10A e B), mas o crescimento do corpo e do ramo da mandíbula, posterior e cranialmente, desloca as orelhas externas para as laterais da cabeça, no nível dos olhos.

AUDIÇÃO

A audição é dependente das ondas de som que causam vibrações na membrana timpânica, cuja posição tensionada é, como a superfície de um tambor, mantida pelo músculo tensor do tímpano. Se um som for muito alto, causando vibrações potencialmente nocivas, o músculo tensor do tímpano junto com o músculo estapédio alongarão ainda mais a membrana para impedi-la de vibrar muito forte. Depois que a membrana timpânica vibra, ossículos da audição, martelo, bigorna e estribo, se movem. Eles amplificam a força da onda sonora e transmitem a pressão da onda à cóclea através da janela oval (ver Figura 19.8). A amplificação resulta de dois fatores: (1) a grande diferença de tamanho entre a membrana timpânica (55 mm^2) e a janela oval (3,2 mm^2),

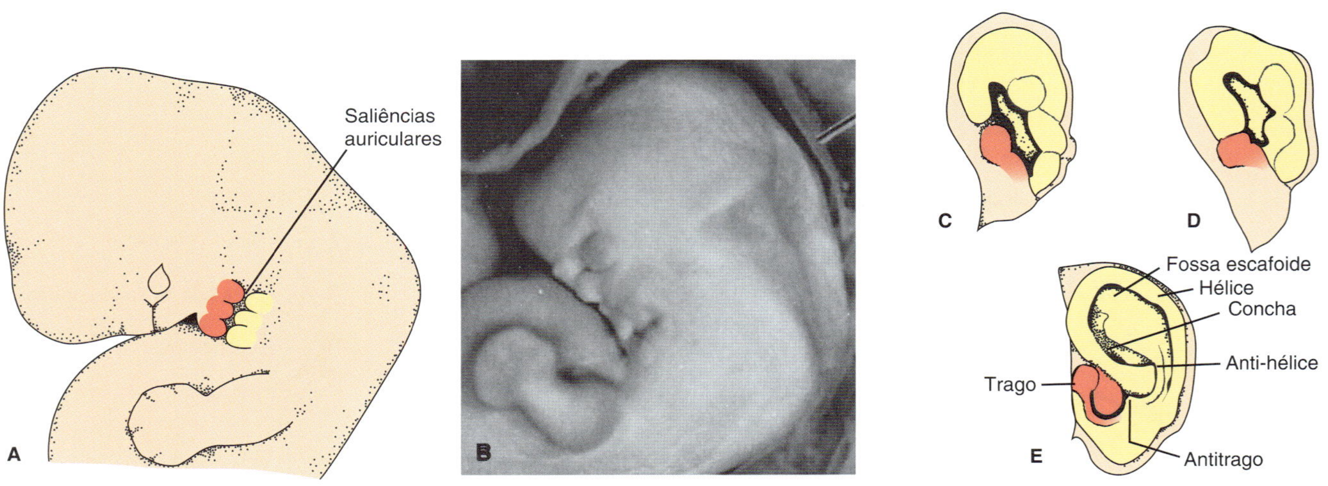

Figura 19.10 **A.** Ilustração de um embrião na sexta semana exibindo uma vista lateral da cabeça e seis saliências auriculares cercando a extremidade dorsal da primeira fenda faríngea. **B.** Embrião humano na sexta semana exibindo um estágio do desenvolvimento da orelha semelhante ao apresentado em (**A**). **C** a **E.** O crescimento de tecidos a partir do segundo arco (*amarelo*) forma a maior parte da orelha externa. O tecido do primeiro arco (*vermelho*) forma o trago e invagina para formar o meato acústico externo. A primeira fenda faríngea é recoberta pelo tecido do segundo arco e desaparece. Observe que a orelha integra a região mandibular do primeiro arco faríngeo e se dispõe horizontalmente ao lado do pescoço. Nesse estágio, a mandíbula é pequena. Conforme ela cresce nos sentidos anterior e posterior, as orelhas, que se encontram imediatamente posteriores à mandíbula, são reposicionadas em sua localização característica ao lado da cabeça.

onde o estribo está apoiado, resulta em maior energia produzida pela membrana a ser transferida e amplificada na janela oval; (2) devido à sua forma, o martelo age como uma alavanca para aumentar a força recebida pelos estribos (ver Figuras 19.8 e 19.9B). A pressão produzida pelo movimento do estribo na janela oval cria uma onda de líquido na cóclea que é equilibrada pelo movimento da janela redonda (ver Figura 19.8). A onda de líquido move regiões pequenas da membrana basilar (ver Figura 19.4), e o local dessas regiões é determinado em parte pela amplitude (altura do som) e pela frequência (timbre) da onda. Próximo à janela oval, a membrana basilar é ligada por fibras mais curtas e rígidas na lateral da cóclea; um pouco depois da cóclea, as fibras são mais longas e flexíveis. Com base nas características dessas fibras e na frequência da onda, as ondas alcançam um ponto em que ressoa com as fibras e move a membrana basilar. Este movimento é sentido por células ciliadas adjacentes que enviam impulsos de volta através das fibras do nervo do segmento acústico do nervo vestibulococlear, NC VIII (ver Figuras 19.4C e 19.5C). Altas frequências são ouvidas próximo à janela oval, onde as fibras que se conectam à membrana basal são mais curtas e rígidas; baixas frequências são ouvidas mais acima da cóclea, onde as fibras são mais longas e flexíveis.

Correlações clínicas

Perda auditiva e anomalias na orelha externa

A **perda auditiva congênita** pode ocorrer devido a anormalidades das células ciliadas ou dos gânglios dos nervos auditivos (**perda sensorineural**), ou defeitos estruturais no meato acústico, no tímpano ou nos ossículos da audição (**perda auditiva condutiva**). Cinquenta por cento dos casos são genéticos e envolvem genes ligados ao X, ou genes autossômicos (dominantes ou recessivos). Na síndrome de Treacher Collins, as malformações na orelha externa, no meato acústico e nos ossículos da audição podem estar envolvidas na causa de vários graus da perda auditiva condutiva. Na síndrome de Down, a perda auditiva pode ser causada por anormalidades sensorineurais e/ou condutivas. A maioria dos casos causados por outros fatores é caracterizada por defeitos sensorineurais. Esses fatores incluem **infecções pré-natais** (rubéola, citomegalovírus, herpes simples), **prematuridade** e **diabetes materno**. **Retinoides** podem causar ambos os tipos de surdez.

O ossículo do meato acústico mais comumente envolvido na perda auditiva condutiva é o **estribo**, e esse fato pode ser devido a sua origem exclusiva, já que sua base é derivada das células da crista neural e do mesoderma paraxial. As células da crista neural conduzem a formação direta da base do estribo e da janela oval. Sem os sinais diretivos da crista neural, nem a base do estribo nem a janela oval desenvolvem-se de maneira apropriada. A fixação do estribo (anquilose) é a anormalidade mais comum e geralmente envolve ambas as orelhas.

Anomalias na orelha externa são comuns e podem ser leves ou acentuadas (Figura 19.11). São significativas do ponto de vista dos traumas psicológicos e emocionais que podem causar e por estarem frequentemente associadas a outras malformações. Essa associação ocorre em parte pelo fato de que as orelhas externas são derivadas das células da crista neural, e esse tipo de célula contribui para o desenvolvimento de muitas outras estruturas, incluindo o rosto, o

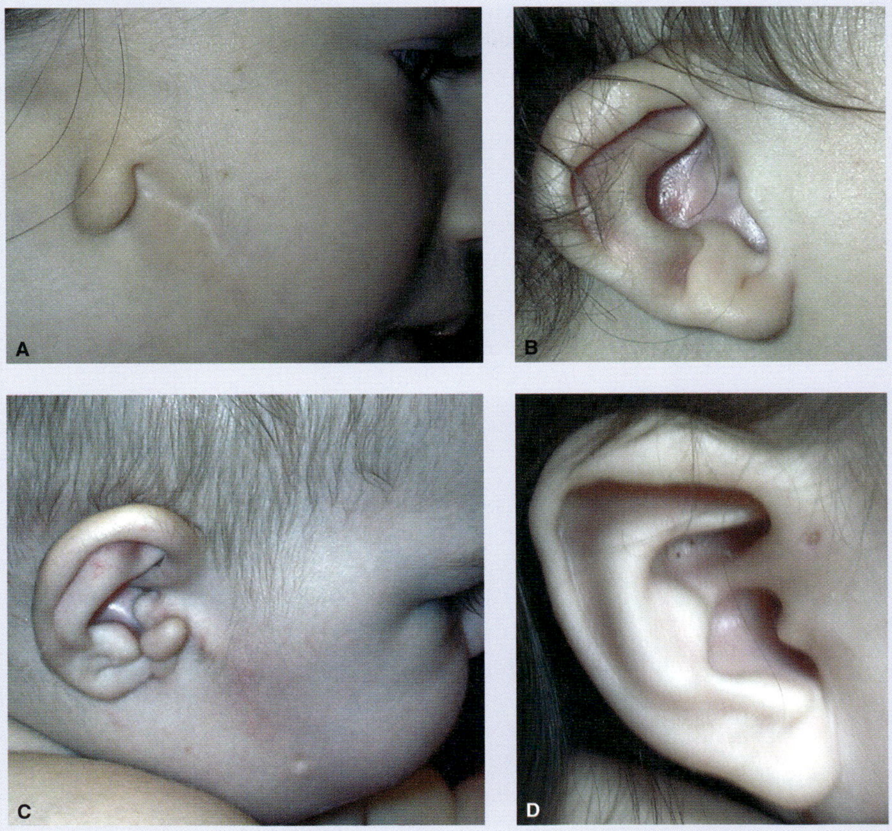

Figura 19.11 Anomalias na orelha externa. **A.** Ausência quase completa da orelha externa (anotia). **B.** Orelha pequena com características anômalas (microtia). **C.** Orelha anômala com apêndices pré-auriculares (acrocórdons). Repare na leve depressão e na pequena saliência ao longo da linha da mandíbula. São remanescentes do desenvolvimento auricular e indicam o trajeto da orelha conforme se move para sua posição normal devido ao crescimento da mandíbula. **D.** Fosseta pré-auricular.

(continua)

crânio e o coração. Assim, os defeitos da orelha externa funcionam como indícios para o exame cuidadoso dessas crianças em busca de outras anomalias. **Todas as síndromes cromossômicas que ocorrem com frequência e a maioria das síndromes menos comuns têm, como uma de suas características, anomalias na orelha.**

Apêndices e fossetas pré-auriculares (ver Figura 19.11C e D) são acrocórdons e depressões ocas, respectivamente, anteriores à orelha. As fossetas surgem quando a invaginação dos tecidos do primeiro arco para formar o meato acústico externo não ocorre adequadamente. Podem ocorrer apêndices quando a expressão incorreta de genes que regulam o desenvolvimento das orelhas externas resulta em duplicação do crescimento e diferenciação dos tecidos. Como outros defeitos na orelha, muitas vezes, ambos estão associados a outras malformações.

RESUMO

A orelha consiste em três partes com origens diferentes e que funcionam como em unidade. A **orelha interna** origina-se da **vesícula ótica**, que se solta do ectoderma superficial na quarta semana do desenvolvimento. Essa vesícula se divide em um componente ventral, que origina o **sáculo** e o **ducto coclear**, e em um componente dorsal, que origina o **utrículo**, os **canais semicircunares** e o **ducto endolinfático** (ver Figuras 19.3, 19.6 e 19.8). As estruturas epiteliais formadas são conhecidas coletivamente como **labirinto membranoso**. Com exceção do **ducto coclear**, que compõe o **órgão de Corti**, todas as estruturas derivadas do labirinto membranoso estão relacionadas com o equilíbrio.

A **orelha média**, que consiste na **cavidade timpânica** e na **tuba auditiva**, é revestida por epitélio de origem endodérmica e é derivada da primeira bolsa faríngea. A tuba auditiva se estende da cavidade timpânica até a nasofaringe. Os **ossículos**, que transferem o som da membrana timpânica para a janela oval, são derivados do primeiro (**martelo** e **bigorna**) e do segundo (**estribo**) arcos faríngeos (ver Figura 19.9).

O **meato acústico externo** se desenvolve a partir do primeiro arco faríngeo como uma invaginação do ectoderma e é separado da cavidade timpânica pela membrana timpânica (tímpano). O tímpano consiste em: (1) um revestimento epitelial ectodérmico; (2) uma camada intermediária de mesênquima; e (3) um revestimento endodérmico da primeira bolsa faríngea.

A **orelha** se desenvolve a partir de seis saliências auriculares (ver Figura 19.10) ao longo dos primeiro e segundo arcos faríngeos. Os defeitos na aurícula estão associados frequentemente a outras malformações congênitas.

Questões

1. O placódio ótico tem participação importante na formação da orelha interna. O que é um placódio e onde se forma o placódio ótico? Para quais estruturas ele contribui na orelha interna?
2. Qual é a origem embriológica da cavidade timpânica (orelha média), da tuba auditiva e da membrana timpânica (tímpano)?
3. Um recém-nascido tem microtia bilateral. Você deve se preocupar com outras malformações? Qual população celular poderia estar envolvida com a origem embriológica desse defeito?

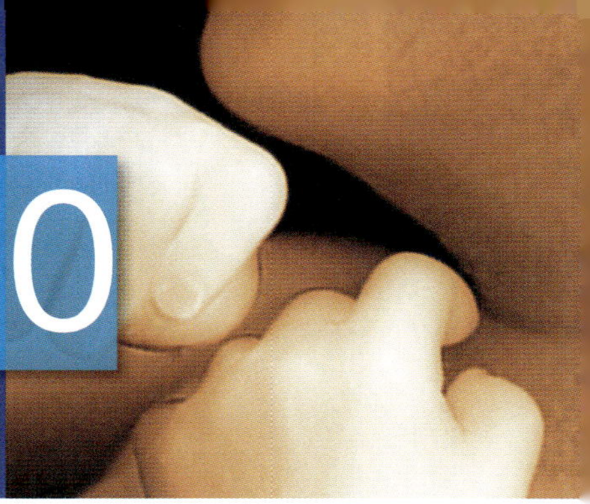

Olhos 20

CÁLICE ÓPTICO E VESÍCULA DO CRISTALINO

Os olhos em desenvolvimento aparecem no embrião de 22 dias como um par de sulcos ocos nas laterais do prosencéfalo (Figura 20.1). Com o fechamento do tubo neural, esses sulcos formam evaginações do prosencéfalo, as vesículas ópticas. Subsequentemente, essas vesículas entram em contato com o ectoderma superficial e induzem alterações nele, necessárias para a formação do cristalino (ver Figura 20.1). Imediatamente depois, a vesícula óptica começa a invaginar e constitui o cálice óptico com parede dupla (Figura 20.2A; ver Figura 20.1). As camadas interna e externa desse cálice são inicialmente separadas por um lúmen, o espaço intrarretinal (Figura 20.2B); porém, esse lúmen logo desaparece e as duas camadas se justapõem (Figura 20.2D e E). A invaginação não está restrita somente à porção central do cálice, mas também envolve a porção da superfície inferior (ver Figura 20.2A), que forma a fissura coroide. A composição dessa fissura possibilita que a artéria hialoide alcance a câmara interna do olho (Figura 20.3; ver também Figura 20.7). Durante a sétima semana, os lábios da fissura coroide se fusionam, e a abertura do cálice óptico se torna circular (a futura pupila).

Durante esses eventos, células do ectoderma superficial, inicialmente em contato com a vesícula óptica, começam a se alongar e formam o placódio do cristalino (ver Figura 20.1). Subsequentemente, esse placódio invagina e se desenvolve na vesícula do cristalino. Na quinta semana, a vesícula do cristalino perde contato com o ectoderma superficial e se aloja na boca do cálice óptico (ver Figuras 20.2C a E e 20.3).

RETINA, ÍRIS E CORPO CILIAR

A camada externa do cálice óptico, que é caracterizada por pequenos grânulos de pigmento, é conhecida como **camada pigmentada** da retina (ver Figura 20.2D e E; ver também Figura 20.6). O desenvolvimento da **camada interna (neural)** do cálice óptico é mais complicado. Os quatro quintos posteriores, a **parte óptica da retina**, contêm células margeando o espaço intrarretiniano (ver Figura 20.3), que se diferenciam em **bastonetes** e **cones** fotorreceptivos (Figura 20.4). Os bastonetes são mais numerosos (120 milhões) e mais sensíveis do que os cones (6 a 7 milhões), mas não detectam a cor como os cones. A camada do manto se encontra adjacente a essa camada

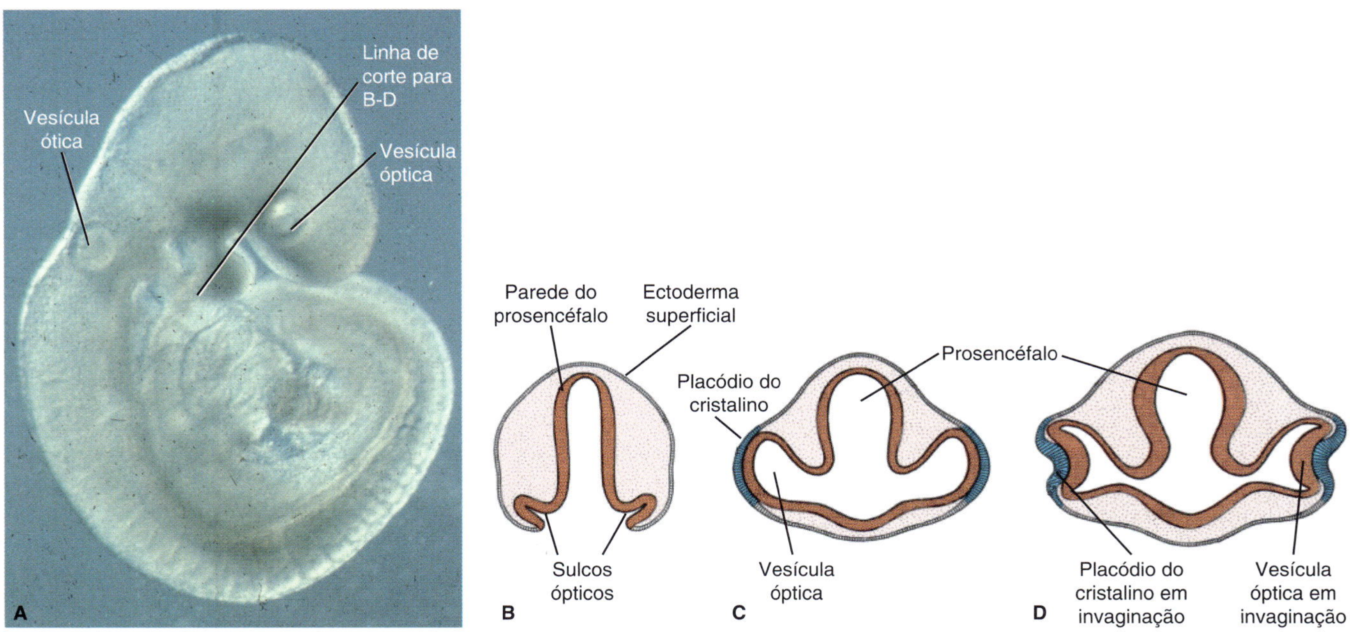

Figura 20.1 **A.** Embrião no fim da quarta semana do desenvolvimento mostrando as vesículas ótica e óptica. **B.** Corte transversal através do prosencéfalo de um embrião de 22 dias (cerca de 14 somitos) apresentando os sulcos ópticos. **C.** Corte transversal através do prosencéfalo de um embrião de 4 semanas mostrando as vesículas ópticas em contato com o ectoderma superficial. Observe o discreto espessamento do ectoderma (placódio do cristalino). **D.** Corte transversal através do prosencéfalo de um embrião de 5 mm mostrando a invaginação da vesícula óptica e do placódio do cristalino.

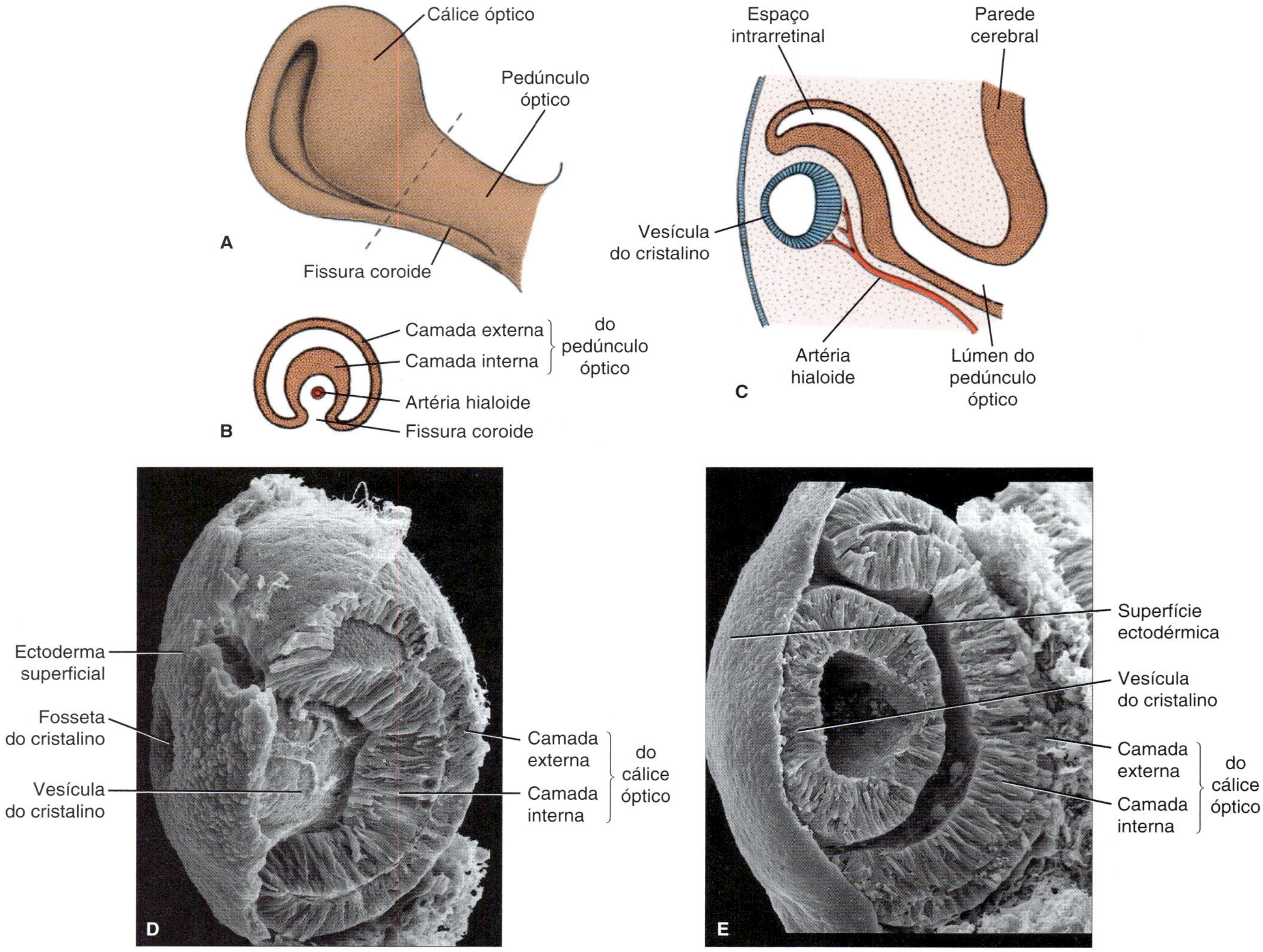

Figura 20.2 **A.** Vista ventrolateral do cálice óptico e do pedúnculo óptico de um embrião de 6 semanas. A fissura coroide na superfície inferior do pedúnculo óptico gradualmente se desfaz. **B.** Corte transversal através do pedúnculo óptico como indicado em (**A**), exibindo a artéria hialoide na fissura coroide. **C.** Corte através da vesícula do cristalino, do cálice óptico e do pedúnculo óptico no plano da fissura coroide. **D.** Micrografia eletrônica de varredura através do olho na sexta semana do desenvolvimento. A vesícula do cristalino ainda não terminou de se soltar do ectoderma superficial, e as duas camadas do cálice óptico se formaram. **E.** Micrografia eletrônica através de um olho na sexta semana e meia do desenvolvimento. O cristalino está completamente solto do ectoderma superficial e logo formará as fibras do cristalino.

fotorreceptora, que, como no encéfalo, origina neurônios e células de apoio, incluindo as **camadas nuclear externa**, **nuclear interna** e **celular ganglionar** (ver Figura 20.4). Na superfície, encontra-se uma camada fibrosa que contém os axônios das células nervosas das camadas mais profundas. As fibras nervosas nessa região convergem para o pedúnculo óptico, que dá origem ao nervo óptico (ver Figura 20.3). Desse modo, os impulsos luminosos passam através da maioria das camadas da retina antes de alcançarem os bastonetes e os cones.

O quinto anterior da camada interna, a **parte cega da retina**, permanece com uma camada celular espessa, a qual, mais tarde, divide-se na **camada irídica da retina**, que compõe a camada interna da íris, e na **camada ciliar da retina**, que participa na formação do **corpo ciliar** (Figuras 20.5 e 20.6).

Enquanto isso, a região entre o cálice óptico e o epitélio superficial sobrejacente é preenchida por mesênquima (ver Figuras 20.2C e 20.6). Os músculos **esfíncter** e **dilatador da pupila** se formam nesse tecido (ver Figura 20.5) e se desenvolvem do ectoderma subjacente ao cálice óptico. No adulto, a íris é formada pela camada externa contendo pigmento,

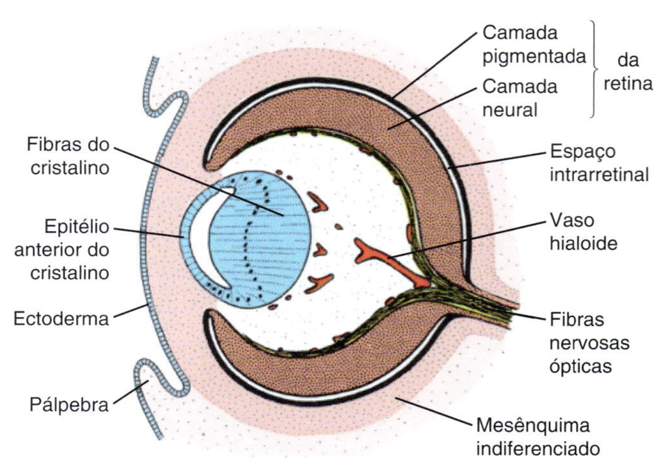

Figura 20.3 Corte através do olho de um embrião de 7 semanas. O primórdio ocular está completamente inserido no mesênquima. As fibras da retina neural convergem para o nervo óptico.

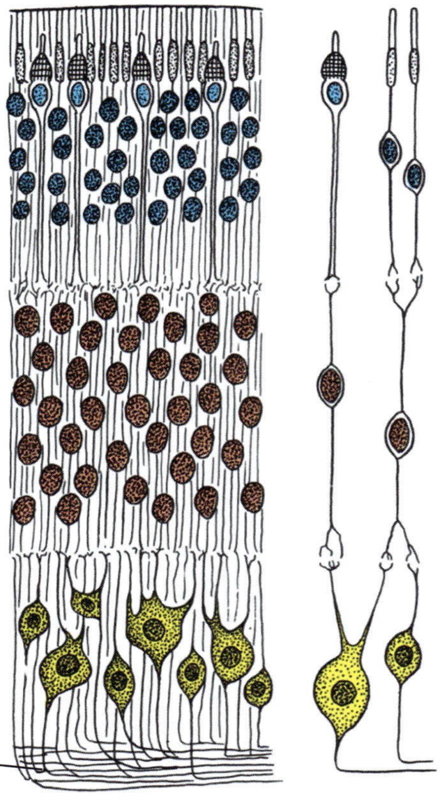

Figura 20.4 Diversas camadas da parte óptica da retina em um feto de aproximadamente 25 semanas.

pela camada interna não pigmentada do cálice óptico e por uma camada de tecido conjuntivo ricamente vascularizado, que contém os músculos pupilares (ver Figura 20.5).

A **camada ciliar da retina** é facilmente reconhecida por suas pregas acentuadas (ver Figuras 20.5B e 20.6). Externamente, ela é coberta por uma camada de mesênquima que forma o **músculo ciliar**; internamente, ela está conectada ao cristalino por uma rede de fibras elásticas, o **ligamento suspensor** ou zônula (ver Figura 20.6). A contração dos músculos ciliares altera a tensão no ligamento e controla a curvatura do cristalino.

CRISTALINO

Imediatamente após a formação da vesícula do cristalino (ver Figura 20.2C), células da parede posterior começam a se alongar anteriormente e formam fibras longas que, de modo gradual, preenchem o lúmen da vesícula (ver Figura 20.3). No fim da sétima semana, essas **fibras primárias do cristalino** alcançam a parede anterior da vesícula do cristalino. Nesse estágio, o crescimento do cristalino ainda não terminou, uma vez que novas fibras do cristalino (secundárias) são continuamente adicionadas ao conjunto central.

COROIDE, ESCLERA E CÓRNEA

No fim da quinta semana, o primórdio ocular está totalmente circundado por mesênquima (ver Figura 20.3). Esse tecido logo se diferencia em uma camada interna comparável à pia-máter do encéfalo e uma camada externa comparável à dura-máter. Mais tarde, a camada interna forma uma camada pigmentada altamente vascularizada, denominada **coroide**; a camada externa se desenvolve na esclera e é contínua com a dura-máter ao redor do nervo óptico (ver Figura 20.6).

A diferenciação das camadas mesenquimais sobrejacentes ao aspecto anterior do olho é diferente. A **câmara anterior** se forma por vacuolização e divide o mesênquima em uma camada interna à frente do cristalino e da íris, a **membrana iridopupilar**, e uma camada externa contínua com a esclera, a **substância própria** da **córnea** (ver Figura 20.6). A câmara anterior propriamente dita é revestida por células mesenquimais achatadas. Desse modo, a córnea é formada: (1) por uma camada epitelial derivada do ectoderma superficial; (2) pela **substância própria** ou **estroma**, que é contínua com a esclera;

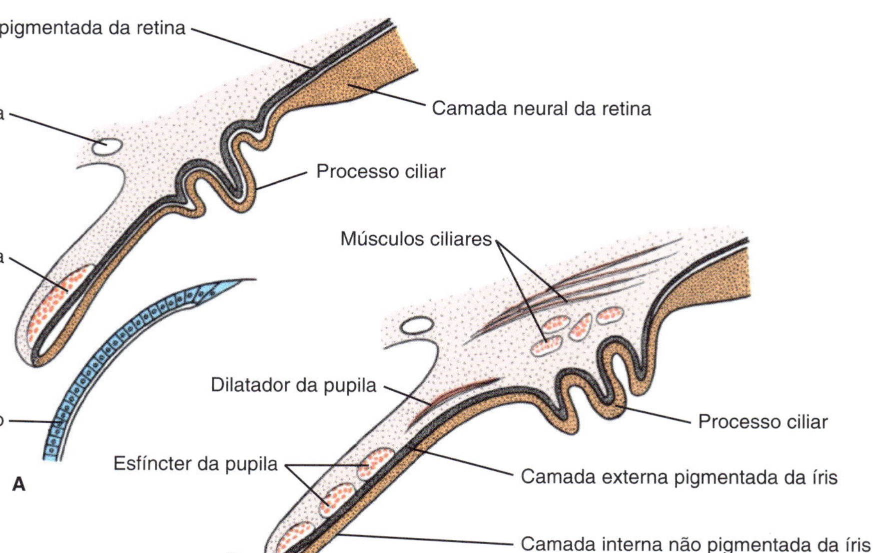

Figura 20.5 Desenvolvimento da íris e do corpo ciliar. O anel do cálice óptico é coberto por mesênquima, em que o músculo esfíncter e o músculo dilatador da pupila se desenvolvem a partir do ectoderma subjacente.

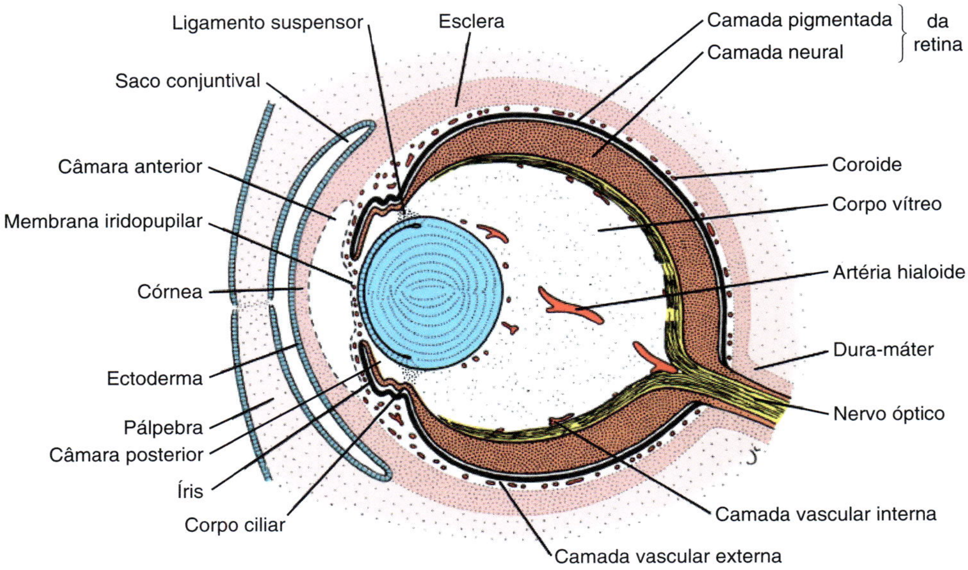

Figura 20.6 Corte através do olho de um feto de 15 semanas exibindo a câmara anterior, a membrana iridopupilar, as camadas vasculares interna e externa, a coroide e a esclera.

e (3) por uma camada epitelial, que delimita a câmara anterior. A membrana iridopupilar à frente do cristalino desaparece completamente. A **câmara posterior** é o espaço entre a íris, anteriormente, e o cristalino e o corpo ciliar, posteriormente. As câmaras anterior e posterior se comunicam através da pupila e são preenchidas com um líquido chamado **humor aquoso**, produzido pelo processo ciliar do corpo ciliar. O humor aquoso é claro e circula da câmara posterior para a câmara anterior fornecendo nutrientes para a córnea e o cristalino avasculares. Da câmara anterior, o líquido passa através do **seio venoso da esclera** (canal de Schlemm) no ângulo iridocorneal, onde é reabsorvido na corrente sanguínea. Bloqueio do fluxo de líquido no canal de Schlemm é uma causa de **glaucoma**.

CORPO VÍTREO

O mesênquima não somente separa o primórdio ocular do exterior, como também invade interiormente o cálice óptico através da fissura coroide. Nesse ponto, ele forma os vasos hialoides, que, durante a vida intrauterina, suprem o cristalino e constituem a camada vascular na superfície interna da retina (ver Figura 20.6). Além disso, o mesênquima forma uma delicada rede de fibras entre o cristalino e a retina. Os espaços intersticiais dessa rede são preenchidos mais tarde por uma substância gelatinosa transparente, formando o **corpo vítreo** (ver Figura 20.6). Os vasos hialoides nessa região são obliterados e desaparecem durante a vida fetal, deixando como característica o canal hialoide.

NERVO ÓPTICO

O cálice óptico é ligado ao encéfalo pelo pedúnculo óptico, que tem um sulco denominado **fissura coroide** em sua superfície ventral (ver Figuras 20.2 e 20.3), Nesse sulco encontram-se os vasos hialoides. As fibras nervosas da retina que retornam para o encéfalo se encontram entre as células da parede interna do pedúnculo (Figura 20.7). Durante a sétima semana, a fissura coroide se fecha, e um túnel estreito se forma dentro do pedúnculo óptico (Figura 20.7B). Como resultado do contínuo aumento do número de fibras nervosas, a parede interna do pedúnculo cresce e as paredes interna e externa do pedúnculo se fundem (Figura 20.7C). As células da camada interna fornecem uma rede de neuróglia que sustenta as fibras nervosas ópticas.

O pedúnculo óptico se transforma, então, no **nervo óptico**. Seu centro contém parte da artéria hialoide, denominada posteriormente **artéria central da retina**. Externamente, as continuações da coroide e da esclera, a **pia-aracnoide** e a camada de **dura-máter** do nervo, respectivamente, circundam o nervo óptico.

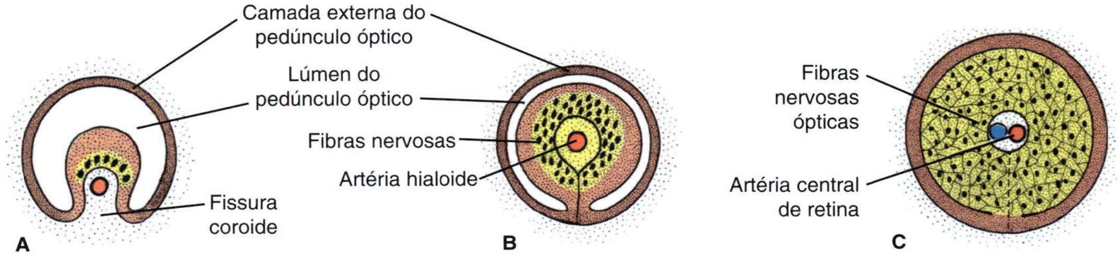

Figura 20.7 Transformação do pedúnculo óptico em nervo óptico. **A.** Sexta semana (9 mm). **B.** Sétima semana (15 mm). **C.** Nona semana. Observe a artéria central da retina no nervo óptico.

■ REGULAÇÃO MOLECULAR DO DESENVOLVIMENTO OCULAR

PAX6 é um gene regulador-chave para o desenvolvimento ocular. Trata-se de um membro da família de fatores de transcrição ***PAX*** (boxe pareado) e contém dois motivos de ligação para DNA que incluem um domínio pareado e um homeodomínio do tipo pareado. Inicialmente, esse fator de transcrição é expresso em uma faixa da placa neural anterior à crista neural, antes do início da neurulação (Figura 20.8A e B; ver também Figura 18.32). Nesse estágio, há um único campo ocular, que, mais tarde, separa-se em dois primórdios ópticos (ver Figura 20.8B). O sinal para a separação desse campo é dado pelo ***SONIC HEDGEHOG*** **(SHH)** expresso na placa precordal. A expressão de *SHH* suprarregula ***PAX2*** no centro do campo ocular e infrarregula ***PAX6*** (Figura 20.8C). Posteriormente, esse padrão é mantido, de modo que *PAX2* é expresso nos pedúnculos ópticos e *PAX6*, no cálice óptico e no ectoderma superficial sobrejacente que forma o cristalino. À medida que o desenvolvimento se dá, parece que *PAX6* deixa de ser essencial para a formação do cálice óptico. Esse processo passa a ser regulado por sinais interativos entre a vesícula óptica, o mesênquima circunjacente e o ectoderma superficial sobrejacente na região formadora do cristalino (Figura 20.9). Nesse contexto, o fator de crescimento de fibroblastos (FGF) do ectoderma superficial promove a diferenciação da retina neural (camada interna), enquanto o fator transformador do crescimento β (TGF-β), secretado pelo mesênquima circunjacente, direciona a formação da camada retiniana pigmentada (externa). A montante desses produtos gênicos, os fatores de transcrição *MITF* e *CHX10* são expressos e direcionam a diferenciação das camadas pigmentada e neural, respectivamente (ver Figura 20.9). Assim, o ectoderma do cristalino é essencial para a formação adequada do cálice óptico; sem o placódio do cristalino, não há invaginação do cálice.

A diferenciação do cristalino depende de *PAX6*, embora esse gene não seja responsável pela atividade indutiva por parte da vesícula óptica. Em vez disso, *PAX6* age sobre o ectoderma superficial para regular o desenvolvimento do cristalino (ver Figura 20.9). Essa expressão suprarregula o fator de transcrição *SOX2*, além de manter a expressão de *PAX6* no ectoderma do futuro cristalino. Por sua vez, a vesícula óptica secreta BMP-4,

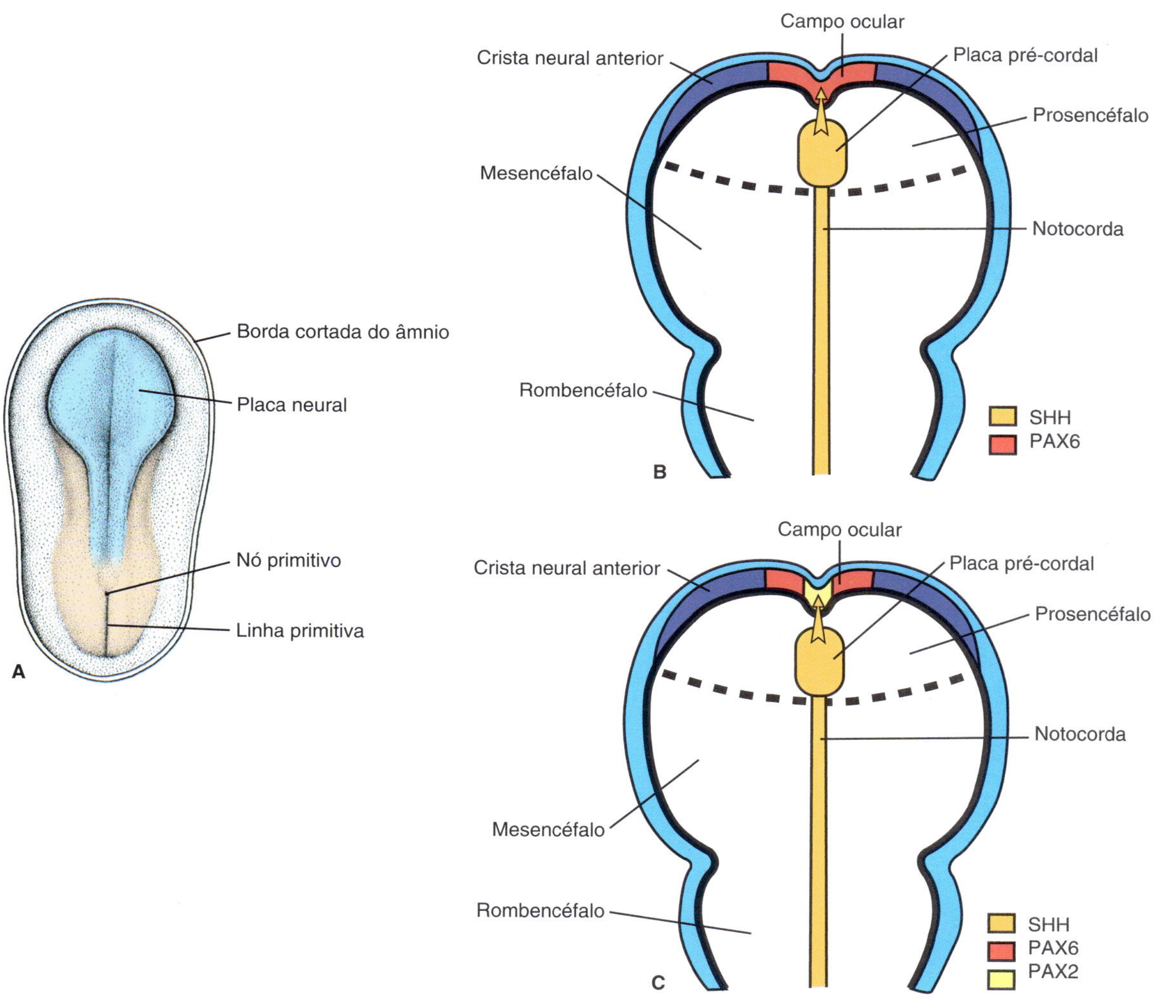

Figura 20.8 **A.** Vista dorsal da região da placa neural craniana (área *azul*) em um embrião no estágio pré-somítico com 3 semanas de gestação. **B** e **C.** Ilustrações da região da placa neural craniana mostrada em (**A**), exibindo os estágios iniciais do desenvolvimento ocular. O fator de transcrição PAX6 é o gene-chave para o desenvolvimento ocular, expresso inicialmente em uma banda no centro da crista neural anterior. **B.** *Sonic hedgehog* (SHH), secretado pela placa pré-cordal, inibe a expressão de *PAX6* na linha média e aumenta a expressão de *PAX2* nessa mesma região. **C.** *PAX2* regula a diferenciação do pedúnculo óptico, enquanto *PAX6* regula a diferenciação dos olhos.

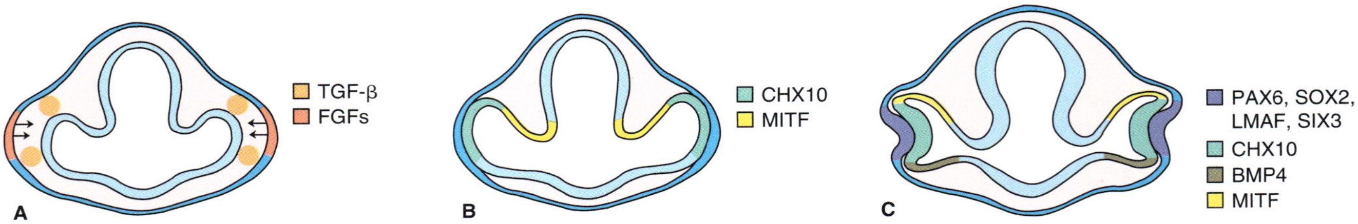

Figura 20.9 Ilustração que mostra a regulação molecular das interações epiteliomesenquimais responsáveis pela padronização do desenvolvimento ocular. **A.** Uma vez que *PAX6* estabelece o campo ocular, fator de crescimento do fibroblasto (FGF), secretado pelo ectoderma superficial na futura região formadora do cristalino sobrejacente à vesícula óptica, promove a diferenciação da camada retiniana neural enquanto membros da família do fator transformador do crescimento beta (TGF-β), secretado pelo mesênquima circundante, promove a diferenciação das camadas pigmentadas da retina. Esses sinais externos promovem a regionalização das camadas interna e externa do cálice óptico e suprarregulam genes distais incluindo *CHX10* e *MITF*, que regulam a contínua diferenciação dessas estruturas. **B** e **C.** Além de seu papel na determinação do campo ocular, *PAX6* regula o desenvolvimento do cristalino. Assim, *PAX6* regula positivamente a expressão de *SOX2* no futuro cristalino, enquanto BMP4 secretado pela vesícula externa aumenta a expressão do fator de transcrição *LMAF*. Uma vez que esse gene tenha sido ativado, *PAX6* induz a expressão dos genes contendo homeodomínios *SIX3* e *PROX1*. A expressão combinada de *PAX6*, *SOX2*, *LMAF* e *PROX1* leva à formação da proteína cristalina. *SIX3* auxilia a regulação desse processo pela inibição do gene da proteína cristalina.

que também aumenta e mantém a expressão de *SOX2*, bem como a expressão de *LMAF*, outro fator de transcrição (ver Figura 20.9C). Em seguida, *PAX6* também regula a expressão de dois genes *homeobox*, *SIX3* e *PROX1*. A expressão combinada de *PAX6*, *SOX2* e *LMAF* inicia a expressão de genes responsáveis pela formação da proteína cristalina no cristalino, incluindo *PROX1*. *SIX3* também age como um regulador da produção da proteína cristalina por inibir sua expressão gênica. Finalmente, *PAX6*, agindo através de *FOX3*, regula a proliferação celular no cristalino.

Correlações clínicas

Anomalias oculares

Pode ocorrer **coloboma** se a fissura coroide não se fechar. Normalmente essa fissura se fecha durante a sétima semana do desenvolvimento (ver Figura 20.7); porém, quando isso não acontece, persiste uma fenda. Embora esse tipo de fenda seja comum apenas na íris – **coloboma da íris** (Figura 20.10A) –, pode se estender até o corpo ciliar, a retina, a coroide e o nervo óptico. Coloboma é uma anomalia ocular comum, frequentemente associada a outras anomalias oculares. Podem ocorrer também colobomas (fendas) palpebrais. Mutações no gene ***PAX2*** foram associadas a colobomas do nervo óptico e também podem contribuir para outros tipos. Ocorrem defeitos renais em mutações de *PAX2*, como parte da **síndrome coloboma renal** (ver Capítulo 16).

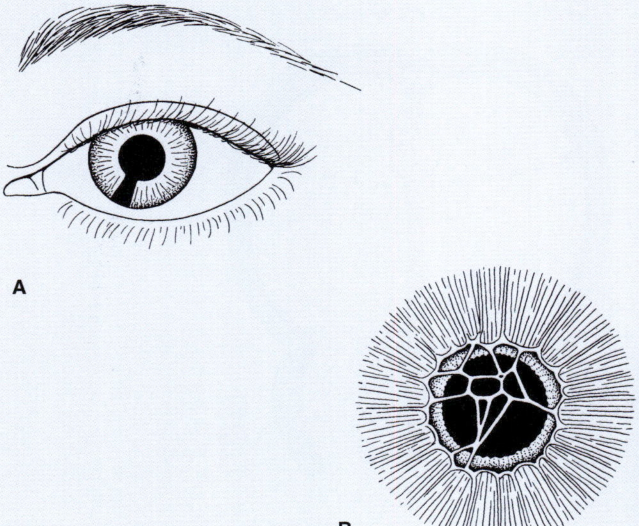

Figura 20.10 **A.** Coloboma da íris. **B.** Persistência da membrana iridopupilar.

A **membrana iridopupilar** (ver Figura 20.10B) pode persistir em vez de ser reabsorvida durante a formação da câmara anterior.

Nas **cataratas congênitas** o cristalino torna-se opaco durante a vida intrauterina. Embora essa anomalia seja, em geral, determinada geneticamente, muitas crianças cujas mães tiveram rubéola entre a quarta e a sétima semana de gestação apresentam catarata. Se a mãe for infectada após a sétima semana gestacional, o cristalino não é lesionado, mas a criança pode ter perda auditiva como resultado de anomalias cocleares. Graças à vacina tríplice viral (sarampo, caxumba e rubéola), a síndrome da rubéola congênita foi praticamente erradicada nos EUA.

A **artéria hialoide** pode persistir e formar um cordão ou cisto. É comum que a porção distal desse vaso degenere, deixando a porção proximal formar a artéria central da retina.

Na **microftalmia**, os olhos são muito pequenos e o globo ocular pode ter apenas dois terços de seu volume normal. Associada habitualmente a outras anomalias oculares, a microftalmia pode ser resultado de infecções intrauterinas, como citomegalovírus e toxoplasmose.

A **anoftalmia** é a ausência do olho. Em alguns casos, a análise histológica revela algum tecido ocular. A anomalia é comumente acompanhada por graves malformações cranianas.

A **afacia congênita** (afaquia, ausência do cristalino) e a **aniridia** (ausência da íris; Figura 20.11) são anomalias raras resultantes de distúrbios na indução e no desenvolvimento dos tecidos responsáveis por essas estruturas. Mutações no ***PAX6*** acarretam aniridia e também contribuem para anoftalmia e microftalmia.

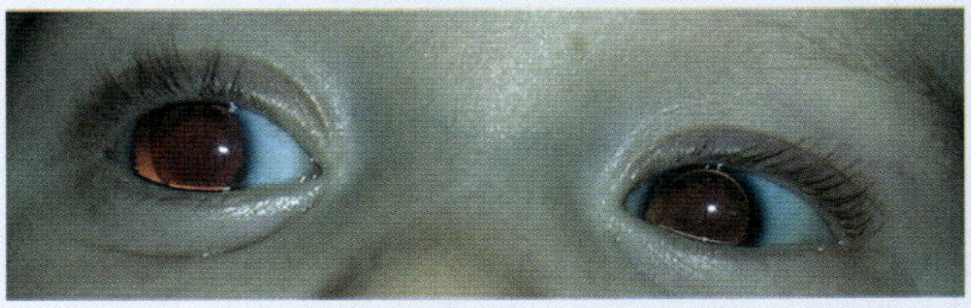

Figura 20.11 Paciente com aniridia (ausência da íris), que pode ser consequente a mutações no gene *PAX6*.

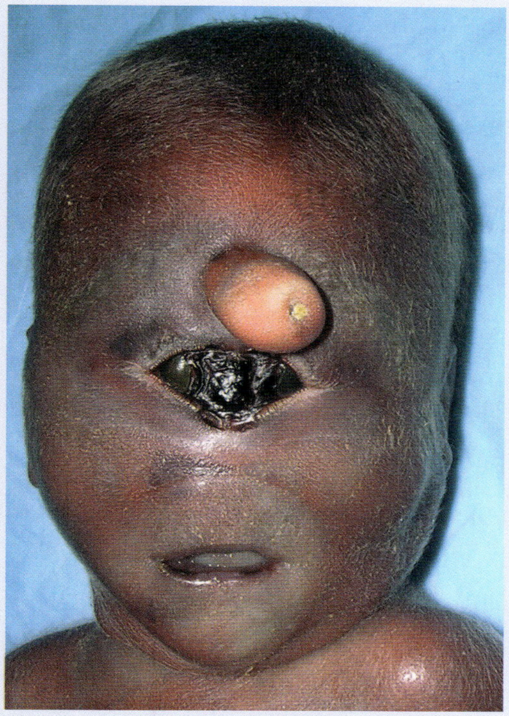

Figura 20.12 Sinoftalmia. Os olhos estão fundidos porque a perda de estruturas da linha média impediu que os campos oculares se separassem. Esses recém-nascidos também têm graves anomalias cranianas, incluindo holoprosencefalia (ver Capítulo 18).

A **ciclopia** (um único olho) e a **sinoftalmia** (fusão dos olhos) compreendem um espectro de anomalias em que os olhos são fundidos parcial ou totalmente (Figura 20.12). São causadas pela perda de tecido na linha média e podem ocorrer no início da gestação, do décimo novo ao vigésimo primeiro dia, ou em estágios mais tardios, no início do desenvolvimento facial. Essa perda resulta no subdesenvolvimento do prosencéfalo e da proeminência frontonasal. Essas malformações estão invariavelmente associadas a uma anomalia cerebral denominada **holoprosencefalia**, na qual os hemisférios cerebrais estão parcial ou completamente fusionados em uma única vesícula telencefálica. Os fatores associados à holoprosencefalia incluem etilismo, diabetes materno, mutações em *SHH* e anomalias no metabolismo do colesterol que interferem na sinalização de SHH (ver Capítulo 18).

RESUMO

Os olhos começam a se desenvolver como um par de evaginações que irão se tornar as **vesículas ópticas** de cada lado do prosencéfalo ao fim da quarta semana do desenvolvimento (ver Figura 20.1). As vesículas ópticas, em contato com o ectoderma superficial, induzem a formação do **cristalino**. Quando a vesícula óptica começa a invaginar para constituir as camadas pigmentada e neural da retina, o placódio do cristalino invagina e compõe a vesícula do cristalino. Através de um sulco na região inferior da vesícula óptica, a fissura coroide, a **artéria hialoide (mais tarde, artéria central da retina)** penetra no olho (ver Figura 20.3). As fibras nervosas do olho também ocupam esse sulco e alcançam as áreas ópticas do encéfalo. A córnea é formada: (1) por uma camada de ectoderma superficial; (2) pelo estroma, que é contínuo com a esclera; e (3) por uma camada epitelial que delimita a câmara anterior (ver Figura 20.6).

PAX6, principal gene no desenvolvimento ocular, é expresso no único campo ocular no estágio de placa neural. O campo ocular é dividido em dois primórdios ópticos por SHH, que suprarregula a expressão de ***PAX2*** nos pedúnculos ópticos enquanto infrarregula *PAX6*, restringindo a expressão desse gene ao cálice óptico e ao cristalino. Interações epiteliomesenquimais entre o ectoderma do futuro cristalino, a vesícula óptica e o mesênquima circundante regulam a diferenciação do cristalino e do cálice óptico (ver Figuras 20.8 e 20.9).

Questões

1. Um recém-nascido tem afacia unilateral (ausência do cristalino). Qual é a origem embriológica desse defeito?
2. Ao realizar a anamnese de uma mulher jovem em sua décima semana de gestação, você se preocupa com a possibilidade de ela ter contraído rubéola em algum momento entre a quarta e a oitava semana de sua gestação. Que tipos de anomalias poderiam ser produzidas no bebê?
3. O exame físico de um recém-nascido revela fendas na porção inferior da íris dos dois olhos. Qual é a base embriológica para essa anomalia? Que outras estruturas poderiam estar envolvidas?

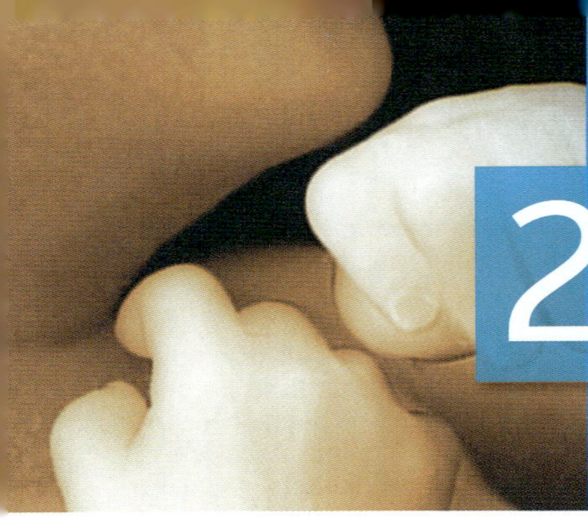

21 Sistema Tegumentar

PELE

A pele é o maior órgão do corpo e tem origem dupla: (1) uma camada superficial, a **epiderme**, que se desenvolve a partir do ectoderma superficial; e (2) uma camada mais profunda, a **derme**, que se desenvolve do mesênquima subjacente.

Epiderme

Inicialmente, o embrião é recoberto por uma única camada de células ectodérmicas (Figura 21.1A). No início do segundo mês, esse epitélio se divide e forma uma camada de células achatadas, a **periderme**, ou **epitríquio**, que reveste a superfície corporal (Figura 21.1B). Com a proliferação das células da camada basal, forma-se uma terceira camada, a região intermediária (Figura 21.1C). Ao fim do quarto mês, a epiderme adquire sua disposição definitiva, e podem ser distinguidas quatro camadas (Figura 21.1D):

1. A **camada basal** ou **germinativa** é responsável pela produção de novas células. Essa camada, mais tarde, formará cristas e depressões, que irão refletir-se na superfície da pele como impressões digitais
2. A espessa **camada espinhosa** consiste em grandes células poliédricas contendo tonofibrilas finas
3. A **camada granulosa** contém pequenos grânulos de querato-hialina em suas células
4. A **camada córnea**, que forma a resistente superfície escamosa da epiderme, é composta por células mortas firmemente empacotadas contendo queratina.

Em geral, as células da periderme descamam durante a segunda parte da vida intrauterina e podem ser encontradas no líquido amniótico. Durante os primeiros 3 meses do desenvolvimento, a epiderme é invadida por células que surgem da crista neural, as quais sintetizam o pigmento melanina nos melanossomos. À medida que os melanossomos se acumulam, são transportados por meio de prolongamentos dendríticos dos melanócitos e transferidos intercelularmente para os queratinócitos da pele e dos bulbos capilares. Desse modo, adquire-se a pigmentação da pele e do cabelo.

Derme

A **derme** é derivada do mesênquima e tem três fontes: (1) o mesoderma da placa lateral fornece células para a derme dos membros e da parede corporal; (2) o mesoderma paraxial fornece células para a derme do dorso; e (3) as células da crista neural fornecem células para a derme da face e do pescoço. Durante o terceiro e o quarto mês, esse tecido, o **cório** (ver Figura 21.1D), forma muitas estruturas irregulares, as **papilas dérmicas**, que se projetam para a epiderme. A maioria dessas papilas contém um pequeno capilar ou uma terminação nervosa sensorial. A camada mais profunda da derme, o **subcório**, apresenta bastante tecido adiposo.

Ao nascimento, a pele está coberta por uma secreção pastosa, esbranquiçada, o **vérnix caseoso**, formada por secreção das glândulas sebáceas, degeneração de células epiteliais e pelos. Ela protege a pele do feto contra a maceração causada pelo líquido amniótico.

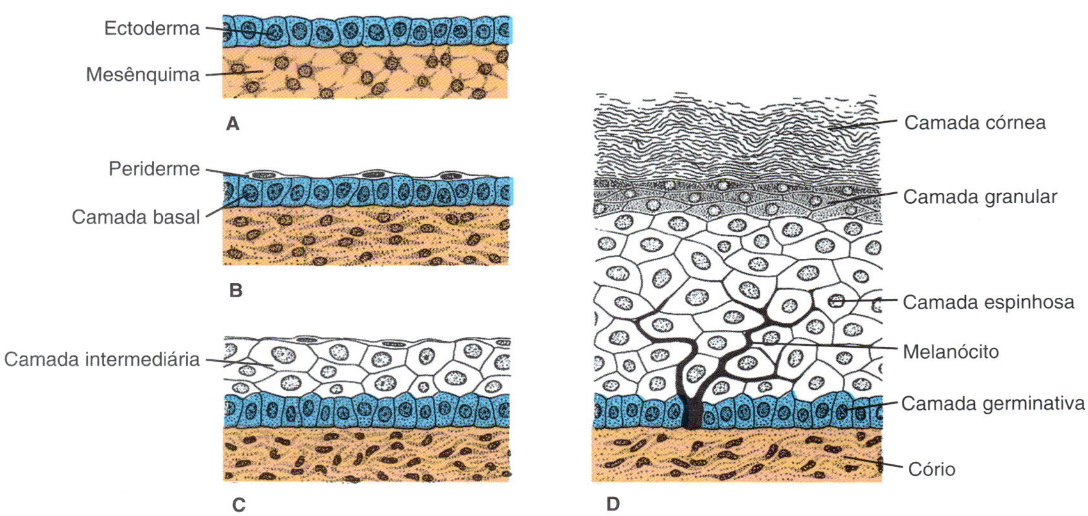

Figura 21.1 Formação da pele em vários estágios do desenvolvimento. **A.** Quinta semana. **B.** Sétima semana. **C.** Quarto mês. **D.** Nascimento.

Correlações clínicas

Distúrbios de pigmentação

Existem numerosos distúrbios de pigmentação, os quais são classificados como doenças do desenvolvimento, da função e da sobrevivência dos melanócitos. Exemplos de anomalias na função melanocítica incluem o **piebaldismo** (ausência de pigmento capilar e cutâneo em uma área) e a **síndrome de Waardenburg (SW)**, que é caracterizada por porções de pele e de cabelo brancos. Há vários tipos de SW, mas todos compartilham características comuns, incluindo mechas de cabelo branco (geralmente um topete), íris heterocrômicas (olhos de cores diferentes), áreas brancas na pele e surdez. Os defeitos surgem por causa de problemas na migração ou na proliferação das células da crista neural (a ausência de melanócitos derivados dessas células na estria vascular da cóclea é responsável pela surdez nessas doenças). Alguns tipos de SW, incluindo SW1 e SW3, resultam de mutações em ***PAX3***.

Doenças da formação de melanócitos incluem os diversos tipos de **albinismo**, que é caracterizado por redução ou ausência global de pigmentação na pele, nos pelos e nos olhos. Esses casos são classificados como tipos diferentes de **albinismo oculocutâneo (AOC)**. Na maioria dos casos, problemas na síntese ou no processamento da melanina produzem essas anomalias.

O **vitiligo** resulta da perda de melanócitos por uma doença autoimune. Há perda heterogênea de pigmento da área afetada, incluindo a pele e os pelos e cabelo sobrejacentes, além da mucosa oral. O vitiligo está associado a outras doenças autoimunes, em especial da tireoide.

Impressões digitais

As cristas epidérmicas, que produzem padrões típicos na superfície dos dedos das mãos, nas palmas das mãos e nas plantas dos pés, são determinadas geneticamente. Elas formam a base para muitos estudos na genética médica e em investigações criminais (**dermatoglifia**). Em crianças com anomalias cromossômicas, o padrão epidérmico nas mãos e nos dedos das mãos é utilizado algumas vezes como ferramenta diagnóstica.

Correlações clínicas

Queratinização da pele

A **ictiose**, queratinização excessiva da pele, é característica de um grupo de distúrbios hereditários que são herdados habitualmente como um traço autossômico recessivo, mas que podem também estar ligados ao cromossomo X. Nos casos graves, a ictiose resulta em aparência grotesca, como no caso do **feto arlequim** (ictiose congênita) (Figura 21.2).

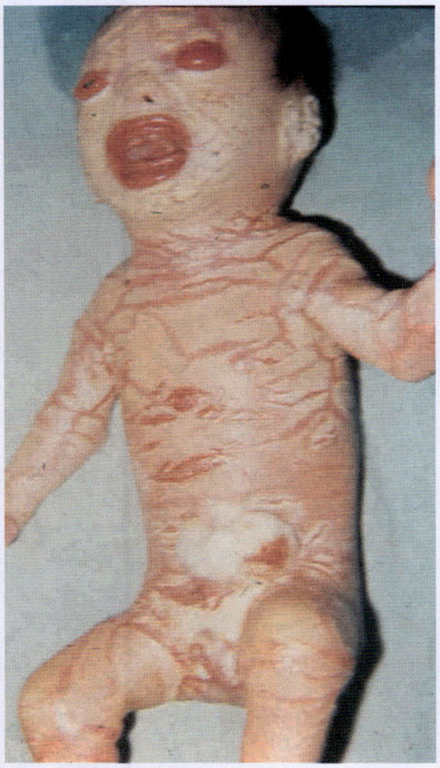

Figura 21.2 Ictiose em um feto arlequim com espessamento significativo da camada queratinizada, que se fragmenta e forma fissuras entre as placas espessas.

PELOS

Os pelos começam a se desenvolver como proliferações epidérmicas sólidas a partir da camada germinativa que penetra a derme subjacente (Figura 21.3A). Os brotos pilosos invaginam em sua extremidade terminal. As invaginações, ou **papilas pilosas**, são preenchidas rapidamente por mesoderma, no qual vasos e terminações nervosas se desenvolvem (Figura 21.3B e C). Logo, as células no centro dos brotos pilosos se tornam fusiformes e queratinizadas, formando a **haste do pelo**, enquanto as células periféricas se tornam cuboides, originando a **bainha pilosa epitelial** (Figura 21.3B e C).

A **bainha radicular dérmica** é formada pelo mesênquima circunjacente. Um pequeno músculo, também derivado do mesênquima, está geralmente ligado à bainha radicular dérmica e é denominado **músculo eretor do pelo**. A contínua proliferação de células epiteliais na base da haste empurra o

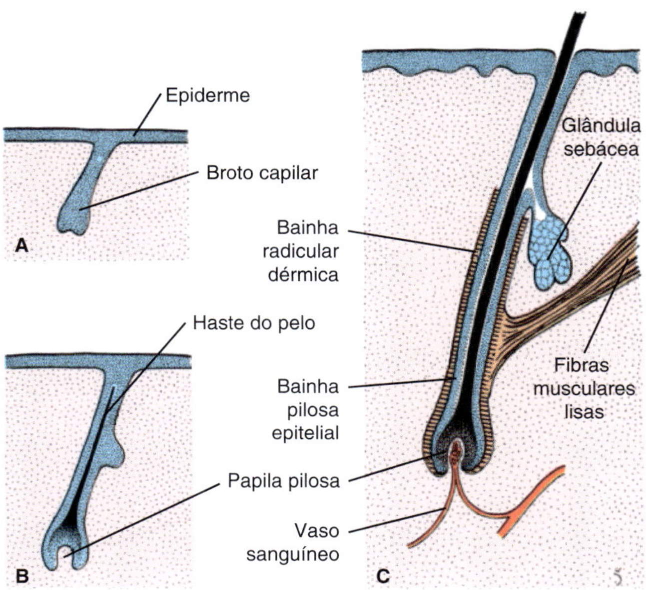

Figura 21.3 Desenvolvimento do pelo e da glândula sebácea. **A.** Quatro meses. **B.** Seis meses. **C.** Recém-nascido.

Correlações clínicas

Anomalias na distribuição de pelos

A **hipertricose** (excesso de pelos) é causada pelo excesso de folículos pilosos. Pode estar localizada em certas áreas do corpo, em especial na região lombar, recobrindo uma espinha bífida oculta, ou pode cobrir todo o corpo (Figura 21.4).

A **atriquia**, ausência congênita de pelos, está geralmente associada a anomalias de outros derivados ectodérmicos, como os dentes e as unhas.

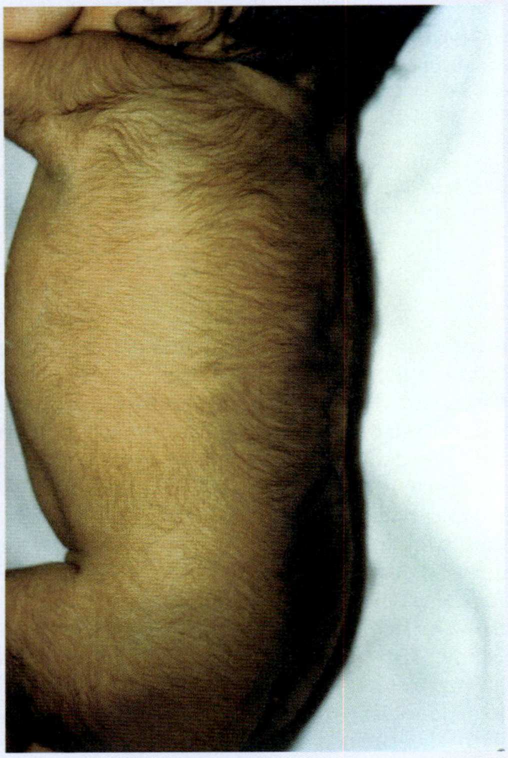

Figura 21.4 Criança com hipertricose.

pelo para cima, e, até o fim do terceiro mês, aparecem os primeiros pelos na superfície da região das sobrancelhas e do lábio superior. Os primeiros pelos que aparecem, a **lanugem**, soltam-se por volta do nascimento e, posteriormente, são substituídos por pelos mais ásperos formados a partir de novos folículos pilosos.

Habitualmente, a parede epitelial do folículo piloso apresenta um pequeno broto que penetra no mesoderma circundante (ver Figura 21.3C). As células desses brotos formam as **glândulas sebáceas**. As células da região central da glândula degeneram, formando uma substância semelhante a gordura (**sebo**), que é secretada no folículo piloso e, a partir dali, alcança a pele.

UNHAS DAS MÃOS E DOS PÉS

No fim do terceiro mês, as pontas dos dedos engrossam na epiderme e formam a **região das unhas**. Neste local, essas regiões migram para o lado dorsal de cada dedo e crescem proximalmente, formando a **raiz da unha**, enquanto a proliferação de tecido ao redor de cada região da unha cria uma leve depressão para cada uma. Na raiz da unha, a epiderme se diferencia em unhas das mãos e unhas dos pés, que não alcançam a ponta dos dedos até o nono mês de desenvolvimento.

GLÂNDULAS SUDORÍPARAS

Há dois tipos de glândulas sudoríparas: as **écrinas** e as **apócrinas**. As glândulas sudoríparas écrinas se formam na pele na maior parte do corpo, inicialmente como brotos a partir da camada germinativa da epiderme. Esses brotos crescem para dentro da derme, e suas extremidades se enovelam e formam as porções secretoras das glândulas. As células musculares lisas associadas às glândulas também se desenvolvem dos brotos epidérmicos. Essas glândulas funcionam por mecanismos merócrinos (exocitose) e estão envolvidas com o controle da temperatura.

As glândulas sudoríparas apócrinas se desenvolvem em qualquer local em que haja pelos corporais, incluindo face, axilas e região pubiana. Elas começam a se desenvolver durante a puberdade e surgem dos mesmos brotos epidérmicos que formam os folículos pilosos. Assim, as glândulas sudoríparas se abrem nos folículos pilosos em vez de se abrirem na pele. O suor produzido por essas glândulas contém lipídios, proteínas e feromônios, e o odor que se origina desse suor se deve a bactérias que hidrolisam esses produtos. Deve-se ressaltar que essas glândulas são classificadas como apócrinas porque uma parte das células secretórias se destaca e se incorpora à secreção.

GLÂNDULAS MAMÁRIAS

As glândulas mamárias são glândulas sudoríparas modificadas e aparecem inicialmente como faixas bilaterais de epiderme espessada denominadas **linhas mamárias** ou **cristas mamárias**. Em um embrião de 7 semanas, essas linhas se estendem de cada lado do corpo da base dos membros superiores na direção dos membros inferiores (Figura 21.5C). Embora grande

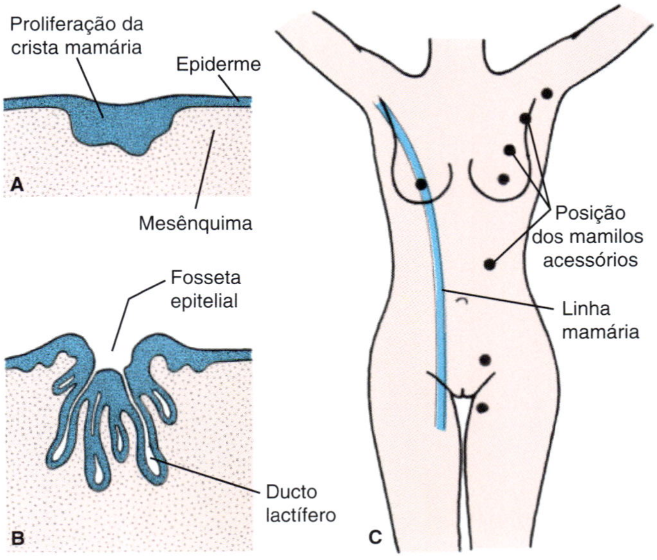

Figura 21.5 **A** e **B.** Cortes através da glândula mamária em desenvolvimento no terceiro e no oitavo mês, respectivamente. **C.** Posições dos mamilos acessórios (*linha azul*, linha mamária).

Correlações clínicas

Anomalias das glândulas mamárias

A **politelia** é uma condição em que se formam mamilos acessórios resultantes da persistência de fragmentos da linha mamária (ver Figura 21.5C). Mamilos acessórios podem se desenvolver em qualquer local ao longo da linha mamária original (Figura 21.6), mas, geralmente, aparecem na região axilar.

A **polimastia** ocorre quando um remanescente da linha mamária evolui e se torna uma mama completa.

Mamilo invertido é a condição em que os ductos lactíferos se abrem na fosseta epitelial, que não sofreu eversão.

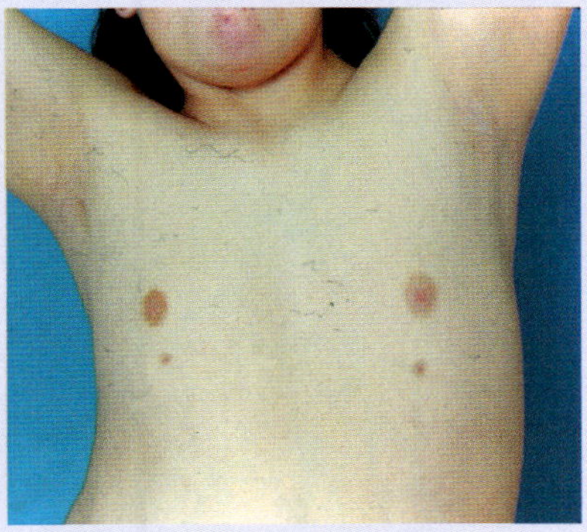

Figura 21.6 Criança com politelia bilateral.

parte da linha mamária desapareça pouco depois de sua formação, uma pequena porção na região torácica persiste e penetra o mesênquima subjacente (Figura 21.5A). Ali, ela forma entre 16 e 24 ramificações, que, por sua vez, dão origem a brotos menores e sólidos. No fim da vida pré-natal, os brotamentos epiteliais são canalizados e formam os **ductos lactíferos**, os quais, inicialmente, abrem-se em uma pequena fossa (Figura 21.5B). Pouco após o nascimento, essa fosseta se transforma no **mamilo** por proliferação do mesênquima subjacente. Ao nascimento, os ductos lactíferos não apresentam alvéolos e, portanto, nenhum componente excretório. Na puberdade, entretanto, concentrações crescentes de estrogênio e progesterona estimulam o brotamento a partir dos ductos, e se formam alvéolos e células secretórias.

RESUMO

A pele e suas estruturas associadas, pelos, unhas e glândulas, são derivadas do ectoderma superficial. Os **melanócitos**, que dão cor à pele, são derivados das **células da crista neural**, que migram para a epiderme. A produção de células novas ocorre na camada **germinativa**. Após se moverem para a superfície do epitélio, as células são incorporadas à camada córnea (ver Figura 21.1). A **derme**, camada profunda da pele, é derivada do mesoderma da placa lateral (membros e parede do corpo) e dos dermátomos que se formam a partir dos somitos no mesoderma paraxial (costas) e a partir das células da crista neural (rosto e pescoço).

Os **pelos** se desenvolvem a partir da invaginação de células epidérmicas para a derme subjacente. Por volta da 20ª semana, o feto é coberto por um pelo fino, a **lanugem**, que se desprende por ocasião do nascimento. As **glândulas sebáceas**, **sudoríparas** e **mamárias** se desenvolvem a partir de proliferações epidérmicas. Mamilos (**politelia**) e mamas (**polimastia**) supranumerários são relativamente comuns (ver Figuras 21.5 e 21.6).

Questão

1. Uma mulher parece ter mamilos acessórios bilaterais em suas axilas e em seu abdome. Qual é a base embriológica para esses mamilos adicionais e por que eles ocorrem nesses locais?

Parte 3

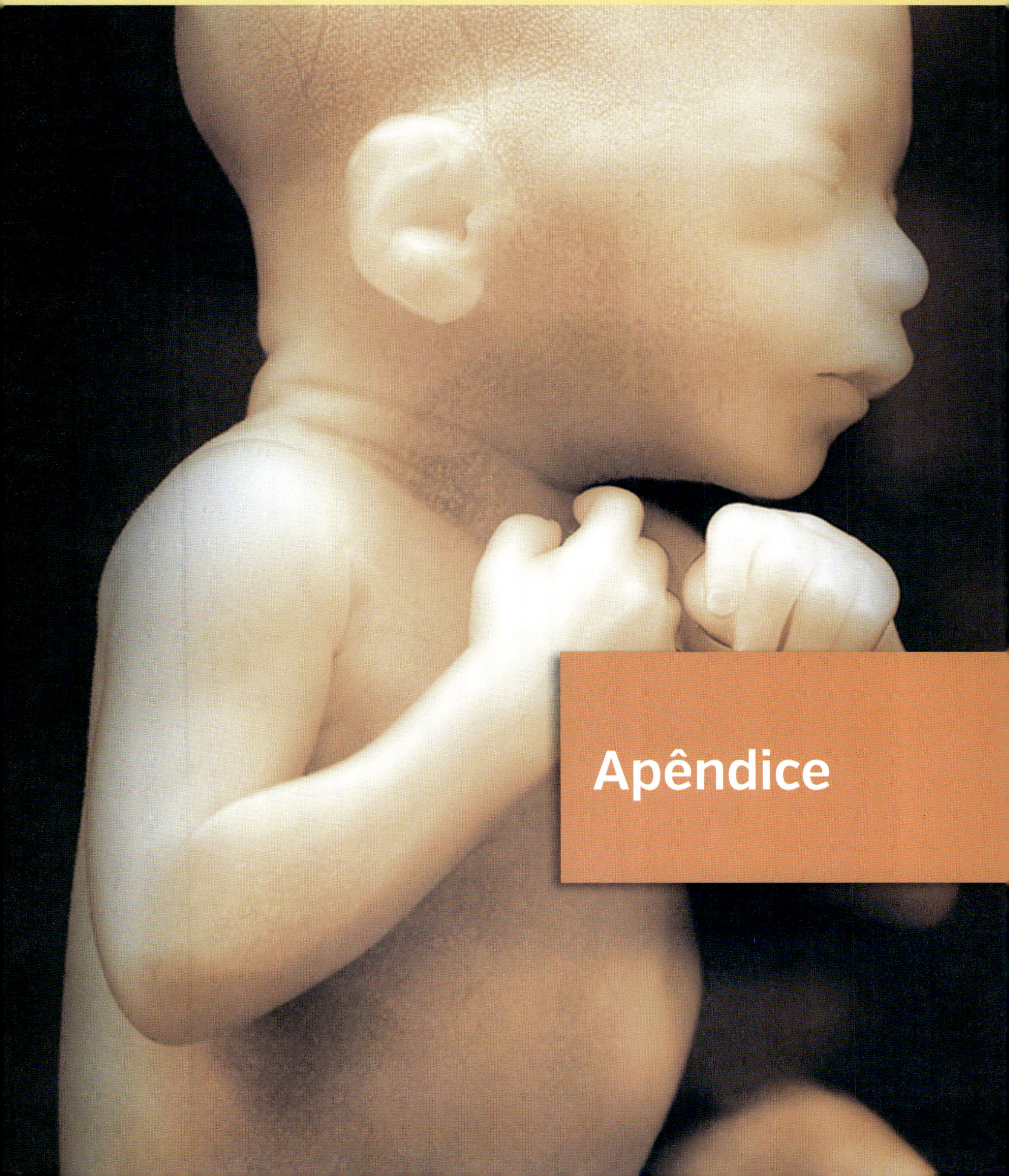

Apêndice

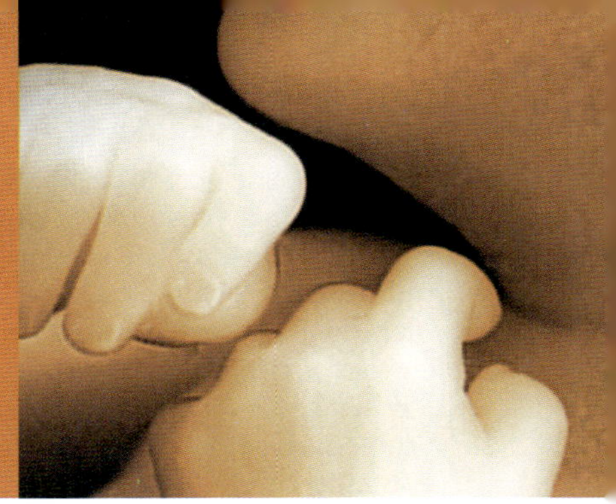

Respostas das Questões

Capítulo 1

1. Durante o processo de indução, um grupo de células ou tecidos (indutor) modifica o destino de outro grupo de células ou tecidos (respondedor). As células respondedoras precisam ter competência para responder, o que é conferido por um fator de competência. A maioria dos processos indutores durante o desenvolvimento embrionário envolve interações epiteliomesenquimais, incluindo rins, derivados do intestino, membros e muitos outros.
2. A sinalização por fatores de crescimento de fibroblastos (FGFs), que fazem parte de uma família de fatores de crescimento e de diferenciação, ocorre por mecanismos parácrinos e pode ser comprometida em muitos níveis. Por exemplo, até mesmo alterações sutis no ligante e/ou no receptor desses fatores modificam a sinalização devido ao alto grau de especificidade entre essas proteínas. Essas alterações poderiam ser causadas por mutações gênicas, como de fato ocorreu com os receptores de FGF, resultando em defeitos cranianos (ver Capítulo 10). Além disso, se qualquer outra proteína na cascata de sinalização for alterada após a ativação do receptor, é possível que haja interferência na sinalização normal. Da mesma forma, modificações nos fatores de transcrição ou em seus locais de ligação ao DNA podem alterar a qualidade ou a quantidade dos produtos proteicos. Felizmente, há redundância intrínseca no sistema, possibilitando a superação de alterações nas vias. O exemplo mais simples é o fato de que, em alguns casos, uma proteína FGF pode ser substituída por outra.

Capítulo 2

1. A causa mais comum do número anormal de cromossomos é a não disjunção durante a meiose ou a mitose. Por motivos desconhecidos, os cromossomos não se separam durante a divisão celular. A não disjunção durante a meiose I ou II resulta em metade dos gametas sem cópias e metade com duas cópias de um cromossomo. A fertilização entre um gameta sem um cromossomo e um gameta normal resulta em monossomia; se ela ocorrer entre um gameta com duas cópias e um normal, o resultado é trissomia. A trissomia do 21 (síndrome de Down), anomalia numérica que mais comumente resulta em defeitos congênitos (déficit mental, anomalias faciais e malformações cardíacas), em geral é causada por não disjunção materna e ocorre mais frequentemente quando as gestantes têm mais de 35 anos de idade, refletindo o fato de que o risco de não disjunção meiótica se eleva com o aumento da idade materna. Outras trissomias que resultam em síndromes de desenvolvimento anômalo envolvem os cromossomos 8, 9, 13 e 18. As monossomias que envolvem cromossomos autossômicos são fatais, mas a monossomia do cromossomo X (síndrome de Turner) é compatível com a vida. Essa condição resulta, em geral (80%), da não disjunção durante a meiose dos cromossomos paternos e é caracterizada por infertilidade, estatura baixa, pescoço alado e outros defeitos. A cariotipagem das células embrionárias obtidas por amniocentese ou por biopsia das vilosidades coriônicas (ver seção "Diagnóstico pré-natal" no Capítulo 9) consegue detectar anomalias cromossômicas antes do nascimento.
2. Algumas vezes, os cromossomos se rompem e os fragmentos geram monossomias ou trissomias parciais ou se ligam (translocação) a outros cromossomos. A translocação de parte do cromossomo 21 para o cromossomo 14, por exemplo, representa cerca de 4% dos casos de síndrome de Down. Os cromossomos também podem ser alterados por mutações em um único gene. O risco de anomalias cromossômicas aumenta se as idades materna e paterna forem superiores a 35 anos.
3. O mosaicismo ocorre quando um indivíduo tem duas ou mais linhagens celulares derivadas de um único zigoto, mas estas têm características genéticas diferentes. As linhagens celulares diferentes podem surgir por mutação ou por não disjunção mitótica durante a separação celular, como ocorre em alguns casos de síndrome de Down.

Capítulo 3

1. A função do corpo lúteo é produzir hormônios essenciais à preparação uterina para a gravidez e para a manutenção da gestação até que a placenta se torne completamente funcional (aproximadamente no início do quarto mês). Inicialmente, a progesterona é o principal hormônio produzido e faz com que o útero entre na fase progestacional (secretória). Mais tarde, são produzidos tanto estrogênio quanto progesterona para manter a gravidez. O corpo lúteo se origina a partir da teca interna (derivada das células do estroma ovariano) e das células granulosas que permanecem no ovário após a ovulação.
2. As três fases da fertilização são: (1) penetração da corona radiata, (2) penetração da zona pelúcida e (3) fusão das membranas celulares do oócito e do espermatozoide. Após a fusão, o óvulo sofre reações corticais e da zona para evitar a poliespermia. Os grânulos corticais próximos à membrana plasmática do oócito liberam enzimas lisossomais que alteram a membrana celular e a zona pelúcida, de modo que outros espermatozoides não conseguem entrar no oócito.

3. A infertilidade ocorre em aproximadamente 20% dos casais casados. Uma causa importante de infertilidade feminina é o bloqueio das tubas uterinas (trompas de Falópio), causado por tecido cicatricial decorrente de doença inflamatória pélvica de repetição; nos homens, a principal causa é a baixa contagem de espermatozoides. As técnicas de fertilização *in vitro* (FIV) conseguem contornar esses problemas, embora a taxa de sucesso seja baixa (aproximadamente 20%).
4. Doenças inflamatórias pélvicas, como a gonorreia, são uma causa importante de obstrução dos ovidutos (tubas uterinas). Embora a paciente seja curada da infecção, o tecido cicatricial fecha o lúmen das tubas uterinas e impede a passagem dos espermatozoides para o oócito e do oócito para a cavidade uterina. A FIV consegue contornar essa dificuldade, visto que os oócitos são fertilizados em cultura e implantados posteriormente no útero.

Capítulo 4

1. A segunda semana é conhecida como a *semana dos dois* porque o trofoblasto se diferencia em duas camadas, o sinciciotrofoblasto e o citotrofoblasto; o embrioblasto se diferencia em duas camadas, o epiblasto e o hipoblasto; o mesoderma extraembrionário se divide em duas camadas, a camada esplâncnica (visceral) e a somática (parietal); e se formam duas cavidades, as cavidades amniótica e da vesícula vitelínica.
2. Ainda não se sabe por que o concepto não é rejeitado pelo sistema materno. Evidências recentes sugerem que a secreção de moléculas imunossupressoras, como citocinas e proteínas, e a expressão de antígenos do complexo principal de histocompatibilidade irreconhecíveis protegem o concepto da rejeição. Em alguns casos, respostas imunológicas maternas afetam negativamente a gravidez, como em alguns casos de doença autoimune. Assim, pacientes com lúpus eritematoso sistêmico têm desfechos reprodutivos ruins e histórico de múltiplos abortos espontâneos. Ainda não foi mostrado de forma conclusiva que os anticorpos maternos possam causar defeitos congênitos.
3. Em alguns casos, o tecido trofoblástico é o único tecido no útero e não existem células derivadas do embrião ou existem em pequena quantidade. Essa condição é chamada de *mola hidatiforme*, que, por sua origem trofoblástica, secreta gonadotrofina coriônica humana e mimetiza os estágios iniciais da gravidez. A maioria das molas hidatiformes é abortada no início da gestação, mas aquelas que contêm remanescentes de um embrião podem persistir até o segundo trimestre. Se persistirem fragmentos do trofoblasto após aborto espontâneo ou remoção cirúrgica da mola, essas células podem continuar a proliferar e formar tumores conhecidos como *molas invasivas*, ou *coriocarcinomas*. Como o desenvolvimento trofoblástico inicial é controlado por genes paternos, acredita-se que a origem das molas hidatiformes seja a fertilização de um oócito sem núcleo.
4. O diagnóstico mais provável é uma gestação ectópica na tuba uterina, que pode ser confirmado por ultrassonografia. A implantação na tuba uterina é resultado do transporte inadequado do zigoto e pode ser resultado de fibrose. Assim como a síndrome de Down, a frequência de gestações ectópicas aumenta em mulheres com mais de 35 anos.

Capítulo 5

1. Infelizmente, o consumo de grandes quantidades de álcool etílico em qualquer estágio da gestação influencia adversamente o desenvolvimento embrionário. Nesse caso, a mulher expôs o embrião durante a terceira semana de gestação (pressupondo que a fertilização ocorreu no ponto médio do ciclo menstrual), no período da gastrulação. Esse estágio é especialmente vulnerável aos danos por álcool etílico e pode resultar em síndrome alcoólica fetal (déficit mental e anomalia facial) (ver Capítulo 9). Embora a síndrome alcoólica fetal seja mais comum em filhos de alcoólatras, nenhum nível *seguro* de concentração sanguínea de etanol foi estabelecido para a embriogênese. Portanto, como o etanol causa defeitos congênitos e é a principal causa de déficit mental, recomenda-se que mulheres planejando engravidar ou já grávidas se abstenham de ingerir bebidas alcoólicas.
2. Esse tipo de massa provavelmente é um teratoma sacrococcígeo. Esses tumores surgem como remanescentes da linha primitiva, em geral na região sacral. O termo *teratoma* se refere ao fato de que o tumor contém tipos diferentes de tecidos. Como ele é derivado da linha primitiva, que contém todos os três folhetos germinativos, ele pode conter tecidos de origem ectodérmica, mesodérmica e endodérmica. Esses tumores são três vezes mais comuns em fetos do sexo feminino do que em fetos do sexo masculino.
3. O recém-nascido tem uma forma grave de disgenesia caudal, chamada de *sirenomelia* (semelhante à sereia). A sirenomelia, que ocorre em graus variáveis, provavelmente é causada por anomalias na gastrulação dos segmentos caudais. Ela foi chamada inicialmente de *regressão caudal*, mas é evidente que as estruturas não regridem; elas simplesmente não se formam. Também conhecida como *agenesia caudal* e *agenesia sacral*, a sirenomelia é caracterizada por graus variáveis de flexão, inversão, rotação lateral e, ocasionalmente, fusão dos membros inferiores; defeitos nas vértebras lombares e sacrais; *agenesia* renal; ânus imperfurado e agenesia de estruturas genitais internas, exceto pelos testículos e ovários. Sua causa não é conhecida. Ela ocorre esporadicamente, mas é observada mais frequentemente em filhos de diabéticas.
4. Esse paciente tem sequência de lateralidade direcionada para a esquerda e deve ser avaliado à procura de defeitos adicionais. A lateralidade é estabelecida no momento da formação da linha primitiva (gastrulação) e é regulada por genes como *NODAL* e *PITX2*, que têm sua expressão restrita. A reversão parcial da assimetria esquerda-direita é associada mais frequentemente a outros defeitos do que à assimetria completa (*situs inversus*).
5. Enquanto escuta a solicitação da paciente para tomar um dos inibidores seletivos da recaptação da serotonina (ISRSs), você se lembra da tragédia causada pelo uso da talidomida e sua lição de que mulheres planejando engravidar ou que já estejam grávidas devem tomar cuidado, porque algumas substâncias podem ser prejudiciais para o feto. Você também conhece estudos científicos que mostram que a serotonina é uma importante molécula de sinalização durante o desenvolvimento embrionário, principalmente para o estabelecimento do eixo esquerda-direita (lateralidade), e você leu na literatura epidemiológica que há uma associação entre ISRSs e defeitos congênitos. Portanto, você deve aconselhar sua paciente a não tomar

medicamentos. Em vez disso, tente convencê-la a participar de um programa de atividade física e outras atividades sociais que tenham uma eficácia semelhante aos ISRSs na prevenção da depressão. Somente em casos graves de ansiedade e depressão, poderia ser aconselhável uma estratégia alternativa que incluísse medicação.

Capítulo 6

1. As células que permanecem no epiblasto formam a camada germinativa ectodérmica. A região central dessa camada ao longo do eixo embrionário se diferencia na placa neural e, na terceira e na quarta semanas da gestação, as bordas da placa começam a se elevar e formam as pregas neurais. As pregas se enrolam em um tubo pela fusão dorsal na linha média. O fechamento das pregas começa na região cervical e avança desse ponto cranial e caudalmente. O processo de fechamento se completa no fim da quarta semana de gestação (28º dia). O processo completo de formação, elevação e fechamento da prega é chamado de *neurulação*. Os defeitos no tubo neural ocorrem quando o processo de fechamento não acontece em uma região ou em mais de uma região. Se ele não ocorrer cranialmente, o resultado é anencefalia; se for caudalmente, o defeito é chamado de *espinha bífida*. Setenta por cento desses defeitos podem ser evitados se a mulher ingerir diariamente 400 μg de ácido fólico durante pelo menos 3 meses antes da concepção e continuar a ingestão durante toda a gravidez. Como 50% das gestações não são planejadas, recomenda-se que todas as mulheres em idade fértil ingiram diariamente um multivitamínico contendo 400 μg de ácido fólico.
2. As células da crista neural têm origem ectodérmica e surgem das bordas (cristas) das pregas neurais. Nas regiões craniais, elas migram das pregas antes do fechamento do tubo neural, enquanto, nas regiões caudais (medula espinal), elas migram após o fechamento. As proteínas BMPs são essenciais para o estabelecimento da borda da prega neural por meio de suprarregulação da expressão de *PAX3*. Este e outros fatores de transcrição iniciam então uma cascata genética que especifica as células da crista. Dois componentes importantes da cascata são os fatores de transcrição *FOXD3*, que especifica as células da crista, e *SLUG*, que promove a migração das células da crista. Estas formam muitas estruturas, incluindo ossos, tecidos conjuntivos e derme da face, gânglios dos nervos cranianos, gânglios simpáticos e parassimpáticos, melanócitos e o septo conotruncal do coração (ver Quadro 6.1).
3. Os somitos se formam a partir da parte paraxial da camada germinativa mesodérmica. Eles aparecem primeiramente como blocos segmentares de mesoderma organizado frouxamente (somitômeros) ao longo do eixo do embrião. As células sofrem então um processo de epitelização e formam somitos que consistem em uma parte ventral, o esclerótomo, e uma parte dorsal que tem dois tipos de células: os dermátomos (parte central) e os miótomos (partes medial e lateral). As células nas regiões do miótomo proliferam e migram abaixo do dermátomo, formando o dermomiótomo. Todas as células no somito acabam perdendo suas características epiteliais e se tornam novamente mesenquimais. As células do esclerótomo migram e formam as vértebras e as costelas, os miótomos formam o músculo esquelético e os dermátomos formam a derme do dorso.
4. Os vasos sanguíneos são formados por vasculogênese, na qual as células nas ilhotas sanguíneas coalescem e formam tubos endoteliais; e por angiogênese, quando os vasos se formam por brotamento de vasos preexistentes. O fator de crescimento do endotélio vascular (VEGF) estimula ambos os tipos de desenvolvimento dos vasos. Em alguns casos, a proliferação excessiva de capilares causa tumores chamados de *hemangiomas*, mas ainda não está claro se a superexpressão de VEGF está envolvida na origem desses tumores.
5. O tubo intestinal tem três divisões: o intestino anterior, o intestino médio e o intestino posterior. O intestino médio mantém uma conexão com a vesícula vitelínica, chamada de ducto vitelino, e essa estrutura não se fecha completamente até o estágio mais avançado do desenvolvimento. A abertura para o intestino faríngeo é fechada pela membrana orofaríngea, que degenera na quarta semana; a abertura para o intestino posterior é fechada pela membrana cloacal, que degenera na sétima semana.
6. O desenvolvimento entre a terceira e a oitava semanas é crítico porque é quando as populações celulares responsáveis pela formação dos órgãos são estabelecidas e quando os primórdios orgânicos estão sendo formados. No início da terceira semana, a gastrulação começa a fornecer células que constituem as três camadas germinativas responsáveis pela organogênese. No fim da terceira semana, inicia-se a diferenciação do sistema nervoso central, e nas 5 semanas seguintes são estabelecidos todos os primórdios dos principais sistemas orgânicos. Nesse período, as células estão proliferando rapidamente e estão ocorrendo sinais intercelulares críticos. Esses fenômenos são especialmente sensíveis à disrupção por fatores externos, como perigos ambientais, agentes farmacêuticos e uso abusivo de drogas ilícitas. Assim, a exposição a esses fatores pode resultar em anomalias conhecidas como malformações ou defeitos congênitos.

Capítulo 7

1. Existem dois mecanismos que explicam a origem desse tipo de hérnia diafragmática. Primeiro, não houve alongamento da região esofágica do intestino anterior. Esse crescimento é necessário para posicionar o estômago no abdome. Caso contrário, o estômago não consegue se mover para a região abdominal e permanece na cavidade torácica. Segundo, as células musculares não migraram para a área da membrana pleuroperitoneal esquerda, resultando em uma área enfraquecida e subsequente herniação do estômago de volta à cavidade pleural. Esse segundo mecanismo é mais comum do que a incapacidade de alongamento da região esofágica. O grau de hipoplasia pulmonar resultante da compressão pelas vísceras abdominais determina o destino do embrião/feto. O tratamento demanda reparo cirúrgico do defeito e já foram feitas tentativas de corrigir a formação *in utero*.
2. O defeito é a gastrósquise. Ele ocorre por causa de uma fraqueza na parede corporal provocada pelo fechamento anormal da parede corporal ventral. Como o intestino não é coberto por âmnio, ele pode se tornar necrótico por causa da exposição ao líquido amniótico. Ele também é responsável pela rotação das alças intestinais ao redor de si mesmas (vólvulo), interrompendo a irrigação sanguínea e provocando um infarto. A gastrósquise não está associada a anomalias genéticas e apenas 15% têm outras malformações. Portanto, se o dano ao intestino não for muito extenso, as taxas de sobrevida serão boas.

3. Durante a quarta semana, o septo transverso, que forma o tendão central do diafragma, encontra-se em oposição aos segmentos cervicais de três a cinco (C3-C5). Conforme o embrião cresce e a cabeça se curva ventralmente, a posição do septo transverso (diafragma) se desloca caudalmente para a cavidade torácica. Entretanto, a musculatura para o diafragma é derivada de segmentos cervicais originais localizados em seu local original. Visto que as células musculares sempre carreiam os nervos de seu local original para onde quer que elas migrem, é o nervo frênico oriundo de C3, C4 e C5 que inerva o diafragma (C3, C4 e C5 mantêm o diafragma "vivo").

Capítulo 8

1. O excesso de líquido amniótico é chamado de *hidrâmnio* ou *polidrâmnio* e muitas vezes (35%) a causa é desconhecida (idiopática). Alta incidência (25%) também está associada a diabetes melito materno e a defeitos congênitos que interferem na deglutição fetal, como atresia esofágica e anencefalia.
2. Não, ela não está correta. A placenta não age como barreira completa e muitos compostos a atravessam livremente, especialmente substâncias lipofílicas como tolueno e álcool etílico. Além disso, no início da gestação, a placenta não está completamente desenvolvida e o embrião está particularmente vulnerável. Essas semanas iniciais também são muito sensíveis a agravos por compostos como tolueno (embriopatia por tolueno).

Capítulo 9

1. Defeitos no tubo neural, como espinha bífida e anencefalia, produzem níveis elevados de α-fetoproteína (AFP), assim como as anomalias abdominais, como gastrósquise e onfacele. Os níveis maternos de AFP também se elevam, de modo que podem ser utilizados como teste de rastreamento a ser confirmado por amniocentese. A ultrassonografia é utilizada para confirmar o diagnóstico.
2. Como a síndrome de Down é uma anomalia cromossômica resultante mais frequentemente da trissomia do 21 (ver Capítulo 2), podem ser coletadas células ou DNA fetal para análise genética. Os procedimentos de rastreamento pré-natal não invasivo incluem a coleta de células e/ou DNA livre de células (cfDNA) do sangue materno. Um resultado positivo é então confirmado por procedimentos mais invasivos, como amniocentese ou biopsia das vilosidades coriônicas. A amostragem de vilosidades coriônicas apresenta a vantagem de que podem ser obtidas quantidades suficientes de células para a realização imediata de análises, enquanto as células coletadas por amniocentese, que habitualmente não é realizada antes da décima quarta semana de gestação, precisam ser cultivadas por aproximadamente 2 semanas para a obtenção de quantidade suficiente. O risco de perda fetal após a amostragem de vilosidades coriônicas é de 1%, cerca do dobro do risco da amniocentese.
3. O estado fetal é crítico para o manejo da gestação, do parto e do cuidado pós-natal. Tamanho, idade e posição são importantes para a determinação do momento e do tipo de parto. O conhecimento da existência de defeitos é importante para o planejamento do cuidado pós-natal. Os testes para a determinação do estado fetal são ditados pelo histórico materno e por fatores de aumento de risco, como exposição a teratógenos, anomalias cromossômicas em um dos pais, idade materna avançada ou o nascimento de uma criança anterior com um defeito congênito.
4. Os fatores que influenciam a ação de um teratógeno são: (1) o genótipo da mãe e do concepto, (2) a dose e a duração da exposição ao agente e (3) o estágio da embriogênese quando a exposição ocorreu. A maioria das malformações é induzida durante o período embrionário (período teratogênico), entre a terceira e a oitava semanas de gestação. Entretanto, estágios anteriores a esse, inclusive o período pré-implantação, e após a oitava semana (período fetal) continuam suscetíveis. O encéfalo, por exemplo, permanece sensível a agravos por todo o período fetal. Nenhum estágio da gravidez é isento de risco de agravos teratogênicos.
5. A mulher está correta em relação à possibilidade de os medicamentos serem teratogênicos. Entretanto, uma hipertermia dessa ordem sabidamente provoca defeitos no tubo neural (espinha bífida e anencefalia) nesse estágio da gestação. Portanto, é preciso ponderar o risco de teratogenicidade de um agente antipirético com baixo potencial teratogênico, como uma dose baixa de ácido acetilsalicílico, contra o risco de hipertermia. É interessante mencionar que já foram associadas malformações à hipertermia induzida por sauna. Não há informações sobre hipertermia induzida por exercício e defeitos congênitos; porém, a atividade física extenuante (correr uma maratona) aumenta significativamente a temperatura corporal e, provavelmente, deve ser evitada durante a gravidez.
6. Como mais de 50% das gestações não são planejadas, todas as mulheres em idade fértil devem ingerir diariamente 400 μg de ácido fólico como um suplemento para evitar defeitos no tubo neural. Se a mulher não está ingerindo folato e está planejando engravidar, ela deve começar a suplementação 3 meses antes da concepção e continuar ao longo da gestação. O ácido fólico não é tóxico mesmo em altas doses e consegue evitar até 70% dos defeitos no tubo neural, além de prevenir defeitos cardíacos conotruncais e fendas faciais.
7. As preocupações são válidas, visto que filhos de mulheres diabéticas dependentes de insulina têm uma incidência aumentada de defeitos congênitos, incluindo um amplo espectro de anomalias menores e maiores. A colocação da mãe sob controle metabólico restrito utilizando múltiplas injeções de insulina antes da concepção e ao longo da gravidez diminui a incidência de anomalias e permite uma oportunidade maior de gestação normal. O mesmo se aplica às mulheres com fenilcetonúria. O controle restrito da doença dessas pacientes antes da concepção e durante a gestação virtualmente elimina o risco de defeitos congênitos na criança. Ambas as situações ressaltam a necessidade de planejar a gravidez e de evitar exposições teratogênicas em potencial, especialmente durante as primeiras 8 semanas de gestação, quando ocorre a maioria dos defeitos.

Capítulo 10

1. As suturas cranianas são regiões fibrosas entre os ossos chatos do crânio. As regiões membranosas onde mais de dois ossos se encontram são conhecidas como *fontanelas* (também conhecidas como fontículos, segundo a Terminologia Anatômica), e a maior delas é a fontanela anterior.

Essas suturas e fontanelas possibilitam: (1) a modelagem da cabeça conforme ela avança no canal vaginal e (2) o crescimento do encéfalo. O crescimento do crânio, que continua após o nascimento conforme o encéfalo aumenta, é maior durante os primeiros 2 anos de vida. O fechamento prematuro de uma ou mais suturas (craniossinostose) resulta em deformidades no formato da cabeça, dependendo de qual sutura está envolvida. A craniossinostose está associada frequentemente a outros defeitos esqueléticos, e as evidências sugerem que fatores genéticos são importantes na causa da doença (ver Quadro 10.1). Os defeitos nos ossos longos e nos dedos estão associados frequentemente a outras malformações e devem levar ao exame cuidadoso de todos os sistemas. Grupos de defeitos que ocorrem simultaneamente com uma causa comum são chamados de *síndromes*, e anomalias dos membros, especialmente do rádio e dos dedos, são componentes comuns dessas síndromes. O diagnóstico das síndromes é importante na determinação dos riscos de recorrência e, portanto, no aconselhamento dos pais sobre futuras gestações.

2. A formação das vértebras é um processo complexo que envolve o crescimento e a fusão da parte caudal de um esclerótomo com a parte cranial do esclerótomo adjacente. Não é surpreendente que ocorram erros e eles resultem em fusões e aumentos ou diminuições do número de vértebras (sequência de Klippel-Feil). Em alguns casos, forma-se apenas metade da vértebra (hemivértebra), resultando em assimetria e curvatura lateral da coluna vertebral (escoliose). Os genes *HOX* (*homeobox*) que padronizam a vértebra podem ter mutações que fazem com que partes de uma vértebra não se formem adequadamente. A escoliose também pode ser causada por fraqueza nos músculos do dorso.

Capítulo 11

1. As células musculares são derivadas dos lábios (bordas) ventrolateral (LVL) e dorsomedial (LDM) dos somitos. As células de ambas as regiões contribuem para a formação do dermomiótomo e, além disso, algumas células dos lábios LVL migram através da fronteira somítica lateral para a camada parietal do mesoderma da placa lateral. Juntas, essas células e o mesoderma da placa lateral constituem o domínio mesodérmico abaxial, enquanto o mesoderma paraxial ao redor do tubo neural forma o domínio mesodérmico primaxial. Os músculos derivados do domínio primaxial incluem os músculos do dorso, alguns músculos do pescoço, alguns músculos da cintura escapular e os músculos intercostais. O domínio abaxial forma o restante dos músculos axiais e dos membros (ver Quadro 11.1).
2. Não existe o músculo peitoral menor e há ausência parcial ou completa do músculo peitoral maior. O defeito conhecido como *anomalia de Poland* é o diagnóstico mais provável. A anomalia de Poland está frequentemente associada a encurtamento dos dedos médios (braquidactilia) e fusão dos dedos (sindactilia). A ausência do músculo peitoral maior exerce pouco ou nenhum efeito, por causa da ação compensatória dos outros músculos. As características desfigurantes do defeito podem ser muito perturbadoras, especialmente para as mulheres.
3. A padronização muscular depende do tecido conjuntivo que se forma a partir dos fibroblastos. Na cabeça, com seu padrão complicado de músculos para a expressão facial, as células da crista neural direcionam a padronização; nas regiões cervical e occipital, o direcionamento é feito pelo tecido conjuntivo a partir dos somitos; e na parede corporal e nos membros, o direcionamento é feito pelo mesoderma somático.
4. A inervação muscular é derivada do nível vertebral do qual as células musculares se originam e essa relação é mantida independentemente de para onde as células musculares migraram. Assim, os mioblastos que formam o diafragma se originam dos segmentos cervicais 3, 4 e 5, migram para a região torácica e carregam com eles os seus nervos.

Capítulo 12

1. Os defeitos nos ossos longos e nos dedos estão associados frequentemente a outras malformações e devem levar ao exame cuidadoso de todos os sistemas. Grupos de defeitos que ocorrem simultaneamente com uma causa comum são chamados de *síndromes*, e anomalias dos membros, especialmente do rádio e dos dedos, são componentes comuns dessas síndromes. O diagnóstico das síndromes é importante na determinação dos riscos de recorrência e, portanto, no aconselhamento dos pais sobre futuras gestações.

Capítulo 13

1. Uma incidência de quatro câmaras é obtida na ultrassonografia do coração. As câmaras são divididas anteriormente pelo septo interatrial e inferiormente pelo septo interventricular, e os coxins endocárdicos cercam os canais atrioventriculares lateralmente. Juntas, essas estruturas formam uma cruz cuja integridade é prontamente visualizada por ultrassonografia. Entretanto, nesse caso o feto provavelmente tem um defeito do septo interventricular, a malformação cardíaca mais frequente, na parte membranosa do septo. A integridade dos grandes vasos também deve ser verificada cuidadosamente porque o septo conotruncal que divide os canais aórtico e pulmonar precisa entrar em contato com a parte membranosa do septo interventricular para que essa estrutura se desenvolva normalmente.
2. Como as células da crista neural contribuem para a maior parte do desenvolvimento da face e do septo conotruncal, elas provavelmente foram lesionadas. As células da crista podem não ter migrado para essas regiões, não ter proliferado ou podem ter morrido. O ácido retinoico (vitamina A) é um teratógeno potente que atua sobre as células da crista neural, entre outras populações celulares. Como os retinoides são efetivos no tratamento da acne, que é comum em mulheres jovens e em idade fértil, extremo cuidado deve ser tomado antes da prescrição desse fármaco para essa população.
3. O tecido do coxim endocárdico é essencial para o desenvolvimento adequado dessas estruturas. No canal atrioventricular comum, os coxins endocárdicos (um anterior, um inferior e dois laterais) dividem a abertura e contribuem para as valvas mitral e tricúspide nos canais atrioventriculares esquerdo e direito. Além disso, os coxins superior e inferior são essenciais para a septação completa dos átrios pela fusão com o septo primário e dos ventrículos, por formar a parte membranosa do septo interventricular. O tecido do coxim no cone e no tronco forma o septo conotruncal, que forma uma espiral para baixo, separa a aorta e os canais pulmonares e se fusiona com o coxim endocárdico

inferior para completar o septo interventricular. Portanto, qualquer anomalia no tecido do coxim pode resultar em vários defeitos cardíacos, incluindo defeitos dos septos interatrial e interventricular, transposição dos grandes vasos e outras anomalias da via de saída.

4. No desenvolvimento do sistema vascular para a cabeça e o pescoço, uma série de arcos arteriais se forma ao redor da faringe. A maioria desses arcos sofre alterações, incluindo regressão, conforme os padrões originais são modificados. Duas dessas alterações que produzem dificuldades de deglutição são: (1) arco aórtico duplo, em que uma parte da aorta dorsal direita (que normalmente regride) persiste entre a sétima artéria intersegmentar e sua junção com a aorta dorsal esquerda, criando um anel vascular ao redor do esôfago; e (2) arco aórtico direito, em que a aorta ascendente e o arco se formam no lado direito. Se, nesses casos, o ligamento arterioso persistir no lado esquerdo, ele passará por trás do esôfago e poderá comprimi-lo.

Capítulo 14

1. Esse recém-nascido provavelmente tem algum tipo de atresia traqueoesofágica com ou sem fístula traqueoesofágica associada. O feto não consegue deglutir e essa condição resulta em polidrâmnio. O defeito é causado pela divisão anormal da traqueia e do esôfago pelo septo traqueoesofágico. Esses defeitos estão frequentemente associados a outras malformações, incluindo vários tipos de anomalias vertebrais, atresia anal, defeitos cardíacos, anomalias renais e defeitos nos membros conhecidos como *associação VACTERL*.
2. Fetos nascidos antes do sétimo mês de gestação não produzem surfactante suficiente para reduzir a tensão superficial nos alvéolos e permitir a função pulmonar normal. Consequentemente, os alvéolos colapsam, resultando em síndrome de angústia respiratória. A administração de esteroides durante a gestação e o uso de surfactantes artificiais melhoraram o prognóstico desses recém-nascidos.

Capítulo 15

1. O mais provável é que o recém-nascido tenha algum tipo de atresia esofágica com ou sem fístula traqueoesofágica associada. Em 90% desses casos, a parte proximal do esôfago termina em uma bolsa cega, e uma fístula conecta a parte distal com a traqueia. Ocorre polidrâmnio porque o feto não consegue engolir líquido amniótico. A aspiração de líquido no nascimento pode causar pneumonia. O defeito é causado por uma divisão anormal do divertículo respiratório do intestino anterior pelo septo traqueoesofágico.
2. O diagnóstico mais provável é uma onfalocele resultante da incapacidade de o intestino herniado retornar para a cavidade abdominal entre a décima e a décima segunda semanas de gestação. Como o intestino normalmente hernia para o cordão umbilical, ele é coberto por âmnio. Essa situação é contrária à gastrósquise, em que as alças do intestino herniam através de um defeito na parede abdominal e não são cobertas por âmnio. O prognóstico não é bom porque 25% dos fetos com onfalocele morrem antes do nascimento, 40 a 88% têm anomalias associadas e aproximadamente 15% apresentam anomalias cromossômicas. Se não existirem defeitos complicadores, será possível o reparo cirúrgico, e, quando o cirurgião é experiente, a sobrevida é de 100%.
3. A recém-nascida tem ânus imperfurado com uma fístula retovaginal, parte de um complexo de atresia anorretal. Aparentemente ela tem atresia anorretal alta porque a fístula conecta o reto à vagina, explicando o mecônio (conteúdo intestinal) encontrado nessa estrutura. O defeito provavelmente foi causado por uma cloaca muito pequena, de modo que a membrana cloacal foi encurtada posteriormente. Essa condição faz com que a abertura do intestino posterior se desloque anteriormente. Quanto menor for a cloaca posteriormente, a abertura do intestino posterior irá deslocar-se mais anteriormente, resultando em um defeito mais alto.

Capítulo 16

1. Os três sistemas que se formam são o pronefro, o mesonefro e o metanefro – todos derivados do mesoderma intermediário. Eles se formam de modo sucessivo, em sequência craniocaudal. Assim, o pronefro se forma nos segmentos cervicais no fim da terceira semana, mas é rudimentar e rapidamente regride. O mesonefro, que surge precocemente no início da quarta semana, se estende da região torácica para a lombar superior. Ele é segmentado apenas em sua parte superior e contém túbulos excretórios que se conectam com o ducto mesonéfrico (wolffiano). Esse rim também regride, mas pode funcionar por um período curto. Ele é mais importante porque os túbulos e os ductos coletores contribuem para os ductos genitais masculinos. Os ductos coletores próximos aos testículos formam os dúctulos eferentes, enquanto o ducto mesonéfrico forma o epidídimo, o ducto deferente e o ducto ejaculatório. Na mulher, esses ductos e túbulos degeneram porque a manutenção deles depende da produção de testosterona. O metanefro se encontra na região pélvica como massa de mesoderma não segmentado (blastema metanéfrico) que forma o rim definitivo. Os brotos uretéricos crescem a partir dos ductos mesonéfricos e, em contato com o blastema metanéfrico, induzem sua diferenciação. Os brotos uretéricos formam os ductos coletores e os ureteres, enquanto o blastema metanéfrico forma os néfrons (unidades excretórias), e cada um consiste em um glomérulo (capilares) e túbulos renais.
2. Tanto os ovários quanto os testículos se desenvolvem na cavidade abdominal a partir do mesoderma intermediário ao longo do sulco urogenital. Ambos também descem por mecanismos semelhantes a partir de sua posição original, mas o útero impede a migração dos ovários para fora da cavidade abdominal. Entretanto, no homem, uma condensação mesenquimal, o gubernáculo (que também se forma nas mulheres, mas se liga ao útero), liga o polo caudal do testículo primeiramente à região inguinal e depois às protuberâncias escrotais. O crescimento e a retração do gubernáculo, em conjunto com a progressiva pressão intrabdominal, fazem com que os testículos desçam. A falha desse processo causa *criptorquidia*. Aproximadamente 2 a 3% dos recém-nascidos a termo do sexo masculino têm criptorquidia e, em 25% deles, a condição é bilateral. Em muitos casos, os testículos descem para o escroto até o fim do primeiro ano de vida. Se isso não ocorrer, poderá ser necessária a administração de testosterona (porque se acredita que esse hormônio desempenhe um papel na descida) ou cirurgia. A fertilidade é comprometida se a condição for bilateral.

3. As genitálias externas masculina e feminina passam por um estágio indiferenciado durante o qual é impossível distinguir entre os dois sexos. Sob a influência da testosterona, essas estruturas adotam uma aparência masculina, mas os derivados são homólogos entre homens e mulheres. Essas homologias incluem: (1) o clitóris e o pênis, derivados do tubérculo genital; (2) os grandes lábios (também conhecidos como lábios maiores do pudendo, segundo a Terminologia Anatômica) e o escroto, derivados das protuberâncias genitais que se fundem no homem; e (3) os pequenos lábios (também conhecidos como lábios menores do pudendo, segundo a Terminologia Anatômica) e a uretra peniana, derivados das pregas uretrais que se fundem no homem. Durante os estágios iniciais, o tubérculo genital é maior na mulher do que no homem, e isso leva à identificação incorreta do sexo por ultrassonografia.
4. O útero é formado pela fusão das partes inferiores dos ductos paramesonéfricos (müllerianos). Várias anomalias já foram descritas; a mais comum consiste em dois cornos uterinos (útero bicorne). As complicações desse defeito incluem dificuldades de engravidar, alta incidência de abortos espontâneos e apresentações fetais anormais. Em alguns casos, uma parte do útero tem fundo cego (corno rudimentar), causando problemas menstruais e dor abdominal.

Capítulo 17

1. As células da crista neural são importantes para o desenvolvimento craniofacial porque contribuem para muitas estruturas nessa região. Elas formam todos os ossos da face e a parte anterior da abóbada craniana, além do tecido conjuntivo que fornece a padronização dos músculos faciais. Elas também contribuem para os gânglios dos nervos cranianos, as meninges, a derme, os odontoblastos e o estroma para as glândulas derivadas das bolsas faríngeas. Além disso, as células da crista da região do rombencéfalo das pregas neurais migram ventralmente e participam da septação da região conotruncal do coração nos vasos aórtico e pulmonar. Infelizmente, as células da crista parecem ser vulneráveis a vários compostos, incluindo álcool etílico e retinoides, talvez porque elas não expressem as enzimas catalase e superóxido dismutase, que destroem radicais livres tóxicos. Muitos defeitos craniofaciais resultam de agravos a células da crista neural e podem estar associados a anomalias cardíacas por causa da contribuição dessas células para a morfogênese cardíaca.
2. A criança pode ter anomalia de DiGeorge, que é caracterizada por esses tipos de defeitos craniofaciais e pela ausência parcial ou completa de tecido tímico. A perda de tecido tímico compromete o sistema imunológico, resultando em numerosas infecções. Danos às células da crista neural constituem a causa mais provável da sequência porque essas células contribuem para o desenvolvimento de todas essas estruturas, incluindo o estroma do timo. Já foi demonstrado experimentalmente que teratógenos, como o álcool etílico, causam esses defeitos.
3. Crianças com fendas na linha média do lábio frequentemente têm déficit mental. As fendas medianas estão associadas à perda de outras estruturas da linha média, inclusive aquelas no encéfalo. Em sua forma extrema, toda a linha média craniana é perdida e os ventrículos laterais dos hemisférios cerebrais estão fundidos em um único ventrículo, uma condição chamada de *holoprosencefalia*. Fendas na linha média, induzidas quando as pregas neurais cranianas começam a se formar (aproximadamente entre o 19º e o 21º dias), resultam da perda de tecido na linha média na região da placa pré-cordal.
4. A criança muito provavelmente tem um cisto tireoglosso, resultado da regressão incompleta do ducto tireoglosso. Esses cistos podem se formar em qualquer lugar ao longo da linha de descida da glândula tireoide conforme ela migra da região do forame cego da língua para a sua posição no pescoço. Um cisto precisa ser diferenciado de tecido glandular ectópico, que também pode persistir ao longo dessa via.

Capítulo 18

1. Os nervos cranianos e espinais são homólogos, mas eles são diferenciados pelo fato de a composição dos nervos cranianos ser muito menos consistente. Os neurônios motores de ambos se encontram nas placas basais do sistema nervoso central, e os gânglios sensoriais, derivados da crista neural, se encontram fora do sistema nervoso central. As fibras dos neurônios sensoriais formam sinapses com neurônios nas placas alares da medula espinal e do encéfalo. Três nervos cranianos (I, II e VIII) são completamente sensoriais; quatro (IV, VI, XI e XII) são completamente motores; três (VII, IX e X) têm fibras motoras, sensoriais e parassimpáticas; e um (III) tem apenas componentes motores e parassimpáticos. Em contrapartida, todos os nervos espinais têm fibras motoras e sensoriais.
2. Os componentes que se aproximam para formar o nervo espinal são as raízes dorsal e ventral, que contêm fibras sensoriais (aferentes) e motoras (eferentes), respectivamente. Os corpos celulares dos neurônios motores estão localizados nos cornos ventrais da medula espinal, enquanto os dos neurônios sensoriais se localizam fora da medula espinal, nos gânglios da raiz dorsal, e são derivados das células da crista neural. Portanto, os nervos espinais contêm tanto fibras motoras quanto fibras sensoriais. Cada nervo espinal é muito curto e se divide quase imediatamente em cada forame intervertebral em um ramo primário dorsal (para os músculos do dorso) e um ramo primário ventral (para os músculos dos membros e da parede corporal). Cada um desses ramos é um nervo misto contendo fibras motoras e sensoriais.
3. Uma punção espinal é realizada entre as vértebras L4 e L5 porque a medula espinal termina no nível de L2-L3. Assim, é possível obter líquido cerebrospinal nesse nível sem danificar a medula espinal. O espaço é criado porque, após o terceiro mês, a medula espinal, que inicialmente se estendia por todo o comprimento da coluna vertebral, não se alonga tão rapidamente quanto a dura-máter e a coluna vertebral, de modo que, no adulto, a medula espinal termina no nível de L2-L3.
4. A base embriológica da maioria dos defeitos do tubo neural é a inibição do fechamento das pregas neurais nos neuróporos cranial e caudal. Por sua vez, ocorrem defeitos nas estruturas circunjacentes, resultando em anencefalia, alguns tipos de encefalocele e espinha bífida cística. Déficits neurológicos graves acompanham as anomalias nessas regiões. Os defeitos no tubo neural que ocorrem em aproximadamente 1 a cada 1.500 nascimentos podem ser diagnosticados no pré-natal por ultrassonografia e por altos níveis de α-fetoproteína no

soro materno e no líquido amniótico. Evidências recentes mostraram que a suplementação diária de 400 μg de ácido fólico 3 meses antes da concepção evita até 70% desses defeitos.

5. A hidrocefalia resulta do bloqueio do fluxo do líquido cerebrospinal dos ventrículos laterais através do forame de Monro e do aqueduto cerebral para o quarto ventrículo e dali para o espaço subaracnoide, onde ele seria reabsorvido. Na maioria dos casos, o bloqueio ocorre no aqueduto cerebral, no mesencéfalo. Ele pode ter causas genéticas (doença recessiva ligada ao X) ou infecciosas (toxoplasmose, citomegalovírus).
6. O sistema nervoso autônomo é composto pelos sistemas simpático e parassimpático. A parte simpática tem seus neurônios pré-ganglionares localizados no corno intermediário da medula espinal de T1-L2. A parte parassimpática tem origem craniossacral, com seus neurônios pré-ganglionares no encéfalo e na medula espinal (S2-S4). O efluxo craniano é levado pelos nervos III, VII, IX e X. Os corpos celulares pós-ganglionares de ambos os sistemas são derivados das células da crista neural.

Capítulo 19

1. Um placódio é uma região de ectoderma cuboide que se espessa e assume um formato colunar. Os placódios óticos se formam em ambos os lados do prosencéfalo e então invaginam, formando as vesículas óticas. Os placódios originam os órgãos sensoriais, e os placódios óticos não são exceção. Assim, formam-se evaginações tubulares a partir da vesícula ótica, e elas se diferenciam no sáculo, no utrículo, nos canais semicirculares e nos ductos endolinfático e coclear. Juntas, essas estruturas constituem o labirinto membranoso da orelha interna.
2. A cavidade timpânica (orelha média) é derivada da primeira bolsa faríngea e é, portanto, revestida por endoderma. A bolsa se expande lateralmente e incorpora os ossículos da audição, gerando a cavidade da orelha média, enquanto a parte medial se alonga e forma a tuba auditiva, que mantém uma conexão aberta com a faringe. A membrana timpânica (tímpano) se forma quando as células ectodérmicas na superfície do primeiro arco faríngeo invaginam para formar o meato e o canal acústicos externos. À medida que o ectoderma penetra em direção à cavidade da orelha média, o mesênquima entre as células invaginantes e o endoderma que reveste a cavidade se torna muito fino. Assim, a membrana timpânica é formada entre o meato acústico externo e a cavidade subjacente da orelha média e é composta por três camadas: (1) ectoderma e (2) mesênquima do primeiro arco faríngeo e (3) endoderma da primeira bolsa faríngea quando essa estrutura forma a cavidade da orelha média.
3. Microtia consiste em defeitos na orelha externa que variam desde orelhas pequenas, porém bem formadas, até a ausência de orelhas (anotia). Outros defeitos ocorrem em 20 a 40% das crianças com microtia ou anotia, incluindo o espectro oculoauriculovertebral (microssomia hemifacial), no qual os defeitos craniofaciais são assimétricos. Como a orelha externa é derivada de saliências nos dois primeiros arcos faríngeos, que são formados principalmente pelas células da crista neural, essa população celular participa da maioria das malformações da orelha externa.

Capítulo 20

1. O cristalino se forma a partir de um espessamento do ectoderma (placódio do cristalino), adjacente ao cálice óptico. A indução do cristalino pode começar muito cedo, mas o contato com o cálice óptico participa nesse processo, bem como na manutenção e na diferenciação do cristalino. Portanto, se o cálice óptico não entrar em contato com o ectoderma ou se os sinais celulares e moleculares essenciais para o desenvolvimento do cristalino forem interrompidos, o cristalino não se formará.
2. A exposição ao vírus da rubéola comprovadamente causa catarata, microftalmia, surdez congênita e malformações cardíacas. A exposição entre a quarta e a oitava semanas põe o feto em risco de um ou mais desses defeitos congênitos.
3. Conforme o cálice óptico alcança o ectoderma superficial, ele invagina e, ao longo de sua superfície ventral, forma uma fissura que se estende pelo pedúnculo óptico. É através dessa fissura que a artéria hialoide alcança a câmara interna do olho. Normalmente, a parte distal da artéria hialoide degenera e a fissura coroide se fecha por fusão de seus sulcos. Se a fusão não acontecer, serão encontrados colobomas. Esses defeitos (fendas) podem ocorrer em qualquer lugar ao longo do comprimento da fissura. Se ocorrerem distalmente, formarão colobomas da íris. Se ocorrerem mais proximalmente, formarão colobomas da retina, da coroide e do nervo óptico, dependendo de sua extensão. Mutações em *PAX2* podem causar colobomas do nervo óptico e de outros tipos. Além disso, as mutações nesse gene foram relacionadas com defeitos renais e com a síndrome do coloboma renal.

Capítulo 21

1. A formação da glândula mamária começa como um brotamento da epiderme no mesênquima subjacente. Esses brotos normalmente se formam na região peitoral, ao longo de uma crista espessada de ectoderma, a linha mamária. Essa linha se estende da axila até a coxa em ambos os lados do corpo. Ocasionalmente, ocorrem locais acessórios de crescimento epidérmico, de modo que aparecem mamilos extras (politelia) ou mamas extras (polimastia). Essas estruturas acessórias sempre ocorrem ao longo da linha mamária e, em geral, na região axilar. Condições semelhantes também ocorrem em homens.

Créditos das Figuras

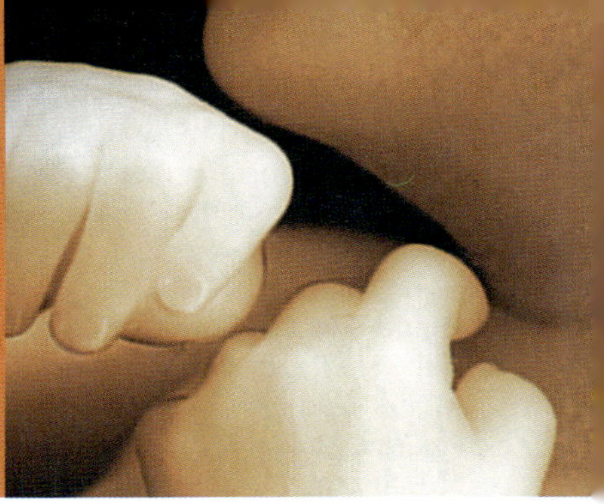

Figura 2.2 Cortesia de Dr. Roger Stevenson, Greenwood Genetic Center, Greenwood, SC.

Figura 2.7 A,B Reimpressa com permissão de Gelehrter TD, Collins FS, Ginsburg D. *Principles of Medical Genetics*. 2nd ed. Baltimore, MD: Williams & Wilkins; 1998:166.

Figura 2.8 Cortesia de Dra. Barbara DuPont, Greenwood Genetic Center, Greenwood, SC.

Figura 2.9 A,B Cortesia de Dr. Roger Stevenson, Greenwood Genetic Center, Greenwood, SC.

Figura 2.10 Cortesia de Dr. Roger Stevenson, Greenwood Genetic Center, Greenwood, SC.

Figura 2.11 Cortesia de Dr. Roger Stevenson, Greenwood Genetic Center, Greenwood, SC.

Figura 2.12 A-D Cortesia de Dr. David Weaver, Department of Medical and Molecular Genetics, Indiana University School of Medicine.

Figura 2.13 Cortesia de Dr. David Weaver, Department of Medical and Molecular Genetics, Indiana University School of Medicine.

Figura 2.14 Cortesia de Dr. R. J. Gorlin, Department of Oral Pathology and Genetics, University of Minnesota.

Figura 2.15 A,B Cortesia de Dra. Barbara DuPont, Greenwood Genetic Center, Greenwood, SC.

Figura 3.5 A Cortesia de Dr. P. Motta, Department of Anatomy, University of Rome.

Figura 3.7 A,B Cortesia de Carnegie Collection, National Museum of Health and Medicine, Washington, DC.

Figura 3.9 A,B Cortesia de Dra. Caroline Ziomeck, Genzyme Transgenics Corporation, Framingham, MA.

Figura 3.10 A Cortesia de Carnegie Collection, National Museum of Health and Medicine, Washington, DC.

Figura 4.2 Cortesia de Virtual Human Embryo Project (http://virtualhumanembryo.lsuhsc.edu). Fornecida por John Cork.

Figura 4.5 Cortesia de Virtual Human Embryo Project (http://virtualhumanembryo.lsuhsc.edu). Fornecida por John Cork.

Figura 4.7 Cortesia de Virtual Human Embryo Project (http://virtualhumanembryo.lsuhsc.edu). Fornecida por John Cork.

Figura 4.8 Modificada de Hamilton WJ, Mossman HW. *Human Embryology*. Baltimore, MD: Lippincott Williams & Wilkins; 1972.

Figura 5.2 C Cortesia de Dr. K. W. Tosney, Molecular, Cellular, and Developmental Biology Department, University of Michigan.

Figura 5.5 Cortesia de Dr. Roger Stevenson, Greenwood Genetic Center, Greenwood, SC.

Figura 5.8 A,B Cortesia de Dr. Roger Stevenson, Greenwood Genetic Center, Greenwood, SC.

Figura 5.9 Cortesia de Dr. David D. Weaver, Department of Medical and Molecular Genetics, Indiana University School of Medicine.

Figura 6.1 C Cortesia de Carnegie Collection, National Museum of Health and Medicine, Washington, DC.

Figura 6.2 B,D Cortesia de Dr. Kohei Shiota, Department of Anatomy and Developmental Biology, Kyoto, Japão.

Figura 6.3 B,D Cortesia de Dr. Kohei Shiota, Department of Anatomy and Developmental Biology, Kyoto, Japão.

Figura 6.5 D Cortesia de Dr. K. W. Tosney, Molecular, Cellular, and Developmental Biology Department, University of Michigan.

Figura 6.7 A,C Cortesia de Dr. Roger Stevenson, Greenwood Genetic Center, Greenwood, SC.

Figura 6.7 B Cortesia de Dr. David D. Weaver, Department of Medical and Molecular Genetics, Indiana University School of Medicine.

Figura 6.9 Cortesia de Dr. K. W. Tosney, Molecular, Cellular, and Developmental Biology Department, University of Michigan.

Figura 6.10 Cortesia de Dr. K. W. Tosney, Molecular, Cellular, and Developmental Biology Department, University of Michigan.

Figura 6.16 A,B Cortesia de Dr. Roger Stevenson, Greenwood Genetic Center, Greenwood, SC.

Figura 6.20 Reimpressa com permissão de Coletta PL, Shimeld SM, Sharpe PT. The molecular anatomy of Hox gene expression. *J Anat.* 1994;184:15–22.

Figura 6.21 A,B Cortesia de Carnegie Collection, National Museum of Health and Medicine, Washington, DC.

Figura 6.22 Cortesia de Dr. E. Blechschmidt, Department of Anatomy, University of Gottingen.

Figura 6.23 Cortesia de Dr. E. Blechschmidt, Department of Anatomy, University of Gottingen.

Figura 6.24 Reimpressa com permissão de Hamilton WJ, Mossman HW. *Human Embryology*. Baltimore, MD: Lippincott Williams & Wilkins; 1972.

Figura 7.3 A-C Cortesia de Dr. Roger Stevenson, Greenwood Genetic Center, Greenwood, SC.

Figura 7.3 D Cortesia de Dr. David D. Weaver, Department of Medical and Molecular Genetics, Indiana University School of Medicine.

Figura 7.4 B Cortesia de Dr. Roger Stevenson, Greenwood Genetic Center, Greenwood, SC.

Figura 7.8 C Cortesia de Dr. Don Nakayama, Department of Surgery, University of North Carolina.

Figura 8.4 Cortesia de Dr. E. Blechschmidt, Department of Anatomy, University of Gottingen.

Figura 8.15 Cortesia de Dr. Roger Stevenson, Greenwood Genetic Center, Greenwood, SC.

Figura 8.17 A,B Cortesia de Dr. Roger Stevenson, Greenwood Genetic Center, Greenwood, SC.

Figura 8.20 Cortesia de Dr. Roger Stevenson, Greenwood Genetic Center, Greenwood, SC.

Figura 8.21 Cortesia de Dr. Roger Stevenson, Greenwood Genetic Center, Greenwood, SC.

Figura 8.23 A,B Cortesia de Dr. Roger Stevenson, Greenwood Genetic Center, Greenwood, SC.

Figura 9.3 Cortesia de Dr. Roger Stevenson, Greenwood Genetic Center, Greenwood, SC.

Figura 9.4 Cortesia de Dr. David D. Weaver, Department of Medical and Molecular Genetics, Indiana University School of Medicine.

Figura 9.5 A,B Cortesia de Dr. Roger Stevenson, Greenwood Genetic Center, Greenwood, SC.

Figura 9.6 Cortesia de Dr. Andre Luiz Santos Pessoa, Professor de Medicina na Universidade Estadual do Ceará (UECE), Brasil.

Figura 9.7 Cortesia de Dr. Roger Stevenson, Greenwood Genetic Center, Greenwood, SC.

Figura 9.8 A-D Cortesia de Dr. Hytham Imseis, Department of Obstetrics and Gynecology, Mountain Area Health Education Center, Asheville, NC.

Figura 9.9 A,B Cortesia de Dr. Hytham Imseis, Department of Obstetrics and Gynecology, Mountain Area Health Education Center, Asheville, NC.

Figura 9.10 A-D Cortesia de Dra. Jan Byrne, Department of Obstetrics and Gynecology, University of Utah Health Sciences Center.

Figura 9.11 Reimpressa com permissão de Dr. Hanmin Lee, MD, UCSF Benioff Children's Hospital and University of California, San Francisco, School of Medicine, publicada por Medscape Drugs and Diseases (http://emedicine.medscape.com) 2011, disponível em: http://reference.medscape.com/features/slideshow/fetal-surg.

Figura 10.3 Modificada de Gilbert SF. *Developmental Biology*. 9th ed. Sunderland, MA: Sinauer Associates, Inc.; 2010.

Figura 10.8 A,B Cortesia de Dr. Roger Stevenson, Greenwood Genetic Center, Greenwood, SC.

Figura 10.9 A Cortesia de Dr. Roger Stevenson, Greenwood Genetic Center, Greenwood, SC.

Figura 10.9 B,C Cortesia de Dr. Michael L. Cunningham, Division of Craniofacial Medicine, Children's Craniofacial Center, University of Washington.

Figura 10.10 A Cortesia de Dr. Roger Stevenson, Greenwood Genetic Center, Greenwood, SC.

Figura 10.10 B Cortesia de Dr. J. Jane, Department of Neurosurgery, University of Virginia.

Figura 10.10 C Cortesia de Dr. Michael L. Cunningham, Division of Craniofacial Medicine, Children's Craniofacial Center, University of Washington.

Figura 10.11 A,B Cortesia de Dr. David D. Weaver, Department of Medical and Molecular Genetics, Indiana University School of Medicine.

Figura 10.12 Cortesia de Dr. Roger Stevenson, Greenwood Genetic Center, Greenwood, SC.

Figura 10.13 Cortesia de Dr. David D. Weaver, Department of Medical and Molecular Genetics, Indiana University School of Medicine.

Figura 10.14 Cortesia de Dr. David D. Weaver, Department of Medical and Molecular Genetics, Indiana University School of Medicine.

Figura 10.15 B Reimpressa com permissão de Moore KL, Dalley AF. *Clinically Oriented Anatomy*. 5th ed. Philadelphia, PA: Lippincott Williams & Wilkins; 2006.

Figura 10.17 A,B Cortesia de Dra. Jan Byrne, Department of Obstetrics and Gynecology, University of Utah Health Sciences Center.

Figura 11.5 Cortesia de Dr. Roger Stevenson, Greenwood Genetic Center, Greenwood, SC.

Figura 11.6 Cortesia de Dr. Roger Stevenson, Greenwood Genetic Center, Greenwood, SC.

Figura 12.2 A,B Cortesia de Dr. K. W. Tosney, Molecular, Cellular, and Developmental Biology Department, University of Michigan.

Figura 12.5 Modificada de Gilbert SF. *Developmental Biology*. 9th ed. Sunderland, MA: Sinauer Associates, Inc.; 2010.

Figura 12.8 Reimpressa com permissão de Moore KL, Dalley AF. *Clinically Oriented Anatomy*. 5th ed. Philadelphia, PA: Lippincott Williams & Wilkins; 2006.

FIGURA 12.11 Cortesia de Dr. Roger Stevenson, Greenwood Genetic Center, Greenwood, SC.

FIGURA 12.12 A Cortesia de Dr. David D. Weaver, Department of Medical and Molecular Genetics, Indiana University School of Medicine.

Figura 12.12 B Cortesia de Dr. Roger Stevenson, Greenwood Genetic Center, Greenwood, SC.

Figura 12.13 A-D Cortesia de Dr. Roger Stevenson, Greenwood Genetic Center, Greenwood, SC.

Figura 12.14 Cortesia de Dr. David D. Weaver, Department of Medical and Molecular Genetics, Indiana University School of Medicine.

Figura 12.15 Cortesia de Dr. David D. Weaver, Department of Medical and Molecular Genetics, Indiana University School of Medicine.

Figura 12.16 Cortesia de Dr. David D. Weaver, Department of Medical and Molecular Genetics, Indiana University School of Medicine.

Figura 12.17 Cortesia de Dr. Roger Stevenson, Greenwood Genetic Center, Greenwood, SC.

Figura 15.16 Reimpressa com permissão de Agur AMR, Dalley AF. *Grant's Atlas of Anatomy*. 14th ed. Philadelphia, PA: Wolters Kluwer; 2017.

Figura 15.21 Modificada de Gilbert SF. *Developmental Biology*. 8th ed. Sunderland, MA: Sinauer Associates, Inc.; 2006.

Figura 15.31 B,C Cortesia de Dr. Roger Stevenson, Greenwood Genetic Center, Greenwood, SC.

Figura 15.31 D,E Cortesia de Dra. Jan Byrne, Department of Obstetrics and Gynecology, University of Utah Health Sciences Center.

Figura 15.35 Cortesia de Dr. D. Nakayama, Department of Surgery, University of North Carolina.

Figura 16.8 Cortesia de Dr. Roger Stevenson, Greenwood Genetic Center, Greenwood, SC.

Figura 16.9 D,E Reimpressa com permissão de Stevenson RE, Hall JG, Goodman RM, eds. *Human Malformations and Related Anomalies*. New York, NY: Oxford University Press; 1993.

Figura 16.11 A-C Cortesia de Dr. Roger Stevenson, Greenwood Genetic Center, Greenwood, SC.

Figura 16.16 A Cortesia de Dr. Roger Stevenson, Greenwood Genetic Center, Greenwood, SC.

Figura 16.16 B Cortesia de Dr. David D. Weaver, Department of Medical and Molecular Genetics, Indiana University School of Medicine.

Figura 16.34 B,C Cortesia de Dr. Roger Stevenson, Greenwood Genetic Center, Greenwood, SC.

Figura 16.36 Cortesia de Dr. David D. Weaver, Department of Medical and Molecular Genetics, Indiana University School of Medicine.

Figura 17.5C Cortesia de Prof. Shigehito Yamada, MD, PhD, Congenital Anomaly Research Center, Kyoto University Graduate School of Medicine, Japão.

Figura 17.15 Cortesia de Dr. A. Shaw, Department of Surgery, University of Virginia.

Figura 17.16 A-D Cortesia de Dr. David D. Weaver, Department of Medical and Molecular Genetics, Indiana University School of Medicine.

Figura 17.20 Cortesia de Dr. A. Shaw, Department of Surgery, University of Virginia.

Figura 17.21 C Cortesia de Prof. Shigehito Yamada, MD, PhD, Congenital Anomaly Research Center, Kyoto University Graduate School of Medicine, Japão.

Figura 17.22 C,D Cortesia de Prof. Shigehito Yamada, MD, PhD, Congenital Anomaly Research Center, Kyoto University Graduate School of Medicine, Japão.

Figura 17.23 C Cortesia de Prof. Shigehito Yamada, MD, PhD, Congenital Anomaly Research Center, Kyoto University Graduate School of Medicine, Japão.

Figura 17.29 A,D Cortesia de Dr. David D. Weaver, Department of Medical and Molecular Genetics, Indiana University School of Medicine.

Figura 17.30 A Cortesia de Prof. Shigehito Yamada, MD, PhD, Congenital Anomaly Research Center, Kyoto University Graduate School of Medicine, Japão.

Figura 17.30 B,C Cortesia de Dr. Roger Stevenson, Greenwood Genetic Center, Greenwood, SC.

Figura 17.34 Reimpressa com permissão de Moore KL, Dalley AF. *Clinically Oriented Anatomy*. 5th ed. Philadelphia, PA: Lippincott Williams & Wilkins; 2006.

Figura 18.2 D Cortesia de Dr. K. W. Tosney, Molecular, Cellular, and Developmental Biology Department, University of Michigan.

Figura 18.6 B Cortesia de Dr. K. W. Tosney, Molecular, Cellular, and Developmental Biology Department, University of Michigan.

Figura 18.16 Cortesia de Dr. Roger Stevenson, Greenwood Genetic Center, Greenwood, SC.

Figura 18.32 A,B Redesenhada de Rubenstein JLR, Beachy PA. Patterning of the embryonic forebrain. *Curr Opin Neurobiol.* 1998;8:18–26.

Figura 18.34 Cortesia de Dr. Roger Stevenson, Greenwood Genetic Center, Greenwood, SC.

Figura 18.36 Cortesia de Dr. Roger Stevenson, Greenwood Genetic Center, Greenwood, SC.

Figura 18.37 A,B Cortesia de Dr. Roger Stevenson, Greenwood Genetic Center, Greenwood, SC.

Figura 18.38 Cortesia de Dr. J. Warkany. Reimpressa com permissão de Warkany J. *Congenital Malformations: Notes and Comments*. Chicago, IL: Year Book Medical Publishers; 1971.

Figura 18.39 Cortesia de Dr. David D. Weaver, Department of Medical and Molecular Genetics, Indiana University School of Medicine.

Figura 18.42 Reimpressa com permissão de Moore KL, Dalley AF. *Clinically Oriented Anatomy*. 5th ed. Philadelphia, PA: Lippincott Williams & Wilkins; 2006.

Figura 19.8 Reimpressa com permissão de Moore KL, Dalley AF. *Clinically Oriented Anatomy*. 5th ed. Philadelphia, PA: Lippincott Williams & Wilkins; 2006.

Figura 19.11 A-D Cortesia de Dr. David D. Weaver, Department of Medical and Molecular Genetics, Indiana University School of Medicine.

Figura 20.2 D,E Cortesia de Dr. K. W. Tosney, Molecular, Cellular, and Developmental Biology Department, University of Michigan.

Figura 20.11 Cortesia de Dr. David D. Weaver, Department of Medical and Molecular Genetics, Indiana University School of Medicine.

Figura 20.12 Cortesia de Dr. David D. Weaver, Department of Medical and Molecular Genetics, Indiana University School of Medicine.

Figura 21.2 Cortesia de Dr. Roger Stevenson, Greenwood Genetic Center, Greenwood, SC.

Figura 21.4 Cortesia de Dr. Roger Stevenson, Greenwood Genetic Center, Greenwood, SC.

Figura 21.6 Cortesia de Dr. Roger Stevenson, Greenwood Genetic Center, Greenwood, SC.

Glossário de Termos-Chave

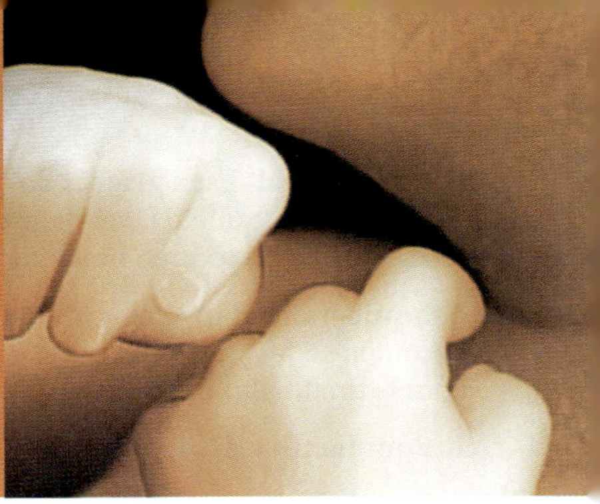

A

Ácido fólico Vitamina do complexo B que consegue evitar cerca de 70% dos defeitos do tubo neural se ingerida como suplemento de 400 μg, 2 ou 3 meses antes da concepção e ao longo de toda a gestação.

Adeno-hipófise Parte anterior da glândula hipófise derivada da bolsa de Rathke.

Alantoide Estrutura vestigial que funciona como órgão de respiração e de armazenamento de resíduos para embriões de aves. Estende-se da região ventral do seio urogenital até o umbigo. Mais tarde, sua parte distal, denominada *úraco*, torna-se um cordão fibroso e forma o ligamento umbilical médio. Se permanecer pérvio, forma uma fístula uracal ou um cisto nessa região.

Alça intestinal primária Alça formada ao redor da artéria mesentérica superior pelo intestino médio, que gira e se alonga conforme hernia para dentro do cordão umbilical, na sexta semana. Continua a crescer e a girar conforme começa a retornar à cavidade abdominal, na décima semana.

Alterações estruturais Termo utilizado para descrever anormalidades congênitas resultantes de processos destrutivos que modificam uma estrutura após esta ter sido formada normalmente, por exemplo, acidentes vasculares que causam atresias intestinais e bandas amnióticas que causam amputações de membros ou dedos.

Amelia Ausência completa de um membro.

Âmnio Membrana derivada do epiblasto que rodeia a cavidade amniótica preenchida com líquido ao redor do embrião e do feto. O líquido funciona como amortecedor para o feto e forma uma cunha hidrostática para auxiliar a dilatação do colo do útero durante o trabalho de parto. Esse líquido pode ser utilizado para a análise do bem-estar fetal.

Amniocentese Procedimento para coletar amostras de líquido amniótico para a análise de fatores como α-fetoproteína (AFP) e células (cromossomos), que fornecem informações sobre o estado fetal.

Anel fibroso Anel externo de tecido fibroso em um disco intervertebral.

Anencefalia Defeito do tubo neural em que as pregas neurais não se fecham, levando a degeneração tecidual e pouca ou nenhuma formação dos centros cerebrais superiores, do córtex cerebral etc. A anomalia é letal, mas 70% desses defeitos podem ser evitados com a ingestão diária de 400 μg de ácido fólico nos 2 a 3 meses antes da concepção e ao longo de toda a gestação.

Angiogênese Formação de vasos sanguíneos pela ramificação de vasos já existentes.

Apoptose Morte celular programada, por exemplo, do tecido entre os dedos.

Aqueduto do mesencéfalo (de Sílvio) Lúmen do mesencéfalo que conecta o terceiro e o quarto ventrículos. Frequentemente, é o local de anomalias que bloqueiam o fluxo de líquido cerebrospinal e causam hidrocefalia.

Aracnoide-máter A camada média das meninges que revestem o encéfalo e a medula espinal; insere-se na dura-máter. O líquido cerebrospinal flui no espaço subaracnoide entre a aracnoide-máter e a pia-máter.

Arco aórtico Ramificação do saco aórtico para a aorta dorsal, que percorre o centro de cada arco faríngeo. Inicialmente, há cinco pares, mas eles sofrem remodelamento considerável para formar os padrões vasculares definitivos para a cabeça e o pescoço, a aorta e a circulação pulmonar.

Arcos faríngeos Barras de mesênquima derivadas do mesoderma e das células da crista neural que formam cinco pares ao redor da faringe, lembrando guelras (brânquias) de um peixe. Eles são cobertos externamente por ectoderma e internamente por endoderma. Existem fendas externas entre pares de arcos, enquanto internamente há bolsas entre os arcos. Entretanto, não há comunicação entre as fendas e as bolsas.

Atresia Ausência congênita de uma abertura, ou lúmen. Por exemplo, atresia intestinal.

Artrogripose Contraturas articulares graves nos membros. Pode ser causada por defeitos neurológicos, anormalidades musculares ou anomalias da formação articular.

B

Bandas amnióticas Segmentos do âmnio que se desprendem e que podem se enrolar ao redor dos dedos e dos membros, causando constrição e amputações, ou podem ser engolidos pelo feto, causando alterações no desenvolvimento facial. A causa das bandas não é conhecida.

Blastocisto Estágio da embriogênese no momento da implantação, em que as células trofoblásticas externas formam uma esfera preenchida por líquido com um pequeno grupo de células embrioblásticas, a massa celular interna, em um polo.

Bolsa de Rathke Evaginação de ectoderma a partir do teto da cavidade oral que forma a parte anterior da hipófise.

Bolsa faríngea Endentação revestida por endoderma entre os arcos faríngeos em suas superfícies internas.

Bolsa omental Espaço atrás do omento menor que se comunica com o restante da cavidade abdominal (cavidade peritoneal) através do forame omental (de Winslow).

Braquicefalia Tipo de craniossinostose em que as suturas coronais se fecham prematuramente, resultando em cabeça com formato alto e estreito.

Braquidactilia Dedos curtos.

C

Camada do manto Camada interna do tubo neural que contém neurônios (substância cinzenta).

Camada marginal Camada periférica do tubo neural que contém fibras nervosas (substância branca).

Camada visceral (esplâncnica) A parte do mesoderma da lâmina lateral que está associada ao endoderma e forma a pleura visceral, o peritônio visceral etc.

Camadas germinativas Três camadas celulares básicas compostas por ectoderma, mesoderma e endoderma, derivadas do processo de gastrulação. Essas camadas formam todas as estruturas do embrião.

Campo cardíaco primário (CCP) Células progenitoras cardíacas que migram através da linha primitiva e se posicionam na camada esplâncnica (visceral) do mesoderma da placa lateral em formato de ferradura, cranialmente à parte cranial da placa neural. Essas células coalescerão, formando o tubo cardíaco, e contribuirão para a formação dos átrios, do ventrículo esquerdo e do ventrículo direito.

Campo cardíaco secundário (CCS) Grupo de células na camada visceral (esplâncnica) do mesoderma da placa lateral, que se encontram abaixo do assoalho da parte posterior da faringe. Sob a regulação das células da crista neural que migram nessa região, as células do CCS contribuem para a formação do ventrículo direito e da via de saída (*conus cordis* e *truncus arteriosus*) do coração.

Canal inguinal Comunicação oblíqua entre a parte inferior do abdome e o escroto. Também se forma em fetos femininos.

Canal pericardioperitoneal Aberturas desde o abdome até o tórax posterior ao septo transverso, que são fechadas por membranas pleuroperitoneais durante a formação do diafragma.

Capacitação Período de condicionamento dos espermatozoides no sistema genital feminino (que dura cerca de 7 horas), necessário para que os espermatozoides consigam fertilizar o óvulo.

Cápsula de Bowman Estrutura caliciforme no fim de cada túbulo proximal convoluto e que recobre parcialmente um glomérulo.

Cariótipo Composição cromossômica de um indivíduo.

Cavidade coriônica Espaço formado entre o mesoderma extraembrionário que reveste o citotrofoblasto (mesoderma extraembrionário somático) e aquele que envolve a vesícula vitelínica e o embrião (mesoderma extraembrionário esplâncnico). A cavidade coriônica acaba desaparecendo por causa da expansão da cavidade amniótica e da fusão do âmnio com o cório.

Cavidade corporal primitiva Criado pelo fechamento da parede corporal ventral, esse espaço se estende desde a região cervical até a pelve. Será dividido pelo diafragma nas cavidades torácica e peritoneal, e pelas pregas pleuropericárdicas nas cavidades pleural e pericárdica.

Cavidade peritoneal Maior parte da cavidade abdominal, exceto a bolsa omental, dorsal ao omento menor. Os dois sacos são conectados pelo forame epiploico.

Células alveolares Células que revestem os alvéolos. As células do tipo I estão envolvidas com as trocas gasosas, enquanto as células do tipo II produzem surfactante.

Células da crista neural Células do neuroepitélio que se formam nas pontas (cristas) das pregas neurais e depois migram para outras regiões, formando muitas estruturas, incluindo os gânglios espinais, os ossos e o tecido conjuntivo da face, os septos para a via de saída do coração, alguns gânglios dos nervos cranianos, os gânglios para o tubo intestinal (gânglios entéricos), melanócitos etc. Essas células são vulneráveis a agravos teratogênicos e são causa de muitas crianças com fendas faciais também apresentarem defeitos cardíacos.

Células germinativas primordiais Células responsáveis pela diferenciação em oócitos e espermatozoides. Elas migram da parede da vesícula vitelínica para as cristas genitais.

Citotrofoblasto Camada interna proliferativa do trofoblasto.

Cloaca Câmara comum para o sistema urinário e do intestino posterior. Sua parte anterior forma o seio urogenital, e sua parte posterior forma o ânus.

Coloboma Defeito no olho devido ao fechamento incompleto da fissura óptica. Geralmente, esses defeitos estão restritos à íris.

Coluna intermediária Origem dos corpos celulares simpáticos (células do corno lateral) na medula espinal de T1 a L2.

Compactação Processo pelo qual o estágio de mórula forma zônulas de oclusão que as sela, preparando-as para a formação e para o bombeamento de líquido para a cavidade blastocística.

Condrocrânio Parte do neurocrânio que forma a base do crânio, originada pelo estabelecimento de moldes cartilaginosos para os ossos (ossificação endocondral).

Conus cordis Outro termo para o *conus arteriosus* descrevendo a parte proximal da via de saída do coração.

Cório Estrutura com múltiplas camadas que consiste na camada somática do mesoderma extraembrionário, no citotrofoblasto e no sinciciotrofoblasto. Contribui para a parte fetal da placenta, incluindo as vilosidades e os lagos vilosos.

Cório frondoso Parte embrionária do cório, onde se formam as vilosidades.

Cório liso Parte anembrionária do cório, em que as vilosidades regridem, tornando a superfície lisa.

Corno lateral Origem dos neurônios (colunas intermediárias) para o sistema nervoso simpático, que se encontra na região lateral da medula espinal de T1 a L1-L2.

Corpúsculo renal Combinação entre a cápsula de Bowman e um glomérulo.

Cotilédones Compartimentos (15 a 20) na placenta formados quando os septos deciduais crescem para dentro dos espaços intervilosos. Esses septos nunca alcançam a placa coriônica, de modo que há comunicação entre os cotilédones.

Coxins endocárdicos Estruturas que consistem em tecido conjuntivo frouxo coberto por endotélio e são responsáveis pela maioria dos processos de septação que ocorrem no coração.

Craniossinostose Fechamento prematuro de uma ou mais suturas cranianas, levando a crânio com formato anormal. A principal causa são mutações nos receptores dos fatores de crescimento de fibroblastos (FGFRs).

Criptorquidia Falha de um ou ambos os testículos em descerem para o escroto.

Crista ectodérmica apical (CEA) Camada de ectoderma espessado na parte distal do membro, que controla o brotamento dele por manter uma população extremamente proliferativa de células mesodérmicas adjacentes, chamada de zona de progresso.

Crista terminal Crista de tecido no átrio direito, entre a parte originalmente trabeculada do átrio direito e a parte com parede lisa derivada do seio venoso.

Crista urogenital Elevação bilateral recoberta por epitélio do mesoderma intermediário, que se encontra nas regiões torácica inferior e lombar e que forma os rins mesonéfricos e as gônadas.

D

Deformações Alteração no desenvolvimento de estruturas causada por forças mecânicas, como pé torto resultante de pouco espaço na cavidade amniótica.

Dermátomo Parte dorsal de cada somito que forma a derme da pele do dorso. Os dermátomos são segmentados e inervados por nervos espinais a partir dos segmentos dos quais eles se originam. Este padrão segmentado é mantido conforme eles migram pelo corpo. Desse modo, cada região que eles ocupam na pele também é chamada de dermátomo e é inervada pelo mesmo nervo espinal que supria originalmente a região do dermátomo do somito.

Diáfise Eixo dos ossos longos.

Diencéfalo É derivado da parte caudal do prosencéfalo e forma o tálamo, o hipotálamo, o lobo posterior da hipófise (neuro-hipófise), os nervos ópticos e outras estruturas.

Di-hidrotestosterona Convertida a partir da testosterona; é responsável pela diferenciação do ducto mesonéfrico e da genitália externa.

Diploide Conteúdo cromossômico normal das células somáticas. Nessas células, os cromossomos aparecem como 23 pares homólogos que formam o número diploide de 46.

Disco intervertebral Disco de amortecimento entre as vértebras, que consiste em uma parte gelatinosa central, o núcleo pulposo, e um anel externo de tecido fibroso, denominado anel fibroso.

Disgenesia caudal Também chamada de sirenomelia, ou síndrome de sereia, é causada por produção insuficiente de mesoderma pela linha primitiva. Consequentemente, não há células suficientes para formar a parte inferior do corpo. Desse modo, as pernas se fundem. A agenesia renal habitualmente é a causa da morte. Os defeitos são observados mais frequentemente em filhos de diabéticas dependentes de insulina.

Dismorfologia Estudo das causas, dos prognósticos, dos tratamentos e da prevenção dos defeitos congênitos. Comumente, um dismorfologista é um geneticista clínico em um departamento de genética.

Dobramento cardíaco O dobramento do tubo cardíaco posiciona o coração na região torácica e cria o formato cardíaco "típico", com os átrios posteriores aos ventrículos.

Domínio abaxial Domínio mesodérmico composto por células da camada parietal do mesoderma da placa lateral e dos somitos das regiões do miótomo e do esclerótomo que migram através da barreira somítica lateral.

Domínio primaxial Região de mesoderma ao redor do tubo neural que contém apenas células derivadas dos somitos (mesoderma paraxial).

Ducto tireoglosso Ducto formado ao longo da migração da tireoide e que se estende da linha média do forame cego na língua até o pescoço.

Ducto vitelino Conexão entre a vesícula vitelínica e a alça intestinal primária do intestino médio pelo pedúnculo vitelino. Quando esse ducto não degenera, ocorrem fístulas e divertículos (divertículo de Meckel) do intestino delgado até o umbigo.

Ductos mesonéfricos (ductos de Wolff ou wolffianos) Ductos coletores para o rim mesonéfrico que regridem nos fetos femininos, mas formam o epidídimo, o ducto deferente, a vesícula seminal e os ductos ejaculatórios nos fetos masculinos.

Ductos paramesonéfricos (ductos müllerianos) Ductos que são paralelos ao ducto mesonéfrico e se estendem desde a cavidade abdominal até a parede posterior do seio urogenital. Esses ductos regridem nos fetos masculinos, mas formam o útero, as tubas uterinas e a parte superior da vagina nos fetos femininos.

Dúctulos eferentes Túbulos que conectam a rede testicular ao ducto mesonéfrico para a passagem de espermatozoides dos túbulos seminíferos para o epidídimo. Os túbulos são derivados dos túbulos néfricos do rim mesonéfrico.

Dura-máter A meninge mais externa e resistente que reveste o encéfalo e a medula espinal. No encéfalo forma septos de suporte e seios para retorno do sangue venoso e do líquido cerebrospinal para a circulação.

E

Ectoderma Uma das três camadas germinativas básicas, que forma a pele, o sistema nervoso central, os pelos e muitas outras estruturas.

Ectopia cordis Defeito na parede corporal ventral resultante da falta de fechamento das pregas laterais da parede corporal na região torácica, fazendo com que o coração fique fora da cavidade torácica.

Ectópico Algo que não está na sua posição normal, como, por exemplo, o local de implantação de um embrião.

Ectrodactilia Ausência de dedos.

Embriogênese Outro termo para organogênese. Refere-se ao período de formação dos órgãos, que vai desde aproximadamente a terceira até a oitava semana após a fertilização.

Endoderma Uma das três camadas germinativas básicas (folhetos embrionários), que forma o intestino e seus derivados.

Endoderma visceral anterior (EVA) Conjunto de células endodérmicas na parte cranial do disco bilaminar, responsável pela indução da região da cabeça por meio da secreção de fatores de transcrição que incluem *OTX2*, *LIM1* e *HESX1*.

Enhancers Elementos regulatórios do DNA que ativam a utilização de promotores, controlam a eficiência do promotor e regulam a velocidade de transcrição.

Epiblasto Camada dorsal das células que formam o disco germinativo bilaminar durante a segunda semana do desenvolvimento. O hipoblasto forma a camada ventral. Todos os tecidos do embrião são derivados do epiblasto.

Epidídimo Região muito convoluta derivada do ducto mesonéfrico e utilizada para armazenamento de espermatozoides.

Epífises Extremidades dos ossos longos.

Escafocefalia Tipo de craniossinostose em que a sutura sagital se fecha prematuramente, resultando em cabeça com formato longo e estreito.

Escavação retouterina (fundo de saco de Douglas) Depressão entre a vagina e o reto. Este é o local mais comum de gestação ectópica na cavidade peritoneal (o local mais comum é a região ampular da tuba uterina).

Escavação uterovesical Depressão entre a vagina e a bexiga.

Esclerótomo Parte ventromedial de cada somito, que forma as vértebras.

Espinha bífida Defeito do tubo neural que envolve o desenvolvimento incompleto dos arcos vertebrais com ou sem defeitos no tubo neural subjacente. Se apenas as vértebras forem envolvidas, o defeito é chamado de espinha bífida oculta, porque geralmente ela é recoberta por pele e não é visível na superfície. Se o tubo neural subjacente for afetado, o defeito é chamado então de espinha bífida cística. Setenta por cento desses defeitos podem ser evitados pelo uso diário de 400 μg de ácido fólico 2 a 3 meses antes da concepção e ao longo de toda a gestação.

Esplancnopleura Combinação entre a camada visceral (esplâncnica) do mesoderma da placa lateral e a camada adjacente de endoderma.

Estenose Estreitamento do diâmetro de um canal ou de um orifício.

Estomodeu Cavidade oral primitiva revestida por ectoderma, separada da faringe pela membrana orofaríngea, que mais tarde se desfaz.

Estroma Tecido conjuntivo das glândulas.

Éxon Região de um gene que pode ser transcrita em uma proteína.

Extrofia vesical Defeito na parede corporal ventral causado pela falta de fechamento das pregas das paredes corporais laterais na região pélvica, o que resulta em protrusão da bexiga através do defeito.

F

Fatores de crescimento Proteínas que agem como moléculas sinalizadoras que, em geral, são secretadas e seus sinais são transduzidos por receptores nas células-alvo.

Fatores de crescimento de fibroblastos (FGFs) Proteínas sinalizadoras de uma grande família que tem mais de 15 membros. Elas estão envolvidas em vários eventos embriológicos, incluindo a formação das suturas dos ossos do crânio. Mutações em seus receptores (FGFRs) causam inúmeras anomalias craniofaciais, incluindo muitos tipos de craniossinostoses.

Fatores de transcrição Proteínas que apresentam locais de ligação ao DNA e que regulam a expressão de genes.

Fenda faríngea Endentação revestida por ectoderma entre os arcos faríngeos em suas superfícies externas.

Fenótipo Características físicas de um indivíduo.

Filtro A depressão na linha mediana do lábio superior formada pelas proeminências nasais mediais.

Fissuras palpebrais A abertura entre as pálpebras.

Fístula Comunicação anormal.

Focomelia Ausência parcial de um membro (um tipo de meromelia), em que os ossos longos estão faltando ou são muito curtos, resultando em mão ou pé ligados à parede lateral do corpo.

Fontanela Espaços largos no crânio criados quando mais de dois ossos se encontram. A maior delas é a fontanela anterior, chamada muitas vezes de "moleira", localizada onde os dois ossos parietais e os dois ossos frontais se encontram.

Forame cego Cicatriz na junção dos dois terços anteriores com o terço posterior da língua, representando o local de origem da glândula tireoide.

Forame omental (de Winslow) Abertura entre a bolsa omental e a cavidade peritoneal, localizada na margem livre do omento menor, entre o duodeno e o fígado. Em sua borda ventral, encontram-se o ducto biliar comum, a artéria hepática e a veia porta (tríade portal).

Forame oval Abertura no septo interatrial que permite a passagem de sangue da direita para a esquerda durante o desenvolvimento fetal.

Fossa oval Depressão à direita do septo interatrial, formada quando o septo primário e o septo secundário são pressionados um contra o outro e o forame oval se fecha no nascimento.

Fosseta primitiva Depressão no nó primitivo.

Fronteira somítica lateral Limite entre cada somito e a camada parietal do mesoderma da placa lateral. Algumas células das regiões do miótomo e do esclerótomo de cada somito migram através da fronteira, penetram no mesoderma da placa lateral e, com ele, é formado o domínio abaxial.

Fundo de saco de Douglas Ver *Escavação retouterina*.

G

Gânglio espinal (gânglio da raiz dorsal) Gânglio derivado das células da crista neural, localizado fora da medula espinal. Abriga os corpos das células sensoriais de um nervo espinal.

Gastrósquise Defeito na parede corporal ventral resultante do não fechamento das pregas laterais da parede corporal na região abdominal, resultando em protrusão dos intestinos e, algumas vezes, de outros órgãos através do defeito.

Gastrulação Processo de formação das três camadas germinativas primárias a partir do epiblasto, que envolve movimentação das células através da linha primitiva, formando o endoderma e o mesoderma.

Gêmeos dizigóticos Gêmeos formados a partir de dois oócitos, o modo mais comum de gemelação (66%).

Gêmeos monozigóticos Gêmeos formados a partir de um único oócito. A separação pode ocorrer no estágio de duas células ou após a formação do disco germinativo, mas, em geral, ocorre no momento da formação da massa celular interna.

Genes *homeobox* Fatores de transcrição que contêm um *homeobox*, um *motif* (sequência) específico ligador de DNA em uma região chamada de homeodomínio. Esses genes são importantes para a padronização dos eixos embrionários, estabelecendo regiões diferentes do encéfalo, determinando a origem e o tipo dos derivados intestinais, padronizando os membros e outros fenômenos semelhantes.

Glomérulo Tufo capilar formado na cápsula de Bowman na extremidade de cada túbulo proximal convoluto.

Gubernáculo Condensação de mesênquima que se estende desde os testículos até o assoalho do escroto, a qual auxilia a descida dos testículos da parede abdominal superior até o escroto.

H

Haploide Termo utilizado para representar o número de cromossomos nos gametas (23), que corresponde à metade do número de cromossomos existente nas células somáticas (diploides).

Hidrocefalia Aumento do volume de líquido cerebrospinal no encéfalo, levando à elevação da pressão intracraniana. Em geral, ocorre por bloqueio no padrão circulatório do líquido, ocorrendo mais frequentemente no aqueduto de Sílvio no mesencéfalo. Se as suturas cranianas ainda não tiverem se fundido, a cabeça da criança aumenta, chegando algumas vezes a grandes proporções se a pressão não for aliviada.

Hiperplasia Aumento do número de células.

Hipertrofia Aumento do tamanho de um órgão ou de parte dele.

Hipoblasto Camada ventral do disco germinativo bilaminar. Contribui para a formação da vesícula vitelínica e do mesoderma extraembrionário, mas não contribui para a formação de tecidos do embrião.

Hipospadia Óstio uretral localizado na face ventral (anterior) do pênis ou do escroto.

Holoprosencefalia Defeito no qual há perda de boa parte do tecido da linha média da face e do encéfalo, de modo que os dois ventrículos laterais se fundem e aparecem como um só.

Hormônio antimülleriano (AMH) Outro termo para a substância inibidora do hormônio mülleriano produzido pelas células de Sertoli, que promove a regressão dos ductos müllerianos (paramesonéfricos) nos homens.

I

Indução Processo pelo qual uma população de células ou um tecido faz com que outro grupo celular ou de tecidos altere seu destino. Assim, um tipo celular é o indutor e o outro é o respondedor.

Interações epiteliomesenquimais Processos pelos quais quase todos os órgãos são formados. Exemplos incluem o ectoderma dos membros e o mesênquima subjacente, o endoderma intestinal e o mesênquima circunjacente, o epitélio ureteral e o mesênquima metanéfrico etc. Os sinais transitam entre esses tipos celulares para regular a diferenciação dos órgãos.

Intestino anterior Parte do tubo intestinal que começa caudalmente à faringe, proximal ao broto pulmonar e que se estende até um ponto imediatamente distal ao broto hepático. Forma o esôfago, o estômago e parte do duodeno, além dos pulmões, do fígado, da vesícula biliar e do pâncreas. Todos esses órgãos derivam de divertículos (brotos) do tubo intestinal.

Intestino médio Parte do tubo intestinal que se estende desde a parte imediatamente distal do broto hepático até os dois terços proximais do cólon transverso. Forma parte do duodeno, o jejuno, o íleo, o ceco, o apêndice, o cólon ascendente e parte do cólon transverso. No início do desenvolvimento, forma a alça intestinal primária, com a artéria mesentérica superior sendo o seu eixo. Essa alça está envolvida com a rotação intestinal e a hérnia umbilical fisiológica. Está conectado à vesícula vitelínica pelo ducto vitelino.

Intestino posterior Parte do tubo intestinal que se estende desde o terço distal do cólon transverso até a parte superior do canal anal. Ele forma uma parte do cólon transverso, do cólon descendente, do cólon sigmoide e do reto, e a parte superior do canal anal.

Íntron Região de um gene que não pode ser transcrita em proteína.

L

Ligamento falciforme Parte do mesentério ventral que conecta o fígado à parede corporal ventral.

Ligamento redondo do fígado Formado pela obliteração da veia umbilical que percorre a margem livre do ligamento falciforme.

Ligamentos peritoneais Espessamentos do peritônio que mantêm os órgãos unidos. Por exemplo, o baço e o rim são unidos pelo ligamento lienorrenal; o fígado ao duodeno, pelo ligamento hepatoduodenal.

Ligante Molécula sinalizadora.

Linha primitiva Sulco formado no epiblasto, na extremidade caudal do embrião, no estágio de disco germinativo bilaminar, através do qual as células epiblásticas migram, formando endoderma e mesoderma durante a gastrulação.

M

Malformação congênita (ou defeito congênito) Qualquer distúrbio estrutural, comportamental ou funcional existente por ocasião do nascimento.

Malformação de Chiari Defeito estrutural congênito na base do crânio e no cerebelo no qual parte do cerebelo hernia através do forame magno para a parte superior do canal vertebral.

Existem quatro tipos segundo a gravidade do defeito e as partes do encéfalo que se projetam para o canal vertebral. Associada a hidrocefalia, espinha bífida, siringomielia, alterações da curvatura da coluna vertebral e síndrome da medula espinal presa.

Massa celular externa Células que envolvem a cavidade do blastocisto, que recobrem a massa celular interna e que formarão o trofoblasto.

Massa celular interna Grupo de células segregadas em um polo do blastocisto e a partir do qual todo embrião se desenvolve.

Meiose Divisões celulares que ocorrem nas células germinativas e dão origem aos gametas masculino e feminino. A meiose exige duas divisões celulares para reduzir o número de cromossomos de 46 para o número haploide de 23.

Membrana amniocoriônica Membrana formada quando a expansão da cavidade amniótica causa o desaparecimento da cavidade coriônica, fazendo com que o âmnio entre em contato com o cório e os dois se fundam. A membrana amniocoriônica funciona como uma cunha hidrostática durante o início do trabalho de parto.

Membrana (lâmina) cloacal Membrana formada na parte caudal do embrião a partir da adesão entre as células epiblásticas e hipoblásticas. Mais tarde, ela cobre a cloaca e, por fim, se desfaz, formando aberturas para o seio urogenital e o ânus.

Membrana orofaríngea Membrana formada na extremidade craniana do disco germinativo pela adesão entre as células do epiblasto e do hipoblasto. Mais tarde, recobre a abertura da cavidade oral e se desfaz conforme a faringe se desenvolve. O termo antigo para denominá-la era *membrana bucofaríngea*.

Meninges As três camadas membranosas (pia-máter, aracnoide-máter e dura-máter) que recobrem o encéfalo e a medula espinal.

Meningocele Defeito no tubo neural em que há protrusão de um saco formado por meninges e preenchido por líquido através de uma abertura no crânio ou em uma vértebra.

Meningoencefalocele Herniação de meninges e de tecido encefálico através de um defeito no crânio, habitualmente na região occipital.

Meromelia Ausência parcial de um membro.

Mesencéfalo Uma das três vesículas encefálicas primárias que não se subdivide.

Mesênquima Qualquer tecido organizado frouxamente composto por células semelhantes a fibroblastos e por matriz extracelular, independentemente da origem dessas células.

Mesentério Coleção de tecidos conjuntivos que mantém o tubo intestinal e seus derivados em suas posições anatômicas normais. No abdome o mesentério dorsal se estende da parte inferior do esôfago para o reto como uma lâmina contínua de tecido inserida na parede posterior do corpo, criando uma via de passagem para os vasos sanguíneos, linfáticos e nervos. O mesentério dorsal é contínuo com o mesentério ventral e forma o mesentério menor e o ligamento falciforme.

Mesentério dorsal Camada dupla de peritônio suspensa no tubo intestinal a partir da parede corporal dorsal da extremidade inferior do esôfago até o reto. Conforme o intestino cresce e gira, algumas partes do mesentério dorsal são perdidas, porque partes do intestino se fundem com a parede corporal posterior, ou seja, formam partes do duodeno e do cólon.

Mesentério ventral Camada dupla de peritônio derivada do septo transverso e que se estende do fígado até a parede corporal ventral (ligamento falciforme) e do fígado até o estômago e o duodeno (omento menor).

Mesoderma Uma das três camadas germinativas básicas que formam vasos sanguíneos, ossos, tecido conjuntivo e outras estruturas.

Mesoderma da placa lateral Tecido derivado do mesoderma que se divide em esplancnopleura (visceral) e somatopleura (parietal), envolvendo os órgãos e a cavidade corporal.

Mesoderma intermediário Camada derivada do mesoderma que se encontra entre as camadas paraxial e da placa lateral, responsável pela formação da maior parte do sistema urogenital.

Mesoderma paraxial Tecido derivado do mesoderma ao longo do eixo do embrião, responsável pela formação dos somitos e dos somitômeros.

Mesoderma somático (parietal) Camada de mesoderma da placa lateral associada ao ectoderma. Forma a pleura parietal, o peritônio parietal etc.

Mesonefro Rim primitivo que forma túbulos e ductos nas regiões torácica e lombar. A maioria dessas estruturas degenera; porém, o ducto principal (ducto mesonéfrico) e alguns túbulos contribuem para o sistema genital masculino.

Metanefro Rim definitivo formado pelo mesoderma metanéfrico (blastema metanéfrico) na região pélvica.

Metencéfalo Derivado da parte cranial do rombencéfalo, forma o cerebelo e a ponte.

Microftalmia Olho de dimensões menores que o normal, geralmente associada a outras anormalidades oculares. Pode ser causada por infecções intrauterinas, como citomegalovírus.

Mielencéfalo Derivado da parte caudal do rombencéfalo, forma o bulbo (medula oblonga).

Mielomeningocele Protrusão das meninges e do tecido da medula espinal, através de um defeito no arco vertebral chamado de espinha bífida.

Miótomo Região formadora de músculos de um somito, composta por miócitos derivados das regiões ventrolateral e dorsomedial que coalescem abaixo do dermátomo. Essas células permanecem no domínio primaxial e formam os músculos próprios do dorso, os músculos intercostais e cervicais e alguns músculos da cintura escapular.

Mitose Processo pelo qual uma célula se divide originando duas células-filhas, cada uma com 46 cromossomos.

Mola hidatiforme O trofoblasto forma o tecido placentário, mas sem embrião. As molas expressam apenas os genes paternos e surgem provavelmente a partir da fertilização de um oócito anucleado, seguida pela duplicação dos cromossomos paternos para a restauração do número diploide de cromossomos. As molas secretam altas concentrações de gonadotrofina coriônica humana e podem se tornar invasivas (malignas).

Morfógeno Molécula secretada a distância que induz a diferenciação de outras células. O mesmo morfógeno pode induzir mais de um tipo celular pelo estabelecimento de um gradiente de concentração.

Mosaicismo A existência de duas ou mais linhagens celulares geneticamente diferentes no mesmo indivíduo. O mosaicismo pode ser encontrado na linha germinativa (neste caso o indivíduo não apresenta traços da anormalidade genética, mas pode transmiti-la para a progênie) ou nas células somáticas (o indivíduo apresenta características variáveis da anormalidade genética, como na síndrome de Down).

N

Néfron Unidade funcional do rim que consiste nos túbulos convolutos proximal e distal, na alça de Henle, na cápsula de Bowman e em um glomérulo.

Nervo espinal Nervo formado pela junção das raízes dorsal e ventral em cada forame intervertebral.

Nervos cranianos (NCs) Doze pares de nervos associados ao encéfalo, sendo que todos, exceto dois (o olfatório e o óptico), originam-se do tronco encefálico.

Nervos esplâncnicos Fibras pré-ganglionares simpáticas e parassimpáticas no tórax (nervos esplâncnicos maior [T5-T9], menor [T10-T11] e imo [T12]), na região lombar (nervos esplâncnicos lombares [L1 e L2]; simpáticos) e na região pélvica (nervos esplâncnicos pélvicos S2-S4; parassimpáticos).

Neurocrânio Parte do crânio que forma uma caixa protetora ao redor do encéfalo (a outra parte do crânio é o viscerocrânio ou face). Consiste em duas partes, o neurocrânio membranoso, ou ossos chatos do crânio, e o neurocrânio cartilaginoso, ou condrocrânio, que forma a base do crânio.

Neurômeros Segmentos encefálicos associados aos somitômeros, especialmente proeminentes no rombencéfalo, em que são denominados rombômeros.

Neuróporos Aberturas cranial e caudal no tubo neural que existem desde o início do momento do fechamento das pregas neurais até quando ele se completa, ou seja, são partes abertas no tubo neural em fechamento.

Neurulação Processo de transformação da placa neural em tubo neural. A neurulação começa na terceira semana e termina no vigésimo oitavo dia. Falhas no fechamento das pregas neurais resultam em defeitos no tubo neural, incluindo anencefalia e espinha bífida.

Nó primitivo Região elevada ao redor da extremidade cranial da linha primitiva, conhecida como "organizadora" porque regula processos importantes como a lateralidade e a formação da notocorda.

Notocorda Coluna de células na linha média que se encontra imediatamente ventral à placa do assoalho do sistema nervoso central e que se estende da hipófise até o fim da medula espinal. É importante para a indução da placa neural, da região ventral (motora) do encéfalo e da medula espinal e da parte do esclerótomo dos somitos, para a formação das vértebras. A principal molécula sinalizadora para esses fenômenos é *sonic hedgehog* (SHH).

Núcleo pulposo Parte gelatinosa central de um disco intervertebral derivada da proliferação de células da notocorda.

Nucleossomo Unidade básica da estrutura da cromatina, contém o complexo de proteínas histonas e aproximadamente 140 pares de base de DNA.

O

Omento Prega do mesentério que passa do estômago até o fígado (omento menor) ou do estômago até depois do cólon transverso (omento maior).

Omento maior Camada dupla de peritônio formada a partir do mesentério dorsal e que se estende sobre os intestinos a partir da curvatura maior do estômago. Funciona como um local de armazenamento de gordura, isolando locais de infecção.

Omento menor Camada dupla do mesentério ventral que se estende do fígado até a extremidade proximal do duodeno e a curvatura menor do estômago.

Onfalocele Defeito na parede corporal ventral causado pela incapacidade de as alças do intestino herniadas fisiologicamente retornarem à cavidade corporal na décima semana.

Organogênese Período do desenvolvimento em que são estabelecidos os primórdios orgânicos. Em geral, considera-se que ele tenha início na terceira semana até o fim da oitava semana de gestação. Nesse período, os órgãos são mais sensíveis a agravos e é quando ocorre a indução da maioria dos defeitos congênitos.

Ossificação endocondral Mecanismo de formação óssea que, primeiramente, estabelece o molde cartilaginoso e, em seguida, ocorre a ossificação. Esse tipo de formação óssea é característico dos ossos dos membros e da base do crânio.

Ossificação intramembranosa (membranosa) Formação óssea diretamente a partir de células mesenquimais, como ocorre nos ossos chatos do crânio. Esse processo é característico dos ossos chatos na abóbada craniana.

P

Palato primário Formado pelas proeminências nasais medianas como parte do segmento intermaxilar. Funde-se com o palato secundário.

Palato secundário Derivado do processo maxilar do primeiro arco e inclui os palatos mole e duro. Funde-se anteriormente com o palato primário.

Parênquima Células específicas de uma glândula ou de um órgão mantidas juntas por tecido conjuntivo denominado estroma.

Parietal Que pertence à parede de qualquer cavidade.

Pedúnculo embrionário Conexão mesodérmica que liga o embrião à placenta. Contém o alantoide e os vasos umbilicais, e será incorporado ao cordão umbilical, juntamente com o pedúnculo da vesícula vitelínica.

Pia-máter Meninge mais interna e mais delgada que recobre a superfície do encéfalo e da medula espinal.

Placa epifisária Região cartilaginosa entre a diáfise e a epífise dos ossos longos, que produz continuamente o crescimento ósseo por ossificação endocondral até que os ossos adquiram seu comprimento total. Então, essas placas desaparecem (se fecham). Também denominada lâmina epifisial.

Placa precordal Coleção de células mesodérmicas localizadas entre a membrana orofaríngea e a extremidade craniana da notocorda. Essas células são algumas das primeiras a atravessar a linha primitiva e são importantes para a indução do prosencéfalo utilizando *sonic hedgehog* como molécula sinalizadora.

Placas alares Áreas sensoriais na região dorsal da medula espinal e do encéfalo.

Placas basais Áreas motoras na parte ventral da medula espinal e do encéfalo.

Placódio Região espessada de ectoderma que forma os órgãos sensoriais e os gânglios de nervos. Exemplos incluem os placódios nasal, ótico, do cristalino e epibranquial.

Placódios epibranquiais Quatro regiões de espessamento ectodérmico dorsais aos arcos faríngeos e que formam os gânglios sensoriais dos nervos cranianos V, VII, IX e X.

Plexos coroides Estruturas vascularizadas formadas nos ventrículos lateral, terceiro e quarto, que produzem líquido cerebrospinal.

Polidactilia Dedos extras.

Pregas pleuropericárdicas Extensões de mesoderma da parede corporal lateral que se encontram na linha média separando as cavidades pleural e pericárdica. As pregas carregam o nervo frênico com elas, contribuindo para o pericárdio parietal, e formam o pericárdio fibroso.

Pregas pleuroperitoneais Extensões de mesoderma da parede corporal lateral que se encontram no septo transverso e no mesentério do esôfago, fechando assim os canais pericardioperitoneais durante a formação do diafragma.

Processo vaginal Evaginação de peritônio que precede os testículos através do canal inguinal. Depois que chega ao escroto, ele se separa da cavidade abdominal e forma a túnica vaginal dos testículos. Se não conseguir se separar, pode possibilitar a passagem do intestino através do canal para o escroto, formando uma hérnia inguinal (indireta).

Proctodeu Fossa recoberta por ectoderma que invagina e forma o terço inferior do canal anal. Inicialmente, essa região é separada do restante do canal anal pela membrana anal (anteriormente a parte posterior da membrana cloacal), que se desfaz, permitindo a continuidade entre as duas partes do canal.

Pronefro Rim primitivo que forma alguns túbulos vestigiais não funcionais na região cervical.

Prosencéfalo Uma das três vesículas encefálicas primárias que forma o telencéfalo e o diencéfalo.

Proteínas morfogenéticas ósseas (BMPs) Membros da família do fator transformador de crescimento beta que funcionam como moléculas de sinalização para vários eventos morfogenéticos, incluindo a dorsalização do sistema nervoso central, a participação da formação dos ossos etc.

R

Raiz dorsal Fibras sensoriais que passam de um gânglio da raiz dorsal para a medula espinal.

Raiz ventral Fibras motoras que passam das células do corno ventral na medula espinal para um nervo espinal.

Ramo primário dorsal Ramificação do nervo espinal que inerva os músculos próprios do dorso, derivados das células musculares primaxiais, além da pele do dorso.

Ramo primário ventral Ramo ventral de um nervo espinal que inerva os músculos dos membros e do tronco, exceto os músculos próprios ("verdadeiros") do dorso, que são inervados por ramos primários dorsais.

Ramos comunicantes brancos Conexões que carreiam as fibras simpáticas pré-ganglionares dos nervos espinais até os troncos simpáticos. Elas existem apenas nos níveis de T1 a L2.

Ramos comunicantes cinzentos Conexões que carreiam as fibras simpáticas pós-ganglionares a partir dos gânglios nos troncos simpáticos até os nervos espinais. Os ramos cinza existem em todos os níveis da medula espinal.

Reação acrossômica Liberação de enzimas do acrossoma na cabeça do espermatozoide, que o auxilia na penetração da zona pelúcida. As proteínas da zona induzem a reação após a ligação do espermatozoide.

Região promotora Local em um gene típico em que a RNA polimerase se liga para o início da transcrição.

Retroperitoneal Posterior ao peritônio parietal que recobre a parede do corpo.

Rombencéfalo Uma das três vesículas encefálicas primárias, que forma o metencéfalo e o mielencéfalo.

Rombômero Um dos oito segmentos que se forma no rombencéfalo, contribuindo para o desenvolvimento dos núcleos dos nervos cranianos e dando origem às células da crista neural que migram para os arcos faríngeos.

S

Segmento intermaxilar Formado a partir dos processos nasais mediais; inclui a região do filtro do lábio superior, o componente da mandíbula superior que abriga os quatro dentes incisivos e o palato primário.

Septo primário Primeiro septo a crescer para baixo a partir do teto do átrio comum; contribui para o septo interatrial. Antes de entrar em contato com os coxins endocárdicos atrioventriculares, a morte celular programada cria uma nova abertura nesse septo, mantendo comunicação entre as câmaras atriais. Esse septo formará a valva do forame oval.

Septo secundário Segundo septo a crescer para baixo a partir do teto do átrio comum na direção dos coxins endocárdicos atrioventriculares. Nunca entra em contato com eles, de modo que é criada uma abertura oblíqua, o forame oval, entre os septos primário e secundário, que permite a mistura de sangue do átrio direito para o átrio esquerdo durante o desenvolvimento fetal. No nascimento, essa abertura se fecha quando o septo primário é pressionado contra o septo secundário, e se estabelece o padrão circulatório adulto.

Septo transverso Tecido mesodérmico que se encontra originalmente cranial ao coração, mas é reposicionado entre o coração e o pedúnculo embrionário pela curvatura craniana do embrião. Origina o tendão central do diafragma, o tecido conjuntivo do fígado e o mesentério ventral.

Septo traqueoesofágico Septo que separa a traqueia do tubo intestinal.

Septo urorretal Cunha de mesoderma que cresce para baixo entre o intestino posterior e o seio urogenital primitivo, separando parcialmente essas duas estruturas. A parte caudal do septo forma o corpo perineal.

Sequências de lateralidade (heterotaxia) Os lados direito e esquerdo do corpo são estabelecidos durante a gastrulação na terceira semana do desenvolvimento. Pacientes com defeito de lateralidade, como aqueles que são principalmente orientados bilateralmente para a direita ou para a esquerda, têm sequências de lateralidade.

Sinalização justácrina Tipo de sinalização intercelular que não utiliza proteínas difusíveis. Existem três tipos: (1) uma proteína (ligante) em uma superfície celular reage com seu receptor em outra superfície celular, (2) ligantes na matriz extracelular secretada por uma célula interagem com outra, e (3) transmissão direta de sinais através de junções comunicantes.

Sinalização parácrina Tipo de sinalização intercelular na qual proteínas sintetizadas por uma célula se difundem por distâncias curtas e interagem com outras células.

Sinciciotrofoblasto Camada multinucleada externa do trofoblasto que invade o endométrio uterino.

Sindactilia Fusão entre um ou mais dedos.

Síndrome Grupo de anomalias que aparecem juntas e têm uma causa comum, como a síndrome de Down e a síndrome alcoólica fetal (SAF).

Sistema nervoso autônomo (SNA) Composto pelos sistemas nervosos simpático e parassimpático, que controlam os músculos lisos e as glândulas.

Situs inversus Reversão total da lateralidade esquerda e direita dos órgãos no tórax e no abdome.

Somatopleura Combinação da camada parietal (somática) do mesoderma da placa lateral com a camada adjacente de ectoderma.

Somitômeros Coleções de mesoderma paraxial segmentado frouxamente organizadas na região craniana. Os somitômeros formam os músculos e os ossos da face e do crânio.

Somitos Bolas epiteliais de células formadas em pares segmentares ao longo do tubo neural a partir do mesoderma paraxial. Os somitos se diferenciam em vértebras, músculos dorsais e da parede corporal, além da derme da pele.

Sonic hedgehog Proteína secretada que funciona como morfógeno em vários locais do embrião, incluindo os membros, os somitos, a formação do intestino e o estabelecimento da linha média no sistema nervoso central.

***Splicing* alternativo** Processo de remoção de íntrons para gerar proteínas diferentes a partir de um mesmo gene.

Substância inibidora mülleriana (MIS) Outro termo para o hormônio antimülleriano. Produzida pelas células de Sertoli, causa regressão dos ductos müllerianos (paramesonéfricos) nos fetos masculinos.

Surfactante Fosfolipídio produzido pelas células alveolares do tipo II, que reduz a tensão superficial nos alvéolos, essencial para a respiração. Sua produção só começa após o fim do sexto mês de gravidez, fazendo com que seja difícil a sobrevida de prematuros nascidos antes desse período.

Suturas Junções estreitas de tecido que separam os ossos chatos do crânio, permitindo o modelamento do crânio na passagem pelo canal vaginal durante o parto e seu crescimento e expansão conforme o encéfalo cresce.

T

Telencéfalo Derivado da parte mais cranial do prosencéfalo, forma os hemisférios cerebrais.

Teratógeno Fator que causa um defeito congênito, como um fármaco ou uma substância tóxica ambiental.

Teratologia Ciência que estuda a origem, as causas e a prevenção dos defeitos congênitos.

Teratoma Tumor que contém derivados das três camadas germinativas. Pode surgir a partir de remanescentes da linha primitiva ou a partir de células germinativas que não migraram para as protuberâncias genitais. O mais comum é o teratoma caudal que surge na região das nádegas.

Trofoblasto Camada celular externa que reveste o blastocisto e de onde os tecidos placentários são derivados.

Tronco arterial (*truncus arteriosus*) Parte distal da via de saída do tubo cardíaco primitivo que se conecta com o saco aórtico e que se torna septado para formar a aorta ascendente e a artéria pulmonar.

Tronco cerebral ou encefálico Centros "inferiores" do encéfalo, que incluem o mielencéfalo, a ponte do metencéfalo e o mesencéfalo.

Troncos simpáticos Coleções pareadas de gânglios simpáticos localizadas na parede corporal posterior lateral aos corpos vertebrais. Também chamados de gânglios da cadeia simpática.

U

Úraco Remanescente de alantoide da superfície ventral do seio urogenital até o cordão umbilical e que normalmente regride e se torna um cordão fibroso, o ligamento umbilical médio. Algumas vezes permanece pérvio e forma uma fístula ou cisto uracal.

V

Vasculogênese Formação de vasos sanguíneos a partir das ilhotas sanguíneas *in situ*.

Veias cardinais Sistemas de veias cardinais anteriores, posteriores e comuns que drenam a cabeça e o corpo do embrião no fim da terceira semana e no início da quarta semana.

Vesícula vitelínica Estrutura localizada ventralmente ao disco germinativo bilaminar derivada do hipoblasto. É o local de origem das primeiras células sanguíneas e permanece conectado ao intestino médio pelo ducto vitelino até um momento mais tardio do desenvolvimento.

Vesículas encefálicas Após o fechamento do tubo neural, os espaços expandidos no encéfalo se enchem com líquido e são formadas três vesículas encefálicas: o prosencéfalo, o mesencéfalo e o rombencéfalo. Essas três vesículas primárias formam cinco vesículas definitivas: o prosencéfalo se divide em telencéfalo e diencéfalo, o mesencéfalo não se divide e o rombencéfalo forma o metencéfalo e o mielencéfalo.

Visceral Relacionado com os órgãos do corpo.

Viscerocrânio Parte do crânio composta pelos ossos da face (a outra parte do crânio é o neurocrânio).

Z

Zona de atividade polarizadora (ZAP) População de células mesodérmicas na borda posterior do membro, próxima à crista ectodérmica apical, que regula a padronização anteroposterior do membro.

Zona de progresso População proliferativa de células mesenquimais imediatamente abaixo da crista ectodérmica apical. Graças à sinalização de FGFs, a crista ectodérmica apical mantém a zona de progresso e promove o crescimento proximodistal do membro.

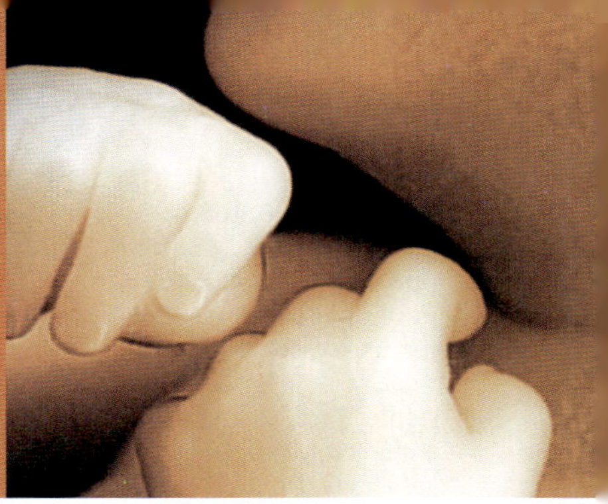

Índice Alfabético

G

N

O

P

Q

R

S

1 2 3 4 5 6 7 8 9 10
2022